老年急诊医学

主　编　张新超　于学忠

副主编　温　伟　王　晶

人民卫生出版社
·北京·

图书在版编目（CIP）数据

老年急诊医学/张新超，于学忠主编. —北京：
人民卫生出版社，2023.6
ISBN 978-7-117-34954-3

Ⅰ.①老…　Ⅱ.①张…②于…　Ⅲ.①老年病-急诊
Ⅳ.①R592.059.7

中国国家版本馆 CIP 数据核字（2023）第 111146 号

| 人卫智网 | www.ipmph.com | 医学教育、学术、考试、健康，购书智慧智能综合服务平台 |
| 人卫官网 | www.pmph.com | 人卫官方资讯发布平台 |

老年急诊医学
Laonian Jizhen Yixue

主　　编：张新超　于学忠
出版发行：人民卫生出版社（中继线 010-59780011）
地　　址：北京市朝阳区潘家园南里 19 号
邮　　编：100021
E - mail：pmph @ pmph.com
购书热线：010-59787592　010-59787584　010-65264830
印　　刷：鸿博睿特（天津）印刷科技有限公司
经　　销：新华书店
开　　本：889×1194　1/16　　印张：27　　插页：5
字　　数：762 千字
版　　次：2023 年 6 月第 1 版
印　　次：2023 年 8 月第 1 次印刷
标准书号：ISBN 978-7-117-34954-3
定　　价：129.00 元

打击盗版举报电话：010-59787491　E-mail：WQ @ pmph.com
质量问题联系电话：010-59787234　E-mail：zhiliang @ pmph.com
数字融合服务电话：4001118166　E-mail：zengzhi @ pmph.com

编　者（按姓氏笔画排序）

于学忠	中国医学科学院北京协和医院	张　泓	安徽医科大学第一附属医院
马剡芳	首都医科大学附属北京地坛医院	张进军	北京急救中心
王　晶	首都医科大学宣武医院	张国强	中日友好医院
王旭涛	北京医院　国家老年医学中心	张周平	贵州省毕节市中医医院
王　凡	北京医院　国家老年医学中心	张新超	北京医院　国家老年医学中心
文　力	北京医院　国家老年医学中心	陈　杨	贵州省中医医院
方保民	北京医院　国家老年医学中心	陈　曦	北京医院　国家老年医学中心
邓　颖	哈尔滨医科大学附属第一医院	陈凤英	内蒙古医科大学附属医院
卢中秋	温州医科大学附属第一医院	陈燕启	北京医院　国家老年医学中心
司君利	青岛市市立医院	尚　兰	北京回龙观医院
邢吉红	吉林大学第一医院	赵　丽	首都医科大学附属复兴医院
朱长举	郑州大学第一附属医院	赵晓东	中国人民解放军总医院第四医学中心
朱华栋	中国医学科学院北京协和医院	胡　欣	北京医院　国家老年医学中心
朱继红	北京大学人民医院	施　红	北京医院　国家老年医学中心
全锦花	北京医院　国家老年医学中心	贺明轶	首都医科大学宣武医院
刘　昕	贵州省中医医院	秦　毅	宁夏医科大学
刘明华	陆军军医大学西南医院	袁绍华	清华大学医院
刘笑然	海南医学院第一附属医院	高伟波	北京大学人民医院
米玉红	首都医科大学附属北京安贞医院	高恒波	河北医科大学第二医院
许　锋	北京医院　国家老年医学中心	郭树彬	首都医科大学附属北京朝阳医院
孙仕友	北京回龙观医院	曹　钰	四川大学华西医院
孙新宇	北京大学第六医院	董士民	河北医科大学第三医院
李　凡	中国医学科学院北京协和医院	蒋龙元	中山大学孙逸仙纪念医院
李力卓	首都医科大学宣武医院	曾红科	广东省人民医院
李培武	兰州大学第二医院	温　伟	北京医院　国家老年医学中心
何婧瑜	首都医科大学宣武医院	詹　红	中山大学附属第一医院
宋京海	北京医院　国家老年医学中心	樊　瑾	北京泰康燕园康复医院
张　茂	浙江大学医学院附属第二医院	魏　捷	武汉大学人民医院

主编简介

张新超

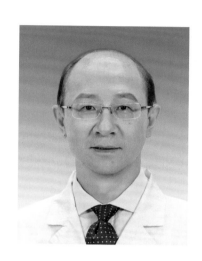

主任医师,教授,医学博士,硕士研究生导师。

曾任北京医院(国家老年医学中心)急诊科主任。兼任中华医学会急诊医学分会委员,中国医师协会急诊医师分会常务委员兼副总干事,中国医疗保健国际交流促进会急诊医学分会主任委员,中国老年医学学会基础与转化医学分会会长,国家卫生健康委员会能力建设与继续教育中心急诊学专家委员会复苏学组组长,北京急诊医学学会副会长,北京医学会急诊医学分会副主任委员等。

担任《中国急救医学》杂志编委会副主任,《中华急诊医学杂志》、《临床急诊杂志》、《中国心血管杂志》、《中国全科医学》杂志、《中华老年多器官疾病杂志》等核心期刊常务编委、编委。

长期从事急诊医学及干部医疗保健工作,尤其致力于老年急危重症医学领域的研究,在医疗、教学、科研和科普工作等方面积累了丰富经验。连续10年主办"老年急重症暨容量管理论坛"。参编(译)医学教材与专著30余部,其中担任《急危重症容量管理》主编,《急诊医学》(第2版)(国家卫生健康委员会住院医师规范化培训规划教材)、《急诊医学习题集》(全国高级卫生专业技术资格考试习题集丛书)等副主编。在专业核心期刊发表学术文章(作为第一作者或通讯作者)100余篇。

承担国家卫生行业基金专项等多项国家级与省部级科研课题。主持编写《急性心力衰竭中国急诊管理指南(2022)》《中心静脉压急诊临床应用中国专家共识(2020)》《急性冠脉综合征急诊快速诊治指南(2019)》《无创正压通气急诊临床实践专家共识(2018)》等。

主编简介

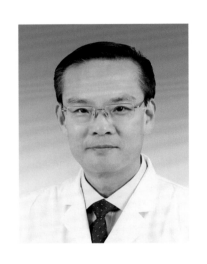

于学忠

主任医师,教授,博士研究生导师。

曾任中国医学科学院北京协和医院急诊科主任、中国医学科学院北京协和医学院急诊医学系主任。兼任北京急诊医学学会会长,中国急诊专科医联体主席,中华医学会急诊医学分会第八届主任委员,中国医师协会急诊医师分会第一届至第四届会长,国家急诊医学专业医疗质量控制中心专家委员会前任主任,中国医师协会住院医师规范化培训急诊专业委员会前任主任委员等。

担任《中华急诊医学杂志》《中国急救医学》杂志等专业期刊副主编、编委。牵头颁布多项急危重症领域学术指南与规范。

从事急诊工作近40年,积累了丰富的急诊医学临床、教学及科研工作经验。承担国家级和省部级科研课题多项,获得国际及国家发明专利和实用新型专利数项。作为主编或副主编主持编写急诊医学方面专著40余部,发表学术论文100余篇。

序 1

随着我国经济发展与老龄化社会的到来,医院急诊患者的老年化趋势越来越明显。作为一个在急诊领域内资深的医务人员,深深地体会到在这种背景下需要进一步提高急救医疗质量、诊疗水平与抢救成功率,深入研究总结老年患者的特点、规律,从而创建相应的快速有效的急诊医疗服务。不断创新,已成为当前急诊医学需予重视并加速发展的重要议题之一。

本书编者集中了我国急诊医学与老年医学的诸多专家,收集总结了急诊老年患者在临床诊治过程中的问题与实践经验,并以老年病各类特点为基础,全面阐述了老年急诊医学的内涵、特色与要求,为丰富救治老年患者的理论基础、医疗科研提出了明确的发展与创新方向,极具学习与参考价值。

全书以理论为基础、问题为导向,结合医疗实践,中西医结合,不仅为满足急诊医务工作者的专业需求,也可作为老年医学工作者及医院其他专业医务人员在全面预防、评估及抢救老年患者时的参考。

本书在老年急危重症这一特有的领域对我国急诊医学及相关学科间的交叉协作、亚专科的确立与发展作了新的探讨。

本书的编撰,充分体现出"爱老的热心、护老的能力",以实际行动继承了"尊老、敬老、爱老"的中华传统美德,乐而为序。

江观玉

浙江大学医学院附属第二医院

2023 年 5 月

序 2

中国已进入老龄化社会,根据 2021 年 5 月公布的第七次全国人口普查结果,60 岁及以上人口为 26 402 万人,占总人口 18.70%(65 岁及以上人口占总人口 13.50%)。老年人是疾病的高发人群,据国家卫生健康委员会调查,老年人发病率比青壮年要高 3~4 倍,住院率高 2 倍,老年人因疾病和高龄生活不能自理的有 1 000 多万人,老有所医是提高老年人生活质量的关键。

2016 年,中共中央、国务院印发《"健康中国 2030"规划纲要》,将促进健康老龄化列入重点任务,2018 年,国家卫生健康委员会新设老龄健康司,专门负责组织落实应对老龄化相关工作。2019 年,国家相继出台了《健康中国行动(2019—2030 年)》《关于建立完善老年健康服务体系的指导意见》《国家积极应对人口老龄化中长期规划》等多项政策文件指导老龄化工作,全社会应对人口老龄化的政策体系逐步完善。

随着年龄增长,器官老化、衰弱和功能减退,加上各种基础疾病,老年人一旦病情危重,很容易出现器官功能衰竭,而且救治时间窗窄,投入大,致残率和病死率高。老年急诊患者具有临床症状不典型、多病共存且轻重不一、多重用药、衰弱老年人占比高等特点。不典型的临床症状表现、认知障碍及多种合并症的存在使其评估和管理复杂化,提供 24 小时紧急医疗服务的急诊科在维护老年人的生命、健康和安全方面至关重要。

急诊医学、老年医学皆是相对年轻的学科,北京医院作为国家老年医学中心、国家老年疾病临床医学研究中心,在老年急诊医学基础研究与临床实践方面经历 30 多年的不断探索,积累了丰富的学术经验与学术成果,有着得天独厚的学科和专业优势,多年来深耕于中国老年急危重症的诊断与治疗领域。以张新超教授为科室主任与学科带头人的北京医院(国家老年医学中心)急诊科自 2012 年 6 月起,连续 10 年举办了国家级继续医学教育项目"老年急重症暨容量管理论坛",以老年急危重症为研讨重点、容量管理为切入点,从基础理论、基本技能、病理生理及临床诊疗进展等方面结合病例进行多方面、多层次深入探讨,积累了丰富的理论知识和实践经验,并于 2018 年出版国内首部此方面专著——《急危重症容量管理》,受到业内专家和临床医师的普遍好评。在此基础上,《老年急诊医学》关注老年急危重症的发病特点,从急诊评估、诊断与急诊管理等方面总结了专业领域内临床一线专家的多年临床经验,并融合了国内外最新相关指南共识,贴近临床,具有相当的实用性、权威性、时效性。

在此付梓之际,希望该书能够成为融合、连接老年医学与急诊医学的桥梁,成为跨老年、急诊、全科医学专业的经典之作,为我国老年医学与急诊医学专业人才的培养贡献一份力量,欣然作序。

王建业

北京医院　国家老年医学中心

2023 年 5 月

前　言

我国已经步入老龄化社会,老龄人口增速加快,老龄化日益凸显。目前,美国、英国等发达国家将65岁作为老年界限,而世界卫生组织(WHO)建议亚太地区和发展中国家使用60岁为老年界限,我们参考后者意见。

老年急症(geriatric emergency)是指老年人突然发生的疾病和意外损伤,其中也包括慢性病急性加重。随着人口老龄化的加速和人均寿命的延长,越来越多的老年患者被送往医院救治,急诊是急危重症患者的首诊科室和聚集地。老年患者急诊就医人数不断增加,急诊死亡人数也有升高趋势。在美国,65岁及以上患者占了38%的急诊医疗服务,几乎是年轻患者的4倍;在欧洲,据统计每年急诊患者的数量几乎等同于这些国家人口的1/4;我国三级综合医院急诊的急危重症患者中以70~79岁最多,约占30%,60岁以上患者占60%以上。

老龄化是使健康的机体变得脆弱的过程,这种改变表现在主要生理功能储备的下降和各类疾病患病率及病死率的增加。老年患者多病共存,有研究报道,我国老年急诊患者平均每位罹患4~5种疾病,一个简单急症就可能触发"多米诺骨牌"效应,造成多器官损伤或功能异常;老年患者多药合用,平均服用9种处方药物,多药合用增加了药物间相互作用和药物不良反应的发生率。仅此2种因素即可造成老年急症病情更加复杂、急诊时间更长、住院率更高、临床结局更差。急诊的综合评估与恰当处理,很大程度上决定了患者的预后,以及后续的稳定期治疗或慢性病维护。

目前的老年医学教材或论著较多地关注慢性病与健康管理,而急诊医学著作又极少篇幅单独关注老年患者,国内系统阐述老年急诊的专著稀缺。本书基于急诊临床实践中的问题与经验,较全面、系统地阐述老年急诊医学,开创性地讨论、探究新的学术领域,从老年医学和急诊医学中提炼出老年急诊特色的内容,为成为老年医学抑或急诊医学专业的一个新的专科奠定基础。

本书突出老年人群急危重症的发病特点、急诊特别思考之处、病情评估与治疗的综合性(特别在第2篇中每一章节后都设置相应的"精粹")、临床安全用药,以及中医药的辅助治疗等,适合于从事急诊医学、老年医学、全科医学等医务人员等学习与临床工作参考。

本书参编者多是国内急诊医学、老年医学领域的临床知名专家,有着广泛的理论知识基础和深厚的实践经验积累,对于他们能在繁忙的工作之余倾力撰写不胜感激。本书的编写得到了北京医院(国家老年医学中心)的支持与帮助,得到了急诊学前辈的殷切指导,北京医院原院长王建业教授(兼任中华医学会老年医学分会主任委员)与浙江大学医学院附属第二医院原副院长、中华医学会急诊医学分会前任主任委员江观玉教授拨冗为本书作序,一并深深感谢。

鉴于本书的编写任务艰巨,且急诊医学及老年医学领域的学术进展飞快,不妥之处在所难免,恳请专家与同道不吝指正。

　　急诊医学的历史很短,但进展较快,值得探寻的领域也很多。急诊工作虽苦且累,但这是一个社会的基本需求,总应有人也总会有人勇往直前。做急诊医师或护士会有一种被社会极度需要的感觉,那种把患者从死亡线上抢救回来的感受非常美好,其实这也是一种建立在社会责任感之上的情怀,这种责任与情怀会永远激励着我们,为急诊医学特别是老年急诊医学的发展不断努力前行!

张新超

北京医院　国家老年医学中心

于学忠

中国医学科学院北京协和医院

2023 年 5 月

目　录

第 3 篇　老年综合征

第 4 篇　老年急诊安全用药与中医药治疗

第1篇　老年急诊医学基础

第1章　衰老与老年病

老年医学（geriatric medicine）是老年学（gerontology）的一部分，也是临床医学中一个新的分支学科，它不仅研究老年病，而且涉及人类衰老的基础理论和老年医学教育等。早在13世纪，由培根（R. Bocon）开创了老年病研究，但是直到1909年纳歇尔（Nascher）提出老年医学这一学科概念之后，其才作为一门独立的学科出现。

老年医学经过近百年的发展，目前涉及的范围很广，包括老年流行病学、老年基础医学、老年临床医学、老年社会医学、老年预防医学与老年保健等。

一、衰老及其机制

衰老（aging，senescence）又称老化，通常是指生物发育成熟后，随着时间递增，全身各器官的功能减退，内环境稳定能力与应激能力下降。人体衰老可表现为皮肤皱褶、头发花白、行动迟缓、相关激素分泌失调、记忆功能减退，以及多种组织器官的退行性变化等。一般而言，人体衰老是缓慢出现的，而且是个体走向自然死亡的不可逆转的过程。影响衰老的因素有很多，各种社会及经济因素、遗传、营养、疾病、生活习惯、环境及精神状态等都起着一定的作用，是很多因素共同作用的结果，目前还没有一种理论能很好地阐明和解释所有的衰老现象。

关于衰老的研究历史悠久，可追溯到五千年前。由于远古时期人们观察和研究手段十分低下原始，其中包含了许多荒诞不经和有神话迷信色彩的记载，流传至今的主要是关于延年益寿方面的记载。在19世纪初，人们逐渐使用科学手段与方法对衰老进行一般性研究。20世纪40年代开始，科技工作者从形态结构、生理功能、物质代谢、发病机制等多层次、多角度对衰老开展全方位的研究。迄今为止对衰老病因和机制研究的学说繁多，如遗传控制、自由基损伤、分子交联、体细胞突变、差错积累、免疫紊乱等不下百种，至今尚未达成共识。

（一）自由基学说

有关衰老机制的学说，目前被大家比较认可的有几十种，其中最具有影响力的就是1956年由英国学者哈曼（D. Harman）提出的自由基学说。该学说认为引起人类衰老的主要原因是细胞代谢过程中不断产生的自由基。自由基（free radical）又称游离基，是具有一个以上的不成对电子的分子或原子的总称，是机体正常代谢的中间产物，它们极不稳定，活性极高，具有极强的氧化能力，且易产生连锁反应，对蛋白质、核酸、脂质等产生伤害作用，从而导致机体的衰老。人体自由基的来源有两个方面：一是环境中的高温、辐射、光解、化学物质等导致共价键均裂产生的外源性自由基；二是人体内各种代谢反应产生的内源性自由基，这是人体自由基的主要来源。自由基性质活泼，极不稳定，容易与其他物质发生反应生成新的自由基，因而往往有连锁反应。低浓度适量的自由基为人体生命活动所必需，它可以促进细胞增殖，刺激白细胞和吞噬细胞杀灭细菌，消除炎症，分解毒物等；但过量的自由基会引起机体损伤，引起不饱和脂肪酸氧化成超氧化物，形成脂褐质。当自由基引起的损伤累积超过了机体的修复能力时，就导致细胞分化状态的改变甚至消失，从而加速衰老过程。

（二）端粒假说

1973年由欧伯菲尼科夫（Olovfnikov）首次提出了端粒丢失与衰老关系的理论。有关端粒与衰老的证据来自许多罕见的遗传性早衰性疾病（如先天性角化不良、遗传性肺纤维化等）。端粒是染色体线性DNA末端的一种保护性结构，由蛋白质和端粒DNA组成。端粒酶是一种由RNA和蛋白质构成的核糖核蛋白复合体,具有逆转录酶活性,能以自身 RNA 为模板,合成端粒的 DNA 重复序列,加至染色体末端,以维持端粒长度的稳定。不同年龄时期端粒的长度不同,老年人的端粒长度明显短于青年人,这是由于细胞端粒的长度受氧化应激、炎症反应、组织修复、运动、吸烟、个性心理及慢性病等多种与衰老相关因素的影响。端粒的缩短可引发染色体畸变和促进多种与衰老相关疾病(如高血压、冠心病、糖尿病、阿尔茨海默病)的发生而影响寿命。因此端粒长度能够更准确地评价人的生物学年龄。

(三) 线粒体假说

线粒体是体内产生氧自由基的重要场所,线粒体功能衰退主要是由于氧自由基引起组织损伤所致。线粒体 DNA(mtDNA)是细胞能量转化系统,在细胞合成、细胞转化及信息传递过程中起重要作用。有研究发现,人心肌、骨髓与脑组织线粒体随年龄增长而出现细胞色素氧化酶基因 DNA 片段丢失现象,并且线粒体 DNA 丢失与阿尔茨海默病、糖尿病等老年病密切相关。不同物种的寿命与其线粒体超氧阴离子及过氧化氢的产生速率呈负相关。人线粒体 DNA 的片段丢失现象随增龄而增加,而修复能力下降,致使 mtDNA 突变积累,线粒体氧化磷酸化能力降低,细胞产生 ATP 的量越来越少,器官功能衰退,这是发生衰老的基础。测定不同年龄组大鼠大脑组织中 mtDNA 的相对含量,老年鼠 mtDNA 含量增多,认为这是由于线粒体功能的缺陷,造成代偿所致突变型无功能的 mtDNA 增多,可导致神经元衰老性变化,同时也影响线粒体的其他功能,导致细胞凋亡。

(四) 分子交联学说

1962 年布乔克斯汀(Bjoxksten)研究发现,生物随着年龄的增长体内异常交联现象增多,促使细胞失去整体性而出现衰老。动物体内含有很多产生交联的物质,如核酸、蛋白质及胶原等,核酸交联会引起细胞内物质合成的丧失,而蛋白质交联会造成细胞功能的丧失。这种交联反应的结果使细胞不能正常地发挥功能,直接威胁细胞的生存和发展,最终引起细胞的死亡。

(五) 细胞突变学说

1963 年库尔蒂斯(Kurtis)提出,生命衰老是由遗传物质突变引起的。有试验发现,血细胞中染色体异常的数目随着年龄的增长而逐渐增加。遗传物质的突变导致体细胞也发生突变,继而造成细胞、组织、器官的衰老。高剂量的放射线引起机体的加速变性,与衰老过程十分相似。就个体而言,细胞突变最终导致健康的、活动力强的基因逐渐发生损伤性变化而出现衰老。

有关衰老的各种学说层出不穷、莫衷一是,除上述具有代表性的学说,还有遗传学说、营养缺乏学说、代谢失调学说、内在平衡破坏学说、免疫学说、生物膜损伤学说、染色体突变学说、内分泌学说等,这些学说从不同学科角度和水平出发,对衰老机制进行了一定程度的探索,虽然只是一些尚未定论的假说,但为衰老理论研究提供了可贵的思路和方向。目前国内外对衰老机制的研究方兴未艾,对衰老机制日趋深入的研究,将对最终阐明和揭示衰老的本质起到积极的推动作用。

二、老年人机体与器官组织的生理性衰老

随着年龄的增长,人体各器官及组织细胞逐渐发生形态、功能和代谢等一系列变化,出现退行性改变或功能衰退状态,即生理性衰老。生理性衰老具有普遍性、全身性、渐进性、衰退性和内生性等基本特征,且具有明显的个体差异,即不同个体之间或同一个体不同器官、组织、细胞之间的衰老速度和衰老程度都存在着差异。

(一) 内环境稳定机制减弱

衰老时,机体各器官系统结构和功能衰退,特别是神经内分泌系统衰退,使其稳定机体内环境的能力下降,机体内环境稳定状态被破坏,无法使机体的生理、生化指标和体液、血压、血脂、血糖、体液 pH、离子浓度等都保持在相当恒定的水平,从而成为引起老年期疾病的主要原因。内环境稳定机制减退主要表现在以下几方面:

1. 葡萄糖耐量降低　随着年龄的增长,体内胰岛素拮抗物质增多;加之胰岛 β 细胞对血糖增高的敏感性降低,以致胰岛素分泌降低;同时全身周围组织的胰岛素受体减少和亲和力降低,使之对胰岛素的敏感性降低。以上综合导致老年人葡萄糖耐量降低,血糖增高,容易罹患 2 型糖尿病。

2. 自主神经功能紊乱　老年人多伴有自主神经功能减退。如在寒冷环境中,老年人容易发

生体温降低,造成冻伤。老年人脑循环自身调节能力较差,即使血压稍有降低,也将产生较明显的脑局部缺血,容易发生急性神经、精神障碍和晕厥跌倒等。

3. 血浆 pH 变化　因老年人机体对酸碱的适应能力降低,这种内环境稳定能力的损害,使之易发生酸碱平衡失调,特别是代谢性酸中毒。

(二) 储备功能减退

正常情况下,机体各器官有一定的功能储备,以适应各种紧急情况发生,如心输出量(又称心排血量)减少时,机体可通过冠状动脉的功能储备,而使冠状动脉血流量不至于显著减少。但衰老时,由于机体心血管储备功能减退,心输出量减少时将直接影响冠状动脉血流量,使其显著减少,故老年人在额外负荷增加时(如情绪激动、过度劳累等),常因心血管储备功能减退,导致冠状动脉血流量相对不足而诱发心绞痛,严重时甚至引起心肌梗死和心力衰竭。衰老时,各个系统脏器储备功能减退,是机体诱发各种缺氧缺血性疾病的主要原因。

(三) 抵抗力下降

机体抵抗力包括防御、自主调节、免疫识别等功能和承受疲劳、高温、寒冷、创伤、射线等伤害性刺激的能力。衰老时,机体抵抗力减弱,使老年人对疾病的易感性增加。因此,机体抵抗力减弱是常见老年病发病的基础,由此导致老年人的感染性疾病和各种肿瘤发病率增高。

(四) 机体活动和适应能力下降

衰老时,体力下降,反应迟钝,运动的灵敏性、准确性下降,使老年人机体活动能力下降。各系统和器官因功能的衰退与代谢减慢,故对外界和体内环境改变的适应能力随之下降。因此,老年人夏季易中暑,而冬季易感冒。同时老年人因机体活动及适应能力下降,其运动耐力也明显降低。因此,老年人在活动时不但容易出现心慌、气短等症状,而且活动后体力及心悸、气促的恢复时间也相应延长。

三、老年人各大系统解剖和生理性改变及心理变化

任何人在经历童年、青年、中年和老年等各个不同阶段时,机体内各器官也经历着相应的形态与生理改变。所谓生理性衰老,是指随着年龄的增长,人体内各器官及组织细胞的功能也相应出现退行性变化,主要表现为水分减少、脂肪增多,血总胆固醇随之增加;细胞数减少,其中以肌肉、性腺、脾、肾等重量减少为明显;同时伴有相应器官的功能下降,包括各器官的储备能力下降,适应能力下降和抵抗能力减退等。

(一) 运动系统的解剖和生理性改变

人的运动功能通常在 23 岁时达最佳水平,之后运动生理功能随增龄而逐渐减退。这与骨骼、关节、肌肉等器官的老化紧密相关,也与中枢神经系统和心、肺等器官的退化有关。

1. 骨老化　老年人随增龄骨重量减轻,从 50 岁至 80 岁,每增加 10 岁,骨重量男性减轻 5%,女性减轻 7%。女性在更年期以后因雌激素水平降低,骨钙的重吸收量比同龄男性减少,因而老年女性骨质疏松症和骨软化症发病率较男性高,骨折率也高于男性。老年人胃、肠、肾吸收功能差,钙摄入不足,乳糖酶缺乏,激素水平低,蛋白质摄入量不足,以及光照与活动减少等均可造成缺钙,导致骨质疏松及骨软化,可在轻微外力作用的情况下发生骨折。骨老化的总特征是骨质吸收超过骨质形成,骨皮质变薄,骨髓质增宽,骨胶质减少或消失,骨内水分增多,骨内碳酸钙减少,骨密度降低,使骨质疏松,骨脆性增加,易发生骨折;肋软骨等钙化变脆、易断。

2. 关节老化　随着年龄的增长,关节软骨含水量和亲水性黏多糖减少,软骨素减少,关节囊滑膜沉积磷灰石钙盐或焦磷酸盐而僵硬,滑膜萎缩变薄,基质减少,滑膜液分泌减少,关节软骨和滑膜钙化而失去弹性,同时毛细血管硬化,使供血不足,进一步加重关节软骨变性。连接和支持骨与关节的韧带、腱膜、关节囊因纤维化和钙化而僵硬,使关节活动受到严重影响。有时关节软骨可全部退化,活动时关节两端骨面直接接触引起剧痛。

3. 肌老化　随着年龄增长,占体重 30% ~ 40% 的肌肉会发生体积缩小、重量减轻,并且这种改变随着年龄增长而速度加快。在许多部位,因脂肪和结缔组织侵入肌肉,导致肌肉组织减少,这种肌肉组织减少在全身各处是不均匀的,一般下肢肌肉比上肢肌肉退化更严重。老年人受伤后肌

肉恢复减慢,常恢复不全。老年人骨骼肌能量代谢发生改变,糖分解酶的活性下降大于氧化酶活性下降。年龄相关的激素(如生长激素、雄激素和其他激素)的变化,与和年龄相关的肌肉质量和功能的变化相关。

(二) 呼吸系统的解剖和生理性改变

1. 解剖学改变

(1) 桶状胸:老年人胸廓最显著的改变是呈"桶状"。主要是由于脊柱退行性改变和骨质疏松,造成椎体前端压缩大于后部,形成楔形塌陷、胸椎后凸样畸形。另外,肋软骨钙化、肋胸关节及关节周围韧带硬化,肋骨活动度减少,使整个胸廓的活动受到限制,顺应性明显下降,导致呼吸活动更多地由膈肌和腹壁肌肉完成。

(2) 呼吸肌退化:呼吸肌的老化表现为肌纤维的减少、肌肉萎缩及非功能性脂肪组织增多。膈肌是人体重要的呼吸肌,老年人膈肌运动功能较年轻人平均降低 25% 左右,导致肺活量和最大通气量等相应减少。老年人膈肌运动功能减退的原因可能有两个方面:一是膈肌本身的退行性改变,即肌纤维数量减少、脂肪组织增多,肌力减弱;二是老年人腹腔内的脂肪增多,吸气时膈下降幅度受到限制。膈肌运动能力的改变使老年人容易发生呼吸疲劳。

(3) 呼吸道管腔和黏膜改变:鼻软骨弹性丧失,导致鼻骨塌陷、鼻尖下垂;鼻腔黏膜萎缩变薄,鼻道变宽。咽喉黏膜和咽淋巴环退行性萎缩,咽腔扩大;喉软骨钙化,黏膜变薄。气管及支气管上皮和黏液腺退行性变,纤毛运动减弱。因小气道黏液分泌增多,致使管腔狭窄,增加内在气流阻力,同时影响分泌物排出,故老年人易发生感染。

(4) 肺的改变:因肺内细支气管直径明显减小,肺泡壁弹力纤维减少,胶原纤维增加,肺泡的回缩力减弱,以及肺泡壁周围的弹力纤维组织退行性变,使肺泡壁断裂、肺泡相互融合,肺泡数减少而肺泡腔变大,形成老年性肺气肿。

2. 生理性改变

(1) 肺通气功能下降:老年人胸壁和肺的退化,引起肺通气功能发生一系列的改变。主要包括:①肺活量呈进行性减退趋势;②呼吸肌的收缩力减弱,收缩速度减慢和关节僵硬等,使最大通气量随年龄增加而减少;③肺动脉扩张能力减退,毛细血管数量减少,肺小血管内膜纤维化、玻璃样变及胶原沉着等,造成运动后肺动脉压力增高;④生理无效腔增大,中枢及外周感受器反应性减弱,呼吸肌协调性减退等,会引起运动时氧耗量增加,易发生疲劳。以上因素均可导致肺通气功能下降。

(2) 肺换气功能改变:老年人肺通气血流比例失调、气道阻力增加、肺泡壁胶原纤维成分增多、呼吸膜的有效面积减少等因素,可引起肺泡-动脉血氧分压差增大。另外,由于肺泡面积减少及老年性肺气肿,使肺泡管到肺泡壁的距离增大,肺泡气均匀混合的时间延长,因此老年人的氧分压随年龄增高而有所降低。

(3) 老年人运动时肺功能的改变:随着年龄增加,呼吸储备功能下降,老年人从事体力活动的能力也随之降低。肺功能的减退在急性疾病、外科手术或运动时更容易显现出来。老年人由于胸廓顺应性降低,运动时的通气功能更多地由腹部肌肉完成,引起呼吸频率增快、吸入气体速度减慢、吸气期延长,潮气量减少。中青年人运动时产生的缺氧和高碳酸血症,可以通过增加肺通气量来代偿,而老年人外周化学感受器敏感性降低,导致代偿性通气量增加的能力减退。

总之,老年人因呼吸肌萎缩和肺弹性回缩力降低导致肺活量减少,残气量增多,加之呼吸道黏膜和黏液纤毛转运系统功能退化,同时老年人因咳嗽反射减弱,气道中过多的分泌物和异物颗粒的清除力降低,滞留在肺内的分泌物和异物增多,易发生呼吸道感染。

(三) 心血管系统的解剖和生理性改变

1. 解剖学改变

(1) 心脏体积的改变:一般情况下,心肌细胞可随着老龄化而逐渐萎缩,老年人心脏的形态可随老龄化而出现心底与心尖的距离缩短,左、右室容积在收缩期和舒张期均有轻度缩小,主动脉根部右移和扩张。但是,老年人因心包下脂肪含量增加、心内膜增厚等因素的影响,其心脏常比青年人略大,心脏重量逐年增加。老年心脏构型最明显的改变可包括左室和室间隔厚度进行性增大,心肌细胞肥大所致的心室壁肥厚及向心性心脏肥大,可引起毛细血管分布的相对不足及继发性心肌供血不足,导致心肌收缩性下降,心肌顺应性降低,从而造成老龄心脏泵功能减退。

（2）心瓣膜形态与功能变化：老年人左室肥大，心脏的外形也发生改变，使二尖瓣腱索失去作用，后叶轻度突出而貌似二尖瓣脱垂；心脏瓣膜的瓣叶在活动中相互反复地接触和伸展，在房室瓣的闭合线呈结节状增厚，主动脉瓣、二尖瓣部位胶原层脂肪增厚，主动脉瓣基底部增厚，部分主动脉瓣环钙化，从而造成瓣膜关闭不全而产生心脏杂音。

（3）心脏传导系统的老化：主要表现为窦房结起搏细胞数量减少，使老年人易发生病态窦房结综合征。房室结随老龄出现脂肪浸润和纤维组织增生，房室束（His 束）中浦肯野细胞数量减少，代之以结缔组织（多见于左束支），从而出现房室传导阻滞和左束支部分阻滞，是老年心脏电生理特征发生改变的基础。

（4）心脏组织学改变：组织学检查可见，老化的心肌细胞核内染色质可聚集成块、缩小、破碎甚至溶解，核内包涵体增多，核与核仁变大，数量增多，核膜凹陷，二倍体数量增多；线粒体数量减少，并出现膨胀；高尔基复合体破碎，并可见溶酶体膜的破坏等。心肌细胞老化的一个典型表现是脂褐质（老化色素）沉积，可使衰老的心肌颜色变深，呈棕色。现已证明，脂褐质沉积是线粒体被破坏所致，可引起细胞内蛋白质合成障碍，从而阻碍心肌细胞内收缩蛋白的补充。以上这些细胞超微结构的改变均提示细胞的能量代谢、物质合成与利用、异物清除等功能受到不同程度的损害，并可能对自身产生自溶性损伤。

2. 生理学改变

（1）心肌的老化：心肌纤维随增龄逐渐发生脂褐质沉积，使心肌呈棕色萎缩，同时心肌 ATP 酶活性下降，钙离子扩散率减小，共同导致心肌收缩力逐年下降，心功能减弱，并可表现为心输出量减少，左室充盈速度减慢等变化。由于心率受交感和副交感神经的调控，老年人神经的敏感性随增龄逐渐降低，故老年人窦性心律调节能力减弱，且窦性心动过缓者明显增多。

（2）血压的变化：随着年龄的增长，血管壁弹性纤维减少，胶原纤维增多，动脉血管内膜逐渐粥样变性，管壁中层常钙化，使老年人血管增厚变硬，弹性减弱，阻抗力增加，导致血压上升，一般以收缩压上升最为明显。部分老年人因血管硬化，

血管扩张性减弱，而对压力反应性降低，易发生直立性低血压。

（3）老龄心脏泵功能改变：心脏通过有节律的收缩与舒张，"泵"出血液以供机体组织代谢需要。现已证实，心输出量随年龄增长而逐渐下降，心输出量是心脏泵功能最常用的评价指标，但心输出量是在自主神经与体液因素共同调控下，由心率、心肌收缩性、前负荷、后负荷及心脏冠状动脉供血等多种因素相互作用而共同决定的，这就使分析心输出量的变化更加复杂。一般来说，进入老年期后，伴随着心输出量降低，各脏器的血供减少，但不同脏器的血供减少并不相同，总的说来，流向脑部和冠状动脉的血流量高于按比例减少的量，而流向其他器官尤其肾脏的血流一般低于按比例减少的量。

（4）心脏老化的心电图改变：正常老年人心电图亦逐渐发生一些不显著的、非特异性的变化。老龄心脏的心电图改变主要有：①P 波振幅降低。肢体导联 P 波甚至看不出，胸导联 P 波可见切迹，其中 V_1 导联多呈左房负荷型，与心房内传导阻滞有关。②P-R 间期轻度延长。由于房室交界处心肌传导系统的退行性变，可出现轻度房室传导阻滞，P-R 间期轻度延长。③QRS 电轴左偏。QRS 波群振幅降低，时间延长（变宽），可有切迹，与胸壁厚度增加和心室内传导功能下降等因素有关。④Q-T 间期延长。⑤T 波低平。T 波在 I、II 导联几乎直立，III 导联呈多形性（直立、平坦、双相、倒置）。部分老年人可见到 $V_4 \sim V_6$ 导联 ST 段轻度压低。

（5）心脏老化的超声心动图改变：老年人除了心脏每搏输出量减少以外，二尖瓣前叶活动明显减弱，可能与瓣叶纤维增生、僵硬变性有关；射血分数（EF）斜率下降速度减慢，可能与心肌纤维化导致左室顺应性减退而影响左室舒张早期充盈有关；室间隔增厚，可能由于心肌、心内膜纤维组织增加所致；主动脉内径增宽和管壁活动幅度减弱，主要是主动脉退行性变所致。

（四）消化系统的解剖和生理性改变

1. 口腔　随着年龄的增长，味觉和嗅觉的敏感性下降，使老年人更偏爱味重的食物。老年人唾液分泌减少，常感口干、吞咽困难。舌和咀嚼肌萎缩，使其咀嚼无力，再加上牙齿的衰老变化，不

仅发生嚼食不良,而且使食物不能与消化液充分拌和。老年人牙齿的牙釉质和牙本质随增龄而磨损,使牙本质内的神经末梢外露,易对冷、热、酸、咸等食物过敏而使牙产生酸痛感觉。牙本质随老龄化而不断向髓腔内增厚,髓腔缩小,牙髓常钙化成髓石,加之牙龈退化萎缩,牙齿逐渐脱落;同时牙周膜变薄,牙龈退缩,牙根暴露,故易患牙周病。

2. 食管　食管肌力下降,致使食物流动阻力增加,出现食团逆向咽部的现象。同时,老年人咀嚼和吞咽能力减退,导致呛咳和误吸风险增加。

3. 胃　在消化道各器官中,老年人胃的改变最为明显,大多数老年人患有萎缩性胃炎。老年人胃液包括黏液、胃蛋白酶原和盐酸均分泌减少。黏液减少使"黏液-碳酸氢盐屏障"的形成障碍,易被胃酸和胃蛋白酶破坏。盐酸减少或缺乏除影响胃蛋白酶的消化作用外,对进入胃的细菌的杀灭作用减弱或丧失,促胰液素的释放亦降低,可致胃黏膜糜烂、溃疡及出血等。有研究表明,幽门螺杆菌在萎缩性胃炎和胃酸过低的致病机制中有重要作用。

4. 小肠和大肠　老年期小肠绒毛中度萎缩和黏膜变粗,平滑肌层变薄或萎缩,收缩力降低,使肠蠕动减慢,老年人常易发生消化不良。一些微量营养素的吸收(如木糖、叶酸、维生素 B_{12}、铜、钙及铁)也可能会减少,同时伴有大肠黏膜萎缩、黏膜腺细胞和黏膜结构异常、肌层黏膜增生肥大和外肌层萎缩。另外,随着年龄的增长,结肠钙离子通道改变加上普遍有肠肌层神经丛退行性改变,引起兴奋性神经递质乙酰胆碱减少,这是老年人便秘的主要病理生理基础。老年人患结肠癌的风险明显高于其他年龄段。

5. 肝　老年人常伴有肝萎缩、体积变小、重量减轻,肝细胞体积增大而数量减少,并有不同程度的变性。肝功能减退,合成白蛋白功能下降,故血浆白蛋白减少。肝解毒功能下降,影响药物的灭活与排出,易引起药物性肝损伤。肝代偿功能差,肝细胞损伤后恢复缓慢,由于老年人消化吸收功能差,易引起蛋白质等营养缺乏,导致肝脂肪沉积。

6. 胆囊和肝外胆管　老年人胆囊及胆管变厚,弹性降低,胆囊体积增大并下垂,胆囊因排空胆汁作用下降使胆汁变得黏稠,并含大量胆固醇,易发生胆囊炎和胆石症。

7. 胰腺　老年人胰腺萎缩,胰岛细胞变性,加之进入十二指肠的盐酸少甚至缺失,不能引起促胰液素等的释放,致使胰液、胰蛋白酶和胰脂肪酶分泌减少,影响淀粉、蛋白质、脂肪等的消化和吸收。老年人胰岛素分泌减少和/或脂肪细胞对胰岛素的敏感性下降,对葡萄糖的耐量减退,发生 2 型糖尿病的风险逐龄增大。

(五) 泌尿系统的解剖和生理性改变

1. 肾　肾体积与重量随增龄缩小,肾功能可衰减 30% 以上,肾单位也随之减少,髓袢变短,故其浓缩、稀释功能降低,水分及电解质排泄较多,饮水不足,易发生脱水和酸中毒。肾小球数量减少和毛细血管内皮细胞增生、基膜增厚及其通透性减弱、肾小管内的细胞堆积等因素,减少或阻断血流,使滤过面积减少,导致滤过量降低而出现少尿,严重时出现无尿。当肾小球滤过率下降时,肾小管周围毛细血管内血浆胶体渗透压升高较少,引起肾近端小管重吸收作用减弱,肾小管内压增加,从而减小有效滤过压,使肾小球滤过率进一步下降。

2. 输尿管与膀胱　输尿管肌层变薄,支配肌肉活动的神经细胞减少,导致输尿管送尿入膀胱的速度减慢,且容易发生反流。随着年龄增长,膀胱肌肉逐渐萎缩,纤维组织增生,易发生膀胱憩室,膀胱体积和容量逐年减小。因为其肌肉收缩无力,膀胱既不能充满,又不能排空,残余尿增多。膀胱括约肌萎缩,支配膀胱的自主神经功能障碍,特别是在合并大脑前动脉硬化引致大脑萎缩时,可致排尿反射减弱,缺乏随意控制能力,常出现尿频或尿意延迟,甚至尿失禁。尿道腺体的腺上皮分泌保护性黏液减少,故抗菌能力减弱,使尿道感染,特别是女性尿道感染发生率增高。

3. 前列腺　通常男性在 45 岁开始发生腺体萎缩而纤维组织增生引发前列腺肥大,导致尿流阻力增大,影响膀胱排空。前列腺肥大可使尿路梗阻,膀胱平滑肌代偿性肥大,进而使膀胱壁产生许多小房,小房进一步成憩室,致膀胱逼尿肌失效,而致尿潴留。前列腺的黏膜腺和黏膜下腺常因结节状增生而压迫尿道,导致尿道阻塞,长期的尿道梗阻往往导致充盈性尿失禁。

（六）神经系统的解剖和生理性改变

1. 解剖学改变　神经系统在人体适应内、外环境和维持正常生命活动过程中起主导作用。因此，神经系统的老化对人体衰老过程具有重要意义。其在解剖形态上的主要表现为：

（1）神经元减少：神经元随着年龄增加而减少是神经系统老化的典型表现。病理学研究证实老年人脑神经元数量较中青年人减少10%～30%，脑的重量也较中青年人减少5%～20%，脑体积缩小，皮质变薄，脑沟加宽，脑室扩大。

（2）细胞形态改变：神经元数量减少和神经元形态的改变，包括细胞内的高尔基复合体囊性扩张，线粒体及尼氏体（Nissl body）数量减少，神经元突起减少，轴索萎缩。

（3）脑血管改变：脑血管内膜增生、中层纤维变性和透明变性，逐渐使血管狭窄闭塞，导致脑血管病。

（4）脂褐质沉积：老年人脑内有明显的脂褐质沉积，并随增龄而逐渐增多。脂褐质、淀粉样蛋白、丝状物等沉积在神经元内和神经元周围，使神经元功能减退直到丧失，可不同程度地影响患者的神经功能，特别是记忆力，最终发展到失智和失能。

（5）外周神经的老化：如神经束内结缔组织增生、神经纤维变性等。

2. 生理学改变

（1）脑动脉硬化：脑血液循环阻力增大，脑血流量减少，血流速度亦减慢，耗氧量降低，导致脑软化，从而使老年人对内、外环境的适应能力降低，智力衰退，注意力不集中，记忆力下降和性格改变，严重者可发展为阿尔茨海默病。

（2）神经传导下降：神经细胞树突也随之变短或减少，膜代谢障碍，周围神经节段性脱髓鞘和神经纤维变性，使运动和感觉神经纤维传导冲动的速度减慢，导致老年人对外界事物反应迟钝，动作协调能力下降。

（3）自主神经功能失调：交感和副交感神经功能的紊乱，可导致体液循环、气体交换、物质吸收与排泄、生长发育和繁殖等各内脏器官和功能活动失调，易引起心率、呼吸、体温、胃肠功能失调等改变及直立性低血压等。

（4）脑内神经递质与神经功能紊乱：如乙酰胆碱减少，可引起意识不清及突触后膜对Na^+、K^+的通透性降低，易患健忘症。纹状体和黑质中的多巴胺减少，可导致肌肉运动障碍、动作缓慢、震颤麻痹等。蓝斑核合成和释放去甲肾上腺素量减少，可导致睡眠不佳、情绪抑郁和淡漠。5-羟色胺合成下降，导致失眠、痛阈降低、智力衰退、震颤、情绪异常和精神抑郁或狂躁等。

（七）感觉器官的解剖和生理性改变

1. 视觉　视力随增龄而下降，通常20岁以下为1.5，20～50岁为1.0～2.5，60岁为0.9，70岁为0.6～0.8，80岁为0.4～0.6，90岁为0.2～0.4。老年人除视力明显减退外，视野、暗适应、调节功能、色觉等皆有不同程度的衰退和障碍。如眼的眶周组织萎缩，眼睑松弛、下眼袋明显突出，虽然泪腺功能下降，泪液产生减少，但因泪点无法紧贴结膜而发生溢泪。结膜萎缩、变黄；角膜触觉敏感性下降。因胆固醇和中性脂肪在角膜组织中沉积，引起角膜老年环（在角膜周边部呈环状黄白色沉积物）。瞳孔调节反应变缓，晶状体逐渐混浊。由于晶状体的弹性减低和延伸程度减小，睫状肌调节能力变弱，对视近物体所需的调焦距离增加，40岁以后逐渐形成"老花眼"。随年龄增加，合成色素能力下降，对低光照的适应能力变慢；晶体的改变增加了散光，并出现眩光敏感。因房水回流受阻，眼压增高，易发生青光眼。

2. 听觉　组成耳蜗的毛细胞随增龄而减少，鼓膜逐渐变薄，加之听神经功能减弱，致使老年人听力逐渐减退。在60岁以上老年人中，听力减退者占27%，男性发生率高于女性。老年患者往往因外耳道壁变薄，耵聍变得干燥和坚硬，增加了其耳垢栓塞的风险。虽然随年龄增加，听小骨关节功能退化，可引起听力出现不同程度的下降，但导致听力下降的主要原因往往是耳蜗螺旋器底端毛细胞丢失所致，尤以对高频声音感知的影响最为明显。其他包括基底膜相关的感觉器官变硬或钙化、血管纹毛细血管变厚、螺旋韧带退化、大脑的听觉中枢功能减退等因素，均是老年性耳聋或听觉下降的原因；而且多数老年人还伴有不同程度的言语识别和声音源定位困难。另外，老年人可能很难从背景噪声中识别声音目标，对其进入社交场合或嘈杂的环境中进行交流带来很大影响，因此，仅凭单纯佩戴助听器和/或扩大音量，对提高患者听力的感知力和理解力往往是无效的。

3. 嗅觉　老年人嗅黏膜逐渐萎缩、变薄,嗅觉逐渐变得迟钝,特别是 70 岁以后嗅觉急剧衰退,80 岁以后,仅 22% 老年人有正常嗅觉。

4. 味觉　老年人舌黏膜上的舌乳头逐渐消失,味蕾也随之减少,60 岁以上老年人约有一半味蕾萎缩,加之老年人味阈升高,故对酸、甜、苦、辣的敏感性减退,尤以咸味感觉下降明显。

5. 疼痛觉　大多数老年人对疼痛刺激敏感性减退,因而易被撞伤、刺伤而无感觉。部分老年人易发生无痛性心肌梗死。

(八) 内分泌系统的解剖和生理性改变

1. 下丘脑　下丘脑是体内神经和内分泌的重要调节中枢,衰老时下丘脑功能活动减退,导致调控内环境平衡作用减弱。内环境平衡失调并非单纯内分泌腺本身功能的减退,而是由于下丘脑对垂体失去控制,而垂体又对全身其他内分泌腺调控作用丧失所致。如老年人下丘脑中调控内分泌的多巴胺、去甲肾上腺素等生物胺减少,同时下丘脑的受体数量减少,促糖皮质激素和血糖的反应皆减弱,并且,下丘脑对负反馈抑制的阈值升高,这可能与老年人垂体分泌生长激素的嗜酸性粒细胞减少有关。

2. 垂体　自 35 岁以后,垂体体积逐渐减小,并伴有垂体纤维组织和铁沉积逐渐增多。男性生长激素的增龄变化不显著,而女性在 50 岁以后生长激素水平降低。男性催乳素的增龄变化不明显,而女性在绝经后血中催乳素水平下降。促肾上腺皮质激素水平随增龄而升高,以保证血液循环中有足够的皮质酮。男性 50 岁以后血中游离睾酮水平下降,60 岁时下降更甚。从 40 岁始,男女血中卵泡刺激素和黄体生成素水平均增高,卵泡刺激素比黄体生成素增高更明显,女性卵泡刺激素和黄体生成素的增高幅度比男性更大,主要是因为女性性腺功能降低比男性更突出。

3. 甲状腺　50 岁以后甲状腺重量减轻,滤泡变小,血管狭窄,结缔组织增多,发生萎缩和纤维化。随增龄基础代谢率降低,甲状腺同化碘的能力减弱,三碘甲状腺原氨酸(T_3)水平下降,反 T_3(rT_3)水平随增龄而升高。老年人血清抗甲状腺自身抗体增高,甲状腺素在外周组织的降解率降低,腺垂体(垂体前叶)对促甲状腺激素释放激素

刺激的反应性亦降低。

4. 肾上腺　不论男女,肾上腺皮质的雄激素分泌随年龄增长而直线下降,肾上腺皮质的潜力逐渐减退。肾上腺皮质醇的分泌量和排泄率均降低。醛固酮的分泌亦随增龄而明显下降。虽然老年人肾上腺皮质激素分泌降低,但其周围血浆皮质醇浓度无大改变,这可能是其皮质醇代谢减弱,从血流中消失的速度减慢所致。老年人肾上腺皮质对促肾上腺皮质激素的反应也降低。因此,保持内环境稳定能力与应激反应能力也下降。

5. 胰腺　随增龄胰岛功能减退,葡萄糖耐量逐渐降低。胰岛 β 细胞减少,对葡萄糖刺激的应答能力降低,因而胰岛素分泌减少。血中胰岛素水平降低,细胞膜上胰岛素受体减少和其对胰岛素的敏感性降低,致使老年人糖耐量降低,2 型糖尿病发生率增高。

6. 卵巢　卵巢自青春期快速增长,自 20 岁以后,体积和重量逐渐下降。大多数女性从 40 岁开始排卵频率逐渐减小,此后 15 年间生育性的卵巢功能逐渐停止,血清雌激素水平降低,卵泡刺激素浓度增高,黄体生成素尚无明显变化。随着卵巢功能的停止,雌激素浓度降至绝经期水平,卵泡刺激素和黄体生成素升高至绝经前水平之上,机体出现血管舒缩功能不稳定、精神症状、雌激素靶器官组织萎缩、骨骼肌衰减及心血管疾病危险性增高等情况,但上述临床表现可能并非雌激素单一原因所致。激素替代疗法可减轻但不能消除其发生。绝经期女性阴道黏膜萎缩,易致出血和损伤。另外,由于膀胱和尿道属雌激素敏感性组织,雌激素的减少会导致排尿困难、尿频和/或尿失禁等。全身和局部激素替代疗法可减轻其发生。血管舒缩功能不稳定还会引起睡眠障碍,从而引起一些精神症状,雌激素可使之缓解。

7. 睾丸　睾丸自青春期快速增长,25 岁以后体积和重量逐渐下降。男性游离和生物活性睾酮水平随年龄增加而降低,性激素结合蛋白随年龄增长而增高,血清黄体生成素水平有轻微增高。血清睾酮水平的降低主要是由垂体功能改变所致。不像女性,男性没有被广泛认可的"绝雄期",也不存在固定的睾酮缺乏的时间。研究证实血清睾酮水平降低与老年人性欲降低有关,但与其勃起功能障碍无关。血清睾酮水平降低与血红

蛋白降低、肌肉减少、骨量减少及记忆改变等有关,这些改变常常伴随血清生长激素的降低。虽然男性的激素替代疗法研究不及女性那么多,但短期研究表明睾酮替代疗法可改善血红蛋白、减少机体脂肪并增加肌肉和骨量。

(九) 免疫系统的解剖和生理性改变

自青春期开始,人体免疫功能随增龄而逐渐下降,与机体衰老呈平行关系。胸腺是最早发生老化的免疫器官。胸腺在12岁以后逐渐萎缩,在20岁时胸腺急剧减轻,老年期胸腺显著萎缩,其重量仅为儿童的1/10,故老年人血中胸腺素浓度极度下降,使T淋巴细胞分化、成熟和功能表达均相应降低。由于胸腺素水平低和白细胞介素-2产生减少,故T淋巴细胞在抗原刺激下,转化为致敏淋巴细胞的能力明显减弱,对外来抗原的反应也减弱。B淋巴细胞对抗原刺激的应答随增龄而下降,抗原和抗体间的亲和力下降,需要T淋巴细胞协助的体液免疫应答也随增龄而下降。

(十) 老年人的心理变化特点

长期以来心理学家认为,消极情绪能在人体内产生消极的化学反应。相反,当人身心放松或愉悦时,大脑释放的荷尔蒙会引起内啡肽分泌,使人精神焕发,心跳减慢,血压下降,病痛减轻,免疫系统功能增强。心理因素是维系老年人健康长寿的关键,也是老年保健工作的重要环节。

据研究观察,老年人心理状态主要有如下几种类型:

1. **退休综合征型**　多发于退休半年内人员,主要由于这类人员从几十年有规律、有责任感的在职生活,一下转变为无约束的自由支配时间的退休生活,部分老年人因失去了原有的优越地位和某些权力,从而产生孤独、寂寞、空荡、焦虑或惆怅等心理不适应的一组症候群,是一组较复杂的心理变态反应,易诱发或加重原有的心脑血管疾病。

2. **孤独型**　人到老年,家庭成员及生活的环境发生了明显变化,子女多分门立户,家中仅剩老年夫妇或独居一人。这样的老年人普遍会感到寂寞和不安,患抑郁症、心脑血管病、溃疡性结肠炎、青光眼等疾病者增多。

3. **悲观型**　据有关调查资料,行走困难的老年人,60岁左右者占6%,70岁左右者占20%。

随年龄增长,身体运动因社交和活动范围逐渐缩小,运动的耐力和功能日益下降,常常会产生悲观、抑郁和焦虑的心理,易产生轻生念头。

4. **恐惧型**　进入老年后,疾病频发,老年人经常处于多种疾病重叠状态,加之熟悉的亲朋好友相继亡故,日益感到死亡的迫近,易产生恐怖和抑郁的情感,常引起血压升高、心脏病急发、失眠、神经痛或胃肠疾病等。

5. **偏执型**　由于身体、环境及地位的改变,老年人常会感到烦躁不安,担心自己的利益受到损害,常本能地存有防卫心态,顽固坚持自己的观点和习惯,对人对事总存疑虑,有时表现出"以自我为中心",甚至出现行为偏离常态。此型则易患心脑血管病、肿瘤和糖尿病。

6. **痴呆型**　随着机体的衰老,脑细胞也会逐渐减少,甚至出现严重脑萎缩;还有部分留有脑血管病后遗症的老年人,病变部位的脑细胞已死亡。不论前者还是后者,都将导致不同程度的脑功能障碍,表现为表情呆滞、强哭强笑、动作迟滞、反应迟钝、理解力下降、自理能力显著丧失。这种老年人易患各种感染性疾病或受到意外伤害。

针对上述不同类型老年人心理状态特点,一是要求家人和医务工作者给予老年人足够的重视,平时多关心和了解他们的心理和需求,从多方面尽可能地满足他们的需求,多给予他们一些关爱和照顾,使其感到病有所医,老有所养,心中踏实、平静;二是适当建立老年活动场所和书报室,充实老年人生活,使其老不思老,老有所乐,排除空虚和无聊,防止心理老化;三是定期组织老年人体检,细化必要的辅助检查项目,对检查结果予以清晰的答复,帮助他们解除疑虑,学会自我调养,走出不安的阴影;对原有疾病者,给予系统的治疗和康复方案,对新发疾病,尽早确诊并积极治疗。

四、老年病一般特征

(一) 多种疾病同时存在

临床上同一老年人同时患有多种疾病极为常见,如既有冠心病又有高血压,同时还有慢性支气管炎、胆石症、糖尿病、良性前列腺增生等。此外,同一脏器易发生多种病变,如冠心病、高血压心脏病、肺源性心脏病、老年传导系统或瓣膜的退行性病变可以同时存在。老年人容易同时患多种疾病的主要原因为：①各个系统的生理功能相互联系较密切，一个系统发生异常，可导致另一系统异常；②老年人很多疾病都为慢性过程，当某一器官发生急性改变时，其他器官也随之发生改变；③各种症状的出现率及损伤的累积效应，随年龄增长而增加，造成多种疾病集于一身，老年人免疫功能障碍，造成免疫障碍性疾病同时或相继发生于同一个体；④老年人患病时，其同时使用多种药物及老年人特殊的药物动力学原因，可导致医源性疾病，造成多种疾病并存。由于老年人常多种疾病并存，所以常因一种疾病改变或掩盖或干扰另一种疾病的临床表现而使老年病的诊断和鉴别诊断变得十分复杂和困难。

（二）临床表现不典型

由于老年人反应性减低，自觉症状轻微，因此老年病的起病大多隐匿，其临床表现常不典型，容易造成漏诊、误诊，在临床工作中必须高度重视。

老年人感受性差，尤其是对痛觉的敏感性减退，所以心肌梗死时可以无痛，胆石症和阑尾炎的疼痛可以很轻。老年人严重感染时，往往只有低热，甚至不发热，出现高热者很少见。老年人对寒冷刺激的反应也差，因此容易发生低温损伤且不能自知。老年人发生严重肺炎时可以很隐袭，常无肺部症状或仅表现为食欲减退、全身无力、脱水或突然出现休克、意识障碍，往往造成误诊。此外，无症状菌尿、无腹肌紧张的内脏穿孔等也多见于老年人。老年甲状腺功能亢进患者中，仅有少数人出现激动、烦躁不安、食欲亢进等兴奋性、代谢性增高的表现，出现典型的急躁易怒、突眼、手震颤等征象者还不到一半；老年甲状腺功能减退患者中，有许多患者以心包积液为首发症状，容易造成误诊。老年人肿瘤性疾病的发病率随老龄化而逐渐增加，但其肿瘤性疾病的症状却极不典型或毫无症状，直至晚期虽最终确诊，但已回天乏力。

（三）容易发生并发症

老年人患病时，极易出现各种并发症，其中最容易发生神经、精神系统的并发症，如各种程度的意识障碍（淡漠、抑郁、昏迷或精神错乱、烦躁不安、谵语、躁狂等）。老年人口渴中枢敏感性减低，常处于潜在性脱水状态，患病时容易并发水和电解质平衡失调；老年人活动能力减低，患病时常因卧床时间过长而并发坠积性肺部感染、血栓形成、栓塞、关节挛缩与运动障碍、肌肉失用性萎缩、直立性低血压、尿潴留或大小便失禁、压疮、出血倾向等；严重时常并发多器官功能衰竭而导致死亡。

（四）不良生活习惯及药物不良反应影响病情

老年人不良的生活习惯不仅影响病情，而且造成疾病治疗上的困难，如老年人味觉减退而喜食咸、甜食物，从而加重高血压、糖尿病的病情，使血压、血糖难以控制；老年人久坐习惯常引起踝部及胫前水肿；老年人好静少动常致运动耐力降低，可掩盖心脏疾病所致的气短、胸闷。老年人多药合用日益增多，不仅使药物不良反应增多造成新的药源性问题，而且还影响原发疾病诊治上的困难。

（五）病史采集困难且参考价值较小

老年人由于听力减退、近记忆力降低、言语困难，所以常造成医师采集病史困难，或由于对疾病表现的敏感性差且家庭成员及邻居提供的情况不够全面及确切，所以采集的病史参考价值较小。因此，对老年人病史的采集必须认真准确和耐心细致。

（秦毅　李桂忠　李光华）

参考文献

1. 何琪杨,刘光慧,保志军,等.中国衰老与抗衰老专家共识[J].老年医学与保健,2019,25(5):551-553.
2. 卢春雪,杨绍杰,陶荟竹,等.衰老机制研究进展[J].中国老年学杂志,2018,38(1):248-250.
3. 何琪杨.2015年全球衰老与抗衰老的重要成果[J].老年医学与保健,2015,21(6):327-334.
4. 黄牧华,魏颖,董竞成.中国传统医学延缓衰老的研究进展[J].中华中医药杂志,2019,34(10):4735-4739.
5. ATZMON G,CHO M,CAWTHON R M,et al.Evolution in health and medicine sackler colloquium:genetic variation in human telomerase is associated with telomere length in Ashkenazi centenarians[J].Proc Natl Acad Sci USA,2010,107(1):1710-1717.
6. 于普林.老年医学[M].北京:人民卫生出版社,2019.
7. 刘晓红,陈彪.老年医学[M].3版.北京:人民卫生出版社,2020.
8. 李法琦,司良毅.老年医学[M].3版.北京:科学出版社,2017.
9. 李朝鹏,申社林,李朝争.老年人体结构与功能[M].北京:北京大学出版社,2014.
10. 肖健,沈德灿.老年心理学[M].北京:中国社会出版社,2009.

第2章 老年急危重症院前管理

人口老龄化是我国社会发展的必然趋势,也是全世界需要面对的重大现实问题与严峻挑战。人口结构的变化导致越来越多的老年人需要急救,并通过救护车转运到医院急诊科就诊或住院。在欧美地区,老年人群的增长速度是人口增长最快的部分。2020年,全球65岁以上的人口突破7亿。我国60岁及以上人口在2021年已达2.6亿。到2030年,我国老年人口比例预计将达到25%以上。

人口老龄化和老年急症救助也是急救医疗服务体系(emergency medical service system,EMSS)发展的一个重要因素。老年人的生理特征和疾病进程使得其对紧急医疗救助的需求大大增加,在进入老龄社会的发达城市,中老年急症救助已经占全部院前救助和院内急诊的半数以上。不难理解,一位高龄老年人无论是其高龄本身还是基础疾病的影响,都使得一旦出现急症,其紧急程度会超过一般中青年人。老年人的行动不便和单独居住状况也决定其需要更多的社会医疗救助。老年急危重症的院前管理作为社会公共服务的重要组成部分,是老年人群生命健康和医疗保障的重要途径与手段。

一、院前急救原则

现代社会的院前急救主要由专业的急救体系承担。由于老年急危重症病情复杂、发展快、死亡风险高,更应该体现生命第一的原则,力争早发现、早呼救、早开始现场急救和快速安全的转送。

(一)早发现

为了早期发现老年人急症,社区或基层医务人员、护理院人员、家属、患者本人等都要加强和提高对急危重症的识别和现场急救的意识与能力,其中患有多种慢性疾病、脏器功能不全、极度衰弱的老年人是急危重症的易患个体,尤其要重视这一群体新出现的症状或不适主诉,及时发现新问题、报告新情况。

(二)早呼救

虽然有便捷的社区医疗服务,老年人的急危重症因其复杂性,基本上仍以综合医院或是突出专科特点的综合医院急诊救治为主,即使患者没有认识到病情的紧迫性而到社区诊所就诊或电话咨询,社区医务人员也应准确发现并帮助呼叫急救援助。

(三)早开始现场急救

如果患者是在医院外出现心脏呼吸骤停,在场人员除了立即电话呼救外,应立即开始现场心肺复苏,至少应该是单纯胸外按压的初级心肺复苏。由此说来,多种形式的民众健康宣教和基本心肺复苏培训的意义越发重要,其中社区医务工作者、全科医师、院前急救人员当承担更多的培训责任。急救专业人员到达现场后,立即接手救治,包括继续高质量的心肺复苏,或对创伤的止血、包扎、固定等。

(四)快速安全的转送

这是现代专业急救的特征之一。快速转运首先遵循的是就近原则,在此基础上,针对具体病情,应将患者送到能胜任救治能力的医院,尤其是急性脑卒中、急性冠脉综合征、严重创伤等既强调救治时效性、又需要突出专业化救治条件和能力的急症患者。此时,就近原则不能超越安全原则。

(五)急救半径和院前急救反应时间

这是反映院前急救质量最为重要的指标,对于老年急症更加重要。急救半径是指急救单元所执行院前急救服务区域的半径,它代表了院前急救服务范围的最长直线辐射距离,按目前国内的要求,城市急救半径≤5 000m,农村急救半径≤15 000m。院前急救反应时间是指从医疗急救呼救开始,到急救单元抵达现场并展开抢救所需要的时间,包括通信时间、出发时间、到达现场途中时间、到达患者身边时间,目前,国内平均急救反应时间为 15 分钟。显然,对于心搏骤停和心肺复苏,3~4 分钟内甚至即刻开始现场抢救才是理想的。

二、院前急救服务现状

国外老年急救服务起步较早,目前已出台了多项相关法律法规和优惠政策,例如,美国于 1935 年开始,颁布了以养老保险为主体的《社会保障法案》及《美国老年人法案》,并设有老龄局。英国和韩国也设有专门服务于老年人的电子健康支持保健系统和老年急救护理机构。这些制度和政策不仅能及时提供医疗服务,还广泛关注老年人急救和自救知识的普及,在保障老年人合法权益的同时,提升了老年健康管理水平和急救服务能力。在美国,65 岁及以上老年人占急救医疗服务(EMS)患者的 38%,使用 EMS 的频率几乎是年轻患者的 4 倍。而在英国,约 1/3 老年人就诊是由于外伤和跌倒,其余是由于疾病,但约 1/5 的入院患者可由初级、社区或社会护理机构管理。英国救护车服务每年花费约合 157 亿元人民币,占国家卫生服务(national health service,NHS)支出的 2%。20 世纪 90 年代的一项多中心研究表明,在 1 亿例次急诊患者中,15% 是老年患者,救护车是这类人群急诊就医的主要途径,并且多存在严重的疾病或外伤,更有可能需要入院手术或进一步治疗。众所周知,老年患者在急诊就诊后等待时间较长,健康状况较差,死亡率高,对活动的依赖性更高,而进入疗养院的比例也更高。基于老年急危重症患者的特殊性,急救服务提供者对患者在院前和院内的处理及其预后均产生影响,因此了解老年患者的健康需求以确保他们得到适当的分类、治疗和管理是至关重要的。

相较于国外,我国老年服务工作起步较晚,虽然在 1996 年正式颁布了《中华人民共和国老年人权益保障法》,并设有全国老龄工作委员会办公室,但是社会保障需提高,老年专用急救服务机构及老年专业性公共服务匮乏。据文献报道,60 岁及以上人群的患病率是其他年龄段人群的 2.5~3.0 倍。在院前急救中,老年人群占较大比例,高达 40%~60%。院前急救老年人群常见疾病基本为心脑血管疾病、创伤和呼吸系统疾病,据北京急救中心统计,北京市"120"年均急救呼救量为 38 万余次,其中 60 岁以上老年人群为 14.94 万人次(39.32%),急救前五位的疾病依次为循环系统疾病(26.57%)、神经系统疾病(17.42%)、损伤和中毒(15.56%)、呼吸系统疾病(13.76%)、消化系统疾病(7.75%)。日益增长的老年急救需求使得提升老年急救服务能力成为我国院前急救工作的重点之一。

三、院前急救特点

(一)老年患者的解剖和生理差异影响初步诊疗

老年患者的解剖和生理与年轻者不同,尽管这些差异可能有些看似无关紧要,但它们可能会显著影响院前的诊断和治疗。随着年龄的增长,大脑供血量逐渐减少,导致脑灌注和氧合减少,中枢和周围神经系统的反应能力下降,出现反应迟钝、灵活性下降、速度慢和动态平衡能力降低等情况;感觉信息传入变缓,出现视力下降、视觉分辨能力下降、触觉下降等症状;周围神经传导也会减慢,并且有些老年患者长期服用止痛药可能会进一步加重损害。体温调节机制也可能受损,导致体温过低。骨骼肌肉系统功能退化,肢体肌肉力量下降导致肌肉、关节功能减弱;骨质疏松逐渐加重,使与跌倒相关的骨折危险性增加。在院前急救工作中结合上述老年的一些解剖和生理差异,并快速识别老年患者的伤病基本特征是院前急救的重点。

(二)残疾与失能增加急救服务需求

老年患者的身体残疾表现为在没有帮助的情况下无法完成基本生活需求,如穿衣、从床上或椅子上站起来、进食、上厕所和洗澡等。体弱多病、认知障碍或失能高龄人群行动受限或辨别能力降低导致跌倒的次数增加,并且可能使患者原有疾病进一步恶化,增加院前急救服务需求。

(三)疾病特点

有关流行病学研究表明,随着年龄的增长,老年患者可识别疾病或病症的数量也在增加。年轻患者通常以出现的主要症状呼叫 EMS,而老年患者通常以非典型或非特异性症状寻求 EMS。尽管这些症状可能是危及生命的急性疾病表现,但更多情况下,这些症状是慢性疾病过程中复杂混合的结果。有研究指出,对患者进行整体评估和治疗涉及他们的病史记录,而这些通常并不是急诊科或院前急诊服务的一部分。经过数十年来的研究发现,老年患者急诊就医的主要诉求包括疼痛、跌倒、活动困难、创伤、意识障碍、抑郁、胸痛等。在急诊就诊之前根据疾病情况选择最佳治疗方法,可以使治疗效果最大化,从而降低住院期间恶化的风险。

(四)　疼痛特点

社区中 20%~50% 的老年患者长期遭受疼痛的折磨,其中 20%~40% 的患者在 1 个月内的大部分时间都会出现疼痛。有 60%~70% 的老年患者在家中自诉出现疼痛,而长期居住在疗养院的人群中出现疼痛症状的比率为 65%。老年患者中出现疼痛可能是由多种慢性疾病引起的,疼痛在老年人中也是一种病态,与身体功能差、跌倒和死亡率相关。疼痛对老年人的认知状态和心理健康具有严重影响,但是在急诊室护理期间,有急性疼痛的老年患者比年轻患者接受止痛药的可能性要小。然而,我们对老年人急性疼痛治疗的流行病学尚未完全了解,关于老年人和年轻人之间观察到差异的原因也是如此。有相当一部分老年疼痛患者由救护车送往急诊科,这在为患者不同情况下的疼痛治疗提供了早期机会。

(五)　创伤特点

老年创伤患者与年轻患者不同,主要是由于老年患者各器官功能下降,同时又有多种基础疾病,用药种类多,会进一步加重机体生理功能的改变。研究发现,损伤前有合并症是创伤死亡的独立预测因子。因此,相对较小的事故就可能造成严重的后果,尤其是当出现出血、损伤和休克症状时老年患者的表现明显不同于 18 岁的年轻患者。与具有类似损伤机制的年轻患者相比,在相同病因下高龄创伤患者的死亡率是年轻患者的 5 倍,其中 25% 的创伤是由机动车/道路交通碰撞造成的,4% 为穿透性创伤。机动车辆碰撞使老年患者的死亡率几乎增加一倍,其中约 25% 的患者有肋骨骨折。

突发医疗事件经常会导致创伤,对于 EMS 而言,确定可能造成创伤的原因和受伤机制,并对患者进行现场急救和快速转运是至关重要的。使用结构化 ABC(气道、呼吸、循环)创伤评估技术在院前急救评估高龄创伤患者中仍具有一定的挑战性,主要原因是高龄患者可能由于痴呆而改变了精神状态,或者由于运动障碍或神经系统疾病造成的功能缺陷而变得难以沟通。

老年患者的气道异物如假牙等,在操作过程中会影响设备的应用和通气。由于关节炎引起的颈部运动受限可能会限制气管插管视野。快速诱导可能需要降低诱导剂和麻痹剂的标准剂量,尤其是随着高龄患者高钾血症和神经肌肉疾病发生率的增加时。老年患者肺储备量较低,因此使用氧气将有助于避免缺氧,但是慢性肺病患者必须注意预防高碳酸血症。

创伤救治中晶体液复苏已被证明对患者是不利的,特别是当给高龄患者大量使用时。允许性低血压是在救治老年创伤患者中使用的一项技术,可避免体液过多,但不影响手术效果。

衰老过程中皮肤和其他胶原结构会失去弹性,从而增加皮肤撕裂和皮下淤青的风险,如果存在使用抗凝剂的情况,可能会导致血液大量流失,从而影响灌注。束缚时应考虑四肢活动情况,并使用压力装置控制出血,必要时应避免对皮肤的压迫。

(六)　气道异物风险

气道异物对所有年龄段的人来说都是一种严重的、危及生命的疾病。随着老年人口的增加,异物气道阻塞的患者数量也在迅速增加,并且成为意外死亡的主要原因。2015 年,这一原因造成的死亡人数(9 356 人)高于交通事故死亡人数(5 646 人)和坠落死亡人数(7 992 人),异物性气道阻塞的防治已成为一个重要的社会问题。异物性气道阻塞通常发生在患者吃饭时,如果有气道阻塞高风险的老年人在熟悉异物取出程序的家庭成员或护理人员在场的情况下用餐,这些人可以迅速对老年人进行救治。研究显示,在现场由旁观者取出异物的患者比在现场由急救医疗技术人员或急救医师取出异物的患者(73.7% vs. 31.8%,P = 0.007 5)和转移后在医院取出异物的患者(73.7% vs. 9.6%),有显著较好的预后。因此,当气道阻塞发生时,旁观者必须立即清除异物,在养老院工作或与老年人一起生活的护理人员必须熟悉气道阻塞的急救。此外,接听紧急电话的人员必须说明如何为窒息的患者提供急救。

四、我国老年急危重症院前急救面临的困难

（一）老年人群整体急救知识和能力不足

老年人群急救自救意识和能力是影响老年急救质量和效率的关键环节之一。文献显示，老年人群急救知识知晓率和能力与收入、文化程度、医疗保险及培训息息相关。收入高、文化程度高、有医疗保险、接受过急救培训的老年人急救知识知晓率相对较高，急救能力相对较强。目前，我国老年人群主要出生于 20 世纪 40—60 年代，历经革命艰苦岁月，文化水平及健康素养不高，加之缺乏社会培训和教育，急救危机意识淡漠，导致其急救知识知晓率普遍偏低，急救能力不足。此外，老年急救知识普及工作发展不均衡，培训人员稀缺，培训工作不到位，也是老年人群急救知识和能力不足的重要原因之一。

（二）空巢或独居老年人群比例较大，缺乏互救能力

受计划生育政策影响，20 世纪五六十年代生育高峰期出生的人口中平均每人不到两个子女，随着这批人逐步进入老年，"空巢"家庭的数量开始迎来更大规模的扩张，独居和空巢老年人将增加到 1.18 亿人左右。这些老年人极易缺乏精神慰藉、生活无人照顾，经济困难，健康状况普遍偏低。由于自身生理功能减退，行动不便，言语不清，无法表达急救需求，因此其在突发疾病时往往不能得到及时救治。对此，北京及武汉部分社区街道为空巢老年人安装了特殊门铃，在紧急情况下，只要老年人按下门铃，就可以得到邻居或社区工作人员的救助。但是，由于城乡、区域老龄事业发展和养老体系建设的不均衡，绝大多数老年人依然无法顺利完成急救呼叫，社会整体急救服务水平低下。

（三）老年健康管理和急救服务信息化滞后，急救效率不高

在社会科技高速发展的今天，国内尚没有针对老年人群的急救医疗大数据平台和远程救治系统，老年智慧医疗信息化发展严重滞后，主要体现在以下几个方面：首先，无统一急救平台，目前国内的急救号码主要为"120"，且存在各种"急救小号"，各急救平台信息缺乏沟通，急救人员无法得知老年人既往急救呼叫史，难以快速有效地针对突发疾病作出诊治，急救效率较低；其次，医疗机构间缺乏信息共享，老年人突发疾病时，往往无法清晰回忆及表达病史等详细信息，在浪费急诊急救时间的同时，重复的实验检查也加重了老年人的疾病负担；最后，院前院内合作管理制度缺失，院前和院内衔接不紧密，交接制度和形式不统一，责任划分不明确，在延长老年人就诊时间的同时，造成急救资源滞留，影响急救效率。以上问题都严重影响了老年急救效率，加重了老年急救医疗负担能力，降低了老年急救医疗服务质量。

（四）老年院前急救专业技术人员能力不足

院前医护人员必须能够了解高龄患者发病后与普通患者相比病情变化的情况，但是现实中大多数院前医护人员在其最初的培训期间几乎没有接受过任何老年医学教育相关的内容。紧急医疗救护员（emergency medical technician, EMT）的培训课程中也没有老年急救相关专业技术的内容。2014 年，英国救护车首席执行官协会（Association of Ambulance Chief Executives, AACE）指出，未来国家在改善临床护理方面的首要任务之一，就是院前医护人员需要接受更多有关评估和管理年老体弱患者的培训。而重点将放在临床决策、心理、护理、沟通障碍和技术、能力评估，以及道德和法律培训上。英国老年医学会在其发布的"银皮书"（*Quality Care for Older People with Urgent & Emergency Care Needs*）中指出，院前医护人员在应对老年患者时面临特殊的挑战，尤其是面对那些独居或认知障碍的患者。他们发现，服用多种药物、复杂的共病和信息的缺乏使病情评估和管理患者的决策方面更加困难。

（五）老年急救无障碍设施缺乏，急救搬抬困难

我国老年人多居住在老旧小区，缺乏无障碍设施，仅北京市，就有 400 万户居民没有电梯。此外，院前急救缺乏可助力的自动搬抬设施，需要急救人员或者担架工手动搬运患者，由于大部分急救医务人员为女性，担架工数量少且年龄偏大，在浪费人力资源的同时具有较大安全隐患，也间接导致老年人群就诊时间延长，影响急救效率。

五、老年急危重症院前管理的发展方向

（一）发展老年社区养护

随着老年患者数量的增加和住院人数的增加，全球各地和各种医疗保健系统都在探索"替代性"的护理模式。为了确保全世界越来越多的老年人获得高质量和高效率的紧急护理，替代性的管理方法至关重要。为了改善老年患者院前急救的就医环境，现已制定以下措施：①老年护理人员培训；②院前和社区一体化；③改善社区、院前、急诊科与住院之间的流程；④高龄患者治疗方案；⑤提高老年医学科基础设施建设。

国务院发布的《"十三五"国家老龄事业发展和养老体系建设规划》，提出以居家养老为基础、社区为依托、机构为补充、医养相结合的养老体系。社区作为开展老年急救服务的一个主要场所，要发挥好协调整合作用，将医疗急救服务引入社区养老中。首先，需建立健全社区老年服务法律体系，制定和完善社区老年急救服务的相关法规政策；其次，政府要发挥引导作用，组织兴建社区老年急救服务设施，并监督社区老年急救工作的运行；最后，社区医院是老年医疗急救的主要力量，要加大人才引入力度，并成立专门负责老年急救的医疗服务中心，增强老年急救水平，为社区老年急救注入高质量医疗服务。

（二）普及家庭医疗服务

家庭医疗服务是指对居住在自己家的老年患者提供传统医院式护理，从而避免急诊入院。如果患者需要就医可以通过其初级保健团队、二级保健甚至 EMS/救护车服务来转诊。Cochrane 对7个随机对照试验进行了分析，研究表明，家庭医疗服务可以降低6个月内患者的死亡率；患者的入院率没有显著增加，但机体功能上的改善并没有明显的差异；家庭医疗服务价格更便宜，患者的满意度更高。澳大利亚的一项包括61篇论文的荟萃分析（meta 分析）也同样发现，给居住在家中的患者提供家庭医疗服务可以降低死亡率、入院率及医疗成本。英国国家机构在其评论中指出，初级保健团队和专业护理团队及二级保健团队应为更多患者提供家庭护理（如心力衰竭、痴呆和呼吸系统疾病），以减少不必要的入院。

（三）加强全科医学的作用

全科（家庭）医学和急诊医学在很多方面是共通的，例如，全科医学的特点之一在于强调早期发现并处理疾病和维持健康，相应地，全科医师的任务之一便在于对急危重症患者实施院前急救与转诊，以及社区慢性病患者的系统管理；从这个意义上讲，全科医学实际上把控了急诊医学的院前救护和急危重症后慢性病状态的基本医疗与护理两个端点。其中，要在短时间内甄别出危重患者，对患者的病情危重程度加以评估，并给予必要的现场处理和及时转诊，不仅是对全科医师医疗水平的检验，更是保障急危重症救治成功的关键起点。另外，既然是危重状态的识别，也就意味着主要是评估患者病理生理状态而非疾病诊断，这一点与急诊医师的首要任务"救命治病"也有一致之处，当然前者重在评估，后者重在救治。与国外相比，美国家庭医师（即全科医师）占全国医师总量的比例大约为34%，英国的全科医师数量占总数一半以上，国际社会全科医师数量的平均占比在30%~50%。目前我国平均每万人口全科医师数量约为1.27人，这与2011年《国务院关于建立全科医生制度的指导意见》提出的实现城乡每万名居民有2~3名合格的全科医师的距离较大，我国全科医师数还有巨大的增长空间。

（四）加强老年急救培训与科普宣教

近年来，国内老年人急救自救需求强烈，老年急救培训是维护老年人群健康的重要环节。广泛开展老年急救教育，普及急救理念和急救知识，增强老年急救意识和能力，是降低老年伤亡风险的有效途径。有关部门应开设专业培训机构，制订适宜老年人的全面系统的培训方案，形成有组织、有计划、标准化的培训模式。根据老年人急救常见疾病相关风险因素和流行病学调查研究编制老年常见疾病照护与急救的科普手册，并组建权威指导性的医疗救治专家委员会，完成社区及居家老年人的科普宣教工作，同时，还可以通过书刊、报纸、电视、微信、微博等多种媒介，以多元化的方式将老年急救常识渗透到日常生活中，提高老年急救意识，做到老年急救的全民普及化与规范化。

（五）建立老年信息服务平台

老年信息化建设是保障老年急救的重要力量，全国目前尚无专门针对老年人群的大数据库和急救医疗服务平台。开展基于网络的老年急救系统，对于推动老年急救智能化发展具有重要意

义。构建社区及各级医疗机构联合的老年急救体系,搭建数字化急救平台,共享老年医疗信息,可以有效促进院前院内衔接的智能化、信息化管理,提高老年急救效率。同时,基于信息服务平台发展多元信息融合养老保障系统,可提高老年照护服务水平和质量。

(六)开发智能化设施设备

随着信息化技术在急救医疗服务领域的大力推广,老年医疗智能化设备的开发逐渐兴起,例如健康监测手环、一键式呼叫设备等,为老年人提供了有效的健康服务。老年急救智能化设备发展涵盖了日常监护、急救识别、智能报警、疾病辅助诊断与治疗及急救转运等多个环节。在未来,智能化设施的应用可有效提高老年急救效率,提升健康管理质量,促进老年急救事业发展。

六、小结

老年急救管理应基于老年人的生理特点和我国国情,正确认识老年急救的现状与存在的困难,今后致力于提升老年急救意识与自救互救能力,建立老年急救信息服务平台,合理应用适宜老年急救的智能化产品,重点提高各医疗机构的老年急救应对能力,改善老年公共服务状况,并加强老年急救服务与政府服务的有效衔接,保证老年急救各个环节畅通无阻。努力营造一种有效保障老年人群健康的急救服务模式,是有利于人民、有利于社会的事情,更是老年急救事业不断前进的方向。

(王勇　娄靖　刘笑然　张进军)

参考文献

1. BANERJEE J, CONROY S, COOKE M W. Quality care for older people with urgent and emergency care needs in UK emergency departments[J]. Emerg Med J, 2013, 30(9): 699-700.

2. SHAH M N, BAZARIAN J J, LERNER E B, et al. The epidemiology of emergency medical services use by older adults: an analysis of the National Hospital Ambulatory Medical Care Survey[J]. Prehosp Emerg Care, 2007, 14(5): 441-447.

3. STRANGE G R, CHEN E H. Use of emergency departments by elder patients: a five-year follow-up study[J]. Acad Emerg Med, 1998, 5(12): 1157-1163.

4. 万立东, 李贝, 刘小龙. 北京市院前急救患者流行病学分析[J]. 中华急诊医学杂志, 2007, 16(5): 551-553.

5. PLATTS-MILLS T F, ESSERMAN D A, BROWN D L, et al. Older US emergency department patients are less likely to receive pain medication than younger patients: results from a national survey[J]. Ann Emerg Med, 2012, 60(2): 199-206.

6. LABIB N, NOUH T, WINOCOUR S, et al. Severely injured geriatric population: morbidity, mortality, and risk factors[J]. J Trauma, 2011, 71(6): 1908-1914.

7. LEE W Y, CAMERON P A, BAILEY M J. Road traffic injuries in the elderly[J]. Emerg Med J, 2006, 23(1): 42-46.

8. BRIDGES L C, WAIBEL B H, NEWELL M A. Permissive hypotension: potentially harmful in the elderly? A National Trauma Data Bank analysis[J]. Am Surg, 2015, 81(8): 770-777.

9. IGARASHI Y, YOKOBORI S, YOSHINO Y, et al. Prehospital removal improves neurological outcomes in elderly patient with foreign body airway obstruction[J]. Am J Emerg Med, 2017, 35(10): 1396-1399.

10. KINOSHITA K, AZUHATA T, KAWANO D, et al. Relationships between pre-hospital characteristics and outcome in victims of foreign body airway obstruction during meals[J]. Resuscitation, 2015, 88: 63-67.

11. 仲朝阳, 柏晓玲, 楼婷, 等. 中国老年人急救知识调查与培训的文献分析及对策[J]. 中国老年学杂志, 2018, 38(19): 87-90.

12. SU H, WANG L, LI Y, et al. The mediating and moderating roles of self-acceptance and self-reported health in the relationship between self-worth and subjective well-being among elderly Chinese rural empty-nester: an observational study[J]. Medicine, 2019, 98(28): e16149.

13. 李巍, 张进军. 初探北京院外急救体系及发展设想[J]. 中国急救复苏与灾害医学杂志, 2010, 5(8): 757-758.

14. LU H, WANG W, XU L, et al. Healthcare seeking behaviour among Chinese elderly[J]. Int J Health Care Qual Assur, 2017, 30(3): 248-259.

15. CAPLAN G A, SULAIMAN N S, MANGIN D A, et al. A meta-analysis of "hospital in the home"[J]. Med J Aust, 2012, 197(9): 512-519.

16. CORNEY R. Continuing professional development for general practitioners in the United Kingdom[J]. J Gambl Issues, 2011, 25: 108-112.

第 3 章 老年急诊分诊

随着人口老龄化的加速和人均寿命的延长，老年患者急诊就医人数和急诊死亡人数都在不断攀升。急诊分诊应本着患者就诊的安全性及人性化进行，具有科学的分诊思维，在限定时间内快速分析、综合判断、迅速接诊，并正确分流急诊患者，确保急诊就诊流程的顺畅和患者安全。

一、分诊环境

（一）设施设置

1. 急诊每日接诊较多 60 岁以上的老年患者，而此类患者多行动不便或卧床不起，因此，急诊分诊处应设置方便租借的轮椅、活动床等方便老年患者就诊的设施。

2. 配备协助老年患者方便就医的工具，如老花镜、便笺、明显标识等。

（二）志愿服务设置

老年急危重症患者病情急，陪同家属或焦急烦躁而不宜遵嘱，或年纪较长而不懂就诊流程，因此，分诊处宜设置志愿服务人员或者导医，协助老年急危重症患者及家属快速、有效地完成急诊诊疗。

二、分诊工具

我国急诊患者就诊量大、病情复杂，尽管一些评分系统对于患者的各种临床情况特别是合并基础疾病的情况能够进行详尽而有效的评估，但涉及项目比较烦琐，不适用于我国急诊的工作模式。在急诊医务人员繁重的工作中如能使用一些简单但是有效的评估工具早期识别高危患者，将有助于改善患者的临床预后。

罹患危重病的患者发生急性病情变化时通常伴有生理指标的改变，包括血压、心率、呼吸频率及意识状态等，这些改变经常在患者发生严重不良事件之前数小时到 24 小时内出现。医务人员能否及时识别这种突发的病情变化并给予充分的

处理，与危重症患者的不良预后如呼吸、心搏骤停甚至死亡等密切相关。

急诊接诊年龄 60～79 岁的老年危重症患者占相当比例，这部分患者具有起病隐匿、病种复杂、病情变化快、治疗难度大、病死率高等特点。以往通过临床经验来判断病情缺乏客观、统一的标准，导致误诊率和漏诊率较高，甚至可能延误病情，因此，利用有效的分诊工具对老年急诊患者进行快速、准确评估及分诊，对急诊老年危重症患者的临床救治尤为重要。

（一）生命体征监测

1. **血压计** 目前，国内医院急诊科使用的血压计主要有汞柱台式血压计、心电监护动态血压仪、臂式电子血压计、腕式电子血压计，研究结果显示，4 种不同方式测得的收缩压值无差异，只要正确使用电子血压计、定期与汞柱血压计进行校准，加强测量前指导，尽可能避免外部干扰因素影响，对临床大多数患者来说都是有参考价值的。

2. **体温计（耳温枪）** 体弱多病、行动不便、记忆力下降的老年患者，尤其伴有失语、偏瘫等功能障碍者，使用水银体温计容易破碎而导致意外，患者不配合时也会影响体温测量的准确性。随着世界卫生组织推行"全球医用汞消除计划"，我国也将汞列入限制类项目。耳温枪具有快速显示体温、避免交叉感染等特点，其原理是中枢体温控制系统位于下丘脑、中脑、延髓及脊髓，而耳朵的鼓膜与下丘脑靠近并由同一血管供应血液，所以耳温能最快反映体温控制中心的温度变化，准确显示身体的核心温度。

3. **血氧饱和度监测仪** 脉冲式血氧饱和度监测仪是通过外周组织血清不同光谱的吸收，显示血清中氧合血红蛋白的多少，它所测定的血氧饱和度与患者即刻的实际动脉血氧饱和度呈高度相关。一项研究结果显示，多发伤患者发生低氧血症的比率达 71.6%，平时不是很重视给予吸氧

的颈椎骨折患者发生低氧血症的比率达 25%。急诊预检分诊测量血氧饱和度,利于判断病情严重程度,提供给氧依据,进而提高抢救的成功率。外周灌注不足、休克等情况下,脉氧饱和度难以真实反映动脉血氧饱和度,可以酌情建议医师留取动脉血气分析标本化验。

4. 心电监护仪 心电监护仪是一种能同时监护患者呼吸、血压、体温、心率(律)及血氧饱和度,直观动态反映心电图形的精密医学仪器。每个可监控生理参数可设定安全范围,数值超限即可发出警报,利于医务人员及时发现并处理患者的病情变化。不同的临床应用领域对患者的生命体征有不同的要求,各种生命体征参数的监护为医务人员的诊断、治疗提供了患者病情发展和愈合过程中有价值的附加信息。因此,心电监护仪是当今急诊临床实践应用广泛且必不可少的工具。

急诊分诊测量生命体征的工具多种多样,不仅有传统的汞柱台式血压计、水银体温计、血氧饱和度监测仪,还有近来使用的腕式血压计和红外线耳温枪。分诊护士使用这些检测工具完成生命体征的评估至少需要 2 分钟,花费时间较长,因此,分诊工具或可进一步完善,如增加人工智能识别系统,利用现代化手段提高分诊效率,缩短分诊等候时间,在保证患者安全的前提下提高患者满意度,同时能在短时间内利用现代工具甄别急危重症患者,及时救治,挽救生命。

(二)评估量表

1. 老年人风险识别工具 老年人风险识别工具(Identification of Seniors At Risk,ISAR)由加拿大学者在 1999 年研制而成,适用于 65 岁及以上的老年患者,可以快速识别需要进一步评估和干预的老年急诊患者,为有风险的老年人提供个性化的医疗资源支持,改善急诊和住院患者的医疗质量。

ISAR 包括如下内容:①在本次受伤或生病之前,您需要有人定期来帮助您的生活吗? ②自本次受伤或生病之后,您需要的帮助是否比以前更多? ③过去 6 个月里,您是否住过院? ④您自我感觉如何? ⑤您有严重的记忆问题吗? ⑥您每天服用的药物超过 3 种吗? 如果存在问题,评分为 1 分,不存在则为 0 分,总分 0~6 分,≥2 分提示存在高风险,包括急诊再就诊、入住养老院或其他长期照护机构、再入院、医疗资源使用、身心功能

减退、卫生保健费用增加及死亡,其中最具有预测意义的是功能减退。

2. 改良早期预警评分(MEWS)与国家早期预警评分(NEWS) 通常情况下,患者出现生命体征如心率、血压、呼吸频率及意识水平等的变化,往往可能是病情急性变化之前机体内在的代偿状态,也可能是病情已恶化发生的失代偿表现。不论如何,生命体征的异常都提示病情的严重程度,临床意义非常重要。

1997 年 Morgan 等提出早期预警评分(Early Warning Score,EWS)系统,用来早期发现潜在危重患者,并动态监测病情变化,2001 年 Subbe 等对 EWS 进行改良,形成改良早期预警评分(Modified Early Warning Score,MEWS),从心率、收缩压、呼吸频率、体温及意识状态等方面对患者进行评估,每项指标 0~3 分,总分 15 分,病死率随着 MEWS 的升高而增加。

2012 年,英国皇家医师学院(Royal College of Physicians)又提出了国家早期预警评分(National Early Warning Score,NEWS),包括体温(以腋下温度为准)、心率、呼吸频率、收缩压、血氧饱和度和意识水平(A:清醒;V:有语言应答;P:对疼痛刺激有反应;U:无反应)六项评分指标,每个指标 0~3 分,其中,当患者需要吸氧时,另计 2 分;将各项评分相加得出总分,最高 20 分(参见第 4 章表 4-1-6)。该评分系统中所需要的指标均可在患者急诊时或床旁快速获得,能够在短时间内对患者进行早期病情评估,简便易行。NEWS ≥7 分属高危,≥12 分属极高危。近年来,国内外诸多研究从不同的方面肯定了 NEWS 在急危重症患者早期预警、危险分层、预后评估等方面应用的重要意义,广泛用于急诊患者的分诊及评估。

3. 简单临床评分 简单临床评分(Simple Clinical Score,SCS)源于 2000 年,Kellett 等对爱尔兰乡村医院急诊科的 9 964 例患者进行了调查,采用队列研究方法,分为推导队列(6 736 例患者)和验证队列(3 228 例患者),其样本量大、方法科学,得到了国内外研究者的广泛认可。该评分对患者脉搏、收缩压、血氧饱和度进行了综合分析,基本涵盖了 MEWS 所有的参数,并增加了临床表现、心电图、既往病史等急诊科临床实践中必须考虑的变量,参考价值更高、更全面、更为实用;具有操作简

便快捷、运行成本低、敏感性强、普适性好的优点。

该评分适用于成人急诊，预测急诊患者 30 天内死亡率有较好效能，当评分 8～11 分时，为高危；12 分以上时，为极高危，病死率达 29% 以上。多项研究表明，SCS 运用于急诊预检分级，不但可以缩短患者预检分级的时间，减少极高危患者进入抢救的时间，而且在提高预检护士满意度方面效果显著，值得临床推广使用。

4. 格拉斯哥昏迷量表评分　格拉斯哥昏迷量表（Glasgow Coma Scale，GCS）是评估昏迷和意识障碍患者最广泛的评估手段，包括睁眼反应、语言反应、运动反应 3 个项目，分别测评并计分，再将各个项目的分值相加求其总和，得分值越高，提示意识状态越好。最高分为 15 分，表示意识清楚，12～14 分为轻度意识障碍，9～11 分为中度意识障碍，8 分以下为昏迷，分值越低则意识障碍越重（参见第 5 章表 5-2-1）。需注意，运动评分之左侧、右侧可能不同，计入较高的分值。此外，GCS

评分还是多种其他临床评分的重要组成部分，包括急性生理学和慢性健康状况评价（APACHE Ⅱ）、多器官功能障碍综合征（multiple organ dysfunction syndrome，MODS）评分等。

（三）急诊分诊标准与电子信息系统

急诊科是体现医院综合水平的窗口，急救预检分诊质量更是医院综合水平的直接体现，是医院综合质量考评的重点之一。许多国家已经把急诊分诊护士作为急诊护理的一个亚专业来培养和发展，对于分诊的任务、内容、时间、准确率等都有明确的指标参照。

自 20 世纪 90 年代开始，国外一些发达国家陆续建立急诊分诊预检系统并不断改进。目前，国际上比较公认的包括澳洲分诊量表（Australasian Triage Scale，ATS）、加拿大急诊预检标尺（Canadian Triage and Acuity Scale，CTAS）、英国曼彻斯特分诊系统（Manchester Triage System，MTS）和美国急诊严重指数（Emergency Severity Index，ESI）（表 3-0-1）。

表 3-0-1　国际常用急诊分诊预检系统

预检系统	制定国家	分级及色觉标识*	安全就诊时间	再评估	分诊指导用书
ATS	澳大利亚	1 级—复苏（resuscitation） 2 级—危急（emergency） 3 级—紧急（urgent） 4 级—亚紧急（semi-urgent） 5 级—不紧急（non urgent）	1 级—0min 2 级—10min 3 级—30min 4 级—60min 5 级—120min	要求在候诊期间对患者进行再评估，但未规定具体时间	《ATS 实施指南》
CTAS	加拿大	1 级—复苏（resuscitation），蓝色 2 级—危急（emergency），红色 3 级—紧急（urgent），黄色 4 级—亚紧急（less-urgent），绿色 5 级—不紧急（non urgent），白色	1 级—0min 2 级—10min 3 级—30min 4 级—60min 5 级—240min	1 级—持续观察 2 级—每 15min 3 级—每 30min 4 级—每 60min 5 级—每 120min	《CTAS 实施指南》
MTS	英国	1 级—立即（immediate），红色 2 级—危急（very urgent），橙色 3 级—紧急（urgent），黄色 4 级——般（standard），绿色 5 级—不紧急（non urgent），蓝色	1 级—0min 2 级—10min 3 级—60min 4 级—120min 5 级—240min	要求在候诊期间对患者进行再评估，但未规定具体时间	《急诊分诊》
ESI	美国	1 级—立即（immediate） 2 级—危急（very urgent） 3 级—紧急（urgent） 4 级—亚紧急（semi-urgent） 5 级—非紧急（non urgent）	1 级—0min 2 级—15min 3 级—60min 4 级—120min 5 级—24h	要求在候诊期间对患者进行再评估，但未规定具体时间	《ESI 实施手册》

注：未注明颜色者，为该急诊分诊预检系统无硬性设置色觉标识系统。

近 30 年来，我国逐渐重视并形成了急诊预检分诊分级标准，以北京协和医院 4 级分诊标准（2018 年）为例，此标准共分 4 级，级别的确定是依据客观指标联合人工评级指标共同确定疾病的急

危重程度，每级均设定相应的响应时限和分级预警标识（颜色），分诊护士以量化指标为基础，结合患者主诉或症状进行综合评估，分为急危、急重、急症、亚急症和非急症，分级越低，病情越严重，见表 3-0-2。

表 3-0-2 急诊预检分诊分级标准（2018 年版）

级别	患者特征	级别描述	指标维度		响应程序	标识颜色
			客观评估指标	人工评定指标		
I 级	急危	正在或即将发生的生命威胁或病情恶化，需要立即进行积极干预	①心率>180 次/min 或<40 次/min；②收缩压<70mmHg，或急性血压降低，较平素血压低 30~60mmHg；③SpO2<80% 且呼吸急促（经吸氧不能改善，既往无 COPD 病史）；④腋温>41℃；⑤POCT 指标；⑥血糖<3.33mmol/L；⑦血钾>7.0mmol/L	①心搏/呼吸停止或节律不稳定；②气道不能维持；③休克；④明确心肌梗死；⑤急性意识障碍/无反应或仅有疼痛刺激反应（GCS<9 分）；⑥癫痫持续状态；⑦复合伤（需要快速进团队应对）；⑧急性药物过量，正在进行自伤或他伤行为异常，需立即药物控制者；⑨严重的精神行为异常，需立即药物控制者；⑩严重躯体休克的儿童、婴幼儿；⑪小儿惊厥等	立即进行评估和救治，安排患者进入复苏区	红色
II 级	急重	病情危重或迅速恶化，如短时间内不能进行救治则危及生命或造成严重的器官功能衰竭；或者短时间内进行治疗可对预后产生重大影响，比如溶栓、解毒等	①心率 150~180 次/min 或 40~50 次/min；②收缩压>200mmHg；③SpO2 80%~90% 且呼吸急促（经吸氧不能改善）；④发热伴粒细胞减少；⑤POCT 指标；⑥心电图提示急性心肌梗死	①气道风险：严重呼吸困难/气道不能保护；②循环障碍，皮肤湿冷花斑、灌注差/怀疑脓毒症；③昏睡（强烈刺激下有防御反应）；④急性脑卒中；⑤类似心脏病因的严重胸痛（疼痛评分 7 分以上）；⑥不明原因的严重腹痛；⑦胸腹疼痛 已有证据表明或高度怀疑急性心肌梗塞、急性主动脉夹层 主动脉瘤、急性心肌炎/心包液、心绞痛、异位妊娠 消化道穿孔、睾丸扭转；⑧所有原因所致严重疼痛（疼痛评分 7~10 分）；⑨活动性或严重的局部创伤：大的骨折、截肢；⑩过量接触或摄入药物、毒物、化学物质、放射物等，直接威胁自身或他人，需要被约束	立即监护生命体征，使患者在 10 分钟内得到救治，安排进入抢救区	橙色
III 级	急症	存在潜在的生命威胁，如短时间内不进行干预，病情可进展至生命威胁或产生十分不利的结局	①心率 100~150 次/min；②收缩压 180~200mmHg 或 80~90mmHg；③SpO2 90%~94% 且呼吸急促（经吸氧不能改善）	①急性哮喘，但血压、脉搏稳定；②嗜睡（可唤醒，无刺激的情况下转入睡眠）；③间断癫痫发作；④中等程度的非心源性胸痛；⑤中等度或年龄>65 岁无高危因素的中度疼痛（疼痛评分 4~6 分）；⑥任何原因导致的中度疼痛，需要急诊；⑦任何原因导致的中度失血；⑧头外伤，肢体感觉运动异常；⑨中等程度外伤；⑩持续呕吐/脱水；⑪精神行为异常：有自残风险/急性精神错乱或焦虑思维混乱/焦郁 抑郁 潜在的攻击性；⑫稳定的新生儿	优先诊治，安排患者在优先诊疗区候诊，30 分钟内接诊；若候诊时间大于 30 分钟，需再次评估	黄色
IV 级	亚急症	存在潜在的严重性，如患者一定时间内没有给予治疗，患者情况可能会出现恶化或使症状会加重或持续时间延长	生命体征平稳	①吸入异物，无呼吸困难，无呕吐或腹泻，无脱水；②吞咽困难，无中等度疼痛，有一些危险特征；③呕吐或腹痛，无中等度疼痛；④中等程度的胸痛，有一些危险特征；⑤无肋骨疼痛或呼吸困难的胸部损伤；⑥非特异性轻度腹痛；⑦轻微出血，⑧轻微头部损伤，无意识丧失，生命体征正常，但对自身或他人无直接威胁；⑨小的肢体创伤，生命体征正常；⑩中度疼痛；⑪关节肿胀，轻度肿胀，轻度肌肉痛；⑫精神行为异常，但对自身或他人无直接威胁	顺序就诊，60 分钟内得到接诊；若候诊时间大于 60 分钟，需再次评估	绿色
	非急症	慢性或非常轻微的症状，即便等待一段时间再进行治疗也不会对结局产生大的影响	生命体征平稳	①病情稳定，症状轻微；②低危病史目前无症状；③无危险性的腹痛；④微小伤口：不需要缝合的小的擦伤 裂伤；⑤熟悉的有慢性症状的精神行为异常；⑥轻微的精神行为异常者复诊；⑦稳定复诊或无症状患者复诊仅开药；⑧仅开药 需要医疗证明	顺序就诊，除非病情变化，否则候诊时间较长（2~4 小时）；若候诊时间大于 4 小时，可再次评估	绿色

注：患者级别以其中任一最高级别指标确定；1mmHg=0.133kPa。SpO2，脉搏血氧饱和度；COPD，慢性阻塞性肺疾病；POCT，即时检测。

老年患者因为病种相对复杂,对分诊的准确性来说是不小的挑战,分诊标准的制定有助于弥补护士自身素质不足,帮助预检护士从众多的急诊患者中准确判断出病情危重者,使其能够及时进入医院急救绿色通道优先得到救治。随着电子信息技术的发展,世界各国的分诊电子系统化,将各自的分诊标准通过计算机系统软件设定分级程序,予以患者分诊分级。

（四）人工智能在分诊系统中的应用

人工智能(AI)是研究计算机系统能够执行的任务,该系统可以通过创建、开发算法,修改自己的反应模式,并应用于新数据进行推断。人工智能已经在放射学、神经外科、皮肤科和眼科等医学领域展现了其实用性,效能与医师的能力相当,甚至在某些情况下还超出了医师的能力,临床医学的人工智能时代正在到来。急诊分诊、风险评估决定了资源分配利用和患者管理方式,急诊分诊的主要目的之一是准确区分危重患者和稳定患者,尤其是在拥挤的急诊环境中,在有限的信息中快速完成,而急诊分诊人工智能系统的开发和利用也将使老年急诊患者在简化流程、提高效率和改善就医体验等方面大大受益。急诊科电子信息化的持续发展是显而易见的,包括电子病历系统、放射学图像存档、心电图存储、生命体征监测设备、条形码药物输送、既往病例信息的调取功能等。

三、分诊技巧和知识

老年急诊患者往往病情复杂,全身合并症较多,临床表现多不典型,易在首诊时漏诊或误诊,继而转变为危重症。由于不同病种的老年患者临床症状和体征差异较大,仅凭医师与护士的个人经验难以量化与客观化,同时由于全国各大综合医院急诊科工作量大,急诊医师水平参差不齐,使得急诊科老年潜在危重症患者的医疗风险在一定程度上有所增加。如何快速、准确评估老年急危重症患者的急诊病情,进行及时有效的治疗,从而降低病死率、减少医疗费用、提高患者生存质量,是当前国内急诊医学面临的重要课题。从老年急诊危重症患者的主要疾病特点入手,掌握其相关知识和分诊技巧,有的放矢地开展临床工作,是做好急诊分诊"守门人"的第一道工序。

（一）分诊技巧

急诊预检分诊应制定并严格执行分诊程序,

要根据患者病情充分评估、准确确定级别,并做到与患者/家属有效沟通、与医师/护士无缝衔接、动态评估,保证患者及时就诊(图3-0-1)。急诊就诊的各个环节应紧密衔接、安全管理,以使急诊预检分诊做到程序化、科学化,有章可循。急诊预检分诊要设置科学、量化的质量评价指标,定期进行总结评价。

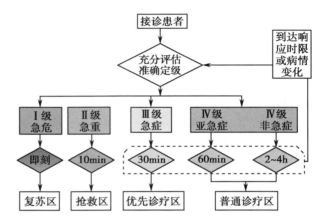

图3-0-1 急诊预检四级分诊流程(见文末彩图)

1. **充分评估** "充分评估"是急诊预检分诊的基础。护士接诊患者后需要进行全面评估,评估时间应控制在2~5分钟,并要平衡评估的快速性与准确性。Ⅰ级、Ⅱ级的患者应该立即转至适合评估和治疗的区域,一般评估和治疗同时进行。分诊人员评估要做到:①重点询问和评估,包括气道、呼吸、循环、神志等方面;②迅速掌握主要症状、主诉、生命体征等指标;③分诊思路从重症到轻症,将致命性疾病放在首位。分诊评估的内容包括患者基本资料、来院方式,以及患者客观观察指标、主诉、症状、体征、目前主要的问题(表现)、相关病史、相关检验结果、初始分诊级别(必要时填写再次分诊的时间和原因)、评估和治疗的区域、候诊时间、可能采取的抢救或治疗措施等。分诊评估不是为了诊断,但如果时间允许,初步的筛查和及时检验可在分诊时进行。

2. **准确定级** "准确定级"是急诊预检分诊的核心,是为了将诸多的急诊患者予以准确分级,按照"危重患者优先就诊"的原则管理患者。急诊患者分诊级别的准确性关系着急诊医疗护理的服务质量和患者的安全,因此,分诊分级的准确性依赖于分级标准制定的敏感性、高效性和科学性,以及分诊人员的素质和水平。

3. **有效沟通** "有效沟通"是急诊预检分诊

的保障。沟通的有效性主要体现在两方面,一方面是与患者或家属的沟通,包括:①"以人为本"的理念和"以患者为中心"的服务思想应始终贯穿于患者整个就诊过程中,对待患者要耐心、细心、态度和蔼;②了解病情要全面且重点,沟通中引导并发现患者的主要及紧急的临床问题;③患者具有"知情权",要交代清楚患者的危重程度与就诊级别、就诊区域与候诊时间、已经采取的或即将采取的医疗照护措施等。另一方面是与医务相关人员的沟通,包括:①与各区域接诊的医师或护士进行患者信息的完整交接,尤其是患者病情危重程度、急需采取的诊疗措施、特殊事宜的注意事项等;②与院内各部门的沟通,如医务处、病案室、化验室、警务处等;③与院外机构的沟通,如"120"、"999"、派出所、卫生行政部门等。

4. 妥善接诊 "妥善接诊"是急诊预检分诊的目标。由于患者的临床转归可能会被延迟接诊而改变,因此,理想情况下患者应在推荐的最大响应时限内被妥善接诊。各级患者的最大等候时间代表医疗服务提供的标准,此标准依据具体情况而定,但应做到合理时间就诊和最大程度降低医疗风险的发生。

5. 动态评估 "动态评估"是急诊预检分诊的关键。要对每个级别的患者进行预检评估,确保患者在响应时限内得到安全救治;并且要设置再评估时间,等候时间一旦超过响应时限,则应立即启动再次评估,重新确认就诊级别;如患者在候诊过程中出现病情变化,或获得了影响患者紧急程度的新信息,需重新分诊并及时调整就诊级别,任何随后的分级情况及再分级原因均需记录。

(二)分诊知识

老年急诊危重症患者主要病种集中在呼吸系统、心血管系统、消化系统、神经系统疾病和肿瘤等,疾病种类相对复杂,合并症较多,患者可能同时合并多种疾病,但应首选针对性地对此次就诊的主要问题进行识别和诊疗。因此,急诊也应优先开展呼吸系统、心血管系统、消化系统、神经系统、肿瘤等疾病救治的医疗护理技术培训,优化救治流程,合理分配医疗卫生资源,建立老年急危重症的多学科综合救治模式。

1. 脑卒中患者 脑卒中或称急性脑血管事件,分为缺血性脑卒中和出血性脑卒中,分诊护士对于疑似脑卒中的患者必须立即进行迅速评估和分诊,参照美国心脏病学会/卒中委员会指南,应将患者到达医院急诊至静脉溶栓用药时间(door-to-needle time,DNT)控制在60分钟以内。有研究显示缺血性脑卒中患者的院内静脉溶栓流程仍存在较大的改善空间,其中快速预检分诊是促进院内静脉溶栓流程的关键措施。缺血性脑卒中约占全部脑卒中的70%,患病率与病死率较高,且仍呈上升趋势,已成为我国居民主要的死亡原因,因此缩短院内延误时间在急性缺血性脑卒中的治疗中起着重要作用。急诊预检分诊标准的建立可以改善预检分诊护士效能,提高抢救效率,缩短DNT。

2. 昏迷患者 昏迷是临床上急诊急救常遇到的急危重症之一,占急诊总人数的3%~5%。急诊科老年昏迷患者的病因主要是心脑血管类原发疾病,其中脑出血和脑梗死占有较大比例,糖尿病性昏迷也是重要的病因之一。老年患者机体各器官功能老化、身体耐受能力低下,一旦发生昏迷不能及时得到救治,极易导致严重后果。因此,第一时间准确有效的分诊及护理直接影响最终的抢救成功率。老年昏迷患者一般都有多种基础疾病,而且就诊医院相对固定,应加强患者的病历管理,当患者出现昏迷时,可以及时了解患者的既往病史,对于快速诊断有重要意义;同时,加强对患者家属关于昏迷的相关知识宣教,使家属做好患者发病情况观察及描述,为患者尽快确诊提供信息,使患者获得最佳抢救时机。

3. 心血管疾病患者 高龄心血管疾病患者临床漏诊率和误诊率高达65%,而其最早的表现可能就是不同程度的胸痛。老年急性胸痛患者中不仅冠脉性疾病的发生率较高,而且冠脉性胸痛患者是30天内死亡的高发人群。因此,分诊护士要了解急诊老年胸痛患者的临床特征、病因构成和影响预后的因素,及早识别和协助急诊临床医师处理高危老年患者。此外,急诊胸痛的病因较为复杂,如肌肉骨骼疾病、精神疾病、肺源性疾病、心包疾病、胆源性疾病及胃和食管源性疾病等均可引起胸痛,表现各异。对于老年胸痛患者我们要高度警惕,因为部分患者表述不清具体疼痛部位、疼痛性质、疼痛程度等,加之家属过于紧张,担心患者发生"心肌梗死",由此容易对分诊初判造成误导。

4. 脓毒症休克患者 脓毒症的发生发展具有多样性和复杂性,且病情进展迅速,尤其是在老年患者,若不能及时评估及治疗,极易出现器官功能的障碍,甚至器官功能衰竭,死亡率高。早期快速判断并根据患者情况对症治疗是降低死亡率的重要标准。研究表明,严重脓毒症及脓毒症休克老年患者存在着多个脏器的多项生理生化指标的明显异常,单一指标并不能有效地早期评估患者的病情进展及预后,多参数联合评估更有意义,如心肌肌钙蛋白 I(cTnI)、肌酸激酶同工酶(CK-MB)、乳酸联合评估老年脓毒症休克患者预后有较高的敏感性和特异性。老年脓毒症患者容易出现心肌损伤,心肌酶的水平变化与感染严重程度具有相关性。乳酸是无氧酵解的产物,主要在肝脏代谢分解,机体组织在缺氧的情况下会产生大量的乳酸,因此,血乳酸可以作为反映机体组织器官灌注及氧代谢情况的重要指标,一定程度上反映疾病的严重程度。

5. 电解质紊乱患者　低钠血症是老年急危重症患者最常见的电解质紊乱之一,也是各种老年急危重症常见的并发症之一。老年患者的低钠血症在心力衰竭、重症肺炎、慢性阻塞性肺疾病、急慢性脑血管病及颅脑损伤等内科、神经科疾病中发病率较高,且与预后不良有关;老年人细胞外液明显减少,内环境稳定性差,代偿能力下降,同时口渴中枢敏感性降低,饮水量不多,故低钠血症更易发生。老年患者的低钠血症表现缺乏特异性,既易被原发疾病所掩盖,又增加原发疾病的严重程度,增加患者病死率,在临床工作中需加强监测。严重低钠血症患者就诊时以昏迷、意识障碍居多,可引起低钠性脑病,临床问诊困难,易误诊为各种原发性中枢神经系统疾病、脑血管意外、肺性脑病、肝性脑病等,需加强急诊症状的临床思维训练,仔细观察病情,不能孤立地行单纯对症处理。

四、老年急诊单元

(一) 我国老年急诊单元的建设现状

我国已经进入老龄化社会,老年患者的急诊就诊比例也随之增高,随着我国经济发展水平的提高、医疗服务模式的发展和医疗理念的更新,大型综合性医院的科室设置和病房分类更加科学,老年病科在综合医院的发展、老年医疗服务模式的改进也逐渐在全国受到高度重视。

老年急诊单元(acute geriatric units)作为老年人医疗建筑中的核心设施,是连接家庭、社区、门诊和住院的重要医疗环节,是老年保健的重要组成部分,为来院老年急诊患者提供具有老年医学特色的紧急诊疗服务,并为老年急症患者获得后续的跨学科诊疗服务提供支持和保障。通过建设老年急诊单元,相关医护人员组成的跨学科团队为老年患者提供“一站式”服务,营造“老年友好”就诊氛围,协作开展老年急诊的综合评估,优化诊疗流程,整合配置医疗资源,更有效地提供老年急症处置诊疗服务,从而提高诊疗效率及改善预后,并降低老年人的住院率和再住院率。

急诊单元是老年人在急诊诊疗过程中停留时间最长的场所,因此老年护理单元应建立在满足老年患者康复期间的心理和生理等各方面的需求、减少老年患者的痛苦和反感、调节老年患者心理状态的基础之上。我国的老年急诊单元还处于起步阶段,护理单元的环境质量与国外有一定差距,有必要加强我国综合医院及老年医院老年急诊单元“人性化”设计方法研究。

(二) 老年患者对急诊单元的需求

1. 生理需求　由于老年人群疾病多发,病种复杂,健康状况一般较差,行为能力退化。因此,医疗环境等硬件设施上要求无障碍设计,各空间规划要考虑老年人身体状况,在安全的前提下,以尽可能地为他们提供方便为主要目的。例如,老年患者往往有较复杂的医疗问题,如含糊不清的主诉、多个合并症、共存的慢性病医疗问题和服用多种药物等,这些都可能使老年患者在急诊部门逗留更长时间。老年人的皮肤通常对压力敏感而导致皮肤在短短的几小时内就会出现破裂和损伤等;加厚的床褥不仅更舒适,而且在较长的卧床期间减少皮肤压伤的可能性。强烈的灯光对于任何被迫住在急诊科且长时间卧床不起的患者都是很不舒适的,自然光会更舒缓,能让患者感觉更舒适。

2. 心理需求　通常老年人在患有疾病之后,心理需求比在家里更高,更需要得到关怀和爱护,因此,老年护理单元空间布局和各空间环境设计在保有私密性的同时应能够缓解老年人孤独、失落、焦虑的情绪。同时,老年人也有很强的与社会交往的意愿,且老年人住院周期都比较长,所以在设计护理单元空间环境时,要在有限的空间环境内给老年人创造与他人交往的机会。在信息与交流方面,多为老年人提供方便。

3. 疾病治疗需求　美国 *Healthcare Design* 杂志载文指出,由于老年疾病是由衰老和老化引起的身体内一系列生理和病理变化,有些疾病是不可短期治愈或不可治愈的,在这种情况下,为老年人提供一个使其"欢愉"的环境是非常重要的。老年患者医疗护理环境的"家居化"设计可以给予老年人家的温暖,舒缓心理焦虑,改善精神状态,提高疾病治愈效率等。

(三) 老年急诊单元人性化设计

近几年,许多学者在探索不同的急诊模式,以优化老年患者的医疗照护。在美国,有专门的老年急诊室由老年医师管理。在美国、加拿大和澳大利亚的急诊科,受过老年医学培训的护士会在急诊室为即将离开急诊的老年患者进行老年综合评估。意大利某些医院的急诊科有 2~4 张老年病床,由老年科医师和护士管理,也有医院则专门提供老年急诊服务,已经持续十几年,每年都会有5 000 例以上老年患者前来就诊。

老年急诊单元通常的组成功能空间有病房、护士站、廊道、患者活动室、医疗辅助用房、污物间、交通用房等。老年急诊单元的行为主体包括老年患者、医护工作人员、患者家属。

急诊的老年患者将不断增多,然而目前的急诊室却难以提供针对老年患者独特需求的医疗服务。改变应渗透到急诊科的每一个环节,从急诊室的环境设施、急诊医护人员的知识技能、筛选和评估工具再到老年急诊的照护模式,以及后期的随访服务。只有这样才能提高医疗质量,减少老年患者不良事件的发生,充分发挥急诊室在老年人整个照护系统中的重要作用。

在这些研究的基础上,由美国联邦医疗保险和医疗救助创新中心资助的老年急诊创新项目(GEDI WISE)在纽约、芝加哥和帕特森的三所医院开展(2012—2015 年),项目通过以下 3 个方面对老年的急诊服务进行改善:①改善急诊室的环境设施。设立双人病房,既能满足老年人交流的愿望,同时还可以获得所期望的安全感和私密感。病房内可以提供方便老年患者的家居设施和器材,比如患者活动室和病房内安置可活动的躺椅、防滑不反光的地板、温和的灯光、厚厚的被子、醒目的指示牌,安装墙边扶手,病房门上设置供医护人员使用的观察窗等,让老年患者更适应急诊科的环境。②为急诊室配备更好的人力资源。安排老年专科护士负责该单元的护理服务,一方面加强急诊医护人员对老年疾病的学习和培训,另一

方面提供多学科的团队合作,从而更好地对老年患者进行评估和处理。③建立统一的电子医疗信息系统,让老年患者的就诊信息得到更好的使用和回顾。通过这样的改善,能够提高老年急诊照护的质量、预防并发症、提高生活质量,同时又能节约医疗成本。

对于老年急诊患者,急诊科(室)作为医院的"大门",不仅仅只是孤立的一个环节,仅解决患者当前的主诉和疾病,而应在整个医疗系统中,一方面识别高危患者,进行老年综合评价,发现潜在的身体和社会心理问题,给予相应的健康教育和预防措施;另一方面,衔接好医院、家庭、社区医疗机构,进行必要的随访和转诊,保证照护的连续性,这样才能有效预防身体功能下降、降低急诊再就诊率和入院率。

虽然老年人比年轻人所需的医疗资源更多,但即使是最小的老年急诊单元,随着老年急诊专科的质控标准不断完善,也将更有效地识别出需要住院治疗的老年患者,并为不需要住院的老年患者提供有效的门急诊处置,提高整个医疗系统的工作效率。

大型医院成立老年急诊单元后,门诊、急诊和住院部门等将集中精力关注"老年"这一特殊人群的需求,而这些优化后的具有"老年友好"特色的诊治标准与流程有助于为更多老年患者及合作医疗机构提供服务。

(李　凡)

参考文献

1. 急诊预检分诊专家共识组. 急诊预检分诊专家共识[J]. 中华急诊医学杂志,2018,27(6):599-604.

2. TAVARES J P A,SÁ-COUTO P,BOLTZ M,et al. Identification of Seniors at Risk(ISAR) in the emergency room:a prospective study [J]. Int Emerg Nurs,2017,35:19-24.

3. 张茂. 积极推进复苏中心建设,加速急诊医学科发展[J]. 中华急诊医学杂志,2018,27(1):3.

4. 中华危重病急救医学杂志编辑委员会. 中国特色危重病医学 [J]. 中华危重病急救医学,2019,31(9):1051.

5. 陈兰. 急诊预检分诊的研究现状[J]. 护理研究,2011,25(9A):2259-2261.

6. 冒山林. 五级成人急诊分诊标准对急危重症患者分诊的准确性:一项真实世界的回顾性研究[J]. 中华危重病急救医学,2016,9(28):828-833.

7. 黎春常. 国内外急诊分诊预检系统研究现状[J]. 现代临床护理,2016,15(1):74-80.

第4章 急症的基本评估与心肺复苏

第1节 危及生命的急症的基本评估与稳定

一、概述

当前，从世界范围来看许多国家尤其是发达国家都面临着人口老龄化问题。据联合国统计，到2050年，世界人口将达到90亿~100亿，其中60岁以上人口将达到20亿，65岁以上人口将达到15亿。中国老龄人口的绝对数量巨大，老龄化发展速度快，2021年5月公布的第七次全国人口普查公报显示，全国60岁及以上人口为2.64亿人，占18.7%，其中，65岁及以上人口为1.9亿人，占13.5%。中国人口老龄化为经济社会发展、医疗服务供给带来严峻挑战。

随着年龄增长，老年人衰老程度逐渐加深，脏器功能衰退，免疫力下降，维持自稳能力降低。老年期患病有不同于其他年龄阶段的特点，老年人常同时患多种基础疾病，发病后往往病情进展迅速，容易有合并症发生；老年人患病时症状多不典型，易发生意识障碍和精神异常。由于上述原因，老年人一旦患病，很容易进展为急症，且需要住院进一步治疗的比例很高。在美国，65岁以上的老年患者占急诊患者总数的38%，是年轻患者的4倍。在英国，2014—2015年有50%的老年病房住院患者是急诊入院，明显高于其他年龄阶段。因此人口的快速老龄化导致老年患者的急诊医疗需求明显增加，为医疗服务体系带来很大压力。

在面对大量老年患者涌入医院急诊导致急诊资源十分紧张的同时，应该认识到，实际上并不是所有患者都需要紧急救治。在英国，有大约1/5的老年急诊患者实际上在社区医疗机构就能得到很好的治疗，20世纪90年代的一项多中心研究表明，在数量巨大的老年急诊患者中只有15%属于急危重症需要紧急救治。因此，对于老年急诊患者进行病情严重程度评估与分类并进行精准治疗尤为重要，其中针对那些威胁生命的急症进行评估是急诊首诊工作的重点之一。

二、危及生命的急症的基本评估与稳定

所谓危及生命的急症是指预期在近期会导致死亡的急性疾病或慢性疾病急性发作。对于老年急诊患者，维持生命的支持技术并没有特别的不同，然而这一特定群体一旦有危及生命的情况发生，进展往往非常迅速，因此早期发现与评估非常重要，诊断流程与紧急复苏措施往往应同步进行。此外，对于某些疾病终末期的老年急诊患者，预后很差，医师应该向患者或者家属告知可能的结局，选择合理的复苏策略。

人体的衰老是一个自然但极其复杂的过程，其特征是器官功能的逐步退化（表4-1-1）。衰老的过程主要由遗传因素决定，但同时也受饮食、运动、感染和环境污染等多种因素影响。对于老年急诊患者进行早期评估和紧急复苏时要充分考虑其器官功能的生理性退化，同时兼顾各种基础疾病和日常用药等因素，因为这些往往会掩盖实际的病情，在急危重症时更应如此。在老年急诊患者中，老年痴呆或者其他神经精神异常较为常见，精神状态的评估必不可少。如果可能的话，家庭成员或看护者可以参与到评估中帮助确定与平素基线状态比较所发生的变化。

面对危及生命的紧急情况，无论年龄大小和神志、气道、呼吸、循环状况，均应及时评估并紧急复苏。在老年患者中，因为心、肺功能储备的降低，临床表现隐匿及不典型，更容易使病情迅速进展恶化，因此对老年急诊患者的评估应更积极明确，治疗应更积极到位。

表 4-1-1　老年人呼吸、心血管、神经系统
结构和功能改变

器官/系统	结构和功能改变
呼吸系统相关解剖结构改变	颈椎及颞下颌关节强直 牙缺失及牙列不齐 甲颏距离和颌下顺应性下降 巨舌和小口畸形发生率增加
呼吸系统的肺功能改变	肺泡、肺毛细血管和肺实质弹性纤维的数量减少 咳嗽和纤毛清除能力下降 用力呼气量和肺活量下降 残气量增加 对低氧血症和高碳酸血症的代偿能力下降 胸壁顺应性下降
心血管系统改变	左室壁肥厚 最大心率、心输出量和心脏指数下降 起搏细胞数量下降 动脉血管壁弹性下降
神经系统改变	大脑质量及血流量下降 神经细胞数量及功能下降 感觉下降(震动、冷热) 自主神经系统反应性下降

（一）意识状态评估与管理

评估意识状态的变化有助于判断老年急诊患者的病情是否稳定。早期患者的意识状态和反应性可以通过 AVPU 量表来评估。AVPU 量表是指：A（Alert）——患者是清醒的，有方向感，有反应性，有交流能力；V（Verbal）——患者会对大声的语言刺激做出反应（可能会说话、呻吟，或只是看着你）；P（Painful）——患者对语言刺激没有反应，对疼痛刺激有反应（如挤压指甲床或虎口）；U（Unresponsive）——患者对语言和疼痛刺激都没有任何反应。

如果需要更准确和详细的意识状态评价，可以使用格拉斯哥昏迷量表评分（参见第 5 章表 5-2-1）。但是在早期紧急情况下，为了方便和快速评估，AVPU 量表就足够了。

如果患者对各种刺激没有任何反应或者没有生命迹象，除非有其他证据，首先应假定是出现了心搏骤停。医务人员应在 10 秒内检查颈动脉搏动，同时观察呼吸情况，如果确定患者没有颈动脉搏动和呼吸，应立即开始心肺复苏。

如果患者生命体征尚且稳定，但意识状态出现异常，则应该首先寻找可能危及生命的病因，包括中枢神经系统感染、急性脑血管病、急性代谢性因素、药物过量（尤其是镇静催眠药）或急性酒精中毒等；应该迅速、简要、准确采集病史，包括既往史（尤其是心血管和神经系统方面的慢性基础疾病）、药物治疗情况、发病后的血流动力学情况等，并按照最严重的临床情况进行治疗。对于老年急诊患者，延误治疗时机往往导致不良预后增加；应持续监测各项生命体征，反复评估意识状态改变，对于导致意识状态改变的可治愈病因（如低血糖、中毒、高碳酸血症、一氧化碳中毒等）应及时进行针对性治疗。

在评估患者的意识状态后，应进一步对气道、呼吸、循环状况进行评估和管理。

（二）气道评估与管理（Airway，A）

1. 气道评估　老年急诊患者由于衰老原因导致身体结构和功能发生显著变化。呼吸功能储备减少、心脏指数下降、牙齿脱落、颈部活动范围减小，这些都可能增加老年患者气道管理的难度。

除了由衰老引起的退行性改变外，慢性基础疾病引起的病理改变也是导致气道管理难度增加的重要因素，对老年急诊患者呼吸衰竭预后有重要影响。例如，一个每天坚持运动的 80 岁患者，有更多的呼吸生理储备，其承受急性病症打击的能力会远远好于有慢性心肺疾病的老年患者。慢性阻塞性肺疾病（chronic obstructive pulmonary disease，COPD）、糖尿病、心力衰竭、肾衰竭等慢性疾病在老年患者中较为常见，这些疾病会降低本已有限的心肺功能储备，导致老年患者在急重症状态下（如各种急性感染）更容易进展为呼吸衰竭，增加气管插管概率。

说话能力通常被认为是气道通畅的一个最重要的标志。如果患者无法进行说话交流，必须立即排查可能的原因，并应假设存在严重的气道损伤，至少要质疑气道的通畅性，直至明确病因。即便能够说话交流，气道通畅性亦需要反复评估确认。如果气道受损严重伴随意识状态改变，特别是在创伤或中毒的情况下，必须立即进行气管插管以维持和保护气道通畅；如果患者有卒中病史同时出现无目的随意运动则强烈提示需要积极的气道管理。由于气道损伤导致的功能恶化或丧失可能是进行性的，重复评估气道通畅性对于识别

和治疗那些逐步失去气道通气功能的患者是至关重要的。

气道阻塞可以是完全的,也可以是部分的(表4-1-2)。部分气道阻塞的征象与阻塞的程度有关,包括声音嘶哑、尖厉的呼吸音(如喘鸣)、大口喘气、呼吸窘迫、烦躁或意识淡漠。如果气道完全阻塞,患者不能说话、咳嗽,会出现呼吸停止和矛盾呼吸。发绀往往出现相对较晚,因此不能作为早期鉴别气道是否阻塞的征象。

表 4-1-2　导致气道阻塞的原因

气道异物	肿瘤
● 食物残渣误吸	● 喉
● 假牙和牙齿填充物	● 气管、支气管
● 药片和有腐蚀性的药物	● 纵隔
感染	中毒
● 细菌性气管炎	● 腐蚀性物质的摄入
● 会厌炎	● 吸入烟雾
● 脓性颌下炎(路德维希咽峡炎)	● 一氧化碳中毒
● 喉气管炎	● 马钱子碱中毒
● 咽后的脓肿	● 误食有毒植物
● 破伤风	喉痉挛
过敏反应	● 药物诱导(如急性肌张力不足反应、氯胺酮等)
● 血管性水肿	
● 速发型过敏反应	● 物理或化学刺激
创伤	其他
● 颈部血肿(如外伤、出血倾向、抗凝剂)	● 意识水平的改变
	● 脑神经麻痹
● 喉破裂	● 歇斯底里痉挛
● 烧伤	● 瘫痪
● 术后并发症	● 肌肉水肿

通过快速的体格检查发现下列征象提示可能有气道阻塞。①看:从外部观察有发绀,躯体蜷缩,呼吸时有辅助呼吸肌参与,舌头、嘴唇或颈部肿胀,口腔内有异物、假牙、松动的牙齿、食物、呕吐物或分泌物。②听:用耳朵和听诊器可以听到异常的呼吸音(如咕噜音、鼾音、喘鸣音、细捻发音),喘鸣音通常是在上呼吸道高度阻塞时能够听到的吸气相高调尖厉声音,往往需要进行紧急处置;如果双侧呼吸音不对称并伴有呼吸急促则提示气道不通畅。③感觉:颈部的肿胀、肿块和气管移位提示有气管喉部损伤;上胸部的捻发音(皮下气肿)提示有气胸。

如果出现上述任何一种或多种症状,应推定

患者存在部分或完全气道阻塞,需要立即进行处理。即使没有发现上述征象,某些危重患者(如烧伤、吸入烟雾、血管性水肿等)也可能迅速进展为严重气道损伤,对于这些患者要反复评估,及时识别,必要时气管插管。

2. **气道管理**　气道阻塞并不是所有情况下都需要气管插管。许多患者可以通过改变体位、放置鼻咽气道、吸氧或者呼吸支持治疗等方式改善缺氧状况。所有急诊医师均应接受培训学会使用简单的手法(仰头/抬颏或托颌法)来改善气道的通畅性,也要掌握如何放置口咽或鼻咽通气道这样的简单装置,以有效解除舌根后坠导致的气道不通畅。一旦患者失去意识,应该立即准备好吸引装置以清除气道内的分泌物,并在必要时根据指南要求开始心肺复苏。

以下是气管插管的主要适应证:①持续存在的窒息;②任何原因导致的高度气道阻塞;③任何原因导致的即将发生的气道阻塞;④缺乏气道保护性反射;⑤顽固的严重缺氧和/或高碳酸血症,无创治疗无效;⑥有颅内压升高风险的昏迷;⑦心跳和呼吸骤停。

气道管理中很重要的是识别潜在的困难气道,并采取相应的管理策略。BONES法和LEMON法是用来评估困难气道管理的两个方法。

(1) BONES法主要用于评估面罩通气困难(符合以下项目中的两项或两项以上):B(Beared)为大胡子,O(Obese)为肥胖(体重指数$>26kg/m^2$),N(No teeth)为牙齿缺失,E(Elderly)为老年患者(65岁以上),S(Snores)为睡眠呼吸暂停/打鼾。

(2) LEMON法主要用于评估插管困难。

L(Look)——外观:从外观寻找会导致插管或通气困难的特征,如肥胖、颈部粗短、面部或颈部创伤/肿胀、面部不对称(尤其是小下颌)和牙齿异常。

E(Examine)——评价,3/3/2法则:指的是用患者手指宽度测量其面部和颈部的解剖结构,即如果患者张口后最大门齿间距小于三指宽度,甲颏间距小于三指宽度,颏舌间距小于两指宽,提示插管困难。

M(Mallampati分级):患者坐在医师的面前,用力张口伸舌至最大限度(不发音),根据所能看到的咽部结构,给患者分级,一般分为四级。 Ⅰ级可以看到软腭、咽腭弓、腭垂、硬腭；Ⅱ级可以看到软腭、腭垂、硬腭；Ⅲ级可以看到软腭、硬腭；Ⅳ级仅见硬腭。Mallampati 分级越高，插管越困难，Ⅲ级和Ⅳ级属于插管困难气道。此分级方法主要适合合作的患者，但在急诊室或院前的危重患者如果不能配合则作用有限。

O(Obstruction)——阻塞：可能导致气道阻塞的情况，如打鼾、血肿、脓肿、扁桃体炎、喉炎、肿瘤、异物等。

N(Neck)——颈部活动度：评估是否有颈部活动受限，包括颈椎骨折、颈椎强直、固定、手术、烧伤等。颈部活动能力受限可造成插管困难。

对于困难气道患者，必须预期常规插管会失败，并准备好包括环甲软骨切开术在内的备用方案。在所有必要的设备和人员到位之前，困难气道的患者不应该使用镇静剂或麻醉剂。

老年急诊患者在球囊面罩通气和气管插管过程中可能面对更多困难：老年人上呼吸道周围肌肉张力的丧失及缺少牙齿支撑致嘴唇松弛，使得面罩封闭和保持呼吸道通畅变得更加困难；胸壁顺应性差也增加了球囊面罩或救援气道（如喉罩）通气的难度；老年患者的基线血氧饱和度通常偏低，气管插管前充分的预充氧可能来不及。此外，老年患者的血氧饱和度下降速度比年轻患者快，老年患者更容易受到缺氧的损害，即使是短暂的缺氧也会对老年患者造成永久性的心脏和神经损伤。因此，对老年人插管要迅速，减少呼吸暂停时间。

在可能的情况下，气管插管前急诊医师应将非 COPD 患者的血氧饱和度维持在 90% 以上，如果评估为困难气道，往往不太容易通过传统喉镜插管成功，可视喉镜比传统喉镜暴露声门视野更清晰，能够提高老年急诊患者困难气道插管的成功率。

虽然老年患者困难气道的发生率较高，但多数仍适合快速诱导插管（ rapid sequence intubation, RSI)。当进行快速诱导插管时，药物的选择和给药剂量是非常重要的，这些药物在老年患者中更容易引起低通气和低血压，因此，通常最好减少 30% ~ 50% 的剂量。

3. 老年急诊患者特别注意事项

（1）老年患者异物误吸较多见。导致老年

患者发生异物误吸的主要原因包括使用镇静剂、精神状态异常、脑卒中、帕金森综合征、多种基础药物治疗等，急诊医师要高度警惕老年患者出现异物误吸的可能性，避免包括死亡在内的严重并发症发生。

（2）牙齿缺失会影响面罩的密闭性。佩戴合适的完整的假牙，可以改善面罩的密闭性。

（3）由于老年患者存在许多解剖方面的变化，救治老年急诊患者时在气道管理和保护方面往往采取不同的策略，需要综合考虑年龄、呼吸储备、脏器功能等因素。

（4）鼻咽部很脆弱，尤其是在鼻甲骨周围，因此放置鼻胃管和经鼻气管插管时要小心，以免造成深部鼻出血。

（5）老年患者常见颞下颌关节炎和颈椎关节炎，导致气管插管困难。在气管插管过程中应避免增加脊髓损伤的风险。

（三）呼吸评估与管理(Breathing, B)

1. 呼吸评估　患者气道开放后，应该尽快对呼吸状况进行评估，重点关注通气的有效性和氧合是否改善。评估呼吸的第一步，也是最重要的一步是确定是否存在窒息，如果存在，应立即采取措施辅助患者进行通气，以防止缺氧和高碳酸血症进行性加重而危及生命。

如果患者有自主呼吸，应评估自主呼吸是否充分有效。正常呼吸运动时胸廓和腹部起伏幅度不大，辅助呼吸肌不应参与呼吸运动。急诊医师应该评估患者是否有呼吸窘迫的表现，如皮肤青紫和湿冷、大汗、肢体蜷缩、鼻翼扇动或呈"三脚架状"坐姿（患者呼吸时上身坐直或向前倾）；观察是否存在呼吸急促、心动过速、喘鸣和辅助呼吸肌的参与、胸腹矛盾运动。这些都是呼吸衰竭常见的症状体征。此外，还包括由缺氧引起的躁动或嗜睡、呼吸困难引起的不能正常说话、高碳酸血症引起的意识障碍等；要监测呼吸频率、双肺呼吸音、外周血氧饱和度、动脉血压、心率和意识状态。成人正常呼吸频率为 14 ~ 20 次/min，节律规整，如果出现呼吸急促或缓慢、幅度过深或过浅都提示呼吸异常，需要引起警惕。肺部听诊应该全面而细致，包括前后胸廓所有象限。单侧呼吸音消失可能提示张力性气胸或血胸，紧急情况下需要立即引流。呼吸音也可能为心脏或肺部病因的鉴别诊断提供额外的线索。

对老年急诊危重患者进行呼吸评估的目的是确定患者是否有呼吸困难或呼吸衰竭。呼吸困难持续存在会导致呼吸功耗增加、呼吸肌疲劳,进而导致二氧化碳潴留和缺氧加重,从而开始恶性循环直至发展为呼吸衰竭。

2. 呼吸系统急症的处置

（1）窒息和不规则呼吸：如果患者出现窒息或呼吸暂停,应立即开始辅助通气,球囊面罩（bag valve mask,BVM）是急诊抢救中最常用的辅助通气工具。在复苏的初始阶段,BVM对绝大多数患者来说已经足够,但是不能用于自主呼吸较强的患者,因为往往会引起缺氧加重。在用BVM实施正压通气过程中,应注意观察患者的胸廓起伏情况。如果胸廓没有起伏和/或出现腹部隆起,首先检查面罩与患者面部是否接触不紧密而出现漏气导致低潮气量;重新调整使用BVM的手法,确保"EC"手法（即用一只手的大拇指和示指张开,呈字母"C"形状,固定简易呼吸器的面罩;同时用剩下的中指、无名指和小指抬起固定患者的下颌,呈字母"E"形状）准确到位;调节患者头颈位置使气道更加开放。如果胸廓仍然没有起伏,必须排除气道梗阻,通常可以考虑使用口咽或鼻咽气道来保持上气道通畅,如有必要则需要进行气管插管。

（2）呼吸困难：呼吸困难伴缺氧的患者需要接受氧疗。氧疗装置的选择取决于患者对氧气的需要量和患者的耐受性。一般常用的是"鼻导管"和"文丘里面罩",它们可以提供24%~40%的吸氧浓度（FiO_2）,适用于呼吸困难伴轻中度缺氧的患者,而储氧面罩可提供高达90%的吸氧浓度,适用于呼吸困难伴严重缺氧的患者。氧疗一般适用于每个呼吸困难的患者,然而长期高浓度吸氧可能是有害的（氧中毒）,因此应该将吸氧浓度滴定并保持在适合患者的最低水平。无创正压通气（non-invasive positive pressure ventilation,NIPPV）是一种有效的辅助通气方法,可用于治疗老年急诊患者常见的呼吸困难病因,包括哮喘、COPD、急性心力衰竭等。NIPPV可以增加肺泡通气,减轻肺泡渗出,减少呼吸功耗。在COPD和急性肺水肿患者中,NIPPV已被证明可以显著改善pH、$PaCO_2$和呼吸频率等指标,可以显著降低

插管率和总死亡率。由于在老年患者中,有创机械通气的并发症增加了住院死亡率,实际临床工作中使用NIPPV作为急性呼吸衰竭（acute respiratory failure,ARF）的一线支持治疗正在增加。NIPPV的禁忌证主要是意识障碍和血流动力学不稳定的患者,但是禁忌证并非绝对,尤其是对于那些不同意气管插管的患者,使用NIPPV作为姑息性治疗措施也是合理的。

呼吸困难有很多种病因,涉及肺、心脏、神经和代谢状况等,需要通过收集病史、体格检查、辅助检查（如胸部影像和实验室结果）等资料来进一步鉴别。

（3）呼吸衰竭：患者出现呼吸衰竭往往是因为在疾病状态下机体不能代偿的结果,需要呼吸支持治疗。低氧血症是急性呼吸衰竭最重要的表现,可以通过简单的氧疗、NIPPV直至气管插管和机械通气来改善,同时针对呼吸衰竭的不同病因（表4-1-3）也要采取相应的治疗措施。

表4-1-3　导致呼吸衰竭的重要原因

影响因素	具体病因
影响颅内呼吸中枢的情况	卒中、药物或酒精过量
影响肺泡内气体交换的情况	急性呼吸窘迫综合征（ARDS）、肺炎、肺水肿
影响肺通气的情况	COPD、哮喘
影响肺血供的情况	肺栓塞、心肌梗死
影响呼吸相关的神经和肌肉情况	肌肉萎缩症、肌萎缩侧索硬化、脊髓损伤、重症肌无力
其他	张力性气胸、代谢性酸中毒

3. 老年急诊患者特别注意事项

（1）有严重呼吸困难的老年患者,其主要问题通常与气道不通畅有关,然而,如果存在气胸尤其是张力性气胸（在老年患者中更为常见）,则气管插管过程中使用球囊面罩正压通气及接下来的机械通气可迅速导致病情的进一步恶化,因此患者在插管前后均应拍胸部X线片以排除相关风险。

（2）由于衰老和慢性心肺疾病的影响,老年患者的呼吸储备减少,同时对缺氧和高碳酸血症的反应能力降低约50%,因此老年急危重症患者即便病情稳定,也应持续进行呼吸相关指标监测,即使仅有轻度呼吸困难,也应该留院观察,为安全

起见可以降低通气支持的门槛。

（3）多数危重患者需要吸氧,然而对于 COPD 患者往往依靠低氧驱动来维持通气,过快纠正缺氧可能引起二氧化碳潴留和呼吸性酸中毒。

（4）老年患者中继发于神经系统疾病的咳嗽反射丧失和吞咽功能障碍比较常见,这些患者容易出现误吸,导致吸入性肺炎的发生率升高和严重程度增加。

（5）意识障碍在老年急危重症患者中更常见,尽管 NIPPV 可降低插管率、死亡率和减少医院获得性肺炎的发生,但在老年患者中使用 NIPPV 时应加强观察和护理。

（四）循环评估与管理（Circulation,C）

1. 循环评估　对于老年急危重症患者循环评估的最终目的就是明确患者是否处于休克状态,是否有足够的组织灌注。急诊医师可以通过检查患者的心率、血压、肢端脉搏搏动、毛细血管充盈时间和皮肤表现来作出初步判断。

首先评估患者皮肤的温度和外观,如果皮肤的温度是低的,四肢末梢湿冷,皮肤或黏膜的颜色苍白或发绀,往往提示组织灌注不足;然后测量毛细血管充盈时间,正常值小于 2 秒,若时间延长,提示外周组织灌注不良。心动过速是机体对休克最早的代偿性反应之一,脉搏细弱也提示组织灌注不良,但需要强调的是在休克的晚期往往会表现为心动过缓或脉搏节律不规整。血压是循环评估中较为客观和有价值的指标,但因为存在机体的代偿机制,当低血压发生时往往已经是休克晚期,因此,早期休克一般在没有低血压的情况下就已经出现,尤其是当患者的基线血压很高时;脉压是收缩压和舒张压之间的差值,脉压降低是休克早期的一种表现;平均动脉压与脏器血流灌注密切相关,是休克早期复苏的目标参数之一。休克按照病理生理学特点分为四种主要类型:低血容量性休克(如出血性休克)、心源性休克、分布性休克(如感染性、过敏性)和梗阻性休克(如心脏压塞、张力性气胸、大面积肺栓塞)。急诊床旁超声心动图是早期循环评估的最佳手段之一。

2. 循环急诊事件的处置　低血容量性休克是由于出血、体液丢失或脱水引起循环血量减少所致,通过静脉输血和/或输液来恢复有效循环血量是低血容量性休克初始治疗的重点。

心源性休克是由心脏泵功能障碍所引起。明确是左心还是右心原因非常必要,其治疗策略是不同的。

分布性休克是由于血管张力降低和/或血液再分布引起的,最常见的原因是脓毒症。初始治疗是积极的液体复苏、血管活性药物(首选去甲肾上腺素)和及时的抗生素治疗。部分老年急诊患者的分布性休克也可能是过敏反应引起的,一旦发生喉部血管性水肿则需要使用肾上腺素和气道保护治疗。

梗阻性休克是由循环中的主要通道(心脏或大血管)受阻造成回心血量或心输出量下降引起的,如心脏压塞或张力性气胸等,这是最严重的休克类型之一,初始治疗的重点在于立即解除梗阻。

不管休克的原因是什么,都应立即为患者建立静脉通路,最好是外周大静脉或者中心静脉通道。虽然病因不同而治疗有所不同,但多数情况下静脉液体复苏通常有助于患者初期病情稳定,唯有在心源性休克时液体复苏需谨慎,要不断评估患者的容量状况,及时调整治疗节奏。

3. 老年急诊患者特别注意事项

（1）随着年龄的增长,心肺复苏相关的胸廓骨折发生率增加,同时也与心肺复苏的持续时间和力度密切相关,医务人员应该关注老年患者心肺复苏时胸骨和肋骨骨折的风险。

（2）在老年患者中,心输出量更多是通过增加心室充盈(前负荷)和每搏输出量来维持,而不是像年轻患者主要通过增加心率来维持,因此老年患者对于前负荷有更多的依赖,即使是轻度的血容量不足也可能会导致血流动力学恶化,需要反复进行容量评估。

（3）老年患者急性心肌梗死(acute myocardial infarction,AMI)经常表现为不典型症状,如晕厥、呼吸急促、腹痛等,因此对病情不稳定的老年急危重症患者要评估是否存在 AMI。

（4）尽管静息条件下不同患者的基线心率有所不同,但随年龄的增长每个人的最大心率储备都是下降的,老年低血容量性休克患者早期心率可能不会明显增加,甚至终末期也是如此。

（5）老年患者更容易发生各种心律失常,尤其是在应激状态下,其中快速心房颤动是最常见心律失常。快速心房颤动会使心脏舒张充盈时间缩短，尤其是对于心室顺应性降低的老年患者，还使心房收缩功能丧失，减少冠状动脉灌注并诱发心肌缺血，这些情况在老年人群中尤其容易发生。因此，老年患者应密切进行心电监测和心电图评估，及时发现并处置心律失常。

（6）随着年龄的增长，老年患者的肾功能会明显下降。此外，老年急危重症患者往往存在液体摄入不足、尿的浓缩能力下降而导致血容量不足。在肾功能下降的基础上，低血容量、药物的肾毒性等叠加作用，使老年患者更容易发生急性肾损伤与肾衰竭，因此，在老年患者的治疗过程中必须反复计算肌酐清除率，不断调整药物剂量使之与肾功能相适应。

（五）特殊情况

1. 创伤　随着年龄增长，创伤的发生率明显增加，创伤的死亡风险也急剧上升。有研究指出排除损伤程度的干扰后，老年创伤患者的死亡率是年轻患者的6倍。由于目前用于一般成人的院前创伤分诊指南对于老年患者不够敏感，不能及时发现老年创伤患者的隐性病情，因此在急诊初期分诊的时候存在对这部分患者病情严重程度判断不足的情况，因此在分诊过程中应该将年龄作为重要决策点，以避免贻误病情。

在评估老年创伤患者时，常见的错误是认为正常血压意味着正常血容量。血压随着年龄的增长而升高，对于老年人即使收缩压正常也可能有低血压，尤其是那些收缩压基础值较高的患者。老年患者中已有的基础疾病（如痴呆）或长期应用精神药物也使意识状态评估增加了许多困难。

老年患者因创伤而出现休克时，要立即积极救治。老年患者的心脏储备有限，对液体复苏过度和不足均比较敏感，因此应尽快查明和控制所有的失血原因，反复进行容量评估调整液体治疗。如有气管插管的指征，如休克、胸部创伤或意识状态改变等，应积极考虑行气管插管。对于老年创伤患者不管需要手术还是非手术治疗，最好由经验丰富的外科医师与急诊医师合作完成。

在加速性-减速性颅脑损伤中（尤其是在脱水的情况下），老年患者脑容量的减少增加了硬膜下血肿的发生率，并在出血量较多时才会有明显的症状出现。因此应常规进行头部CT扫描筛查，

必要时要进行复查。由于骨质疏松症，老年创伤患者发生脊柱损伤很常见，但由于常伴有骨关节炎的原因而增加了脊柱损伤的诊断难度，因此，对疑似脊柱损伤者应进行CT或MRI检查。

2. 中毒　大多数老年患者中毒无主观故意（由于痴呆、意识混乱、药物不正确的使用和储存），但有一部分是由于企图自杀，而且在老年患者中自杀更容易成功。

老年中毒患者的评估和救治流程不同于年轻患者，需要预估他们潜在可能发生的医疗问题及合并用药情况。在对中毒患者进行初步的ABC（气道、呼吸、循环）评估后，医师应尽快确定毒物种类和进入人体的路径及时间。在进行初步评估和救治的同时，必须尽早清除毒物。对于病情严重者，可以早期采取血液灌流治疗。在老年患者中使用解毒药物应考虑调整剂量并对可能的副作用采取预防措施，解毒药物过量所导致的心血管和神经毒性在老年患者中发生更频繁、更严重。

在老年创伤患者中（尤其是由于跌倒造成的创伤），药物中毒和不良反应应该被纳入创伤的鉴别诊断中，如果中毒是创伤的主要原因，应在稳定创伤的同时给予解毒治疗。

3. 低体温　核心温度低于35.0℃被定义为低体温。低体温分为3个等级：核心温度32～35℃为轻度低体温，28～32℃为中度低体温，<28℃为重度低体温。老年人更容易受到低体温的影响，主要病因是环境温度过低，次要病因包括代谢率降低、温度变化感知能力下降、颤抖和慢性疾病（如糖尿病、脑卒中、帕金森病等）发病率的增加，以及药物（如抗抑郁药和镇静剂）影响。

早期低体温会引起主动运动和颤抖，以产生热量，提高新陈代谢，并试图保持核心温度。剧烈的寒战可以产生5～6倍静止代谢时的热量，但同时会消耗大量的能量并对心血管系统造成压力，尤其是老年人会诱发心脑血管意外。伴随着寒战，最初的生理反应是增加通气量和心输出量，直到核心温度降至32℃以下，然后通气量和心输出量开始下降，低于28℃时患者通常会失去意识。通气不足会导致缺氧、高碳酸血症和呼吸性酸中毒、高钾、凝血功能障碍；皮肤等暴露部位可能变白或水肿和有组织损伤；患者常出现心动过缓、心

房颤动甚至心室颤动和心脏停搏。老年人低体温的迹象很容易被忽略,如果不迅速有效地处理,可能会产生严重后果。

诊断和评估老年人的低体温比较困难,气管插管患者可在食管的下1/3处插入热敏电阻探针测量核心体温,与肺动脉温度有很好的相关性。上鼓室温度记录与颈动脉温度密切相关,通常鼓膜温度准确度高于腋窝温度,但在外部温度极低,外耳道内有异物、水或雪,血流动力学不稳定或心搏骤停的情况下,会有很大测量误差。不建议使用膀胱和直肠温度计,因为读数通常低于核心温度。口腔和红外温度计通常无法准确地读取低于35℃的温度,因此也不建议使用。

低体温的急救现场分级标准参考瑞士分级系统,将低体温分为HT Ⅰ、HT Ⅱ、HT Ⅲ和HT Ⅳ 4个阶段(表4-1-4)。低体温院前治疗包括对症处理、提供基本或高级生命支持、被动和主动的外部复温、及时转运到附近医疗机构。低体温患者脉搏通常较微弱,所以对生命体征和脉搏应该仔细

检查至少60秒。如果发现没有生命迹象,应立即开始心肺复苏。只要不妨碍心肺复苏或转运,应为所有患者提供全身保暖和复温。对于院前复温,在轻度低体温(32~35℃)时,主要的治疗方法是通过提供温暖的环境、衣物、毯子、温热甜饮品和鼓励运动等产生热量的方式进行被动复温。空气加热包或热毯比普通毯子更有效。湿衣服只有在患者处于温暖环境时才能脱掉。在中度低体温(28~32℃)时,患者应平卧并尽量减少运动,这与轻度低体温时鼓励患者积极运动不同,目的是防止心律失常。停止寒战的患者体温下降更快,镇静或麻醉的患者体温也会下降更快。中度低体温应吸氧维持血氧饱和度94%~98%。中到重度低体温患者在复温过程中需要补充大量液体,因为血管扩张会导致血容量相对不足,可用温热液体(38~42℃)静脉输入,但对于老年人,应注意防止容量过快或过多造成的心脏负荷加重。由于低温条件下肝脏不能代谢乳酸,应避免使用乳酸林格液。低血糖时可使用葡萄糖溶液。

表4-1-4　低体温的瑞士分级系统及院前分级处理

分级	临床症状	核心温度/℃	院前处理
HT Ⅰ	意识清楚	32≤ · <35	温暖环境和衣物,温热甜饮料,鼓励自主活动
HT Ⅱ	意识模糊	28≤ · <32	心电监护以预防心律失常,平卧位,减少运动 体外复温(温暖的环境;化学、电或强制空气加热包或毯子;温热的静脉液体)
HT Ⅲ	无意识	24≤ · <28	必要的气道管理;血流动力学不稳定者准备转运至可进行体外膜氧合或体外循环的医疗中心
HT Ⅳ	无生命体征	<24	HT Ⅱ、Ⅲ的治疗加心肺复苏、肾上腺素、电除颤

注:HT,hypothemia,低体温。

低体温预后取决于导致或加重体温过低的原因和共病情况,通常,没有明显潜在心肺疾病的个体比有严重潜在内分泌、心血管、呼吸或神经系统疾病的患者更有可能存活。低体温总体住院死亡率约为12%,在中重度低体温患者中,死亡率接近40%,而老年且有严重基础疾病的低体温患者的住院死亡率约为50%。多系统创伤患者的低体温预后不佳,当体温降至32℃以下时,死亡率接近100%。

（六）几个主要的相关评价体系

1. 国家早期预警评分（NEWS） 又称英国国家早期预警评分,由英国皇家医学会于2012年制定(表4-1-5)。该评分系统采用加权的方法,以预设的多项生理指标(呼吸频率、血氧饱

和度、体温、脉率、收缩压和意识水平)偏离正常范围的程度为得分点,是否需要吸氧另外计分,最终总得分用以评估病情的严重程度、预后及是否需要加强监护等措施。根据总得分将患者分为低风险(0~4分)、中风险(5~6分或任一单项达到3分)和高风险(≥7分)3个等级,评分越高,患者罹患危重疾病的可能性越大。一项研究通过对35 585例患者进行回顾性分析显示,NEWS在评估急诊患者24小时内入重症监护病房(ICU)住院率、死亡率方面具有较高价值(ROC曲线下面积分别为0.857、0.894)。NEWS因其简便易行,在患者床旁短时间就能获取相关参数,使临床上快速标准化评估病情和预后成为可能。

表 4-1-5 国家早期预警评分(NEWS)

生理指标	3分	2分	1分	0分	1分	2分	3分
体温/℃	≤35.0		35.1~36	36.1~38	38.1~39	≥39.1	
脉搏/(次·min⁻¹)	≤40		41~50	51~90	91~110	111~130	≥131
呼吸/(次·min⁻¹)	≤8		9~11	12~20		21~24	≥25
收缩压/mmHg	≤90	91~100	101~110	111~219			≥220
血氧饱和度/%	≤91	92~93	94~95	≥96			
是否吸氧		是		否			
意识水平(AVPU)	V/P/U			A			

注:AVPU,A 为意识清醒;V 为对声音有反应;P 为对疼痛有反应;U 为无反应。

然而,NEWS 对心率、血压等重要生命体征进行评估,能够有效地反映机体整体应激水平及生理功能状态,对患者的预后评估有一定指导意义,但其敏感性和特异性不高,尤其是不能反映某一脏器损伤与否和功能状态,如消化道大出血、心力衰竭、心肌梗死、肿瘤晚期合并肺部感染、COPD、急性脑损伤等。另外,近年来的诸多研究都证实,对于严重脓毒症、心血管急危重症而言,部分较为特异的临床生物标志物也能够评估疾病的严重程度与预后。例如,心肌损伤标志物肌钙蛋白(cTn)与心脏功能标志物利尿钠肽(NPs)虽在一定程度上反映了心肌损伤的严重程度及心脏的功能状态,但其不能反映机体整体应激水平及功能状态,忽视了器官与器官之间、器官与组织之间、局部与整体之间的有机联系,进而难以相对全面地对整体病情进行科学、准确的评价。与此同时,急诊虽难以在较短时间内对每一患者做出准确的疾病诊断,但根据病史、体格检查和即时检测(point-of-care testing,POCT)是可以快速对患者进行大体系统分类的,即属于感染性病变或是心血管病变或是其他等。既如此,联合 NEWS 与器官特异性高的生物标志物就应能从器官损伤和整体功能两个层面上共同评估患者的病情严重程度及预后,提高对老年人严重脓毒症、心血管急危重症早期评估的价值。

2. **快速急性生理学评分**(rapid acute physiology score,RAPS) RAPS 是一个方便快捷的评分系统(表 4-1-6),对患者病情严重程度或生理稳定性具有较高可靠预测性,能提早发现急诊科中潜在的危重患者,可指导临床医师有效提高患者的治愈率和降低病死率。RAPS 评分系统的观察指标易于收集,包括心率、呼吸频率、平均动脉压、格拉斯哥昏迷量表(GCS)评分,每项参数赋值 0~6分,RAPS 总分 16 分,分值越高,不良事件发生率越大。

表 4-1-6 RAPS 和 REMS 评分表

变量	0分	1分	2分	3分	4分	5分	6分
心率/(次·min⁻¹)	70~109		55~69 或 110~139	40~54 或 140~179	<40 或>179		
平均动脉压/mmHg	70~109		50~69 或 110~129	130~159	<50 或>159		
呼吸频率/(次·min⁻¹)	12~24	10~11 或 25~34	6~9	35~49	<6 >49		
GCS 评分	>13	11~13	8~10	5~7	<5		
年龄/岁	<45		45~54	55~64		65~74	>74
SpO₂/%	>89	86~89		75~85	<75		

3. 快速急诊内科评分（rapid emergency medicine score，REMS） REMS 于 2003 年被提出，应用于预测急诊内科重症患者的病死率方面（见表 4-1-6）。该评分在 RAPS 基础上增加了年龄和脉搏血氧饱和度（SpO₂）两项参数，总分 26 分，其分值越高，病死率越高。REMS 可以快速评估急诊内科患者的病情，对院际转诊的内科危重患者具有很好的预测作用，能够及早预估患者转归，及时救治。临床上对于 REMS≥11 分的患者，转运前应进行积极处理，转运途中需加强疾病和器官功能的监测；REMS≥16 分时，转运前应给予生命支持或紧急救治，提前做好专科的对接，动态评估病情，制订严密的救治计划。

RAPS 和 REMS 与病死危险性有一定程度的对应，见表 4-1-7。

表 4-1-7 RAPS 和 REMS 与病死危险性对应关系

RAPS 分值	REMS 分值	病死危险率
≤7	≤11	10%
8	16~17	50%
≥14	≥24	100%

（王胜奇　温伟）

参考文献

1. TRUHLAR A，DEAKIN C D，SOAR J，et al. European resuscitation council guidelines for resuscitation 2015：section 4. Cardiac arrest in special circumstances［J］. Resuscitation，2015，95：148-201.

2. THIM T，KRARUP N H，GROVE E L，et al. Initial assessment and treatment with the airway，breathing，circulation，disability，exposure（ABCDE）approach［J］. Int J Gen Med，2012，5：117-121.

3. NIGAM Y，KNIGHT J，BHATTACHARYA S，et al. Physiological changes associated with aging and immobility［J］. J Aging Res，2012，5：1-2.

4. MENAKER J，SCALEA T M. Geriatric care in the surgical intensive care unit［J］. Crit Care Med，2012，38（9 Suppl）：S452-S459.

5. SHINMURA K. Cardiac senescence，heart failure，and frailty：a triangle in elderly people［J］. Keio J Med，2016，65：25-32.

6. LINK M S，BERKOW L C，KUDENCHUK P J，et al. Part 7：adult advanced cardiovascular life support：2015 American Heart Associ-ation guidelines update for cardiopulmonary resuscitation and emergency cardiovascular care［J］. Circulation，2015，132（18 Suppl 2）：S444-S464.

7. SMITH G B，PRYTHERCH D R，MEREDITH P，et al. The ability of the National Early Warning Score（NEWS）to discriminate patients at risk of early cardiac arrest，unanticipated intensive care unit admission，and death［J］. Resuscitation，2013，84：465-470.

8. JOHNSON K N，BOTROS D B，GROBAN L，et al. Anatomic and physiopathologic changes affecting the airway of the elderly patient：implications for geriatric-focused airway management［J］. Clin Interv Aging，2015，10：1925-1934.

9. SEVRANSKY J E，HAPONIK E F. Respiratory failure in elderly patients［J］. Clin Geriatr Med，2003，19（1）：205-224.

10. OVERBECK M C. Airway management of respiratory failure［J］. Emerg Med Clin North Am，2016，34（1）：97-127.

11. SHIRGOSKA B，NETKOVSKI J. New techniques and devices for difficult airway management［J］. Acta Clin Croat，2012，51（3）：457-461.

12. LIN L，LV L，WANG Y，et al. The clinical features of foreign body aspiration into the lower airway in geriatric patients［J］. Clin Interv Aging，2014，9：1613-1618.

13. NARANG A T，SIKKA R. Resuscitation of the elderly［J］. Emerg Med Clin North Am，2006，24（2）：261-272.

14. KANE B，DECALMER S，RONAN O'DRISCOLL B. Emergency oxygen therapy：from guideline to implementation［J］. Breathe，2013，9（4）：246-253.

15. ROSENTHAL R A，KAVIC S M. Assessment and management of the geriatric patient［J］. Crit Care Med，2004，32（4 Suppl）：S92-S105.

16. MORRISON G. Management of acute hypothermia［J］. Medicine，2017，45（3）：135-138.

17. AVELLANAS CHAVALA M L，AYALA GALLARDO M，SOTERAS MARTÍNEZ Í，et al. Management of accidental hypothermia：a narrative review［J］. Med Intensiva（Engl Ed），2019，43（9）：556-568.

18. BROWN D J，BRUGGER H，BOYD J，et al. Accidental hypothermia［J］. New Engl J Med，2012，367（20）：1930-1938.

19. SMITH G B，PRYTHERCH D R，MEREDITH P，et al. The ability of the National Early Warning Score（NEWS）to discriminate patients at risk of early cardiac arrest，unanticipated intensive care unit admission，and death［J］. Resuscitation，2013，84：465-470.

20. OLSSON T，LIND L. Comparison of the rapid emergency medicine score and APACHE Ⅱ in nonsurgical emergency department patients［J］. Acad Emerg Med，2003，10（10）：1040-1048.

第2节　心搏骤停与心肺复苏

一、概述

心搏骤停（sudden cardiac arrest，SCA）是指患者在某种病因打击下心脏突然停止搏动，有效泵血功能消失，导致全身组织细胞严重缺血缺氧，甚至造成死亡。患者常表现为意识突然丧失，可伴抽搐、心音消失、脉搏触不到、血压测不出、呼吸断续或呈叹息样或呼吸停止，皮肤苍白或青紫。心搏骤停引起的非预期死亡称为猝死（sudden death）。

心搏骤停是一种非常严重、紧急和危险的情况，据估计，全球每年心搏骤停发生人数为1 400万~9 800万，其中仅2%~12%的患者生还；美国每年有50万人死于心搏骤停，其数量超过肠癌、乳腺癌、前列腺癌、流感、肺炎、车祸、艾滋病及意外伤害死亡人数的总和。据中国医学科学院阜外医院的统计数据，全国每年心搏骤停约54万人，存活率不足1%，而且随着心血管疾病发病率的增加和人口老龄化的加速，老年人心搏骤停的发病率也在逐年增加。

（一）心搏骤停的病因

引起心搏骤停的病因很多，按发病机制可以分为原发性和继发性。原发性是由于心、肺器官本身疾病如心肌梗死、冠心病、肺栓塞、呼吸道梗阻窒息等所致；继发性是由于其他器官的疾病引发全身病理改变而发生心跳、呼吸骤停，如严重创伤、急性脑血管病、电击、溺水、休克、中毒、酸碱失衡、电解质紊乱、自主神经失调等。老年人心搏骤停的主要原因以心血管疾病尤其是急性心肌梗死、心源性休克和心室颤动（简称室颤）为多见，其次是由于老年人吞咽功能减退或咽麻痹，容易发生食物误吸、痰液堵塞等因呼吸道窒息所引发。心搏骤停经复苏后，机体经历严重的组织缺血、缺氧与再灌注损伤，导致多器官功能障碍综合征（MODS）甚至功能衰竭。老年人引起心搏骤停的原发病严重、机体储备功能差、合并多种基础疾病，病死率更高。

根据心搏骤停的发生场所可分为院内心搏骤停（in-hospital cardiac arrest，IHCA）和院外心搏骤停（out-of-hospital cardiac arrest，OHCA），以OHCA为最多见。

（二）心肺复苏简史

心肺复苏（cardiopulmonary resuscitation，CPR）是对处于濒死阶段的患者采用迅速恢复心跳和呼吸的急救技术，其最终目的是挽救生命即自主循环恢复（restoration of spontaneous circulation，ROSC）和以良好的神经功能为标志的生活质量。现代CPR研究及理论的形成，始于20世纪50年代初，60年代开始应用，到20世纪末普及全球。现代CPR以心外按压、人工通气、电除颤为核心和标志，CPR技术的产生是人类不断探索生命奥秘、探索逆转死亡的过程。1732年苏格兰外科医师Tossach第一次用口对口人工呼吸成功挽救了一个看似"死亡"的煤炭工人的生命；1891年Friedrich Maass首次报道了在人身上进行胸外按压；Beck制造了第一个胸腔内交流电除颤器，并于1947年在手术室中第一次成功地实现了患者胸腔内心脏电除颤。1958年Safar在JAMA杂志发表了口对口人工呼吸优于其他通气方法的研究，同年美国国家科学院国家研究委员会推荐将口对口人工呼吸作为首选急救技术。1960年7月9日，JAMA杂志刊登了一篇具有里程碑意义的论文，约翰·霍普金斯大学Kouwenhoven教授、年轻的外科医师Jude、年轻的工程专业研究生Knickerbocker，对20例胸外按压病例（均为院内心搏骤停，救活14例）进行总结，他们写道："现在任何人在任何地方都可以进行CPR，需要的只是一双手。"这一观点沿用至今。1961年Safar在JAMA杂志上发表一篇论文，将打开气道（airway）、口对口人工呼吸（breathing）和胸外按压（circulation）整合起来并形成影响至今的基本操作——CPR（A—B—C），这篇论文的发表标志着现代CPR的到来，从那时起CPR经历了不断的探索和发展，挽救了无数患者的生命，至今60余年，人们仍在求索的道路上前行。

（三）心肺复苏指南的变化

现代CPR理论一经提出，迅速成为热点研究领域，带动相关的动物实验和临床研究如火如荼持续至今。1966年，美国国家科学院国家研究委员会下设的 CPR 专委会发表了 CPR 声明用于指导 CPR 的培训和实施。1974 年美国心脏协会（American Heart Association，AHA）发布了第一部 CPR 诊治指南，并分别于 1980、1986 和 1992 年进行了更新。1992 年国际复苏联络委员会（the International Liaison Committee on Resuscitation，ILCOR）成立，用以识别和审查复苏科学领域的相关研究，并为 AHA 或 ILCOR 提供制订各自指南的依据，随后于 2000、2005、2010 和 2015 年 4 个国际 CPR 指南相继发布。2015 年后有新的证据出现，ILCOR 每年更新国际 CPR 指南。60 余年来，心肺复苏指南历次的更新和修订所遵循的科学证据的评估和论证越来越严格，使得标准的 CPR 技术不断被普及与推广应用，CPR 指南对临床实践的影响力也日益增强。

1. 胸外按压　胸外按压是通过增加胸廓内压力和直接压迫心脏而产生血流，有质量的胸外按压是影响预后的基础。20 世纪 60 年代胸外按压的速率为 60 次/min，2000 年和 2005 年指南推荐按压频率大约 100 次/min，2010 年指南推荐至少 100 次/min，而 2015 年指南推荐 100~120 次/min；2000 年指南对胸外按压深度未作要求，2005 年指南推荐 4~5cm，2010 年指南推荐至少 5cm，而 2015 年指南推荐 5~6cm，胸廓回弹由未作要求到充分回弹。这些改变源于按压的频率与冠状动脉灌注压（coronary perfusion pressure，CPP）和脑血流量均密切相关；一项前瞻性研究发现按压频率为 100~120 次/min 的出院存活率最高，而超过 120 次/min 则按压深度和 ROSC 发生率均降低。按压深度、CPP、脑血流量和预后密切相关，按压深度增加则出院存活率增加，如按得过深（超过 6cm）又可能会增加医源性并发症（如肋骨骨折）发生率。胸外按压机械装置的发明以提供一致的、高质量的胸外按压为目的，但一直未被 CPR 指南推荐常规使用，2010 年和 2015 年指南则弱化了机械胸外按压的重要性，只建议在难以持续进行高质量人工胸外按压或危险时及特殊条件下（如施救者人手有限、长时间 CPR、移动的救护车内及转运时、心脏导管室内及体外膜氧合治疗前）可替代人工胸外按压，为临床抢救和诊断赢得宝贵的时间。

老年人尤其是高龄老年人骨质疏松或肋骨钙化明显，胸外按压深度在 5~6cm 常有肋骨骨折、胸骨骨折、肺损伤、血气胸甚至是心包损伤等并发症的发生，但所有指南均没有针对老年患者心肺复苏的相关建议，缘由便在于此方面的研究不多。Seung 等研究表明，高龄、OHCA 和更长时程的 CPR 与肋骨骨折、肋骨骨折的数目、肋骨合并胸骨骨折及严重的并发症明显相关。一项前瞻性随机病例对照研究发现，应用心脏泵、主动加压减压式 CPR（ACD-CPR）与标准 CPR 比较，可能降低肋骨骨折的发生率，而血气胸及内脏器官损伤发生率却相似。老年人皮下软组织萎缩，胸腔前后径短，按照最新的指南，对于身材相对较小的老年人来说，胸部按压的深度可能太深。日本的一项老年 CPR 相关损伤的研究对 ROSC 患者进行 CT 检查发现，按照 2010 年 CPR 指南进行胸外按压，高达 70% 的患者出现肋骨骨折，8.1% 的患者出现胸骨骨折；所有患者均为老年人，有肋骨骨折组中位年龄为 77 岁，非肋骨骨折组中位年龄为 66 岁；相关损伤与年龄大、按压时间长、ROSC 发生率低有关。老年 CPR 中如何改进胸外按压的操作以达到既提高复苏率又减少相关损伤仍需要进一步研究。

2. 人工通气　研究发现，多数 OHCA 患者一开始就有喘息，如果很早开始胸外按压并持续进行，许多患者会继续喘息，从而提供与按压产生血流的氧合相匹配的通气。为了进行 2 次人工呼吸，胸外按压会中断约 16 秒，还会增加胸腔内压，减少回心血量，影响对心脏和大脑的灌注；口对口人工呼吸时进入胃部的气体量也多于肺部，可导致近 50% 患者出现胃反流，因此，复苏顺序由 A—B—C 改为 C—A—B，最大限度地减少心外按压的延迟和中断。CPR 过程中的氧供非常重要，只要保证高质量的胸外按压，给予基本的有效通气，即便是窒息原因引起的心搏骤停患者也可获得足够的氧供。临床上，我们最常见的问题不是氧供不足，而是通气过度。研究证实，过快（超过 12 次/min）、过猛（大潮气量或正压通气）的通气能够导致复苏过程中的血流动力学改变，引起不良反应，降低复苏成功率。

2000—2010 年的指南均推荐仰头抬颏法打开气道。2015 年指南推荐对非医务人员仅培训单纯胸外按压，但若有 4 人以上医护人员在现场，其中1人可在球囊面罩人工通气前打开气道或建立高级气道(气管插管、食管气管导管或喉罩气道)。2017年指南推荐,专业急救人员CPR过程中尽可能不中断胸外按压,无论何时建立高级气道和通气均合理,建议选择小潮气量(刚好可见胸廓起伏)、低通气频率(6～12次/min)且能与按压同步的通气策略。但有部分老年患者心搏骤停是窒息所致,通气与胸外按压同样重要,因此对于这部分患者一定要及时开放气道,A—B—C或许会好于C—A—B。

3. 电除颤　心搏骤停为一种时间敏感性的病理状态,80%以上的OHCA都是由室颤引起的,因此尽早除颤是提高存活率的关键之一。近年来,对除颤和胸外按压的先后顺序争议较大,2000年指南建议A—B—C—D(电除颤)的流程,而2005、2010和2015年指南均建议OHCA或IHCA时现场有除颤仪,在准备除颤仪时应立即胸外按压,除颤仪准备好后即尽快除颤,因为室颤发生后每延迟1分钟电除颤,除颤成功率就降低7%～10%。另外,室颤发生后的4分钟内心肌组织处于电活动期,故4分钟内应尽可能早期除颤;而4分钟后心肌组织则处于循环期,室颤波幅变小,此时除颤不易成功,故应先按压再除颤。1979年,第一台便携式自动体外除颤器(automated external defibrillator, AED)被研制出来,1995年美国率先启动公共除颤(public access defibrillation, PAD)计划,在全国公共场所普及应用AED,并通过相关立法,从而使OHCA患者出院存活率显著提高。近年来我国PAD计划也逐渐被关注,许多公共场所已经设置AED并发挥了积极作用。

4. 生存链　1992年AHA首次提出"生存链"的概念,2000年和2005年国际CPR指南的生存链均由4个环组成,即早期识别和求救、早期CPR、早期电除颤、早期紧急救治,简便易行且环环相扣,形成一个完整的CPR急救模式。求救(即启动EMSS)的目的是求助于携带除颤仪等设备的专业人员的施救。2000—2015年指南一如既往地强调早期求救的重要性,2015年指南推荐可用社会媒体呼叫施救者,如瑞典、英国、新加坡等国家将求助应用程序(APP)装在手机上用于急救中心的调度员指派离患者最近的志愿者携带AED紧急赶往现场,这可明显提高目击者CPR率

及CPR成功率。随着国内互联网相关产业的快速发展和智能手机的普及,已经有CPR救助相关网络平台的普及和应用。有荟萃分析发现,调度员指导下的仅胸外心脏按压的CPR可提高患者出院生存率。2019年指南将远程指导CPR或电话CPR统一称为调度员指导的CPR(DA-CPR),再次强调了在抢救OHCA患者时,调度员实时指导CPR的重要性。2010年指南在原四环"生存链"上增加第五环——心搏骤停后救治即高级生命支持。鉴于OHCA和IHCA患者获得救治的途径不同,2015年指南则将两者"生存链"分开,2020年指南增加第六环——康复。

5. 心肺复苏的培训和普及　大多数心搏骤停发生在医院外,及早进行规范的现场抢救决定了患者的预后,因此培训医护人员和大众熟练掌握并操作CPR尤为重要。1960年,挪威公司生产了CPR培训的模拟人——"复苏安妮"(Resusci Anne),极大地推动了CPR的普及。1961年,Beck首先倡导向大众培训CPR,他拍摄了一个教学短片并在美国克利夫兰第一次培训了民众,1974年对非专业人员的培训得到政府正式批准。为了便于CPR的培训和实施,2008年美国华盛顿大学急诊医学系教授、金县(King County)EMS主管Eisenberg成立了复苏学院用于进行高级培训,以提高一个社区的OHCA存活率。2000—2015年指南推荐使用CPR反馈装置和高仿真模型,尤其强调团队协作和领导能力的培训,对培训过程进行评估和反馈以便持续改进CPR质量。然而,我国社会大众的CPR培训率目前仍不足1%,CPR培训任重道远。

6. 药物应用　2000—2015年指南对心脏停搏和无脉电活动(pulseless electrical activity, PEA)推荐使用肾上腺素1mg/次,每3～5分钟静脉注射1次,不建议用大剂量肾上腺素(0.1mg/kg),其原因是肾上腺素(尤其大剂量)可增加ROSC后心功能不全的发生并降低脑的微循环。老年人由于肌肉和实质器官萎缩、细胞内液减少,机体总液体量比中青年人减少10%～15%,从而导致水溶性药物(如肾上腺素)的分布容积缩小,肾上腺素的用量应较中年人少,但心搏骤停后,老年机体对药物的反应敏感性较年轻人差,故肾上腺素的剂量还不能过小。2000年和2005年指南均推荐阿托品

（1mg/次，每3~5分钟1次，静脉或骨髓腔内注射，可给3次）用于心脏停搏和PEA，但2010年和2015年指南均不再推荐阿托品，其原因是阿托品对提高ROSC发生率没有益处；在心率减慢至将要发生心脏停搏时阿托品可能有效。2000—2015年指南一直推荐胺碘酮为治疗室颤/无脉性室速的首选用药，利多卡因虽然仍在使用，但排在胺碘酮之后，而2018年指南推荐对于除颤无反应的室颤/无脉性室速的心搏骤停患者，胺碘酮或利多卡因均可选择。2000年指南推荐CPR时酌情使用碳酸氢钠，2005年以后的指南则认为无足够的证据支持使用碳酸氢钠，但对高钾血症所致心脏停搏或威胁生命的高血钾可应用碳酸氢钠。

（四）心搏骤停后综合征的治疗

心搏骤停后综合征（post cardiac arrest syndrome，PCAS）是指机体从心搏骤停、CPR到ROSC的过程中发生的组织细胞缺血、缺氧与再灌注损伤、代谢产物蓄积、凝血功能障碍及全身炎症反应综合征等多种病理生理过程，引起组织及脏器功能损伤综合征，严重者可出现MODS甚至死亡，严重影响复苏成功患者预后。如果心搏骤停后能够很快实现ROSC，那么PCAS将不发生。

文献报道，有30%~40%的心搏骤停患者经积极CPR而出现ROSC，这部分患者中最终只有10%左右存活出院，据分析，ROSC后死亡的原因中心脏性占50%、脑性占30%、其他占20%。心搏骤停复苏后ROSC患者的高死亡率与其特有的病理生理特征相关：①与局灶性血管病变所致的组织缺血性损伤不同，心脏停搏所致的全身组织缺氧性损伤，相互间是无代偿的；组织的半数细胞死亡即意味着组织功能不可逆，对许多生理功能无法替代。②ROSC不等于大循环恢复。ROSC仅仅是自主心搏恢复，而大循环的恢复则意味着有效的血流动力学状态即心输出量、外周血管阻力与血压三者间的相互作用达到某种平衡或稳定。③大循环复苏并不等同于微循环恢复。完全停止灌注15秒后出现ROSC，50%的组织微循环5分钟内无复流，导致氧供仍不足；即使自主循环完全恢复正常的条件下，脑循环的全面恢复因断流时间、严重度、基础疾病的情况而不同，需6~12小时。④微循环灌注后又有损伤-再灌注损伤。再灌注损伤可能涉及炎症因子介导、自由基损伤、

钙超负荷损伤等多种机制，但目前尚不明确各介质间的因果关系，也不知如何拮抗，但无灌注必然导致死亡。

ROSC只是CPR复杂病理生理过程和救治的开始，若想取得更好的预后，还需进一步综合救治；2010年CPR指南更新了成人生存链的概念，增加了复苏后管理环节，包括开通冠状动脉、实施亚低温治疗和优化组织灌注3个方面，2019年增加了血流动力学支持和神经系统功能恢复。

1. 目标温度管理（target temperature management，TTM） 脑组织对氧的依赖程度高，对缺氧的耐受程度低，所以心搏骤停后脑组织很快出现缺血缺氧，短时间内耗尽神经元内的氧储存及ATP，导致代谢产物蓄积，细胞膜离子泵功能失调，Ca^{2+}内流产生细胞毒性促进脑细胞水肿、细胞内稳态紊乱，脑细胞坏死，脑功能丧失，表现为意识丧失、癫痫、认知功能障碍等；当出现ROSC后，脑灌注压调节障碍、脑循环的异常，导致再灌注脑损害。2002年，心搏骤停后低温研究组和Bernard等发表了低温保护的临床试验结果，使得AHA在指南中建议对心搏骤停复苏后的昏迷患者采用亚低温治疗；2005年指南推荐对室颤引起的OHCA患者若出现ROSC后仍昏迷，应给予亚低温治疗。推荐核心体温降至32~34℃并维持24小时；而2015年指南（将亚低温治疗改称为目标温度管理）推荐核心温度降至32~36℃并至少维持24小时。2010年指南推荐可在院前急救车上快速滴注冷生理盐水[30ml/（kg·h）]，在2015年指南中则因其可加重心功能不全和肺水肿而被废除。有研究发现，严格限制的常温（心搏骤停后将核心体温36.0℃维持28小时，然后8小时内逐渐复温到37.0℃，随后的36小时内维持<37.5℃）也取得了与亚低温类似的效果且并发症少，似乎优于亚低温治疗；与24小时比较，48小时亚低温并不能改善OHCA患者的预后。因此，亚低温治疗的保护性机制及临床应用仍需要深入研究。

经皮冠状动脉介入治疗：2000年指南建议以下情况可行急诊经皮冠状动脉介入治疗（percutaneous coronary intervention，PCI）：心源性休克且<75岁；不宜溶栓；收缩压≤100mmHg（1mmHg=0.133kPa）、心率>100次/min或1/3以上肺部有水泡音的广泛前壁梗死。研究显示，OHCA患

者中有 71% 存在冠状动脉阻塞,48% 为冠状动脉闭塞,而 PCI 可使 OHCA 成人患者的预后改善。2010 年指南建议对 OHCA 后确诊和疑似急性冠脉综合征的患者应转送至有 PCI 和亚低温治疗能力的医院。2015 年指南推荐所有 ST 段抬高患者或非 ST 段抬高但血流动力学或心电不稳定患者,均应紧急行冠状动脉造影。

2. 体外心肺复苏(extracorporeal cardiopulmonary resuscitation,ECPR)　将体外膜氧合(extracorporeal membrane oxygenation,ECMO)技术应用于心肺复苏,称为 ECPR。ECPR 对医疗设备、医疗技术及人员配备要求高,虽然大量研究显示 ECPR 对心搏骤停患者有益,但证据水平过低。2018 年中华医学会急诊医学分会基于现有的 ECPR 循证医学证据,制定《成人体外心肺复苏专家共识》。ECPR 的具体适应证:①年龄 18～75 岁;②心搏骤停发生时有目击者并进行传统 CPR,从患者心搏骤停到开始传统的不间断高质量 CPR 时间间隔不超过 15 分钟;③导致心搏骤停的病因为心源性、肺栓塞、严重低温、药物中毒、外伤、急性呼吸窘迫综合征等可逆病因;④传统 CPR 进行 20 分钟无 ROSC、血流动力学不稳定或出现 ROSC 但自主心律不能维持;⑤心搏骤停患者作为器官捐献的供体或即将接受心脏移植。2019 年国际指南建议心搏骤停患者不常规使用 ECPR,在熟练的 ECPR 团队能快速实施和支持下,传统 CPR 失败的患者可考虑将 ECPR 作为抢救手段。

3. 血流动力学评估及优化治疗　目前普遍推荐的血流动力学优化早期目标包括:中心静脉压(CVP)8～12mmHg;平均动脉压(MAP)65～100mmHg;中心静脉血氧饱和度(ScvO$_2$)>70%;血细胞比容>30% 或血红蛋白>80g/L;血乳酸≤2mmol/L;尿量≥0.5ml/(kg·h);氧输送指数>600ml/(min·m^2)。研究显示,在 ROSC 后的优化治疗可稳定血流动力学,确保组织器官的灌注和氧供,改善存活率。对于 PCAS 患者发生低血压时,首选静脉输液改善心脏前负荷,若仍未达到所需的 MAP 及 CVP 时,则需使用多巴胺、去甲肾上腺素等血管活性药物以提升血压。若以上方法仍不能起效,还可行主动脉内球囊反搏、ECMO 等。

4. 脏器功能评估　影响 PCAS 预后的因素主要包括:①心搏骤停前因素,如年龄、基础疾病状态、开始 CPR 时间、CPR 持续时间、复苏地点等;②心搏骤停后因素,如复苏后 24 小时内乳酸值、48 小时内的血糖水平、血压水平,以及 48 小时内是否发生全身炎症反应综合征、凝血功能紊乱、器官功能不全或衰竭等。可以应用相关的评分进行评估,例如序贯器官功能衰竭评分(SOFA)、快速 SOFA(qSOFA)、急性生理学和慢性健康状况评价Ⅱ(APACHE Ⅱ)、格拉斯哥昏迷量表(GCS)等来判断 PCAS 患者的预后并指导诊疗。

(五) 展望

CPR 的研究已经走过了 60 余年,其间无数循证医学的探索传承了基本理念,丰富了其内涵,增加了现代医学技术和现代信息技术的运用;涵盖了从心搏骤停的预防、早期识别、基础生命支持、高级生命支持到复苏后综合征的综合救治、公众教育培训、医疗体制、法律法规等方面。相信随着 5G 时代的到来,以及大数据的应用、AED 的普及、复苏后综合征研究的不断深入,CPR 的成功率会不断提高,造福大众。

二、老年急危重症患者急救复苏相关的伦理问题

(一) 老年急危重症患者在急诊室的临终决策

老年急危重症患者急诊救治需要高质量的支持治疗、高强度的照护及高级别的人文关怀,直到他们有尊严离世。欧洲委员会将终末状态定义为:由于疾病或其他原因导致患者健康状况不可逆恶化,并对患者生命构成威胁的状态。英国医学总会(the UK General Medical Council,GMC)对"临终状态"患者定义为:因突发的灾难性事件或现有健康状态突然恶化而即将死亡的患者,或 12 个月内存在不可治愈的、进行性恶化的疾病,或存在一种或多种全身衰弱性疾病的患者。

当前,人们已逐步意识到老年患者由于各种复杂的原因(包括衰弱、家庭情况、自身疾病和精神状态等),常常被迫接受并不理想或并非本人意愿的临终关怀策略,这是老年患者临终伦理上的一个特有的挑战。临床医师在对老年急诊患者临终关怀的沟通过程中,应该警惕其中的法律和伦理等问题,包括先期指导。临床医师有责任列出

临终关怀的所有选项，告知患者及其相关亲友，最大限度地提高患者及家属对这类信息的理解能力，并协助他们做出选择。当患者缺乏独立行为能力时，临床医师应该与其法定监护人一起商讨，参照患者之前的意见做出最终决定。如果不能达成一致，临床医师应该给予进一步指导，征求第二意见，进一步商讨出一个解决方案。对患者的临终治疗和临终护理应以患者意愿为中心，而不能仅凭家属及医师决定。当然，在现实临床中，由于没有专业医学知识，患者家属的临终决策过程极为艰难，且可能因情绪或个人利益而改变，因此，不应该期望他们能做出准确的临终决策，解决方案则应该是依靠患者主治医师及其医疗团队协商出一个合理的临终关怀策略。

英国皇家急诊医学学院（the Royal College of Emergency Medicine，RCEM）提倡高年资急诊医师应参与并负责急诊临终患者的医疗决策，在紧急情况下，设定急诊的诊疗上限，为患者利益最大化提供最全面、限制最少的治疗方案。在患者终末阶段，急诊医师应具备评估能力，并指导患者家属尽可能参与患者临终关怀决策。老年患者的临终关怀照护计划有助于识别和尊重患者的临终意愿，从患者角度出发，加强人际交流，做好患者临终护理和死亡的准备工作，避免因延缓患者死亡而增加患者痛苦，减轻患者家庭负担，改善照护质量。任何时候，老年患者和其他社会群体一样，都应该得到重视，保障其获得最基本的尊重和人文关怀。急诊医师与患者及其家属讨论的任何照护计划都应该被清楚地记录，并且应与患者的全科医师、长期照护机构及其对应的照护医院充分沟通，这有助于协助患者制订临终关怀计划。在离开急救室之前，急诊医师应尽可能帮助老年患者做一个复苏的决策，进一步落实、实践临终计划。

（二）老年急诊患者的复苏

伦理问题是复苏过程中不可或缺的一部分。由于对老年急危重症患者复苏预后不良的历史认知，许多医疗保险公司在老年患者复苏过程中经常遭遇伦理困境。在急救医学中，不同年龄组患者复苏的适宜性和有效性存在争议，据报道，60岁以下患者的复苏生存率最高，而老年患者复苏生存率下降，但需要明确的是，复苏存活率的决定性因素是患者的基本疾病与合并症及合并症伴随的年限，而并非年龄本身。

高龄与 OHCA 后短期存活率降低相关，据研究报道，65~79 岁患者的存活率为 8%，80~89 岁患者的存活率为 4%，≥90 岁患者的存活率仅为 2%；与 50~59 岁的患者相比，≥80 岁的老年患者的出院存活率减低了一半，≥90 岁的高龄老年组患者，复苏成功的出院存活率近似于零。即便如此，临床并不能断定≤90 岁的老年患者其院外的复苏与复苏无效直接相关，因此，医师和护士不能因担忧复苏无效而直接放弃复苏。

接受院内 CPR 的研究表明，65~69 岁的患者生存率约为 20%，≥90 岁的高龄患者生存率随年龄增长下降至 10% 左右。年龄增加与院内复苏后 1 年生存率降低也相关，一项对 CPR 后存活出院的老年患者的回顾性队列研究发现，65~74 岁、75~84 岁和 ≥85 岁患者的 1 年生存率分别为 63.7%、58.6% 和 49.7%。也有研究认为，一些特定病种的患者，如原发性室速或室颤所致心搏骤停的患者，或肺源性心搏骤停的患者，能够从积极的 CPR 中获益，其中在预后评估方面，患者的生理功能和其合并的危险因素较患者的生理年龄对预后的影响更为显著；无脉性心搏骤停患者的预后与其疾病发作频率及既往合并的慢性疾病种类和/或复苏过程中的干预措施相关。

1. 家属见证下的急诊室复苏 家属见证下的复苏是指家属在场旁观的 CPR 过程。根据不伤害的原则，家属见证下的复苏要求急诊医师在对患者进行干预、抢救过程中，更多地考虑家属的感受，进而调整抢救策略和治疗方案；然而，也有医师担心这种复苏策略可能会侵犯患者隐私和权益。从 20 世纪 80 年代首次开展此种复苏以来，欧洲各国对是否推进此种策略存在很大的争议；家属见证下的复苏策略也是当前急诊医师讨论的一个重要议题。

临床医师对家属见证下的复苏策略的伦理、医学意义及其对住院医师的培训实践的获益等关注很少；相反，多数医护人员反映，照此策略存在与患者家属在一起经历负面情绪和不良事件的事实。护理人员和临床医师对此策略的态度也截然不同，护理人员积极支持，而临床医师支持率很低。对保险公司而言，家属见证下的急诊室复苏是保险公司为患者提供经济支持的决定因素。

近期越来越多的研究表明,在患者临终复苏过程中,家属见证下的复苏策略可能是有益的,这有助于增加患者和家属对临终抢救的自主决策权,并对死亡报以更为开放接受的态度。患者家属对参与患者临终复苏多报以积极态度,家属希望在复苏现场并参与复苏决策。与不在现场的家庭成员相比,在患者临终关怀的过程中,特别是在患者生命的最后时刻陪伴在患者身边,向患者告别,对家属来说是一种安慰。复苏现场的家属有一种参与其中的自觉,这有助于帮助他们适应患者死亡,降低因亲人死亡随之而来的焦虑、抑郁,此外,现场的家属也能够近距离观察到医护人员在复苏过程中所做的一切努力,包括应用的抢救技术、调配的抢救人员等,有助于加强家属与医护人员的交流。家属见证下的急诊室复苏保障了患者与家属的联系,消除了患者在复苏过程中临终决策的不确定性。当然,实施这种策略还需要一个前提,那就是:在抢救过程中,有足够经验的工作人员能够及时对在场家属进行引导,并提供必要的帮助。

家属见证下的急诊室复苏对复苏过程中人道主义的考量往往超过对患者本身的伦理考虑,导致急诊救治可能因家属意愿而发生改变。当前,基于家属在场的获益及其在复苏过程中并无显著性的有害影响,欧洲复苏委员会和美国心脏协会都推荐家属见证下的复苏策略。而一项关于欧洲31国的复苏伦理实践的调查研究显示,由于各国卫生保健体系的不同,医护人员对家属见证下的急诊复苏策略持不同的态度,因此,欧洲复苏委员会强调,复苏团队应就患者临终决策、医患沟通等进行培训,并应用模拟场景演练家属见证下的急诊室复苏,进而确定支持该项策略的医护人员所扮演的角色,以期就复苏期间的伦理问题尽可能达成广泛的、一致的共识。

2. 老年患者放弃复苏治疗 发布患者"不复苏"(do not resuscitate,DNR)或"不尝试复苏"(do not attempt resuscitation,DNAR)的决定是一种医学命令,具有深刻的伦理含义。DNR或DNAR表示在院外放弃对基本生命的支持,而在院内放弃高级生命支持。急诊医师应遵守患者的DNAR指令,并在执行时表达对患者治疗的预判和重复患者的意愿。由于心搏骤停常突然发生,不允许长

时间的谨慎决策,所有DNAR的决定必须由患者提前做出,并与相关家属共同提前讨论,并达成共识。当患者失去意识或不能表达自己的意愿时,遵从患者既往做出的决定是保障患者利益最大化的最恰当的选择。由于风险可能大于收益,因此,不治疗或不复苏的决定应由高年资医师与多学科团队的多名成员共同做出,且必须仔细参考患者当前所有生命参数及患者和家属的预先决策。

当然,在紧急情况下,预先决策并不总能获得。英国医师协会和英国复苏委员会推荐,在临床工作中,对于未获得预先决策的心搏骤停的高龄患者,应利用机械手段在一段时间内恢复患者循环,进一步争取评估时间,判断患者复苏后的恢复程度,明确患者是否存在明显的神经功能缺陷、器官功能衰竭,并根据已知的信息预判患者的人生观、价值观等,了解患者是否正在经历无法忍受的痛苦或苦难,推断患者的意愿,最后与患者家属共同决定治疗决策。

执行DNAR命令涉及遵从患者自主权和遵守不伤害原则。尽管研究表明,许多老年患者愿意接受CPR,但若复苏过程中,医师不询问患者对CPR的决议而自行决定执行,则是剥夺了患者的自主决策权。当患者失去意识,医师做出DNAR的医疗决定时,应以共情的方式告知患者家属,并寻求家属对该医疗决定的理解。另外,如果主治医师认为治疗无效,患者家属不应继续要求实施CPR,高年资医师应该为患者家属提供第二种选择。医师应明确DNAR指令仅适用于CPR抢救策略,不复苏并不意味着放弃其他治疗,包括止痛治疗、药物治疗和营养支持治疗,且不复苏也不是取消或停止其他支持策略的理由,如呼吸机、连续性肾脏替代治疗(continuous renal replacement therapy,CRRT)等支持治疗。应该保证临终患者不被忽视,保护患者最大程度地免受伤害,最大限度地使患者有生活质量地延续生命。

一项关于急诊医师临床实践的调查发现,大多数急诊医师曾试图在患者心搏骤停时复苏患者,不管其是否存在不良预后,当然有预先法律立嘱的患者除外。即便如此,根据临床情况,急诊医师遵从放弃救治指令的情况仍是可变的。大多数急诊医师对于复苏的决策是基于诉讼和患者家属

评价的考虑,而不是基于患者医疗获益的职业判断。

(三) 老年急诊患者临床研究的伦理

有关人权研究的国际宣言和公约强调了人类研究的伦理原则,包括:尊重研究参与者及其法定监护人的自主决策权——在研究开始之前,让参与者进行自由选择和知情同意,使参与者利益最大化,保护参与者的福利和隐私,确保参与者不受伤害,确保公平正义的利益分配,并对研究负责。

知情同意是研究过程中保护受试者的核心。1947 年发表的《纽伦堡法典》中指出,具有完全民事行为能力的参与者,应充分地、合法地、自愿地知情理解并同意,这是绝对必要的。知情同意是研究中的一个重要过程,在此过程中,受试者自愿确认其参加某个特定的临床试验,在试验之前,受试者已被告知与试验相关的所有信息,了解试验的详细步骤与内容。

急诊医学中,知情同意的执行更是一个重要问题。急诊患者往往处于突发的、意外的、危及生命的状况,病情危重,患者和家属往往对此无法做出充分的准备。在急诊临床诊疗的现实过程中,及时的知情同意往往需要花费大量的时间(包括提供信息和征求同意),或可能推迟开始治疗的时间,延误病情,使患者处于危险之中。因征求同意而延误开始治疗时间可能造成不可逆转的损害是临床绝不容许的,但在临床试验前,违背患者意愿不进行知情同意也是不可接受的。因此,在急诊医学研究中,做有益的决定、避免伤害和尊重患者的自主决策权存在难以实际操作的两难。

为解决临床研究中的实际问题,英国皇家急诊医学学院建议采取以下几种方案,包括:①患者监护人可以在患者纳入研究前给予同意;②患者或/和其监护人的知情同意可以推迟一段时间签署,甚至可以没有;③有资质的急诊医师可以同意患者纳入临床试验,或可以推定患者/其监护人同意参与试验。在紧急情况下,可以不获得知情同意或仅获得口头知情同意,之后有时间再获得完整的书面同意。当然,研究者与研究机构应共同承担保护研究对象的责任,切实保护研究对象的生命安全和受试福利。

研究对象不仅应包括具有自主决策权的患者,还应包括病情危重或受伤引起意识改变患者,鉴于后者处于虚弱、不能充分理解信息、不能做出准确决议的状态,临床医师无法为其提供有意义的知情同意,需要对他们提供额外的保护。

《赫尔辛基宣言》对于弱势群体保护的问题作了详尽阐述,"对于弱势群体的医学研究,仅当研究是出于弱势群体的健康需求或卫生工作需要,同时又无法在非弱势人群中开展时,涉及这些弱势人群的医学研究才是正当的。此外应该保护这些人群从研究结果,包括知识、实践和干预中获益"。急诊医学的研究需要以一种既满足社会需求又保护个人权利的方式进行,参与研究的急诊医师必须综合考虑受试者的尊严、权利、安全和福祉,必须尊重人类文化的多样性,还必须很好地理解知情同意、不良事件报告和使用详细文件的原则。

为了进行合乎伦理的急诊研究,调查人员必须采取适当步骤,以确保"弱势群体"——生活自理能力有限或减弱的人或群体——不会因研究的名义遭受不当的医疗、社会和心理伤害。事实上,弱势群体可能拥有足够的自主决策权,但可能缺乏理解或沟通参与研究方案的意见的能力,例如高龄老年人由于很难提供自愿的知情同意,在研究中有被伦理利用的风险。知情同意的目的不是将这些患者排除在研究方案之外,而是确保受试者满足伦理研究要求的能力。

急诊医学研究存在患者自主决策、获益和公正等伦理困境,必须在进行科学调查和向患者提供科学证据间进行权衡,这些概念应该是保护所有人类研究参与者的核心。在急诊情况下的医学研究应始终被视为需要特别规定的特殊情况,患者处于无意识状态、家属正承受情绪压力或缺乏开始生命支持措施的时间,往往会限制与患者或其委托代理人交流的可能性。急诊医学研究要发展壮大,必须解决这些问题,开发出适应于紧急研究、简便易行的执行框架,并使患者得到有效保护。

(四) 小结

高质量的老年急诊救护必须是以患者为中心的医疗救护,这才符合患者的最大利益。对于老年患者急诊治疗的决策应以患者为中心,在评估了特定的情况和患者的个体意愿及价值观之后,使失能的患者获得最大的获益。急诊医护人员在老年患者救护时,应贯彻自主决策、无伤害、仁爱、公正的伦理框架原则,以应对医疗护理过程中可能遇到的伦理问题和困境。老年急诊患者的伦理问题涉及患者自主决策能力的评估、提前预嘱、公平治疗和资源分配、临终决策、不复苏命令等。急诊医疗过程中应保护这些老年患者的人权,确保在治疗停止前为患者提供明确有益的救治,不延长无谓的治疗。当然,这样的决定应该基于现有的最佳科学研究证据和患者的最大获益来仔细考虑。

（王春源　何婧瑜　王晶）

参考文献

1. KOCHANEK K D,XU J,MURPHY S L,et al. Deaths：final data for 2009［J］. Natl Vital Stat Rep,2011,60(3)：1-116.

2. SHAO F,LI C S,LIANG L R,et al. Outcome of out-of-hospital cardiac arrests in Beijing, China［J］. Resuscitation, 2014, 85(11)：1411-1417.

3. SAFAR P. Ventilatory efficacy of mouth-to-mouth artificial respiration；airway obstruction during manual and mouth-to-mouth artificial respiration［J］. JAMA,1958,167(3)：335-341.

4. KOUWENHOVEN W B, JUDE J R, KNICKERBOCKER G G. Closed-chest cardiac massage［J］. JAMA,1960,173：1064-1067.

5. SAFAR P,BROWN T C,HOLTEY W J,et al. Ventilation and circulation with closed-chest cardiac massage in man［J］. JAMA, 1961,176：574-576.

6. 龚平. 2000—2018年美国心脏协会心肺复苏及心血管急救指南主要变化给我们的启示［J］. 中华急诊医学杂志,2019,28(1)：2-7.

7. SEUNG M K,YOU J S,LEE H S,et al. Comparison of complications secondary to cardiopulmonary resudcitation beween out-of-hospital cardiac arrest and in-hospital cardiac arrest［J］. Resuscitation,2016,98(1)：64-72.

8. GUNAYDIN Y K,CEKMEN B,SKILLI N B,et al. Comparative effectiveness of standard CPR vs active compression-decompression CPR with CardioPump for treatment of cardiac arrest［J］. Am J Emerg Med,2016,34(3)：542-547.

9. 李振华,王国兴,谢苗荣,等. 2017年心肺复苏研究进展［J］. 中华急诊医学杂志,2018,27(1)：7-11.

10. 余涛,唐万春. 主动、强化的复苏策略——心肺复苏新趋势［J］. 中华急诊医学杂志,2017,26(1)：4-6.

11. MARTINS PEREIRA S,FRADIQUE E,HERNÁNDEZ-MARRERO P. End-of-life decision making in palliative care and recommendations of the Council of Europe：qualitative secondary analysis of interviews and observation field notes［J］. J Palliat Med,2018,21(5)：604-615.

12. SIEGRIST V,EKEN C,NICKEL C H,et al. End-of-life decisions in emergency patients：prevalence, outcome and physician effect［J］. QJM,2018,111(8)：549-554.

13. MELADY D,PERRY A. Ten best practices for the older patient in the emergency department［J］. Clin Geriatr Med,2018,34(3)：313-326.

14. LARKIN G L,COPES W S,NATHANSON B H,et al. Pre-resuscitation factors associated with mortality in 49 130 cases of in-hospital cardiac arrest：a report from the National Registry for Cardiopulmonary Resuscitation［J］. Resuscitation, 2010, 81(3)：302-311.

15. MENTZELOPOULOS S,BOSSAERT L,RAFFAY V,et al. A survey of key opinion leaders on ethical resuscitation practices in 31 European countries［J］. Resuscitation,2016,100：11-17.

16. BOSSAERT L L,PERKINS G D,ASKITOPOULOU H,et al. European resuscitation council guidelines for resuscitation 2015：section 11. The ethics of resuscitation and end-of-life decisions［J］. Resuscitation,2015,95：302-311.

17. MOCKFORD C,FRITZ Z,GEORGE R,et al. Do not attempt cardiopulmonary resuscitation(DNACPR) orders：a systematic review of the barriers and facilitators of decision-making and implementation［J］. Resuscitation,2015,88：99-13.

18. CAMPBELL R. Do not attempt cardiopulmonary resuscitation decisions：joint guidance［J］. J R Coll Physicians Edinb, 2017, 47(1)：47-51.

19. NAWROT O. The biogenetical revolution of the Council of Europe-twenty years of the Convention on Human Rights and Biomedicine(Oviedo Convention)［J］. Life Sci Soc Policy,2018,14(1)：11.

20. BOYCE A M,GARIBALDI B T. Genomics and high-consequence infectious diseases：a scoping review of emerging science and potential ethical issues［J］. Health Secur,2019,17(1)：62-68.

21. ESTELLA A. Ethics research in critically ill patients［J］. Med Intensiva,2018,42(4)：247-254.

22. EL-MENYAR A,ASIM M,LATIFI R,et al. Research in emergency and critical care settings：debates, obstacles and solutions［J］. Sci Eng Ethics,2016,22(6)：1605-1626.

第5章 老年急诊综合评估与管理

第1节 老年急诊临床特点

国际上通常把60岁及以上的人口占总人口比例达到10%，或65岁及以上人口占总人口比例达到7%作为国家或地区进入老龄化社会的标准。我国2005年已步入老龄化社会，当前人口平均预期寿命77.3岁，80岁以上的高龄老年人近3000万，并以每年约100万的速度在快速增长。随着人口老龄化的加速和人均寿命的延长，越来越多的老年患者被送往医院救治，急诊作为急危重症患者的首诊科室和聚集地，无疑首当其冲。老年患者急诊就医人数不断增加，急诊死亡人数也呈升高趋势，老龄化使全球医疗资源面临重大挑战，急诊尤甚。

老年急诊危重症患者因老化及慢性病等导致的特殊病理生理变化，临床表现复杂多样，隐匿性大，病情危重，死亡率高。

一、老年急诊流行病学简况

有报道称，急危重症患者占急诊就诊总人数的3%~5%，中老年急诊患者占比高达71.3%，急诊死亡患者中老年患者占77.1%。国内外多项回顾性研究显示，老年急诊患者的流行病学特征存在一定程度的差异，可能与其所在地区种族、生活习惯、经济发展水平、卫生条件及所属医院专业特色等多种因素相关。但多项研究结果也存在较大程度的重叠，显示出老年急危重症有诸多近似的流行病学特征，如大多数研究资料表明，老年急诊患者按疾病的系统与病种划分所占比例较高的是呼吸系统、心血管系统、神经系统、消化系统、外伤、肿瘤；即使是同一病种，与非老年患者相比，老年患者的致病原因也大相径庭，如外伤在非老年患者中比例更高，其原因多为交通事故等意外伤害，而对于老年患者来讲跌倒摔伤却更常见。

老年急危重症患者中感染及多器官功能衰竭较非老年患者明显增多，其中老年人器官衰竭以呼吸衰竭和心力衰竭最为常见。≥80岁的高龄老年患者与60~79岁老年患者相比，其内分泌系统、泌尿系统疾病发生率升高，且更容易出现心肌梗死、心力衰竭、脑梗死及重症肺炎等危重症的情况。

各种恶性肿瘤的发病率也随年龄增长而增加，且由于肿瘤产生的高凝状态导致的静脉血栓栓塞等严重并发症也逐年增多，急诊危重症患者中老年肿瘤患者的比例不断攀升。

相对于非老年患者，老年急危重症患者在季节和时间分布上表现出更强的周期性特点，如猝死的冬季发生率明显高于其他季节，推测可能与心脑血管疾病等高发于冬季有关。

随着医学诊疗技术的进步，老年人中死于不同疾病的比例发生了很大的变化，因此救治的重点和难点也相应地有了很大的变化。流行病学研究证实，老年急危重症患者发生心力衰竭的风险更大，一项针对45~94岁患者心力衰竭患病率的研究显示，患者年龄每增加10岁，其心力衰竭发病风险将增加2倍。脓毒症和脓毒症休克是急诊老年患者的常见疾病，由于老年人脏器衰老，功能下降，感染不易控制，治疗难度大。此外，急诊老年死亡者无男女性别差异，但非老年死亡患者中男性更多见。

老年急危重症已是目前医院救治的主要组成部分，更是急诊抢救工作的重中之重。

二、老年急诊患者临床特点

随着我国老龄社会的加速到来，急诊救治的患者年龄越来越大，病种往往涉及多个系统，病变越来越复杂,病情也比较凶险。老年急危重症的临床特征和病理生理学机制不乏共性。

(一) 缺乏特异性临床表现

1. 老年急诊患者症状常常缺乏特异性　大多数患者临床表现不典型,易造成就诊延迟、误诊、漏诊;其临床表现和严重程度往往不成比例,也导致患者病情会出现意料之外的突然变化。一些常见症状的鉴别诊断意义在老年患者中也明显降低,如青、中年社区获得性肺炎(community acquired pneumonia,CAP)患者,以咳嗽、咳痰为首发症状和主要临床表现者较老年人明显为多,而老年CAP患者起病较隐匿,在罹患肺炎后有相当一部分患者不首先出现呼吸系统感染的症状,而是表现为不典型的嗜睡、谵妄等意识改变,以及食欲减退、恶心、呕吐等消化道症状,或仅仅表现为发热,甚至有些情况下,老年肺炎患者的唯一表现可能是难以解释的慢性基础疾病的急性加重;又如老年急性心肌梗死患者更常出现非典型表现,包括"无症状性"心肌梗死或未能识别的心肌梗死。数据显示,年龄≥85岁的患者中出现胸痛症状的比例较年龄小于65岁的患者减少30%以上。由于老年患者记忆不断减退,多数患者无法准确叙述病史,如急腹症时由于老年人机体敏感性下降,对疼痛刺激反应减慢,多数老年患者不能描述疼痛的性质和程度,也对急诊诊治工作造成困难,有报道称老年急性腹痛患者误诊漏诊率达6.7%,明显高于非老年组患者。

2. 实验室及其他检查结果缺乏特异性　在老年急诊危重症患者的诊断及监测过程中,一些临床生物标志物特异性、敏感性均有所下降,例如肺血栓栓塞的诊断中,D-二聚体测定只对低危患者有较高的阴性预测价值,对于老年住院患者和既往有危险因子如肿瘤、长期卧床等且目前存在感染的病例,则意义不大。对此,我们应该致力于寻找年龄校正的检查阈值,以提高诊断的特异性,减少不必要的检查费用。一项荟萃分析显示,年龄校正的D-二聚体可显著提高老年肺栓塞的诊断特异度,仅较小地影响诊断灵敏度。

症状、体征的特异性缺乏,会造成临床上以"症状(主诉)为导向"的诊断方法和思路在老年人中效力减低,而一些化验检查结果缺乏特异性,也使"重视客观检查"的思维受到不同程度的影响,进而导致老年急诊危重症的诊断与鉴别诊断存在更大困难。

(二) 合并多种基础疾病,反复慢性疾病急性(失代偿)发作

老年患者合并基础疾病较多,这些老年危重症的急诊多以慢性基础疾病急性(失代偿)发作为主要特点之一,如高血压急症或亚急症、急性冠脉综合征(ACS)、严重心律失常如快速心房颤动、急性肺栓塞、慢性阻塞性肺疾病急性加重(AECOPD)和脑血管疾病,以及糖尿病急性严重并发症等多见。有研究显示,老年肺炎患者平均罹患3种基础疾病,老年急诊患者各器官之间依赖性增加,在急性诱因作用下,多种疾病相互影响;如急性感染除自身的病理影响外,往往是原有糖尿病患者出现高血糖高渗昏迷、慢性冠状动脉供血不足发生急性心肌缺血(即ACS)等急危重症的直接诱发因素,不仅使病情变得复杂,严重程度增加,也一并增加了诊治难度。除基础疾病及其影响外,老年急诊危重症患者常常面临内环境的严重紊乱,易合并低蛋白血症、贫血、电解质紊乱等情况,如有研究显示,老年组肺炎患者红细胞计数与血红蛋白浓度较成年组显著降低,考虑与病原菌毒素及代谢产物对骨髓红细胞生成的抑制及对红细胞直接破坏有关,加之老年人代偿与恢复较中青年人差,也是导致预后不良的原因之一。

(三) 合并应用多种药物,药物不良反应发生率高

基础疾病复杂导致老年急诊危重症患者可能同时服用多种药物。据报道,老年患者平均每天服用4~6种药物,但只有不到一半(42%)的患者能够大致清楚所有的药物,即使如此,他们也常常记不清药物的剂量和具体使用方法。随着老年人年龄增长,药物的代谢和效应也发生改变,尤其是同时服用多种药物,使得药物不良反应(adverse drug reaction,ADR)的发生率远高于年轻人,并且ADR常常是老年患者急诊的主要原因,遗憾的是其中也只有不到一半的药物不良反应能够得到急诊医师的诊断。有研究显示,1/3左右的老年急诊患者可能至少会使用一种不恰当的药物。药物及药物之间的相互作用都会对治疗及预后产生影响,如外伤前长期服用β受体阻滞剂或糖皮质激素会增加死亡风险,这很可能是由于机体对休克

的正常生理反应被掩盖所致。

（四）认知功能障碍与躯体功能下降

15%～40%的老年急诊患者可能存在认知功能障碍。痴呆的患者沟通困难，不能很好地配合检查和治疗，还容易因为急诊室陌生的环境诱发行为异常。对于认知功能受损的患者，在收集病史的过程中更容易出现差错，延误疾病的诊断和治疗，而患者离开急诊后，服药和治疗的依从性差，出现并发症和死亡的风险也将更高。

研究显示，2/3 的急诊老年患者存在着至少一项日常生活能力（activity of daily living，ADL）受损，只有22%拥有独立的躯体功能，74%的老年患者是因为疾病引起的躯体功能下降才促使他们来到急诊室。值得警惕的是，在急诊的临床评估中，老年患者躯体功能的评估或者往往被忽略或者是 ADL 常常被高估或低估。躯体功能的减退不管是由于急症诱发的还是以前就存在的，都是预测未来患者急诊再次就诊率、住院和住院时间、入住护理院及死亡的重要指标。

（五）器官功能老化，代偿功能低下与病情进展快

很多急诊危重症发生率与年龄增加呈正相关。由于人体器官功能随着年龄的增长呈现不同程度的衰退，器官的代偿和储备能力也明显减弱，临床上一些并不是十分严重的致病原因都可能导致患者器官功能不全，进而产生"多米诺骨牌"效应，引发其他的器官相继出现功能不全或者衰竭，最终导致 MODS，严重影响患者的生存质量和预后。

随年龄增长带来的诸多解剖和生理改变会损害老年患者的应激反应能力，增加死亡风险。如有研究显示，男性 60 岁后、女性 80 岁后尸检发现冠状动脉疾病的患病率可能会达到 75%。文献报道，在老年急诊危重症中肺功能障碍发生率最高、最早，老年人呼吸系统的原发或继发疾病均可成为引起多器官功能衰竭的主要始动机制。与此同时，老年急危重症患者的器官功能损伤具有协同作用，如研究显示，老年重症肺炎患者更易出现肝功能损害，原因可能在于肺部感染时，细菌、病毒等病原体及其产生的毒素直接侵犯或通过诱导白细胞介素、肿瘤坏死因子等炎症因子间接破坏肝细胞及毛细胆管的摄取、排泌，而老年人肝脏的应急储备功能本身就差。

激素的分泌也随着衰老而改变，其中最显著、突然且普遍改变的内分泌系统是女性的下丘脑-垂体-性腺轴，这也是造成老年急诊危重症性别差异小于非老年组的主要原因之一。危重症应激反应会使血浆肾上腺皮质激素浓度升高，以使自身适应、调节机体的病理生理变化。多数研究都显示，老年患者的肾上腺皮质功能相对不全，激素升高的幅度会降低，代偿能力低下。

由于各种脏器功能和内环境稳定性减退，老年人一旦发生急性疾病，其病情迅速进展、恶化。

（六）免疫功能低下，病变易扩散

随着年龄增长，老年人身体抵抗力和免疫力逐渐下降，感染、恶性肿瘤及自身免疫病的风险明显增加。研究显示，在 65 岁以上的人群中，肺炎和流感位居前 10 位死亡原因之列，脓毒症也是急诊危重症患者的主要死亡原因之一。老年患者的感染临床表现不同于年轻患者，严重感染的老年人往往症状较少，20%～30%的患者不发热或仅表现为低热，提示老年患者的抗炎症细胞因子的应答能力减低。老年患者的免疫衰退原因复杂，涉及组织解剖、器官与细胞功能，以及慢性疾病消耗、蛋白质及热量摄入不足等多种因素，导致急性病变更易于扩散，如老年肺炎患者其感染病灶多较非老年组更为广泛，更易发生呼吸衰竭或急性呼吸窘迫综合征（ARDS）等危重状态。

（七）多合并营养不良，病变迁延

有数据显示，老年住院患者中营养不良比例超过 30%，而在老年危重症患者中该比例高达 50%以上。老年危重症患者在应激状态下机体处于高代谢状态，分解代谢增加，氨合成下降等，导致糖、脂和蛋白质代谢严重失调。营养不良会降低老年患者的免疫力及组织修复能力，造成疾病迁延难愈，从而进一步加重机体消耗明显，形成恶性循环导致不良预后。虽然理论认为肠内营养更符合生理需求，可以避免肠黏膜萎缩，保持肠道正常菌群，维持肠道屏障功能，但在实施过程中因老年危重症患者常合并胃肠功能障碍，能够实现早期肠内营养的不足 50%，可耐受完全肠内营养的也不足 20%。

（八）大多数难以进行根治性手术或大剂量药物等根本性治疗

药物及手术治疗包括有创的生命支持疗法，都对患者的心、肺、肝、肾等脏器功能有严格要求。

老年急诊危重症患者常伴有器官功能的严重退化,如肾脏重量在 30~80 岁会减少 25%~30%,50 岁后减幅最大,到 75 岁时 30% 的肾小球遭到破坏,肾脏重量丢失主要发生在肾皮质,最先影响那些对最大尿浓缩最为重要的肾单位,肌酐清除率会随年龄增加而降低(每 10 年下降 7.5~10ml/min)。在感染等因素打击下,肾脏最大程度稀释尿液和排出水负荷的能力极易受损,从而造成内环境稳态的破坏。肝脏质量也随年龄增加而减少 20%~40%,其灌注和血流量减少可高达 50%,相应地,其作为"化学工厂"的合成、降解及分泌等能力在老年急诊患者中都明显降低。基于此,针对老年急诊患者的针对性检查及治疗很难像中青年患者一样及时、全面展开,如造影剂(又称对比剂)可能的肾毒性限制了 CT 肺动脉造影(computer tomography pulmonary angiography,CTPA)等检查在老年人中的应用。心肺疾病等调节内环境稳定性的重要因素发生障碍,会导致老年急诊患者对手术等有创治疗、监护措施耐受性降低,围手术期危险增大,并发症多,死亡率高,文献报道 70 岁以上的老年患者胆道急诊手术死亡率为择期手术的近 3 倍。药物治疗方面,由于器官功能的衰退,老年急诊患者中药代动力学/药效学也发生了明显改变,既造成了治疗的不到位、不彻底,也增加了治疗的副作用和风险,如随着年龄增加,溶栓及抗凝治疗导致大出血的危险性相应增加,造成一部分危重症患者因担心出血而没有进行及时足量的溶栓或抗凝治疗,导致器官功能进一步恶化甚至死亡的发生。

(九) 医源性感染及损伤

在老年急诊危重症患者的诊疗过程中,由于医院特殊环境的影响及患者本身耐受能力的降低,易并发医源性感染及损伤,发生脓毒症、穿刺出血或气胸等,最终造成多器官功能衰竭等后果。有研究报道,老年 ICU 患者住院时间久,长期大量应用抗菌药物及经常伴有气管插管、静脉置管、留置尿管等侵入性操作,造成多重耐药菌(multidrug resistant organism,MDRO)与医院内感染发生率明显高于其他医疗单元。

(十) 心理问题多,影响和加重病情

老年急诊患者中,大多数存在多种慢性病,由于长期病症的折磨,或多或少地存在心理承受能力较差的问题,急性起病时本容易出现紧张、焦虑、恐惧等不良情绪,加上患者家属的恐慌与烦躁,对老年急诊患者的心理更易造成严重的影响,进一步加重患者的病情。一些老年患者出于讳疾忌医或不愿麻烦子女的心理,"能扛则扛",直至病情急剧恶化才到医院就诊,导致就诊延误,治疗难度加大;又因缺乏足够的心理准备,容易产生忧郁甚至绝望的极端心理状态。也有少数老年患者就诊时并没有出现明显的危重症情况,但是在就诊过程中容易受环境、情绪等因素的影响而出现病情的急骤变化。

综上所述,老年急诊危重症患者的发病率和发病程度均与年龄增长相关,因机体器官功能老化、免疫力低下、稳态储备衰减,同时合并多种基础疾病等原因,普遍存在症状与体征不典型、病变易进展或扩散、并发症多、药物间不良反应风险高、认知功能与躯体功能障碍等特点,导致一般性的临床思维与方法受到一定程度的局限,诊治难度加大,病变迁延,预后较差。急诊医师要充分考虑老年危重症患者的临床特点,在诊疗过程中注意全面结合临床情况,针对不同的病理生理状态,制订个体化、精细化的治疗方案,避免刻板化、粗放式的检查治疗方法。有研究表明,在避免医源性损伤的前提下,利用先进的装置及技术手段,适当放宽氧疗等部分治疗指征及手术指征,有助于高龄急危重症患者的预后改善。

(张堃　张新超)

参考文献

1. NICKEL C,BELLOU A,CONROY S. Geriatric emergency medicine [M]. Switzerland:Springer International Publishing,2018.

2. LIMPAWATTANA P,PHUNGOEN P,MITSUNGNERN T. Atypical presentations of older adults at the emergency department and associated factors[J]. Arch Gerontol Geriatr,2016,62:97-102.

3. WIMMER B C,CROSS A J,JOKANOVIC N,et al. Clinical outcomes associated with medication regimen complexity in older people:a systematic review[J]. J Am Geriatr Soc,2017,65(4):747.

4. CORISH CLARE A,BARDON LAURA A. Malnutrition in older adults[J]. Am J Nurs,2018,118(3):34-41.

5. LEBLANC G,BOUMENDIL A,BERTRAND G. Ten things to know about critically ill elderly patients[J]. Intensive Care Med,2017,43(2):217-219.

6. ATRAMONT A,LINDECKER-COURNIL V,RUDANT J,et al. Association of age with short-term and long-term mortality among pa-

tients discharged from intensive care units in France[J]. JAMA Network Open,2019,2(5):e193215.

7. SINHA S K,BESSMAN E S,FLOMENBAUM N,et al. A systematic review and qualitative analysis to inform the development of a new emergency department-based geriatric case management model[J]. Ann Emerg Med,2011,57(6):672-682.

8. SAMARAS N,CHEVALLEY T,SAMARAS D,et al. Older patients in the emergency department:a review[J]. Ann Emerg M,2010,56(3):261-269.

9. 马青变,郑亚安,葛洪霞,等.急诊老年和非老年患者死亡原因比较研究[J].中国急救医学,2013,339(11):1015-1019.

10. 刘宏伟,袁彬,戴建业,等.4 062 例老年急诊患者常见疾病分析[J].中华保健医学杂志,2012,14(6):429-432.

11. MADNI T D,EKEH A P,BRAKENRIDGE S C,et al. A comparison of prognosis calculators for geriatric trauma:a prognostic assessment of life and limitations after trauma in the elderly consortium study[J]. J Trauma Acute Care Surg,2017,83(1):90-96.

12. SCHOUTEN H J,GEERSING G J,KOEK H L,et al. Diagnostic accuracy of conventional or age adjusted D-dimer cut-off values in older patients with suspected venous thromboembolism:systematic review and meta-analysis[J]. BMJ,2013,346:f2492.

13. CORVOISIER P L,BASTUJIGARIN S,RENAUD B,et al. Functional status and co-morbidities are associated with in-hospital mortality among older patients with acute decompensated heart failure:a multicentre prospective cohort study[J]. Age Ageing,2015,44(2):225-231.

第 2 节　老年急诊综合评估

病情评估是急诊医学最重要的内容之一,快速准确地评估患者病情是临床工作的重要环节。老年患者因老化及慢性病等导致的特殊病理生理变化,临床表现复杂多样,隐匿性大,病情危重,进展与变化快,死亡率高,特别是出现急症时的临床表现和处理远较中青年人复杂,因此更需要对老年急诊患者进行多层次、全方位评估,结合其病理、生理、认知、心理和社会支持等情况进行整体评价后综合处理。

就"急危重症"而论,或许包括急症与危重症两个层面。就"评估"而论,主要包括评估严重程度和评价预后,其中对急症的"评估"更偏向于其危险分层,目的在于对急症高危患者采取更为积极的治疗干预措施等;对"危重症评估"则在于更多地了解病情动态变化,评估患者面临死亡或严重并发症的危险,并指导治疗措施的恰当选择与医疗资源的合理利用。老年急危重症患者的评估强调首要性和反复性,根据病情进一步确定监测的强度与频度,对高龄老年患者的评估应更加积极。

如前所述,由于老年人生理、病理的特殊性,导致老年急危重症有不同于中青年患者的特点,所以对老年急危重症的病情评估与处理虽有突出整体的特殊之处,但核心原则同样是本着先"救命"后"治病"的理念,首先稳定生命体征与主要病理生理变化,与此同时确定病因,实施针对性治疗。

疾病的严重程度与预后(包括病程中可能出现的严重并发症)间的关系甚为密切,客观、动态地评价疾病的病情变化和严重程度对于了解疾病发生、发展规律,预知或及早发现可能出现的并发症,并早期干预以阻止疾病的进展、努力救治可预防性死亡(preventble death)有重要意义。

老年急诊综合评估主要基于:①临床表现(侧重发现异于患者平常基线状态的症状和体征);②相关急诊检验、检查结果;③临床动态监测;④恰当引入评分系统,进行综合分析。

一、生命体征监测

急危重症需要常规评估生命体征,主要包括体温、呼吸、脉搏和血压。评估老年急危重症患者的生命体征时,需特别关注与年龄及基础疾病相关的变化。

(一) 体温

1. 监测方法 有口测法、腋测法、肛测法、耳测法、膀胱测法等,其中肛测法、耳测法较适合老年急危重症患者。对于伴认知和意识障碍的老年急危重症患者,口测法存在风险已基本摒弃不用;昏迷患者和/或严重营养不良患者如采用腋测法,因无法"夹紧"体温计而影响测量结果,同样不建议使用。膀胱测法间接测量膀胱温度,其优点有:①操作简便,一项操作取得两项数据,即尿量检测和体温变化检测;②测温导尿管固定方便、稳妥,气囊内固定,不易滑脱;③膀胱温度能够反映深部体温变化,比腋窝温度等敏感;④测温导尿管系一次性使用,不需要反复清洁消毒,减低护理工作量及医院感染风险;⑤测温导尿管实时监测体温,动态反映体温变化,对于判断热型更有利。因此,膀胱测法的临床意义值得进一步探索,尤其对体温变化大、发热或需要做亚低温治疗的老年急危重症患者更是如此。

2. 临床意义　老年急危重症体温升高多见于感染性疾病、中暑、甲状腺功能亢进、恶性肿瘤、风湿免疫系统及血液系统疾病;体温降低则见于休克、大出血、慢性消耗性疾病、甲状腺功能低下、重度营养不良、年老体弱、低温环境中暴露时间过长等。临床观察到,老年急危重症患者往往基础体温偏低,加之这类患者常合并慢性消耗性疾病或营养不良,因此,即使患者检测体温在正常范围,亦不能轻易忽略发热的可能。

（二）脉搏

1. 监测方法　常选择两侧桡动脉和/或足背动脉。正常心脏节律时,脉搏次数与心跳次数一致,两侧对称。

2. 临床意义　正常成人脉搏 60~100 次/min,老年人可慢至 55~75 次/min。因此,老年急危重症脉搏如轻微低于正常,可考虑是正常情况;反之,患者即便脉搏在正常范围内,也要考虑有脉搏增快的可能。此外,单侧脉搏减弱或无脉,提示动脉硬化甚至闭塞性病变。

（三）呼吸

1. 监测　呼吸监测包括呼吸频率、节律和呼吸深度。正常成人平静呼吸时频率 16~20 次/min。

2. 临床意义

（1）呼吸频率改变:呼吸增快可见于正常人（情绪激动、运动、进食、环境温度升高等）,异常见于发热、肺炎、哮喘、心力衰竭、贫血等;呼吸减慢见于颅内压增高、颅内占位性病变、麻醉剂或镇静剂使用过量、胸膜炎等。

（2）呼吸节律改变:如陈-施呼吸（潮式呼吸）,见于重度脑缺氧、贫血、严重心脏病、尿毒症晚期等危重症;点头样呼吸见于濒死状态;间停呼吸见于脑炎、脑膜炎、颅内压增高、干性胸膜炎、胸膜恶性肿瘤、肋骨骨折、剧烈疼痛时。

（3）呼吸深度改变:深而大的呼吸见于严重的代谢性酸中毒、糖尿病酮症等;呼吸浅则见于药物过量、肺气肿、电解质紊乱等。

（四）血压

1. 监测　血压是评估循环的客观和可视性指标,监测包括收缩压、舒张压及平均动脉压。

2. 临床意义

（1）血压下降是休克晚期（失代偿）主要征象之一,在老年人更是如此。由于诸多老年急危重症合并有高血压,患者的基线血压较高,即使已发生休克,其血压也未必降低到一般性低血压或休克血压的水平,正因如此,特别强调评价老年急危重症的血压变化远比表观测量值更有临床指导意义。

（2）脉压减小可以是休克早期代偿的标志,但老年人常因动脉硬化致脉压增大,故脉压减小对老年休克患者而言并不是理想的观察指标。

（3）平均动脉压是评估器官灌注的可靠参数,它与充分的组织灌注密切相关;平均动脉压水平也是休克初始复苏的靶目标之一。

二、急性器官功能障碍评估

（一）急性神经功能障碍

1. 临床表现

（1）昏迷:为严重的意识障碍,包括嗜睡、浅昏迷、中昏迷和深昏迷。

（2）谵妄:在老年急危重症患者中很常见,特征是注意力和意识发生障碍,与一种或几种其他认知缺陷（记忆、定向障碍、语言、视觉空间能力或知觉）相关。多种情况可以导致谵妄,包括某些急诊常用药物。既往痴呆（确诊或未诊断）、病前功能损害、听力障碍、既往脑血管病史和癫痫,是导致老年急危重症患者发生谵妄的易感因素。

（3）其他可能危及生命的神经功能异常:①晕厥伴全身不适,可能是危及生命的非典型症状,包括急性冠脉综合征、肺动脉栓塞或腹主动脉瘤等;②睡眠障碍,如失眠、夜尿频繁、夜间烦躁和抑郁,也可能是危及生命疾病（如心力衰竭）的早期表现。

2. 急诊检验、检查

（1）血糖:急诊快速检验随机血糖以排除低血糖症。

（2）脑脊液:对意识障碍老年急危重症患者,必要时考虑行腰椎穿刺送检脑脊液。

（3）动脉血气分析:急诊检验确定严重低氧血症、高碳酸血症或呼吸衰竭,以及是否存在循环低灌注引起的高乳酸血症等。

（4）肝、肾功能与电解质:急诊检验以排除代谢性脑病、电解质紊乱（如高、低钠血症等）引起的神经功能障碍。

（5）超声：经颅多普勒超声（TCD）脑血流监测对老年急危重症患者的应用主要包括评估脑血管痉挛、间接评估脑血流量，以及评价脑血管自身调节功能。

神经肌肉源性呼吸衰竭：对于老年急危重症不明原因的呼吸衰竭，鉴别诊断需考虑神经肌肉起源的膈肌无力。自主呼吸时膈肌增厚大于20%，超声偏移大于2.5cm，可排除膈肌来源的呼吸衰竭。

（6）头颅影像学：主要有 CT 平扫、CT 增强扫描及磁共振成像（MRI）等，老年急危重症应根据具体病情进行适当选择。CT 平扫是急性脑血管病的常规和首选检查手段，用来排除颅内出血性疾病；CT 增强扫描有助于排除颅内占位性病变，在此基础上重建的 CT 血管成像（CTA）有助于评估脑血管情况。MRI 评估缺血性脑血管病的价值优于 CT，对于颅内肿瘤、腔隙性脑梗死的鉴别尤显重要。

3. 动态监测

（1）颅内压（ICP）：ICP 监测技术有多种，如脑室引流监测、脑实质探头、蛛网膜下腔探头、硬膜外探头、腰椎穿刺测压及经颅多普勒等，临床主要用于评估重度脑创伤、脑出血、缺血性脑卒中后并发严重脑水肿、缺氧性脑损伤、中枢神经系统感染等。

（2）颈静脉血氧饱和度（SjvO$_2$）：SjvO$_2$ 是脑代谢相关监测指标，临床主要应用于脑创伤、蛛网膜下腔出血、弥漫性脑缺氧损伤等。

4. 评分系统

（1）格拉斯哥昏迷量表（GCS）：GCS 用于评估患者的意识状态，目前临床应用最广。GCS 由三部分组成（表 5-2-1），即睁眼反应、语言反应、运动反应，通过所得分数总和判断意识障碍程度，分值越低病情越重。正常值为 15 分，8 分以下为昏迷，3 分提示脑死亡或预后不良。

GCS 评分用于老年急危重症时应当注意：①不能反映极为重要的脑干功能状态；②对老年人反应迟钝、语言不通、聋哑、精神障碍等急危重症不宜使用。

表 5-2-1　格拉斯哥昏迷量表

睁眼反应	语言反应	运动反应
自发性的睁眼反应（4 分） 声音刺激有睁眼反应（3 分） 疼痛刺激有睁眼反应（2 分） 任何刺激均无睁眼反应（1 分）	对人物、时间、地点等定向问题清楚（5 分） 对话混淆不清，不能准确回答有关人物、时间、地点等问题（4 分） 言语不流利，但字意可辨（3 分） 言语模糊不清，字意难辨（2 分） 任何刺激均无言语反应（1 分）	可按吩咐动作（6 分） 能确定疼痛定位（5 分） 对疼痛刺激有肢体躲避反应（4 分） 疼痛刺激时肢体过屈（去皮质强直）（3 分） 疼痛刺激时肢体过伸（去大脑强直）（2 分） 疼痛刺激时无反应（1 分）

（2）谵妄评估量表：包括里士满躁动-镇静量表（the Richmond Agitation-Sedation Scale，RASS）（表 5-2-2）、ICU 意识模糊评估法（the Confusion Assessment Method for the Intensive Care Unit，CAM-ICU）（表 5-2-3）和重症监护谵妄筛查量表（Intensive Care Delirium Screening Checklist，ICD-SC）（表 5-2-4）。具体评估步骤：第一步使用 RASS，如 RASS 是-4 或-5 分，停止评估；如 RASS 在-3 到+4 分之间，启动第二步使用 CAM-ICU；CAM-ICU 主要包含以下几个方面，即患者出现突然的意识状态改变或波动、注意力不集中、思维紊乱及意识清晰度下降；第三步使用 ICDSC，总分计 8 分，≥4 分提示存在谵妄。

表 5-2-2　里士满躁动-镇静量表（RASS）

评分	医学术语	描述
+4	有攻击性	有暴力行为
+3	非常躁动	试着拔出呼吸管、胃管或静脉滴注管
+2	躁动焦虑	身体激烈移动，无法配合呼吸机
+1	不安焦虑	焦虑紧张但身体只有轻微的移动
0	清醒平静	清醒自然状态
-1	昏昏欲睡	没有完全清醒，但可保持清醒超过 10 秒
-2	轻度镇静	无法维持清醒超过 10 秒
-3	中度镇静	对声音有反应
-4	重度镇静	对身体刺激有反应
-5	昏迷	对声音及身体刺激都无反应

表 5-2-3　ICU 意识模糊评估法（CAM-ICU）

临床特征	评价指标
1. 精神状态突然改变或起伏不定	患者是否出现精神状态的突然改变？ 过去 24 小时是否有反常行为，如：时有时无或时而加重时而减轻？ 过去 24 小时镇静评分（SAS 或 MASS）或昏迷评分（GCS）是否有波动？
2. 注意力散漫	患者是否有注意力集中困难？ 患者是否有保持或转移注意力的能力下降？ 患者注意力筛查（ASE）得分多少？（如：ASE 的视觉测试是对 10 个画面的回忆准确度；ASE 的听觉测试是对一连串随机字母读音中出现"A"时点头或捏手示意）
3. 思维无序	若患者已经脱机拔管，需要判断其是否存在思维无序或不连贯，常表现为对话散漫离题、思维逻辑不清或主题变化无常 若患者在呼吸机辅助状态下，检查其能否正确回答以下问题： ①石头会浮在水面上吗？②海里有鱼吗？③一磅比两磅重吗？④你能用锤子砸烂一颗钉子吗？ 在整个评估过程中，患者能否跟得上回答问题和执行指令？ ①你是否有一些不太清楚的想法？②举这几个手指头（检查者在患者面前举两个手指头）；③现在换只手做同样的动作（检查者不再重复动作）。
4. 意识程度变化（指清醒以外的任何意识状态，如警醒、嗜睡、木僵或昏迷）	清醒：正常、自主地感知周围环境，反应适度 警醒：过于兴奋 嗜睡：瞌睡但易于唤醒，对某些事物没有意识，不能自主、适当地交谈，给予轻微刺激就能完全觉醒并应答适当 昏睡：难以唤醒，对外界部分或完全无感知，对交谈无自主、适当的应答。当予强烈刺激时，有不完全清醒和不适当的应答，强刺激一旦停止，又重新进入无反应状态 昏迷：不可唤醒，对外界完全无意识，给予强烈刺激也无法进行交流

表 5-2-4　重症监护谵妄筛查量表（ICDSC）

项目		评估标准	分值
意识状态改变的水平	A	无反应	0
	B	对于加强的和重复的刺激有反应	0
	C	对于轻度或中度刺激有反应	1
	D	正常清醒	0
	E	对正常刺激产生夸大的反应	1
注意力不集中		无	0
		有	1
定向力障碍		无	0
		有	1
幻觉、幻想性精神病状态		无	0
		有	1
精神运动性兴奋或迟钝		无	0
		有	1
不恰当的言语或情绪		无	0
		有	1
睡眠/觉醒周期紊乱		无	0
		有	1
症状波动		无	0
		有	1

（二）急性心功能、循环障碍

1. 临床表现

（1）肺淤血（肺水肿）：主要为呼吸困难，以端坐呼吸、夜间阵发性呼吸困难为特征；咳嗽并咳（粉红色）泡沫痰，肺部湿啰音、伴或不伴哮鸣音，心脏奔马律。

（2）体循环淤血：颈静脉充盈、外周水肿（双侧）、肝淤血（肝大伴压痛）、肝-颈静脉回流征、胃肠淤血（腹胀、纳差）、腹水。

（3）组织器官低灌注，聚焦"三个窗"：①中枢神经"窗"，表现为头晕、躁动不安或意识模糊；②末梢"窗"，表现为四肢皮肤湿冷、毛细血管再充盈时间延长；③肾"窗"，表现为少尿[尿量 < $0.5ml/(kg \cdot h)$]。

2. 急诊检验、检查

（1）心肌坏死（损伤）标志物：评价是否存在

心肌损伤、坏死及其严重程度,确定急性心肌梗死。多种原因如重症心力衰竭、严重脓毒症等可损伤心肌,血清中心肌肌钙蛋白(cTn)水平可持续升高,有助于评估其严重程度和预后。

(2)脑利尿钠肽(BNP):所有疑似心力衰竭的老年患者均应行利尿钠肽检测。血浆 BNP<100ng/L、N-末端脑利尿钠肽前体(NT-proBNP)<300ng/L、心房利尿钠肽前体中肽段(MR-proANP)<120ng/L 为排除急性心力衰竭的切点。要注意,评估老年急危重症时,NT-proBNP 水平应根据年龄和肾功能不全加以分层:>60 岁者血浆浓度>900ng/L,>75 岁者>1 800ng/L,肾功能不全(肾小球滤过率<60ml/min)时应>1 200ng/L。NT-proB-NP>5 000ng/L,提示心力衰竭患者短期死亡风险较高;NT-proBNP>1 000ng/L 则提示长期死亡风险较高。

(3)动脉血气分析:老年急性循环衰竭患者的 PaO_2 常有不同程度降低及代谢性酸中毒,血气分析是评估严重程度、指导治疗的必要监测。

(4)心电图:老年急危重症患者均应行 12 导联心电图检查。怀疑急性冠脉综合征者,建议加做 18 导联心电图。

(5)影像学检查

胸部 X 线:对于发现有肺静脉淤血、胸腔积液、间质性或肺泡性肺水肿者,心影增大有价值。

超声:急诊床旁超声心动图可准确评估心脏形态、结构、运动与功能,尤其可清晰甄别是收缩功能还是舒张功能异常;肺部超声可发现肺水肿征象如出现多条 B 线。超声评估下腔静脉变异度,可据此了解机体容量状态及容量反应性,指导休克患者容量复苏。

3. **动态监测** 主要包括无创血流动力学监测和有创血流动力学监测两类,前者包括心电监护、无创血压、脉搏血氧饱和度(SpO_2)、无创心功能等,后者包括有创动脉血压、中心静脉压(CVP)、肺动脉压、心输出量(CO)和脉搏指示持续心输出量(PiCCO)等。

(1)无创血流动力学监测

心电监护:老年急危重症尤其伴多器官功能不全者,均应行心电监护,可同时实现对 SpO_2 的动态评估。

无创心功能:无创心输出量监测(NICOM)是基于生物电阻抗的无创血流动力学监测技术,通过分析经过胸腔内振荡电流相对位相的变化,从而计算出血流动力学参数。具体监测参数包括每搏输出量(SV)、每搏输出量指数(SVI)、CO、心脏指数(CI)、外周总阻力(TPR)、外周总阻力指数(TPRI)及胸腔液体含量(TFC)。

(2)有创血流动力学监测

有创动脉血压:反映每一个心动周期内的血压变化情况。老年急危重症患者需反复测量血压、反复采取动脉血样送检血气分析等,建议行有创血压监测。

CVP:与血容量、静脉压力和右心功能有关,可反映右心前负荷。

肺动脉漂浮(Swan-Ganz)导管:Swan-Ganz 导管适用于对血流动力学指标、肺脏和机体组织氧合功能的监测。通过 Swan-Ganz 导管可获得的血流动力学参数主要包括 3 个方面:压力参数(包括右房压、肺动脉楔压、肺动脉压)、流量参数(主要为心输出量)和氧代谢相关参数(混合静脉血氧饱和度)。

PiCCO:可相对全面地反映血流动力学参数和心脏舒缩功能变化,不但可以连续测量心输出量,还可以测量胸腔内血容量和血管外肺水量,以利于更好地了解心脏前负荷和肺水肿情况。

4. **评分系统**

(1)纽约心脏协会(NYHA)心功能分级:适用于对老年急危重症患者基线心功能评估,见表 5-2-5。

表 5-2-5 NYHA 心功能分级

分级	症状
I 级	患者有心脏病但活动量不受限制,平时一般活动不引起疲乏、心悸、呼吸困难或心绞痛等症状
II 级(轻度心衰)	心脏病患者的体力活动受到轻度限制,休息时无自觉症状,但平时一般活动可出现上述症状,休息后可很快缓解
III 级(中度心衰)	心脏病患者体力活动明显受到限制,小于平时一般活动即引起上述症状,休息较长时间后方可缓解
IV 级(重度心衰)	心脏病患者不能从事任何体力活动,休息状态下也出现心衰的症状,体力活动后加重

（2）心功能 Killip 分级：适用于评估急性心肌梗死患者的心功能状态，见表5-2-6。

表5-2-6 急性心肌梗死的 Killip 分级

分级	表现	近期病死率
Ⅰ级	无明显心功能损害，肺部无啰音	6%
Ⅱ级	轻至中度心衰，肺部啰音和 S_3 奔马律，以及胸部 X 线片显示肺淤血	17%
Ⅲ级	重度心衰，肺啰音超过两肺野的50%，胸部 X 线片显示肺水肿	38%
Ⅳ级	心源性休克，伴或不伴肺水肿	81%

（三）急性呼吸功能障碍

1. 临床表现

（1）低氧血症：呼吸困难、发绀。

（2）高碳酸血症：①中枢神经功能障碍，表现为嗜睡，以至神志不清、昏迷；②心血管功能障碍，因血管扩张或收缩程度而异，如球结膜充血水肿、颈静脉充盈、周围血压下降等；③扑翼样震颤，提示二氧化碳潴留。

2. 急诊检验、检查

（1）动脉血气分析：对于有呼吸困难主诉或问题的老年急诊患者应迅速完善该检验，依据结果可确定急性呼吸衰竭并进行分型。

（2）肺功能测定：包括肺容积、通气功能、换气功能，以及呼吸力学、气道阻力、支气管舒张试验、气道反应性、运动心肺功能等测定，适用于评估患者肺功能基线水平，但对老年急危重症患者难以推广使用。

（3）胸部影像学：对急性呼吸衰竭的诊断、监测和潜在疾病评估有非常重要的作用，包括普通 X 线、CT、胸部超声及正电子发射计算机断层显像（PET-CT）等。

床旁 X 线：最常用，快速地为老年急危重症患者提供有用的信息，其简单易操作的特性为评估提供了便利，但也存在诸多局限性，比如患者配合度差、成像相对模糊、难以定位等。

超声：评估肺部的充气征象并对肺水肿进行判断，可以有效地识别游离胸腔积液，进行半定量评估，并指导胸腔穿刺。对难治性中重度 ARDS 患者，超声检查可描述和识别肺血管损伤导致的右心功能障碍，并且能指导呼吸机的参数设定，同时可识别机械通气脱机失败的高危患者，并在患者程序化脱机过程中根据肺水肿等变化情况动态调整治疗策略。

CT：目前仍然是评估 ARDS、肺炎、气胸等的"金标准"，但老年急危重症患者不宜搬运，评估价值有所受限。

3. 动态监测

（1）血氧饱和度：一般正常血氧饱和度不低于94%，在94%以下为供氧不足。存在长期慢性缺氧的老年危重症患者，如合并有慢性阻塞性肺气肿，肺功能严重低下，其血氧饱和度可能始终维持在正常或轻度低于正常范围。

（2）呼气末二氧化碳分压（$PetCO_2$）：作为一种无创监测技术已被认为是除体温、呼吸、脉搏、血压、动脉血氧饱和度以外的"第六"基本生命体征，$PetCO_2$ 和 CO_2 曲线图对判断肺通气和血流变化具有特殊的临床意义。适应证为呼吸机的安全应用、各类呼吸功能不全、心肺复苏、严重休克、心力衰竭和肺梗死、确定全身麻醉下气管内插管的位置。$PetCO_2$ 过高的生理意义是肺泡通气不足或输入肺泡的 CO_2 增多，过低主要是肺泡通气过度或输入肺泡的 CO_2 减少。

4. 评分系统 基于柏林定义的 ARDS 评估：氧合指数 = 动脉血氧分压（PaO_2）/吸入氧浓度（FiO_2），$200mmHg < PaO_2/FiO_2 \leq 300mmHg$ 为轻度，$100mmHg < PaO_2/FiO_2 \leq 200mmHg$ 为中度，$PaO_2/FiO_2 \leq 100mmHg$ 为重度。

（四）急性凝血功能障碍

1. 临床表现

（1）出血：最常见，可有多部位出血表现（如皮肤瘀斑、紫癜、咯血、消化道出血等）。

（2）休克与器官功能障碍：广泛微血栓形成导致器官缺血而发生功能障碍，严重者发生器官功能衰竭。累及器官有肾（少尿、蛋白尿、血尿等）、肺（呼吸困难、肺出血）、肝（黄疸、胆酶分离），以及急性肾上腺皮质功能衰竭、垂体功能衰竭。

（3）贫血：由于出血和红细胞破坏，弥散性血管内凝血（DIC）患者可伴有微血管病性溶血性贫血。

2. 急诊检验、检查

（1）血常规：血小板减少（血小板计数 $<100 \times 10^9/L$），当血小板计数 $<50 \times 10^9/L$ 时出血风险明

显增加。破碎红细胞增多(>1%),常见于血栓性微血管病及心脏植入瓣膜或装置故障。

(2)止、凝血功能:评估凝血酶原时间、活化部分凝血活酶时间、凝血酶时间、纤维蛋白原、D-二聚体、国际标准化比值(INR)。

(3)血栓弹力图(TEG):普通检测(患者凝血全貌)、肝素检测、抗血小板药检测。

3. 动态监测　动态监测血小板计数、破碎红细胞和凝血功能。采用 Hunt 分类法将凝血功能分成四类:①血小板减少、凝血功能正常,血涂片没有破碎红细胞,系各种原因引起的血小板减少症;②血小板减少、凝血功能正常,血涂片存在破

碎红细胞,通常见于血栓性微血管病,如血栓性血小板减少性紫癜/溶血性尿毒综合征;③血小板减少,存在凝血障碍,系造成凝血因子大量消耗的疾病如 DIC;④血小板正常,存在凝血障碍,系引起凝血因子生成减少或者抑制凝血因子的疾病,如肝衰竭、口服抗凝药。

4. 评分系统　国际血栓与止血协会(ISTH)DIC 评分系统见表 5-2-7,分为:①DIC 前期(pre-DIC),指出现某些 DIC 的临床表现和/或实验室检查指标,但未达到诊断标准的代偿状态(评分<5分);②显性 DIC,指患者已处于失代偿期,即临床典型 DIC(评分≥5分)。

表 5-2-7　ISTH DIC 评分系统

DIC 相关临床情况:脓毒血症/重症感染(任何微生物)、创伤(如多发伤、神经创伤、脂肪栓塞)、器官衰竭(如重症胰腺炎)、恶性肿瘤、血管畸形、大动脉瘤、重症肝衰竭、严重毒性或免疫反应、毒蛇咬伤、毒品、输液反应、移植物排斥等
危险评估:患者是否具有以上罗列的 DIC 相关性问题? 如果是,请继续;如果否,不适用于下表

指标	0分	1分	2分	4分
血小板计数/(×10^9·L^{-1})	≥100	50~<100	<50	
纤维蛋白降解产物(FDP)	不高		轻度升高	明显升高
凝血酶原时间(PT)/s	<3	3~<6	≥6	
纤维蛋白/(g·L^{-1})	≥1	<1		

注:ISTH≥5分提示消耗性凝血病,每日重复监测;<5分提示可能为非明显消耗性凝血病,1~2日复查。

(五)急性胃肠功能障碍

1. 临床表现

(1)呕吐:对于老年急危重症患者,呕吐和反流很难区分,应注意评估。

(2)胃残余量增多:胃残余量大于 1 000ml/24h 是胃肠动力明显不足的标志。

(3)麻痹性肠梗阻:连续≥3 天无大便,无机械性梗阻,此时肠鸣音可能存在也可能不存在。

(4)腹痛(胀)与腹泻。

(5)胃肠道出血。

值得注意的是,一方面,老年急危重症患者罹患危及生命的疾病如脑卒中、急性冠脉综合征(特别是下壁梗死)、代谢紊乱(低钠血症)和严重的药物不良反应(如阿片类药物、地高辛中毒),病变虽非发生于腹部,但可表现为食欲减退、恶心、呕吐;另一方面,当腹部发生急性危及生命病变如急性肠系膜缺血时,老年患者可以不出现腹痛或腹部压痛,早期仅有呕吐和腹泻表现。

2. 急诊检验、检查

(1)三大常规(血、尿、粪+潜血)。

(2)淀粉酶、脂肪酶:老年急危重症患者出现明显高淀粉酶血症和高脂肪酶血症时,评估常需考虑三种情况:①需要重症监护的重症急性胰腺炎(伴有器官衰竭、局部并发症或者伴发疾病的恶化);②非胰腺疾病的危重状态,如急性心肌梗死、糖尿病酮症酸中毒、急性颅脑损伤、急性肝肾功能损伤及中毒性表皮坏死松解症等;③偶发高淀粉酶血症和高脂肪酶血症,但缺乏真性胰腺炎诊断依据(包括持续性的上腹痛、血浆淀粉酶或者脂肪酶超过正常值上限的三倍和/或腹部影像学有胰腺炎的典型征象),建议动态随访,观察指标变化。

(3)转氨酶和 γ-谷氨酰转肽酶(GGT):可用于排除胆道疾病。血清天冬氨酸转氨酶(AST)和丙氨酸转氨酶(ALT)升高可以是急性心力衰竭情况下缺氧性肝损伤的迹象,需要立即采取措施改善血流动力学,在没有明显肝损伤或甲状腺功能减退情况下,横纹肌溶解可致酶学升高;出现于多

合并症的老年急危重症患者时,可能是由药物不良反应引起。

（4）心肌损伤（坏死）标志物:以排除急性冠脉综合征并评价心肌损伤情况。

（5）腹部影像学

X 线检查:急诊检查以排除胃肠穿孔、肠梗阻。

增强 CT 和 CTA:以排除急性主动脉夹层和主动脉瘤、急性肠系膜血栓形成。

超声:应用床旁超声检测胃窦面积变化,评估老年急危重症有无胃肠动力衰竭。具体操作为:患者取半卧位（45°）,用 300ml 温开水 2 分钟内快速充盈胃腔,测定充盈后 6 分钟内胃窦收缩频数,以每 2 分钟收缩次数记为胃窦收缩频率（ACF）,然后连续测量 3 次胃窦最大舒张（S 舒张）和收缩（S 收缩）时面积,计算胃窦面积变化 ΔS（ΔS＝S 舒张－S 收缩）,ΔS/S 舒张代表胃窦收缩幅度（ACA）,ACF 与 ACA 的乘积即为胃窦运动指数（MI）。

3. 动态监测　主要监测腹内压,目前膀胱内压力测定法最常用,具有创伤小、相关性好、操作

简单、经济实用的优点,适用于老年急危重症患者的床旁监测。

4. 评分系统

（1）急性胃肠损伤评估:急性胃肠损伤分级见表 5-2-8。

表 5-2-8　急性胃肠损伤分级

分级	临床表现
Ⅰ 级	自限性阶段:发展为胃肠功能障碍或胃肠功能衰竭的风险较大,表现为已知的、与某个病因相关的、暂时的胃肠症状
Ⅱ 级	胃肠功能障碍阶段:胃肠道不能完成消化和吸收来满足人体对营养素和水分的需求,但通过临床干预,可恢复胃肠功能
Ⅲ 级	胃肠功能衰竭阶段:胃肠功能丧失,尽管给予干预,也不能恢复胃肠功能和一般情况
Ⅳ 级	胃肠功能衰竭并严重影响远隔器官功能,危及生命

（2）误吸风险评估:见表 5-2-9。

（3）肠内营养耐受性评估:见表 5-2-10。

表 5-2-9　误吸风险评估量表

评价内容	评价计分标准		
	1 分	2 分	3 分
年龄	10~49 岁	50~80 岁	>80 岁
神志	清醒	清醒+镇静	昏迷
痰	少	多+稠	多+稀薄
合并老年痴呆、脑血管意外、重症肌无力、帕金森病	无	1 种	1 种以上
饮食	禁食	普食	流质或半流质
体位	半卧≥30°	半卧<30°	平卧
饮水试验	1 级	2 级	3 级及以上
人工气道机械通气	无	有	—
总分			

注:评价标准,10~12 分为低度危险,13~18 分为中度危险,19~23 分为重度危险。

表 5-2-10　肠内营养耐受性评估表

表现	评分
正常	0
3 天内肠内营养量小于计算量 50%,或因腹部术后无法喂养	1
喂养不耐受（因高度胃潴留、呕吐、肠扩张、严重腹泻而无法实施肠内营养）	2
喂养不耐受+腹腔高压（腹内压>12cmH₂O）（1cmH₂O＝0.098kPa）	3
腹腔间质综合征（腹内压>20cmH₂O 伴新发器官衰竭）	4

（六）急性肾功能障碍

1. 临床表现

（1）少尿：监测 24 小时尿量，急性肾衰竭分少尿型（<400ml/d）和非少尿型。老年急危重症患者建议监测每小时尿量，尿量小于 0.5ml/（kg·h）持续 6 小时提示肾功能障碍。

（2）水肿：可通过监测体重变化，间接反映机体水潴留状况。

2. 急诊检验、检查

（1）血肌酐：原肾功能正常者血肌酐升高>177μmol/L（2mg/dl），或原有肾功能异常者血肌酐升高大于原水平 50%，并伴有尿素氮等氮质代谢产物潴留者，提示急性肾功能障碍。

（2）肾小球滤过率（GFR）：GFR 不能直接测量，只能通过某些外源性或内源性标志物来间接计算。老年急危重症发生急性肾功能不全早期常无典型症状，故 GFR 对评估老年肾脏滤过功能显得十分重要。

（3）血电解质：应排除电解质异常，如高钠血症、低钠血症、低钾血症、高钾血症、高钙血症或低钙血症。

（4）超声：床旁超声评估老年急性肾功能障碍，可准确评估肾脏大小、结构、肾血管及血流。

3. 动态监测　连续尿量观察，连续检测血肌酐等计算清除率。

4. 评分系统　急性肾损伤（AKI）临床评价采用 KDIGO 分期（参见第 15 章表 15-1-1）。

三、老年急危重症综合评分系统

急危重症评分是根据疾病的一些重要症状、体征和生理参数等进行加权或赋值，从而对其严重程度乃至预后包括面临的死亡危险进行量化评价，对于老年急危重症患者而言更是如此。

一般危重患者评分系统分为疾病特异性和非特异性，目的是用于反映疾病严重程度和/或预测患者预后。近年危重患者各种评分研究发展迅速，然而针对老年急危重症患者的评分系统尚不完善。下面简要介绍与老年或与年龄相关的急危重症患者评分系统。

（一）老年风险评估（elder risk assessment，ERA）

ERA 是利用电子病历记录中现成数据制定的，用于识别和确定处于不良结果高风险的老年患者，该评分已被证明可以预测急诊科急诊次数、住院时间、死亡率和安置养老院情况。美国一项关于 ERA 的回顾性队列研究显示，ERA 不仅可以预测入院或急诊就诊的风险，以及死亡率和入住老年护理院的风险，还可以预估出现危重情况如机械通气和脓毒症等的风险。ERA（表 5-2-11）包含年龄、上次住院时间和共病状态，评分从-1 分到 43 分，大于 16 分说明存在住院的高风险，ERA 适用于对门急诊老年危重症患者住院必要性的筛选评估。

表 5-2-11　老年风险评估（ERA）量表

项目	评分
已婚	-1
年龄 70~79 岁	1
年龄 80~89 岁	3
年龄 90 岁及以上	7
近 2 年住院天数 1~5 天	5
近 2 年住院天数 6 天及以上	11
糖尿病病史	2
冠心病/心肌梗死/慢性心力衰竭病史	3
脑卒中病史	2
COPD 病史	5
肿瘤病史	1
痴呆病史	3

（二）急性生理学和慢性健康状况评价（acute physiology and chronic health evaluation，APACHE）

APACHE Ⅱ评分是目前使用最广泛的病情严重程度评分系统，其内容是对影响急性疾病结果的三类因素（既往疾病、患者脏器储备功能和急性疾病的严重程度）进行评分，每个变量的权重从 0 到 4，分数越高表示偏离正常值的程度越大（表 5-2-12）。APACHE Ⅱ在患者入住 ICU 后的前 24 小时内进行测量，最高得分为 71 分，25 分预测死亡率为 50%，35 分以上预测死亡率为 80%。由于包含对既往疾病及脏器储备功能的评估，优先建议用于对老年急危重症患者的综合评估。

表 5-2-12　APACHE Ⅱ评分系统

A 急性生理学评分

指标	4分	3分	2分	1分	0分	1分	2分	3分	4分	得分
肛温/℃	≥41	39~40.9		38.5~38.9	36~38.4	34~35.9	32~33.9	30~31.9	≤29.9	
平均动脉压/mmHg	≥160	130~159	110~129		70~109		50~69		≤49	
心室率/(次·min⁻¹)	≥180	140~179	110~139		70~109		55~69	40~54	≤39	
呼吸频率/(次·min⁻¹)	≥50	35~49		25~34	12~24	10~11	6~9		≤5	
$D_{(A\text{-}a)}O_2(FiO_2 \geq 0.5)$	≥500	350~499	200~349		<200					
$PaO_2(FiO_2 < 0.5)$					>70	61~70		55~60	<55	
pH	≥7.7	7.6~7.69		7.5~7.59	7.33~7.49		7.25~7.32	7.15~7.24	<7.15	
血清钠/(mmol·L⁻¹)	≥180	160~179	155~159	150~154	130~149		120~129	111~119	≤110	
血清钾/(mmol·L⁻¹)	≥7	6~6.9		5.5~5.9	3.5~5.4	3~3.4	2.5~2.9		<2.5	
血清肌酐/(mg·dl⁻¹)（急性肾衰竭时乘以 2）	≥3.5	2~3.4	1.5~1.9		0.6~1.4		0.6			
血细胞比容/%	≥60		50~59.9	46~49.9	30~45.9		20~29.9		<20	
外周血白细胞计数/(×10⁹·L⁻¹)	≥40		20~39.9	15~19.9	3~14.9		1~2.9		<1	
GCS 评分			E 睁眼：　　　V 语言：　　　M 运动：　　　GCS=（　　）							15－GCS
血清 HCO_3^-/(mmol·L⁻¹)	≥52	41~51.9		32~40.9	22~31.9		18~21.9	15~17.9	<15	

B 年龄评分

年龄/岁	评分/分
≤44	0
45~54	2
55~64	3
65~74	5
≥75	6

C 慢性健康状况评分

慢性健康评分（chronic health score,CHP）	评分/分
无器官衰竭	0
常规手术前存在器官衰竭或免疫抑制	2
急诊手术前或无手术但存在器官衰竭或免疫抑制	5

（三）简明急性生理学评分（simplified acute physiology score，SAPS）

SAPS 于患者入住 ICU 后的前 24 小时评估，共 12 个生理变量，包括入院前健康状况和年龄的权重，通过评估 14 个生理变量及其与正常值的偏离程度，获得原始评分。SAPS Ⅱ 相应变量及分值定义见表 5-2-13、表 5-2-14。由于 SAPS Ⅱ 评估内容不包括既往疾病，对于老年急危重症患者不能作为 APACHE 评分的替代。

（四）序贯器官功能衰竭评分（sequential organ failure assessment，SOFA）和快速 SOFA（qSOFA）

SOFA 是通过简单测定主要器官功能，评价病情严重程度的工具，因要求患者在入住 ICU 后的前 24 小时计算该评分，之后每 48 小时计算 1 次，故称作"序贯"器官衰竭评分，见表 5-2-15。SOFA 最初用于评估危重症常见的多器官功能障碍，预测器官衰竭患者的死亡率，现广泛用于序贯评估脓毒症所致危重症患者器官功能障碍的严重程度。

qSOFA（表 5-2-16）由三部分组成，即神志改变或 GCS ≤ 15 分、呼吸 ≥ 22 次/min、收缩压 ≤ 100mmHg，医师根据临床表现即可快速获得这些指标，且可重复评估，不需要实验室检查结果，免除了因等候化验室指标而产生的不便和时间上的延搁。qSOFA>2 分时，提示患者脓毒症的情况，需要入住抢救室监护并即刻处理，进入抢救室需要重新评估 SOFA。

虽然从整体上讲，各种病情评估系统的意义是显著的，但就某一个体来说，它所提示的评估价值可能会因多种因素的影响而受限。不同的评分方法所用的变量是不同的，它的适用对象也是不同的，只有针对患者的实际情况选择恰当的评估系统，同时只有动态地观察量化，才能真正体现评分预测的作用和价值。

表 5-2-13　SAPS Ⅱ 的变量及其定义

变量	定义
年龄	患者前一次生日时的年龄
心率	24 小时内的最差值（最快或最慢心率）
收缩压	评分与心率相同
体温	记录最高体温
PaO_2/FiO_2	如果接受机械通气或监测持续肺动脉压，记录最低比值
尿量	如果患者在 ICU 停留不足 24 小时，则按 24 小时进行计算。如 8 小时尿量 1L=24 小时 3L
血清尿素氮	记录最高值
白细胞计数	根据评分表记录最差数值（最高或最低）
血清钾	根据评分表记录最差数值（最高或最低）
血清钠	根据评分表记录最差数值（最高或最低）
血清碳酸氢根	记录最低数值
胆红素	记录最高数值
GCS 评分	记录最低数值
入院种类	急诊手术、择期手术或内科
艾滋病	人类免疫缺陷病毒（HIV）阳性，且伴有临床并发症如肺孢子菌肺炎、卡波西肉瘤、淋巴瘤、结核或弓形虫感染
血液系统肿瘤	淋巴瘤、急性白血病或多发性骨髓瘤
转移性肿瘤	经手术、CT 或任何其他方法证实的转移

表5-2-14　SAPS Ⅱ评分

变量	26分	18分	17分	16分	15分	13分	12分	11分	10分	9分	8分	7分	6分	5分	4分	3分	2分	1分	0分
年龄/岁		≥80		75~79	70~74		60~69					40~59							<40
心率/（次·min⁻¹）								<40				≥160			120~159		40~69		70~119
收缩压/mmHg						<70								70~99			≥200		100~199
体温/℃																≥39			<39
PaO₂/FiO₂/mmHg								<100		100~199			≥200						
24小时尿量/L								<0.5							0.5~0.999				≥1.0
血清尿素氮/（mmol·L⁻¹）									≥32.0				10.5~31.0						<10.5
外周血白细胞计数/（×10⁹·L⁻¹）							<1.0									≥20.0			1.0~19.9
血清钾/（mmol·L⁻¹）																≥5.0 或 <3.0			3.0~4.9
血清钠/（mmol·L⁻¹）														<125				≥145	125~144
血清HCO₃⁻/（mmol·L⁻¹）													<15			15~19			≥20
血清胆红素/（μmol·L⁻¹）										≥102.6					68.4~102.5				<68.4
GCS评分	<6					6~8						9~10		11~13					14~15
慢性疾病			艾滋病						血液系统肿瘤	转移性肿瘤									
入院种类											急诊手术		内科						择期手术

表 5-2-15　SOFA*

器官/系统	检测指标	0 分	1 分	2 分	3 分	4 分
呼吸系统	PaO_2/FiO_2/mmHg（是否）呼吸支持	≥400	300~399	200~299	100~199 且呼吸支持	≤99 且呼吸支持
血液系统	血小板/($\times10^9 \cdot L^{-1}$)	≥150	100~149	50~99	20~49	<20
肝脏	胆红素/($\mu mol \cdot L^{-1}$)	<20	20~32	33~101	102~204	>204
心血管系统	平均动脉压/mmHg	≥70	<70			
	多巴胺/($\mu g \cdot kg^{-1} \cdot min^{-1}$)			≤5	5.1~15	>15
	多巴酚丁胺/($\mu g \cdot kg^{-1} \cdot min^{-1}$)			任何剂量		
	肾上腺素/($\mu g \cdot kg^{-1} \cdot min^{-1}$)				或≤0.1	或>0.1
	去甲肾上腺素/($\mu g \cdot kg^{-1} \cdot min^{-1}$)				或≤0.1	或>0.1
中枢神经系统	GCS 评分	15	13~14	10~12	6~9	<6
肾脏	血肌酐/($\mu mol \cdot L^{-1}$)	<110	110~170	171~299	300~440	>440
	24 小时尿量/ml				201~500	<200

注:* 每日评估时应采用每日检测指标最差值;分值越高,预后越差。

表 5-2-16　qSOFA

项目	指标	计分
收缩压	≤100mmHg	1
气促(呼吸频率)	≥22 次/min	1
神志改变(GCS 评分)	≤15 分	1

急诊科危重患者中 ≥60 岁者占比很高,且大多合并复杂病症及机体功能储备差(残疾、认知障碍、合并症和虚弱症状),预后一般较差。将老年急危重症评估纳入急诊系统评估内,同时开拓适合老年急危重症的、具备可实时床旁、多系统整合等特点的综合评估方法与技术,借此早期发现、早期干预加重预后的问题和风险因素,根据病情需求和可用资源为老年急危重症患者实施个体化治疗,可显著降低老年急危重症患者的致残率和病死率。

（张泓　徐俊）

参考文献

1. 中国医师协会急诊分会. 急性循环衰竭中国急诊临床实践专家共识[J]. 中华急诊医学杂志,2016,25(2):146-152.

2. SHARSHAR T,CITERIO G,ANDREWS P J D,et al. Neurological examination of critically ill patients:a pragmatic approach. Report of an ESICM expert panel[J]. Intensive Care Med,2014,40(4):484-495.

3. ACEP Emergency Ultrasound Section Writing committee and contributors. Ultrasound Guidelines:emergency,point-of-care and clini-cal ultrasound guidelines in medicine[J]. Ann Emerg Med,2017,69(5):e27-e54.

4. 床旁超声在急危重症临床应用专家共识组. 床旁超声在急危重症临床应用的专家共识[J]. 中华急诊医学杂志,2016,25(1):10-21.

5. ZAAL I J,DEVLIN J W,PEELEN L M,et al. A systematic review of risk factors for delirium in the ICU[J]. Crit Care Med,2015,43(1):40-47.

6. FLETCHER J J,BERGMAN K,BLOSTEIN P A,et al. Fluid bal-ance,complications,and brain tissue oxygen tension monitoring fol-lowing severe traumatic brain injury[J]. Neurocrit Care,2010,13(1):47-56.

7. 张新超,邓颖,商德亚,等. 急性心力衰竭中国急诊管理指南(2022)[J]. 中华急诊医学杂志,2022,31(8):855-880.

8. TAKAHASHI E A,MORAN S E,HAYASHI M S,et al. Brain-type natriuretic peptide and right ventricular end-diastolic volume index measurements are imprecise estimates of circulating blood volume in critically ill subjects[J]. J Trauma Acute Care Surg,2013,75(5):813-818.

9. 急诊呼气末二氧化碳监测专家共识组. 急诊呼气末二氧化碳监测专家共识[J]. 中华急诊医学杂志,2017,26(5):507-511.

10. ESCHLER C M,WOITOK B K,FUNK G C,et al. Oral anticoagu-lation in patients in the emergency department:high rates of off-la-bel doses,no difference in bleeding rates[J]. Am J Med,2020,133(5):599-604.

11. MUNIRAJ T,SAURABH D,PITCHUMONI C S,et al. Pancreatitis or not? --Elevated lipase and Amylase in ICU patients[J]. J Crit Care,2015,30(6):1370-1375.

12. KLINGENSMITH N J,COOPERSMITH C M. The gut as the motor of multiple organ dysfunction in critical illness[J]. Crit Care

Clin,2016,32（2）:203-212.

13. HOSTE E A J,BAGSHAW S M,BELLOMO R,et al. Epidemiology of acute kidney injury in critically ill patients:the multinational AKI-EPI study［J］. Intensive Care Med, 2015, 41（8）: 1411-1423.

14. DE OLIVEIRA MARQUES F,OLIVEIRA S A,DE LIMA E SOUZA P F,et al. Kinetic estimated glomerular filtration rate in critically ill patients:beyond the acute kidney injury severity classification system［J］. Critical Care,2017,21:280-290.

15. SINGER M, DEUTSCHMAN C S, SEYMOUR C W, et al. The third international consensus definitions for sepsis and septic shock(Sepsis-3)［J］. JAMA,2016,315(8):801-810.

16. 中国医师协会急诊医师分会. 中国脓毒症/脓毒性休克急诊治疗指南（2018）［J］. 临床急诊杂志,2018,19(9):567-588.

第3节　老年急诊综合管理

一、老年急危重症的急诊救治

急诊科医疗急救应当与院前急救有效衔接,并与紧急诊疗相关科室的服务保持连续与畅通,保障患者获得连贯性医疗。老年急诊不是仅仅针对单一的病症,而是解决老年急诊患者的身体、功能、社会、心理的综合性问题。老年急诊的主要目标是控制症状,维护器官、系统与机体功能,提高生活质量。

老年急诊患者经过分诊、诊查与评估后,根据病情大约1/3的患者需要抢救或入急诊重症监护病房(emergency intensive care unit,EICU)或重症监护病房(ICU),或需急诊留院观察(简称留观)和临时治疗,或收住专科病房。

在急诊科,患者虽然可能是以某种主诉(症)来诊的,但所表现出的临床情况往往并非呈单一病种,尤其随着我国老龄化日趋突出,老年急诊患者的病情往往复杂、多变,由此,我们需要整体地评价患者的临床情况,突出主要矛盾或矛盾的主要方面,分轻重缓急综合处理。

（一）急诊抢救与危重症监护

急诊抢救的目的是挽救生命和稳定病情,所有危及生命或具有潜在生命危险的急危重症都需得到快速、有效的抢救与危重症监护。基于老年急症的特殊性及"假定高危"的急诊思维,进入抢救室或EICU的指征可适当放宽,遵循"宽进严出"原则。

急诊抢救突出"先救命后治病"的学科特质,"救命"往往体现高度的时间依赖性,例如心搏骤停实施心肺复苏(CPR)每延迟1分钟,生存率减低7%~10%,若在4分钟内给予有效CPR,生存率可达50%左右;急性主动脉夹层早期死亡率约为每小时1%,半数左右将死于发病后48小时内。因此,急诊救命治病强调第一时间的正确与成功,首要保证稳定的ABC(气道、呼吸、循环),此时要以"简单"有效为原则,即使"简单"不是完全有效,也为后期的进一步诊治争取了机会。例如张力性气胸者紧急穿刺抽气;出现血流动力学紊乱的宽QRS波心动过速,不论其机制如何,首选电复律;氧疗方式的选择从鼻导管、面罩、无创通气到气管插管甚至气管切开等。在紧急病情评价上同样遵循简单、快捷的原则如基本的病史、症状、体征,以及床旁快速检验、快速影像,如快速心房颤动是几乎不用任何辅助检查而仅凭临床"三个不一致"体征(心律绝对不整、心音强弱不一、脉搏短绌)即可确诊的心律失常。

在此基础上,急诊多采用"降阶梯"式思维。其一,在诊断方面,首先考虑直接致命性或潜在危及生命的危重症,从重至轻,而不必基于概率排序,如胸痛中的急性冠脉综合征、主动脉夹层、急性肺栓塞等,腹痛中的肝脾破裂、胃肠穿孔、坏死性胰腺炎、化脓性胆管炎、肠系膜动脉栓塞等。其二,在治疗方面,首先针对最严重的病理生理紊乱如休克、器官功能衰竭等"重拳猛击",如脓毒症休克集束化治疗,在控制严重病情后从经验性改为针对性治疗;急性心力衰竭先行呼吸与循环支持,其次救治急性可逆性病因(如高血压危象、严重心律失常、急性心肌梗死等),随后根据淤血和/或组织器官低灌注的病理生理特征给予相应处理。

抢救室职能的特殊性要求抢救床位的每床净使用面积不少于12m²。抢救室急危重症患者生命体征稳定后应及时转出,使其保持足够空间便于应对后续突来的其他急危重症患者的急救。然而,由于其后述及的"留观压床"等现实问题,诸多综合性医院急诊抢救室的出口不畅、"抢救室拥堵"现象已成为急诊学术界和医院管理界都迫切关注的问题。

老年患者慢性病患病率高,同时与年龄相关的生理储备下降,使得他们更易患急症,并且容易产生"多米诺骨牌"效应,出现多脏器损伤。目前ICU住院患者中≥80岁者占20%以上,然而,高龄老年患者收住ICU的益处似乎是有争议的,临床实践中一些问题值得思考。其一,老年患者住ICU的死亡风险非常高,有观察性研究报道,ICU中≥80岁老年患者的死亡率是15%~25%,同时有研究表明,老年患者收住ICU与否,死亡率并无改善。其二,目前缺乏收住ICU的相关标准,在确定筛选收住ICU的获益人群方面有很大异质性,同时缺乏适用于老年急诊患者的相应指南。分诊过程本就存在较大的差异性,而目前医学界已明确的共识正是分诊不能单纯依赖年龄。各种危重症评分系统虽将年龄因素纳入考虑,但也并非适用于有特定特点的老年患者。其三,大约有20%的老年患者从ICU转出后很快在医院内死亡,最终结果是削弱了其重症监护可能带来的益处,此外,从ICU转出后的院内高死亡率也在某种程度上质疑了传统出院流程等医疗管理的合理性。其四,老年患者一年康复率极低。健康相关生命质量和长期功能状态是评估老年患者是否从重症监护中获益的重要指标,最近的数据表明收住ICU后其长期健康相关生命质量评分并无改善或更低,其功能状态恢复的评估似乎更差。一项前瞻性队列研究,纳入610例收住ICU≥80岁患者,一年后仅1/4的患者生存并恢复至其基础生理功能状态。其五,重症监护是否与老年患者所期望的医疗护理一致,应该是判断收住ICU是否合适的最基本和关键因素之一,实际上,相当一部分老年患者不情愿接受有创性操作等生命支持治疗,而是更喜欢低强度的医疗护理,更多的是需要安慰。

然而,近来也有研究显示,≥80岁高龄老年患者在ICU出院后的死亡风险与一般老年人群接近,而年轻患者的死亡风险却远远高于一般的年轻人群,老年急危重症患者入住EICU(ICU)具有一定的益处,不能简单地理解为对高龄老年急危重症患者只进行姑息治疗。需要研究、探索的是老年急危重症患者入住EICU(ICU)的标准与规范。

(二) 急诊留院观察与临时治疗

急诊留院观察是对诊断不明确、离院后有潜在风险,以及尚未确定住院或是待床住院的患者短时间(一般在3天内)的观察和治疗,这部分患者的病情多是不稳定的,切忌"留而不观",尤其是高龄老年人。由于大多数急诊患者的病情处于初发阶段,发病时间短,主要疾病征象尚未完全表露,因此,要本着"疑病从重"的原则,不要轻易放走患者,最大限度地保障患者安全;加之,患者的病情是发展变化的,发病时间愈短,病情进展的可能性愈大,急诊患者尤其如此,要严密观察,动态评估,"时间是最好的老师"。

随着老年急危重症的逐年增加,国内大多数综合医院急诊科留院观察患者也日益增多。近年来诸多医院的急诊科不断扩大规模与扩充床位,但因为收住专科病房困难等原因使得老年急危重症患者留院观察时间延长,以至于造成所谓的"留观压床"现象。

有些急症虽然急但无生命危险,如轻度的外伤、急性胃肠功能紊乱而不伴电解质紊乱等合并症等,可不必留院观察,但仍需在急诊经过临时治疗,待症状缓解或减轻后方可返家。需特别留意,对高龄老年患者在离开急诊室之前要认真评估、谨慎决定。

无论是抢救与危重症监护,还是留院观察或临时治疗,对于急诊老年患者,良好的人际沟通非常重要。例如,家庭成员之间对于老年急危重症患者期望的照护和实际给予的医疗护理会有分歧,这就需要在临床决策过程中与相关人员进行充分沟通,了解患者及亲友的心理和社会承受力,以期获得患者及其亲友的最大理解和对医疗护理内容的积极配合,进而主动参与到医疗决策的过程中。需注意的是,沟通不是单纯的告知,告也不等于知,而是医患双方能充分、有效地表达对医疗活动的理解、意愿和要求,求同存异,由此医患沟通一定是双向性的,应体现在互动、互补、互谅的准则之上。沟通必定需要在语言上进行规范性、科学性、艺术性的学习与提高,一位好医师的沟通应当包含一点微笑的面容、一丝关注的神情、几分耐心的聆听、几句平等的对话、些许换位的考虑,进而表现出既态度亲和,又有急患者之所急、想患者之所想的医者仁心的职业感。

（三）收住专科病房或急诊综合病房

已初步明确诊断而需要住院治疗的患者应及时收入专科病房。然而，现代综合医院的专业分科细化与老年患者的多病共存、病情复杂化构成矛盾，由此造成专科住院的困难。理论上，应该以患者最突出的、最危险的急症或症状决定住院的去向，但实际上这个问题常常不易解决。国内大中城市综合医院的急诊科，近年来陆续设立了急诊病房，似乎在一定程度上缓解了老年急危重症患者住院难的问题，也在政策上适应了医疗保险的要求，但这也只是一种临时性的、无奈的选择，因为老年急危重症患者恢复慢，很多患者的疾病和生理状况已经难以恢复到此次疾病之前的状态，这就造成了住院时间延长和出院的困难，继而又重新回到急诊"永远缺一张床"的尴尬状态，根本解决之道可能还在于完善的分级诊疗与转诊机制、健全的社区医疗服务，以及与之配套适应的医保政策等诸多方面。

总之，除上所述，对老年急危重症患者的急诊处理还要注意把握以下几个原则：①平衡原则，注意整体性思维。生命体是一个完整的生物系统，各脏器都承担着各自的保障生命安全延续的功能，当某一脏器功能失衡时，其他脏器会主动或被动代偿，以达到一个新的平衡，虽然这种平衡水平可能要低于原有的器官功能，但它能维持老年患者的生命延续。例如，急性心肌梗死（AMI）伴有急性左心衰竭时，心输出量明显下降，此时肺脏会因为存积心脏排不出去的血液，而出现肺瘀血甚至是肺水肿，肾脏会减少排尿，以缓解组织灌注不足而导致的血容量下降，在一定范围内肺、肾脏为心力衰竭做出了一定的代偿或是"牺牲"，但缓解了心力衰竭所带来的问题，此时，在治疗心力衰竭时，若片面强调肺水肿或尿少问题，而盲目加强利尿，却会进一步加剧全身组织的供血不足。②中庸原则，忌矫枉过正。老年急诊患者经常存在治疗上的矛盾状态，如急性上消化道出血合并 AMI 时，其止血与抗栓治疗如何把握便决定了患者的病情发展方向，任何一方的干预过度都会导致病情难以可逆地进展，平衡好止血与抗栓的中庸之道方是良策；又如合并肾动脉狭窄且并发 AMI 的高血压急症，降压治疗既要减轻心脏的后阻力负荷，同时又要兼顾肾脏的基本血流灌注，血压降幅不宜过大。③适度原则，点面结合，功能恢复为主，治愈为辅。大多数老年急危重症是难以进行根治性手术或大剂量药物等根本性治疗的，此时，当以缓解症状、力求改善生活状态为目标，其中对部分患者采取"姑息性"的缓和医疗是值得思考与实践的。

二、老年急诊患者出院后的管理

医疗的连续性是提升急诊医疗质量、降低再就诊/再住院率的重要因素，减少急症住院也是老年急诊的工作目标之一。

各种急诊患者经救治病情稳定后进入维持治疗与康养阶段，此时应启动分级诊疗与转诊机制，但由于部分老年急诊患者不了解医学术语、经济困难或因认知功能障碍导致识别能力下降等情况，常常无法落实离院医嘱，会降低急诊干预后在疗效维持等方面的效果，据报道有 20% ~ 50% 的老年患者会在急诊救治后出现身体功能的下降，超过 1/3 的老年患者在离开急诊后 6 个月内至少再来急诊一次，这些结果都可能与患者本身的基础疾病、此次疾病的加重或伤害、缺乏社会支持及医源性因素等共同作用有关。因此，急诊医师在处理好这次急性病症的同时，有必要对急诊后功能下降的高危老年人进行评估，其中预测老年患者急诊后功能下降的因素包括认知功能受损、日常生活能力/工具性日常生活能力（ADL/IADL）受损（走路、移动和交通）、生活中需要照顾或需要家庭护士的帮助、30 天内到过急诊、3 ~ 6 个月内有住院史、多药共用（3 ~ 5 种甚至更多）、独居或没有照顾者、有视力问题。据此参考将风险较高的老年患者转诊到社区医疗机构，建立老年急诊患者完整的随访体系，进行全程化管理，以避免失能及频繁急诊就诊和住院情况的发生。

其一，设立老年患者离院指导，包括如下信息：①目前症状；②检验结果及临床意义；③急诊治疗及疗效；④目前离院诊断；⑤急诊病历；⑥新开药物或长期用药调整建议；⑦随访方式。

其二，设立随访计划：①建立出院患者信息登记电子档案，包括姓名、年龄、单位、住址、联系电话、门诊诊断、住院治疗经过、治疗效果评价、出院诊断和随访情况等内容；②与社区医疗机构、家庭医师保持良好的沟通交流，对老年人急症的转归和慢性病进行连续的观察随访;③随访方式包括电话随访、接受咨询、门诊随访、远程视频、移动终端的 APP 等信息化手段、短信联系等,及时评估临床变化;④随访内容包括了解患者出院后的治疗效果、病情变化和恢复情况,指导患者如何用药、如何康复、何时回院复诊、病情变化后的处置意见等专业技术性指导;⑤随诊时间应根据患者病情和治疗需要而定。

三、老年急诊的新服务模式和特征

近年来,随着老年急诊患者的不断增多,尤其是考虑到老年急诊患者的诸多临床与病理生理学特点,有关老年急诊服务模式的探讨与实践也获得了相应进展,Sinha SK 总结了 2010 年以前多个国家开展的老年急诊照护模式的研究,发现具有良好效果的模式具有 8 个核心特征。

1. 基于循证的服务模式　随着对急诊老年患者研究的不断深入,服务模式会不断演化,以更好地满足老年人复杂的医疗需求。为了让服务模式变得更有效,需要采用具有循证医学支持的工具(高危老年人筛查量表)或方法(离开急诊后随诊)。

2. 以护士为协调者或主导者的临床照护过程　让护士和有中级职称的医师来协调老年患者的多学科团队,以更好地处理患者的生理、心理和社会问题。

3. 高危老年人筛查　考虑到老年患者的异质性,通过有效的危险筛查工具可以将衰弱的老年人筛选出来,优先处理他们的医疗需求,特别是当医护人员和资源紧缺时其意义更加明显;而且,通过这样的筛查,可以基本保证衰弱的老年人不会被忽视,让相关医疗护理人员包括社区卫生工作者为他们后期的随访做好准备。

4. 针对性的老年评估　为急诊老年患者进行更有针对性的老年评估,而不是一整套的、耗时的老年综合评估,以发现老年人主诉以外的临床或非临床的问题,如身体功能和社会支持,这些因素常常在老年患者的治疗计划中对急诊再就诊率有更大的影响。

5. 早期制订照护计划　当患者来到急诊后,就开始制订老年人的照护和安置计划,以避免不必要的入院,发现、协助必需者住院。当患者准备离开急诊时,需要与外在的医疗机构进行良好的沟通和衔接,以保证治疗的连续性。

6. 多学科照护模式　急诊科医师和护士要与老年科、全科医师和护士等进行良好的合作,以保证各自对患者的治疗建议和方法得到大家的理解与认同,加强医疗照护的一致性。

7. 离开急诊后的随访　为患者提供后期随访可以早期了解治疗计划的有效性,并通过这样的随访发现和解决一直存在或新出现的问题,甚至协调患者进一步的照护。

8. 建立评估和监测的流程　所有的干预方法都应建立常规的评估和监测流程,追踪方法所产生的效果,以持续改善机构的服务。

四、老年急危重症患者生命终末期的缓和医疗

老年急危重症患者的临终治疗是大事。尽管先进的医疗措施与技术可能改善生命支持治疗,但部分危重症老年患者会放弃有创性的支持手段,因此,需要认真评估老年患者(包括其亲属)的意愿,慎重决策。

缓和医疗(palliative care)亦称姑息治疗,是指"对那些对治愈性治疗无反应的患者完全的主动的治疗和护理,包括控制疼痛及有关症状,并对患者心理、社会和精神问题予以重视",其中特别强调了缓和医疗的主体是对治愈性治疗无反应的患者,强调了其内容是完全的、主动的治疗和护理,具体包括症状控制、患者支持、提升患者和家属生活质量等多方面的内涵。对于老年急诊危重症患者而言,与家属/照料者一起讨论不实施心肺复苏(do not resuscitate,DNR)等重要的治疗决定也十分重要。

缓和医疗对目前老年急诊医学的发展有着更深远的现实意义:①从"以疾病为导向"转向为"以患者为导向",回归到医学的本质——治病救人,核心是"人"。医学技术不能解决所有问题,也不能"包治百病",但医务人员除了运用专业技术缓解患者的躯体症状外,同等重要的是对于"终末期疾病"患者的关怀需求应有清楚的认识并努力履职,恰如特鲁多(Trudeau)医生的墓志铭所言"有时是治愈,常常是帮助,总是去安慰"。毕竟因老年人群的特殊性,老年急诊接诊的生命终末期的患者会更多,有时为延长生命而进行的有创

性检查、治疗和生命支持，可能并不是他们来急诊的目的，此时，若是在老年急诊融入更多的缓和医疗内容，为患者提供多学科的缓和医疗干预，可以提高生命质量、减少住院时间和急诊再就诊率，提高患者及家属的满意度。要做好这个特殊人群的缓和医疗，充分了解患者本人及其亲属的治疗意愿至关重要。②节约医疗资源。缓和医疗符合最小化的卫生经济学评估，有利于有限医疗公共资源的合理分配利用。③构建新型医患关系。缓和医疗十分注重与患者及其家属的平等沟通，全部医疗过程应当承载着医者的温度与情感，从而建立起医护与患者间的新型伙伴关系，构建和谐、友善的医疗、护理、康养环境，为患者提供舒畅和有尊严的生活质量。一些地区的"五全"安宁医护模式值得学习借鉴：全人——满足患者身体、心理、社会及灵性的需要；全家——生病期间及患者去世后家人的哀伤辅导；全程——延续性的哀伤（居丧）辅导；全队——一组受过训练的团队照护

患者全家；全社区——整合全部社会资源，为患者在家庭或者社区中提供全面照护。

（张新超　许锋）

参考文献

1. 于学忠，陆一鸣. 急诊医学［M］. 2版. 北京：人民卫生出版社. 2020.
2. 刘晓红，陈彪. 老年医学［M］. 3版. 北京：人民卫生出版社. 2020.
3. LEBLANC G, BOUMENDIL A, BERTRAND G. Ten things to know about critically ill elderly patients［J］. Intensive Care Med, 2017, 43（2）：217-219.
4. SINHA S K, BESSMAN E S, FLOMENBAUM N, et al. A systematic review and qualitative analysis to inform the development of a new emergency department-based geriatric case management model［J］. Ann Emerg Med, 2011, 57（6）：672-682.
5. ATRAMONT A, LINDECKER-COURNIL V, RUDANT J, et al. Association of age with short-term and long-term mortality among patients discharged from intensive care units in France［J］. JAMA Network Open, 2019, 2（5）：e193215.

第6章 老年常见急诊症状

第1节 非特异性主诉（症状）

识别和管理老年急危重症患者具有很大的挑战性，尤其在急诊，因为首先就要考虑其主诉的非特异性、合并症、联合用药及脏器功能减退等因素。对伴有精神障碍、老年痴呆、语言和/或视听觉障碍的老年急诊患者，常因表述不明确而引起沟通障碍；老年患者常合并多系统疾病，平素服用多种药物，无疑增加了药物间不良反应的发生率；因既往存在脏器功能和应激功能损害，老年患者更易因用药方式改变、增加新药、不关注病情变化等原因导致危急情况的发生。以上种种原因常会导致老年急危重症患者在急诊科的误诊与漏诊，延误治疗，进而引发不良预后，包括频繁住院、医疗费用和短期病死率增加。此外，与年轻人相比，医师对于老年急危重症患者在急诊时也容易把疾病复杂化，直接或间接地影响医疗质量。

一、老年急诊患者的主诉与体征常常不相符

老年急危重症患者较年轻的急诊患者更难评估和诊断，除了病史询问困难、存在多种合并症和多药联用之外，其常见病症的主诉大多是非特异性的，这些非特异性主诉（non-specific complaint，NSC）如"疲劳"、"疲惫"和"全身无力"，可能是由多种潜在因素引起的。

老年急诊患者中，以 NSC 就诊的比率高达21%。Nemec 等定义 NSC 为"不属于特定主诉或特定体征的所有主诉，或不能确定初步诊断的所有主诉"。常见的老年 NSC 包括虚弱、头晕、疲劳或无力、跌倒、功能衰退和精神状态改变等，高龄（≥80 岁）、患有多种疾病及服用大量药物者是 NSC 的高危人群。由于老年患者免疫反应的降低和神经系统的改变，其对疼痛的感知往往受到抑制，例如，尽管腹部疾病严重，但老年患者可能没有明显的腹肌紧张及反跳痛，甚至可能会出现阴性的腹部查体结果。据报道，只有17%的老年阑尾炎患者在阑尾穿孔或有典型症状时到急诊室就诊。老年患者的腹外疾病（如心肌梗死、肺炎、糖尿病酮症酸中毒或中毒）也可有急性腹痛的不典型表现。另外，老年急诊患者以感染为主诉的只有3%，亦可能是表现不典型所致，例如老年患者的菌血症可能没有发热或心动过速的典型表现，反而出现体温过低，如果临床医师对此认识不足，很容易导致老年患者的病情延误和漏诊。

对临床医师来说，识别出具有 NSC 的患者非常重要。Safwenberg 等的研究发现，老年急诊患者 NSC 不仅常见，而且与不良预后的风险增加有关。在所有 NSC 病例中，有60%的病例被诊断为存在潜在危及生命的情况，或需要进行早期干预以避免加重、致残或死亡的发生。瑞典的一项研究表明，以 NSC 就诊的脓毒症患者比有特异性主诉就诊的患者更晚接受抗生素治疗，并且住院死亡率更高。

二、老年急诊患者非特异性主诉的常见原因

既往研究报道，虚弱和疲劳是老年急诊患者就诊的第五大主要原因，排在创伤、呼吸困难、胸痛和腹痛之后。有虚弱和疲劳主诉的患者出现发热的较少，而低血压更常见。以疲劳和虚弱为主诉的最终诊断常见的是"其他不适和疲劳"（29%）、不明原因肺炎（14%）、不明原因尿路感染（13%）、晕厥和虚脱（11%）、不明原因充血性心力衰竭（7%）、容量衰竭（7%）、其他有发热和生理障碍（5%）、不明原因贫血（5%）、脱水（5%）

和胃肠道出血（4%）等。

NSC 最常见的潜在疾病包括感染、水与电解质代谢紊乱、心力衰竭、贫血、恶性肿瘤和认知功能障碍。

三、老年急诊患者的生命体征较少具有特异性

老年急诊患者不仅主诉具有非特异性，其生命体征的变化同样也较少具有特异性。生命体征可以反映疾病的严重程度，但是老年患者生命体征的正常范围会随年龄增长而发生相应的生理或病理变化，这些变化导致中青年人生命体征的正常范围并不适用于老年急诊患者。所以，如果仅根据老年患者的生命体征进行分诊，可能会导致危重症患者分诊不当。因此，临床上常应用相关评分对老年急诊患者进行病情危重程度的初步评估。

（一）心率

老年人由于交感神经系统的反应性下降，最大心率会随年龄增长而下降，静息心率会随年龄增长而增加。在特定临床情况下，心率具有额外的预后判断价值：因急性心肌梗死入院的患者，如果出现心率增快，其患脑卒中的风险就会增加；血管疾病患者，如果静息心率增快，死亡风险就会增加。

（二）呼吸

随着年龄增长，残气量增大，肺活量减少，可出现呼吸频率代偿性增快的表现。急诊临床上，呼吸频率的测量和记录往往容易被忽视，但在老年急诊患者中这可能是急性疾病的早期体征。

（三）血压

血压基线会随着年龄的增长而升高，如老年患者可能会因为动脉硬化而有更高的收缩压，脉压也可能受到与年龄相关疾病的影响，如高血压、动脉粥样硬化和心律失常。然而，老年患者对应激源做出适当和快速反应的能力降低，他们患低血压的风险也更大。此外，由于老年患者自主神经的敏感性下降，应激能力下降，容易出现直立性低血压，从而增加了跌倒风险。老年患者发生糖尿病、痴呆及心血管和肾脏疾病的概率较高，这增加了降压治疗的不良反应（如直立性低血压）发生率。但对于患有高血压病者，血压正常必须被

认为是相对低血压，因为这可能是急性出血或危及生命的脓毒症的首个征象。

（四）体温

老年患者的体温调节能力减弱，皮下脂肪减少而难以有效保暖，同时由于排汗能力降低，容易发生中暑，所以，老年患者体温的高低往往与疾病严重程度无明显相关性。除外暴露在高温环境中，老年急诊患者发热（口腔温度>37.8℃，直肠温度>38.1℃）通常是疾病严重的标志，尤其需要警惕细菌感染；相反，正常体温不一定是病情轻的迹象，如急性胆囊炎和阑尾炎，发热仅占50%。

四、老年急诊患者的非特异性主诉与病史的相关性

（一）主诉及现病史

主诉及现病史是评估急诊患者病情的重要组成部分。然而，老年患者的病史采集困难，尤其是从抑郁症或痴呆患者中获取病史并不可靠，需要选择其他病史来源。老年患者对其症状描述不清是 NSC 的本质，例如老年患者无法区分"局部乏力"和"全身乏力"，然而这种区分可能是必要的，因为"局部乏力"是脑卒中特有的症状，而"全身乏力"是一种典型的 NSC，二者具有重要的鉴别意义。老年患者常常很难区分"眩晕"和"头晕"，除了本体感觉减退、视力受损或脑灌注压降低等因素外，急性或慢性脑血管病变也可能是导致这种情况的原因之一。

在所有主诉中，定义主要症状的程序不同。针对主要症状（呼吸困难、胸腹痛、晕厥）的系统性问诊或诊断，对预后的判定可能有用。但对有 NSC（虚弱、头晕、食欲减退、神志不清等）的老年患者应特别注意，应快速筛查特定的老年问题（老年综合征），包括跌倒（是/否；一年有几次）、大小便失禁（是/否）、营养问题（体重有/无减轻、有/无厌食或吞咽困难）、生活状况（有/无可靠的照顾者、机构/疗养院）、行动不便或明显残疾（是/否）及压疮（是/否）。

（二）既往史

既往史有助于识别 NSC 的潜在疾病。研究表明，在恶性肿瘤导致乏力的病例中，只有 30% 是新诊断的，其余都是已知的，而且这些患者大多数都存在乏力，这是癌症的并发症或慢性疾病恶

化的表现。

（三）用药史

药物不良事件占老年急诊患者的 16%，其中容易导致紧急住院的四类药物是华法林、口服抗血小板药物、胰岛素和口服降血糖药物。然而，只有 40%~60% 的不良药物事件在急诊时被诊断，例如继发于噻嗪类利尿剂的低钠血症通常在急诊中不易被诊断，但它会导致不适、嗜睡、头晕和呕吐等症状。用药史通常可从患者的监护人处获得，而且药物清单可以帮助我们识别 11% 的潜在疾病，因此，全面收集患者的用药史对 NSC 患者的诊断可能起决定性作用。在患者随身资料或电子病历中可获得过去的病史、药物等信息，在与患者及监护人交流之前先核对这些信息，有助于明确诊断并进行治疗。应关注药物的名称、剂量、更安全药物的建议及剂量的修改，并将其记录在急诊病历中。

五、老年急诊患者非特异性主诉与体格检查的相关性

对于需要复苏/急救的老年急诊患者，首先评估气道、呼吸、循环、除颤（airway，breath，circulation，defibrillation，ABCD）和高级生命支持（advanced life support，ALS）是必须进行的，除非患者处于临终状态或已签署拒绝心肺复苏（do not resuscitate，DNR）协议。

急救时应检查和治疗可逆性的病因，包括缺氧、低血容量、低体温、高血钾和低血钾、低血糖、低血钙、酸中毒和其他代谢疾病，以及血栓形成（冠状动脉或肺动脉）、张力性气胸、心脏压塞和中毒。

对于病情不紧急的老年患者，体格检查应侧重于与主要症状关系密切的器官和系统，但不应忽视其他方面，尤其要记住最薄弱环节的概念。例如，对于烦躁或意识不清的患者，应系统性检查有无急性尿潴留、粪块嵌塞和/或疼痛的情况。查体时，区分后遗症和新发的病理征象（如既往/新发的胸腔积液，既往/新发的偏瘫或虚弱）是重要的基石。鉴别细微的临床体征（如急性肺水肿和吸入性肺炎的啰音）也同样重要。

（一）意识

在患者昏迷的情况下，应使用有效的昏迷评分，如 GCS。使用里士满躁动-镇静量表（RASS）筛查老年急诊患者有无谵妄，如 RASS 评分为 -3 级及以上，应进一步行短暂的精神错乱评估[如肌肉活动评分（MAAS）]或灵敏度更高的谵妄评估量表（CAM-ICU 评分）。

精神状态受损是由于精神错乱（精神状态恶化）引起的，但很可能被误认为是痴呆患者的正常精神状态，所以监护人对患者基础精神状态的了解至关重要。一些简单的测验，如画钟试验、三项回忆（无提示情况下回忆三个无关联的单词）和一次画钟试验组成的简易认知评估（Mini-Cog）等，可用于辨别神志不清的老年急诊患者有无痴呆。

（二）头部检查

查体时应观察老年患者有无口唇发绀、结膜苍白等贫血体征，以及任何近期外伤的迹象。老年患者的瞳孔大小异常变化可能是手术史或药物（如阿片类药物的毒性）引起的。局灶性、偏侧性神经体征常提示中枢神经系统受损，应进一步排查有无脑血管疾病、脑实质内出血或脑部肿块占位。眼睑、眼球或四肢的重复运动可能提示癫痫发作。

（三）视听觉检查

视力差是老年患者急诊入院后跌倒和不良预后的危险因素。听力差的老年患者在理解语言的能力上处于劣势，从而也限制了他们参与临床决策的能力。临床上可分别使用斯内伦视力表（Snellen chart）和简易听力损失筛查器，以辅助评估视力和听力。

（四）颈部检查

应注意患者有无甲状腺肿大，这可能与甲状腺功能减退/甲状腺功能亢进和假性脑膜炎有关。

注意有无呛咳或吞咽障碍的气道保护反射（吞咽和咳嗽反射）受损，这往往是老年人发生吸入性肺炎的主要原因之一。

（五）肺部和心脏检查

在老年患者中，心脏和肺部疾病往往相互影响。进行脉搏和血压的测量时，双臂都要进行测量，测量 30 秒并记录异常情况。呼吸频率 >25 次/min 或心动过速可能是下呼吸道感染、心力衰竭或其他疾病的第一个征象。由于急性肺病和心脏病的症状和体征通常不典型，目前越来越多地

使用血清生物标志物来协助快速临床决策。

（六）腹部检查

老年患者出现腹部体征时，应首先排查需要外科手术的急症，如急性阑尾炎、憩室炎、胆囊炎、腹主动脉瘤或尿潴留。若有剧烈腰痛伴有明显的骶骨压痛，可能提示自发性骨质疏松性骨折。而患者出现背痛，可能是潜在危及生命的腹主动脉瘤。

（七）直肠检查

应该检查老年患者有无粪便嵌顿，特别是慢性便秘者及同时在使用导致便秘的药物（抗胆碱药物，特别是阿片类药物）的患者，还可进行粪便潜血检测。对于老年男性患者的直肠检查，应注重寻找前列腺炎的迹象。

（八）下肢

应检查跌倒时有无髋部和/或腿部骨折的迹象，有无动脉损伤（缺血的迹象，包括甲床毛细血管的异常充盈和脉搏减弱），有无血管闭塞（动脉远端闭塞表现为跛行和疼痛，而静脉闭塞常表现为位于内踝附近的水肿，多无疼痛）。

在老年患者存在认知障碍或严重残疾的情况下，为方便查体，需要监护人在场是必要的。对于听不懂命令但能模仿的老年痴呆患者，监护人可以通过模仿姿势，使患者配合检查；对于不合作且无法模仿的痴呆患者，可间接刺激患者以达到检查目的，如进行深呼吸检查时，压住患者鼻孔刺激其进行张口深呼吸。

同时，应重视非语言的交流，特别是对于认知功能受损的老年患者，因为他们经常无法描述症状。例如在触诊过程中，医师应该观察患者是否存在疼痛的面部表情变化，而疼痛的表现可以是情绪激动或表现出攻击性或试图躲避。此外，在检查疼痛部位或治疗时，通过谈论愉快的回忆或熟悉的话题来分散患者的注意力也是有用的。同样，对于老年痴呆患者，可以通过要求执行简单的命令（如用右手或左手拿起悬挂的笔）来评估上肢的活动能力。

六、老年急诊患者非特异性主诉与辅助检查的相关性

（一）电解质及血糖

为排除低血糖和电解质异常，尤其是在老年急诊患者存在神经症状的情况下，应立即检测血糖和血清电解质。对于有恶心、呕吐、腹泻或摄入量减少、查体发现有脱水表现，以及既往使用利尿剂的老年患者，也必须进行血清电解质水平检测。

（二）肝功能

老年患者胆道疾病可能导致非特异性的精神和身体方面的恶化，但却没有黄疸、发热或腹痛等典型症状，生化指标亦可处于正常范围。血清 AST 和 ALT 升高可以是因急性心力衰竭出现的缺氧性肝损伤，此时应改善其血流动力学。转氨酶的升高可以在没有明显肝损伤或甲状腺功能减退的横纹肌溶解情况下出现，也可能是药物不良反应的表现。

（三）肾功能

随着年龄增长，老年患者的肌酐清除率下降，也更容易因为低血容量、药物和其他肾毒素而发生肾衰竭。因此，对于老年患者必须计算肌酐清除率，并根据肾功能调整药物种类及剂量。临床上建议使用现成的公式，如 Cockcroft-Gault 公式或肾脏疾病饮食改良（the modification of diet in renal disease，MDRD），定期估计老年患者的肾小球滤过率。

同时，肾衰竭可导致神志不清，也是老年急诊患者发生药物不良反应的重要危险因素。血尿素氮和血肌酐升高是尿潴留、脓毒症和腹部急症（如急性肠系膜缺血）的标志物。

（四）炎症指标

有 1/4 的肺炎和尿路感染者缺乏典型的发热症状，而是表现为精神错乱，故应进一步检测炎症指标进行鉴别。

1. **白细胞** 为临床上常用的炎症指标，主要功能是防御感染，但影响因素较多，故感染时白细胞不一定会升高，白细胞升高也不一定就是感染。白细胞用于区分感染类型的作用不大，临床往往需要结合其他炎症指标进行综合分析。

2. **C 反应蛋白（C-reactive protein，CRP）** 炎症反应时，CRP 在 36～50 小时达到最高峰，半衰期 4～7 小时。CRP 升高可发生在创伤、感染、急性心肌梗死、非感染性炎症和外科手术时。

3. **降钙素原（procalcitonin，PCT）** 机体受到内毒素刺激 3～4 小时后 PCT 开始上升，8～24 小时后达到高峰，半衰期为 20～24 小时，且 PCT

的峰值早于 CRP。PCT 对有不明原因发热或呼吸道症状患者的诊断、肺炎的预后判断、脑膜炎的诊断可能有价值。脓毒症存活者早期 PCT 较死亡者水平低。在鉴别细菌和病毒感染上，PCT 具有高度灵敏性和特异性。PCT 对于具有非特异性感染症状的患者同样具有参考价值。

4. 白细胞介素-6（interleukin-6，IL-6） IL-6 是一种促炎细胞因子，正常人的 IL-6 浓度通常较低，而脓毒症患者发生炎症反应，可刺激产生大量 IL-6，作用于肝脏进而合成 CRP，故临床上可发现 IL-6 早于 CRP 升高。

5. 血清淀粉样蛋白（serum amyloid protein，SAA） SAA 是一个比 CRP 更灵敏的炎症指标，在炎性反应 6 小时内开始升高，比 CRP 升高更快且幅度更大，故临床上 SAA 临床价值优于 CRP。

6. 肝素结合蛋白（heparin binding protein，HBP） HBP 可改变血管内皮细胞的通透性，导致血浆渗漏或水肿形成，这也是脓毒症内皮细胞屏障功能缺陷的常见表现，故 HBP 可作为脓毒症早期诊断指标。临床上，HBP 水平与脓毒症严重程度呈正相关。

（五）肌酸激酶

肌酸激酶可在跌倒后或在转氨酶升高的情况下测定。

（六）甲状腺功能

甲状腺功能亢进和甲状腺功能减退的症状在老年急诊患者中通常是不典型的，若考虑存在上述情况，可以检测促甲状腺激素（thyroid stimulating hormone，TSH）和游离 T_4（free T_4，FT_4）。

（七）心脏肌钙蛋白或高敏肌钙蛋白

由于急性冠脉综合征的体征和症状在老年急诊患者中通常不典型，因此心脏肌钙蛋白或高敏肌钙蛋白通常用于老年急诊患者。急性心肌梗死时，血清肌钙蛋白水平可能有助于进行危险分层。

（八）脑利尿钠肽或 N-末端脑利尿钠肽前体

在严重心力衰竭时价值不大，脑利尿钠肽（BNP）在右心衰竭和左心衰竭的失代偿期均升高。鉴别原因不明的呼吸困难情况时，若 BNP < 100pg/ml 和 N-末端脑利尿钠肽前体（NT-proBNP）< 300pg/ml 几乎可以排除心力衰竭。但 NT-proBNP 根据不同年龄段有不同的截断值来排除

心力衰竭，当患者 < 50 岁时，NT-proBNP < 450pg/ml；当患者为 50 ~ 75 岁时，NT-proBNP < 900pg/ml；当患者 > 75 岁时，NT-proBNP < 1 800pg/ml。

（九）D-二聚体

当 D-二聚体 < 500ng/ml 时可排除肺动脉栓塞。D-二聚体水平随着年龄的增长而增加。因此，对于年龄 > 50 岁的患者，排除肺栓塞的 D-二聚体临界值应根据年龄×10μg/L 进行调整。

（十）尿常规

尿路感染是老年人急诊就诊常见的病因，这种感染可以表现为非特异性症状，包括恶心、呕吐，甚至神志不清和脏器功能衰退，而没有发热或排尿困难等症状。因此，要对怀疑尿路感染的非特异性症状的患者进行尿常规检测。同时，尿酮体水平也可以用于鉴别患者有无酮症酸中毒所致的食欲减退及恶心呕吐。

（十一）动脉血气分析

动脉血气分析可用于评估患者有无酸碱代谢紊乱和呼吸状态。若有呼吸问题或呼吸相关主诉的老年患者，应考虑进行动脉血气分析。若考虑患者存在糖尿病酮症酸中毒、肾衰竭、脓毒症、肺炎、肠系膜缺血等多种疾病时，亦可考虑进行动脉血气检查。

（十二）血清药物浓度

如果患者正在服用可以在血清中测量到浓度的药物（如地高辛），也应该检测药物水平。

（十三）心电图

心肌梗死时心电图可出现左束支传导阻滞。心率校正后的 QT 间期（QTc）的延长是预测发生急性冠脉综合征或死亡的独立危险因素，这些患者至少有一个心脏危险因素而来急诊，如胸痛。

老年急诊患者具有感染、灌注不足、终末期血管事件、药物不良反应、中毒事件和缺血等高风险，应将 12 导联心电图、心肌损伤标志物和代谢紊乱的实验室筛查作为常规。

（十四）X 线摄片或 CT

超过 50% 的老年肺炎患者可能出现非呼吸道症状。有研究显示，65 岁及以上患者的肺炎 20% 无咳嗽，35% 无呼吸困难，50% 无发热。因此，对于有 NSC 表现的老年患者，应该放宽胸部 X 线摄片的适应证。

但胸部X线摄片在鉴别肺部阴影方面的敏感性和阴性预测值都很低。许多慢性阻塞性肺疾病或哮喘患者、20%的心力衰竭患者和30%的肺炎患者,胸部X线摄片的表现都不明显,需进一步行CT检查。由于老年人往往存在骨质疏松、退行性骨及关节疾病,使得X线片对老年患者的骨折诊断敏感性降低,导致漏诊,如骶骨骨折引起的疼痛或颈椎骨折造成的神经损伤等。故对怀疑骨折的老年患者进行CT检查十分有必要。

(十五)床旁超声

床旁超声的应用有助于诊断一些危及生命的呼吸困难原因,如心脏压塞、气胸、胸腔积液、心肌梗死和肺栓塞。

(金丹妮 张茂)

参考文献

1. NEMEC M, KOLLER M T, NICKEL C H, et al. Patients presenting to the emergency department with non-specific complaints: the Basel Non-specific Complaints(BANC)study[J]. Acad Emerg Med, 2010, 17(3):284-292.

2. PARANJAPE C, DALIA S, PAN J, et al. Appendicitis in the elderly: a change in the laparoscopic era[J]. Surg Endosc, 2007, 21(5):777-781.

3. VANPEE D, SWINE C, VANDENBOSSCHE P, et al. Epidemiological profile of geriatric patients admitted to the emergency department of a university hospital localized in a rural area[J]. Eur J Emerg Med, 2001, 8(4):301-304.

4. WALLGREN U M, ANTONSSON V E, CASTREN M K, et al. Longer time to antibiotics and higher mortality among septic patients with non-specific presentations-a cross sectional study of Emergency Department patients indicating that a screening tool may improve identification[J]. Scand J Trauma Resusc Emerg Med, 2016, 24:1.

5. BHALLA M C, WILBER S T, STIFFLER K A, et al. Weakness and fatigue in older ED patients in the United States[J]. Am J Emerg Med, 2014, 32(11):1395-1398.

6. CRONIN L, MEHTA S R, ZHAO F, et al. Stroke in relation to cardiac procedures in patients with non-ST-elevation acute coronary syndrome: a study involving > 18 000 patients[J]. Circulation, 2001, 104(3):269-274.

7. BEMELMANS R H, VAN DER GRAAF Y, NATHOE H M, et al. The risk of resting heart rate on vascular events and mortality in vascular patients[J]. Int J Cardiol, 2013, 168(2):1410-1415.

8. SPANGLER R, VAN PHAM T, KHOUJAH D, et al. Abdominal emergencies in the geriatric patient[J]. Int J Emerg Med, 2014, 7:43.

9. MARCO C A, SCHOENFELD C N, HANSEN K N, et al. Fever in geriatric emergency patients: clinical features associated with serious illness[J]. Ann Emerg Med, 1995, 26(1):18-24.

10. STORM-DICKERSON T L, HORATTAS M C. What have we learned over the past 20 years about appendicitis in the elderly? [J]. Am J Surg, 2003, 185(3):198-201.

11. ZED P J, ABU-LABAN R B, BALEN R M, et al. Incidence, severity and preventability of medication-related visits to the emergency department: a prospective study[J]. CMAJ, 2008, 178(12): 1563-1569.

12. SARDAR G K, EILBERT W P. Severe hyponatremia associated with thiazide diuretic use[J]. J Emerg Med, 2015, 48(3): 305-309.

13. NICKEL C H, MESSMER A S, GEIGY N, et al. Stress markers predict mortality in patients with nonspecific complaints presenting to the emergency department and may be a useful risk stratification tool to support disposition planning[J]. Acad Emerg Med, 2013, 20(7):670-679.

14. HORTMANN M, SINGLER K, GEIER F, et al. Recognition of infections in elderly emergency patients[J]. Z Gerontol Geriatr, 2015, 48(7):601-607.

15. VAN DER DOES Y, ROOD P P, HAAGSMA J A, et al. Procalcitonin-guided therapy for the initiation of antibiotics in the ED: a systematic review[J]. Am J Emerg Med, 2016, 34(7): 1286-1293.

16. KO B S, RYOO S M, AHN S, et al. Usefulness of procalcitonin level as an outcome predictor of adult bacterial meningitis[J]. Intern Emerg Med, 2017, 12(7):1003-1009.

17. GUO F, XU T, WANG H. Early recognition of myxedematous respiratory failure in the elderly[J]. Am J Emerg Med, 2009, 27(2):212-215.

18. AYER A, TERKELSEN C J. Difficult ECGs in STEMI: lessons learned from serial sampling of pre-and in-hospital ECGs[J]. J Electrocardiol, 2014, 47(4):448-458.

19. METLAY J P, SCHULZ R, LI Y H, et al. Influence of age on symptoms at presentation in patients with community-acquired pneumonia[J]. Arch Intern Med, 1997, 157(13):1453-1459.

20. PROSEN G, KLEMEN P, STRNAD M, et al. Combination of lung ultrasound(a comet-tail sign)and N-terminal pro-brain natriuretic peptide in differentiating acute heart failure from chronic obstructive pulmonary disease and asthma as cause of acute dyspnea in prehospital emergency setting[J]. Crit Care, 2011, 15(2):R114.

第2节 发 热

一、概述

发热(fever)是指机体在致热原作用下或各种原因引起体温调节中枢功能障碍时,体温升高超出正常范围,见于各种全身性和局部性感染及许多非感染性疾病。一般而言,当腋下、口腔或直肠内温度分别超过37℃、37.3℃和37.6℃,并且24小时内温度差波动在1℃以上或较基础体温升高1.3℃,可称为发热。

体温正常范围不会随着年龄的增长而改变,老年人平均最高体温及最低体温与年轻人差别不大,但体弱老年人的基础体温可能低于健康年轻人。应注意的是,随着年龄增长体温调控能力会降低,皮下脂肪层减少,会使老年人难以维持体温,而老年人出汗能力下降则会增加老年人体温过高的风险。

随着老龄化社会的到来,就诊于急诊科的老年人比例也在快速增加,10%的老年急诊患者存在发热,其中有70%~90%的患者需要住院治疗,7%~10%的患者可能在1个月内死亡。老年患者发热不仅是常见急症,还往往提示高死亡率,需要快速、正确处理。

二、病因

引起发热的原因诸多,大体上可以分为感染性发热和非感染性发热,后者可以是肿瘤、风湿免疫性疾病、神经与内分泌系统疾病、药物,甚至功能性疾病等,其中,感染、风湿免疫性疾病和肿瘤仍是老年人发热最常见的原因。文献报道,老年人发热有25%~35%为感染病因,25%~31%为风湿免疫性疾病,恶性肿瘤占12%~23%。

三、评估与诊断

明确发热原因是重要的,但诸多发热的病因在短时间内诊断可能是困难的,因此,评估老年发热患者的病情就成了主要问题。发热的程度本身在一定程度上就可能提示病情的严重度,但在老年患者这个群体,二者在诸多情况下会呈现出明显的不一致性(尤其是并非高热的情况),需要重视。

(一) 明确发热类型与程度,早期检出危重患者

临床上,发热有急性发热、不明原因发热、长期低热及超高热。

1. **急性发热** 热程在2周以内的发热,其原因大多属于感染,75%的老年急性发热患者是感染性疾病引起的,其次需注意某些急性传染病。一般来说,这些急性感染相关发热的患者多有感染灶相关的症状和体征。

2. **不明原因发热**(fever of unknown origin, FUO) 指反复发热>3周、体温>38.3℃、3次门诊就诊或入院3天后仍未明确诊断的一种疾病。FUO在老年人中较为常见,但由于老年人机体的生理改变,常表现为不典型的临床症状。

3. **长期低热** 指口温在37.3~38℃,肛温在37.6~38.3℃,持续4周以上者。

4. **超高热** 指发热超过41℃,主要见于体温调节中枢功能障碍,属发热之危重症。

最近,Min-Hsien Chung等人提出老年发热评分系统(0~3分)来帮助急诊科医师对老年发热患者进行危险分层,3个危险因子分别为血小板计数<150×10⁹/L、白细胞计数>12×10⁹/L、GCS≤8分,每个危险因子计1分;评分0~1分为低风险组,可以收入普通病房或在急诊接受治疗后返家,评分2~3分属高风险组,病情危重,需要住ICU治疗。研究发现,在纳入的12项老年发热患者30天死亡预测因素中,体温和年龄本身不具备预测能力,低血压、呼吸频率、卒中病史、卧床、鼻饲、充血性心力衰竭、养老院居住史、中性粒细胞比例、血肌酐(>177μmol/L)也不具有单独预测死亡的能力,只有白细胞计数、血小板计数和GCS分值严重低时(≤8分)才具有独立预测能力。但老年患者往往存在多种混杂因素,因此单独用发热评分去进行判断或不可取,最近更倾向于用虚弱评分系统对老年患者的整体病情和衰老状态进行评估。

(二) 进一步诊断和鉴别诊断

老年患者的发热可能较轻,如使用类固醇和

非甾体抗炎药更可减轻发热程度,加之老年人临床表现不典型,往往导致诊断延迟。诊断是一个鉴别过程,因为临床医师必须确定需要搜集哪些数据及需要追踪哪些线索。

1. 病史和体格检查　起病方式、伴随症状、流行病史和全面细致的体格检查是诊断的基础。如有受凉、疲劳、外伤或进食不洁食物后出现的急性发热提示急性感染;发热前伴有明显寒战提示化脓性细菌感染;发热伴有咳嗽、咳痰提示呼吸道感染;长期低热伴有中毒症状提示结核病;跛行、多发性肌痛、突发性失明往往提示巨细胞性动脉炎;发热伴有无痛性淋巴结肿大提示淋巴瘤等。

对于疑似重症的老年发热患者,务必首先关注呼吸、脉搏、血压等生命体征和神志情况,并快速进行全面、重点的体格检查,如皮肤和黏膜有无皮疹、瘀点,以及肝、脾、淋巴结肿大等。发热伴有休克时,患者面色青灰、脉细速、血压下降或测不出,见于重症肺炎、暴发型流行性脑脊髓膜炎、中毒性细菌性痢疾、脓毒症、肾病综合征出血热等。长期不明原因的发热患者尤应注意隐蔽性病灶,如肝、膈下、脊椎、盆腔、鼻窦、乳突等局部脓肿。眼底检查和肛门指检应作为常规检查,因有时后者可发现前列腺脓肿。

2. 辅助检查　根据病史和体格检查获取到的线索进行辅助检查,以简便快捷为原则。常用的辅助检查包括:

(1) 血、尿、粪常规检查。

(2) 血清学检查:自身抗体检查、肥达-外斐反应、结核抗体或结核感染 T 细胞斑点试验(T-SPOT. TB 试验)等。

(3) 血或骨髓培养:外周静脉采血至少在两个穿刺部位抽取。进行细菌、真菌、厌氧菌培养时,如疑似中心静脉导管相关感染,应同时采集外周血和中心静脉导管血标本。

(4) 影像学检查:X 线、CT 与 MRI 检查对诊断骨盆、膈下与腹腔内深部隐蔽性脓肿,尤其对发现腹膜后病灶如淋巴瘤、脓肿、血肿等有重要价值。

(5) 超声检查:对疑有急性渗出性心包炎和感染性心内膜炎患者,可行超声心动图检查;腹部超声检查适用于疑有腹腔内占位性病变、肝脓肿者。

(6) 活体组织检查:如肝穿刺活体组织检查、淋巴结及皮损与皮下结节活体组织检查等;骨髓检查对白血病、恶性组织细胞病等具有决定性诊断价值。

临床工作中,根据老年患者的病史、临床症状和体征,及时完善相关检查,明确感染原因并进行合理的治疗,有助于改善老年患者预后,降低其死亡率。

目前,生物标志物降钙素原(PCT)对于鉴别感染性发热有很好的应用价值。正常生理条件下,甲状腺滤泡旁细胞(C 细胞)产生微量 PCT(外周血中 PCT<0.05ng/ml),但在细菌感染时,肝脏的巨噬细胞和单核细胞、肺及肠道组织的淋巴细胞等均可在内毒素、肿瘤坏死因子-α(TNF-α)和白细胞介素-6(IL-6)等的作用下合成并增量分泌,导致血清 PCT 水平 2~4 小时后即开始升高,6~8 小时达高峰,血浆半衰期为 20~24 小时,且几乎不受肾功能状态的影响。目前 PCT 用于:①感染性疾病的鉴别诊断,脓毒症、脓毒症休克患者的 PCT 水平依次升高,且与病情严重程度呈正相关;②动态监测评估感染性疾病患者的预后;③指导抗生素的应用,包括起始治疗、减量和停用,减少抗生素滥用。

此外,近年来发现,可溶性白细胞分化抗原 14 亚型(leukocyte differentiation antigen 14 sub-type,sCD14-ST)又名 presepsin,在感染早期即升高,暴露感染后 1 小时内可检测到,3 小时达高峰,且其升高幅度与疾病严重程度及预后相关,在评价细菌感染方面的价值似乎不亚于 PCT。但目前国内尚缺乏大规模临床研究的支持,其意义有待进一步证实。

3. 病因诊断

(1) 感染性发热:感染性疾病一直是引起发热的最主要原因,老年人也不例外,且 65 岁及以上人群的死亡中有 1/3 是由感染造成的。老龄化等诸多生理与病理因素使老年人感染的易感性增加,而且一些常见的感染即可导致老年患者的死亡率显著增加。普通人群中容易误诊和漏诊的常见感染性发热原因为结核、感染性心内膜炎和腹腔内感染;其中,结核感染是老年人不明原因发热的最常见原因,可占感染性发热的 50%~60%,而腹腔内感染、感染性心内膜炎相对少见。

（2）肿瘤性发热：肿瘤性疾病是除感染性疾病外导致老年患者发热的常见原因，而且肿瘤在老年人中发病率较高，其中白血病、霍奇金淋巴瘤等较为多见。肿瘤可以导致组织细胞坏死，肿瘤坏死因子及其他致热原细胞因子的释放、无菌坏死产物的吸收可以使机体出现发热症状，同时，肿瘤合并感染引起的发热也是老年患者发热的重要原因。但是近年来，肿瘤性发热在老年人不明原因发热中的地位逐渐下降，因为随着诊断技术的提高，实体肿瘤更容易被发现，而且彩超及 CT 可以早期发现肿大的淋巴结，均有利于肿瘤的早期诊断与治疗。

（3）风湿免疫性发热：风湿免疫性发热也是除感染性疾病外导致老年人发热相对常见的原因，但是与肿瘤性发热相反，随着风湿免疫性疾病诊断率的不断提高，风湿免疫性疾病目前已经成为除感染性疾病外引起老年发热的第二位原因。巨细胞动脉炎及风湿性多肌痛在老年患者中较为常见。如患者发热伴有不适、乏力、厌食及体重下降等全身症状，实验室检查红细胞沉降率（又称血沉）及 C 反应蛋白等急性时相蛋白升高，在除外其他疾病后应想到风湿免疫性疾病的可能。

（4）神经与内分泌性发热：内分泌代谢障碍如甲状腺功能亢进（简称甲亢）、甲亢危象、亚急性甲状腺炎等也可以引起发热，其中甲亢是引起老年患者发热的常见原因之一。脑血管病、脑外伤等中枢神经系统疾病可出现体温调节中枢障碍，从而导致患者出现中枢性高热。此外，老年人因机体功能衰退、免疫力下降等原因，患糖尿病等内分泌系统疾病及神经系统疾病后更易合并感染。

（5）长期低热：由感染性疾病引起者占 40%，非感染性疾病者占 57%，原因不明者占 3%。器质性低热包括：①慢性感染，如结核病、肝脏疾病、慢性肾盂肾炎、慢性胆道感染及各种病灶感染（鼻窦炎、牙龈脓肿、前列腺炎、肛门周围脓肿等）；②结缔组织病，如风湿热、类风湿关节炎、系统性红斑狼疮等；③内分泌疾病，如甲亢、嗜铬细胞瘤等；④恶性肿瘤，如早期淋巴瘤、实质性肿瘤转移等。

（6）超高热：主要见于体温调节中枢功能障碍，有以下各种原因。①中暑；②脑部疾病，如严重脑外伤、脑出血、脑炎与脑肿瘤等；③输血、输液污染引起严重热原反应与脓毒症；④临终前超高热；⑤恶性综合征。

四、急诊处理

（一）支持治疗

患者出现神志改变、呼吸窘迫、血流动力学不稳定等危及生命的症状与体征时，立即实施监护、建立静脉通路、气道管理、补液及氧疗等急救措施，必要时行呼吸支持治疗。

（二）退热治疗

核心温度升高，会使氧需求增加，并且会加重既有的心或肺功能不全。通常当体温在 37℃ 以上时，体温每升高 1℃，心率增加 12～15 次/min（除了相对缓脉性疾病，如伤寒、布鲁氏菌病、钩端螺旋体病等），氧消耗会增加 13%。此外，体温升高可导致器质性脑部疾病患者的精神状态改变，必须快速降低核心温度。

1. **物理降温** 一般可用冷毛巾湿敷额部，或用冰袋置于额、枕后、颈、腋和腹股沟处降温，或用 25%～50% 酒精擦浴，或将患者置于降温毯中，根据体温调节毯温；头置冰帽，冰水灌肠、冷盐水洗胃，或将患者置于空调房内（使室温维持在 27℃ 左右）。根据条件适当选用。

2. **药物降温** 退热剂可以缓解不适，减轻头痛、肌痛、关节痛和乏力，此外，退热剂还可防止谵妄，特别是对于老年人，并可减少慢性心肺疾病的恶化。然而，具有解热作用的药物可能延迟或掩盖特定疾病的早期症状和征象，因此，发病初期应尽量避免使用对乙酰氨基酚、非甾体抗炎药或糖皮质激素。另外，老年人存在不同程度肝、肾功能减退，药物剂量应根据肝、肾功能适当调整使用。

视发热程度采用口服或注射解热镇痛药，口服的有阿司匹林、对乙酰氨基酚、布洛芬、解热镇痛片、复方对乙酰氨基酚等，注射用的有阿司匹林赖氨酸盐、阿司匹林精氨酸盐、对乙酰氨基酚、氨酚异丙嗪注射液和复方氨林巴比妥注射液。高热患者病情需要时可短期应用激素，如地塞米松或氢化可的松。

（三）病因治疗

根据不同病因如感染、巨细胞动脉炎、淋巴瘤、实体肿瘤等分别给予相应治疗和处理。

（全锦花）

参考文献

1. 郑锐. 重视老年人不明原因发热的鉴别诊断[J]. 实用老年医学杂志,2017,31(2):101-102.

2. DEWITT S,CHAVEZ S A,PERKINS J,et al. Evaluation of fever in the emergency department[M]. Am J Emerg Med,2017,5(11):1755-1758.

3. MIN-HSIEN C,CHIEN-CHENG H,SI-CHON V,et al. Geriatric fever score:a new decision rule for geriatric care[J]. Plos One,2014,9(10):e110927.

4. NICKEL C,BELLOU A,CONROY S. Geriatric emergency medicine[M]. Switzerland:Springer International Publishing,2018.

5. 全锦花,张新超. 白细胞分化抗原14亚型在老年急性感染诊断、病情评估和预后评价中的作用[J]. 中华老年医学杂志,2019,38(3):246-250.

6. WÄSTFELT M,CAO Y,STRÖM J O. Predictors of post-stroke fever and infections:a systematic review and meta-analysis[J]. BMC Neurol,2018,18(1):49.

7. BOTTIEAU E,YANSOUNI C P. Fever in the tropics:the ultimate clinical challenge?[J]. Clin Microbiol Infect,2018,24(8):806-807.

8. YOUNG P J,NIELSEN N,SAXENA M. Fever control[J]. Intensive Care Med,2018,44(2):227-230.

9. ZAWADZKA M,SZMUDA M,MAZURKIEWICZ-BEŁDZI-ŃSKA M. Thermoregulation disorders of central origin-how to diagnose and treat[J]. Anaesthesiol Intensive Ther,2017,49(3):227-234.

10. STEELE G M,FRANCO-PAREDES C,CHASTAIN D B. Noninfectious causes of fever in adults[J]. Nurse Pract,2018,43(4):38-44.

11. ROTH J,HOROWITZ M. Inflammation,fever,and body temperature under febrile conditions[J]. J Basic Clin Physiol Pharmacol,2017,28(6):519-520.

12. YUAN S M. Cardiac and vascular causes of persistent fever:a systematic review[J]. Rev Cardiovasc Med,2019,20(4):255-261.

13. KHOUJAH D,CIMINO-FIALLOS N. The geriatric emergency literature 2019[J]. Am J Emerg Med,2020,38(9):1834-1840.

第3节　呼吸困难

一、概述

呼吸困难(dyspnea)是患者主观上有空气不足、呼吸费力或气短的感觉,而客观上表现为呼吸频率、深度和节律的改变,辅助呼吸肌参与呼吸运动,严重者张口呼吸、鼻翼扇动,可呈端坐呼吸或其他被动性体位呼吸、发绀等。

呼吸困难是较为常见的老年急症,也是所有非创伤性急症中死亡率最高的急症之一。在美国,≥70岁老年人中有1/4经历呼吸困难,在其中的一些特定人群中呼吸困难的发病率更高,如肺病患者63%、共病(≥2个慢性病症)患者45%、正在吸烟者38%、心脏病患者36%、肥胖(体重指数≥30.0kg/m²)者33%、高中以下教育程度者32%。老年呼吸困难患者还与抑郁症、焦虑症及严重的疲劳症等情况的发生有关。随着增龄,机体的胸壁顺应性减退、呼吸中枢对缺氧和/或高二氧化碳的敏感性降低、呼吸道的黏液清除力下降、气流阻力增加、肌细胞数量减少、呼吸肌张力降低与固有收缩性下降、肺弥散腔减小,以及冠状动脉血流贮存降低、心室顺应性下降等,这些年龄相关的心肺系统变化会使老年呼吸困难患者的预后变得更差。研究报道,老年呼吸困难患者在随后的5~7年中,40%有更高的功能恶化的风险,60%面临更高的死亡风险。

临床上,呼吸困难可按病程分为急性与慢性呼吸困难,前者是指病程3周以内的呼吸困难,后者是指持续3周以上的呼吸困难。

二、病因

呼吸困难病因诸多,涉及多个系统病变,也因此可分为呼吸源性、心源性、中毒性、神经精神性呼吸困难等,其中以呼吸源性、心源性呼吸困难最为常见(表6-3-1)。

表6-3-1　呼吸困难较常见的原因

分类	病因
呼吸系统	上气道梗阻、慢性阻塞性肺疾病急性发作(AECOPD)、肺炎、支气管哮喘、气胸、胸膜炎或胸腔积液、急性呼吸窘迫综合征(ARDS)、肺栓塞、肺癌等
心脏	心力衰竭、急性肺水肿、心包积液(心脏压塞)、肺动脉高压等
中毒	一氧化碳、氰化物、亚硝酸盐、苯胺等
代谢性	尿毒症、糖尿病酮症酸中毒,脓毒症等
血液系统	贫血(尤其是隐匿的急性失血)
神经精神性	脑卒中、脑肿瘤、药物等

有文献报道,≥70 岁老年人呼吸困难急诊的主要原因居前位的分别是:急性心力衰竭(43%)、肺炎(35%)、AECOPD(32%)、肺栓塞(18%)等,而且皆与高死亡率相关。应当注意,老年人的急性呼吸困难更可能是多原因的,半数左右有两个或以上的病因诊断,包括非心肺因素(如代谢性酸中毒、脓毒症等)。

三、评估与诊断

临床上,呼吸困难可表现为 3 种类型。①吸气性呼吸困难:吸气费力、伴有高调喘鸣,重者可出现胸骨上窝、锁骨上窝和肋间隙明显凹陷,即"三凹征";多见于各种原因引起的喉、气管、大支气管的狭窄与梗阻,如急性喉炎、喉头水肿、喉癌等喉部疾病,气管异物或气管受压(甲状腺肿大、淋巴结肿大或主动脉瘤压迫)、支气管肿瘤等气管或支气管疾病。②呼气性呼吸困难:呼气费力,呼气时相明显延长,常伴有哮鸣音;多见于支气管哮喘、喘息性支气管炎、阻塞性肺气肿等。③混合性呼吸困难:吸气与呼气均感费力,呼吸频率加快,幅度变浅,常伴有呼吸音减弱或消失。

(一) 快速识别危及生命的呼吸困难并评估病情的严重程度

与成年呼吸困难患者的诊治类同,对于老年患者诊治的第一步是快速识别危及生命的呼吸困难、评估病情的严重程度。首先根据患者的神志或意识状态、呼吸频率与节律、心率、血压、脉搏血氧饱和度(SpO_2)等主要征象,快速地检查患者的皮肤、黏膜颜色,皮温,观察口咽、颈部、肺、心脏、腹部和四肢有无异常体征,评估其生命体征是否平稳、症状是否进行性加重,迅速判断气道、呼吸和循环情况。不论病因如何,凡呼吸困难患者出现下述情况当属危重状态并迅速处理:①神志不清或意识障碍;②呼吸节律明显异常和/或频率≥35 次/min 或≤8 次/min;③伴有明显"三凹征"的吸气样呼吸困难,或呈被动体位或强迫体位的呼吸困难;④伴有严重心律失常、四肢末梢湿冷、血压下降甚至休克;⑤出现苍白、发绀、大汗或气管偏移等。此外,国家早期预警评分(NEWS)≥7 分属高危,≥12 分属极高危。

对呼吸困难严重程度的评估也可参考一些量化工具,如澳洲分诊量表(ATS)呼吸困难评分、改

良英国医学研究协会呼吸困难量表(mMRC)、世界卫生组织(WHO)呼吸困难问卷等,但各种评分工具所得结果间可比性差,因此,只对特定疾病的呼吸困难评估方具有特定的临床意义。同时应说明的是,呼吸困难的严重程度与导致呼吸困难疾病的严重程度不全一致,呼吸困难严重程度的评估不能代替不同疾病严重程度的评估。

有研究报道,急诊的呼吸困难患者与院内死亡率相关的变量包括不恰当的急诊处理、急性呼吸衰竭或 $PaCO_2$>45mmHg、BNP 或 NT-proBNP 升高及肾衰竭。

(二) 进一步诊断与鉴别诊断,确定致命性病症

在快速识别急危重症呼吸困难患者的基础上,通过病史、体格检查及相关辅助检查等,诊断与鉴别诊断呼吸困难的病因,并及时确定致命性病症。

首先,应区分急性、慢性或发作性呼吸困难,如急性呼吸困难可见于急性左心衰竭、肺血栓栓塞等;慢性呼吸困难可见于 COPD,特别是 AECOPD;发作性呼吸困难多见于支气管哮喘发作等。

其次,要区分两类呼吸困难:一类为已有心、肺等基础疾病的呼吸困难加重,鉴别与诊断的目标为分清是原有疾病的恶化及引起恶化的原因,还是又合并了新的疾病;另一类为病因尚未明确的新发呼吸困难,鉴别与诊断的目标为尽快明确潜在的疾病。

下述病症往往是致命性的,应立即予以紧急救治:①严重的上气道梗阻;②张力性气胸;③ARDS;④大量误吸,吸入性肺炎;⑤哮喘持续状态;⑥心源性肺水肿;⑦急性肺栓塞;⑧AECOPD伴意识障碍;⑨中毒患者出现意识障碍伴呼吸浅慢等。其临床提示的诊断要点见表 6-3-2。

1. 病史与症状　注意心肺及肾脏病史、支气管哮喘发作史、中毒史、粉尘或异物吸入史、过敏史等。呼吸困难的发病缓急、持续时间、有无伴发全身症状等是诊断的基础。如突然发作常考虑肺栓塞或自发性气胸;慢性或进行性呼吸困难见于心脏疾病、COPD 等;伴发热常常提示合并感染性疾病。

由于上述老年人肺与呼吸功能的生理性减退,各种原因的呼吸困难都较易引起低氧血症和/

表6-3-2 急性呼吸困难常见病因及其提示诊断要点

病因	提示诊断要点
气道阻塞（喉痉挛，异物吸入）	有异物吸入或呛咳史；喉部或大气道闻及吸气相哮鸣音
ARDS	有肺部感染、误吸、脓毒症等高危因素；呼吸增快、窘迫；氧合指数<300mmHg；除外心源性肺水肿
急性肺栓塞	有制动、创伤、肿瘤等诱发因素；合并DVT的症状与体征；血D-二聚体测定有排除意义
肺炎	咳嗽、咳痰、发热、胸痛等；肺部湿啰音及哮鸣音
AECOPD	慢性咳嗽、咳痰及喘息病史；进行性呼吸困难；桶状胸、呼气相延长，肺气肿体征等
支气管哮喘	过敏史或支气管哮喘病史，双肺呼气相哮鸣音
气胸	有抬举重物等用力动作或咳嗽、屏气等诱发因素；合并一侧胸痛；气管向健侧移位，患侧胸部膨隆，呼吸运动减弱，叩诊过清音或鼓音，听诊呼吸音减弱或消失
心力衰竭	多有高血压、冠心病、糖尿病等基础疾病；感染、劳累、过量或过快输液等诱因；双肺湿啰音，心脏扩大，心脏杂音，可闻及奔马律

注：ARDS，急性呼吸窘迫综合征；AECOPD，慢性阻塞性肺疾病急性发作；DVT，深静脉血栓。

或高碳酸血症，导致意识障碍，若先前有脑血管病、痴呆等基础疾病，可能存在沟通困难，这些患者的病史信息多来自亲属或护理人员，要充分评估其可靠性。

呼吸困难的某些性质可能与特定的病理机制相关，如劳力性呼吸困难可能与气流受限、呼吸肌肌力减退有关；胸部紧缩感可能与支气管收缩、气道感受器刺激增加有关；空气渴求感/吸气不足感可能与呼吸驱动增加有关。

2. **体征** 胸骨上窝、锁骨上窝、肋间隙在吸气时明显下陷即"三凹征"，多是由于喉、气管、大支气管的炎症、水肿、异物或肿瘤等引起的气道狭窄或梗阻；肺部哮鸣（干鸣）音见于哮喘、过敏；肺湿啰音见于肺部感染、心力衰竭（咳出大量粉红色泡沫痰伴两肺水泡音是急性肺水肿的典型体征）、

肺栓塞；不对称呼吸音减低见于气胸、胸腔积液、肺实变等，张力性气胸可出现低血压。心脏奔马律提示心力衰竭。

3. **辅助检查**

（1）动脉血气分析：动脉血气分析对于确定呼吸衰竭有不可替代的价值，并提供酸碱平衡失调等关键信息，是判断呼吸困难病情严重程度、指导治疗的必要检查之一。SpO_2 虽能及时获得动脉氧供的信息，但在休克和/或循环不良的状况下不能真实反映动脉血氧饱和度（SaO_2）水平。

（2）心电图：不能对心源性或肺源性呼吸困难提供直接的诊断证据，但对于检出心肌缺血甚或心肌梗死、心律失常、心肌肥厚、右室负荷过重等导致的呼吸困难有重要意义。$S_I Q_{III} T_{III}$（I导联S波加深，III导联Q波显著及T波倒置）对于急性肺栓塞诊断有一定提示意义。收缩性心力衰竭的患者几乎不可能有完全正常的心电图。

（3）超声：超声心动图可对心脏结构、运动与功能进行全面评价，进而对于鉴别心源性呼吸困难有决定性意义，宜尽早检查。当超声发现下肢静脉血栓形成，并可见右室扩大、肺动脉高压等征象时需要考虑肺血栓栓塞的可能。

床旁急诊肺部超声可发现肺间质水肿的征象（增多的B线，呈现肺"火箭征"），对于临床诊断有良好价值，且操作便捷。

（4）生物标志物：BNP或NT-proBNP或MR-proANP是目前敏感性与特异性俱佳的生物标志物，在心源性呼吸困难（心力衰竭）的诊断与非心源性呼吸困难的鉴别诊断中有举足轻重的作用，并且能在急诊室或床旁快速检查。应注意，呼吸困难患者检测利尿钠肽增高，对于诊断心力衰竭虽有很高的准确性，但受年龄、体重指数、肾功能等诸多因素影响，其阴性诊断价值反而更加突出，当血BNP<100pg/ml、NT-proBNP<300pg/ml或MR-proANP<120pg/ml时基本可排除急性心力衰竭，换言之，BNP或NT-proBNP增高不等于都是心力衰竭，但BNP或NT-proBNP不高则有助于除外左心收缩功能不全。

D-二聚体（D-dimer）：对急性肺栓塞诊断的敏感度高达90%以上，而特异度仅为40%，若其含量低于0.5mg/L，可基本除外急性肺血栓栓塞。然而，对住院已数周的患者或年龄>60岁的患者

而言,D-二聚体的阴性预测值仍然较低。

降钙素原(PCT):正常是由甲状腺分泌的,细菌感染时异常升高。疑似下呼吸道感染的呼吸困难患者,查验 PCT 不仅有益于诊断,还可降低抗生素的暴露与应用。BACH(Biomarkers in Acute Heart Failure)研究显示,诊断急性心力衰竭并伴有 PCT 升高的患者若不应用抗生素治疗,其结局不良。

(5) 胸部 X 线与 CT:胸部 X 线有助于发现各种心肺及胸腔疾病,可以准确诊断气胸,也可对肺淤血或肺水肿客观评估,但因其时间上滞后而难以实时反映。螺旋 CT 检查对于急诊呼吸困难的病因尤其是肺源性因素包括肺炎、肺栓塞等的诊断有很高价值。

(6) 肺功能:主要用于检测呼吸道的通畅程度、肺容量的大小,对于早期检出慢性支气管炎、肺气肿、支气管哮喘、间质性肺疾病等气道与肺疾病有重要临床价值,也有益于评估病情的严重程度及预后,以及评价药物或其他治疗方法的疗效等。

(7) 喉镜、支气管镜:对于气道梗阻性病变的诊断及镜下快速治疗十分重要。

(8) 其他:血、尿常规与血生化、血糖等检查对于提示炎症、尿毒症、糖尿病甚或酮症等有一定意义。脑部 CT 或 MRI 可检出或除外中枢神经系统血管或占位性病变。

四、急诊处理

呼吸困难不仅是临床症状,其本身就可导致机体缺氧与二氧化碳的潴留或过多排出,因此急诊处理上不能只限于病因。首先,要保证呼吸道通畅,纠正低氧和/或高碳酸血症,重点是在细胞水平获得足够的氧合,维持 SaO_2 近正常范围;其次,针对不同病因采取相应的措施,同时注意纠正酸碱平衡失调与电解质紊乱,并加强对心、脑、肾等重要脏器的功能支持。

(一) 紧急处理

1. 无创性心电、血压、SpO_2 监测 建立静脉通路,适当补液,维持血流动力学稳定。张力性气胸者,应行紧急胸腔穿刺或闭式引流。

2. 保持气道通畅 ①气道痉挛:可使用 β_2 受体兴奋药、茶碱类药物、糖皮质激素、抗胆碱药

物等,静脉或雾化治疗。②上气道梗阻:急性梗阻者应立即解除梗阻、控制通气,根据情况行气管插管或气管切开、急诊手术;慢性梗阻可行 X 线片、CT、肺功能和喉镜等检查,决定治疗方案。

3. 纠正低氧和/或高碳酸血症

(1) 鼻导管与面罩吸氧等常规氧疗,其对应的能达到的氧浓度见表6-3-3。

表 6-3-3 常用氧疗方法达到的氧浓度

氧疗方法	氧流量/ (L·min⁻¹)	吸入氧 浓度/%
鼻导管	2	28
	4	36
	6	44
面罩	5~6	40
	6~7	50
	7~8	60
带储气袋面罩	6	60
	8	80
	10	>80

(2) 无创正压通气(non-invasive pressure ventilation,NIPPV):是指不需要建立人工气道,通过鼻/面罩等方法连接患者的正压通气,对于 AECOPD、急性心源性肺水肿和免疫抑制患者,较早地应用 NIPPV 可降低这类患者的气管插管率和住院病死率,改善预后,可作为一线治疗方法。对于 ARDS 目前支持证据很有限,病情相对较轻者可试用,一旦病情恶化,立即气管插管行有创通气治疗,以免延误病情。

(3) 高流量鼻导管给氧(nasal high flow oxygen,NHFO):对于低氧血症患者,可应用 NHFO,尤其是有 NIPPV 适应证而又不能良好耐受 NIPPV 的患者。NHFO 有更高的舒适度和耐受性,无胃胀气、呕吐、误吸、痰液干涸、幽闭感等症状,不影响咳痰、进食水及交谈,可持续不间断治疗。

(4) 气管插管、气管切开建立人工气道行机械通气,适用于以下情况:①严重呼吸困难伴意识障碍,或无法保证气道的安全;②急性呼吸衰竭,不能维持正常氧合;③窒息、不能立即解除气道梗阻者;④呼吸停止。

（5）大动脉搏动消失、意识丧失者立即行心肺复苏。

（二）病因治疗

根据不同的病因如急性心力衰竭、心脏压塞、肺栓塞、AECOPD、肺炎、胸腔积液、气胸、中毒等分别给予相应处理（分别见相关章节）。

（张新超）

参考文献

1. NICKEL C，BELLOU A，CONROY S. Geriatric emergency medicine [M]. Switzerland：Springer International Publishing，2018.

2. PARSHALL M B，SCHWARTZSTEIN R M，ADAMS L，et al. An official American Thoracic Society statement：update on the mechanisms，assessment，and management of dyspnea[J]. Am J Respir Crit Care Med，2012，185（4）：435-452.

3. CURROW D C，PLUMMER J L，CROCKETT A，et al. A community population survey of prevalence and severity of dyspnea in adults [J]. J Pain Symptom Manage，2009，38（4）：533-545.

4. RAY P. Acute respiratory failure in the elderly：etiology，emergency diagnosis and prognosis[J]. Crit Care，2006，10（3）：R82.

5. 呼吸困难诊断、评估与处理的专家共识组. 呼吸困难诊断、评估与处理的专家共识[J]. 中华内科杂志，2014，53（4）：337-341.

6. MAISEL A，NEATH S X，LANDSBERG J，et al. Use of procalcitonin for the diagnosis of pneumonia in patients presenting with a chief complaint of dyspnoea：results from the BACH（Biomarkers in Acute Heart Failure）trial[J]. Eur J Heart Fail，2012，14（3）：278-286.

7. 温伟，张新超. 血浆 N-末端脑利钠肽对急性呼吸困难诊断的临床意义[J]. 中国实用内科杂志，2007，27（9）：683-685.

8. SMITH A K，CURROW D C，ABERNETHY A P，et al. Prevalence and outcomes of breathlessness in older adults：a national population study[J]. J Am Geriatr Soc，2016，64（10）：2035-2041.

9. VAN MOURIK Y，RUTTEN F H，MOONS K G，et al. Prevalence and underlying causes of dyspnea in older people：a systematic review[J]. Age Ageing，2014，43（3）：319-326.

10. MINER B，TINETTI M E，VAN NESS P H，et al. Dyspnea in community-dwelling older persons：a multifactorial geriatric health condition[J]. J Am Geriatr Soc，2016，64（10）：2042-2050.

11. PIRODDI I M G，BARLASCINI C，ESQUINAS A，et al. Non-invasive mechanical ventilation in elderly patients：a narrative review [J]. Geriatr Gerontol Int，2017，17（5）：689-696.

第4节　胸　　痛

一、概述

胸痛（chest pain）是急诊患者最常见的症状之一，占急诊就诊者的 4.9%～10%。与年轻患者相比，老年人的胸痛可能以胸闷不适主诉更多见。

二、病因

与成人一般的胸痛症状相似，老年人胸痛或胸闷不适的原因众多（表6-4-1），可以是一般的器质性病变如带状疱疹、肋骨骨折、肺炎、胸膜炎、肥厚型心肌病、消化性溃疡等，亦见于功能性疾病如心血管神经症，但更重要的是具有高致死风险的急危重症如急性冠脉综合征（ACS）、急性肺栓塞（pulmonary embolism，PE）、气胸（张力性）、主动脉夹层等。有文献报道，在急诊的全部胸痛患者中，约10%诊断为急性心肌梗死（AMI），11.5%是心肌缺血或心绞痛，36%与肌肉骨骼疾病相关，19%是胃肠道疾病所致，5%属呼吸病症。也有研究认为，60岁以上的急性胸痛，其中50%以上是心源性的。

表6-4-1　胸痛较常见的原因

类别	病因
胸壁疾病	带状疱疹、肋间神经炎、肋软骨炎、肋骨骨折、多发性骨髓瘤等
胸、肺疾病	急性肺栓塞、气胸（包括张力性气胸）、肺炎、胸膜炎、肺癌等
心血管疾病	急性冠脉综合征、主动脉夹层、心包炎、肥厚型心肌病、应激性心肌病等
纵隔疾病	纵隔炎、纵隔脓肿、纵隔肿瘤
上消化道疾病	消化性溃疡、食管撕裂、食管裂孔疝、食管癌
其他	神经症（紧张综合征）、高通气综合征

三、评估与诊断

老年胸痛管理缺乏系统的临床研究资料，对一般人群的评估原则同样适用于老年患者，但应当关注的是，在评估早期就应把老年衰弱、多病共存、多药治疗等因素的影响考虑在内。

（一）识别危及生命的急危重症与评估病情的严重程度

不同原因的胸痛预后差异较大，因此，要在尽量短的时间内准确识别出其中可能危及生命的急危重症如 AMI、主动脉夹层、肺血栓栓塞、张力性气胸、Boerhaave 综合征（罕见），并采取针对性的治疗极为关键。

若一时难以确定病因，准确把握与评估病情的危急与严重程度就成了主要问题，一般而言，凡患者出现苍白、大汗、明显呼吸困难、血氧饱和度降低、发绀、颈静脉充盈或怒张、气管偏移、呼吸音改变、严重心律失常、血压下降甚或休克征象等，不论病因如何均属急危重状态。此外，NEWS≥7 分属高危，评分≥12 分属极高危。对此危急状态，应及时行重症监护治疗，包括多功能心电监测、吸氧（低氧时）、开放静脉通路，进行紧急的或必要的"救命"治疗等措施。

HEART 积分是近年对疑似 ACS 的急性胸痛进行早期风险评估和分层的量化方法，该评分包括 5 个变量，分别是胸痛病史（History）、心电图表现（Electrocardiograph）、年龄（Age）、心血管疾病危险因素（Risk factors）和肌钙蛋白（Troponin），每一变量都分为 3 个等级，每个等级再分别赋值 0 分、1 分和 2 分，见表 6-4-2。2008 年，Six 等学者在 *Netherlands Heart Journal* 上发表文章，首次报道了 HEART 积分在急性胸痛危险评估方面的应用价值，作者选入了 120 例不伴有心电图异常和正常肌钙蛋白水平的非特异性胸痛患者，其 HEART 积分为 0~1 分，观察随访（423±106）天，在此期间有 29 例（24.2%）发生了 1 个或多个主要不良心血管事件（major adverse cardiovascular events,MACE）如 AMI、接受冠状动脉介入治疗（PCI）或冠状动脉旁路移植术等，结果提示积分越高，发生 MACE 的风险越高。随后，作者等又报道了荷兰 4 所医院共 2 161 例急诊患者的一项回顾性研究，其中资料完整的急性胸痛患者 880 例纳入随访 6 周，结果显示，HEART 积分在 0~3 分（低危组）发生 MACE 者仅为 0.99%，积分 4~6 分（中危组）发生 MACE 者为 11.6%，当 HEART 积分为 7~10 分时，发生 MACE 者达 65.2%。近来的诸多研究结果一致认为，HEART 积分既能识别胸痛低风险患者让其早期安全离院，也能发现潜在高风险患者尤其 ACS 以利于得到早期介入治疗，而对于中风险患者，应继续留急诊科，密切观察患者的症状、心电图、肌钙蛋白等变化，酌情

处理。重点关注 HEART 积分在老年急性胸痛患者中的评价与应用价值的研究同样得到类似的结果，发现其预测 MACE 的能力较好（ROC 曲线下面积为 0.73），并且该积分在不论女性或男性组间的老年胸痛患者中都具有较好的预测能力（ROC 曲线下面积均大于 0.70）。

表 6-4-2 HEART 风险积分

项目	等级分类	评分
病史	不怀疑或轻度怀疑缺血性胸痛	0
	中度怀疑缺血性胸痛	1
	高度怀疑缺血性胸痛	2
心电图	正常	0
	非特异性复极异常	1
	显著 ST 段压低	2
年龄	≤45 岁	0
	>45~<65 岁	1
	≥65 岁	2
心血管疾病危险因素	没有已知的危险因素[a]	0
	1 个或 2 个危险因素	1
	≥3 个危险因素，或动脉粥样硬化性疾病[b]	2
肌钙蛋白	≤正常上限	0
	>1~<3 倍正常上限	1
	≥3 倍正常上限	2
评分范围		0~10

注：[a] 危险因素包括高血压、高胆固醇血症、糖尿病、冠状动脉性疾病家族史、吸烟（近 1 个月）或肥胖（体重指数≥30kg/m^2）；[b] 动脉粥样硬化性疾病，如心肌梗死、冠状动脉介入治疗、冠状动脉旁路移植术、颈动脉血运重建、缺血性卒中、外周动脉疾病或颈动脉疾病。

（二）进一步诊断与鉴别诊断

详尽了解病史、全面而有重点的体格检查、基本或必要的辅助检查对于诊断及鉴别诊断十分重要。

1. **病史询问** 疼痛的部位及有无放射痛、疼痛的性质与时限、诱发与缓解因素、有无伴随症状及其程度，这些不仅有助于临床诊断及鉴别诊断，也对评价病情严重程度有益。凡胸痛放射到颈部、下颌、肩/背部、左臂尺侧时，务必警惕心绞痛、AMI、心包炎、主动脉夹层的可能；撕裂样剧痛且疼痛迅速达到极点者应警惕主动脉夹层；心肌缺

血性胸痛往往为劳力或情绪激动诱发,此时休息或含服硝酸甘油可缓解;疼痛30分钟以上或数小时者多为AMI、心包炎、主动脉夹层、带状疱疹,或为肌肉/骨骼痛等。伴苍白、大汗、血压下降或休克时,见于AMI、主动脉夹层、肺栓塞、张力性气胸;伴咯血时见于肺栓塞、支气管肺癌;伴发热时见于肺炎、胸膜炎、心包炎;伴呼吸困难时提示病变累及范围较大,如AMI、肺栓塞、肺炎、气胸和纵隔气肿。

除上述外,在鉴别胸痛原因方面,还应考虑几个致命性疾病的相关高危因素,如与AMI相关的年龄、性别、早发冠心病家族史、高血压、高脂血症、糖尿病、吸烟、肥胖等;与老年人主动脉夹层相关的高血压;与肺栓塞相关的长期卧床、长途旅行、创伤/骨折、外科手术、既往静脉血栓栓塞史及肿瘤等病史。

2. 体征　血压、脉搏、呼吸等生命体征稳定与否直接提示危重状态;皮肤湿冷提示组织低灌注,可能与AMI、主动脉夹层、张力性气胸等有关;颈静脉怒张见于肺栓塞、心包积液;气管偏移、一侧胸廓饱满,叩诊过清音或鼓音,听诊呼吸音减弱或消失见于气胸,张力性气胸可伴低血压;下肢单侧肿胀多见于深静脉血栓(deep vein thrombosis, DVT),需警惕肺栓塞的可能性;四肢脉搏或双上肢血压不对称见于主动脉夹层等;胸膜摩擦音可见于胸膜炎、肺栓塞、肺及胸膜肿瘤、心肌梗死后综合征等;新发心脏杂音多见于感染性心内膜炎、AMI机械并发症(乳头肌断裂或功能不全或室间隔穿孔)、主动脉夹层等。

3. 辅助检查

(1) 心电图:ST-T异常与病理性Q波可能发现心肌缺血与心肌损伤或坏死,也可直接检出各种心律失常等,对于疑似ACS患者,应在患者首次医疗接触(first medical contact, FMC)后10分钟内检查标准12导联甚或18导联心电图。特别注意:①30%的AMI[尤其无Q波AMI(NQMI)]缺乏心电图特异性改变,1/5~1/3的胸痛患者心电图表现"正常",而这些患者中5%~40%存在心肌梗死,故而强调动态观察的意义,以发现有价值的变化;②$S_I Q_{III} T_{III}$对于急性肺栓塞的诊断意义呈"双刃剑",需谨慎评价。

(2) 心肌损伤生物标志物:目前临床常用的是肌酸激酶同工酶(CK-MB)、心肌肌钙蛋白I或T(cTnI/T)。其意义与应用如下:①用于ACS早期诊断评估,有ACS相关症状的患者都应进行生物标志物检测。cTnI/T用于心肌梗死诊断[最好是高敏肌钙蛋白(hs-cTn)],最好能在60分钟内获得结果。②评价梗死面积大小及早期溶栓治疗效果,溶栓治疗时若CK-MB峰值前移,标志再灌注。③在AMI早期cTnI/T水平增高阶段,CK-MB是评价有无再梗死的标志物。此外,cTnI/T还用于急性肺栓塞危险分层。

有条件者可行即时检测(POCT)。

(3) D-二聚体:D-二聚体是交联纤维蛋白被纤溶酶降解的产物,主要反映纤维蛋白溶解功能。机体血管内有活化的血栓形成及纤维蛋白溶解活动时,D-二聚体升高。D-二聚体<0.5mg/L用于排除急性肺栓塞诊断的阴性价值非常突出,已作为首选筛查指标之一;不仅如此,D-二聚体<0.5mg/L对于除外主动脉夹层也有很高的敏感性和阴性预测值。

(4) X线和CT检查:胸部X线检查可直观发现气胸、胸腔积液、肺炎、肺动脉高压等多种病变,对于肺血栓栓塞也有一定提示性意义。增强CT不仅能提供以上病症更详尽的影像学证据,更是诊断主动脉夹层与肺动脉栓塞的首选。

(5) 动脉血气分析:对于辅助诊断肺栓塞有帮助,更能通过检出低氧血症、呼吸衰竭等评估危重状态。

(6) 血、尿常规与粪便潜血,以及凝血状态、肝肾功能等:可综合评价患者的病情与器官功能状态。

(7) 超声:不仅对检出肺栓塞、主动脉夹层、气胸等有重要价值,而且重要的是可对心脏结构、运动、功能进行全面评价。当超声发现下肢静脉血栓形成,并可见右室扩大、肺动脉高压等征象时需要考虑肺血栓栓塞的可能。

(8) 其他:必要时根据病情选择MRI、冠状动脉造影(coronary angiography, CAG)等检查。

(三) 关于胸痛单元(中心)建设

全球第一家胸痛救治单元于1981年在美国巴尔的摩(Baltimore)St. ANGLE医院建立。与传统诊治方案相比,胸痛单元(中心)通过多学科协作医疗模式,依照规范化的诊治流程,对急性胸痛患者实现早期快速诊断、危险评估与分层,为急危重症患者提供快速诊疗通道及科学救治,显著降低了胸痛确诊时间和 ST 段抬高心肌梗死(STEMI)再灌注治疗时间,缩短了住院时间、再次就诊次数和再住院次数,改善患者健康相关生活质量和就诊满意度,同时可准确筛查出心肌缺血低危患者,减少误诊、漏诊及过度治疗。2013 年,由国家卫生计生委医政医管局(现为国家卫生健康委员会医政司)指导的中国胸痛中心自主认证体系正式启动。规范胸痛中心建设、促进急诊"大平台"发展、提高 ACS 诊治水平,尚需多学科交互融合和各研究机构共同努力。

四、急诊处理

胸痛只是一个常见症状,急诊处理主要在于上述的评估与诊断,其中 ACS、主动脉夹层、急性肺栓塞、张力性气胸等的处理分别见相关章节,其他原因胸痛也是对因治疗为主,辅以必要的对症处理。

▬ 附

Boerhaave 综合征较为罕见(发病率约 1/6 000),是指用力呕吐后出现的自发性食管破裂(食管溃疡透壁性穿孔),最常见于 50～70 岁的男性,典型表现是 Mackler 三联征——胸痛、呕吐、皮下气肿。危及生命,死亡率高,需紧急外科处置。

(张新超)

参考文献

1. NICKEL C,BELLOU A,CONROY S. Geriatric emergency medicine [M]. Switzerland:Springer International Publishing,2018.
2. EBELL M H. Evaluation of chest pain in primary care patients[J]. Am Fam Physician,2011,83(5):603-605.
3. GIBBS J,MCCORD J. Chest pain evaluation in the emergency department:risk scores and high-sensitivity cardiac troponin[J]. Curr Cardiol Rep,2020,22(7):49.
4. 中国医师协会急诊医师分会,国家卫健委能力建设与继续教育中心急诊学专家委员会,中国医疗保健国际交流促进会急诊急救分会. 急性冠脉综合征急诊快速诊治指南(2019)[J]. 中华急诊医学杂志,2019,28(4):413-420.
5. KONSTANTINIDES S V,MEYER G,BECATTINI C,et al. 2019 ESC Guidelines for the diagnosis and management of acute pulmonary embolism developed in collaboration with the European Respiratory Society(ERS)[J]. Eur Heart J,2019,40(1):1-61.
6. SIX A J,BACKUS B E,KELDER J C. Chest pain in the emergency room:value of the HEART score[J]. Neth Heart J,2008,16(6):191-196.
7. STREITZ M J,OLIVER J J,HYAMS J M,et al. A retrospective external validation study of the HEART score among patients presenting to the emergency department with chest pain[J]. Intern Emerg Med,2018,13(5):727-748.
8. BRADY W,DE SOUZA K. The HEART score:a guide to its application in the emergency department[J]. Turk J Emerg Med,2018,18(2):47-51.
9. ENGBERS M J,VAN HYLCKAMA VLIEG A,ROSENDAAL F R. Venous thrombosis in the elderly:incidence,risk factors and risk groups[J]. J Thromb Haemost,2010,8(10):2105-2112.
10. KHAN I A,NAIR C K. Clinical,diagnostic,and management perspectives of aortic dissection[J]. Chest,2002,122(1):311-328.
11. SAHN S A,HEFFNER J E. Spontaneous pneumothorax[J]. N Engl J Med,2000,342(12):868-874.
12. LI W,HUANG B,TIAN L,et al. Admission D-dimer testing for differentiating acute aortic dissection from other causes of acute chest pain[J]. Arch Med Sci,2017,13(3):591-596.

第 5 节 腹 痛

一、概述

老年急诊患者消化系统疾病的相关诊断排名第 2 或第 3 位。由于腹痛涉及多脏器、系统,病变性质多样,其在老年急诊患者中的危险性及诊疗难度不亚于胸痛等其他任何临床症状。

腹痛根据发病过程和症状持续时间不同分为急性腹痛和慢性腹痛,急性腹痛(acute abdominal pain,AAP)指突然的、非预期发作的、持续时间在 24 小时内的疼痛,可伴有其他消化道症状。AAP 的流行病学特征受老年患者的地域分布和种族影响而不同,据报道,约 60% 的老年急诊 AAP 患者需住院治疗,20% 需要手术或侵入性干预,约 10% 留在急诊观察。

与年轻患者相比,AAP 在老年患者中的表现可能是不典型的,常见的各种老年合并症和多种长期用药可能影响体格检查的征象和结果,此外,由于老年人普遍行动不便,老年患者到急诊科就诊延迟的情况也较为常见,这些因素都可能会影响老年患者的诊断准确性和导致更高的死亡率,虽然死亡率的差异主要取决于基础疾病和合并症,但老年 AAP 患者的总死亡率为 5%~10%,是年轻患者的 10 倍,而且有报道,由于诊断延误使 80 岁及以上高龄患者的死亡率进一步增高。生理、药理、心理和社会等多方面的差异导致老年人 AAP 的评估与年轻患者不同,具体到每个器官系统的年龄相关生理变化都可能影响引起腹痛的疾病,使其出现非典型临床表现及对干预的不同反应;例如老年患者由于免疫和神经系统的改变,对疼痛的感觉常被抑制,疼痛程度和病情严重程度不相符;菌血症患者常不出现发热,甚至可观察到低体温;一项研究报道 30% 的老年 AAP 患者没有发热和白细胞增多。增龄所引起的胃肠道生理变化包括胃排空时间延长和胃底顺应性降低、酸分泌增加、肠内憩室增加、结肠通过时间延长等多种因素,也都在相当程度上增加了老年急诊 AAP 患者诊断的难度。

二、发病机制与病因

老年急诊患者的腹痛依据发生和传导机制,分为内脏性疼痛、躯体性疼痛、牵涉痛。①内脏性疼痛:由脏腹膜所包裹的腹部内脏部分被刺激后产生的疼痛,特点为疼痛时间长、范围弥散、定位不十分明确的钝痛,极少有局限性的,但发作时间较缓慢,可伴有自主神经功能紊乱症状如恶心、呕吐等,相应部位皮肤感觉过敏及腹肌紧张;临床上多见于胃肠道痉挛或梗阻、消化性溃疡、早期阑尾炎和胆囊炎症等。②躯体性疼痛:为分布于壁腹膜、肠系膜及膈等的脊髓感觉神经末梢引起的疼痛,又可分为体表痛、深部痛;临床上多见于胃穿孔、化脓性胆囊炎、阑尾炎伴局部或弥散性腹膜炎、腹腔内出血等,有明确恒定压痛、腹肌反射性痉挛甚至强直。③牵涉痛:指一些内脏器官病变时,在体表一定区域产生感觉过敏或疼痛感觉的现象,是介入内脏神经在脊髓后根处,同时又经脊髓同位感觉神经纤维以同样冲动作用所引起,一般在强烈内脏痛的情况下才发生。疼痛部位可紧邻或不邻近于病变脏器,如胸腔疾病所致的腹部牵涉痛可能是由于肺炎、肺梗死、心绞痛、心肌梗死等疾病所引起。

老年 AAP 病因众多,常见的包括:①空腔脏器阻塞或扩张,如肠梗阻、肠套叠、胆道结石、胆道蛔虫病、泌尿系统结石等;②腹腔器官急性炎症,如急性胃炎、急性肠炎、急性胰腺炎、急性出血性坏死性肠炎、急性胆囊炎、急性阑尾炎等;③腹腔内血管阻塞,如缺血性肠病、主动脉夹层及门静脉血栓形成等;④腹膜炎症,多由胃肠穿孔引起,少部分为自发性腹膜炎;⑤脏器扭转或破裂,如肠扭转、绞窄性肠梗阻、胃肠穿孔、肠系膜或大网膜扭转、卵巢囊肿蒂扭转、肝破裂、脾破裂等;⑥腹壁疾病,如腹壁挫伤、脓肿及皮肤带状疱疹;⑦全身性疾病所致腹痛,如腹型过敏性紫癜、糖尿病酮症酸中毒、尿毒症等;⑧胸腔疾病所致腹部牵涉痛,如大叶性肺炎、肺梗死、心绞痛、心肌梗死、急性心包炎、胸膜炎、食管裂孔疝等。

临床上特别是急诊科,老年 AAP 根据其病情紧急程度,可分为紧急性腹痛或非紧急性腹痛,前者需要立即治疗(24 小时内),包括脏器(肝、脾)破裂、空腔脏器(胃、肠)穿孔或扭转(肠扭转)、血管性病变(缺血性肠病、主动脉夹层)、急性化脓性梗阻性胆管炎、重症胰腺炎等。最常见的非紧急原因有非特异性腹痛(non-specific abdominal pain,NSAP)和慢性胃肠道疾病。

三、评估与诊断

(一)病史

与年轻患者不同,老年 AAP 诊断更易受到现有或以往健康相关状况的影响,如先前存在的病变改变了疾病的经典表现状态,药物治疗可能引起、混淆、掩盖病程,采集病史时须注意明确以下问题:①患者是否合并任何正在发作的腹部疾病,如胰腺炎、胆汁性膀胱炎或憩室炎?②既往病史是什么?是否存在任何慢性其他系统合并症,如糖尿病、肿瘤、心房颤动?③有无冠状动脉疾病、慢性心力衰竭、高血压、慢性肝病、动脉粥样硬化或外周血管疾病?④当时正在使用的药物有哪些?如非甾体抗炎药(NSAID)、抗凝剂、地高辛等。⑤患者是否开始使用任何新的药物?

此外,既往有听力、语言和视觉能力功能性丧失,或卒中、阿尔茨海默病史的老年患者可能无法准确表达其主观症状,从老年患者中获得详细的 AAP 病史等信息可能很困难,部分老年患者或其护理人员可能将症状视为高龄的自然后果,导致所提供的信息不准确。因此,急诊医师要从患者和护理人员等的多方面信息中综合考量,最大程度保证老年患者病史的可靠性。

从老年患者中获得的 AAP 相关信息还包括以下内容:

1. 部位 疼痛部位对于 AAP 患者的诊断提示作用不言而喻,除了牵涉痛及部分转移性疼痛外,大部分症状部位与病变部位有明确对应关系(表6-5-1)。

表 6-5-1 腹痛部位与病变的对应关系

右上腹对应病变	上腹对应病变	左上腹对应病变
• 肝脏:脓肿/肿瘤破裂 • 胆系:胆囊炎/胆管炎、胆道蛔虫、胆囊扭转、穿孔 • 结肠肝曲:结肠癌 • 腹外:胸膜炎、肋间神经痛、心肌梗死、肺炎	• 胃十二指肠:胃肠炎、溃疡、肿瘤、穿孔、胃扩张 • 胰腺:胰腺炎、脓肿 • 腹主动脉和门静脉:动脉瘤/夹层、门静脉/肝静脉血栓形成 • 腹外:心肌梗死、心包炎	• 脾:梗死、破裂、扭转 • 结肠脾曲:肠梗阻、结肠癌 • 腹外:膈胸膜炎、肋间神经痛
右中腹对应病变	**脐周对应病变**	**左中腹对应病变**
• 肾:结石、肾盂肾炎、破裂 • 输尿管:结石	• 胰腺:胰腺炎、脓肿 • 小肠:出血坏死性肠炎,肠梗阻、套叠、扭转、穿孔 • 肠系膜:急性动脉栓塞、动脉粥样硬化、静脉血栓形成、淋巴结炎	• 肾:结石、肾盂肾炎、破裂 • 输尿管:结石
右下腹对应病变	**下腹对应病变**	**左下腹对应病变**
• 回肠:炎性肠病、憩室炎 • 腹膜:腹膜炎 • 肠:穿孔、机械性肠梗阻、缺血性结肠炎 • 网膜:大网膜扭转	• 急性盆腔炎 • 阑尾:炎症、穿孔、脓肿 • 代谢类疾病:尿毒症、糖尿病酮症酸中毒、低血糖、高脂血症、低钙、低钠	• 结肠:憩室炎,如急性乙状结肠憩室炎 • 附件:附件炎、肿瘤等

2. 诱因 腹痛发作前的特殊相关因素可以提示病因。胆囊炎或胆石症腹痛发作前常有进食油腻食物史;急性胰腺炎腹痛发作前常有大量饮酒和饱食史;非甾体抗炎药服用后腹痛提示急性胃黏膜病变;周期性、节律性上腹痛见于胃、十二指肠溃疡。老年肠梗阻患者腹痛发作前可有前驱排便困难过程。

3. 性质 上腹部持续性钝痛或刀割样疼痛并阵发性加剧提示急性胰腺炎;骤起的中上腹剧烈刀割痛或烧灼样痛,提示消化性溃疡穿孔;持续性、广泛性剧烈腹痛伴腹壁肌紧张或板样强直,提示急性弥漫性腹膜炎。右上腹阵发性绞痛,疼痛剧烈提示胆石症,发生在腰部或者中、下腹则提示泌尿系统结石。空腔脏器痉挛、扩张或梗阻多为绞痛。

4. 加重或缓解因素 反流性食管炎患者烧灼痛在躯体前屈时明显,直立位时减轻。肠梗阻患者进食后症状加重。

5. 伴随症状 AAP 的伴随症状在某些情况下对于判断病因有直接帮助。腹痛合并休克、贫血貌,提示腹腔脏器破裂;休克但无贫血则见于消化道穿孔、出血坏死性胰腺炎等。腹腔外疾病如心肌梗死、糖尿病酮症脱水状态、大叶性肺炎也可有腹痛与休克,应特别警惕。伴黄疸可能与肝、胆、胰疾病有关。伴发热、寒战可能为急性胆道感染、胆囊炎、肝脓肿、腹腔脓肿。伴呕吐、停止排便排气提示肠梗阻。伴血尿则可能为尿路感染或结石。

还须谨记的是,老年患者的症状源于虐待事件者比其他年龄组更多,如果存在任何可能与之相关且与疾病导致腹痛的疾病表现不符的情况,必须考虑虐待可能。

(二)体格检查

老年 AAP 患者由于觉醒状态、表述水平和神经系统感知能力的下降,患者本人主诉及病史对于诊断的提示作用有所下降,因此老年 AAP 患者大多需要在急诊科进行仔细和完整的体格检查。

体格检查从评价生命体征开始,先判断患者

是否存在任何危及生命的状态如血流动力学不稳定等。需要注意的是,老年 AAP 患者可致命疾病发病率高于年轻患者,但其部分关键生命体征可能在检查时处于正常水平。如,老年高血压患者如果出现低血容量性休克,但同时由于循环系统变时性反应降低,β 受体阻滞剂、地高辛等药物作用和外周血管阻力增加,其心率、血压可"正常";又如,老年感染患者的发热反应可在临床病程中减弱或延迟,在某些情况下甚至可观察到体温过低,因而,对于"血压正常""体温正常"的老年 AAP 患者不能掉以轻心,要结合患者既往身体状况和病史综合考量。

老年 AAP 患者尽管有严重的腹部疾病,但由于腹壁变薄、炎症过程退化和神经功能丧失,腹部检查中可能没有肌紧张和反跳征。研究显示,只有 17% 的老年阑尾炎穿孔患者因典型症状就诊于急诊科。在肠系膜缺血或肠穿孔等危及生命的疾病过程中可存在腹部阴性检查结果。此外,与年轻患者相比,老年肾绞痛、胰腺炎、心肌梗死、阑尾炎或消化性溃疡患者感觉到典型特定疼痛者较少,疼痛感随着年龄的增加呈线性下降。尿潴留可能是膀胱内球状物的原因并导致 AAP。老年 AAP 患者须仔细检查腹股沟和脐部是否有疝,必要时也应系统地进行肛门和生殖器指检明确相关病情。

(三) 辅助检查

1. **血液学检查** 鉴于老年 AAP 患者的病史和体格检查结果提供的有效信息可能较少,应将实验室检查时机适当提前,阈值保持在较低水平。评价老年患者的血液检测结果时,须考虑年龄和合并症的影响,如白细胞增多一般提示存在炎症或感染,但与年轻患者相比,老年患者通过白细胞增多鉴别诊断 AAP 的敏感性和特异性相当低,即使危及生命的疾病其白细胞计数也可能在正常范围内。其他部分化验指标如 NT-proBNP、血肌酐等的正常范围也可能和青中年患者有差异,需要注意。

老年人血管疾病、代谢紊乱、肿瘤等发病率较高,在特定的病例中还应考虑包括凝血功能、心肌酶、血乳酸水平、C 反应蛋白、血糖、酮体、D-二聚体和动脉血气在内的检查。

(1) 心肌酶、D-二聚体:老化会加剧血管和心脏细胞的减少与增加胶原成分,使得动脉血管和心肌硬化;高血压、动脉粥样硬化、糖尿病、肥胖和吸烟等则会进一步加剧心脏和血管硬化的发展,以上因素造成老年 AAP 患者中高危心血管疾病如急性心肌梗死、主动脉夹层的发病率较其他年龄层多发。急性心肌梗死在老年 AAP 患者中占据相当比例,而明确是否存在心肌梗死,最快捷的手段是心电图,而最直接、最准确的方法是血液心肌损伤标志物的动态检测。而其他血管、血栓病变如腹主动脉夹层、肠系膜动脉血栓中 D-二聚体也会明显升高,其预测能力较好。

(2) 肾功能检查(尿素和肌酐):以确定与年龄相关的肾功能水平。对于出现恶心、呕吐、腹泻、纳差,体格检查中发现与脱水相关以及既往使用利尿剂的老年患者,须测定血清电解质,因为肾性疾病导致的内环境紊乱可能引发 AAP 表现。

(3) 肝功能检查(包括凝血功能)和胰酶(淀粉酶和脂肪酶):可指导老年患者常见胆胰疾病的诊断,但应注意,急性胆囊炎发展过程中此类化验检查可能在正常范围。

(4) 动脉血气分析:可用于评价酸碱代谢紊乱及患者的呼吸状态,同时有助于 AAP 腹外病因的诊断。动脉血气分析对糖尿病酮症酸中毒、肾衰竭、脓毒症、肺炎、肠系膜缺血等多种疾病的诊断和治疗均有指导作用,其包含的血清乳酸水平在评价肠系膜缺血、脓毒症相关方面提供了有价值的信息。

2. **尿常规检查** 对于老年 AAP 患者查验尿常规的适应证可适当放宽,因为该类患者尿路感染的趋势增加,但又可能仅表现为非特异性症状,包括恶心、呕吐或纳差,而无发热或排尿困难等症状。尿密度可提供有关患者容量状态的信息。尿酮水平也可提供关于营养状态或酮症酸中毒水平的信息。

3. **影像学检查** 部分老年 AAP 患者急诊时可能存在沟通障碍、非特异性症状和实验室表现不典型等特点,急诊医师越来越积极地进行超声和 CT 等影像学检查,以减少与体格检查的不可靠和实验室检查的不确定相关的诊断错误。老年 AAP 患者应根据患者的临床状态、从病史中获得的线索和体格检查选择影像学检查。

(1) X 线平片:腹部 X 线平片辅以进一步的

影像学检查可以明确病因和特征,或定位闭塞及异物的部位。由于诊断效能不足、时间损失、费用增加及不必要的辐射,腹部 X 线平片目前在腹部急症的筛查中推荐程度并不高。胸部 X 线可通过膈下游离气体诊断消化道穿孔,或通过肺部浸润表现诊断肺炎。

（2）超声检查:超声检查正成为 AAP 鉴别诊断的首选影像学检查方法,其显著的优点在于见效快、无辐射、在急诊科可床旁完成;但也受一定限制,如技术人员经验、器械质量及存在肠道气体伪影等。超声是胆管相关疾病及腹主动脉瘤和动脉夹层破裂的首选筛查手段。

（3）CT:CT 正逐渐成为老年 AAP 患者检查的重要手段,据报道,在急诊科使用 CT 可使老年 AAP 患者的诊断准确率从 30% ~ 35% 提高到 50% ~ 75%,在该年龄组中直接影响让患者出院或进行手术干预的决定。在最近的一项研究中,老年 AAP 患者的 CT 有 55% 显示出异常,具体表现包括小肠梗阻(18%)、憩室炎(9%)、非缺血性血管疾病(6%)和肠系膜缺血(4%),其中 43% 的诊断在 CT 扫描前未被怀疑。CT 结果改变了 65% 老年患者的治疗计划和出院决定。

在使用造影剂行增强 CT 扫描时,急诊医师或许纠结的一个重要问题在于,由于老年肾功能减退,可能发生的造影剂相关性肾病会成为主要的附加风险,此时,需根据患者潜在的危及生命的临床状况权衡获益与风险后决定。不过有报道认为,仅用静脉造影剂进行紧急 CT 增强扫描不会导致 AAP 患者的诊断错误或延迟,即当增强 CT 扫描的适应证明确时,仅使用静脉造影剂是合理的,可防止时间延搁并可减少造影剂用量。

（四）鉴别诊断

有腹外疾病的老年患者可能具有以 AAP 为主要症状的非典型表现,因此鉴别诊断时必须系统考虑危及生命的情况,包括心肌梗死、肺炎、糖尿病酮症酸中毒或中毒。但 20% 因 AAP 就诊于急诊科的老年患者不能明确诊断,这些患者在长期观察后出院,诊断为非特异性腹痛。

四、急诊管理

（一）一般处理

生命体征、精神状态和是否存在呼吸衰竭是基础而重要的监测项目。静脉液体管理应以生理盐水或平衡液开始,并通过血压、心率和尿量监测等评价血管内容量状态。老年 AAP 患者在排除需外科手术治疗的疾病前不应经口进食。此外,已有研究表明,阿片类药物可降低疼痛强度,对在体格检查和影像、实验室检查辅助下最终诊断的准确性影响不大。

系统评估合并症、虚弱程度,以及患者的意愿和状态有助于急诊手术的决策制订。在接受急诊腹部手术的老年患者中,总死亡率接近 20% ~ 25%。美国麻醉医师协会分级、从出现症状到入院的间隔时间、是否存在肠系膜坏死、姑息性旁路术和非治疗性剖腹探查术是死亡率的预测因素。25% 接受过急诊腹部手术的老年患者发生并发症,其中 30% 是全身性并发症,主要是呼吸衰竭,而局部并发症主要是伤口感染。最近的数据证实,由急诊医师、外科医师、麻醉师和老年医学科医师等共同参与诊断和治疗决策的多学科医疗可改善老年 AAP 患者手术的预后。

（二）几个特殊病症的急诊处理

急性胆囊（管）炎、急性胰腺炎、急性肠梗阻、急性缺血性肠病等详见第 14 章。

1. 腹主动脉瘤　腹主动脉瘤定义为腹主动脉直径大于 3cm,其患病率在男性中为 4% ~ 9%,女性为 0.2% ~ 2%。腹主动脉瘤发病的危险因素包括老年、男性、吸烟、阳性家族史、高身高、高胆固醇血症、高血压和动脉粥样硬化。

腹主动脉瘤常无症状,多于急诊科或门诊的影像学检查中被发现。患者因危及生命的动脉瘤破裂来急诊科,甚至约一半的患者在破裂后到达急诊科之前就已死亡。高血压、吸烟、女性、动脉瘤直径较大、动脉瘤生长速度快和动脉瘤壁张力高是腹主动脉瘤破裂的风险因素。

老年腹主动脉瘤患者可表现为突发、严重和无变化的背部或腹部疼痛,也可以腹痛不明确,而表现为非特异性症状如晕厥、下肢麻痹和腹部胀满感等。

超声是腹主动脉瘤的首选影像学检查,诊断灵敏度接近 95%,特异度为 100%,床旁检测发现老年患者的腹腔内游离液体和出血是疑似破裂的额外征象。其次选择 CT 扫描,灵敏度约为 100%。CT 血管造影还可获得与腹主动脉瘤治疗方案相关的几乎所有信息。

2. 急性阑尾炎　虽然右下腹（转移性）疼痛是急性阑尾炎（acute appendicitis）患者的主要症状，但老年急性阑尾炎患者常因全身疼痛、僵硬、肠鸣音减弱、肿块就诊于急诊科。然而，有研究表明，这种差异并不是由于老年患者阑尾炎病程所产生的差异，而是由于就诊较晚。

B超是诊断急性阑尾炎的首选辅助检查，但由于其具有操作依赖性，可能并不总是准确的。在疑似或需要消除其他原因腹痛的情况下，可选择增强CT扫描（灵敏度91%～98.5%，特异度90%～98%）。

阑尾切除术是首选治疗方法。在纳入5项随机对照研究的荟萃分析中比较了无并发症患者阑尾切除术与抗生素治疗的效果，结果表明抗生素治疗可作为无并发症急性阑尾炎的先期选择，但只有2项研究纳入了年龄大于65岁的患者，因此，需要在老年患者中进一步研究。

3. 结石　老年患者结石相关AAP的常见发生部位是尿路和胆道，疼痛通常局限且剧烈，但由于牵涉痛、结石位置变化等因素，也可出现其他部位疼痛。除了疼痛外，依据结石部位和是否合并感染，患者可出现发热及结石引起的系统性表现如血尿、黄疸等。胆道、尿路血供丰富，一旦发热可见体温短时间内急剧升高，实验室检查可见血白细胞升高、血胆红素升高、尿中见红细胞等。影像学检查见到相应部位结石、梗阻表现是确定诊断的关键。此外，部分非钙结石如纯尿酸结石或纯胱氨酸结石，在X线片上完全不显影，称作阴性结石，但B超检查可发现。

老年患者的结石如果确立诊断，以对症与综合治疗为主，若结石过大、影响脏器功能、疼痛或感染反复发作及出现危及生命的表现，则应结合患者全身情况评价手术治疗。

五、小结

老年急性腹痛患者的管理是急诊医师面临的独特挑战，需要鉴别的较多疾病谱、急诊就诊的延误和非典型表现等都可导致误诊和预后不良；除腹部病变外，还须系统地考虑类似心肌梗死、糖尿病酮症酸中毒等腹外原因。

老年腹痛患者的治疗需要基于其病理、生理、药理及社会学等多方面特点综合考虑，全面管理，以期获得更理想的预后。

（文力　张新超）

参考文献

1. ERGIN M, KARAMERCAN M A, AYRANCI M, et al. Epidemiological characteristics of geriatric patients in emergency departments: results of a multicenter study [J]. Turk J Geriatr, 2015, 18 (4): 259-265.

2. POTTS F E, VUKOV L F. Utility of fever and leukocytosis in acute surgical abdomens in octogenarians and beyond [J]. J Gerontol A Biol Sci Med Sci, 1999, 54 (2): M55-M58.

3. ACIERNO R, HERNANDEZ M A, AMSTADTER A B, et al. Prevalence and correlates of emotional, physical, sexual, and financial abuse and potential neglect in the United States: the National Elder Mistreatment Study [J]. Am J Public Health, 2010, 100 (2): 292-297.

4. PARANJAPE C, DALIA S, PAN J, et al. Appendicitis in the elderly: a change in the laparoscopicera [J]. Surg Endosc, 2007, 21 (5): 777-781.

5. DAOUST R, PAQUET J, PIETTE E, et al. Impact of age on pain perception for typical painful diagnoses in the emergency department [J]. J Emerg Med, 2016, 50 (1): 14-20.

6. HAAS S A, LANGE T, SAUGEL B, et al. Severe hyperlactatemia, lactate clearance and mortality in unselected critically ill patients [J]. Intensive Care Med, 2016, 42 (2): 202-210.

7. DUBUISSON V, VOIGLIO E J, GRENIER N, et al. Imaging of non-traumatic abdominal emergencies in adults [J]. J Visc Surg, 2015, 152 (6): S57-S64.

8. GARDNER C S, JAFFE T A, NELSON R C. Impact of CT in elderly patients presenting to the emergency department with acute abdominal pain [J]. Abdom Imaging, 2015, 40 (7): 2877-2882.

9. ALABOUSI A, PATLAS M N, SNE N, et al. Is oral contrast necessary for multi-detector computed tomography imaging of patients with acute abdominal pain? [J]. Can Assoc Radiol J, 2015, 66 (4): 318-322.

10. LEWIS L M, BANET G A, BLANDA M, et al. Etiology and clinical course of abdominal pain in senior patients: a prospective, multicenter study [J]. J Gerontol A Biol Sci Med Sci, 2005, 60 (8): 1071-1076.

11. LAUNAY-SAVARY M V, RAINFRAY M, DUBUISSON V. Emergency gastrointestinal surgery in the elderly [J]. J Visc Surg, 2015, 152 (6): S73-S79.

12. GRIFFITHS R, BEECH F, BROWN A, et al. Peri-operative care of the elderly 2014: association of anaesthetists of Great Britain and Ireland [J]. Anaesthesia, 2014, 69 (Suppl 1): 81-98.

13. MOLL F L, POWELL J T, FRAEDRICH G, et al. Management of abdominal aortic aneurysms clinical practice guidelines of the European society for vascular surgery [J]. Eur J Vasc Endovasc Surg, 2011, 41 (Suppl 1): S1-S58.

14. TILSED J V, CASAMASSIMA A, KURIHARA H, et al. ESTES guidelines: acute mesenteric ischaemia [J]. Eur J Trauma Emerg Surg, 2016, 42(2): 253-270.

15. SALLINEN V, AKL E A, YOU J J, et al. Meta-analysis of antibiotics versus appendectomy for non-perforated acute appendicitis [J]. Br J Surg, 2016, 103(6): 656-667.

16. FERRARO P M, CURHAN G C, D'ADDESSI A, et al. Risk of recurrence of idiopathic calcium kidney stones: analysis of data from the literature [J]. J Nephrol, 2017, 30(2): 227-233.

17. AZAHOUANI A, ZAARI N, AISSAOUI F E, et al. Cyst of the broken common bile duct: literature review [J]. Pan Afr Med J, 2019, 33: 276.

第 6 节 头 晕

一、概述

头晕(dizziness)泛指人体空间感知和稳定性的损害,是主观的平衡失调感觉,是一种症状,而非疾病。

广义的头晕包括眩晕和非眩晕性头晕(即狭义的头晕),后者还分为失衡、晕厥前兆、头重脚轻三类。眩晕即头晕目眩,指客观上并不存在而主观上却又坚信自身或/和外物按一定方向旋转、翻滚的一种运动幻觉。失衡是指不稳或行走不安全感,站立、行走困难,无旋转。晕厥前兆是指一过性、马上要失去知觉、晕倒的感觉。头重脚轻是指头或环境有"漂浮"、"游泳"或"摇摆"感。

头晕在临床很常见,几乎每个人的一生中都会经历多次不同程度的头晕发作,约 30% 的普通人曾有中重度头晕的体验。患者常见描述如旋转感、翻滚感、摇摆感、倾倒感、浮沉感、颠簸感、不稳定感、下落感等,其具体发作特点、病程及预后与病因有关。

头晕的发病率随年龄而增加,65 岁以上老年人头晕比例为 4% ~ 30%,女性多见,年龄每增长 5 岁,头晕增加 10%,是老年人就医的首位原因。有研究对 1 000 多例 72 岁以上的社区老年人进行调查发现,约 30% 在最近 2 个月内有头晕,其中 24% 头晕持续超过 1 个月。

二、头晕的发病机制

1. 人体生理性平衡的维持 平衡觉是反映头部的位置和身体平衡状态的感觉。人体正常平衡的维持非常复杂,主要依靠前庭、视觉和本体感觉这三个系统(俗称"平衡三联")感受头部的位置、身体的位置、运动及外界的刺激,这些信息经中枢整合处理、相互协调而维持身体在空间适宜的位置,平衡三联中以神经元交换较少且信息传递环路较快的前庭系统最为重要。

2. 头晕的机制 视觉系统、前庭系统和本体感觉系统,在大脑皮质的统一调节下协同完成。无论是平衡三联的信息传递障碍,还是小脑及皮质下中枢病变,以及大脑皮质的功能紊乱,都可引起人体平衡失调(客观表现)并感到头晕/眩晕(主观症状),而内耳前庭系统病变则是产生眩晕的主要原因。

视觉性眩晕的发病机制推测为视觉信息与前庭信号在中枢整合过程中发生冲突,如在列车上长时间盯住窗外的景色,可以出现眩晕及铁路性眼震,在高桥上俯视脚下急逝的流水,会感到自身反向移动和眩晕,这些都是视觉和视动刺激诱发的生理性眩晕,脱离环境症状就会消失。

眩晕和非眩晕性头晕虽表现不同,但也可同时或先后存在,可为同一疾病在不同时期的两种表现,不能确切描述的头晕可能是急性前庭发作到完全康复之间的一种过渡性症状。例如一位眩晕患者在旋转感消失后的很长时间内会有头晕,这时的头晕也完全是由前庭因素导致的。

3. 平衡的代偿机制 平衡三联中任何一个系统出现异常,另外两个系统均有所代偿。例如当本体感觉和/或耳石觉发生功能障碍时,只要视觉正常,睁眼时可无症状,一旦闭眼或进入暗处即可出现头晕和平衡障碍,提示视觉代偿功能在机体活动中的重要作用。

急性前庭病变造成的运动行为紊乱可随着时间逐渐恢复,这个过程称为前庭代偿,在头晕/眩晕的临床康复中有着重要作用。主要通过三种方式实现,即修复、适应和习服。修复是在生化、细胞水平的修复,以最终达到完全恢复;适应则是通过感觉和行为替代形成新的躯体控制模式/策略;习服是对头晕/眩晕等症状的适应。

急性前庭病变首先建立静态代偿,代偿较为

完全,症状常在数周内消失,静态代偿后运动激发的眩晕仍存在;动态代偿的建立显著晚于静态代偿且代偿缓慢。眩晕属于静态代偿,代偿速度快,而前庭-视觉症状和姿势性症状为动态代偿,代偿速度慢。

4. 生理性老化对平衡和恢复过程的影响 老年人虽然三种感觉器官和中枢整合功能完整,但因有不同程度的退化常导致平衡障碍,比如体格检查时有部分老年人踝反射消失、震动觉减退和眼球跟踪运动减弱,同时加上血管、骨关节、药物、心理社会等因素的参与,进一步导致老年人平衡功能减退。

在身体老化的基础上如发作良性位置性眩晕则症状更重,有赖于感觉替代的中枢性代偿的恢复过程更慢。

5. 心理因素的参与 严重的头晕和恐惧体验等都可能激活心理因素,严重或反复发作的头晕及心理因素的相互影响可能是慢性头晕的原因

之一。但在不同的患者中心理因素的参与程度和强度不同,提示即使病因相同,不同患者的临床表现和转归可能会有很大不同。好比恐高症患者在十米高台恐惧、害怕和紧张的感受非常强烈,而飞翔爱好者在万米高空的体验却是自由、刺激和愉悦。心理反应在整个过程中可轻可重、可长可短,可与头晕互为因果或并存。

三、头晕的病因与分类

引起头晕的疾病很多,涉及前庭系统(包括周围性前庭系统和中枢性前庭系统)、视觉、本体感觉、心血管系统、代谢疾病、精神心理疾病及药物不良反应等,疾病谱从良性的末梢神经到恶性的中枢疾病,既可能由单一疾病引发,也可能是多种病因共同作用的结果(图6-6-1)。国内头晕门诊对605例就诊者进行病因分类,前4位的病因是后循环缺血、良性发作性位置性眩晕(benign paroxysma positional vertigo,BPPV)、神经症、高血压。

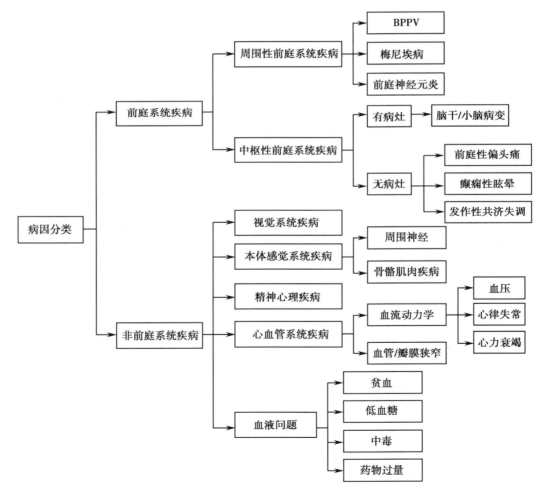

图 6-6-1 头晕的病因分类

（一）4 种不同类型头晕的常见病因

1. 眩晕 常由前庭功能异常导致,前庭周围性病因为主（占 44% ~ 70%）,最常见的是 BPPV 和偏头痛相关性眩晕,其次是梅尼埃病（Ménière's disease）、前庭神经元炎、突发性聋伴眩晕等;前庭中枢性疾病（占 10% ~ 20%）的病因有血管性、外伤、肿瘤、脱髓鞘、神经退行性疾病等;其余为全身疾病、心理因素等。

2. 失衡 多由神经系统疾病引起,如变性疾病、深感觉障碍、视觉障碍或双侧前庭神经损害。

3. 晕厥前兆 多由心血管系统引起,如低血压、严重心律失常、贫血等。

4. 头重脚轻 可以是轻度前庭损害或前庭损害恢复期表现,更多地与精神因素、内科疾病、药物有关。

（二）老年人头晕的常见病因

老年人头晕在生理性平衡功能退化的基础上由多种因素或疾病引发。老年人头晕的危险因素见表 6-6-1。一项对社区老年人的研究表明,与头晕有关的因素包括焦虑、抑郁、听力受损、服用 5 种或更多药物、直立性低血压、平衡失调和既往心肌梗死病史。大约 70% 的头晕患者有 5 个或 5 个以上的上述因素,只有 10% 的头晕患者与这些因素无关。

（三）引发头晕的常见疾病及其临床特点

1. 前庭性头晕/眩晕 头晕/眩晕是最常见的前庭症状,眩晕患者可伴恶心、呕吐、站立和行走困难,这些症状与头晕/眩晕等前庭症状的程度有关,与病变性质无关。

前庭周围性病变大多数系耳部疾病引起,除眼震和有时伴听力障碍外,没有神经系统损害的症状和体征,其中 BPPV 和前庭神经元炎无听力障碍,梅尼埃病、迷路炎、突发性感音性耳聋则有听力受损。前庭中枢性病变多在脑干和小脑,有神经系统局灶性损害的体征,临床诊疗遵从神经科的定位和定性诊断原则,神经影像学检查能帮助确定病变性质。

前庭病变按发病特点可分为急性前庭综合征、发作性前庭综合征和慢性前庭综合征。急性前庭综合征特点为急性起病、单次（首次）发作;发作性前庭综合征一般是由发作性疾病引起的多次反复发作（诱发性或自发性）;慢性前庭综合征症状常持续数月至数年,呈进行性恶化,包括急性前庭疾病后不能完全恢复或发作间期症状持续。

2. 不同疾病导致的头晕 不同疾病导致头晕的特点见表 6-6-2,常见导致头晕的疾病的临床患病特点见表 6-6-3。

表 6-6-1 老年人头晕的危险因素分布

危险因素	相对危险度（RR）
焦虑	1.69
抑郁	1.36
听力下降	1.27
平衡障碍	1.34
>4 种药物	1.30
直立性低血压	1.31
心肌梗死病史	1.31

表 6-6-2 不同疾病导致头晕的特点

病因	主要特点
生理性老化	慢性平衡障碍、头晕
全身性疾病	主要表现为头晕,表现为自身不稳感,在运动或视物中出现或加剧,一旦活动或视物停止、静坐、静卧或闭眼后症状可自动减轻或消失。如病变累及前庭系统时可表现为眩晕
低血糖	头晕、黑矇甚至意识丧失,伴有饥饿、出汗、心悸等症状,通过快速血糖检测确诊
低血压	临床表现为将要跌倒的不稳感、黑矇等,部分可有晕厥。常见类型有直立性低血压和餐后低血压,测量三位（卧位、坐位、立位）血压或餐后血压确诊
心律失常	头晕持续时间与心律失常有关,可伴心悸
药物性头晕	头晕可为永久性或阵发性,症状的出现与药物的使用常呈锁时关系,部分发生在突然停药后,少数发生在长期用药后。常见药物:抗高血压药、抗心律失常药、抗惊厥药、抗抑郁药、抗焦虑药、氨基糖苷类、抗组胺药、非甾体抗炎药,以及过度使用的感冒药和助眠药

续表

病因	主要特点
血管性疾病	有血管危险因素,发作急,症状持续<24 小时。症状由病变部位决定: 迷路:眩晕+听力丧失 后循环:眩晕+神经症状 广泛白质损伤:慢性平衡障碍+头晕
良性发作性位置性眩晕	相对于重力方向改变头位(如起床、躺下、床上翻身、低头或抬头)所诱发的、突然出现的短暂性眩晕(通常持续不超过 1 分钟)。可有恶心、呕吐等自主神经症状。患者常"望床兴叹""不堪回首",眩晕"瞬间即逝",反复发生,可自行好转。听力正常,Dix-Hallpike 测试可明确诊断
梅尼埃病	因内耳的功能衰弱,由发作性眩晕、耳鸣和波动性耳聋三联症组成。常有内耳中发胀的感觉。前庭性眩晕的发作时间一般持续 1~24 小时
前庭神经元炎	发作前多有上呼吸道感染史;突然发作眩晕,伴恶心呕吐;眩晕多在 1~2 周减弱,3~4 周缓解;可有自发眼震;不伴耳聋及耳鸣;无中枢体征;温度试验:一侧半规管轻瘫或全瘫
神经系统疾病	感觉系统和运动系统受累时可导致头晕和平衡障碍,如脊髓病、多发性神经病、帕金森病、小脑疾病
中枢性发作性位置性眩晕	出现单一方向性眼震,但头脉冲检查阴性,强烈提示中枢性疾病
慢性双侧前庭疾病	以头部运动时出现视振荡、行走时出现步态不稳,具有空间记忆和定向障碍为主要临床特征的前庭疾病
眼源性眩晕	非运动错觉性眩晕,主要表现为不稳感,用眼过度时加重,闭眼休息后减轻。眩晕持续时间较短,睁眼看外界运动的物体时加重,闭眼后缓解或消失。常伴有视物模糊、视力减退或复视。视力、眼底、眼肌功能检查常有异常,神经系统无异常表现
晕动病	乘车、船等交通工具时出现恶心呕吐、出冷汗、脸色苍白、困乏、头痛、气味敏感、食欲下降及血压不稳等一系列自主神经功能紊乱的表现
持续性姿势-知觉性头晕	摇摆晃动的不稳感和/或头晕持续超过 3 个月,行走、站立时加重,坐下减轻,躺下减少或消失。移动性视觉刺激或复杂视觉图案及精细视觉需求的工作(阅读或电脑)可诱发或加重症状。诱发事件:急性或复发的前庭周围或中枢性疾病、某些药物副作用或精神障碍。患者既往患有导致急性眩晕发作或共济失调的疾病,但上述症状消失后仍有头晕不适;无明确阳性体征;行为评估可为正常、低水平的焦虑和抑郁或合并其他精神障碍;神经影像学检查和平衡功能检查可为正常/轻度异常但不足以解释患者症状和体征
精神疾病	包括抑郁和焦虑症,抑郁与眩晕可互相加重。头晕时间长、持续无变化、伴随症候多(躯体化症状)、受外界及情绪变化影响大、病态地要求各种检查和治疗者,应行精神状态评估

表 6-6-3 常见导致头晕的疾病的临床患病特点

常见疾病	占头晕比例	男女比例	高发年龄
良性发作性位置性眩晕	17%~30%	1:(1.5~2.0)	40 岁以后高发,且发病率随年龄增长呈上升趋势
梅尼埃病	4.4%~10%	1:1.3	40~60 岁高发
前庭性偏头痛	6.7%~11.2%	女性明显高于男性	
前庭神经元炎	5%~9%		
脑干和小脑病变	7%~12%		

（四）老年人头晕的临床特点

老年人头晕往往有多种病因,临床表现多样。一项针对 417 例 65～95 岁以头晕主诉就医的分析显示,晕厥前兆最常见(占 69%);44% 患者有一种以上头晕亚型;心血管疾病是最重要病因(占 57%),其次是周围前庭系统疾病(14%)和精神疾病(10%),药物不良反应占 23%;62% 患者有 2 种以上头晕病因。

四、评估与诊断

头晕诊治的首要目标是查明病因并进行针对性治疗,其次是治疗合并症。准确的病因诊断是治疗的前提,但因头晕是患者的主观感觉,体验不同,表达也不同,研究显示半数以上头晕患者主诉模糊,前后不一致,甚至相互矛盾,很难从患者的直接描述中完全区别头晕间的细微差别及其病因。此外,受病因多、临床表现多样且无客观检查能可靠地诊断和鉴别诊断的影响,头晕的病因诊断是一项复杂而艰巨的任务。

对老年人头晕的诊疗则更具挑战性,其主要原因是老年人记忆力减退、注意力和活动力下降,导致采集病史困难、体格检查费时、阳性发现多、多病因引发且临床表现形式多样,以上这些都增加了老年人头晕诊治的难度。

病史—体格检查—辅助检查是一个收集患者信息的过程,信息资料越完整,分析越中肯,得出的结论越接近真实。

（一）病史

患者描述是病因诊断最重要的依据。问诊需还原眩晕/头晕的真实场景,采用结构性问询适当引导,以患者自述为主,医师提问为辅,要求患者用自己的语言描述头晕的感觉,借以区分眩晕和非眩晕性头晕。

眩晕性头晕病史要点:症状特点(严重程度、持续时间、发作次数与频率、诱发因素、伴随自主神经症状等)、耳科症状(耳鸣、耳聋)、神经系统症状。

非眩晕性头晕病史要点:个人史、内科疾病、神经系统疾病、完整的药物清单(重点在于近期调整的药物、症状发作期服用的药物)、精神状态等。

（二）体格检查

体格检查在生命体征与一般性内科查体基础上,要注意神经系统、视力、听力等检查。

1. 神经系统查体 注意步态和姿势、瞳孔、脑神经、脑膜刺激征、病理反射、肌力与肌张力、运动和感觉系统。

2. 视力、听力检查。

3. 前庭功能检查 眼震、Dix-Hallpike 测试、HINTS 床旁检查及床旁平衡功能检查(Romberg 试验、Mann 试验、单足站立试验、直线步行试验、原地踏步试验)等。阳性体征的提示意义如下:

(1) 自发性眼震:中枢性眼震和周围性眼震的区别见表 6-6-4。约 50% 以头晕为主要症状的急性脑梗死患者缺乏神经系统症状或体征,对于这些患者,眼震可能是唯一可靠的诊断方法。

表 6-6-4　周围性眼震和中枢性眼震的区别

鉴别点	周围性眼震	中枢性眼震
病变部位	内耳前庭感受器及前庭神经病变	前庭中枢病变
眼震类型	水平或旋转	水平、垂直或旋转
眼震方向	神经支配减弱:快相朝健耳 神经支配增强:快相朝患耳	多变,快相朝病变对侧
视觉抑制	有	无
眩晕严重程度	严重,与眼震强度一致,闭目后不减轻	轻度
身体倾倒方向	常向眼震慢相方向	不定
头部运动诱发	常见	罕见
相关眼球运动障碍	无	视跟踪或扫视障碍
伴随症状	听力下降、耳鸣等	中枢神经症状

(2) HINTS 检查:其在区分急性前庭综合征的中枢性与周围性病变的灵敏度可达 100%,特异度达 90% 以上。

(3) 步态、平衡的提示意义:①闭目难立征阳性,表明本体功能和/或前庭功能异常;②闭目时宽基步态,在检查者帮助时明显改善,表明本体感受器受损;③踏步试验有助于检测单侧前庭功能障碍,如果有单侧前庭病变或听神经瘤,患者踏步时身体将朝向患侧逐渐旋转超过30°。异常时可以进行专门的前庭功能测试。

(三) 辅助检查

应基于病史和体格检查有针对性地选择辅助检查。

1. 实验室检查 用于全身性疾病的排查,建议对老年患者应用。常规实验室检查包括血常规、肝肾功能、甲状腺功能、电解质、血糖、维生素 B_{12} 等。怀疑存在心肌梗死或心律失常时应查心电图。

2. 神经影像学检查 不推荐进行常规检查。怀疑颅内病变时应行神经影像学检查,推荐 MRI 检查。还可进行颈动脉、椎动脉超声检查。CT 血管成像(CTA)、磁共振血管成像(MRA)、数字减影血管造影(DSA)对颈部及颅内血管病变更有价值,是判断后循环缺血的重要检查。颈椎影像学检查不是诊断后循环缺血的首选或重要检查,主要用于鉴别诊断。

3. 计算机姿势描记 适用于眩晕或平衡功能障碍患者。

4. 心理测试 慢性头晕患者应行心理测试。

注:腔隙性脑梗死、颈椎骨质增生、颈动脉硬化、姿势描记异常等在老年人中均不是特异性表现。

(四) 头晕/眩晕的病因诊断

准确和完整的病史采集可以区分 90% 的眩晕与非眩晕性头晕,锁定 70%~80% 的头晕病因。但完全依赖症状区分可能并不能得到准确的病因诊断,如卒中患者中头晕与眩晕的比例相当,心肌梗死患者中眩晕与晕厥前表现的比例亦相当。因此,必须对患者的临床表现予以全面的分析。

通过头晕/眩晕的病程特点及眩晕发作的特点可以帮助快速锁定头晕/眩晕的病因(表6-6-5、表6-6-6)。头晕/眩晕的诊断流程见图6-6-2,非眩晕性头晕的诊断流程见图6-6-3。

表 6-6-5　不同病程特点头晕的可能病因

前庭综合征	具体病因
急性前庭综合征	前庭神经元炎、急性迷路炎、损伤性前庭性疾病、卒中、脱髓鞘疾病
发作性前庭综合征	BPPV、梅尼埃病、前庭性偏头痛、惊厥发作、低血糖
慢性前庭综合征	不能代偿的单侧前庭疾病、慢性双侧前庭疾病、小脑变性疾病、颅后窝肿瘤、持续性姿势-知觉性头晕

表 6-6-6　不同临床特点眩晕的病因提示

眩晕特点	常见病因
阵发性位置性	BPPV、后循环缺血
阵发性非位置性	梅尼埃病、前庭性偏头痛
非阵发性非位置性	前庭神经元炎、迷路炎、听神经瘤、脑卒中

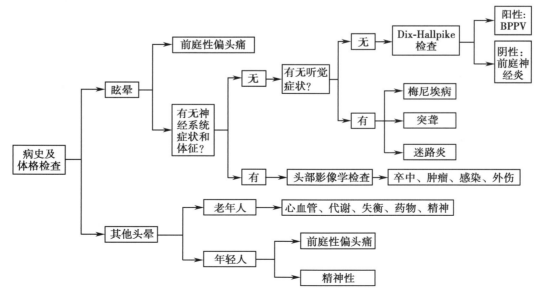

图 6-6-2　头晕/眩晕的临床诊断流程

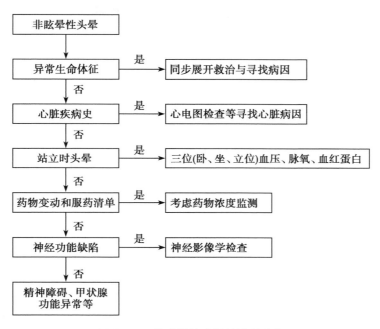

图 6-6-3　非眩晕性头晕的诊断流程

五、急诊管理

（一）治疗

一旦出现头晕/眩晕,应立即卧床休息,防止跌倒受伤;如有恶心呕吐,应侧卧防止误吸;尽量减少头部转动,以免加重症状;外出就医需有人陪伴。

对急性发作期患者建议在对症治疗、初步评估可能病因的基础上进行多学科团队诊疗或转诊至各专科行病因治疗。如疾病不可治疗,治疗目标则为改善症状。

1. 急性发作时合理使用前庭抑制剂　适用于眩晕症状严重、持续时间长或频繁发作者,前庭功能永久损害的患者一般不用。目前临床上一般常用的前庭抑制剂有抗组胺药(异丙嗪、苯海拉明等)、抗胆碱药(东莨菪碱)和苯二氮䓬类;止吐剂有甲氧氯普胺(胃复安)和氯丙嗪等。应用时应注意以下几点:①前庭抑制剂在眩晕急性发作时使用比对慢性眩晕更为有效;②急性期的症状控制后应及时停药,否则会抑制中枢代偿机制的建立;③许多前庭抑制剂本身可能引起头晕;④东莨菪碱由于其抗胆碱副作用不宜在老年人中使用。

2. 其他药物　倍他司汀是组胺 H_3 受体强拮抗剂,欧洲一些随机对照研究证实其治疗梅尼埃病有效。有报道应用钙通道阻滞剂、尼麦角林、乙酰亮氨酸、银杏制剂,甚至卡马西平和加巴喷丁等治疗眩晕;亦有报道认为巴氯芬、肾上腺素和苯丙胺可加速前庭代偿。

3. 内科治疗　取决于病因类型,包括从咨询建议(变动体位应缓慢)到针对严重的潜在病因的药物治疗(如抗心律失常药物、起搏器等)。低血压应对因治疗,如应纠正降压药的过量或血容量不足,自主神经功能障碍者应予病因治疗,必要时可使用糖皮质激素或盐酸米多君等;避免诱发因素,如空腹或饱食后的过量运动。对药物导致的头晕应在严密监护下减量甚至停用可疑药物(含非处方药)。积极治疗贫血、代谢紊乱、维生素 B_{12} 缺乏、甲状腺功能异常、视觉和听觉缺陷等。积极治疗并发的急症如流感、低血糖、普通感冒、过敏等。

4. 专科治疗　对 BPPV 患者主要是手法复位。梅尼埃病的治疗应着重恢复前庭功能,限盐,使用利尿剂,这种传统的疗法可减少眩晕的发生,对听力下降无明显改善。对前庭神经元炎主要采取支持治疗,虽然有学者建议早期应用类固醇激素,但有些研究发现与安慰剂组相比,其症状缓解和恢复速度方面差异不显著。椎基底动脉短暂性脑缺血发作(TIA)、小脑卒中等应在专科住院治疗。

5. 焦虑、抑郁、恐惧心理的心理调节及药物治疗　其对于缓解症状非常重要,可以使用帕罗西汀等抗抑郁、抗焦虑药物。

（二）预防

1. 健康教育、咨询、辅导及信心重塑可以帮助患者了解疾病特点、自然进程及治疗方式等,进一步配合治疗。

2. 减少诱因如避免颈部大范围活动、突然站起等。日常生活用品宜摆放在腰和肩部之间。

3. 注意规律作息、调整情绪。保持饮水充分,适当调整活动。

4. 经常检查药物,及时停用不必要的药物。注意监测血压、血糖并适时调整药物。

5. 脱敏性适应,包括渐进性暴露于诱发环境及渐进性的驾车训练等。乘车、船时应靠窗而坐,避免环顾周围。

6. 康复治疗在慢性头晕患者中具有重要意义,主要针对因前庭功能低下或前庭功能丧失而出现平衡障碍的患者,这些平衡障碍往往持续时间长,常规药物无效,通过前庭康复训练可能受益。常用的训练有适应、替代、习服等,目的是通过训练,重建视觉、本体感觉和前庭的传入信息整合功能,改善平衡功能、减少振动幻觉、缓解头晕、提高生活质量。

六、诊治现状与进展

（一）现状

病因诊断存在着很大的不足,如缺乏解剖及发病机制的基础知识、没有很好地了解病史和进行体格检查、对各种需要鉴别诊断的疾病掌握少、过度依赖辅助检查(如头或颈椎的CT/MRI、经颅多普勒超声等)、检查不规范、对这些检查的临床局限性缺乏认识、缺乏多学科的协作与沟通等,这些均可导致大量患者被误诊。在日常诊疗中,眩晕常常被拘泥于几个本来认识就模糊的疾病,如椎基底动脉供血不足、颈椎病、梅尼埃病和前庭神经炎,或笼统地称之为"眩晕综合征"。

未做Dix-Hallpike检查,错将BPPV误诊为头颅CT/MRI检查所见的多发腔隙性脑梗死或颈椎检查所见的颈椎退行性病变,这在老年患者中更为明显。未了解精神障碍性头晕患者的抑郁、焦虑状态,却用影像学上老年人群中常见的白质病变或腔隙性脑梗死来解释。当不同专科接诊头部活动时发生头晕/眩晕的患者时,病因诊断常常不同,常以一己之见或从所在学科的视角片面地进行诊断。颈椎X线示有骨质增生、椎间隙狭窄者可考虑为颈性头晕/眩晕;经颅多普勒超声提示某支动脉血流速度偏快者可诊断动脉狭窄或痉挛造成脑供血不足;诊疗措施也不尽相同,而患者可能收效甚微,有的甚至加重病情。

不可过分依赖药物治疗,亦应重视BPPV手法复位和前庭康复训练。长期应用前庭抑制药物,亦会延缓前庭功能恢复。

（二）进展

随着病因研究的深入,疾病识别率有了明显提升,病因构成比发生了显著变化。如BPPV的诊断率明显提高,已成为眩晕的首位病因,而十年前许多医师还很少诊断该病;又如前庭性偏头痛成为发作性眩晕的重要病因,以往的良性复发性眩晕(不伴随听力或神经系统症状)可能是偏头痛的等危症。

目前更加重视精神心理因素对眩晕患者的重要性。前庭康复也逐渐受到重视。

病因诊断方面的进展:①"后循环缺血"替代"椎基底动脉供血不足"。我国长期以来将大量中老年人的慢性头晕归因为椎基底动脉供血不足,认为这是一种非正常但又未达到缺血标准的状态。大量临床研究则证明不伴随其他神经系统表现的单纯头晕或眩晕极少是由此引起的。国际缺血性脑血管疾病分类和国际疾病分类均无椎基底动脉供血不足,认为它就是后循环系统的TIA而非单独疾病。事实上后循环缺血仅指后循环的脑梗死或TIA。②不推荐用"颈性头晕"。随着对头晕/眩晕机制认识的不断深入,研究发现转颈诱发或加重的头晕具有多重发生机制,其中最重要的是高位颈部的深感觉传入异常及与椎基底动脉受压相关的后循环缺血。然而,这两种机制所导致的临床表现、检查手段、诊断方法及处理完全不同。因此,使用"颈性眩晕"涵盖两种截然不同的情况并不恰当,故国际上不推荐继续使用。③颈椎骨质增生不是后循环缺血的主要原因。以往认为转头或转颈可使骨赘压迫椎动脉,导致后循环缺血,由于前庭神经核对缺血敏感,故而产生头晕/眩晕。临床研究显示颈椎骨质增生不是后循环缺血的主要危险因素,理由有三,一是在有或无后循环缺血的中老年人群间,颈椎骨质增生的程度无显著差别,只有血管性危险因素不同;二是椎动脉造影仅见个别病例有因骨赘引起的动脉受压;三是对有或无后循环缺血症状者进行转颈后的多普勒超声检查未见椎动脉颅外段受压比率有组间差异。

目前国内多家医院成立"眩晕诊疗多学科门诊"。眩晕病因复杂,涉及多个学科,其诊治具有多学科的交叉性和边缘性,临床诊断存在诸多挑战。因此,提高眩晕性疾病的诊断和治疗水平是目前亟待解决的重大问题。国内多家医院本着"多学科联合,一站式解决眩晕问题"的工作理念,成立眩晕多学科诊疗(MDT)团队,为眩晕患者提供了高质量的诊疗服务。

（樊　瑾）

参考文献

1. 中华医学会神经病学分会,中华神经科杂志编辑委员会.眩晕诊治多学科专家共识[J].中华神经科杂志,2017,50(11):805-812.
2. 粟秀初.如何正确区分眩晕、头晕和头昏[J].中国社区医师,2014,13:17-18.
3. BISDORFF A,BREVERN M V,LEMPERT T,et al. Classification of vestibular symptoms:towards an international classification of vestibular disorders[J]. J Vestib Res,2009,19(1/2):1-13.
4. MAARSINGH O R,DROS J,SCHELLEVIS F G,et al. Annals journal club:causes of persistent dizziness in elderly patients in primary care[J]. Ann Fam Med,2010,8(3):196-205.

第 7 节　晕　　厥

一、概述

晕厥(syncope)是常见急症,约占急诊患者的3%,占全部住院患者的1%~6%,它是由于各种原因所致的脑缺血缺氧,进而突然发生短暂性意识丧失,且全身肌肉无力、姿势张力丧失、不能站立,在无任何医学干预下可自行完全好转。

晕厥可发生于任何年龄的人群,随个体健康状况、生活环境的不同变化较大。成人一生中,大约30%经历过至少1次晕厥发作,而老年人群是晕厥的高发人群,晕厥的发生率随着年龄的增长而增加,65岁以上人群的发病率最高。美国1997—2000年间共计263万晕厥患者至急诊就诊,其中年龄≥65岁的老年人占40.8%(女性占63.8%)。另有研究报道,70~79岁的男性和女性晕厥的发生率均为每年11/1 000,而80岁以上的男性和女性晕厥的发生率分别为每年17/1 000和19/1 000。老年人晕厥入院率高达61.8%,晕厥已成为老年人住院前5~6位的原因。

与年轻人晕厥后完全清醒、不留后遗症略有不同,老年人晕厥可能会更多地经历失忆,正因如此,老年人一些不能解释的跌倒或许与晕厥相关。据估计,每年有30%~40%的65岁及以上缺乏自理能力的老年人发生跌倒,其中有20%是不明原因的,而这些难以解释原因的跌倒有20%其实是由于心律失常所致的晕厥。最近的一项研究也认为,对于不能解释的伴有和不伴有痴呆症的老年人跌倒有50%实际上是由晕厥引起的。

与中青年人相比,老年人存在和年龄相关的退行性改变(包括血管、心脏和自主神经),慢性病与合并症(如贫血、慢性肺病、糖尿病、心力衰竭、心房颤动和脑血管病)较为常见,且服药种类多(如利尿剂、扩血管药物和安眠药等),不仅晕厥多发,而且导致晕厥的原因较多,机制复杂,预后相对较差。

二、病因与分类

晕厥病因很多,临床上多按其发生的病理生理机制进行分类(表6-7-1)。不同年龄的人群,晕厥发生的病因与机制有所不同。老年人晕厥常见的原因为直立性低血压、血管迷走性晕厥、颈动脉窦综合征和心律失常,有研究报道,直立性低血压导致住院的发生率在65~74岁人群中为4.2%,而在≥75岁人群中为30.5%;心脏抑制型的颈动脉窦晕厥占老年晕厥患者的20%。

三、发病机制

晕厥发作时的意识丧失,其直接原因是与意识有关的脑组织即脑干网状结构上行激活系统和双侧大脑的血流量突然而短暂地降低,氧供应下

表 6-7-1 晕厥的分类

一、反射性(神经介导性)晕厥
1. 血管迷走神经性晕厥(vasovagal syncope)
情绪介导,如恐惧、疼痛、晕血
直立性体位介导
2. 情境性晕厥(situational syncope)
咳嗽、打喷嚏
胃肠道刺激(吞咽、排便、腹痛)
排尿(排尿后)
运动后
餐后
其他(如铜管乐器吹奏、举重)
3. 颈动脉窦(carotid sinus)晕厥
4. 不典型(没有明显的诱因)晕厥

二、直立性低血压晕厥*
1. 原发性自主神经调节失常
单纯自主神经调节失常、多系统萎缩、伴有自主神经功能障碍的帕金森病、路易体痴呆(dementia with Lewy body)
2. 继发性自主神经调节失常综合征
糖尿病性神经病变、淀粉样变(amyloidosis)、尿毒症、脊髓损伤
3. 药物诱发的直立性低血压
酒精、血管扩张剂、利尿剂、吩噻嗪类药物、抗抑郁药
4. 血容量减低
出血、腹泻、呕吐等

三、心源性晕厥(cardiogenic syncope)
1. 心律失常性晕厥
(1)心动过缓:窦房结功能障碍(包括慢快综合征)、房室传导系统疾病、植入抗心律失常器械(起搏器、ICD)功能障碍
(2)心动过速:阵发性室上性和室性心动过速(原发,继发于结构性心脏病或离子通道病)
(3)药物介导的心动过缓和心动过速
2. 器质性疾病
(1)心脏性:心脏瓣膜病、急性心肌梗死/缺血、梗阻性肥厚型心肌病、心房黏液瘤(atrial myxoma)、心包疾病/心脏压塞、人工瓣膜异常
(2)其他:肺栓塞、主动脉夹层、肺动脉高压

注:* 典型的直立性低血压(orthostatic hypotension,OH)表现为站立 3 分钟内,收缩压下降 ≥20mmHg 和/或舒张压下降 ≥10mmHg,见于单纯性自主神经功能衰竭(autonomic failure,ANF)、低血容量或其他形式的 ANF。ICD,植入型心律转复除颤器(implantable cardioverter defibrillator)。

降。脑组织占人体体重的 2%,正常健康个体每百克脑组织血流量为 50~60ml/min,占静息状态下心输出量的 12%~15%。脑血流量的大小由心

输出量、脑组织灌注压和脑血管床阻力决定,心输出量降低、脑组织灌注压降低或脑血管床阻力增高时脑血流量减少。脑血管具有自我调节功能,使得脑血流量可在系统血压的较大波动范围内,维持一个相对稳定量。一般认为,全脑血流减少到约为正常量的 40% 时,脑组织毛细血管内氧浓度降低 20% 以上,不能维持觉醒状态(consciousness),即可出现意识丧失,这通常也意味着心输出量减少了 50% 或以上,直立位动脉收缩压下降到 40~50mmHg 甚至以下。健康中青年人,即使在收缩压下降到 70mmHg 时,亦可维持满足需要的脑供血,但老年人压力反射敏感性下降,心率、心输出量调节能力降低,血容量下降,脑血流量自我调节功能受损,即使较小的血压下降也可引发晕厥,在某些病理状态影响脑组织供血供氧时,晕厥更易发生。发生晕厥后,若引起脑血流灌注降低(cerebral hypoperfusion)的因素通过某些代偿机制得以迅速纠正,脑组织恢复正常血流,则意识随之恢复。

四、评估与诊断

典型的晕厥发作是短暂的、完全的意识丧失(transient loss of consciousness,TLOC),时间一般不超过 30 秒(个别发作时间较长,可达 1~2 分钟),随即自动完全恢复,行为和定向力也立即恢复。

(一) 晕厥的诊断与鉴别

鉴别真正的晕厥与类似晕厥的"非晕厥性"疾病是诊断晕厥的首要问题,并影响随后的治疗策略。短暂意识丧失除晕厥外,尚可见于代谢性疾病(包括低血糖、低氧血症、伴有低碳酸血症的过度通气)、癫痫、中毒、短暂性脑缺血发作和心理性"假性晕厥"等。

对每一位主诉"晕倒"的老年人,首先应明确是否为晕厥发作。根据定义,晕厥的意识丧失应符合:①突然发作;②历时短暂;③可自行完全恢复并不留后遗症。但应注意,对于部分老年患者,可能会出现逆行性遗忘,有时,还伴有明显乏力。

(二) 确定晕厥患者的病因与甄别有生命危险的患者

实际上,由于晕厥患者来诊时往往是晕厥已发作后且无症状,多不能回忆所发生的具体事件,

首诊医师需要对其进行全面的病史采集、认真的体格检查，包括立卧位血压测量（或 24 小时动态血压监测）及 12 导联心电图、心肌肌钙蛋白检查等，以期快速甄别有生命危险的患者（如室性心律失常、急性冠脉综合征、肺栓塞、主动脉夹层等）及其他可能得益于急诊治疗的患者（如心动过缓或药物性直立性低血压）。

1. 临床特征对晕厥的病因诊断有帮助

（1）神经介导性晕厥：无明确心脏疾病；有晕厥病史，多发生在不愉快的视觉、听觉、气味刺激或疼痛之后，或是长时间站立、处于拥挤闷热环境中；伴有恶心，呕吐；抑或发生在进餐过程中或进餐后，发生于头部旋转、颈动脉窦受压迫（如肿瘤、剃须、衣领过紧）时。

发作时表现为血压下降、心动过缓、黑矇、冷汗、面色苍白、听力减退和肌无力，患者难以维持自主体位，接近晕厥或意识完全丧失。

（2）直立性低血压性晕厥：多在晨起发生的晕厥；体位变换为直立位时发作；可能服用两种或两种以上的降压作用药物；晕厥的发作与药物的使用和剂量改变有密切关系。

（3）心源性晕厥：存在明确的器质性心脏病；发生于劳力中或卧位时；发作时多伴有心律、心率、血压的异常或变化；发作前后有心悸或伴有胸痛、呼吸困难；有心脏猝死家族史。

许多老年患者的晕厥症状并不典型，持续时间短，且从症状开始至晕厥发作时间也较短。老年血管迷走性晕厥患者若合并直立性低血压或颈动脉窦过敏综合征，则更易发生躯体意外伤害。此外，由于老年患者常合并心脑血管疾病，晕厥发作时的低血压或心动过缓可导致一过性心、脑血流灌注不足，造成心肌损伤或脑损伤甚至脑梗死。

2. 选择相应的辅助检查

（1）心电图与心电监测：心电图是晕厥患者的基本检查，对于检出急性心肌缺血、心律失常等十分重要，但一份心电图一般只能确定约 5% 的晕厥原因。心电监测包括动态心电图（Holter）、连续心电监测、体外或植入式心电事件记录仪（implantable loop recorder，ILR）及远程（家庭）监护系统。当心电图与心电监测检出下列情况并与当时所出现的晕厥症状明确相关时，则提示病因属心源性：双束支传导阻滞（左束支或右束支传导阻滞伴左前分支或左后分支传导阻滞）、其他室内传导异常（QRS 时限≥0.12 秒）、二度房室传导阻滞、未使用负性变时药物时无症状的心动过缓（<50 次/min）、≥3 秒的窦房传导阻滞或窦性停搏、预激波、QT 间期明显延长、伴 V_1~V_3 导联 ST 段抬高的右束支传导阻滞（Brugada 综合征）、Epsilon 波和心室晚电位提示致心律失常性右室心肌病、病理性 Q 波。

也应注意，动态心电图对于检出心律失常性晕厥有一定意义，但其作用有限，需谨慎评价。在一项评价晕厥与 12 小时心电监测的研究中，只有 4% 的患者症状与心律失常有关，17% 的患者症状与心律失常无关，大约 80% 的患者有心律失常出现但没有症状发生。目前相关指南都倾向于长时程心电监测。

（2）超声心动图（echocardiography）：对于有心脏病史和/或体检发现异常心脏体征的晕厥患者，超声心动图检查对确定器质性心脏病如心瓣膜病、肺动脉高压和右室扩大（提示肺栓塞）等有重要价值。体格检查正常的晕厥或先兆晕厥患者，超声心动图最常见的是二尖瓣脱垂（4.6%~18.5%），其他心脏异常包括瓣膜病（最常见的是主动脉瓣狭窄）、心肌病、心肌梗死（节段性室壁运动异常）、冠状动脉畸形、浸润性心脏病（如淀粉样变性）、心脏肿瘤、动脉瘤、左房血栓等。

（3）心电生理检查：既往发生心肌梗死且左室射血分数（LVEF）正常的患者，诱发出持续单形性室性心动过速则高度提示为晕厥的病因，诱发出心室颤动则不具特异性；若室性心律失常无法被诱发，则心律失常性晕厥的可能性较小。初步评估正常的患者，电生理检查仅 3% 有阳性发现，在发现缓慢心律失常方面敏感性很低。

（4）心导管和心血管造影（cardiac catheterization and angiocardiography）：由于是有创检查，一般不作为筛查心源性晕厥的首选检查。对怀疑冠状动脉狭窄引起直接或间接性心肌缺血导致的晕厥，可考虑行冠状动脉造影以明确诊断及治疗方案。

（5）倾斜试验（tilt test）：倾斜试验有助于诊断神经介导性晕厥，但其敏感性、特异性、诊断标准和重复性存在很大问题，且与检查方法有密切关系。倾斜试验阴性的患者如果没有心肌缺血或器质性心脏病的证据,神经介导性晕厥的可能性很大。研究表明,老年人基础倾斜试验敏感度相对较低(32%~36%),而所有年龄组基础倾斜试验敏感度为67%~74%。

倾斜试验前无输液者卧位至少5分钟,有输液者至少20分钟;倾斜角度60°~70°;老年人的被动倾斜时间通常为45分钟。如果基础倾斜试验阴性,静脉应用异丙肾上腺素或舌下应用硝酸甘油作为激发药物;药物试验时间为15~20分钟;异丙肾上腺素的剂量为1~3μg/min,或硝酸甘油喷雾剂固定剂量为400μg,使平均心率增加20%~25%,用药时不必将患者放回仰卧位;试验终点为诱发晕厥或完成试验过程(包括药物诱发),出现晕厥发作为试验阳性。

直立倾斜试验(head-up tilt test,HUTT)有3种反应类型。①心脏抑制型(CI):症状发作时心率突然减慢≥20%,但此前无血压下降;②血管抑制型(VD):症状发作时收缩压<80mmHg,舒张压<50mmHg,或平均动脉压下降25%以上,但心率减慢<10%;③混合型(MX):症状发作同时出现收缩压降至<80mmHg,并且心率较症状出现前减慢≥20%。研究表明,老年患者多为血管抑制型,阳性反应发生较迟,这可能与老年人血管内皮生长因子抑制剂随年龄增长而增加及心脏对自主神经反应性下降有关。

(6)颈动脉窦按摩:颈动脉窦综合征(carotid sinus syndrome,CSS)是一组自发地突发性头昏、乏力、耳鸣以至晕厥的临床综合征,又称为Weiss-Baker综合征或Charcot-Weiss-Baker综合征,颈动脉窦的超敏反应是发生晕厥的原因。

颈动脉窦按摩(carotid sinus massage,CSM)是诊断颈动脉窦高敏和颈动脉窦综合征的一种检查方法。颈动脉窦按摩的反应传统上分为心脏抑制型(心室停搏≥3秒)、血管抑制型(收缩压下降≥50mmHg)和混合型,其中心脏抑制型占颈动脉窦综合征患者的60%~80%。颈动脉窦按摩应避免用于既往3个月内发生过短暂性脑缺血或卒中的患者(除非颈动脉超声检查除外了严重狭窄)或有颈动脉杂音的患者。

(7)运动试验(exercise test):运动中或运动后即刻发生晕厥的患者应行运动试验。虽然运动试验对一般晕厥患者意义不大,仅有1%发现异常,但是对运动性晕厥具有重要诊断价值。

(8)精神和神经系统检查

精神疾病(状态)评价:晕厥与精神疾病相互影响。多种精神病药物可通过直立性低血压和延长QT间期导致晕厥。中断精神病药物治疗可产生严重的精神病症状,因此应在相关专家指导下停药。

神经系统评价:晕厥患者发作间期脑电图(EEG)正常,但EEG正常不能排除癫痫。当患者晕厥时,并不推荐EEG检查。CT、MRI、脑血管和颈动脉超声对典型晕厥的诊断价值有限,不推荐使用。

3. **老年晕厥评估的特殊考虑**　老年人存在机体上的退行性改变,服用药物较多,合并多系统疾病,认知功能受损而不能准确叙述发病过程,经过初步评估后大约30%的老年患者仍难以明确晕厥病因,确诊比例低于中青年晕厥患者。

对于老年晕厥,应首先对直立性低血压、血管迷走性晕厥、颈动脉窦综合征和心律失常进行评估,并特别注意以下几点:①直立性低血压是老年晕厥最常见原因,但单次卧、立位血压测量不一定能明确,尤其是可能由药物诱发者或年龄相关的直立性低血压,需重复检查,最好于晨间检查或在晕厥发作后立即检查。②颈动脉窦综合征是老年晕厥的重要原因,因此颈动脉窦按摩在老年晕厥的检查中非常重要。但是,该检查的特异性不高,因为很多无晕厥发作史的老年人也常有颈动脉窦过敏。③与非老年患者相比,倾斜试验在老年晕厥患者中的阳性率虽然略低,但安全性较好,给予硝酸甘油激发后,效果可能更好。④对怀疑血压波动性大的老年患者,24小时动态血压监测是一项有价值的检查。⑤由于老年人心律失常患病率更高,因此对未明确原因的老年晕厥,长程心电监护或植入式心电事件记录仪更值得考虑。

(三)晕厥患者的危险性分层

当一时不能明确病因时,首诊医师要把工作重点转移到对患者的危险分层方面,决定哪些老年患者需要留院做进一步的检查和监护。晕厥给患者带来的风险大小不仅与晕厥发生的机制有关,更决定于患者的潜在疾病状态。

关于急诊晕厥患者危险分层的首个国际工作小组的意见指出,低危晕厥患者的特征包括:<40

岁、有先兆的报告、站立时晕厥、类似晕厥事件延长的病史;而高危特征是:活动时晕厥或卧位时晕厥、胸部不适、心悸、异常心电图病史、猝死家族史、贫血及异常的生命体征。

有研究使用室性心律失常病史、急诊异常心电图、>45 岁、充血性心力衰竭病史共 4 个危险因素预测晕厥患者的不良事件发生情况,结果显示,无任何危险因素者其 72 小时病死率为零,但 0.7%有心律失常危险;一年的心脏病死率和心律失常发生率在没有以上危险因素的患者中是 7%,有 3 个危险因素者是 57%,而在具有全部 4 个危险因素者中高达 80%。

波士顿晕厥标准也可用于评估急诊晕厥患者 30 天的不良结局,危险因素包括急性冠脉综合征、心脏或血管疾病史、猝死家族史、心脏传导疾病、持续异常的生命体征或严重的容量缺失(如胃肠道出血),一项急诊研究显示了其评价不良事件的敏感度达 97%、特异度达 62% 及阴性预测值达 99%。此外,根据其危险因素来确定患者是否收入院,能减少 11% ~48% 的住院率。

美国急诊医师协会(American College of Emergency Physician,ACEP)在晕厥患者评估和治疗指南中尤其强调了急诊医师在晕厥患者危险分层中的作用,若患者高龄或有合并症、有器质性心脏病或冠心病基础、有心力衰竭病史或表现、有心电图异常(包括心律失常或传导障碍)、血细胞比容<30%,应作为高危人群留院观察、评估。欧洲心脏病学会(European Society of Cardiology,ESC)的晕厥指南则推荐下述晕厥人群属高危:年龄>65 岁、异常心电图、心力衰竭史、室性心律失常史、缺乏前驱症状、卧位时晕厥、应激时晕厥。

综上,若患者年龄 ≥65 岁或有合并症、生命体征异常、有器质性心脏病或冠心病基础、有心力衰竭病史或表现、有室性心律失常史或心电图异常、失血或贫血(血细胞比容<30%)、卧位时或应激时晕厥、有猝死家族史等,皆应作为高危人群留院观察、评估,其中,心源性晕厥和老年晕厥应当格外关注,心电图异常是预测心源性晕厥和死亡危险性的独立因素。

(四) 重视老年晕厥与心源性晕厥

老年晕厥不仅常见,且预后多不良,其一是心源性原因居多,研究报道 ≥65 岁老年人晕厥有

40%是心源性的,非心源性原因仅 20%,其余 40%或许病原学不明;其二在于复杂的基础疾病和/或合并症较多;其三,随着增龄,老年患者的心血管调节功能减退、周围自主神经功能丧失,以及所用药物的影响与药物间的相互作用。

心源性晕厥者,一年死亡率在 25% 左右,比无心源性原因的患者高约 10%。严重主动脉瓣狭窄者有 42% 以上发生晕厥,运动时尤为常见;急性心肌梗死的老年患者中,表现为晕厥症状的有 5% ~12%;肥厚型心肌病患者 30% 出现晕厥;主动脉夹层分离出现无神经定位体征的晕厥虽只有 4% ~5%,但却可能是不良预后的征兆,因其常与近端主动脉夹层分离破入心包腔引起心脏压塞有关或可能与降主动脉破入胸腔有关。心源性晕厥发作时多伴有心律、心率、血压的异常或变化,在发作前后有呼吸困难,或心悸、胸闷,或心绞痛等症状是重要的临床特征。若晕厥发生于静息卧位时,也往往提示心脏性原因。就心律失常而言,一般心脏停搏 5 秒以上即可引起晕厥发作,超过 10 秒可发生抽搐、呼吸暂停。心率在 40 次/min 以下,晕厥可反复发作,但对于严重脑动脉硬化的老年患者来说,轻度的心动过缓或心动过速都可引起晕厥发生。

直立性低血压的常见原因是血管内容量降低和药物不良作用,尤其在老年人中,由于压力感受器的敏感性降低、脑血流减少、肾排钠增加,以及随年龄增加口渴机制受损而致血容量减少,更易诱发晕厥。因此,一个正在服用抗高血压药物的老年患者或一个因年龄相关的位置性血管反射迟钝的患者,一次快速的体位变化就可引起晕厥发生。老年脑源性晕厥常见的病因是与高血压和动脉硬化相关的缺血性脑病,其中由于不能按时服用抗高血压药物或随意停药致血压突然短时间内较大幅度变化者比例不低,提醒老年高血压患者更要有好的服药依从性。容易引起直立性低血压的药物包括 4 类:①降压药,以胍乙啶和神经节阻滞药最常见,其他还有肼屈嗪、双肼屈嗪和 α-甲基多巴等;②镇静类药,以氯丙嗪最明显,但巴比妥类及苯二氮䓬类药物均可引起老年人直立性低血压;③抗肾上腺素药,如妥拉唑林、酚妥拉明等;④血管扩张药,如硝酸甘油等,能直接松弛血管平滑肌。

此外,不能忽视与药物作用本身相关或与不

恰当服（停）药相关的晕厥成因——心律失常。

反射性晕厥在老年患者中也占有一定的比例，其中颈动脉窦晕厥略多，原因可能在于颈动脉窦局部的动脉硬化使其敏感性增强，以及心肌损害尤其是窦房结或房室交界区的病变使心脏对颈动脉窦的反应增高。此外，老年人患高血压、糖尿病、冠心病时，颈动脉窦的敏感性也是增高的。最近的一项研究提示，虽然老年高血压、冠心病患者服用 β 受体阻滞剂可预防不良心血管事件，但却不能有效预防血管迷走性晕厥的发生。

基于上述，对于晕厥患者，除应警惕其老年、心血管病基础、心功能状态、心律失常、心肌缺血等高危因素，以及心电图对于心脏性晕厥的诊断和预测价值外，还应对老年患者存在联合用药、直立耐受性差、颈动脉窦过敏等情况有足够重视。

五、急诊处理与预防

（一）晕厥发作时的治疗

晕厥发作时，将患者置于平卧位，监测生命体征，可根据情况采取相应的对症和药物治疗，如补液、给予血管活性药物、安装心脏临时起搏器等。

（二）病因治疗与预防

根据引起晕厥的原因，采取相应的治疗。神经介导性晕厥患者应进行健康教育，避免诱因和确保发作时安全的基础治疗，其中对于血管迷走性晕厥，应尽量避免可能导致晕厥的诱因，如血管穿刺和低血容量状态等。对高危患者或频繁发作晕厥的患者需要进一步治疗，治疗之前评估心脏抑制和血管抑制在晕厥中的作用至关重要，这直接决定治疗方案，包括颈动脉窦按摩试验、倾斜试验或植入式心电事件记录仪。物理性治疗和倾斜训练是对年轻患者安全而有效的治疗手段，可以明显降低晕厥的复发率，但对老年人群尚需要更多证据。药物治疗可根据患者的具体病情考虑 β 受体阻滞剂、钙通道阻滞剂、丙吡胺、可乐定、5-羟色胺再摄取抑制剂、M 受体拮抗剂等，但效果并不肯定，尚需注意药物的副作用。药物治疗效果不满意而倾斜试验显示心率抑制型者，可安装心脏起搏器。

老年直立性低血压性晕厥发生率高，所有患者均应治疗。首先是调整影响血压的药物，其次是非药物治疗，如鼓励患者长期多进食盐类，并每天饮水 2~2.5L 扩充血管内容量，少量多餐，减少碳水化合物摄入，睡眠时高枕卧位。非药物治疗无效的患者应进行药物治疗，应用小剂量氟氢可的松 0.1~0.2mg/d、选择性周围交感神经 α_1 受体激动剂米多君 2.5~10mg，每日 3 次，可能有效。老年人尤其是长期卧床或患有高血压的老年人要特别注意预防直立性低血压的发生，在站立前先做准备动作，如轻微的四肢活动，在站立时动作宜缓慢。

心律失常包括窦房结功能障碍（包括慢快综合征）、房室传导系统疾病、阵发性室上性和室性心动过速、遗传性离子通道病甚至永久性起搏器和植入型心律转复除颤器（ICD）故障均可导致晕厥，可根据不同的心律失常类型，选择相应的药物治疗或者安装起搏器、ICD、射频消融等治疗。

器质性心脏病导致的晕厥，其机制也是多源性的，包括血流动力学障碍、心律失常和神经反射，需要相应的药物、手术、ICD 等治疗。

六、预后

晕厥患者的不良预后与基础疾病相关，而非晕厥本身，器质性心脏病和原发性心脏离子通道疾病是发生心脏性猝死（sudden cardiac death，SCD）和全因死亡的主要危险因素。英国 ROSE（急诊晕厥患者危险分层）研究显示，急诊晕厥患者 1 个月不良转归或全因死亡率升高的独立预测因素包括 BNP≥300pg/ml（主要因素）、粪便潜血试验阳性、血红蛋白≤90g/L、血氧饱和度≤94%、心电图出现异常 Q 波，提示多因素与晕厥患者不良转归相关。另有研究表明，年龄≥60 岁发生非心源性晕厥或不明原因晕厥者，其死亡率较<60 岁者高出 5 倍。多因素分析表明，年龄增长、吸烟、糖尿病、急性冠脉综合征和充血性心力衰竭为猝死及总死亡率升高的危险因素。

直立性低血压性晕厥患者的死亡率取决于原发病，有些原因（如血容量不足、药物的作用）是暂时的，无远期影响。原发性和继发性自主神经功能障碍影响长期预后。

（张新超）

参考文献

1. NICKEL C，BELLOU A，CONROY S. Geriatric emergency medicine [M]. Switzerland：Springer International Publishing，2018.

2. SAKLANI P, KRAHN A, KLEIN G. Syncope [J]. Circulation, 2013,26(127):1330-1339.

3. STRICKBERGER S A, BENSON W, BIAGGIONI I, et al. AHA/ ACCP scientific statement on the evaluation of syncope[J]. J Am Coll Cardiol,2006,47(2):473-484.

4. HUFF J S, DECKER W W, QUINN J V, et al. Clinical policy:critical issues in the evaluation and management of adult patients presenting to the emergency department with syncope [J]. Ann Emerg Med,2007,49(4):431-444.

5. ANGEL M, RICHARD S, FABRIZIO A, et al. Guidelines for the diagnosis and management of syncope(version 2009)[J]. Eur Heart J,2009,30(21):2631-2671.

6. MENDU M L, MCAVAY G, LAMPERT R, et al. Yield of diagnostic tests in evaluating syncopal episodes in older patients[J]. Arch Intern Med,2009,169(14):1299-1305.

7. SHELDON R, CONNOLLY S, ROSE S, et al. Prevention of syncope trial(POST):a randomized, placebo-controlled study of metoprolol in the prevention of vasovagal syncope[J]. Circulation,2006,113 (9):1164-1170.

8. MATTHEW J R, DAVID E N, ANDREW J C, et al. The ROSE(risk stratification of syncope in the emergency department)study[J]. J Am Coll Cardiol,2010,55(8):713-721.

9. GRUBB B P, KARABIN B. Syncope:evaluation and management in the geriatric patient[J]. Clin Geriatr Med,2012,28(4):717-728.

10. FEDOROWSKI A, BURRI P, STRUCK J, et al. Novel cardiovascular biomarkers in unexplained syncopal attacks:the SYSTEMA cohort[J]. J Intern Med,2013,273(4):359-367.

11. SHELDON R S, MORILLO C A, KLINGENHEBEN T, et al. Age-dependent effect of β-blockers in preventing vasovagal syncope [J]. Circ Arrhythm Electrophysiol,2012,5(5):920-926.

12. KHERA S, PALANISWAMY C, ARONOW WS, et al. Predictors of mortality,rehospitalization for syncope, and cardiac syncope in 352 consecutive elderly patients with syncope[J]. J Am Med Dir Assoc,2013,14(5):326-330.

13. 张新超,王珺,冷斌,等. 老年晕厥急诊临床分析[J]. 中国急救医学,2007,27(11):961-963.

14. COSTANTINO G, SUN B C, BARBIC F, et al. Syncope clinical management in the emergency department:a consensus from the first international workshop on syncope risk stratification in the emergency department [J]. Eur Heart J, 2015, 37 (19): 1493-1498.

15. UNGAR A, MUSSI C, CECCOFIGLIO A, et al. Etiology of syncope and unexplained falls in elderly adults with dementia:syncope and dementia(SYD)study[J]. J Am Geriatr Soc, 2016, 64(8): 1567-1573.

16. GROSSMAN S A, BAR J, FISCHER C, et al. Reducing admissions utilizing the Boston syncope criteria[J]. J Emerg Med,2012,42 (3):345-352.

17. KENNY R A. Syncope in the elderly:diagnosis, evaluation, and treatment[J]. J Cardiovasc Electrophysiol, 2003, 14(Suppl 9): S74-S77.

18. ALI N J, GROSSMAN S A. Geriatric syncope and cardiovascular risk in the emergency department[J]. J Emerg Med, 2017, 52 (4):438-448.

第 8 节 昏 迷

一、概述

昏迷为脑功能发生高度抑制的病理状态,主要特征是严重的意识水平障碍,患者对体内外一切刺激均无反应。患者表现为无睁眼、无言语、无自发运动(若存在运动,所引出的运动是异常的或反射性的,而不是目的性的)。意识障碍和昏迷占全部急诊病例的3%~5%,尤其老年人较为多见,有报道称70岁以上就诊于急诊科的老年患者中昏迷占4.8%~8.5%。由于患者多合并严重的器质性病变,其病死率较高,应积极诊治。

昏迷是临床常见急症,分为浅昏迷、中昏迷和深昏迷。①浅昏迷:即轻度昏迷,仅对剧痛刺激有防御性反应和痛苦表情,不能言语,可有无意识的自发动作,各种生理反射存在(如吞咽、咳嗽、角膜和瞳孔对光反射),呼吸、血压、脉搏一般无明显改变;②中昏迷:指对外界的正常刺激均无反应,自发动作很少,对强烈刺激可有防御反射,角膜反射减弱,瞳孔对光反射迟钝,眼球无转动,大小便潴留或失禁,呼吸、血压、脉搏已有变化;③深昏迷:是对外界的任何刺激均无反应,全身肌肉松弛,无任何自主运动,眼球固定,瞳孔散大,各种反射全部消失,大小便多失禁,生命体征已有明显改变,呼吸不规则,血压可下降。

二、病因与分类

(一)分类

昏迷的病因众多,临床上,根据解剖部位分为颅内病变与颅外病变两大类(表6-8-1),老年人昏迷的大部分(约85%)是因为系统性疾病所致,只有15%左右是由单纯中枢神经系统异常引起的。根据病理生理学的不同,昏迷可分为两类:①大脑皮质、间脑、中脑和脑桥头端的原发性损伤;②全身中毒、代谢或内分泌障碍的继发性脑损伤。老年人缺血缺氧性脑病发病率较高,占老年人昏迷的 20% 左右。

表 6-8-1 昏迷分类

部位	病因
颅内病变	癫痫(强直性发作) 高颅压症:脑疝等 颅内感染:脑炎、脑膜炎等 占位性病变:肿瘤、脓肿、血肿等 脑血管病:出血、缺血、梗死、高血压脑病等 颅脑损伤:脑震荡、脑挫裂伤、外伤后颅内血肿等
颅外病变	内分泌疾病:垂体性脑病、甲状腺危象、肾上腺危象等 心脏疾病:严重心律失常、心力衰竭、心源性休克等 急性中毒 代谢障碍:尿毒症、肺性脑病、肝性脑病等;低血糖昏迷、高血糖昏迷;水和电解质紊乱及酸碱平衡失调等 严重缺氧 物理性损害:中暑、低温、触电、高山病、减压病等 重症急性感染

(二) 不同病因昏迷的特点

双侧大脑半球的病变或者单侧大病灶造成中线结构移位,可引起昏迷;双侧丘脑和下丘脑病变也可引起昏迷,下丘脑病变常常出现与睡眠有关的一些现象,如打哈欠、伸腰、叹息等;脑干病变引起的昏迷与发病速度、病灶大小和部位有关,急性脑干梗死或出血常常引起昏迷,而多发性硬化、肿瘤则很少引起昏迷;延髓病变本身并不引起昏迷。

昏迷最常见的原因是缺血缺氧性脑病、缺血性卒中、颅内出血、药物过量、脑外伤、脑肿瘤、中枢神经系统感染等。这些情况都与氧或底物的供给或利用受阻(如缺氧、缺血、低血糖、一氧化碳中毒等)、神经元兴奋性和信号的改变(抽搐、酸中毒、药物毒性)或者脑容积的变化(高钠血症、低钠血症)有关。急性中枢神经系统损伤还可以引起"神经源性肺水肿",以严重的低氧血症和弥漫性肺泡富蛋白渗出液为特征。

三、评估与诊断

(一) 昏迷状态与严重程度

意识障碍患者到急诊科就诊,首先要迅速评估其清醒程度,目前常用方法为 AVPU(详见第 4 章第 1 节),通过 AVPU 量表评分考虑有意识障碍者需要进行格拉斯哥昏迷量表(GCS)评分,为更详细的神经系统评估标准,能快速、准确地监测患者的结果,如果分值≤7 分界定为存在昏迷。GCS 评分虽然在临床中应用最多、最广,但也存在一些局限性,如 GCS 不能反映脑干的功能,对气管插管或气管切开术后患者或伴有各种失语的患者的语言功能评级存在明显的盲区,另外对于各种原因引起的意识障碍伴肢体瘫痪者,GCS 评分同样难以评判准确。

Wijdicks 等设计出全面无反应性(Full Outline of UnResponsiveness,FOUR)评分系统(表 6-8-2),增加了脑干反射和呼吸两个项目,提供了更多的临床信息,有助于对脑干功能进行判断,在预测患者死亡风险方面比 GCS 更敏感。

表 6-8-2 FOUR 评分

评分项目	临床表现	评分/分
眼部反应	睁眼或被动睁眼后,能随指令追踪或眨眼	4
	睁眼,但不能追踪	3
	闭眼,但较强的声音刺激时睁眼	2
	闭眼,但疼痛刺激时睁眼	1
	闭眼,对刺激无反应	0
运动反应	能完成竖拇指、握拳、V 字手势指令	4
	对疼痛有定位反应	3
	疼痛时肢体屈曲反应	2
	疼痛时肢体伸直反应	1
	对疼痛无反应或肌阵挛状态	0
脑干反射	瞳孔和角膜反射灵敏	4
	一个瞳孔散大固定	3
	瞳孔或角膜反射消失	2
	瞳孔和角膜反射均消失	1
	瞳孔和角膜反射及呛咳反射均消失	0
呼吸	未插管,规律呼吸模式	4
	未插管,陈-施呼吸	3
	未插管,呼吸节律不规律	2
	呼吸频率高于呼吸机设置	1
	呼吸频率等于呼吸机设置,或无呼吸	0

另外一些评分量表适用于意识恢复过程评估,如修正昏迷恢复量表(the Coma Recoverer Scale-Revised,CRS-R)用于跨学科医疗康复测量和评价,尤其协助意识恢复过程中鉴别植物状态与最小意识状态患者;Wessex 头部损伤(Wessex Head Injury Matrix,WHIM)量表适用于从昏迷恢复到脱离外伤后记忆缺失阶段,在探测最小意识状态患者细微变化中使用;痛觉昏迷量表(Nociception Coma Scale-Revised,NCS-R)用于评估那些刚从昏迷中恢复但不能与外界交流患者的意识状态;中国植物人状态量表(Chinese Vegetative State Scale,CVSS)评估植物状态等;感觉与康复技术量表(Sensory Modality Assessment and Rehabilitation Technique,SMART)通过五官感觉、运动功能和交流反应来鉴定患者是否存在意识。这些量表因在特殊的急诊环境中应用相对少,故不赘述。

(二)检查和诊断

对昏迷的老年患者的评价应包括询问病史、一般查体、神经学检查及重要而恰当的辅助检查。但昏迷患者本人无法提供病史,需向家属或陪同人员详细询问,这将导致病史询问过程相对较长和内容不翔实,需要进行更全面、积极的体格检查和尽可能精准的辅助检查,以尽快作出病因诊断。

1. 一般查体　要特别注意低血压或高血压、心率与心律、呼吸节律与频率、低温或高热、皮肤黏膜变化等。

重度高血压可能提示可逆性后部白质脑综合征、高血压脑病或高血压性脑内/小脑/脑干出血;低血压可能反映了脓毒症、低血容量、心源性休克、某些药物导致的循环衰竭。高热通常提示感染,也可能由热射病或抗胆碱药物中毒所致;低体温可能是意外(冷暴露)、下丘脑功能障碍、肾上腺功能减退、甲状腺功能减退、脓毒症、药物或酒精中毒所致。心率快慢和节律的异常,往往提示心血管意外。昏迷患者常常出现呼吸异常,陈-施呼吸表现为周期性的呼吸过度和呼吸暂停交替出现,见于双侧大脑半球和间脑病变,也见于充血性心力衰竭、慢性阻塞性肺疾病及睡眠呼吸暂停综合征;过度换气常常与脑桥和中脑被盖受损有关,也见于呼吸衰竭、发热、脓毒症、代谢紊乱、精神性疾病;长吸呼吸的特征是在吸气末存在长间歇,提示脑桥中下部的病变;共济失调性呼吸表现为呼

吸速率和潮气量不规则,提示延髓损伤。

出汗明显可以考虑低血糖、发热和嗜铬细胞瘤;樱桃红色可提示一氧化碳中毒;苍白提示尿毒症、黏液性水肿或贫血;黄疸可提示肝脏疾病;大疱性病变是巴比妥类中毒的特征性表现(昏迷性大疱)。舌外侧咬伤提示近期有惊厥性癫痫发作;脑脊液鼻漏可发生于颅骨骨折;脑膜刺激征阳性可见于脑膜炎和蛛网膜下腔出血。

2. 神经系统查体　神经学检查的目的一是检查脑干功能是否完整,二是发现任何不对称的征象,提示局灶性病变,有助于损伤的定位。神经系统局灶性异常提示器质性病理改变,但神经系统检查正常并不意味着可以排除占位性病变,如双侧硬膜下血肿、蛛网膜下腔出血、额叶占位性病变等。

瞳孔异常:丘脑以上和脑桥以下的病变保留瞳孔反应。单侧瞳孔扩大提示可能同侧颞叶钩回疝或后交通动脉瘤破裂。双侧瞳孔扩大伴对光反应消失是广泛性中脑损伤、脑疝或药物过量或中毒的征象。单侧瞳孔缩小提示交感神经受损引起的霍纳(Horner)征,与动眼神经病变的区别是眼位和眼睑下垂,而双侧瞳孔缩小见于脑桥被盖病变、阿片类药物过量、胆碱能毒性(如有机磷中毒)等。

眼球运动:眼球运动的观察包括静止眼位、自发眼球运动、反射性眼球运动(头眼反射)。如果存在眨眼,应观察是自发性眨眼还是由光线、声音等引起的眨眼,由光线、声音等引起者提示脑桥网状结构的完整。在角膜反射检查时,要观察眼睑和眼球的运动,脑桥功能完善可以完成眼睑闭合,双侧脑桥和中脑整合功能完整可出现贝尔(Bell)现象。双眼偏视通常由同侧额叶眼区的病变引起,额叶眼区至脑桥旁正中网状结构(paramedian pontine reticular formation,PPRF)通路的任一病变均可引起,也可能是同侧半球的刺激性(癫痫)病灶或对侧脑桥水平视中枢病变所致。双侧视麻痹可能是中心疝压迫双侧展神经的结果。强直性向下凝视提示丘脑或中脑背侧损伤或受压,见于急性梗阻性脑积水和丘脑内侧出血。强直性向上凝视与双侧大脑半球损伤有关。如果见自发性眼运动,要考虑一些容易与昏迷相混淆的状态,如闭锁综合征、紧张症、假性昏迷等。眼球徘徊是指双眼

缓慢的、共轭的水平运动,此时动眼神经核及其连接是完整的,通常是因为代谢性疾病或中毒引起的双侧大脑半球受累。眼球浮动是双眼快速向下后缓慢回到中间位,对急性脑桥病变有特异性。

运动检查:包括观察静止体位和自发运动。如果眼球和头部偏向瘫痪肢体的对侧,提示半球病变;如果偏向瘫痪肢体的同侧,提示脑桥病变。"去大脑强直"体位表现为双侧上、下肢伸直,表明病变在丘脑尾部、中脑或脑桥。"去皮质强直"体位表现为双上肢屈曲,双下肢伸直,提示大脑半球或丘脑损伤,间脑以下的结构未受损伤。单侧去大脑强直或去皮质强直体位也能见到,提示单侧病变。出现全身性的不自主运动,如抽搐、肌阵挛、扑翼样震颤,提示代谢性病因或缺氧性脑病。不对称的跖反射、腱反射、肌张力改变有助于器质性病变与代谢性昏迷的鉴别。

其他查体特征:全身性瘀斑或紫癜提示流行性脑脊髓膜炎的脑膜炎球菌血症,Battle 征(耳后淤血斑)提示颅底骨折,男性乳房发育伴蜘蛛痣要注意肝性脑病。

3. 辅助检查   注意要详细询问病史(通过患者的家人、朋友、同事、陪同人员等),有可能因此缩小鉴别诊断疾病谱,进而选择重要而恰当的辅助检查。

化验检查:包括血常规、血糖、电解质、动脉血气分析、肝功能、肾功能、肾上腺、甲状腺、血培养、乙醇含量及尿毒理学检查系列,目的是排除脓毒症、缺氧、酸碱失衡、低血糖或高血糖、电解质紊乱、药物中毒、肝肾疾病、甲状腺危象等引起的各种类型脑病。对疑似中枢神经系统感染的昏迷患者,腰椎穿刺和脑脊液检查是必需的。

神经影像学检查:有助于确定引起昏迷的解剖部位,头颅 CT 比较容易鉴别颅骨骨折、脑挫裂伤、硬膜下或硬膜外血肿、脑内出血、脑脓肿、脑积水、脑水肿、脑组织移位等。头颅 MRI 对急性缺血性卒中、脑干损伤、脑静脉血栓形成、炎症、弥漫性轴索损伤、缺氧性脑病后的皮质层状坏死等比 CT 更敏感。

脑电图(EEG):适用于不能解释的昏迷患者,有可能发现临床隐匿的癫痫活动,尤其是非惊厥癫痫持续状态,虽然对昏迷的病因学诊断特异性不高,但能够显示一些特征性异常改变。代谢性脑病可出现广泛性波律减慢和波幅增高,伴"三相波"。一些昏迷患者的 EEG 类似觉醒的 α 波形,即"α 昏迷",这种 α 活动不受睁眼的影响,见于脑干或大脑皮质广泛损伤或功能障碍。单纯疱疹病毒性脑炎的 EEG 表现为周期样尖波或癫痫样放电。EEG 有助于鉴别器质性昏迷与心因性昏迷。对于闭锁综合征的患者,EEG 往往是正常的。

医师通过意识水平、脑神经、运动、呼吸形式等快速检查,获得神经解剖学的基本定位,确定意识障碍的类型。需要鉴别的是睡眠过度、紧张症、精神性木僵状态、全身麻醉或巴比妥昏迷等。

四、急诊处理

(一) 紧急处理

昏迷一旦发生,无论是何原因,都提示病情危重,患者必须尽快得到有效的现场急救。在诊断导致昏迷的原因前应立即给予气道、呼吸和循环的评估与支持(图 6-8-1),严密监测生命体征,保持患者呼吸道通畅,及时清理气道异物,对呼吸阻力较大者使用口咽管,亦可使患者采用稳定侧卧位,这样既可防止咽部组织下坠堵塞呼吸道,又有利于分泌物引流,防止消化道的内容物反流导致的误吸。

昏迷的经验性治疗常称作"鸡尾酒"疗法,包括静脉注射葡萄糖、维生素 B_1、纳洛酮。纳洛酮($0.8 \sim 2.0$ mg,静脉注射)能快速逆转麻醉剂所引起的昏迷和呼吸抑制,但其半衰期短,需多次给药。静脉注射葡萄糖(成人 50% 葡萄糖溶液 50ml)可以逆转继发于低血糖的昏迷,如果不能快速检测血糖,仍可照此给药。维生素 B_1($50 \sim 100$mg,静脉注射)常和葡萄糖同时给药以避免易感患者韦尼克(Wernicke)脑病的发生。氟马西尼(0.2mg/min,静脉注射)为特异性苯二氮䓬类拮抗药,但因可诱发癫痫发作,对癫痫的患者应慎用)。Monro-Kellie 原理指出,颅内的容量是固定的,通常包括三部分,即脑、血液和脑脊液,这些成分的任一增加(如脑水肿、出血、脑积水)或出现新成分(如肿瘤)都会导致颅内压升高,由此,颅内高压的治疗就在于减少这些成分的容量或通过外科减压手术来扩张容量。

脑疝的急诊处置在于初始快速识别和早期复苏,避免低氧血症和低血压,积极治疗其他不良因

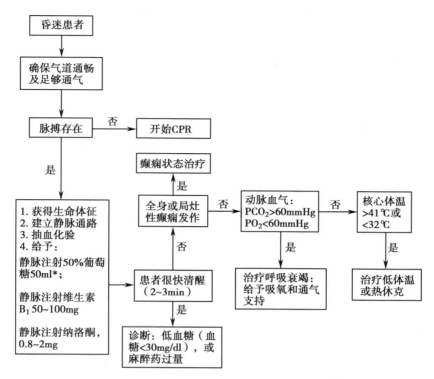

图 6-8-1　昏迷患者一般处置流程

*高血糖会导致缺血而加重脑损伤,如果可以进行血糖监测且在正常值范围内,可继续输入葡萄糖溶液。

素如高血糖和发热等。患者于平卧位头部抬高30°,适当镇静、止痛,以预防癫痫。如果不能监测颅内压,应保持轻微的过度通气,维持 $PaCO_2$ 在 30~35mmHg,继之予甘露醇(0.25~1.0g/kg,静脉滴注)或高张生理盐水(7.5% 盐水 2ml/kg,静脉滴注)。如果高颅压持续而没有指征或无条件行颅骨切除术,盐酸巴比妥可降低脑代谢,进而降低脑血流。

(二) 病因治疗

1. 代谢性脑病

(1) 低血糖:与其他器官不同,大脑主要依靠葡萄糖供应所需能量。突然的低血糖会迅速干扰大脑的代谢并很快引起症状。静脉注入 50% 葡萄糖溶液 50ml,一旦治疗前的抽血化验证实为低血糖,则需另输 50ml 或补充输入 5% 的葡萄糖溶液,在停止输入葡萄糖后需连续观察患者 1~2 小时,以确定低血糖不再复发。经治疗后低血糖复发,或应用长效胰岛素或口服降糖药过量而致低血糖时,患者需住院观察治疗。

(2) 低氧血症:当动脉血氧分压降至 20~45mmHg 时,会出现脑血流量减少,发生缺血性脑损伤;应增加心输出量并通过吸氧或机械通气维

持动脉血氧分压在 60mmHg 以上。

(3) 中毒和药物过量:酒精中毒可以用氟马西尼对抗;疑似麻醉剂过量可快速静脉注射纳洛酮 2mg,若瞳孔迅速扩大、患者恢复清醒可反证麻醉药过量或中毒。需注意,特殊麻醉药(如丙氧芬)过量患者可能对 2mg 纳洛酮无反应,往往需要 4mg 甚至更大剂量。纳洛酮的作用持续时间因剂量和给药途径的不同而异,常需重复给药,特别是长效麻醉剂(如美沙酮)中毒后。

(4) 肝性脑病:开始治疗时可以降低肠道氨的吸收。

(5) 低钠血症:根据低钠血症严重程度,拟定治疗方案,补钠治疗,警惕短期内血钠迅速升高导致的渗透性神经脱髓鞘综合征。

(6) 低温与高热:体内温度均匀一致地低于26℃或高于 41℃ 时可引起昏迷,老年人耐受性差,没有达到上述标准时也可以发生意识障碍和昏迷,应给予复温或降温治疗。

2. 脑出血　应降低颅内压和控制血压。静脉注射拉贝洛尔,积极控制血压,对有高血压史的患者以平均动脉压降至 130mmHg 以下为目标,脑灌注压维持在 70mmHg 以上。应用抗凝剂的患者

应当迅速予以拮抗剂治疗(华法林抗凝者用新鲜冰冻血浆和维生素 K,肝素抗凝者用鱼精蛋白)。活化因子Ⅶ可能对所有病例有益,包括非凝血障碍的脑出血,但其确切疗效尚待证实。

3. 脑梗死　大面积脑梗死而昏迷的患者,昏迷的原因很可能是继发于颅内压增高,而非梗死本身,因而最开始的处置是对症支持、降低颅内压。血压的控制仍有争议,对于严重高血压(平均动脉压>120mmHg)患者,可静脉注射 β 受体阻滞剂(如拉贝洛尔)使平均动脉压降低幅度在 25%以上。

4. 癫痫　治疗取决于导致癫痫的潜在原因,特别警惕代谢性原因并做相应处理。

(三)　其他治疗

促进脑细胞代谢治疗,应用能量合剂,常用药物有三磷酸腺苷(ATP)、辅酶 A、细胞色素 C 和大量维生素 C 等。

(全锦花　李力卓)

参考文献

1. 焉娜,张翽. 急诊内科昏迷患者的病因分析及临床治疗体会[J]. 中国医药指南,2015,13(29):74-75.

2. NICKEL C,BELLOU A,CONROY S. Geriatric emergency medicine[M]. Switzerland:Springer International Publishing,2018.

3. HAN J H,WILBER S T. Altered mental status in older patients in the emergency department[J]. Clin Geriatr Med,2013,29(1):101-136.

4. ZADRAVECZ F J,TIEN L,ROBERTSON-DICK B J,et al. Comparison of mental-status scales for predicting mortality on the general wards[J]. J Hosp Med,2015,10(10):658-663.

5. KOWALSKI R G,BUITRAGO M M,DUCKWORTH J,et al. Neuroanatomical predictors of awakening in acutely comatose patients[J]. Ann Neurol,2015,77(5):804-816.

6. RABINSTEIN A A. Coma and brain death[J]. Minneap Minn,2018,24(6):1708-1731.

7. TRAUB S J,WIJDICKS E F. Initial diagnosis and management of coma[J]. Emerg Med Clin North Am,2016,34(4):777-793.

8. KARPENKO A,KEEGAN J. Diagnosis of coma[J]. Emerg Med Clin North Am,2021,39(1):155-172.

9. BRAUN M,PLONER C J,LINDNER T,et al. Coma in the emergency room[J]. Nervenarzt,2017,88(6):607-615.

10. ZHANG Y,WANG J,SCHNAKERS C,et al. Validation of the chinese version of the coma recovery scale-revised(CRS-R)[J]. Brain Inj,2019,33(4):529-533.

11. HAMILTON J A,PERRIN P B,CAMPBELL T A,et al. Predicting emergence from a disorder of consciousness using the coma recovery scale-revised[J]. Neuropsychol Rehabil,2020,30(2):266-280.

12. WANG J P,SU Y Y,LIU Y F,et al. Study of simplified coma scales:acute stroke patients with tracheal intubation[J]. Chin Med J(Engl),2018,131(18):2152-2157.

13. KHOUJAH D,CIMINO-FIALLOS N. The geriatric emergency literature 2019[J]. Am J Emerg Med,2020,38(9):1834-1840.

第2篇 急危重症

第 7 章　水和电解质紊乱

正常成人的体液量约占体重的 60%（男性）和 55%（女性），其中细胞外液约占 1/3，细胞内液占 2/3。细胞外液又分为流动于血管的血液和淋巴管内的淋巴液（二者占体重的 5%），以及其他细胞与组织间液（统称组织液，占体重的 15%），其中胃肠道分泌液的容量变化很大，一般占体重的 1%~3%。细胞外液与细胞内液之间由细胞膜所隔开，组织液与血液之间由血管壁所隔开；水分等一切能透过细胞膜与毛细血管壁的物质，可以在细胞内液、组织液、血液三者之间自由交换。

机体新陈代谢的正常进行需要一个相对恒定的"内环境"，这就要求机体具有精确的调节机制，能不断更新并保证体液的容量、浓度与渗透压。人体细胞外液主要的阳离子是 Na^+、K^+、Ca^{2+}、Mg^{2+}，对维持细胞外液的渗透压、体液的分布和转移起着决定性的作用；细胞外液的阴离子以 Cl^- 和 HCO_3^- 为主，二者除保持体液的张力外，对维持酸碱平衡有重要作用。通常，体液中各种电解质的理化特性及酸碱度等能够经常性维持在一定范围内，阴离子总数与阳离子总数相等，并保持电中性，也就是水、电解质与酸碱平衡。当任何一种电解质出现病理性改变即电解质紊乱时，将导致不同的机体损害。

水、电解质紊乱在临床上十分常见，老年患者尤其突出。许多器官系统或全身性的病理过程，都可以引起或伴发水、电解质的紊乱；外界环境的一些变化、某些医源性因素如药物使用不当，也常可导致水、电解质紊乱。如果水、电解质紊乱得不到及时纠正，其本身则会使全身各器官系统特别是心血管系统、神经系统的生理功能和机体的物质代谢产生严重不良影响，甚至可导致死亡。

第 1 节　脱水与钠离子紊乱

随着年龄增长，老年人机体的一些组成成分发生相应的改变，如肌肉减少、脂肪增多、组织细胞数量减少等，相应地，老年人机体的含水量也随之减少，男性体液量降至体重的 50%~55%，女性降至 45% 左右，体液量的减少主要是细胞内液减少和血容量减少。正常情况下，肌肉含水 75%，脂肪含水仅 5%~10%，老年人细胞内液减少与肌肉组织减少直接相关，进而影响到总体水量的下降。肌肉丰富的老年人体内含水量较多，能较好地耐受水、电解质的急性丢失，但对慢性消耗性疾病的耐受较差。

人体内水的含量取决于水的摄入、产生与排泄的平衡情况。成人每日需水量在 2 000~2 500ml，水的来源包括饮用水、食物中含水和内生水，内生水指体内物质代谢过程中产生的水（成人每日约 300ml）。机体水的排出途径有 4 条：经肾脏排尿 1 000~2 000ml/d，皮肤不显性失水约 500ml/d，肺呼出约 300ml/d，随粪便排出 50~200ml/d。

水摄入量的控制主要在于渴觉中枢，高钠血症、低血容量和低血压均可刺激渴觉中枢诱发渴觉、促进饮水。水排出量的控制主要通过抗利尿激素（ADH）调节。渴觉中枢和 ADH 的分泌细胞位于下丘脑视上核和室旁核，血浆渗透压升高时，ADH 分泌增加，同时刺激渴觉中枢。此外，来自心血管压力感受器与容量感受器（主要位于右房）的冲动，抑制 ADH 的分泌。当血压降低和/或有效血容量减少时，ADH、肾素、血管紧张素及醛固酮的分泌增加，使肾小管特别是集合管重吸收 Na^+、水增多，导致水钠潴留。

细胞外液量的调节主要在于渗透压的调节与容量调节两方面。Na$^+$占血浆阳离子总量的92%左右,是决定细胞外液渗透压的主要因素,血浆渗透压=2×(血钾+血钠)+血糖+尿素氮,正常值为280~310mOsm/L。细胞外液中,水和钠的关系非常密切,一旦发生代谢紊乱,缺水和失钠往往同时存在。

一、脱水

脱水是指体液从细胞外液的丢失速度和量超过机体摄入,导致细胞外液量减少、有效血容量不足而引起的一组临床症候群。研究显示,脱水是导致住院老年患者意识障碍的最常见原因之一。

(一)病因与分类

不同原因引起的水、钠代谢紊乱,在缺水和失钠的程度上会有所不同。根据水钠丢失比例及细胞外液渗透压的不同将脱水分为以下三型。

1. 低渗性脱水(hypotonic dehydration) 钠丢失多于水丢失,血清钠低于135mmol/L,血浆渗透压小于280mOsm/L。

由于呕吐、腹泻丢失大量消化液而只补充水分,是低渗性脱水最常见的原因;值得注意的是,低渗性脱水的发生往往与临床措施不当(失钠后只补水而不补充钠)有关,如大量出汗(一般出汗湿透衬衣、衬裤时,失水约1 000ml,若是大汗淋漓1小时,失水可达3 000ml;汗液系低渗液体,含钠5~50mmol/L)后只补充水分,抑或水肿患者长期连续使用排钠利尿剂(如氯噻嗪类、呋塞米等)经肾失钠,只补充水分而忽略了钠盐补充等。同时也必须说明的是,即使没有这些"不适当"的措施,大量体液丢失本身也可以使有些患者发生低渗性脱水,这是因为大量体液丢失导致细胞外液容量的显著减少,可通过对容量感受器的刺激而引起ADH分泌增多,结果是肾脏重吸收水分增加,进而引起细胞外液低渗。

在细胞外液容量尚未明显减少时,由于细胞外液渗透压降低,ADH分泌减少,肾小管上皮细胞对水重吸收减少,肾排出水分增多,一方面使细胞外液渗透压得到一定程度的恢复,具有一定的代偿意义;另一方面却使细胞外液容量进一步减少,如果细胞外液的渗透压仍然得不到恢复,细胞外液还可向渗透压相对较高的细胞内转移,结果是细胞内液并无丢失而细胞外液显著减少,患者易发生休克,这是本型脱水的主要特点。

2. 等渗性脱水(isotonic dehydration) 水、钠按正常比例丢失,血钠与血浆渗透压皆在正常范围;即使是不按比例丢失,但经过机体调节,血钠浓度和血浆渗透压仍维持在正常范围者,亦属等渗性脱水。

各种原因导致的小肠液丧失,以及大量胸腔积液和腹水形成等是等渗性脱水的主要原因。

等渗性脱水时,细胞外液容量减少可通过容量感受器刺激醛固酮和ADH分泌增多而使肾对钠、水的重吸收增加,因而血容量可得到一定的补充,同时尿钠含量减少,尿比重增高;但因渗透压在正常范围,细胞内外液之间维持了水的平衡,故细胞内液容量无明显变化。如血容量减少迅速而严重,患者也可发生休克。

3. 高渗性脱水(hypertonic dehydration) 水和钠同时丢失,但缺水更多,血钠高于145mmol/L,血浆渗透压大于310mOsm/L(浓缩性高钠血症)。

高渗性脱水的原因主要包括三方面。①单纯失水:任何原因引起的过度通气都可使呼吸道黏膜蒸发的水分增加;发热或甲状腺功能亢进等通过皮肤的失水每日可达数升;中枢性尿崩症时ADH产生和释放不足,或肾性尿崩症肾远曲小管和集合管对ADH的反应缺乏,肾脏可排出大量水分。单纯失水时机体的总钠含量可以正常。②失水大于失钠(即低渗液的丧失):呕吐、腹泻丧失含钠量低的消化液;大量出汗;反复静脉内输注甘露醇、高渗葡萄糖等时,肾小管液渗透压增高而引起渗透性利尿,排水多于排钠。在这些情况下,机体既失水又失钠,但失水不成比例地多于失钠。③饮水不足。

因失水多于失钠,细胞外液渗透压增高,刺激渴觉中枢(渴感障碍者除外),促使患者饮水;或刺激下丘脑渗透压感受器使ADH释放增多,从而使肾重吸收水增多,尿量减少而比重增高;也可使渗透压相对较低的细胞内液中的水向细胞外转移。因此,高渗性脱水时虽细胞内、外液都有所减少,但因细胞外液可能从几方面得到补充,故而细胞外液和血容量的减少不如低渗性脱水时明显,发生休克者也较少。

(二)临床表现、诊断与评估

根据失水的不同程度,脱水分为三度。

1. **轻度脱水**　失水占体重的 2%~3%，表现为口渴、尿少、心悸等，血压可正常。

2. **中度脱水**　失水占体重的 4%~6%，表现为明显口渴、声音嘶哑、皮肤干燥、弹性下降，也可出现烦躁、头晕、乏力、有效血容量不足、血压下降、心动过速、直立性低血压等。

3. **重度脱水**　失水占体重的 7% 以上，表现为烦渴、谵妄、晕厥、定向力障碍，也可有脱水热，严重容量不足可出现胸痛、腹痛、昏迷等器官灌注不足的表现，甚至发生低血容量性休克、急性肾衰竭。

根据患者水的摄入不足、大量出汗、呕吐、腹泻、多尿等病史，有上述不同的表现，结合血尿常规、肾功能、电解质、血气分析、血糖、心电图等辅助检查可确诊低容量状态，并对病因识别及脱水程度作出判断。

（三）急诊管理

治疗原发病是根本，补液是关键，并兼顾电解质紊乱与酸碱平衡失调。首先对失水量进行评估，选择合适溶液，并对补液效果及是否出现并发症等密切观察。

1. **补液量**　补液量=已丢失水量+继续失水量+生理需要量。其中，急诊临床上多根据临床表现对已丢失水量进行估算。轻度脱水：失水量（L）=现体重（kg）×（2%~3%）；中度脱水：失水量（L）=现体重（kg）×5%；重度脱水：按休克处理，以先恢复循环血量为主。

2. **补液速度**　补液首先要恢复有效循环状态，宜前快后慢，前 1~2 小时内可视脱水程度补液 1 000~2 000ml，以后根据病情调整速度；重症者前 6~12 小时内可补充 1/3~1/2 的液量，其余的在 24~36 小时内补完。具体补液速度应根据病情轻重与缓急、年龄及心、肺、肾功能状态等进行个体化调整，并且密切监护，记录出入量，必要时监测中心静脉压等血流动力学参数与评估液体反应性。

3. **常用液体**　等渗性脱水应用生理盐水、5% 葡萄糖氯化钠、平衡盐液；高渗性脱水常用 5% 葡萄糖、0.45% 盐水；低渗性脱水应用 3% 盐水（速度要慢，可配合呋塞米利尿治疗）。白蛋白可用于紧急严重低血容量、合并低蛋白血症者。

4. **补液途径**　轻度脱水者尽可能通过口服或鼻饲补充，不足的部分或中、重度脱水者需静脉补液，必要时可两路液体同时输入或加压输液，也可经中心静脉补给。

二、钠离子紊乱

（一）低钠血症

1. **病因与分类**　血清钠低于 135mmol/L 称为低钠血症（hyponatremia），主要由体内水分丢失过多和/或钠摄入不足引起，大多数低钠血症伴有低渗状态亦称为低渗性低钠血症。

低钠血症是临床上最常见的电解质紊乱，在住院患者中的发生率可达 15%~30%，在老年人群中低钠血症更为普遍，有文献报道，年龄≥60 岁的老年人发生低钠血症的平均危险是 13~60 岁人群的 2.5 倍，在老年医学科就诊的急诊患者中低钠血症的患病率接近 50%。

老年患者低钠血症的高发病率主要与以下因素有关：①随着年龄增长，老年人的消化、吸收功能减退，血钠每 10 年下降 1mmol/L；②因患高血压等病症而限钠，致钠摄取不足；③共病发生率增加，经常使用可导致低钠血症的药物；④肾上腺皮质功能减退，肾小管对钠重吸收减少，身体维持水钠稳态的能力下降等。低钠血症患者的血流动力学易不稳定，老年患者尤其如此，即使给予少量的血管紧张素转换酶抑制剂（ACEI）也易发生低血压及肾小球滤过率的过度下降。

根据临床上不同的血容量状态，低钠血症可分为三类。

（1）低容量性低钠血症，主要见于：①非肾性失钠（尿钠小于 10mmol/L），如消化液丢失、大量放腹水等；②肾性失钠（尿钠大于 20mmol/L），如利尿剂、脱水剂过量，肾小管性酸中毒、肾炎、肾上腺功能不全、艾迪生病（Addison disease）等。

（2）正常容量性低钠血症，主要见于：①抗利尿激素分泌异常综合征（syndrome of inappropriate antidiuresis，SIAD），其发病率较高，约占低钠血症的 35%，尿钠浓度大于 20mmol/L，常超过 30mmol/L；②其他（尿钠大于 20mmol/L），如药物（麻醉剂、卡马西平、长春新碱、环磷酰胺、氯磺丙脲等）、抗利尿激素分泌过多（肿瘤、血管性疾病、甲状腺功能减退等）、重度黏液性水肿、尿毒症血液透析等。

（3）高容量性低钠血症，又称稀释性低钠血症，见于充血性心力衰竭、肝硬化、肾衰竭、肾病综合征等,常有水肿,尿钠小于 10mmol/L。研究报道,20%～30% 的急性失代偿性心力衰竭患者发生低钠血症,尤以稀释性低钠血症常见,而且是心力衰竭不良预后的独立危险因素。

2. **临床表现、诊断与评估**　低钠血症的临床症状与血钠浓度改变的速度和程度有关,另外也与血容量水平相关。①轻度低钠血症较常见,特别是服用噻嗪类、祥利尿剂的患者,常无自觉症状,血钠在 130～135mmol/L,每公斤体重缺氯化钠约 0.5g;②中度低钠血症通常无症状,但快速失钠时可有乏力、厌食、恶心、呕吐、视物模糊、脉搏细速及血压下降,血钠在 120～129mmol/L,每公斤体重缺氯化钠 0.5～0.75g;③重度低钠血症可有烦躁、意识障碍、癫痫发作及休克表现,可伴有肌肉痉挛性疼痛、阵发性腹痛等,还可出现感觉迟钝、肌腱深反射减弱,病理反射阳性,血钠在 120mmol/L 以下,约每公斤体重缺氯化钠 0.75g 或以上。血钠<115mmol/L 者可导致突然死亡;症状性低钠血症或血钠<120mmol/L 者,其病死率达 40%;当血钠低于 105mmol/L 时,死亡率可达 50%,尤其是酗酒者。

急性低钠血症(持续时间<48 小时)往往表现出较明显而严重的神经系统症状和体征。老年人低钠血症的危害还在于易跌倒、易骨折,进而增加死亡风险。

临床上,诊断低钠血症首先要除外严重高脂血症或异常高蛋白血症时(如异常球蛋白血症)也可出现的"假性"低钠血症,应测定血浆渗透压来鉴别。血浆渗透压正常或增高者考虑"假性"低钠血症,或可因糖尿病的高血糖症所致(通常,血糖每高出正常 5.56mmol/L 即可稀释血钠 1.6mmol/L)。其次,评估细胞外液容量状况对于把握病情和指导治疗非常关键,如血压偏低或下降、皮肤弹性差等,结合上述胃肠液大量丢失、大量放胸腹水、近期大剂量或联合利尿剂治疗等情况,不难确定低血容量状态。输注 24 小时等渗盐水也有助于鉴别真性低钠血症或是稀释性低钠血症,前者的血钠会逐步正常,而后者可因机体自由水不能清除,低渗尿生成障碍,低钠反会更加严重。

口服水负荷试验可帮助诊断 SIAD,但血钠小于 125mmol/L 或症状性低钠血症的患者不宜做此试验。

3. **急诊管理**　除积极处理原发疾病外,主要是提高血钠浓度,提高的速率根据病情发展、症状严重程度等因素综合考虑,一般按每小时提高血钠 0.5～1.0mmol/L 的速率补充,并提高至 120～125mmol/L 为宜,抑或血清钠的纠正幅度 24 小时最好不超过 8～10mmol/L。补氯化钠量(g)=[140-实测血钠(mmol)]×体重(kg)×0.2÷17(1g 氯化钠含 17mmol 钠),第一天先补计算量的 1/3～1/2,根据复查结果再进一步计算、补充。

根据血容量选用补钠液。0.9% 氯化钠液常用于伴有临床症状的老年急性低容量性低钠血症,或无法确认等容还是低容的老年低钠血症患者;3%～5% 氯化钠液用于伴有中至重度症状的低钠血症,尤其是急性低钠血症患者,可以静脉输入或微量泵泵入。血钠在 120～129mmol/L 的中度缺钠的重度症状患者,酌情使用微量泵以 10～15ml/h 的速度静脉补充 3% 氯化钠溶液;血钠<120mmol/L 的重度缺钠患者,且有反应迟钝、意识淡漠等症状时,则酌情使用微量泵以 15～20ml/h 的速度静脉补充 3% 氯化钠溶液,或可谨慎地使用微量泵以 5～10ml/h 的速度静脉补充 5% 氯化钠液,应用过程中监测血钠并调整用量。静脉应用高渗氯化钠注射液过程中尤其需要注意相应的不良反应如高钠血症、渗透性脱髓鞘综合征(osmotic demyelination syndrome,ODS)、恶心、呕吐、局部皮肤坏死等。

快速纠正低钠即每小时提升血钠>1mmol/L 者仅限于症状严重(如癫痫、昏迷)和/或急性低钠血症者,如前 20 分钟可静脉滴注 3% 氯化钠溶液 150ml,20 分钟后复查血钠,酌情重复上述补钠过程。过快纠正低钠血症也可能导致中心性脑桥脱髓鞘病变。

伴有水肿的低钠血症应采用限制水摄入的方法,通过水的负平衡而使血钠浓度上升,严重情况可使用祥利尿剂如呋塞米,同时予高渗盐水(多用 3%)注射(老年人和心力衰竭者慎用高张盐溶液),治疗过程中注意观察尿量及测定尿钠量,并注意补钾。

肾上腺皮质激素能起到增加肾小球滤过率和拮抗 ADH 的作用,其中氢化可的松除了有较强的糖皮质激素作用外,还兼备部分盐皮质激素的效应。因存在容量负荷过重及高血压的风险，除非明确的肾上腺皮质功能减退合并低钠血症，一般其很少在低钠血症中使用，但在老年伴有全身炎症反应综合征的低钠血症患者中可以少量短期应用，可应用氢化可的松 10mg，静脉输注，1 次/d，3~5 日。

新型利尿剂托伐普坦（tolvaptan）是血管升压素受体拮抗剂，选择性阻断肾小管上的精氨酸血管升压素 V_2 受体，具有排水不排钠的特点，能减轻水肿，使低钠血症患者的血钠正常化，特别适用于心力衰竭合并低钠血症的患者。

SIAD 患者应限制入量为不高于 1 000ml/d。

对于伴有少尿的急、慢性肾衰竭或伴有多器官功能不全及无尿的低钠血症患者，纠正严重的低钠血症可能需要采用血液净化治疗的方法。

（二）高钠血症

高钠血症（hypernatremia）指血清中钠超过 145mmol/L，在老年人中常见，约占 60 岁以上住院患者的 1%；在住院的老年人中，伴高钠血症者常加重相关疾病的病死率（约为 40%），迅速发生的严重高钠血症其病死率更高。

1. 病因与分类 当机体摄入的水分少于肾脏和肾外失水时，即可出现高钠血症。临床上包括：①浓缩性高钠血症，即各种原因所致的高渗性脱水（如糖尿病高渗状态），是引起高钠血症的主要原因；而年老体弱、反应迟钝、口渴感减弱等老年生理功能衰退也成为发病基础。②潴留性高钠血症，常见于心力衰竭、肝硬化腹水，以及原发性醛固酮增多症、皮质醇增多症等，不适当摄入或输入过多的高渗盐水或碳酸氢钠溶液也可导致高钠血症。此外，脑外伤、脑血管意外、垂体肿瘤等脑部病变所致的渴觉中枢的损害也是高钠血症的原因。

2. 临床表现、诊断与评估 高钠血症以神经精神症状为主要表现，其病情轻重与血钠升高的速度和程度有关。急性或严重高钠血症（血钠大于 160mmol/L）主要呈脑细胞脱水表现，如淡漠、嗜睡、进行性肌肉张力增加、震颤、运动失调、惊厥、癫痫样发作、昏迷甚至死亡，是死亡率增加的独立危险因素。

3. 急诊管理 制止水分的进一步丢失（如治疗原发病症）并补充水分非常重要。补充水分的方法可根据患者的临床情况而定，若病情稳定、不能口服亦不能通过鼻胃管补液的患者，应予 5% 葡萄糖溶液加 0.45% 氯化钠溶液静脉滴注，纠正速度以前 24 小时内血钠浓度降低在 10~12mmol/L 为宜。潴留性高钠血症要限制钠盐摄入，使用排钠利尿剂呋塞米。

当血钠浓度大于 160mmol/L 时，特别是原发或继发中枢神经系统损害的患者，仅通过上述方法较为困难，且纠正高钠血症与控制颅内高压的措施存在矛盾，连续性血液净化可降低血钠与置换液中钠浓度梯度及渗透压梯度差，从而有效避免血钠浓度变化过快或纠正过慢所带来的并发症，效果确切，安全性好。

精 粹

1. 随着增龄，老年人机体的含水量减少。细胞外液量的调节主要在于渗透压与容量两方面，钠是决定细胞外液渗透压的主要因素。水和钠的关系非常密切，缺水和失钠往往同时存在。

2. 脱水是导致住院老年患者意识障碍的较为常见的原因之一。低渗性脱水易出现休克。治疗原发病是根本，补液是关键，需要综合评价失水量、补液种类、途径与速度等。

3. 低钠血症是老年人群最常见的电解质紊乱，≥60 岁的老年人发生低钠血症的危险是 60 岁以下人群的 2.5 倍；住院患者的发生率可达 15%~30%。

评估细胞外液容量状况对于把握病情和指导治疗非常重要。0.9% 氯化钠液常用于伴有临床症状的老年急性低容量性低钠血症或无法确认等容还是低容的低钠血症患者；快速纠正低钠仅限于症状严重者（如癫痫、昏迷）和/或急性低钠血症者。

4. 高钠血症在老年人中也较常见，约占 60 岁以上住院患者的 1%；伴高钠血症者常加重相关疾病的病死率（约为 40%）。制止水分的进一步丢失（如治疗原发病症）并补充水分非常重要，具体方法可根据患者的临床情况而定。

（张新超）

参考文献

1. FRIED L F, PALEVSKY P M. Hyponatremia and hypernatremia [J]. Med Clin North Am, 1997, 81(3): 585-609.

2. PALMER B F. Diagnostic approach and management of inpatient hyponatremia[J]. J Hosp Med, 2010, 5(Suppl 3): S1-S7.

3. STERN R H. Disorder of plasma sodium--causes, consequences, and correction[J]. N Engl J Med, 2015, 372(1): 55-65.

4. VERBRUGGE F H, STEELS P, GREITEN L, et al. Hyponatraemia in acute decompensated heart failure: depletion versus dilution[J]. J Am Coll Cardiol, 2015, 65(5): 480-492.

5. 《老年患者低钠血症的诊治中国专家建议》写作组. 老年患者低钠血症的诊治中国专家建议[J]. 中华老年医学杂志, 2016, 35(8): 795-804.

6. 张新超. 急危重症容量管理[M]. 北京: 人民卫生出版社, 2018.

7. 张新超. 电解质紊乱与心脏骤停风险[J]. 临床误诊误治杂志, 2014, 27(7): 1-3.

8. PIRKLBAUER M. Hemodialysis treatment in patients with severe electrolyte disorders: management of hyperkalemia and hyponatremia[J]. Hemodial Int, 2020, 24(3): 282-289.

第 2 节 钾离子紊乱

钾离子(K^+)是细胞内主要的阳离子, 其主要生理功能为: ①维持细胞的正常代谢; ②维持细胞内外离子、渗透压及酸碱平衡; ③维持神经肌肉细胞膜的应激性; ④维持心肌功能。

人体钾的来源完全靠外界摄入, 肉类、水果、蔬菜等均富含钾。钾主要在胃肠道吸收, 大部分经肾(80% 以上)、小部分经由粪便(10%)和汗(微量)排出。正常成人体内总储钾量约为 50mmol/kg, 其中 90% 以上钾存在于细胞内, 仅有约 2% 在细胞外。细胞内外 K^+ 浓度梯度主要依靠 Na^+-K^+ 泵(即 Na^+-K^+-ATP 酶)维持。当细胞外 K^+ 或细胞内 Na^+ 增加时, 即可激活 Na^+-K^+ 泵将细胞内 Na^+ 排出, 细胞外 K^+ 进入细胞内, 保持细胞内、外两侧正常的电位差。跨细胞膜的 K^+ 浓度梯度决定了神经和肌肉细胞(包括心肌细胞)的兴奋性, 血清 K^+ 浓度的轻微变化就能对心脏节律和功能等产生明显影响。

细胞内的物质代谢能影响钾在细胞内外的分布, 如糖原、蛋白质合成时伴有 K^+ 进入细胞内, 组织分解时伴有 K^+ 释出细胞外。细胞外液的酸碱度也影响钾在细胞内外的分布, 如酸中毒时, 细胞外 H^+ 浓度增高, H^+ 进入细胞内与 K^+ 交换, 借此减少细胞外 H^+ 以减轻酸中毒, 细胞外 K^+ 增加; 与此相反, 碱中毒时, 细胞外 H^+ 减少, 细胞内 H^+ 便排至细胞外, 从而降低 pH, 细胞外 K^+ 转移至细胞内, 血钾降低。pH 每降低或升高 0.1, 细胞外 K^+ 相应升高或降低约 0.7mmol/L。

肾脏是调节钾代谢的重要器官, 摄入钾过多或组织分解释出的钾过多时, 可由肾脏排出, 钾的排泄几乎完全取决于远曲小管及集合管的分泌作用。从肾小球滤过的钾大部分在近曲小管重吸收, 只有 10% ~ 20% 由尿排出。远曲小管部位的 H^+ 和 K^+ 与滤液中的 Na^+ 进行竞争性交换, 当远曲小管细胞内 H^+ 增加时, Na^+-H^+ 交换增加, 尿钾排出减少; 反之, H^+ 减少时, Na^+-K^+ 交换增加, 而钾排出量增多, 因此, 远曲小管排钾率与 H^+ 浓度呈反比关系。此外, 远曲小管中的氯离子浓度对排钾亦有一定影响, 氯离子减少时, 有利于 Na^+-K^+ 交换, 促使尿排钾量增加, 故低氯性碱中毒时, 补充氯离子可减少尿钾的排出。

血钾正常值为 3.5 ~ 5.5mmol/L, 血钾低于 3.5mmol/L 称为低钾血症, 血钾高于 5.5mmol/L 称为高钾血症。钾缺失是指体内钾总量减少, 低钾血症可反映钾缺失, 若是细胞外钾移入细胞内, 或细胞外液增多致钾稀释, 也可表现为低钾血症, 但体内并无缺钾; 反之, 若脱水、细胞外液浓缩, 或细胞内钾移出细胞外(如酸中毒时), 虽机体钾缺失但血钾不低。

一、低钾血症

血钾低于 3.5mmol/L 称为低钾血症(hypokalemia)。老年人总体钾量较青年人减少 1/5, 且由于基础疾病增多, 发生低钾血症的风险增大。

(一)病因

低钾血症的产生主要基于 3 个方面: ①钾摄入减少。老年人消化、吸收能力差, 若有不适不想进食, 即导致钾摄入不足。②钾排出过多。老年人失钾主要是经肾途径, 多见于长期连续使用利尿药。单纯短时间呕吐一般不易引起低钾, 胃液中每升含钾不超过 10mmol。需注意, 镁缺失往往伴尿钾和尿磷排出增多,也常引起低钾血症,而且研究表明,镁不仅对维持正常细胞内的钾很重要,而且也是在缺钾期保留细胞内钾的重要因素;临床上,缺镁常伴随缺钾,如果补充钾盐而不能纠正低钾,就应当考虑是否存在缺镁的问题。③钾在体内的分布异常也是低钾血症的发病原因之一,如碱中毒时,细胞外 K^+ 转移至细胞内。

(二) 临床表现、诊断与评估

低钾血症时,心肌细胞膜对 K^+ 的通透性降低,K^+ 随着化学浓度差向细胞外移减少,导致细胞静息电位负值减少,与阈值电位差减少,心肌细胞兴奋性升高。患者易出现心律失常尤其室性心律失常,接受洋地黄类药物治疗或抗心律失常药物治疗的患者更是如此,严重者可出现尖端扭转型室性心动过速、心室颤动甚至猝死。英国心力衰竭危险性评估的前瞻性研究资料提示,血清 K^+ 是心脏性猝死(sudden cardiac death,SCD)的重要预测因素之一。

与心肌细胞不同,低钾血症时骨骼肌的兴奋性是降低的。当机体缺钾时,骨骼肌的细胞外液 K^+ 浓度下降而细胞内液的 K^+ 浓度变化不大,细胞内外 K^+ 浓度差增大,K^+ 随浓度差外流增加,细胞静息电位负值增大而阈值电位不变,因此与阈值电位差值增大,神经肌肉兴奋性降低。因此,低钾血症的其他临床表现主要为神经、肌肉应激性减退,抑郁、倦怠、嗜睡、意识不清、弛缓性瘫痪,腱反射迟钝或消失,腹胀甚至麻痹性肠梗阻等,既与细胞内、外钾缺乏的严重程度相关,也取决于低血钾发生的速度。

低钾血症容易诱发代谢性碱中毒及反常性酸性尿。低钾血症时,细胞内的 K^+ 移向细胞外,为保持电荷平衡,细胞外 H^+ 转移到细胞内,因此细胞内呈酸性,细胞外液呈代谢性碱中毒;低钾血症时,肾小管上皮细胞排 K^+ 减少,为保持电荷平衡,排 H^+ 增加,因此尿液呈反常性酸性尿。此时,Na^+-H^+ 交换增加,HCO_3^- 重吸收增加,进一步加重碱中毒。

尿钾测定对低钾血症的病因诊断有一定帮助,一般来说,尿 K^+ 浓度小于 15mmol/L,属肾外失钾;尿 K^+ 浓度大于 20mmol/L,属肾内失钾。血气分析也有助于低钾血症的病因判断:合并代谢性酸中毒者,多由腹泻、糖尿病酮症酸中毒、肾小管酸中毒、失钾性肾病等引起;合并代谢性碱中毒者,多由利尿剂、呕吐、胃肠减压、盐皮质激素应用过多等引起。

(三) 急诊管理

不能口服或缺钾严重的患者需静脉输注氯化钾,外周静脉输入浓度不应超过 0.3%,若中心静脉补给,可高浓度使用,每小时输入 0.5 ~ 1.0g,非特殊严重或紧急情况,24 小时一般不超过 12g。

补钾时尚需注意:①尿量须在 30ml/h 以上;②补钾时勿操之过急或中途停止,因为 K^+ 进入细胞内的速度很慢,经 15 ~ 18 小时才可达到细胞内、外平衡,而当细胞功能不全如缺氧、酸中毒等情况下,K^+ 达到平衡的时间更长;③短期内大量补钾或长期补钾时,需定期观察,密切监测血清 K^+ 浓度及检查心电图以免发生高血钾。

二、高钾血症

血钾高于 5.5mmol/L 称为高钾血症(hyperkalemia)。

(一) 病因

老年高钾血症的原因大多与肾功能减退、不能有效排钾有关。严重缺氧、持续性抽搐、溶血、大量内出血、挤压综合征等可使细胞内 K^+ 直接排出,出现高钾血症。此外,为防止低钾血症而进行补钾治疗、保钾利尿剂及 ACEI 等药物的应用也可导致高钾血症。

(二) 临床表现、诊断与评估

高钾血症的临床表现主要体现在心血管系统和神经肌肉系统,症状的严重性取决于血钾升高的程度和速度,以及有无其他水与电解质代谢紊乱合并存在。

高血钾可抑制心肌收缩,出现心律缓慢、心律不齐,严重时心脏停搏于舒张状态。低 Na^+、低 Ca^{2+}、高 Mg^{2+} 可加剧高血钾对心肌的危害。T 波高尖是高钾血症早期心电图最明显的改变。

其他表现有肢体感觉麻木,疲乏、肌肉酸痛,烦躁不安,严重者可出现吞咽、发声和呼吸困难及四肢弛缓性瘫痪,浅反射消失,神志不清。

注意鉴别由于止血带过紧、反复握拳、局部拍打、试管内溶血等造成的"假性高钾血症"。

(三) 急诊管理

首先应立即停止补钾,控制引起高钾血症的

原因,同时排出体内过多的 K^+,降低血清 K^+ 浓度,或采取积极保护心脏的措施,对抗钾的毒性作用。主要方法有:①静脉注射钙剂(10% 葡萄糖酸钙 10~20ml),可重复使用,或 30~40ml 加入液体中滴注。②静脉注射 5% 碳酸氢钠溶液 100~250ml,此法对有代谢性酸中毒的患者更为适宜。应注意,碳酸氢钠不能与葡萄糖酸钙合用,否则会产生碳酸钙沉淀。③25%~50% 葡萄糖溶液 100~200ml 加胰岛素静脉滴注。④静脉注射呋塞米 40~80mg。⑤口服阳离子交换树脂,或加入 10% 葡萄糖溶液 200ml 中灌肠。⑥透析疗法。

精　粹

1. 90% 以上 K^+ 存在于细胞内。钾缺失是指体内钾总量减少,低钾血症可反映钾缺失但不都等于钾缺失。

2. 老年人总体钾量较青年人减少 1/5,发生低钾血症的风险增大。低钾血症患者易出现心律失常尤其室性心律失常。尿钾测定、血气分析等对低钾血症的病因诊断有一定帮助。

外周静脉输入氯化钾浓度不超过 0.3%,若中心静脉补给,可高浓度使用(每小时 0.5~1.0g)。补钾要关注尿量、钾平衡时间、严密监测血钾与心电变化等。

3. 老年高钾血症的原因大多与肾功能减退、不能有效排钾有关。高钾血症临床症状的严重性取决于血钾升高的程度和速度及基础疾病等。

急诊管理在于首先停止补钾,控制引起高钾血症的原因;同时排出体内过多的 K^+、降低血清 K^+ 浓度,或采取积极保护心脏的措施,对抗钾的毒性作用。

(张新超)

参考文献

1. STEVEN G C, MARK A P, GREGORY K B. The Cardiovascular implications of hypokalemia[J]. Am J Kidney Dis, 2005, 45(2): 233-247.

2. DESAI A. Hyperkalemia in patients with heart failure: incidence, prevalence, and management[J]. Curr Heart Fail Rep, 2009, 6(4): 272-280.

3. APURV K, WILLIAM B W. The management of hyperkalemia in patients with cardiovascular disease[J]. Am J Med, 2009, 122(3): 215-221.

4. STERNS R H, GRIEFF M, BERNSTEIN P L. Treatment of hyperkalemia: something old, something new[J]. Kidney Int, 2016, 89(3): 546-554.

5. 张新超. 急危重症容量管理[M]. 北京: 人民卫生出版社, 2018.

6. 张新超. 电解质紊乱与心脏骤停风险[J]. 临床误诊误治杂志, 2014, 27(7): 1-3.

7. PIRKLBAUER M. Hemodialysis treatment in patients with severe electrolyte disorders: management of hyperkalemia and hyponatremia[J]. Hemodial Int, 2020, 24(3): 282-289.

第 3 节　钙离子紊乱

钙离子(Ca^{2+})是人体内含量最多的阳离子,是维持骨骼和神经肌肉功能、影响心肌收缩功能的重要元素。体内总钙量的 99% 分布在骨骼,细胞外液中的钙仅占总钙量的 0.1%,有三种形式:一半以离子形式存在(离子钙),具有生物学活性;40% 与白蛋白结合(蛋白结合钙);还有少量与有机阴离子结合为钙离子复合物。血清 Ca^{2+} 水平也受 pH 的影响:碱中毒时,Ca^{2+} 与白蛋白结合增多而离子钙下降;酸中毒时,Ca^{2+} 与白蛋白解离增加,离子钙水平升高(pH 每降低 0.1,Ca^{2+} 升高约 0.2mmol/L),即总钙量有时不能反映游离钙的水平。在细胞膜上,钙可以拮抗钾和镁的效应。

钙主要在小肠吸收,这是一个逆浓度梯度的耗能运载过程。1,25-二羟维生素 D[1,25-$(OH)_2$D] 促进肠壁合成钙结合蛋白,后者在钠泵或钙泵作用下,促进钙的吸收。钙主要从尿排出,经肾小球滤过的钙有99%从近曲小管重吸收,钙重吸收常伴钠的重吸收,利尿和排钠的同时也伴排钙。

血总钙浓度为2.2~2.7mmol/L(8.8~10.8mg/dl)。正常情况下,血钙、血磷浓度(mg/dl)的乘积为一常数(35~40),血钙与钙的吸收、排泄及骨钙与循环钙之间的动态平衡有关,主要的影响因素包括甲状旁腺素[动员骨钙,抑制钙在近曲小管的重吸收,增加远曲小管的钙重吸收,促进肠吸收,增加1,25-$(OH)_2D$的合成]、降钙素(抑制骨质吸收,促进成骨,抑制钙在肾曲小管的重吸收,抑制肠钙吸收)和维生素D(促进肠钙吸收,增加骨再吸收,促进骨盐沉着,增加肾近曲小管对钙的重吸收)。

一、低钙血症

血清蛋白浓度正常,血钙低于2.2mmol/L时为低钙血症(hypocalcemia)。

一般来说,低钙血症通常由以下两个过程引起:肠管吸收钙减少或骨骼释放钙减少。机体总钙测定值的下降并不能真实反映生理学相关的"低钙血症",因为随着血清白蛋白浓度的下降,总钙测定值也相应下降(血清白蛋白每下降1mg/L,血清总钙浓度下降0.05mmol/L)。只有当血钙浓度降至1.25mmol/L以下时,才会出现生理学相关的"低钙血症"。

(一)病因

低钙血症的病因诸多,主要包括2个方面:①Ca^{2+}重新分布,如肾小管疾病、肾衰竭、急性胰腺炎、淋巴瘤等;②甲状旁腺素(PTH)作用降低,如甲状旁腺功能减退症、维生素D缺乏和镁缺乏等。其中低镁血症值得注意,后者多与袢利尿剂治疗有关,此类患者与发生心搏骤停的相关性也较大。应用袢利尿剂治疗可增加尿中Ca^{2+}排泄,在此情况下,为维持正常的Ca^{2+}浓度,必须从骨钙动员,这一过程由PTH控制。然而,当Mg^{2+}缺乏时,PTH的分泌及PTH对靶器官骨的效应停止,骨钙动员的过程不会发生,最终导致低钙血症。如果低镁血症不被纠正,低钙血症的表现也较为严重且治疗效果不佳。

(二)临床表现、诊断与评估

低钙血症对机体的影响与血钙降低的程度可不完全一致,而与血钙降低的速度更为相关,主要表现为神经肌肉的应激性和兴奋性增加。通常当血钙浓度<0.87mmol/L(低血钙危象)时,临床症状明显,四肢和面部感觉异常,肌肉痉挛或抽搐,反射亢进,严重者支气管平滑肌痉挛而发生哮喘,或可引起心力衰竭甚至心搏骤停。

(三)急诊管理

对于急性、有症状的低钙血症尤其是伴有心律失常者应立即治疗,常用10%葡萄糖酸钙10~20ml缓慢静脉注射10分钟以上,然后再将10%葡萄糖酸钙60~80ml加入500~1000ml液体中静脉滴注,2~4小时测血钙1次,以达2.20mmol/L或以上少许为宜,无须补充太高。同时监测血清K^+和Mg^{2+}浓度。

甲状旁腺功能低下是甲状腺术后低钙血症最主要的原因。甲状旁腺移植作为一种最有效的治疗手段,主要用于永久性甲状旁腺功能减退、长期具有明显低钙症状且药物治疗无效的患者。

在心搏骤停过程中,Ca^{2+}浓度趋于降低,这可能与细胞间的离子转运机制异常有关。由于Ca^{2+}在兴奋-收缩耦联过程中充当了核心角色,在心肺复苏时补充血钙理论上也合乎逻辑,但研究证据表明,心肺复苏时补充钙剂对存活并无益处;加之由于Ca^{2+}可能诱发血管痉挛,加重心、脑再灌注损伤,因此,复苏时如果无明确的低钙血症,一般不应用钙剂。然而,对于高钾血症、高镁血症及钙拮抗剂所致的心搏骤停来说,静脉给予钙剂是有益的。

二、高钙血症

血清蛋白浓度正常时,血钙高于2.75mmol/L(11.0mg/dl)称为高钙血症(hypercalcemia)。

(一)病因

生理学上,高钙血症的产生或进展有3个主要机制:①骨钙动员增加,为最常见、最重要的机制;②胃肠道吸收钙增加;③尿钙排泄减少。病原学方面,90%以上的高钙血症是由原发性甲状旁腺功能亢进或其他恶性病症所致。服用噻嗪类利尿剂也可出现高钙血症。

(二)临床表现、诊断与评估

血钙高于或等于3.75mmol/L(15.0mg/dl)时称为高钙危象,多数患者病情迅速恶化,十分凶险,如不及时抢救,常死于肾衰竭或循环衰竭。

主要表现为注意力不集中、皮肤瘙痒、恶心、呕吐、意识障碍、昏迷,腱反射迟钝、肌力下降、肌萎缩,易出现结膜炎、洋地黄中毒、溃疡病、胰腺炎、肾结石、肾衰竭等。有学者提出对于原因不明的昏迷患者都应急查血钙，排除高钙危象的可能。

血钙升高对心血管的影响差异较大，血钙<3.75mmol/L 时，心肌收缩力增加，超过此水平，心肌收缩功能受到抑制。由于心肌不应期缩短，易于诱发心律失常。此外，高钙血症患者多同时合并低钾血症，此时更易发生致命性心律失常。高钙血症心电图最明显的改变是 QT 间期缩短。

同时测定 1,25-二羟维生素 D_3[1,25-$(OH)_2D_3$]、白蛋白、甲状旁腺素、血磷、尿钙等，有助于排除"假性高钙血症"并协助病因诊断。

（三）急诊管理

血钙浓度≥3.75mmol/L（高钙危象）时，无论有无症状均应治疗。

在心血管功能和肾功能基本正常的情况下，以 300~500ml/h 的速度静脉滴注 0.9% 氯化钠注射液，产生多尿，待液体充分补充后，输液速度减至 100~200ml/h。由于多尿过程会进一步降低血钾和血镁浓度，增加高钙血症诱发心律失常的危险，故应注意严密监测并维持血钾和血镁的正常水平。

降钙素是一种速效的肽激素，4~8IU/kg 皮下注射，每 12 小时 1 次，与泼尼松合用可以控制严重的高钙血症。

在心力衰竭和肾功能不全患者中，血液透析是快速降低血钙的有效方法。

由于洋地黄类药物的正性肌力作用可因血浆 Ca^{2+} 水平升高而增强，故在心肺复苏过程中，应尽可能保守静脉应用洋地黄类药物。

精 粹

1. Ca^{2+} 是人体内含量最多的阳离子；细胞外液中的钙仅占总钙量的 0.1%（其中一半是离子钙形式）。

2. 通常当血钙浓度<0.87mmol/L（低血钙危象）时，临床症状明显，常用 10% 葡萄糖酸钙缓慢静脉注射后滴注。

3. 血钙浓度≥3.75mmol/L（高钙危象）时，病情凶险，予静脉滴注 0.9% 氯化钠注射液，皮下注射降钙素；对于心力衰竭和肾功能不全患者，血液透析是快速有效降低血钙的方法。

（张新超）

参考文献

1. GORDON F T. Calcium and arrhythmias：ignore at your peril[J]. J Cardiovasc Electrophysiol，2012，23(12)：1372-1373.
2. SHAZIA A，GAYATRI K，DEVIN S. Hypercalcemic crisis：a clinical review[J]. Am J Med，2015，128(3)：239-245.
3. 张新超. 急危重症容量管理[M]. 北京：人民卫生出版社，2018.
4. 张新超. 电解质紊乱与心脏骤停风险[J]. 临床误诊误治杂志，2014，27(7)：1-3.

第 4 节 镁离子紊乱

镁离子（Mg^{2+}）是机体细胞内第二种重要的阳离子，它是众多重要的酶和激素作用所必需的底物之一。Na^+、K^+、Ca^{2+} 进出细胞的活动必须有 Mg^{2+} 的参与，镁对于稳定细胞膜的兴奋性、维持细胞膜内外的静息电位差十分重要。与 Ca^{2+} 不同的是，Mg^{2+} 大约 20% 以与血浆蛋白结合的形式存在，因此，血浆蛋白浓度的变化对 Mg^{2+} 的影响相对较小。

镁主要在小肠吸收，呈简单的离子扩散过程，镁的摄入量与吸收率呈反比关系，即摄入量少，吸收率高。肠道除吸收饮食中的镁外，还重吸收消化液（唾液、胃液、胰液及胆液）中所含的镁。影响镁吸收的因素很多，主要有：①镁与钙均为二价阳离子，在吸收上相互竞争，镁浓度增高时，将降低钙的主动转运，而钙浓度增高时，镁的净吸收值将降低；②其他离子，如钠增加镁的吸收，钾可降低镁的吸收，镁与磷的吸收呈负相关；③维生素 D，不管是生理剂量或药理剂量均可增加镁的吸收；④甲状旁腺素可动员骨中的镁，增加镁的吸收，生长激素促进镁的吸收，降钙素降低镁的吸收；⑤蛋白质、碳水化合物可增加镁的吸收，但葡萄糖有降低镁在肠道转运的趋向，脂肪妨碍镁的吸收。镁随尿、粪及汗液而排泄，粪镁为未吸收部分，汗镁只在高热或活动量增多时出现少量。

骨骼中储存的镁对血浆镁浓度的调节起重要作用，体内游离镁含量下降时，结合镁即解离，以维持血浆中的正常浓度。体内镁的平衡状态，特别是细胞外液镁的浓度在很大程度上由肾脏排泄镁的量所决定,血镁浓度正常时,肾小球滤过镁的 90%～95% 被肾小管重吸收,正常成人尿镁平均为 90～100mg/d,男性尿镁排出量多于女性,24 小时尿镁排出量随年龄增加而有所下降;尿镁在夜间降低,清晨达高峰,这可能与饮食及生物钟有关。血镁浓度减低时,肾小管对镁重吸收加强(甚至达 100%),尿镁排泄减少;血镁增高时,肾脏排镁增加。钙与镁在肾小管重吸收时亦互相竞争,摄入钙增加时,尿镁降低。

一、低镁血症

血清镁低于 0.75mmol/L 为低镁血症(hypomagnesemia)。

(一) 病因

低镁血症是由于镁吸收减少或排出过多所致,机体在许多病理状况下都存在 Mg^{2+} 缺失。营养不良、长期禁食、厌食、经静脉营养未注意镁的补充均可导致镁摄入不足;严重的腹泻和持续的胃肠吸引可使镁经消化道排出过多;使用利尿药特别是袢利尿剂,以及糖尿病酮症酸中毒、各种肾脏病均可使 Mg^{2+} 随尿排出增多。急、慢性酒精中毒常伴有低镁血症。

(二) 临床表现、诊断与评估

低镁血症时,神经和骨骼肌纤维的应激性增高,出现小束肌纤维收缩、震颤,手足搐搦;反射亢进,焦虑、易激动等。

Mg^{2+} 缺乏时,除有直接的心肌兴奋性和自律性升高作用外,还可通过引起低钾血症而导致心律失常发生,严重时可发生心室颤动。低镁血症是心力衰竭患者中一个常见的电解质紊乱类型,其发生率为 7%～52%,可以单独发生或合并其他的电解质紊乱。严重缺镁可导致心肌坏死,其机制在于引起心肌细胞的代谢障碍或使冠状血管痉挛。已经证实,Mg^{2+} 缺乏在心肌缺血、心力衰竭、SCD、高血压病的发病过程中起十分重要的作用,是心血管疾病死亡的独立危险因素。

低镁血症可以干扰甲状旁腺素的效应,导致低钙血症,也可导致低钾血症。在一些低钾血症患者中,低钾难以纠正常常是因为潜在的低镁未得到纠正。不具有特征性的临床表现是造成 Mg^{2+} 缺乏难以诊断的主要原因。只要有低钾或低钙血症,就应当注意低镁的可能,因其常常伴随出现。

(三) 急诊管理

有关镁剂治疗心律失常是其潜在的药理学作用还是仅简单地归因于纠正了 Mg^{2+} 缺乏尚不清楚,但镁剂用于治疗由地高辛中毒所致的室性心律失常或药物诱发的尖端扭转型室性心动过速由来已久,疗效确切。严重低镁血症特别是表现为各种类型的心律失常时必须及时补充,一般用硫酸镁 1～2g 静脉注射 15 分钟以上,其他治疗往往无效;如果是尖端扭转型室性心动过速,应于 5～10 分钟内静脉注射硫酸镁 2g。应用镁剂时应谨慎,以防出现低血压、心动过缓、心搏骤停,如患者肾功能受损,则更要格外小心。补镁过程中要定时测定血清镁浓度,防止因补镁过快而转变为高镁血症。此外,适当补水,特别是补钾和补钙也是适宜的。

二、高镁血症

血清镁高于 1.2mmol/L 为高镁血症(hypermagnesemia)。

(一) 病因

肾排镁减少是高镁血症最重要的原因,见于急性或慢性肾衰竭伴有少尿或无尿时,此时如果不适当地给患者应用含镁药物,更将促进和加重高镁血症。严重脱水时,随着尿量减少,镁的排出也减少,也易发生高镁血症。

(二) 临床表现、诊断与评估

在正常生理范围内高水平的血清镁可能对预防心脏性猝死(SCD)有一定作用,但高镁血症尤其当血清镁超过 3mmol/L 时,在临床上可表现为腱反射消失、肌肉弛缓性瘫痪、外周血管阻力降低和血压下降,心电图上 P-R 间期和 QT 间期延长,严重者可出现呼吸抑制或心搏骤停。

(三) 急诊管理

除静脉注射葡萄糖酸钙拮抗 Mg^{2+} 的毒性效应外,还应积极防治原发疾病、改善肾功能。排出体内过多的镁可采用透析疗法,如肾功能正常、心功能良好,也可以静脉注射 0.9% 氯化钠注射液和利尿剂。

精 粹

1. 机体在许多病理状况下都存在 Mg^{2+} 缺失,尤其老年患者有营养不良、经静脉营养未注意镁的补充、持续胃肠吸引及使用袢利尿剂等时。低镁血症也是心力衰竭患者常见的电解质紊乱,是心血管疾病死亡的独立危险因素。

2. 不具有特征性的临床表现是造成 Mg^{2+} 缺乏难以诊断的主要原因。只要有低钾或低钙血症,就应当注意低镁的可能。严重低镁血症特别是当表现为各种类型的心律失常时须及时补充硫酸镁。

3. 肾排镁减少是高镁血症最重要的原因。可静脉注射葡萄糖酸钙拮抗 Mg^{2+} 的毒性效应;积极防治原发疾病、改善肾功能。

总之,电解质紊乱既可能是心搏骤停之因,也可能是其果,临床意义十分重要,故而要及时查验、合理评估并酌情处理。然而,更为重要的是,电解质紊乱在老年急危重症患者中十分常见,或以单一离子紊乱形式,或更多的是以几种离子紊乱同时存在的复杂形式,而且水与电解质紊乱也只是临床表象,急诊医师要在对其危险性认知与干预的同时,还要尽可能澄清其发生的缘由及其对基本病症的影响,从根本上解决问题,否则就会落入"一叶障目,不见泰山"的窘境。

(张新超)

参考文献

1. CHAKRABORTI S,CHAKRABORTI T,MANDAL M,et al. Protective role of magnesium in cardiovascular diseases:a review[J]. Mol Cell Biochem,2002,238(1/2):163-179.

2. JAMES M P,TETSUYA O,WENDY P,et al. Serum magnesium and risk of sudden cardiac death in the Atherosclerosis Risk in Communities(ARIC)Study [J]. Am Heart J,2010,160(3):464-470.

3. MUTHIAH V,STEPHEN J G,ANDREW P A,et al. Relation of serum magnesium levels and postdischarge outcomes in patients hospitalized for heart failure(from the EVEREST Trial)[J]. Am J Cardiol,2013,112(11):1763-1769.

4. ANGKANANARD T,ANOTHAISINTAWEE T,EURSIRIWAN S,et al. The association of serum magnesium and mortality outcomes in heart failure patients:a systematic review and meta-analysis[J]. Medicine,2016,95(50):e5406.

5. 张新超. 急危重症容量管理[M]. 北京:人民卫生出版社,2018.

6. 张新超. 电解质紊乱与心脏骤停风险[J]. 临床误诊误治杂志,2014,27(7):1-3.

7. 胡振,张新超. 血清镁预测老年急性心力衰竭 90 天预后的价值[J]. 中华老年多器官疾病杂志,2018,17(6):438-441.

第8章 酸碱平衡失调

机体内环境必须具有适宜的酸碱度才能维持正常的代谢和生理功能,体液酸碱度的相对恒定是维持内环境稳定的重要组成部分之一。正常情况下,尽管机体经常摄入一些酸性或碱性食物,在代谢过程中也不断生成酸性或碱性物质,但体液的酸碱度依靠体内的缓冲和调节功能而相对恒定,表现为动脉血 pH 保持在 7.35~7.45(平均 7.40)这一变动范围狭窄的弱碱性环境内,这种机体自动维持体内酸碱相对稳定的过程,称为酸碱平衡。病理情况下,因酸碱超负荷或调节机制障碍,导致体内酸碱稳态破坏,称为酸碱平衡失调(简称酸碱失衡,又称酸碱平衡紊乱或酸碱紊乱)。

机体调节酸碱平衡主要通过以下 4 个机制:

1. 体液缓冲 主要由弱酸(缓冲酸)及其相对应的弱酸盐(缓冲碱)组成,包括碳酸氢盐、磷酸盐、血浆蛋白、血红蛋白和氧合血红蛋白五对缓冲系统。

2. 肺脏 通过改变肺泡通气量来控制挥发酸释出的 CO_2 排出量,使血浆中的 $[HCO_3^-]/[H_2CO_3]$ 的比值接近正常。

3. 肾脏 调节排出固定酸或保留碱的量维持 pH 相对恒定。具体机制:①近端小管以 Na^+-H^+ 逆向转运的方式泌 H^+ 和重吸收 $NaHCO_3$;②远端小管和集合管主动泌 H^+、酸化尿液并重吸收 HCO_3^-;③近端小管以非离子扩散和 Na^+-NH_4^+ 逆向转运方式泌 $NH_3 \cdot NH_4^+$ 同时保碱;④远端小管和集合管以非离子扩散方式泌 NH_3。

4. 组织细胞 通过膜内外的离子交换和细胞内液的缓冲系统起调节作用,将细胞外的酸碱度变化转移至细胞内,减轻了细胞外液的酸碱度变化并引起继发性离子紊乱,但使细胞内液发生同质性的酸碱度的变化。

上述 4 个方面的调节因素共同维持体内的酸碱平衡,但在作用时间和强度上是有差别的。体液缓冲系统反应最为迅速,但缓冲作用不持久;肺的调节作用效能大,也很迅速,在数分钟内开始发挥作用,30 分钟时达最高峰,但仅对 CO_2 有调节作用;细胞内液的缓冲能力虽较强,但 3~4 小时后才发挥作用;肾脏的调节作用发挥更慢,常在数小时后方开始发挥作用,3~5 天才达高峰,但其作用强大而持久,能有效地排出固定酸,保留 $NaHCO_3$。

随着年龄的增长,老年人机体的组成成分发生相应的改变,如肌肉减少、脂肪增多、体液容量减少,其组织细胞减少逐渐加剧,到 75 岁时组织细胞减少可达 30% 左右。中青年人总体水量占体重的比例在男性约为 60%,女性约为 50%;老年人有所下降,男性约为 52%,女性约为 42%。体液容量减少主要是细胞内液减少和血容量减少,老年人细胞内液的绝对值由占体重的 40% 降至 30%,组织间液容量变化不大。相对来讲,老年人细胞外液的占比较年纪轻者为大,这种情况被认为是由于身体细胞数量减少、细胞代谢降低及细胞内液的低张性使水分向细胞外转移等所致。老年人的血容量可减少 20%~30%。

老年人脏器功能普遍下降 1/3~2/3,呼吸系统表现在肺活量平均由 4.76L 下降到 3.48L,通过呼吸呼出的 CO_2 量减少,容易出现 CO_2 潴留。肾脏的结构和功能也逐渐发生退行性变,肾脏重量由中青年人的 250~270g 降至 80 岁时的 180~200g,而丧失的肾实质主要是皮质,这就造成肾单位的减少,可辨认的肾小球数量减少;不仅如此,发生透明质化及硬化的肾小球从 30 岁到 50 岁间只增加 1%~2%,但 70 岁以后却增加到 12%,而且肾小球丛的分叶化丧失,有效滤过面积减少;肾小管基底膜在老化中也出现增厚现象。上述诸多原因导致功能性肾单位减少 1/3,有效肾血流量下降 47% ~ 73%，肌酐清除率下降 35%，肾小球滤过率下降 35% ~ 53%。

综上所述，老年人的体液、组织细胞、肺脏的缓冲作用均呈下降趋势，而缓冲作用最强的肾脏，也因排酸能力的下降，导致老年人长期处于轻微或间歇性酸中毒状态，甚至会出现一些病理结果，包括肾小管间质纤维化、蛋白质分解代谢和肌肉减少症、炎症等，对酸碱平衡的调节与酸碱紊乱的耐受能力皆较差，因此老年人比年轻人更容易发生酸碱紊乱，并可能对患者的预后产生重大影响。

临床实践中，酸碱平衡失调可分为代谢性酸中毒、呼吸性酸中毒、代谢性碱中毒、呼吸性碱中毒、混合型酸碱失衡。

一、代谢性酸中毒

代谢性酸中毒是以血浆 HCO_3^- 原发性减少导致 pH 降低为特征的酸碱平衡紊乱，它是临床上最常见的酸碱平衡失调，单纯性代谢性酸中毒以低 HCO_3^-、低 $PaCO_2$、低 pH 为主要表现。根据阴离子隙（anion gap，AG）值将代谢性酸中毒分为两类，即 AG 增高型代谢性酸中毒和 AG 正常型代谢性酸中毒。

（一）病因与分类

代谢性酸中毒可通过以下一种或多种病理生理机制引起：①固定酸的生成增加；②通过肾排出酸性物质减少；③HCO_3^- 丢失增加。

1. 固定酸生成增加与肾排出酸性物质减少 老年患者代谢性酸中毒常为多种因素导致，多见于 AG 增高型代谢性酸中毒，其特点是 AG 值增高（常大于 16mmol/L），HCO_3^- 用于缓冲 H^+，血浆 HCO_3^- 浓度降低，但血氯浓度正常。这类酸中毒是指含氯以外的任何固定酸在血浆中浓度增大所致的代谢性酸中毒，临床常见于乳酸酸中毒、酮症酸中毒、尿毒症酸中毒等。

乳酸酸中毒分为 A 型和 B 型。A 型主要见于全身或局部组织缺氧，使细胞内糖的无氧酵解增强而引起乳酸产生增加，在老年患者中引起缺氧的疾病主要见于肺源性（低氧血症）、循环性（心力衰竭、心源性休克）、脓毒症休克等；B 型主要见于肝硬化、药物或毒物等影响乳酸代谢，而老年患者服用二甲双胍后导致乳酸蓄积也是常见病因之一。

糖尿病、严重饥饿和酒精中毒会使脂肪大量动员，形成过多的酮体，超过了外周组织的氧化能力及肾脏排出能力，导致酮症酸中毒。老年患者常由于血糖控制不佳或应激状态下血糖显著升高引起，且其症状多不典型，有时会以呼吸困难、意识障碍、低血压为首发症状而就诊。

尿毒症酸中毒是由于老年人肾小球滤过率严重降低，体内固定酸不能由尿中排泄，特别是硫酸和磷酸在体内蓄积，血中 H^+ 浓度增加导致 HCO_3^- 被缓冲而浓度下降。

根据 Cockcroft-Gault 公式，肌酐清除率（CCr）= [（140-年龄）×体重（kg）×（0.85 女性）]/[72×血清肌酐（mg/dl）]。使用该公式计算，一名 20 岁体重 80kg 男性的血清肌酐为 1.2mg/dl，其 CCr 为 111ml/min，而 70 岁体重 60kg 女性的血清肌酐为 1.2mg/dl，其 CCr 为 41ml/min，相差较多。中青年人肾小球滤过率（GFR）正常值为 100ml/min，而老年人肾小球滤过率随年龄增长而下降，年龄每增加 10 岁，肾小球滤过率降低 10%，所以 80 岁老年人的肾小球滤过率约为 60ml/min。如前所述，随着年龄的增长，肾脏会经历结构和功能的变化，从而限制了适应饮食和环境变化而维持酸碱稳态的适应性机制。除肾小球滤过率降低外，肾脏随着年龄的增长其处理电解质改变和排泄酸负荷的能力也会降低。

2. HCO_3^- 丢失增加 胰液、肠液和胆汁中碳酸氢盐含量高于血浆，严重腹泻、肠道瘘管或引流等均可引起 HCO_3^- 从肠道丢失；大面积烧伤时，血浆渗出会伴有 HCO_3^- 丢失。这种情况属于 AG 正常型代谢性酸中毒，其特点是 HCO_3^- 丢失后，HCO_3^- 浓度降低，而同时伴有 Cl^- 浓度代偿性升高，也称为高血氯性代谢性酸中毒。

老年患者通常合并多种疾病，其发生代谢性酸中毒概率远大于其他年龄段患者，并且多为复合病因导致，例如当糖尿病酮症酸中毒时，如果出现低血容量或丙酮酸脱氢酶活性降低就可能导致乳酸蓄积，当肾脏灌注不足时，易诱发急性肾损伤，致排酸能力下降，如果长期使用二甲双胍，更有可能引起 B 型乳酸酸中毒，若患者剧烈恶心呕吐，可能会使 HCO_3^- 大量丢失。代谢性酸中毒早期可无急性症状，有时首发症状就是恶心、呕吐、厌食、嗜睡，伴有库斯莫尔（Kussmaul）呼吸。当酸中毒严重时,就会出现心肌收缩力下降、低血压、肺水肿和组织缺氧。老年人对这些症状耐受性较差,更有可能导致医疗紧急情况。

(二) 治疗

1. 防治原发病是治疗代谢性酸中毒的基本原则　急诊临床中常见的老年代谢性酸中毒包括糖尿病酮症酸中毒、乳酸酸中毒、肾功能不全导致的排酸障碍,治疗上应根据不同病因采取不同的措施,血糖升高引起者给予胰岛素积极降糖治疗;因灌注不足导致者要快速补液,必要时予血管活性药物;肾功能不全导致者,临床症状严重时可以采取床旁肾脏替代治疗。

2. 采用碱性药物纠正酸中毒　临床中常用的补碱药物为 5% $NaHCO_3$,分子量为 84,HCO_3^- 的分子量为 61,250ml 的 5% $NaHCO_3$ 含 12.5g $NaHCO_3$,5% $NaHCO_3$ 1ml = 0.6mmol HCO_3^-,1mmol HCO_3^- = 1.68ml 5% $NaHCO_3$;HCO_3^- 的缺失量(mmol)= (0.38×$PaCO_2$-实测 HCO_3^-)×体重(kg)×0.6。临床上,一般情况下只在 pH<7.2 时才给予补碱,通常首先补充计算量的 1/2。另外,也可通过碱剩余(BE)值快速判断补充量:每负一个 BE 值,每公斤体重补 5% $NaHCO_3$ 0.3mmol,HCO_3^- > 16mmol/L 时,可以少补或不补。

3. 补液治疗　因酮体和乳酸增加导致代谢性酸中毒时需要补液治疗。酮体增加多与糖尿病血糖控制不佳、乙酰乙酸和 β-羟丁酸蓄积有关,引起 AG 增高型代谢性酸中毒。患者常有体液丢失,严重者失水可达体重的 10%,所以治疗上除了降糖和补碱外,还要加强容量管理,尤其在老年患者中,需要谨慎补液,严密观察其心脏前后负荷的变化。乳酸酸中毒应以治疗原发病为主,慎用 $NaHCO_3$,由组织低灌注引起者,需要补液治疗。避免使用含乳酸的制剂如乳酸钠林格液,可以选用生理盐水,但是其 pH 为 4.2,Na^+、Cl^- 浓度均为 154mmol/L,渗透浓度为 308mOsm/L,不含有其他电解质,可能会出现高氯性代谢性酸中毒及血浆渗透压升高。醋酸钠林格液最接近血浆成分和理化特性(pH 7.4、渗透浓度 294mOsm/L),是理想的晶体液,可以作为补液的首选。

4. 防治低血钾和低血钙　酸中毒时,细胞内外钾分布异常引起高血钾,并使血中游离钙增多,纠正酸中毒后,K^+ 返回细胞内,Ca^{2+} 以结合钙形式存在,易发生低血钾和低血钙。

二、呼吸性酸中毒

呼吸性酸中毒是以血浆 H_2CO_3 浓度或 $PaCO_2$ 原发性增高导致 pH 降低为特征的酸碱平衡失调,也是临床上较为常见的酸碱失衡。

(一) 病因与分类

通气障碍是导致呼吸性酸中毒最常见的原因,在老年患者中引起通气障碍的主要原因包括:①延髓呼吸中枢抑制,如颅脑损伤、脑血管病、呼吸中枢抑制剂过量等;②严重肺泡气体交换面积减少,如急性肺水肿、急性呼吸窘迫综合征、重症肺炎、慢性阻塞性肺疾病、支气管哮喘、肺间质纤维化等。

其机制是 CO_2 只能通过肺脏排出,其呼出的量低于代谢生成,导致 CO_2 蓄积,使 $PaCO_2$ 升高,动脉血 pH 下降。所以,$PaCO_2$ 的高低取决于每分钟肺泡通气量(V_A)与全身每分钟产生的二氧化碳量(V_{CO_2}),用以下公式表示:$PaCO_2 = 0.863 \times V_{CO_2}/V_A$。

V_{CO_2} 增加或 V_A 降低均能导致高碳酸血症。通常,CO_2 由糖类和脂肪的代谢产生,平均每天产生 CO_2 约 15 000mmol,其生成增加是呼吸性酸中毒的罕见原因,因为机体能正常调节通气率以与 CO_2 生成相适应。因而,高碳酸血症和呼吸性酸中毒的主要原因是 V_A 下降。V_A 是指每分钟吸入肺泡的新鲜空气量,等于潮气量(V_T)减去无效腔量(V_D)乘以每分钟呼吸频率(f),即 $V_A = (V_T - V_D) \times f$。

老年患者呼吸中枢抑制会导致呼吸泵衰竭,而肺的结构性病变会使无效腔量增加、气道气流阻力增高、残气量增加、肺和胸壁顺应性下降,引起呼吸负荷增大,最后的结果就是呼吸泵不能匹配呼吸负荷的增加,最终使得 CO_2 潴留、高碳酸血症、呼吸性酸中毒。老年患者以脑血管病、慢性阻塞性肺疾病为常见病因。

呼吸性酸中毒按病程分为两类:①急性呼吸性酸中毒,指 $PaCO_2$ 急剧升高未达 24 小时,血气分析表现为 $PaCO_2$ 每升高 10mmHg,pH 降低 0.08;②慢性呼吸性酸中毒,指 $PaCO_2$ 高浓度潴留持续超过 24 小时,血气分析表现为 $PaCO_2$ 每升高 10mmHg,pH 降低 0.03。

（二）治疗

治疗原发病是基本原则，改善通气功能是关键，保持呼吸道通畅，吸氧，适当给予呼吸兴奋剂。pH<7.2 时可暂时、小剂量给予碱性药物，因为肾脏的保碱代偿作用，HCO_3^- 可代偿性升高，错误补碱会导致代谢性碱中毒，使病情加重。老年患者出现呼吸性酸中毒时，临床表现不一致，有时会以意识障碍为首发症状，需要及时进行血气分析检查，严格掌握氧疗、无创通气、有创通气的时机，在病因治疗取得疗效时，逐渐降低通气的支持水平，达到脱机和停机的目的。

三、代谢性碱中毒

代谢性碱中毒是以血浆 HCO_3^- 原发性升高导致 pH 上升为特征的酸碱平衡失调，按其是否伴氯离子缺失分为盐水反应型代谢性碱中毒与盐水抵抗型代谢性碱中毒。

（一）病因与分类

1. **H^+ 丢失过多** H^+ 丢失过多是代谢性碱中毒的主要原因。①经胃丢失：剧烈呕吐或胃肠减压，使胃液中 H^+ 和 Cl^- 丢失，使来自胃壁、肠液和胰腺的 HCO_3^- 得不到 H^+ 中和；胃液中 K^+ 丢失可引起低钾性碱中毒；胃液大量丢失引起有效循环血量减少，可通过继发性醛固酮增多引起代谢性碱中毒。②经肾丢失：使用袢利尿剂时，抑制了髓袢升支粗段对 Cl^-、Na^+ 和 H_2O 的重吸收，促进远端肾小管泌 H^+、泌 K^+ 增加，以加强对 Na^+ 的重吸收，Cl^- 以氯化铵（NH_4Cl）的形式由尿排出。H^+ 经肾大量丢失使 HCO_3^- 大量重吸收，以及因此丧失含 Cl^- 的细胞外液形成低氯性碱中毒。

2. **HCO_3^- 负荷增加** 常为医源性，补充碱性制剂过量，如使用枸橼酸钾纠正低钾血症。

盐水反应型代谢性碱中毒：老年患者常见，也称低氯型代谢性碱中毒。血气分析表现为 $[HCO_3^-]$ 增加，pH 升高，Cl^- 浓度降低，通常伴有细胞外液容积的减少，有效循环血量减少，也常伴有低钾血症，并且尿检显示尿 Cl^- 浓度小于 20mmol/L，给予盐水扩充细胞外液，补充 Cl^- 能促进过多 HCO_3^- 经肾排出使碱中毒得以纠正。

盐水抵抗型代谢性碱中毒：主要表现为肾上腺皮质激素增多（原发性醛固酮增多症、库欣综合征等）和低血钾，补充生理盐水无效，在老年患者

中少见。

另外，当老年患者因慢性呼吸性酸中毒需要使用机械通气时，若其纠正过快，CO_2 排出过急过多时，$PaCO_2$ 急剧下降，此时机体对原有呼吸性酸中毒时的碱代偿和低氯血症尚未来得及进行相应的调整，使 pH 上升引起代谢性碱中毒。

老年患者出现严重代谢性碱中毒时，会有烦躁不安、精神错乱、谵妄、癫痫等症状，而随着 pH 的上升，通过玻尔（Bohr）效应，氧解离曲线左移，氧与血红蛋白的亲和力增加，在组织间氧合血红蛋白不易释放出氧，使机体组织缺氧加重。

（二）治疗

代谢性碱中毒治疗的根本方法是促使血浆过多的 HCO_3^- 从尿中排出，治疗手段是在治疗基础疾病的同时去除代谢性碱中毒的维持因素。

补充盐水是治疗盐水反应型代谢性碱中毒的主要措施。检测尿 pH 可判断治疗效果，反常性酸性尿患者尿液 pH 通常在 5.5 以下，细胞外液容量和血 Cl^- 恢复后，HCO_3^- 大量从尿中排出，尿液 pH 可达 7.0 以上，而尿 Cl^- 浓度也会增加，一般会超过 20mmol/L。此外，如果血 pH>7.6 时，可以考虑补酸，通常选用盐酸、氯化铵、盐酸精氨酸等，以盐酸精氨酸最为常用，25% 盐酸精氨酸 10g 加入 5% 葡萄糖溶液 500ml，4 小时用完，24 小时可用 20~40g，需要警惕高钾血症，严重肝肾功能不全患者禁用。

盐水抵抗型代谢性碱中毒需用抗醛固酮药物或碳酸酐酶抑制剂乙酰唑胺干预，并要补钾。

四、呼吸性碱中毒

呼吸性碱中毒是以血浆 H_2CO_3 浓度或 $PaCO_2$ 原发性减少而导致 pH 升高为特征的酸碱平衡失调，在老年患者中比较少见。

（一）病因与分类

肺通气过度是各种原因引起呼吸性碱中毒的基本发生机制，老年患者常见原因如下：①低氧血症和肺疾病。因 PaO_2 降低引起通气过度，导致 $PaCO_2$ 下降。②呼吸中枢受到直接刺激。中枢神经系统疾病均可刺激呼吸中枢引起过度通气，某些药物（水杨酸盐类、氨茶碱、尼可刹米等）可直接兴奋呼吸中枢致通气增强，甲亢、高热等因机体代谢率过高使肺通气功能增强。③人工呼吸机使

用不当。呼吸机设置参数不当,每分钟通气量增加会引起呼吸性碱中毒。

呼吸性碱中毒根据病程分为两类:①急性呼吸性碱中毒,指 $PaCO_2$ 在 24 小时内急剧下降,血气分析表现为 $PaCO_2$ 每降低 10mmHg,pH 升高 0.08;②慢性呼吸性碱中毒,指持久的 $PaCO_2$ 下降超过 24 小时,血气分析表现为 $PaCO_2$ 每降低 10mmHg,pH 升高 0.03。

老年患者多表现为急性呼吸性碱中毒,因其对应激刺激耐受能力较差,通过胸内感受器、外周化学感受器、中枢神经系统,反射性地使肺泡通气增加,导致 $PaCO_2$ 水平下降。当 pH 水平明显增高时,游离钙降低导致神经肌肉兴奋性增强,表现为抽搐、癫痫、肌肉颤动、意识障碍等;而低碳酸血症会引起脑血管收缩、脑血流量减少出现脑缺氧性损伤;与代谢性碱中毒一样,会造成氧解离曲线左移,氧合血红蛋白不易解离,使机体组织缺氧加剧;还会致支气管痉挛、低血钾等并发症。

(二) 治疗

防治原发病是治疗呼吸性碱中毒的主要措施。机械通气患者应适当调整潮气量和呼吸频率。癔症患者可酌情使用镇静剂。可使用纸袋罩于患者口鼻处重复吸入呼出气体,或吸入含 5% CO_2 的混合气体,对中枢神经系统紊乱导致过度通气引起呼吸性碱中毒的老年患者,不应通过重复呼吸法增加 CO_2 吸入,因为这种患者应缓慢纠正低碳酸血症状态,以避免中枢神经系统和外周 pH 不平衡所致危险。对于手足搐搦者可静脉注射葡萄糖酸钙。

五、混合型酸碱失衡

两种或三种不同类型的单纯型酸碱失衡同时发生,称为混合型酸碱失衡。混合型酸碱失衡包括二重酸碱失衡和三重酸碱失衡,二重酸碱失衡可以有不同的组合形式,通常将两种酸中毒或两种碱中毒合并存在,使 pH 向同一方向移动的情况称为酸碱一致型或酸碱相加型酸碱失衡,而将一种酸中毒与一种碱中毒合并存在,使 pH 向相反方向移动时,称为酸碱混合型或酸碱相消型酸碱失衡。由于同一患者不可能同时存在呼吸性酸中毒和呼吸性碱中毒,因此,三重酸碱失衡只存在两种类型。

临床上老年患者一般合并多种基础疾病,并可能服用多种药物,当出现一种酸碱失衡时,如果处理不及时,就会向着混合型酸碱失衡的方向发展,因此必须综合临床资料、血气分析、电解质参数,应用判断酸碱失衡的基本原则加以分析,简捷准确地作出判断,治疗原则同上。

(一) 酸碱一致型二重酸碱失衡

1. 呼吸性酸中毒合并代谢性酸中毒

病因:严重通气障碍(CO_2 潴留)伴固定酸增多,常见于心跳和呼吸骤停、慢性阻塞性肺疾病合并心力衰竭、糖尿病酮症酸中毒合并呼吸衰竭等。

特点:呼吸因素和代谢因素均朝酸性方向发展,HCO_3^- 浓度减少时呼吸不能代偿,$PaCO_2$ 增高时肾脏也不能代偿,呈严重失代偿状态,形成恶性循环,可导致死亡。

2. 代谢性碱中毒合并呼吸性碱中毒

病因:常见于通气过度伴碱潴留,如发热、癫痫、精神异常等会刺激呼吸中枢使呼吸频率增快,CO_2 排出过多,加之使用排钾利尿剂、剧烈呕吐。

特点:因呼吸和代谢性因素均朝碱性方向变化,$PaCO_2$ 降低,血浆 HCO_3^- 浓度升高,两者不能相互代偿,预后极差。

(二) 酸碱混合型二重酸碱失衡

1. 呼吸性酸中毒合并代谢性碱中毒

病因:常见于慢性阻塞性肺疾病伴呕吐或应用排钾利尿剂及激素等。

特点:$PaCO_2$ 和 HCO_3^- 浓度均升高而且升高的程度均已超出彼此代偿范围预测值的上限。

2. 代谢性酸中毒合并呼吸性碱中毒

病因:常见于危重症如休克、急性肺水肿、急性呼吸窘迫综合征等,在呼吸性碱中毒的基础上出现循环衰竭引起的乳酸酸中毒或急性肾损伤引起的代谢性酸中毒。

特点:HCO_3^- 浓度和 $PaCO_2$ 均降低且小于代偿范围预测值的下限。

3. 代谢性酸中毒合并代谢性碱中毒

病因:常见于剧烈呕吐合并腹泻并伴低血钾和脱水、尿毒症或糖尿病合并剧烈呕吐。

特点:由于导致血浆 HCO_3^- 浓度升高和降低的原因同时存在,彼此互相抵消,血浆 pH、HCO_3^-、$PaCO_2$ 在正常范围内,AG 升高。

精　粹

1. 体液、肺脏、肾脏和组织细胞是机体调节酸碱平衡的四个系统，随着年龄增大，其调节能力逐渐下降，尤以肾脏排酸能力下降为著。老年人可能长期处于轻微酸血症状态，对酸碱紊乱尤其是酸中毒耐受能力较差。

2. 老年重症患者，更容易发生全身酸碱稳态明显紊乱，延迟康复，延长住院时间并对临床结果产生不利影响。严重的酸碱紊乱与更高的死亡风险有关。

3. 代谢性酸中毒是老年患者最常见的酸碱紊乱，其临床表现比较隐匿，多不典型，当发现时，可能已到不可逆阶段。

4. 针对组织低灌注导致的乳酸酸中毒，补液速度与使用碳酸氢钠均需慎重。

5. 老年患者出现盐水反应型代谢性碱中毒，多为医源性因素导致，严重时会有烦躁不安、谵妄等症状，引起机体缺氧加重，故而临床上"宁酸勿碱"。

6. 老年患者常见的酸碱失衡多为混合型，需要根据酸碱平衡公式计算，明确始动因素，进行对因治疗。

（王旭涛）

参考文献

1. 李桂源. 病理生理学[M]. 2 版. 北京：人民卫生出版社，2011.
2. 朱蕾. 体液代谢的平衡与紊乱[M]. 北京：人民卫生出版社，2011.
3. 汪耀. 实用老年病学[M]. 北京：人民卫生出版社，2014.
4. RAPHAEL K L，MURPHY R A，SHLIPAK M G，et al. Bicarbonate concentration，acid-base status，and mortality in the health，aging，and body composition study[J]. Clin J Am Soc Nephrol，2016，11（2）：308-316.
5. TAREEN N，ZADSHIR A，MARTINS D，et al. Alterations in acid-base homeostasis with aging[J]. J Natl Med Assoc，2004，96（7）：921-925.

第9章 脓毒症

第1节 脓毒症概论

一、概述

脓毒症(sepsis)是指因感染引起宿主反应失调导致的危及生命的器官功能障碍;脓毒症休克(septic shock)定义为脓毒症合并严重的循环、细胞和代谢紊乱,其死亡风险较单纯脓毒症更高。脓毒症是急诊医学面临的重要临床问题,随着人口的老龄化、肿瘤发病率上升及侵入性医疗手段的增加,脓毒症的发病率不断上升。2012年美国老年感染患者占急诊就诊量的13.5%,老年人发生脓毒症的风险是65岁以下人群的13.1倍。每年全球新增数百万脓毒症患者,在美国所有脓毒症患者当中,超过65岁的老年患者占58%~65%,其中1/4以上患者死亡,脓毒症休克的病死率高达50%。2016年Fleischmann等的系统综述显示,高收入国家和地区的脓毒症和严重脓毒症的发病率分别为437/10万和270/10万,脓毒症和严重脓毒症住院病死率分别为17%和26%,是危重病患者的首要死因。目前我国尚无老年脓毒症的流行病学资料,根据老年人特点分析和小规模研究结果提示其病死率可能更高。国内一项对重症监护病房(ICU)收治的老年感染患者的研究报道,其脓毒症诊断率为68.9%,病死率为55.4%。

2001年拯救脓毒症运动(Surviving Sepsis Campaign,SSC)对1991年的脓毒症1.0定义进行修订,提出了脓毒症2.0定义,即感染基础上合并全身炎症反应综合征(systemic inflammatory response syndrome,SIRS)作为脓毒症的诊断标准,并增加了器官功能障碍的判定指标。但由于SIRS的敏感性过高、特异性过低,该标准一直备受质疑,对于老年感染患者而言,由于其机体炎症反应能力下降,其SIRS中的发热、心率加快可能会不明显,白细胞可能不高等特点而使脓毒症的诊断易被忽略。2016年SSC发布脓毒症3.0定义,即感染引起的炎症反应失调而导致危及生命的器官功能障碍,换言之,机体反应失调能引起器官功能障碍,体现为细胞层面的病理生理及生化代谢异常,该定义超越了感染本身的潜在危险性,更关注机体应对感染时所发生的复杂病理生理反应。脓毒症3.0尤其强调"危及生命的器官功能障碍",或许是对脓毒症本质认识的回归。

脓毒症3.0的诊断标准为感染或疑似感染的患者,当脓毒症相关序贯器官功能衰竭评分[sequential(sepsis-related)organ failure assessment,SOFA,参见第5章表5-2-16]较基线上升≥2分时即可诊断脓毒症。由于SOFA在急诊应用中有较为复杂的影响,临床上也可以使用床旁快速SOFA(quick SOFA,qSOFA)标准识别脓毒症患者。qSOFA包括3项评价指标,即收缩压≤100mmHg、呼吸频率≥22次/min、意识改变(格拉斯哥昏迷量表评分≤15分),如果感染患者具有qSOFA标准中的至少2项时,即可诊断为脓毒症,并应进一步评估其器官功能障碍。

脓毒症休克是指在脓毒症的基础上,出现持续性低血压,在充分容量复苏后仍需血管活性药来维持平均动脉压(MAP)≥65mmHg及血乳酸水平>2mmol/L。

二、病因与危险因素

脓毒症可由任何部位的感染所引起,常见的病因为肺炎、泌尿系统感染、胆道感染、神经系统感染、软组织感染等,病原学包括细菌、病毒、真菌和寄生虫、非典型病原体(如支原体、衣原体、军团菌）等。社区获得性感染常见的细菌为肺炎链球菌、流感嗜血杆菌和大肠埃希菌、金黄色葡萄球菌、肺炎支原体等；医院获得性感染的细菌多为耐药菌如大肠埃希菌、铜绿假单胞菌、鲍曼不动杆菌、肺炎克雷伯菌及耐甲氧西林金黄色葡萄球菌（MRSA），真菌感染有增多趋势。革兰氏阴性杆菌更易引发脓毒症休克。病毒有流感病毒、腺病毒和呼吸道合胞病毒、疱疹病毒、巨细胞病毒感染等，多为社区获得性呼吸系统和中枢系统感染，文献报道，成人病毒原性脓毒症占 21%。新型冠状病毒感染可导致重症肺炎，引发严重的急性呼吸窘迫综合征（ARDS）或脓毒症，甚至多器官功能衰竭（MOF）。2020 年初《柳叶刀》杂志的一篇文献对新型冠状病毒感染所致的肺炎临床特征进行了总结，其中提到"SOFA 评分高预示着患者有脓毒症，而这些患者在初期没有细菌感染。以前所关注的脓毒症往往是指严重的细菌感染和细菌败血症，但是这次我们发现，在没有细菌感染的情况下，患者已然出现了脓毒症。这就提示，在以后新型冠状病毒感染所致的肺炎发病机制研究中，科学家们应把研究重点放在病毒感染引起的病毒性脓毒症的发病机制上"。脓毒症之发生既可以是较多的单一病原微生物感染，也可以是较少的混合微生物感染。由于专业认识不足、微生物学检查手段有限等原因，病毒性脓毒症多有漏诊、误诊，对此应有清楚的认识。一项回顾性研究显示，冠状病毒感染相关的脓毒症流行率在 ICU 为 77.9%，在普通病房为 33.3%。老年患者出现脓毒症表现时，要把病毒性脓毒症一并纳入考虑、判断与处置。

老年人易罹患脓毒症，与其具有诸多的危险因素相关：①合并基础疾病尤其是糖尿病、肿瘤、自身免疫病、脑血管疾病等；②机体抵抗力削弱及生理屏障受损，如营养状态差、高龄、皮肤破损、肠道功能下降等；③免疫力低下，如长期使用糖皮质激素、免疫抑制剂、抗癌药等；④局部病灶处理不当，如脓肿未及时引流、清创不彻底、伤口存有异物、无效腔、引流不畅等；⑤体腔内异物，如长期留置静脉导管、胃管、导尿管等；⑥其他，如反复住院、曾使用广谱抗微生物药物、创伤、长期卧床、吞咽困难、反流误吸、居住养老院及个人卫生条件差等。

三、发病机制与病理生理

感染导致的炎症反应失衡和免疫失衡是脓毒症发生与发展的关键因素。过度炎症反应诱发器官功能损伤、启动脓毒症过程，而脓毒症发展则表现为以非特异性免疫功能障碍为主的免疫麻痹，呈低免疫状态。在应激状态下，创伤、感染等因素激活补体系统、免疫细胞和其他基质细胞，引起局部组织的防御反应，主要表现为炎症反应。在这一过程中产生的细胞因子和其他代谢产物可增强机体抵抗力，促进组织修复；但失控或过度激活的防御反应所释放的大量细胞因子等炎症介质，可引起强烈的全身性炎症反应，临床上称 SIRS。炎症因子（如 IL-1、IL-6、TNF-α 等）的系统性释放导致了 SIRS 的发生，这些循环炎症因子的首要目标是位于血管和组织之间毛细血管内的单层内皮细胞。当"炎症因子风暴"的抗炎因子与促炎因子失衡导致血管内皮细胞损伤和随之发生微循环障碍时，即可发生缺血-再灌注损伤。微循环障碍加剧了原有的炎症反应，并最终导致多器官功能衰竭，这被认为是脓毒症进展到严重临床结果的中心环节。脓毒症免疫反应失调的原因尚待研究，可能与下列因素有关：①单核巨噬细胞（mononuclear phagocyte，MP）数量及功能异常；②树突状细胞（dendritic cell，DC）丢失或功能异常；③辅助性 T 细胞（Th1/Th2）失衡；④Treg 细胞介导免疫无反应性；⑤Toll 样受体（Toll-like receptor，TLR）负性调节因子与内毒素耐受，免疫抑制因子水平表达上调。

老年人免疫系统随着年龄增长发生免疫衰老，此过程中的各项生理、生化指标及激素水平均发生退行性改变，导致机体对病原体的免疫应答失调，从而使老年人易于发生感染，对接种疫苗的应答能力降低，并呈现慢性低水平的促炎反应状态。

脓毒症时，血管内皮细胞受损、线粒体功能障碍等导致器官功能损伤。一方面，内毒素及炎症因子作用于微血管或毛细血管使其麻痹扩张，外周阻力下降，同时内皮细胞间隙增大形成毛细血管渗漏，导致有效循环血量锐减、血压下降，进而器官组织供血不足，微循环障碍，组织的氧供和氧需失衡，无/乏氧代谢增加，乳酸增多；另一方面，微血管血流瘀滞、内皮受损、红细胞变形能力减弱等诱发微血栓形成，进一步加重组织氧供障碍。脓毒症休克为分布性休克，其血流动力学特征为外周阻力下降和代偿性高心输出量，后期可表现为低心输出量与顽固性低血压。

脓毒症时,机体代谢出现异常,包括胰岛素抵抗、脂肪分解增加、负氮平衡和蛋白质从骨骼肌分解向内脏转移,高血糖和高乳酸血症是脓毒症代谢紊乱的主要表现,血乳酸水平反映脓毒症组织细胞缺氧程度。蛋白质分解代谢增多和合成代谢抑制是老年脓毒症蛋白代谢紊乱的主要特点,早期骨骼肌蛋白消耗,使肌肉功能障碍并延长感染或损失修复时间,后期内脏蛋白丢失,器官功能运行障碍。

凝血机制在脓毒症的发病过程中起着重要作用,它与炎症反应相互促进,共同构成脓毒症发生、发展中的关键环节。内毒素和肿瘤坏死因子通过诱发巨噬细胞和内皮细胞释放组织因子,激活外源性凝血途径,被内毒素激活的凝血因子XII也可进一步激活内源性凝血途径,最终导致弥散性血管内凝血(DIC)。

四、诊断与评估

老年脓毒症常常表现出非典型性和非特异性的症状,导致诊断比较困难,甚至漏诊,如缺乏典型寒战高热、尿路刺激、腹膜炎等感染症状或体征,甚至表现为低体温,同时对于炎症刺激反应迟钝;非特异性症状包括昏睡、呼吸急促、食欲减退、脱水、虚弱、眩晕、跌倒和尿失禁等。对老年感染或高度疑似感染患者均要进行快速脓毒症筛查,当qSOFA≥2分时即可初步确立脓毒症诊断,但需进一步对各器官功能进行评价。

qSOFA能较好地发现存在死亡风险的患者。有荟萃分析显示,qSOFA诊断脓毒症的敏感性低于SIRS标准,但特异性优于SIRS标准;在预测院内病死率方面,qSOFA的受试者工作特征曲线下面积(AUC)亦优于SIRS标准。但新的诊断标准未对人群年龄进行划分,其适用性存在疑问,并未很好地体现针对老年脓毒症患者的一些不典型和非特异性临床表现,只有了解老年脓毒症的变化特点才能更好地改善患者预后。与以SIRS为基础的SSC脓毒症2.0定义相比,使用qSOFA≥2分诊断脓毒症,有可能降低了早期脓毒症诊断的敏感性,而脓毒症的早期诊断恰恰是提高生存率的关键所在。另外,SIRS所反映的某些机体变化对病情分析和治疗具有重要作用。

老年患者的认知功能障碍增加了问诊的困难。有些情况下,需要更多地寻求客观的评价手段,如实验室和影像学检查。由于老年人的自身特点,脓毒症时更易并发多器官功能障碍,如急性呼吸衰竭、急性肾损伤/衰竭、肝功能异常和凝血功能障碍等。脓毒症心肌损害和/或功能障碍、肠道功能下降、脓毒症脑病是近年受到关注的临床问题,合并心功能减退时更易发生脓毒症休克。

器官功能障碍的评估:①低氧血症(PaO$_2$/FiO$_2$<300mmHg);②急性少尿[即使给予足够的液体复苏,尿量仍然<0.5ml/(kg·h)且持续2小时以上];③血肌酐>44.2μmol/L(0.5mg/dl);④凝血功能异常[国际标准化比值>1.5或活化部分凝血活酶时间(APTT)>60秒];⑤肠梗阻(肠鸣音消失);⑥血小板减少(血小板计数<100×10^9/L);⑦高胆红素血症[血浆总胆红素>70μmol/L(4mg/dl)]。SOFA、急性生理学和慢性健康状况评价Ⅱ(APACHE Ⅱ)及Marshall评分是常用的脓毒症病情严重程度的评估方法。凝血功能紊乱监测与上述评分联合使用,有助于增加病情评估的准确程度,持续血小板下降提示预后不良。

血乳酸水平与患者预后密切相关。脓毒症休克患者早期动脉血乳酸高提示预后不良,24小时乳酸水平和乳酸清除率可有效评估临床治疗效果和预后,血乳酸水平还可作为早期液体复苏效果的导向目标。

生物标志物sCD14-ST(presepsin)在脓毒症诊断、病情评价、指导抗生素应用、评估预后等方面的初步研究中显示了良好的临床意义,敏感性较高、特异性较好,但迄今仍缺乏大样本多中心的研究,其临床意义的评价有待深入。目前除降钙素原(PCT)外,其余标志物如白细胞介素-6(IL-6)、C反应蛋白(CRP)、髓系细胞表达的触发受体-1(TREM-1)等的临床应用价值多有争议。

对于怀疑脓毒症或脓毒症休克的患者,在不显著延迟启动抗菌药物治疗的前提下,应常规进行微生物培养(至少包括两组血培养),在抗菌药物治疗开始之前先采样培养与预后改善有关。如果能及时采样,则先采集血样进行培养;如果不能马上获得标本,尽快启动抗菌药物治疗。患者的标本来源包括血液、脑脊液、尿液、伤口、呼吸道分泌物及其他体液。如果临床检查明确提示感染部位,则无须对其他部位进行采样(除血样外)。对于留置静脉导管超过 48 小时且感染部位不明的患者,至少进行需氧瓶和厌氧瓶两组血培养。

五、急诊管理

脓毒症急诊管理包括液体复苏、优化血流动力学、器官功能监测与保护、病原微生物清除、维持内环境稳定等集束化方案。液体复苏和抗微生物药物应用是急诊管理的基石。

(一) 初始液体复苏

液体复苏的两大因素是液体负荷量和液体类型。关于液体负荷量,尚不能提供准确的一致性剂量。2012 版 SSC《国际严重脓毒症与感染性休克治疗指南》基于早期目标导向治疗(early goal-directed therapy,EGDT)推出了 3 小时和 6 小时集束化方案,并认为能使患者获益。2016 版修订为 3 小时策略,2018 年 4 月进一步更新为 1 小时方案,强力推荐:乳酸测定、血培养、启动广谱抗菌药物、快速输注 30ml/kg 晶体液和应用缩血管药物等应在接诊后 1 小时内完成。但近期 ProCESS 研究和 ARISE 研究等多项大规模临床试验显示,遵循 6 小时 EGDT 方案与否对 28 天和 90 天病死率未产生影响。对于 1 小时 EGDT 方案,因缺乏循证医学证据且临床实践中出现液体负荷过多导致的不良影响而受到质疑。

6 小时 EGDT 方案的要点是:对脓毒症导致组织低灌注(经过最初的液体负荷后持续低血压或血乳酸≥4mmol/L)的患者采取早期目标导向的液体复苏。①中心静脉压(CVP)8~12mmHg;②平均动脉压(MAP)≥65mmHg;③尿量≥0.5ml/(kg·h);④中心静脉血氧饱和度(ScvO$_2$)或混合静脉血氧饱和度(SvO$_2$)≥70% 或 65%。

3 小时 EGDT 方案强力推荐在拟诊为脓毒症休克起 3 小时内输注晶体液至少 30ml/kg。

需要明确的是:①脓毒症休克患者的液体复苏应尽早开始;②需要充足的液体负荷初始治疗可实施 3 小时方案;③老年患者尤其是存在心功能不全者可能需要减少负荷量,而其他部分患者可能需要更多液体负荷;④应根据血流动力学评估结果指导进一步补液;⑤持续的液体正平衡是有害的。显然,对血流动力学的准确评估是液体

负荷的关键,在患者血流动力学指标持续改善的前提下进行补液应谨慎,应进行补液试验评估液体反应性后再合理给予液体。血流动力学改善可表现为组织灌注好转,毛细血管再充盈时间缩短,意识好转、呼吸急促减轻、心动过速时心率下降、尿量增加,血压开始回升、血乳酸下降等。

晶体液是脓毒症休克液体复苏的首选液体类型,在以后的容量补充中仍选择晶体液,其中,在平衡盐和生理盐水的选择上仍存在争议。研究显示,ICU 重症患者液体复苏中,并未发现平衡盐和生理盐水在肾损伤、肾脏替代治疗(renal replacement therapy,RRT)比例及住院死亡率等方面的差异。也有研究提示,与限氯策略比较,含氯策略治疗的患者急性肾损伤和 RRT 的风险可能增高,需监测血清氯化物水平以避免高氯血症。

与晶体液比较,应用人工胶体液未显著获益,且可能导致肾损伤及凝血机制异常等不良事件。目前已有多项研究对羟乙基淀粉(HES)在脓毒症患者中的安全性问题进行了报道,最近一项荟萃分析结果也显示,在老年脓毒症患者中使用羟乙基淀粉会增加患者的肾损伤及连续性肾脏替代治疗(CRRT)使用率和死亡风险。此外,胶体液价格较高也是一个问题。

人血白蛋白作为一种天然胶体,多项大样本研究显示,在早期复苏及随后的容量替代治疗阶段,当需要大量晶体溶液时,使用白蛋白进行液体复苏能减少液体正平衡量,在降低患者病死率方面效果更佳。但也有一项比较白蛋白和其他液体对成年脓毒症患者全因死亡率影响的荟萃分析显示,白蛋白并不能显著降低脓毒症患者的全因死亡率,也没有足够的证据支持在液体复苏时应优先使用白蛋白。同时要注意,白蛋白可能增加创伤性脑损伤患者的死亡风险。

目前尚没有针对老年脓毒症患者液体复苏的随机对照试验,但老年患者常合并肾功能和心功能下降,影响对电解质的调节功能和增加心脏负担,易出现与不同液体复苏相关的不良反应,如肾功能损害、电解质紊乱、心力衰竭等。

(二) 血管活性药物

脓毒症休克严重低血压时可使用血管活性药,首选去甲肾上腺素,通常剂量为 0.02~0.3μg/(kg·min),当需大剂量使用时可联合使用肾上

腺素。去甲肾上腺素具有增加血管外周阻力、增加冠状动脉灌注压、改善器官组织灌注的作用,能显著改善血流动力、降低病死率。多巴胺主要通过增加心率和每搏输出量升高 MAP,其正性变力作用可能对心脏收缩功能受损的患者疗效更好,但可能引发心动过速,增加患者心律失常的风险,对于快速性心律失常(如心房颤动)风险低或心率减慢的患者可以将多巴胺作为去甲肾上腺素的替代药物。小剂量血管升压素(0.03U/min)可用于其他升压药治疗无效的脓毒症休克患者,其可提高 MAP 或减少去甲肾上腺素的用量。对于急性肾衰竭的脓毒症休克患者,联用小剂量血管升压素较单用去甲肾上腺素获益更多。特利加压素与血管升压素具有相似的效应。

复苏血压目标是维持 MAP ≥ 65mmHg,在有高血压的动脉粥样硬化患者中,维持更高的 MAP 可能是有益的。研究证实,维持 MAP 在 80 ~ 85mmHg 比维持 MAP ≥ 65mmHg 能进一步改善高血压患者的肾功能,但死亡率方面无显著差异,同时维持高 MAP 组的心房颤动发生率明显升高。尽管目前很多的临床研究都纳入了老年人群,但没有针对老年人群液体复苏过程中血管活性药的使用作出相应推荐,同时 MAP 的维持水平也存在争议。

(三) 病原学处理与抗微生物药物治疗

1. 病原学处理 病原体清除是脓毒症治疗的基础,包括感染源的早期诊断和及时处理(特别是脓肿引流、感染坏死组织清创、处理可能感染的装置等)。对可以通过手术或引流等方法清除的感染灶,包括腹腔内脓肿、胃肠道穿孔、胆管炎、肾盂肾炎、肠缺血、坏死性软组织感染和其他深部间隙感染(如脓胸或严重的关节内感染),均应在复苏成功后尽快清除。如考虑为血管通路导致的导管相关性血流感染,应及时拔除导管。要均衡外科干预措施的预期效果和老年患者的耐受性,预估患者是否最终获益,有些情况下,外科措施的抉择是困难的,需要分阶段进行。介入治疗是损伤较小、又能起到一定引流作用的有效措施。

2. 抗微生物药物治疗 抗微生物药物治疗需要关注以下问题:时机、种类、剂量和疗程。

脓毒症诊断一旦确立应在起始时间尽快应用抗微生物药物,包括抗细菌、病毒、真菌、支原体和衣原体等,并越早越好。2018 年 SSC 指南更新中明确阐述"起始时间被定义为患者在急诊或其他病房出现符合脓毒症或脓毒症休克的时间点"。抗微生物药物使用最佳时间在 1 小时内,延迟不超过 3 小时,延迟应用抗微生物药物将增加病死率,并对住院时间、感染相关的器官损伤等次要终点产生不良影响。研究显示,每延迟 1 小时生存率可下降 7.6%,而延迟用药 6 小时后生存率仅为 42%。

初始经验性抗感染治疗方案应采用覆盖所有可能致病菌,且在疑似感染源组织内能达到有效浓度的单药或联合治疗。多数情况下,可使用一种碳青霉烯类或广谱青霉素/β-内酰胺酶抑制剂组合,也可使用三代或更高级别的头孢菌素与呼吸喹诺酮类联合,特别是选择多药治疗方案时。流感病毒可选择神经氨酸酶抑制剂奥司他韦,非核苷类抗病毒药物阿比多尔对流感病毒、呼吸道合胞病毒等均有抑制作用。多项研究结果显示,联合治疗可提高严重脓毒症患者的生存率,尤其是脓毒症休克患者的生存率。

在选择种类时还应考虑以下几个因素,包括感染部位、可能的病原体、并发症、过去 30 天内的抗微生物药物暴露及先前的培养结果等。常见的感染部位是呼吸道和尿道。老年患者更易发生革兰氏阴性菌感染。在革兰氏阳性菌感染时,金黄色葡萄球菌最为常见,但老年人群中更易出现耐药表型。除了 MRSA,在老年人中分离出的耐万古霉素肠球菌和耐广谱 β-内酰胺酶克雷伯菌的发生率明显升高。老年患者非典型病原体和真菌感染不容忽视,对疑似真菌感染者在进行病原学筛查的同时应尽快开始抗真菌治疗。

在启动广谱抗微生物药物治疗后,一旦有明确病原学依据或临床症状充分改善,应考虑降阶梯治疗策略并根据患者的肾功能及时调整。长时间使用广谱抗微生物药物或联合治疗有导致菌群失衡、细菌耐药、肝肾功能受损、心肌损害等不良反应的风险。研究显示,抗菌药物的降阶梯治疗能降低病死率。

抗菌药物的剂量优化需考虑以下几点:肝肾功能不全的风险、未被发现的免疫功能障碍,以及对耐药菌的易感体质。脓毒症导致体液大量丢失及血管通透性增加,使循环内容量向组织间隙渗漏,从而大大增加水溶性抗微生物药物的表观分布容积(Vd),使抗微生物药物的血浆浓度明显降低,而液体复苏导致的细胞外容量的增加使大多数抗菌药物的分布容积变大,导致多数患者体内抗菌药物水平未达到预期,因此,这些患者的初始抗菌药物治疗均应使用最高负荷剂量。此外,脓毒症和脓毒症休克患者出现的多种生理紊乱可极大地改变抗菌药物的药代动力学稳定状态,如血流动力学的改变、肾脏清除率的改变等。脓毒症时出现严重低蛋白血症,使与蛋白结合的抗微生物药物减少,血浆中游离抗微生物药物增加,从而使其分泌和排出增加。依据自身病理生理改变和选择的抗微生物药物本身的药代动力学/药效学(PK/PD)特点,根据不同的 PK/PD 目标,优化抗微生物药物的使用,才能够达到最佳的抗菌治疗效果,例如,对于浓度依赖型抗微生物药物,应当确保抗微生物药物的峰浓度,抗菌作用与药物在体内高于对病原菌最低抑菌浓度(MIC)的时间相关。血药浓度监测指导的抗微生物药物治疗既能够保障抗微生物药物疗效,又能相对定量地避免药物不良反应。

脓毒症患者抗菌药物的应用、更换和停用均应依据临床医师的判断及患者的个体临床情况而定。一般情况下,脓毒症抗菌药物的疗程为 7~10 天,对于脓毒症休克,如果初始应用联合治疗后临床症状改善或感染缓解,可每日评估是否实施抗微生物药物的降阶梯治疗策略,停止联合治疗。对临床反应缓慢、感染灶难以充分引流、金黄色葡萄球菌相关的脓毒症(尤其是 MRSA)及某些真菌、病毒感染和/或合并免疫缺陷者可适当延长疗程。血清 PCT 持续高水平增高与 APACHE 和 SOFA 相关,提示患者预后不良。研究证明,以血清 PCT 水平指导重症感染患者抗菌药物的使用,可显著缩短治疗持续时间,减小药物日剂量,降低患者病死率,低水平的 PCT 可作为脓毒症停用抗菌药物的辅助指标。

(四)脏器功能支持

1. 呼吸支持 根据不同急性肺损伤程度选择恰当的呼吸支持方法。老年患者出现呼吸次数增快、呼吸费力、氧合指数(PaO_2/FiO_2)下降等呼吸衰竭表现时应鉴别心源性因素和是否存在液体过负荷。急性肺损伤(PaO_2/FiO_2 250~300mmHg)阶段可尝试使用高流量氧疗或无创正压通气。高流量氧疗可提供较高的吸入氧浓度,充分湿化气道,耐受性好,可提供 2~5mmHg 的持续正压,对肺泡开放具有一定作用;无创正压通气可用于意识清楚、呼吸道通畅、自主咳痰能力强的轻中度 ARDS 患者,试用 2~3 小时病情无明显好转特别是加重时,应及时改为有创机械通气。对存在意识障碍、自主咳痰能力差及重度 ARDS(PaO_2/FiO_2 ≤ 200mmHg)患者应尽早实施有创机械通气,重度 ARDS 患者采用肺保护策略,设定潮气量为 6ml/kg,平台压力 ≤ 30cmH_2O,通常设置呼气末正压(PEEP)为 8~12mmHg 或更高。PEEP 可以保持肺单位处于开放状态,防止肺泡塌陷,有利于血气交换。避免呼气末肺泡塌陷有助于在使用相对较高平台压时最大程度地降低呼吸机引起的肺损伤。重度 ARDS 尤其是 $PaO_2/FiO_2 < 150mmHg$ 患者可使用俯卧位通气,以降低胸膜腔压力梯度,提高胸壁顺应性,促进分泌物的清除,从而改善 ARDS 患者的通气,实施俯卧位通气时应充分评估体位变化对血流动力学的影响。尽管有研究显示,短疗程(≤48 小时)连续输注顺阿曲库铵可以降低重度 ARDS 患者 28 天和 90 天病死率,降低机械通气所致气压伤风险,且并不延长机械通气时间及不会增加 ICU 获得性肌无力的风险,但对于老年脓毒症 ARDS 患者应用神经节阻滞剂是否获益尚不清除,需权衡利弊。当患者能耐受脱机时制订脱机计划,包括自主呼吸试验、逐步减少压力支持和计算机辅助脱机。

肺水肿的机制包括毛细血管渗透性增加、静水压增加和胶体渗透压降低。血管外肺水增多与肺损伤评分及脓毒症患者发生 ARDS 的风险相关,累积液体正平衡增加机械通气时间和病死率。在无组织低灌注证据的情况下,对脓毒症所致的 ARDS 使用限制性液体策略,可减少患者的机械通气时间及 ICU 住院时间,且对肾衰竭发生率及病死率无显著影响。

2. 循环支持 传统观念认为,休克时在充分的液体复苏后血压仍然达不到目标时应加用血管活性药物。对于脓毒症休克而言,有效血容量减少主要是由于外周血管扩张和毛细血管渗漏,故尽快恢复血管张力、减少内皮细胞间隙至关重要,等待液体复苏对血压的恢复效果,会导致低血压时间延长，并且相当多情况下单纯依靠液体复苏很难使血压达到目标水平。Vincent 提出了脓毒症休克需要更早应用去甲肾上腺素的五大理由：①低血压的程度和持续时间与病死率增加有关；②血管活性药物应用首次延迟与病死率增加相关；③通过增加前负荷使心输出量增加；④改善严重低血压患者的微循环；⑤预防有害的液体过负荷。一般认为，当预测初始液体复苏效果不佳时应尽早使用去甲肾上腺素，经过充分的液体复苏及使用血管活性药物后，如果仍持续低灌注，建议使用多巴酚丁胺。使用动脉导管进行连续性血压测定可以更加及时、准确地监测血压变化。

经过充分的液体复苏仍需要大剂量血管活性药物维持血压时，且血压对血管活性药物的反应性不佳时可以使用糖皮质激素，其作用为恢复阻力血管对血管活性药物的敏感性、抑制过度的炎症反应、减少毛细血管渗漏。新近研究表明，接受机械通气的脓毒症休克患者使用氢化可的松可缩短休克恢复时间、血管活性药物停用时间、ICU 滞留时间、首次脱离机械通气时间及降低 90 天病死率。使用方法为氢化可的松 200mg/d，静脉滴注，连用 5~7 天。激素治疗可使血糖增加，对存在病毒感染者可能使病毒清除时间延长。

脓毒性心肌损害（抑制）是脓毒症和脓毒症休克的严重并发症，约 50% 的严重脓毒症和脓毒症休克患者存在心功能抑制。老年患者因多存在冠状动脉粥样硬化、心肌缺血等基础改变，脓毒症的氧耗显著增多和低血流动力学状态加剧了心肌供血不足。在脓毒症早期，经过一定量的液体复苏后，容量负荷与回心血量增多，心室舒张末期容积加大，心输出量增多，但相对于高代谢氧需求仍然不足，左室射血分数（LVEF）降低；后期，由于心肌收缩功能进一步下降，使心输出量绝对值降低，出现失代偿心功能不全，这是导致难治性低血压的重要因素。脓毒症心肌损害（抑制）是多因素、多通路共同参与的结果，功能性变化占主导作用，其主要机制为细胞因子损伤、补体 C5a 活性增强、肾素-血管紧张素系统（RAS）激活、儿茶酚胺毒性作用、细胞内钙转运失调和钙敏感性降低等。随着感染等原发病变的有效控制，心肌功能可得到恢复。如果存在心输出量降低，可使用正性肌力药物，多巴酚丁胺可为首选，其可通过增加心肌收

缩力提高氧输送，改善 SvO₂、血清乳酸水平等全身灌注指标。如果给予充分的液体复苏和足够的 MAP 后，心输出量仍低，可考虑使用左西孟旦，作为一种新型钙增敏剂，可使每搏输出量、心输出量和心脏指数增加，而心率和心肌耗氧无明显变化。

3. 肾脏支持　炎症因子的过度释放及炎症反应、血流低灌注、再灌注损伤和已有的肾血管动脉硬化与缺血是导致脓毒症急性肾损伤（AKI）的主要因素，液体复苏阶段的高容量负荷也可促进肾脏灌注减少。研究提示，脓毒症患者的高 CVP 与 AKI 发生率密切相关，并增加 RRT 使用率，大剂量抗微生物药物及联合治疗的药物对老年肾功能造成一定负担。RRT 的主要目的是清除炎症介质等肾脏损伤因子、容量控制，并起到纠正酸中毒、调节电解质等作用，对合并 AKI 时进行 RRT 的时机尚未明确。研究显示，早期启动 RRT 在病死率、透析需求及中枢感染方面的获益与风险不确定，如果仅有肌酐升高或少尿而无其他透析指征时，不建议行 RRT。如需行 RRT，CRRT 和间歇性 RRT 均可。CRRT 治疗的通常剂量为 20~25ml/（kg·h），但也可尝试更高治疗剂量。血流动力学不稳定或脓毒症休克不是 RRT 的禁忌证，但需注意上机初始阶段可能出现的血流动力学恶化。

RRT 可导致抗微生物药物、血管活性药物等清除增加，降低血药浓度。老年脓毒症患者实施 RRT 更易发生凝血功能紊乱、局部出血、血流感染等并发症，枸橼酸抗凝更适合凝血功能差的患者。血液净化包括血液灌流、血浆置换，通过调节免疫细胞亚型功能，激活机体的免疫反应，但需更多相关临床证据。

4. 糖代谢紊乱纠正　感染、创伤等应激因素刺激机体内儿茶酚胺、胰高血糖素等生糖激素的增减，致胰岛素分泌不足及胰岛素抵抗发生。高血糖可增加感染控制的难度，使组织修复延迟及代谢紊乱，连续两次血糖 >10mmol/L（180mg/dl）时，应考虑高血糖。既往多项研究提出，强化胰岛素治疗能降低感染发生率、降低病死率。但近年几项研究显示，强化胰岛素治疗（3.89~6.11mmol/L）与传统血糖控制（10.0~11.1mmol/L）相比住院病死率及 ICU 病死率差异不大，而强化胰岛素组低血糖的发生率却明显增高。对于入住 ICU 脓毒症患者，采用程序化血糖管理方案，每 1~2 小时监测一次血

糖,连续两次测定血糖>10mmol/L 时启用胰岛素治疗,目标血糖为 ≤10mmol/L,血糖水平及胰岛素用量稳定后应每 4 小时监测一次。对于老年脓毒症患者,严重低血糖较一定程度的血糖升高危害更大。床边末梢血糖快速检测的准确性和可重复性受到操作者间差异、末梢灌注状态、血细胞比容等因素的影响。

5. 营养支持　营养物质缺乏及营养不良是脓毒症的突出表现之一。液体复苏后血流动力学稳定者尽早开始营养支持(48 小时内)。首选肠内营养,早期实施可维持肠道黏膜完整性,并防止细菌移位和器官功能障碍,小剂量血管活性药物不是使用早期肠内营养的禁忌证。早期营养支持以 20~25kcal/(kg·d)为目标,蛋白质摄入量为 1.2~1.5g/(kg·d),避免过度喂养,营养支持耐受性差者初期可采用允许性低热量(目标值的 60%)喂养。接受肠内营养 3~5 天仍不能达到 50% 目标量时,可添加补充性肠外营养。肠外营养需经中心静脉途径实施,但可增加导管感染和血栓形成风险。老年患者幽门后喂养能减少消化道反流和误吸的风险。营养支持期间应监测血糖。单纯输注人血白蛋白不能纠正患者的蛋白质营养不良状态。

6. 凝血功能紊乱　脓毒症导致凝血功能紊乱的机制包括内毒素及致炎因子将组织因子和血小板激活,导致血小板、内皮细胞之间的黏附聚集,从而使血液凝固,血栓形成;抗凝血酶系统、蛋白 C 系统等生理性抗凝系统的减弱,以及纤溶系统作用减弱等,使血液处于高凝状态。脓毒症 DIC 发病机制包括促凝物质如组织因子(TF)的上调、抗凝物质如抗凝血酶(AT)、血栓调节蛋白(TM)、组织因子途径抑制物(TFPI)和蛋白 C 的下调及纤维蛋白溶解系统受损等。炎症与凝血在脓毒症中相互促进,形成恶性循环。

脓毒症相关性凝血病(sepsis-induced coagulopathy,SIC)是指存在凝血功能紊乱如血小板减少、凝血酶原时间延长或国际标准化比值(INR)升高,未达到显性 DIC 诊断评分。血小板减少反映持续的凝血激活、微血管损伤和器官衰竭,增加出血风险,是死亡的独立危险因素。抗凝治疗可使早期的脓毒症凝血功能紊乱患者受益。研究显示,脓毒症或脓毒症合并 DIC 应用 AT 或 TM 可显著降低死亡率,但需进一步验证。普通肝素(UFH)和低分子量肝素(LMWH)作为血栓型 DIC 的治疗药物,对一般脓毒症患者使用肝素能预防深静脉血栓的形成。肝素对非显性 DIC 及无大出血风险脓毒症患者的生存率具有潜在的收益。早期给予肝素治疗可显著抑制血小板减少,进而改善组织灌注,降低活动性出血的风险。荟萃分析显示,肝素治疗脓毒症、严重脓毒症及脓毒症 DIC 患者的总体疗效尚未能确定,有降低病死率的趋势,但其导致严重出血的风险,仍需进一步研究评价。当有凝血因子缺乏、活动性出血或在外科手术等侵入性操作之前,可输注新鲜冰冻血浆。通常认为血小板计数 $<10\times10^9$/L 且不存在明显出血,以及当血小板计数 $<20\times10^9$/L 并有明显出血风险时,应预防性输注血小板。当存在活动性出血或需进行手术、有创操作时,患者血小板计数应 $\geq50\times10^9$/L。

7. 镇静镇痛　疼痛、躁动和谵妄增加患者的氧消耗量,并造成医疗护理风险,老年患者的谵妄发生率较高。程序化镇静是指以镇痛为基础,有镇静计划和目标,并根据镇静深度评分调节镇静剂用量的系统镇静,使用程序化镇静可以既达到镇静目标,又减少镇静剂的用量,恰当的镇静镇痛能使脓毒症患者受益,可选择多种评分方法监测镇静镇痛程度。通常老年脓毒症患者采用浅镇静、间断镇静和最小化镇静策略,深镇静可能延长机械通气时间和 ICU 滞留时间,对血流动力学影响较浅镇静更加明显。在镇静镇痛初期,尤其是液体复苏不充分、血容量不足阶段,可出现低血压和呼吸抑制。常用药物有苯二氮䓬类、丙泊酚和鸦片类等,右美托咪定不产生呼吸中枢抑制作用,易于唤醒,但可导致低血压和心率减慢。持续使用镇静镇痛药物易诱发谵妄。

8. 其他　消化道应激性溃疡与重症患者的病死率相关。脓毒症患者常出现消化道出血的危险因素,如凝血障碍、机械通气超过 48 小时等。如果存在消化道出血危险因素,可使用质子泵抑制剂(PPI)或 H$_2$ 受体拮抗剂进行应激性溃疡的预防,但有研究显示,PPI 增加肠源性细菌感染的易感性。脓毒症的免疫调理具有一定的理论基础,但尚缺乏足够的临床证据支持。有研究提示使用乌司他丁和胸腺肽 α1 治疗,可降低脓毒症患者 28 天病死率。常规静脉注射免疫球蛋白的作用尚不明确。

六、预后

目前尚无针对老年脓毒症患者预后的流行病学资料。现有国内外脓毒症研究报道的病死率为 20%～50%，存活患者可出现认知功能障碍。鉴于老年患者的特定基础条件，其预后更差。影响预后的因素有合并严重基础疾病、高龄、诊断与起始治疗延迟、多次住院、营养不良、耐药菌感染、合并病毒感染、脏器损伤数目多等。改善预后的关键是对感染患者进行早期脓毒症筛查，早期治疗。

精　粹

1. 老年脓毒症发病率高，易并发多器官功能障碍，病死率高。

2. 老年脓毒症发病的危险因素众多，主要包括合并基础疾病、免疫力低下、损伤修复能力下降、反复住院等。

3. 老年脓毒症临床表现不典型，易致误诊与漏诊。

4. 对感染患者应早使用 qSOFA 并结合 SIRS 快速进行脓毒症筛查，及时对器官功能进行评估。

5. 早期充分的液体复苏是救治成功的关键。拟诊为脓毒症休克起 3 小时内输注晶体液至少 30ml/kg，但老年患者尤其是存在心功能不全者可能需要减少负荷量，最好根据血流动力学评估指导进一步补液；持续的液体正平衡可能是有害的。

6. 病灶清除和抗微生物药物及时、合理使用是治疗的基石。抗微生物药物使用最佳时间是在 1 小时内，延迟不超过 3 小时；初始经验性抗感染治疗方案应采用覆盖所有可能致病菌，且在疑似感染源组织内能达到有效浓度的单药或联合治疗。抗菌药物的剂量优化需考虑肝肾功能不全的风险、未被发现的免疫功能障碍，以及对耐药菌的易感体质。

7. 集束化治疗包括呼吸支持、循环支持、肾脏支持、营养支持、纠正凝血功能紊乱和代谢紊乱、镇静镇痛等，是救治的重要保证。

脓毒症休克需要更早应用去甲肾上腺素。老年脓毒症患者实施 RRT 更易发生凝血功能紊乱、局部出血、血流感染等并发症，宜严格掌握适应证。严重低血糖较一定程度的血糖升高危害更大，强化胰岛素治疗可能明显增加低血糖的发生率。老年脓毒症患者谵妄发生率较高，宜采用浅镇静、间断镇静和最小化镇静策略。

8. 老年脓毒症患者的预后较一般人群可能更差，影响预后的因素除高龄外，还有合并严重基础疾病、诊断与起始治疗延迟、多次住院、营养不良、耐药菌感染、合并病毒感染、脏器损伤数目多等。

（董士民）

参考文献

1. SINGER M，DEUTSCHMAN C S，SEYMOUR C W，et al. The third international consensus definitions for sepsis and septic shock（Sepsis-3）［J］. JAMA，2016，315（8）：801-810.

2. SEYMOUR C W，LIU V，IWASHYNA T J，et al. Assessment of clinical criteria for sepsis［J］. JAMA，2016，315（8）：762-774.

3. 中华医学会急诊医学分会. 脓毒症液体治疗急诊专家共识［J］. 中华急诊医学杂志，2018，27（1）：30-38.

4. 中国医师协会急诊医师分会. 中国脓毒症/脓毒性休克急诊治疗指南（2018）［J］. 感染、炎症、修复，2019，20（1）：3-22.

5. 刘超，毛智，周飞虎，等. 老年脓毒症的研究进展［J］. 解放军医学杂志，2017，42（6）：563-568.

6. 宁永忠，王辉. 病毒性脓毒症的流行病学和处置［J］. 中华医院感染学杂志，2018，28（10）：1446-1449.

7. 贺能英，严启滔，郭振辉. 脓毒症的免疫反应与炎症［J］. 中华危重病急救医学，2015，27（6）：435-438.

8. WENG L，ZENG X Y，YIN P，et al. Sepsis-related mortality in China：a descriptive analysis［J］. Intensive Care Med，2018，44（7）：1071-1080.

9. ROWE T A，MCKOY J M. Sepsis in older adults［J］. Infect Dis Clin North Am，2017，31（4）：731-742.

10. FLEISCHMANN C，SCHERAG A，ADHIKARI N K，et al. Assessment of global incidence and mortality of hospital-treated sepsis. Current estimates and limitations［J］. Am J Respir Crit Care Med，2016，193（3）：259-272.

11. WILLIAMS J M，GREENSLADE J H，MCKENZIE J V，et al. SIRS，qSOFA and organ dysfunction：insights from a prospective

database of emergency department patients with infection [J]. Chest, 2016, 151 (3): 586-596.

12. RHODES A, EVANS L E, ALHAZZAN W, et al. Surviving sepsis campaign: international guidelines for management of sepsis and septic shock: 2016 [J]. Intensive Care Med, 2017, 43 (3): 304-377.

13. 全锦花, 杨鲁, 张新超. 血清 presepsin (sCD14-ST) 联合 NEWS 评分评估脓毒症患者预后的价值 [J]. 中华急诊医学杂志, 2017, 26 (8): 948-952.

14. LI H, LIU L, ZHANG D Y, et al. SARS-CoV-2 and viral sepsis: observations and hypotheses [J]. Lancet, 2020, 395 (10235): 1517-1520.

15. KARAKIKE E, GIAMARELLOS-BOURBOULIS E J, KYPRI-ANOU M, et al. Coronavirus disease 2019 as cause of viral sepsis: a systematic review and meta-analysis [J]. Crit Care Med, 2021, 49 (12): 2042-2057.

第 2 节　特定人群的脓毒症

一些特定人群由于合并脓毒症, 既可能改变了原本的病理生理状态, 也使得脓毒症的诊断和处理变得复杂。本节讨论两种急诊常见情况: 终末期肝病合并脓毒症与终末期肾病合并脓毒症。

一、终末期肝病合并脓毒症

(一) 概述

终末期肝病 (end stage of liver disease, ESLD) 指各种慢性肝脏损害所致的肝病晚期阶段, 主要特征为肝脏功能不能满足人体的生理需求, 主要表现为肝功能严重受损和失代偿, 包括慢加急性肝衰竭 (acute-on-chronic liver failure, ACLF)、肝硬化急性失代偿 (acute decompensation of liver cirrhosis, ADC)、慢性肝衰竭 (chronic liver failure, CLF) 等。

住重症监护室的 ESLD 患者, 超过一半死在院内, 这些患者在急诊或住院期间, 感染概率增加了 4~5 倍, 是 ESLD 最常见的并发症之一。ESLD 患者罹患感染与脓毒症风险升高的原因有多种: ①肝脏结构的纤维化改变导致其对细菌滤过能力的减弱; ②肠道通透性升高导致机体慢性暴露于移位的细菌以及继发免疫系统激活; ③肝脏合成补体和急性期蛋白减少; ④循环免疫细胞的吞噬能力受损。

ESLD 合并感染的类型包括腹腔感染、呼吸道感染、胆道感染、泌尿道感染、血流感染、胃肠道感染及皮肤软组织感染等, 局部感染均可发展为血流感染。ESLD 合并感染以自发性细菌性腹膜炎 (spontaneous bacteria peritonitis, SBP) 最多见, 肺部感染次之; 常见病原体为大肠埃希菌、肺炎克雷伯菌、肠球菌、葡萄球菌、厌氧菌及念珠菌等。然而, 多重耐药菌越来越多地被发现, 如产超广谱 β-内酰胺酶的肠杆菌科、铜绿假单胞菌、MRSA 等, 其危险因素包括医院获得性感染、预防性或近期使用抗生素治疗 (特别是氟喹诺酮类或 β-内酰胺类), 以及近期的多重耐药感染病史。

(二) 诊断与评估

ESLD 患者并发脓毒症 (以 SBP 最多见), 一般临床表现为发热、腹痛、出现腹水或原有的腹水近期大量增加, 严重者出现脓毒症休克。不过, ESLD 患者并发脓毒症的诊断是一个挑战, 因为非脓毒症的 ESLD 患者本就可能存在 "脓毒症" 的特征。例如, 30% 的非脓毒症失代偿期肝硬化患者会表现为全身炎症反应综合征 (SIRS), 很多 ESLD 患者也会由于动脉血管扩张而表现为心动过速和低血压, 但这些表现皆非脓毒症来解释; ESLD 患者乳酸盐的清除能力是下降的, 这类人群中没有统一的特异的乳酸盐阈值, 仅一次升高的乳酸结果评估患者是否存在脓毒症休克的作用十分有限, 然而, 动态监测结果的趋势远比单一一次结果更为重要。

识别高危因素如免疫功能障碍、肠道细菌异位及医源性因素等有助于病情的综合评估。

腹水细菌培养阳性对 ESLD 合并 SBP 具有确诊意义, 但普通腹水培养阳性率低, 最好在抗菌药物应用前进行, 使用血培养瓶增菌, 同时送需氧及厌氧培养, 接种腹水至少 10ml。腹水量 >10ml, 离心后可提高培养率。腹水培养阴性的中性粒细胞性腹水是 SBP 的一种变异形式。

评估 ESLD 患者的容量状态和液体反应性也有相应的困难。大量腹水会导致腹腔内高压, 此时被动抬腿试验的结果并不可信。测量下腔静脉评估血管内容量的意义也存在争议, 但是, 目前尚缺乏在此类人群中进行验证的结果。

由于门静脉高压导致食管静脉曲张的患者通常会服用非选择性 β 受体阻滞剂如普萘洛尔, 这些药品会掩盖心动过速, 而后者则可能是由感染引起的 SIRS。此外,这些药品也可能会减弱患者对脓毒症休克所引起的血管扩张的代偿能力。

急性肾损伤(AKI)是肝硬化并发脓毒症患者中最常见的器官功能障碍,而且损伤的程度与预后相关。对于那些合并 AKI 且需要持续肾脏替代治疗的肝硬化脓毒症患者,30 天的死亡率是不合并 AKI 患者的 10 倍。

(三) 急诊管理

由于对治疗的反应能力受损、低血浆胶体渗透压导致的血管外液体的转移,以及继发的呼吸与心血管系统适应能力的降低等诸多因素使得 ESLD 合并脓毒症患者的急诊管理变得复杂。

肝硬化患者的肠系膜血管中流体静压升高、低白蛋白血症导致低血浆胶体渗透压是腹水产生的基础,积极的晶体液复苏会加重这两个因素,同时会导致腹腔内高压甚至腹腔间室综合征,进而导致静脉回流受损和膈肌偏移。对这种紧张性腹水,宜行治疗性穿刺。

有效循环容量不足的患者首先应给予低于基础标准的 10~20ml/kg 的晶体溶液。平衡晶体液可能更有益处,尤其是对于那些伴有相对性高氯血症(高钠血症伴有正常血氯)或是已经表现出高氯性酸中毒的肝硬化患者。

白蛋白已被证实在两种特别的情况下存在益处:①存在紧张性腹水患者大量抽腹水(如大于 5L);②自发性腹膜炎所致脓毒症的患者。虽然没有死亡率获益的证据,但相关研究显示,给予白蛋白后 AKI 的发生率是降低的。

人工胶体液如羟乙基淀粉已经被证实增加 AKI 风险和增加需要肾脏替代治疗的发生率,不推荐使用。

去甲肾上腺素在 ESLD 并脓毒症休克患者中是一线血管收缩药物。由于肝脏合成凝血因子障碍所致的凝血异常,用于输注这些药物的中心静脉导管(central venous catheter, CVC)一般选择在可压迫的部位。

严重脓毒症的 ESLD 患者常合并肾上腺功能不全。在那些补液和使用血管加压药物仍难以纠正的非 ESLD 脓毒症休克患者中,推荐短时使用糖皮质激素,但在 ESLD 患者中,研究结果不一,多数认为类似的应用是合理的。

由于 ESLD 脓毒症患者中多重耐药菌导致的

感染逐渐上升,初始使用抗菌药物治疗应广谱覆盖,直到根据培养结果改用窄谱药物。

> **精　粹**
>
> 1. ESLD 患者罹患感染与脓毒症的风险升高;自发性细菌性腹膜炎及肺部感染最常见。
>
> 2. ESLD 患者并发脓毒症的诊断有一定困难,因为非脓毒症的 ESLD 患者本就可能存在"脓毒症"的特征(如心动过速和低血压)。
>
> 3. 评估 ESLD 患者的容量状态和液体反应性也有相应的困难。
>
> 4. 有效循环容量不足的患者给予 10~20ml/kg 的平衡晶体液可能有益,白蛋白在特定的情况下应用也是有益的。
>
> 5. 肝硬化脓毒症患者的紧张性腹水宜行治疗性穿刺,同时腹水培养尤为重要。

二、终末期肾病合并脓毒症

(一) 概述

在美国,大约 14% 的成人可能存在慢性肾脏病(chronic kidney disease, CKD)并有超过 660 000 的患者属终末期肾病(end-stage renal disease, ESRD)。据国内最新统计数据,截至 2019 年 ESRD 患者超过 300 万人,每年新增 10 万~15 万患者,且呈快速增长态势。CKD 患者男性较多,近一半 CKD 患者年龄在 60 岁或以上。CKD 的常见病因为糖尿病肾病(27.0%)、高血压肾病(20.8%)、梗阻性肾病(15.6%)和肾小球肾炎(15.1%)。CKD 占住院患者的 4.8%。

患有 CKD 尤其是 ESRD 者,罹患感染和脓毒症的风险升高且有更高的死亡率。感染在透析患者中是导致死亡的第二大原因,甚至在处于 ESRD 还没有透析的患者中也是如此。国内一项回顾性调查显示,ESRD 患者的死亡平均年龄为 63.48 岁,17.4% 患者直接死因为感染,17.4% 为感染促进死亡,而在 ≥65 岁老年患者组,感染作为直接死因和促进因素者分别占 18.63% 和 21.57%,与感染有关死亡者年龄显著高于非感染相关死亡者。

CKD、ESRD 患者易患感染和脓毒症是多原因的。其一，CKD 和 ESRD 患者通常年龄较大且老年人所占比例也越来越大，高龄已被证实在 ESRD 患者中是脓毒症发生率与死亡率更高的独立危险因素。其二，ESRD 患者多有其他合并症如糖尿病和心血管疾病，糖尿病和心血管疾病皆与更高的感染和脓毒症发生率相关。有研究报道，年龄≥65 岁的人群中，近一半的人至少患有 CKD、心血管疾病和糖尿病三种疾病中的一种，近 1/5 的人可能患有两种或以上。其三，营养不良状态可能是 ESRD 的后果之一，因这些患者经常存在厌食、恶心、呕吐，而低白蛋白血症在血液透析患者中是独立的脓毒症危险因子。其四，感染的高风险与血管内置管尤其是临时透析导管密切相关，其中血管内置管的种类是感染的重要决定因素，风险最高的是那些应用非隧道式 CVC 的患者。

（二）诊断与评估

ESRD 患者在急诊很常见，其合并的感染最常见的是肺部感染（77.59%），其次为血行感染（10.34%）与导管相关性感染（5.17%）。半数以上感染者病原检出阳性，以革兰氏阴性杆菌居多（38.24%），近半数可能同时合并真菌感染。

合并脓毒症的 ESRD 患者常见的表现是在原有疾病的乏力、恶心和呕吐等基础上出现发热、呼吸困难等新症状，提示感染或脓毒症的标志物如白细胞计数、降钙素原（PCT）多有升高。虽然 ESRD 合并脓毒症患者中非典型表现者居多，SIRS 标准也可能不够敏感，但保持对脓毒症认知的警惕性非常重要。

（三）急诊管理

有脓毒症和脓毒症休克的 ESRD 患者，病情危重，病死率高，应予以特别的重视，尤其还要注意透析穿刺部位的检查。

ESRD 合并脓毒症患者的急诊管理需考虑诸多临床情况：①避免在有透析通道的肢体进行外周静脉置管和应用血压袖带；②右颈内静脉是放置 CVC 的首选部位，其次是左颈内静脉（尽管存在颈静脉置管比锁骨下静脉置管更容易发生血流感染的事实，但这个推荐的明确目的是减少发生锁骨下静脉狭窄的可能性）；③给予充分的晶体液复苏；④在快速序贯插管期间避免应用琥珀酰胆碱；⑤如有可能，获得尿液进行分析和培养，如果怀疑导管相关性感染，应移除 CVC 并行导管尖端培养；⑥早期经验性抗感染治疗应覆盖 MRSA 和革兰氏阴性菌的抗生素，随后根据药敏试验进一步指导抗生素的选择；⑦避免使用肾毒性药物，根据肾功能调整药物剂量。

指导透析患者容量复苏的相关指南很少。由于临床上更多的是担心容量负荷超载而不愿意积极地进行液体复苏，不幸的是，这可能导致大部分 ESRD 脓毒症患者早期没有获得相应充分的液体复苏，随之而来的是死亡率升高。目前的指南推荐，如果怀疑透析患者血管内容量不足，给予 30ml/kg 晶体液的起始复苏是合理的；治疗期间，若有证据提示液体过负荷，可重新考虑血液滤过，若是出现了肺水肿，除常规应用血管扩张剂等治疗外，必要时可气管插管机械通气。

评估 ESRD 脓毒症患者容量状态的方法包括将患者的干体重与实际体重进行比较，体检发现肺湿啰音、高血压、颈静脉怒张和外周水肿等容量负荷过重的线索，以及床旁超声探查下腔静脉有助于获得更多可信赖的关于血管内容量的信息并指导液体复苏。

精　粹

1. CKD 男性较多，近一半患者年龄≥60 岁。CKD 尤其是 ESRD 患者罹患感染和脓毒症的风险升高且有更高的死亡率。

2. ESRD 合并脓毒症患者中非典型表现者居多，SIRS 标准也可能不够敏感，保持对脓毒症认知的警惕性非常重要。

3. ESRD 合并脓毒症患者的急诊管理需考虑基础疾病与感染等多方面临床情况，早期经验性抗菌药物治疗和适当的液体复苏可能是这类人群中影响生存率的重要手段，注意透析穿刺部位的选择与检查也至关重要。

（张新超）

参考文献

1. BORLOZ M P,HAMDEN K E. Sepsis in special populations[J]. Emerg Med Clin N Am,2017,35(1):139-158.

2. 中华医学会感染病学分会.终末期肝病合并感染诊治专家共识[J].中华临床感染病杂志,2018,11(4):241-253.

3. 汤颖,钟一红,龚邵敏,等.终末期肾病血液透析患者感染死亡事件调查[J].中华肾脏病杂志,2011,27(6):406-410.

4. WANG F,YANG C,LONG J,et al. Executive summary for the 2015 annual data report of the China Kidney Disease Network(CK-NET)[J]. Kidney Int,2019,95(3):501-505.

第 10 章　多器官功能障碍综合征

一、概述

（一）定义

多器官功能障碍综合征（multiple organ dysfunction syndrome，MODS）是指机体遭受一种或多种严重应激因素 24 小时后，同时或序贯发生两个或两个以上重要器官系统急性功能障碍的临床综合征。MODS 是 20 世纪 90 年代对多器官功能衰竭（multiple organ failure，MOF）命名的修正。老年人群在疾病过程中容易出现多器官功能障碍或衰竭，因其增龄性器官功能衰退及多个系统的慢性疾病导致患病率和死亡率均较高。

MODS 的定义几经修正，1973 年 Tilney 率先报道了"序贯性系统器官衰竭"，1976 年 Border 称为"进行性序贯性多脏器衰竭"，1977 年 Eiseman 命名为 MOF。后因 MOF 的定义不能全面反映多器官功能在疾病过程中的变化及发展过程，1991 年美国胸科医师协会（American College of Chest Physicians，ACCP）和美国危重病医学学会（Society of Critical Care Medicine，SCCM）联合在芝加哥召开讨论会，提出将 MOF 改名为 MODS。1995 年中国危重病急救医学大会上，中国中西医结合学会急救医学专业委员会、中华医学会急诊医学分会也决定将该综合征命名为 MODS，并于 2015 年进行修订。20 世纪 80 年代王士雯等提出老年多器官功能衰竭（multiple organ failure in the elderly，MOFE）的定义，2003 年《中国危重病急救医学》杂志将 MOFE 修订为老年多器官功能障碍综合征（multiple organ dysfunction syndrome in the elderly，MODSE），并制定了适用于老年人的诊断标准。MODSE 是指老年人在器官老化和/或患有多种慢性疾病的基础上，由某种诱因激发，在短时间内序贯或同时发生两个或两个以上器官或系统障碍与衰竭的临床综合征。

（二）流行病学

MODSE 是常见急危重症，其发病率和病死率都很高，危及老年人健康，增龄是与 MODSE 发病率和病死率风险增高相关的重要因素。张淑文等对 1 087 例 MODS 患者的流行病学调查显示，60 岁以上患者占比达 66.1%；总住院病死率为 60.4%，随着年龄增长，病死率逐渐上升。中国人民解放军解放军总医院和沈阳军区总医院（现为北部战区总医院）对 1995 年 1 月至 2000 年 12 月 1 605 例老年多器官功能衰竭病例的统计显示，病死率高达 67.0%。Martin 等调查美国国立医院出院患者数据库中 1979—2002 年间的 10 422 301 例成人脓毒症病例，65 岁以上老年人占 64.9%，病死率随着年龄的增加而增加。谭清武发现，年龄在 80 岁以上、长期卧床、基础疾病较多、反复肺部感染的患者中，MODSE 的发生率较高。

二、临床特点及发病机制

（一）临床特点

MODSE 的终末阶段是多器官功能衰竭，是老年住院患者死亡的重要原因。MODSE 与年轻人急性 MODS 在临床特征、发病机制等方面有差异。

MODSE 包含在 MODS 范畴之内，是 MODS 的一个特殊类型。MODSE 与 MODS 有诸多相似之处，但在研究对象、发病基础、致病原因等方面又有些许不同，MODSE 是一个独立的临床综合征：①以老年人为研究对象；②多在器官老化、机体免疫力低下和多种慢性疾病基础上发病（而青年 MODS 多无明确慢性疾病史，发病前各器官功能多正常）；③发病诱因多为较轻微病情如普通感冒、肺部感染（青年 MODS 发病诱因多为创伤、感染、手术等）；④最常见的原因是肺部感染，肺脏是主要启动器官，也因此，王士雯等提出了"肺启动学说"（而年轻人 MODS 启动原因则主要是肠启动);⑤临床表现多样,病情隐匿,病程迁延、易反复(MODS病情多急骤、较短)。

(二) 发病机制

目前,国内外认同的MODSE发生机制包括肺启动学说、微循环障碍和微血栓形成、代谢障碍、低灌注综合征、器官组织缺血-再灌注损伤、防御机制不全及血源性毒素损伤、蛋白质-热量营养缺乏等学说。

1. MODSE的肺启动学说　MODSE常由肺功能不全引发,其多器官功能障碍的发生顺序中肺脏居于首位,肺部感染是最主要诱发因素(占82.8%),即使老年腹部外科MODS患者,也显示呼吸功能不全发生最早且最多。在内毒素和低灌注诱发的老年大鼠多器官功能衰竭实验动物模型中,呼吸衰竭发生最早、频率最高,造模1小时后肺脏即出现显著病理生理变化。王士雯等发现在MODSE过程中,肺脏作为首先衰竭器官的概率(45.3%)远高于其他器官。

肺启动机制分为直接和间接两种。直接启动机制是指由肺直接损伤引起,如肺部感染、误吸、挫伤等,其中感染是最常见的原因和方式,由肺部感染所引起的肺启动占MODSE的73.1%,其机制与增龄后肺结构和功能老化有关。随着增龄,老年呼吸系统多出现退行性变,特别是呼吸储备能力降低,使其对呼吸负荷的承受力下降;老年肺组织退行性变,气道纤毛上皮减少,运动减弱而致分泌物不易排出,呼吸道局部分泌性IgG、IgA和T淋巴细胞数量减少,使局部免疫功能减退,感染不易局限和控制;在会厌咳嗽反射或机体抵抗力减弱时易发生隐性误吸,引发下呼吸道感染;研究发现增龄可导致巨噬细胞在受到炎性刺激时凋亡增加,使其吞噬病原体和凋亡、坏死细胞能力降低,这不仅使感染不易局限,且容易形成和加重肺组织局部损伤,并启动SIRS。肺间接启动机制由肺外感染、严重创伤、大手术、休克、急性胰腺炎等因素引起,是导致MODSE的次要方式,其机制与肺脏自身结构和功能变化,以及炎症因子介导的组织损伤有关。

2. 微循环障碍和微血栓形成学说　组织器官受缺血、缺氧或感染等侵害时,引起细胞及毛细血管内皮损伤,血管内皮肿胀,进而阻断毛细血管的血流;同时,大量组织因子释放,激活了凝血和

补体系统,血管活性物质增多,使组织器官微循环障碍,出现血细胞黏附聚集,微循环栓塞和DIC等,致使组织缺血、缺氧加重,最终导致MODSE。

3. 代谢障碍学说　MODSE是一种亚细胞生化代谢障碍为主的进行性代谢衰竭。能量缺乏抑制了跨线粒体膜钠、钙泵的转运,使底物进入线粒体生成ATP的能力丧失,导致细胞死亡,也使依赖环腺苷酸(cAMP)作为第二信使的许多激素不能发挥代谢调节作用。

4. 低灌注综合征学说　指组织短时间急性缺血、缺氧后,尚未重新建立循环灌流时而发生的损伤。发生MODSE时组织损伤与氧自由基的大量产生有关,导致膜代谢障碍,引起微血管通透性增加,造成循环血量不足,心输出量减少,各器官灌注量下降。

5. 器官组织缺血-再灌注损伤学说　组织缺血后再灌注时其缺血区并未得到充分的灌注,再灌注损伤实际上是缺血的延续和叠加。缺血-再灌注时产生大量的脂质过氧化物,破坏生物膜和核酸结构,使组织细胞变性坏死,导致器官功能衰竭。细胞膜通透性增高,细胞外Ca^{2+}大量内流,与钙调蛋白形成复合物,激活磷脂酶,大量耗竭ATP,严重影响组织器官功能。

6. 防御机制不全及血源性毒素损伤学说　老年人机体防御机制降低,单核巨噬细胞系统功能下降。感染和休克时产生的毒素使补体系统激活,一些神经体液因子增多,组胺释放,平滑肌收缩,血管通透性增高,细胞膜破坏,引起细胞死亡及脏器的损伤和衰竭。

7. 蛋白质-热量营养缺乏学说　老年人营养缺乏出现血浆白蛋白合成障碍。感染、创伤、休克时,糖皮质激素、儿茶酚胺等分泌增多,机体分解代谢加强,自身蛋白质大量分解,机体处于负氮平衡状态。热量供给不足加重蛋白质营养不良、肠黏膜屏障功能障碍,引起细胞和内毒素移位,促进MODSE的发生。

三、诊断与评估

(一) 诊断标准

目前,国内外对于MODSE尚未有统一的诊断标准。国内常用1995年在庐山制定的MODS标准(2015年重修)。然而,老年患者器官功能衰竭有

其特殊性,一般成人的标准不能完全反映老年人的实际情况。因此,2003 年提出了适用于年龄≥65 岁的 MODSE 的诊断标准(试行草案),该方案从心、肾、肝、肺、胃肠、中枢神经、凝血功能及外周循环入手,通过 3~6 个指标判断患者目前的病情,若每项异常值超过 2 条即可作出诊断,并将 MODSE 患者器官功能的诊断及评价标准分为多器官功能衰竭前期和多器官功能衰竭期(表 10-0-1)。

表 10-0-1　MODSE 诊断与评价标准

项目	多器官功能衰竭前期	多器官功能衰竭期
心	新发心律失常,心肌酶正常;劳力性气促,尚无明确心力衰竭体征;肺毛细血管楔压(PCWP)13~19mmHg	心脏每搏输出量减少(射血分数≤40%);PCWP≥20mmHg;有明确的心力衰竭症状和体征
肺	动脉血气 pH 7.3~7.35,或 7.45~7.5;PCO_2 45~49mmHg;SpO_2<90%;200mmHg<氧合指数≤300mmHg;无需机械通气	动脉血气 pH<7.3;PCO_2≥50mmHg;SpO_2<80%;氧合指数≤200mmHg;需机械通气
肾	尿量 21~40ml/h,利尿剂冲击后尿量可增加;肌酐 177~265.2μmol/L,尿钠 20~40mmol/L(或上述指标在原有基础上恶化超过 20%);无需透析治疗	尿量<20ml/h,利尿剂效果差;肌酐>265.2μmol/L,尿钠>40mmol/L(或上述指标在原有基础上恶化超过 20%);需透析治疗
外周循环	尿量 20~40ml/h;平均动脉压 50~60mmHg 或血压下降≥20%,但对血管活性药物治疗反应好;除外血容量不足	尿量<20ml/h;肢体冷,有发绀;平均动脉压<50mmHg,血压需要多种血管活性药物维持,对药物治疗反应差;除外血容量不足
肝	总胆红素 35~102μmol/L;谷丙转氨酶升高≤正常值 2 倍;酶-胆分离	总胆红素≥103μmol/L 或谷丙转氨酶升高超出正常值 2 倍以上;肝性脑病
胃肠	明显腹胀、肠鸣音明显减弱;胆囊炎(非结石性)	高度腹部胀气,肠鸣音近于消失;应激性溃疡出血或穿孔,或坏死性肠炎,自发性胆囊穿孔
中枢神经	明显反应迟钝;有定向障碍;格拉斯哥昏迷量表评分 9~12 分	严重的弥散性神经系统损伤表现;对语言呼叫无反应,对痛刺激无反应;格拉斯哥昏迷量表评分≤8 分
凝血功能	血小板(51~99)×10^9/L;纤维蛋白原≥2~4g/L;凝血酶原时间及凝血酶时间延长少于 3 秒;D-二聚体升高<2 倍;无明显出血征象	血小板≤50×10^9/L,并进行性下降;纤维蛋白原<2g/L;凝血酶原时间及凝血酶时间延长 3 秒;D-二聚体升高≥2 倍;全身出血明显

注:①在诱因刺激下数日内出现 2 个或 2 个以上器官功能不全或衰竭,诊断为"多器官功能不全(衰竭前期/衰竭期)";②如果 2 个或 2 个以上器官功能达到"器官功能衰竭前期"标准,其他器官功能正常,诊断为"多器官功能不全(衰竭前期)";③如果 2 个或 2 个以上器官功能达到"器官功能衰竭期"标准,其他器官功能正常或处于"器官功能衰竭前期",诊断为"多器官功能不全(衰竭期)";④上述诊断标准每项中异常值超过 2 条方可诊断。

MODSE 临床表现错综复杂,诊断困难,对不属于 MODSE 的情况应予鉴别。

1. MODSE 发生与机体遭受损伤间必须有一定时间间隔(>24 小时);创伤直接导致 2 个或 2 个以上器官功能不全或衰竭不属于 MODSE。

2. 长期慢性疾病逐渐发展所致的多器官功能不全,如肝肾综合征、肝性脑病、肺源性心脏病、肺性脑病、肿瘤晚期广泛转移、心力衰竭等,均不属于 MODSE。

3. 某些局部因素导致的急性脏器功能损伤,如呼吸道阻塞或急性肺水肿导致的低氧血症、临终前中枢性呼吸抑制或心律失常、一些疾病终末期出现的急性多器官功能不全或衰竭,均不属于 MODSE。

(二) MODSE 分型与分期
临床上,MODSE 分为三型。

1. Ⅰ型(单相或速发型)　在感染(肺部为主)或心、脑、肾等器官慢性疾病急性发作等诱因作用下首先发生单一器官衰竭(主要为呼吸衰竭或心力衰竭),继之在短期内发生两个或两个以上器官衰竭,占 49.4%。

2. Ⅱ型(双相或迟发型)　在Ⅰ型基础上,病情可在短期内好转,经短暂相对稳定期后,又发生两个或两个以上器官衰竭,占 32.4%。

3. Ⅲ型(多相或反复型)　多数在双相型基础上反复发生 MODSE。Ⅲ型 MODSE 是特有的临床类型,此型患者一般未累及肾脏和血液系统,因而可反复发生 MODSE,占 18.2%。

MODSE 根据病程分为三期,见表 10-0-2。

表 10-0-2　MODSE 的病程分期

项目	Ⅰ期（MODSE 前期）	Ⅱ期（MODSE 代偿期）	Ⅲ期（MODSE 失代偿期）
心	有器质性心脏病，已引起心脏结构和功能改变，但无心力衰竭表现	有间歇性左心衰竭或右心衰竭表现；治疗反应好	心输出量减少，血压需要药物维持；或有明显心力衰竭症状；对药物治疗反应差
肺	慢性阻塞性肺疾病；急性肺部广泛炎症；$PaCO_2 > 50mmHg$，$PaO_2 < 60mmHg$	慢性阻塞性肺疾病；$PaCO_2 \geq 70mmHg$，$PaO_2 < 50mmHg$，$pH < 7.30$	$PaO_2 < 45mmHg$ 并逐渐降低，$PaCO_2 > 80mmHg$ 并逐渐增高，$pH < 7.0 \sim 7.2$
肾	有器质性肾脏病；尿素氮 < 7.14mmol/L，肌酐 < 176.8μmol/L	尿素氮波动性升高 > 14.3mmol/L，肌酐 > 265.2μmol/L，经治疗可好转	不论尿量多少，尿素氮持续 > 17.9mmol/L，肌酐 > 265.2μmol/L
肝	有慢性肝脏疾病，天冬氨酸转氨酶（AST）、丙氨酸转氨酶（ALT）轻度异常	AST、ALT 间歇地大于正常值 2 倍，胆红素 > 51.3μmol/L	AST、ALT 持续大于正常值 2 倍，胆红素 > 265.2μmol/L，凝血酶原时间 > 20 秒，伴神经意识改变
胃肠	消化道慢性病及出血史；腹胀、呃逆、呕吐、反流等急性胃扩张表现，胃液 $pH \leq 3$	胃管内抽出咖啡样物质或少量呕血、便血，胃液 $pH \leq 2$	难以维持口服食物消化吸收；胃肠糜烂溃疡引起大出血或穿孔
中枢神经	有脑血管病史，偶有精神错乱	反应降低，嗜睡或伴有短暂意识障碍	严重意识障碍或持续嗜睡、昏迷
血液	血小板、白细胞计数基本正常，或有类白血病反应	外周血出现晚幼红细胞，外周血白细胞核左移，有出血倾向	弥散性血管内凝血，血小板 < 5×10^9/L，凝血酶原时间 > 20 秒，纤维蛋白原 < 1.5g/L，纤维蛋白降解产物 > 200g/L
胰腺	淀粉酶轻度升高，有胰腺炎临床症状	淀粉酶升高 2 倍以上	有急性坏死或水肿型胰腺炎的系列临床及实验室表现

（三）MODSE 的评估

就急诊老年患者而言，预测其 MODSE 发生、发展，评估 MODSE 病情严重程度，并实施早期干预，可以降低 MODSE 发病率和病死率。国内外许多学者致力于寻找能特异性预测 MODSE 发生或发展的指标，虽结果并不令人满意，但也有了可参考的评分系统，可对已经发生 MODSE 或尚未发生 MODSE 但病情危重的患者进行病情严重程度的评估和预测预后。

1. APACHE 系统　采用危重病评分系统对 MODSE 患者的病情进行评估和预测，如急性生理学和慢性健康状况评价（APACHE）系统。有研究者采用 APACHE 系统对 75 岁以上的重症患者进行预后评价，通过和实际病死率比较发现，APACHE Ⅱ/Ⅲ系统能较好地判断老年内科重症患者疾病严重程度和预测预后，有助于及时甄别 MODSE 高危患者，其中 APACHE Ⅱ 系统相对敏感度较高，计算简便，而 APACHE Ⅲ 系统特异度较高，但计算复杂，且对 MODSE 病死率有低估倾向。

2. MODS 评分系统　虽然专门针对 MODSE 评价和预测的研究文献很少，但诸多有关 MODS 评分系统评估病情严重程度和预后的研究文献中，其研究对象都涉及部分老年人，因此是可供参考的，如序贯器官功能衰竭评分（sequential organ failure assessment，SOFA）、加拿大学者 Marshall 提出的 MODS 评分标准、1995 年全国危重急救医学学术会议通过的"MODS 病情分期诊断及严重程度评分标准"、王彦等提出的 MODS/MSOF 病情严重度评分系统、张世范等提出的"高原急性呼吸窘迫综合征/多器官功能障碍综合征（H-ARDS/MODS）评分诊断标准"、张淑文等提出的"MODS 诊断标准草案"等。基于 Marshall 的 MODS 标准（1995 年）与 APACHE 系统目前应用较为广泛，各有优缺点，有学者推荐将两种评分系统联合应用。

上述评估系统需要参数较多，而且需要实验室检查结果，适合住院患者。

3. 英国国家早期预警评分（NEWS） NEWS 是一个标准化的判断疾病严重程度、早期识别危重症患者、持续监测病情变化的工具。NEWS 评分简单、便捷，非常适合急诊 MODSE 患者的评估。

四、急诊管理

（一）原发病治疗

由于老年人的原发基础疾病多，病情进展快，积极治疗原发疾病是急诊管理 MODSE 的重点，如及时早期清除或引流感染灶、有效的抗感染治疗、解除泌尿系统梗阻、治疗失血性休克、液体复苏等措施，病情加重时及时给予心肺复苏、机械通气等对症支持治疗，积极控制原发病的进展。

（二）抗感染治疗

在 MODSE 的发病中，感染是较为重要原因之一，也是加重病情的重要因素，只有感染被有效控制后，器官功能才能获得逆转，患者病情才能缓解或好转。肺部感染在 MODSE 中较为常见，但是由于老年人年龄较大和并存基础疾病较多，机体免疫力低下，肺部感染的特征性表现如咳嗽、咳痰、发热、寒战、呼吸困难等不明显，易被忽视或漏诊。当临床医师怀疑老年人存在感染因素时，及时进行痰和其他分泌（排泄）物的病原学检查；明确感染的 MODSE 患者应采用降阶梯治疗方案，开始应用广谱抗生素，达到迅速控制感染的目的，一旦获得细菌学诊断或药敏结果后，即改用敏感的相对窄谱抗生素，采取目标明确的针对性治疗，同时注意肝、肾功能情况，酌情调整剂量。

此外，如患者有肺部感染，应保持气道通畅，加强翻身叩背、促进排痰等措施。对需要导尿或保留尿管患者，一定要严格无菌操作，防止发生泌尿系统感染。禁止滥用糖皮质激素类药物，更不能以此作为降低高温的措施。

（三）液体复苏治疗

对于合并脓毒症休克的 MODSE，应早期给予液体复苏。对脓毒症所致的低灌注，推荐在拟诊为脓毒症休克起 3 小时内输注至少 30ml/kg 的晶体溶液进行初始复苏，完成初始复苏后，评估血流动力学状态以指导下一步的液体应用。在患者血流动力学指标持续改善的前提下进行补液应谨慎，避免老年患者容量负荷过大导致心力衰竭。对于血乳酸水平升高的患者，建议用乳酸水平来指导复苏，将乳酸尽快恢复至正常水平。初始液体复苏及随后的容量替代治疗中，推荐使用晶体液，当需要大量的晶体溶液时，可以加用白蛋白。

（四）连续性血液净化

连续性血液净化（continuous blood purification, CBP）在 MODSE 的治疗中起着不可替代的作用，降低了 MODSE 的病死率。CBP 可有效清除内/外源性毒素、毒物、炎症介质等，从而减轻全身炎症反应，充分实现并维持内环境稳定，对血流动力学影响小，改善代谢途径，保护脏器功能。CBP 可以迅速纠正酸碱失衡，从而恢复血管对血管活性药物的反应。采用 CBP 治疗 MODS 时能改善患者血流动力学的稳定性，CBP 增加全身的氧供，可能与血管外肺间质水肿大量清除有关。对 MODSE 患者在条件允许时应尽早使用 CBP 治疗，阻止脏器的进一步损害加重。

（五）营养支持

营养支持的目的是供给细胞代谢所需要的能量营养底物，维持组织器官结构与功能，通过营养素的药理作用调理代谢紊乱，调节免疫功能，增强机体抗病能力，从而影响疾病的发展与转归。MODSE 患者应早期给予营养支持，血流动力学状态达到稳定后即刻启动肠内营养（enteral nutrition, EN），早期 EN 能够促进肠蠕动、维护肠屏障及营养，但是在休克没有得到控制的情况下，血流动力学、组织灌注未达到目标时，建议推迟 EN 时间。营养支持可以通过口服、肠内或肠胃外途径，通常根据患者的病情选择，对于能自主进食的患者首选经口自主进食，不能自主进食则提倡 EN 和肠外营养。当患者营养支持不能达到标准时，适当添加肠外营养，在营养量及营养制剂类型的选择上，应据患者具体情况制订个体化方案。

五、预后

在疾病进展过程中，目前没有特别的治疗可以完全有效地减少 MODSE 的发生，因此，在发生 MODSE 的患者中可观察到高并发症发生率和病死率。据文献报道，若患者发生 3 个器官功能衰竭，病死率为 50%，若患者≥4 个器官功能发生衰竭，病死率高达 100%；MODSE 患者重要的死亡风险因素是年龄和功能不全器官数。有研究显示，住院时间超过 14 天的老年患者病死率达 57.14%。

精　粹

1. MODSE 是常见的增龄相关的急危重症,80 岁以上、长期卧床、基础疾病较多、反复肺部感染的患者中,MODSE 的发病率高。

2. MODSE 与一般中青年人 MODS 在临床特征、发病机制等方面有差异,是 MODS 的一个特殊类型。

3. MODSE 病情复杂、进展迅速、病死率极高,是老年住院患者死亡的重要原因。感染和慢性病急性发作是 MODSE 常见诱因,如肺部感染、脓毒症、心脑血管急症、消化道出血、手术和创伤等。

4. MODSE 临床表现多样,且与器官受损程度不一致,易延误诊治。受累器官多且不易完全恢复,如果并发消化道出血或肾衰竭时患者病死率会显著升高。

5. MODSE 治疗难度大,需多学科的密切配合,以抗感染和脏器支持为主,可中西医结合。

6. 早期对老年患者 MODS 的危险因素进行全面分析并积极干预,可能预防 MODSE 的发生;尽早开始治疗,以期降低 MODSE 患者的发病率和病死率。

7. MODSE 患者重要的死亡风险因素是年龄和功能不全器官数。

（贺明轶　王长远　刘芳艳）

参考文献

1. 王士雯,王今达,陈可冀,等.老年多器官功能不全综合征(MODSE)诊断标准(试行草案,2003)[J].中国危重病急救医学,2004,16(1):1.

2. 中国中西医结合学会急救医学专业委员会.重修"95 庐山会议"多器官功能障碍综合征病情分期诊断及严重程度评分标准(2015)[J].中华危重病急救医学,2016,28(2):99-101.

3. BLANCO J,MURIEL-BOMBIN A,SAGREDO V,et al. Incidence, organ dysfunction and mortality in severe sepsis:a Spanish multicentre study[J]. Crit Care,2008,12(6):R158.

4. 李春辉.老年多器官功能不全综合征的研究进展[J].实用老年医学,2018,32(10):911-914.

5. 沈剑,王君兰,李凯.肺部感染并发老年多器官功能不全综合征的临床特征及治疗研究[J].临床肺科杂志,2017,22(4):683-686.

6. 赵志锐,王慧娟,张鑫,等.老年多器官功能不全综合征 465 例危险因素分析[J].海南医学,2014,42(22):3293-3296.

7. 王士雯,钱小顺.老年人多器官功能衰竭肺启动的研究进展[J].中华老年医学杂志,2005,24(4):313-316.

8. FULLERTON J N,SINGER M. Organ failure in the ICU:cellular alterations[J]. Semin Respir Crit Care Med,2011,32(5):581-586.

9. UMBERGER R,CALLEN B,BROWN M L. Severe sepsis in older adults[J]. Crit Care Nurs Q,2015,38(3):259-70.

10. MEISEL M,NUDING S,MÜLLER-WERDAN U. Assessment of elderly intensive care patients[J]. Med Klin Intensivmed Notfmed,2012,107(1):29-31.

11. VAZQUEZ-GUILLAMET C,SCOLARI M,ZILBERBERG M D,et al. Using the number needed to treat to assess appropriate antimicrobial therapy as a determinant of outcome in severe sepsis and septic shock[J]. Crit Care Med,2014,42(11):2342-2349.

12. HITES M,DELL'ANNA A M,SCOLLETTA S,et al. The challenges of multiple organ dysfunction syndrome and extra-corporeal circuits for drug delivery in critically ill patients[J]. Adv Drug Deliv Rev,2014,77:12-21.

13. The Process Investigators. A randomized trial of protocol-based care for early septic shock[J]. N Engl J Med,2014,370(18):1683-1693.

14. ANNANE D,SIAMI S,JABER S,et al. Effects of fluid resuscitation with colloids v. s. crystalloids on mortality in critically ill patients presenting with hypovolemic shock:the cristal randomized trial[J]. JAMA,2013,310(1):109-111.

15. 国家老年疾病临床医学研究中心(解放军总医院)《感染诱发的老年多器官功能障碍综合征诊治中国专家共识》撰写组,边素艳,曹丰,等.感染诱发的老年多器官功能障碍综合征诊治中国专家共识[J].中华老年多器官疾病杂志,2018,17(1):3-15.

16. MCCLAVE S A,TAYLOR B E,MARTINDALE R G,et al. Guidelines for the provision and assessment of nutrition support therapy in the adult critically ill patient:Society of Critical Care Medicine(SCCM) and American Society for Parenteral and Enteral Nutrition(ASPEN)[J]. J Parenter Enteral Nutr,2016,40(2):159-211.

17. ÖZ E,SALTURK C,KARAKURT Z,et al. Risk factors for multiorgan failure and mortality in severe sepsis patients who need intensive care unit follow-up[J]. Tuberk Toraks,2015,63(3):147-157.

18. XIAO K,LIU B,GUAN W,et al. Prognostic analysis of elderly patients with multiple organ dysfunction syndrome undergoing invasive mechanical ventilation[J]. J Healthc Eng,2020,2020:6432048.

19. 中国医师协会急诊医师分会,中国研究型医院学会休克与脓毒症专业委员会.中国脓毒症/脓毒性休克急诊治疗指南(2018)[J].感染、炎症、修复,2019,20(1):3-22.

20. 李小鹰.中华老年医学[M].北京:人民卫生出版社,2016.

第 11 章 老年急危重症容量管理

人们一般认为,老化(aging)是老年人的必然。老化与疾病不同,但有时二者难以断然分界,老化虽然不是疾病,但老化者更容易得病,在人口老龄化的当代社会,危重症患者中老年人占比很大。影响老年患者临床特点与病情转归的关键之一在于器官的老化,其主要表现是功能的减退。对于正常个体而言,即使每日水、钠的摄入量有较大波动,机体的有效循环血量和血浆张力也可以维持在一个较窄的正常范围内,健康老年人多能维持基本生命参数在正常范围内,包括多数患轻、中度疾病的老年人也多能保持一定的体液、容量自身调节功能。在器官老化中,脑、心、肺、肾是重点,而与液体调节密切相关的主要是肾、心血管和神经-体液调节。关注老年急危重症患者的心、肾等器官的老化,对于其容量管理的特殊性意义重大。

一、正常老化

随着年龄增长,正常老化涉及人体各个系统和器官、组织,本节简要叙述容量相关的肾与心血管。

(一)肾脏老化

人们通常将肾小球滤过率(glomerular filtration rate,GFR)或估计肾小球滤过率(estimated glomerular filtration rate,eGFR)小于 60ml/(min·1.73m²)作为诊断慢性肾脏病(CKD)的临界值。以此标准,临床上老年人中确诊 CKD 的患病率较高,其部分原因可能在于与 CKD 发病直接关联的某些疾病在老年人中呈多发倾向,如抗中性粒细胞胞质抗体阳性小血管炎、淀粉样变性、糖尿病肾病及肾小管间质性病变等,但不少研究也认为,老年人群中诊断 CKD 增加的主要原因与肾脏随着老化而发生的正常结构和功能改变有关。

随着老化发生,肾脏的主要大体解剖学改变在于皮质体积减少,皮质变薄、减轻,进行性萎缩、瘢痕形成,50 岁后减幅最大,至 80 岁间肾脏量减少 25%～30%,此外,脂肪和纤维化取代了部分残余有功能的实质。老化发生的主要微解剖改变为肾硬化和肾单位肥大,随着年龄增长,肾硬化导致功能性肾单位数量逐渐减少,其余有功能的肾单位则会发生肥大,然而肥大的肾小球是否为正常老化的结果,目前仍未确定。

(二)心血管老化

衰老与心脏、血管结构和功能的显著变化有关,这些变化降低了临床症状和体征的阈值,使老年人更容易出现心血管疾病的发病与死亡,了解与老化相关的心血管变化是有效预防和治疗老年人心血管疾病的必要条件。在老年人中,心脏老化与左室重构、收缩和舒张性心肌功能障碍、对交感神经刺激的敏感性降低相关,老化相关的血管重塑与动脉壁厚度增加、动脉僵硬和内皮血管反应性受损有关。年龄是心血管疾病主要的决定性风险因素。表 11-0-1 显示老年人衰老相关的心血管变化和可能存在的心血管疾病。

表 11-0-1 老年人衰老相关的心血管变化与心血管疾病

器官	衰老相关的心血管变化	心血管疾病
血管	内膜增厚	收缩期高血压
	动脉硬化	冠状动脉阻塞
	脉压增大	周围动脉阻塞
	脉搏波速度增快	颈动脉阻塞
	中央波反射提前	
	内皮介导血管扩张作用减弱	
心房	左房增大	心房颤动
	房性期前收缩	

续表

器官	衰老相关的心血管变化	心血管疾病
窦房结	最大心率减低 心率变异减小	窦房结功能不全 病态窦房结综合征
房室结	传导时间延长	二、三度房室传导阻滞
心瓣膜	硬化 钙化	狭窄 反流
心室	左室壁张力增高 心肌收缩延长 早期舒张充盈延长 最大心输出量减低 右束支传导阻滞 室性期前收缩	左室肥厚 心力衰竭 室性心动过速、心室颤动

二、肾脏老化对液体管理的影响

1. **GFR 随着老化逐渐下降**　一般生理情况下不会出现肾功能不全和内环境紊乱。一项纳入 254 名男性且随访了 23 年的纵向研究发现，平均 GFR 每 10 年下降 7.5ml/（min·1.73m²）（平均 GFR 根据尿肌酐清除率连续估计）。目前，大约一半的 70 岁以上老年人 GFR < 60ml/（min·1.73m²），并因此被诊断为 CKD。

严格说来，GFR 评估老年人肾脏功能和预后可能是不准确的，因为仅由老化所致的 CKD 本身不会进展为肾衰竭，高龄老年人更是如此。虽然 eGFR 较低与肾衰竭风险升高相关，但实际上高龄与肾衰竭风险降低有关，这是因为，在 eGFR 相同时，老年患者相对于年轻患者更可能在进展为终末期肾病（ESRD）之前死亡。当需要准确评估老年人的肾功能时，基于胱抑素 C 的估计可能有用。

2. **急性肾损伤**　医院内发生急性肾损伤（acute kidney injury，AKI）的两个主要病因是肾前性疾病和急性肾小管坏死（acute tubular necrosis，ATN），两者共占 AKI 病例的 65% ~ 75%。肾前性疾病的一个常见病因是真性容量不足，包括因脱水、出血，或者肾脏因素（利尿剂）或胃肠道因素（呕吐、腹泻）液体丢失导致的低血容量，继而肾血流量下降，GFR 降低，但肾小球、肾小管和肾间质的结构均尚完整，此时治疗的侧重点应是增加

肾脏灌注。若真性容量不足持续长时间致使肾严重缺血时，也可发生 ATN。与肾前性疾病有关的任何病变过程都可引起 ATN，但是肾脏损害最常发生于低血压患者，尤其是在手术、脓毒症等情况时。不同患者对肾灌注减少的敏感性有所不同，基线时，血压正常的健康老年男性比年轻男性的肾血流量低 40%，在刺激肾血管扩张时，这一差异增大；应激状态下，老年人最大程度稀释尿液和排出水负荷的能力受损并且损害容量调节；在脱水情况下，70 岁以上者的最低尿流速率是 40 岁以下者的 2 倍，最高尿渗透压也随年龄增长而降低。不难理解老年患者在真性血容量不足或其他病因导致肾灌注减低时，更易发生 AKI。此外，老年人肾脏受损后恢复较慢或不完全。

许多药物及外源性和内源性毒素都可引起 ATN，老年人肾脏更易发生药物或静脉造影剂相关的肾毒性。老年患者应谨慎使用具有潜在肾毒性的药物，如非甾体抗炎药（NSAIDs）及放射性造影剂，对于经肾小球滤过排泄的药物（通常为水溶性药物），应按照药物说明书等根据患者的 GFR 调整剂量。

3. **水肿性疾病**　在一些水肿性疾病中，如心力衰竭伴水肿和肝硬化伴腹水，细胞外液容量均增加，但组织灌注却减少，其原因是大多数心力衰竭者的心输出量减低，而肝硬化病例中外周血管扩张，由此产生的肾灌注减少及其他的病理生理机制，可导致心肾综合征或肝肾综合征。老年肾脏因为结构和功能的老化，储备能力下降，更易发生肾灌注不足，引起 AKI 和/或相关综合征表现。

4. **代谢性酸中毒**　随着年龄增长，GFR 逐渐下降，并伴有尿液酸化减少及酸负荷排出受损的变化，提示老年人更易发生代谢性酸中毒。肾脏酸排泄减少可导致代谢性酸中毒，大体上可分为两种类型：酸排泄减少伴 GFR 下降（即肾衰竭性酸中毒）；远端（Ⅰ型）肾小管性酸中毒（renal tubular acidosis，RTA）和高血钾型（Ⅳ型）RTA，这些患者的主要问题是肾小管功能障碍，而肾小球滤过功能最初正常。

三、心血管老化对液体管理的影响

1. **运动能力和耐力降低**　随着年龄增长和

各器官、系统老化,老年人运动能力和耐力呈现生理性降低,有时难以与病理性的劳力性呼吸困难鉴别。另外,老年人血浆 BNP 或 NT-proBNP 水平增高,NT-proBNP 在不同年龄段诊断心力衰竭的界值差别很大,一般认为这也反映了老化的心脏承受负荷能力的变化。目前还不清楚哪些生物标志物适用于区分正常衰老相关的器官功能受损与心力衰竭。

2. 收缩功能 老年人随着大动脉硬化和后负荷增加,逐渐出现心室心肌细胞肥厚,以及随着年龄增长心肌细胞发生凋亡和坏死,这些皆在一定程度上影响心肌收缩功能,表现在收缩速度下降和收缩时间延长,即使老年人静息超声心动图显示 LVEF 保留,但在运动和其他应激时,LVEF 增加幅度较小。由此,可以部分解释临床上很多老年人因为感染、脱水、出血等在补液"充足"后很容易出现急性左心衰竭的情况。

3. 舒张功能 老年人心脏因存在早期左室充盈受损,心房收缩的代偿性作用大大增加,临床上时常可见老年人在心房颤动时诱发急性心力衰竭。也因为左室充盈受损,老年人耐受血容量不足的能力减弱,在发热、腹泻、呕吐、摄入不足、失血等情况时,更容易进入低血压或休克状态。

4. 循环系统外周阻力升高 多项研究表明,老年人动脉搏动和阻力随年龄增长可增加,这与

动脉系统老化、硬化有关,也可能是对心输出量轻度降低和心率减慢的代偿。

5. 心输出量下降 绝大多数老年人静息状态心输出量可满足生理需求,但对心率加快和机体耗氧量增加的适应、代偿能力减弱,重要的变化是最大心输出量下降,也就是"心功能储备降低"(图 11-0-1)。

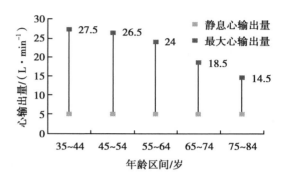

图 11-0-1 年龄对心输出量的影响

6. 静息心率下降 老年人的静息心率是下降的,不同个体的心脏传导系统老化和退变的程度不同,心率变化的程度也不同(表 11-0-2)。心率变异性也随年龄增长而减小,可能是由于副交感神经张力减弱及交感神经反应性降低。因为静息心率下降,以及运动和其他应激引起的最大心率亦下降,可能影响运动和其他应激心输出量的增加。

表 11-0-2 年龄和心率的关系

单位:次/min

心率	30 岁	40 岁	50 岁	60 岁	70 岁	80 岁
内在心率	100	95	90	84	79	74
最大心率	190	162	174	164	155	146
静息心率	76	72	68	66	62	59
最大心率与内在心率之差	90	67	84	80	76	72
内在心率与静息心率之差	24	23	22	18	17	15

7. 直立性血压改变 直立姿势使 500~1 000ml 的血液聚集在下肢和内脏循环,致使静脉回心血量迅速减少,心室充盈减少,导致心输出量降低和血压下降;血压下降和胸腔容积减少引起中枢和周围神经系统的代偿性反射,增强交感神经传出、减弱副交感神经传出(即压力感受性反

射),交感神经传出增加使外周血管阻力、静脉回流和心输出量增加,进而限制了血压的下降。由于这些代偿机制,在正常情况下,直立姿势引起收缩压发生轻度降低(5~10mmHg)、舒张压增加(5~10mmHg)、脉率增加(10~25 次/min)。老年人因为前述心脏结构、功能的老化,对容量变化的调节

能力减弱,容易出现直立性低血压。

四、老年急诊患者容量管理的思考

(一) 既往"体健"的老年人

人体有复杂而精密的容量自我调节体系,对正常老年人,即使心血管、肾脏等逐渐老化、功能减退,多数都能在一定范围或区间内维持自身的体液平衡。但需注意的是,定义和量化正常老化是很困难的,以心血管为例,≥65 岁的老年人有半数甚至 2/3 发生高血压,冠心病、心功能不全等发病率也很高,即使临床"健康"的老年人,经心电图、超声心动图或心肌核素等检查,往往可发现存在无症状的心血管病,特别是冠心病;另外,老年人心血管系统的结构和功能改变,不仅仅与"增龄"有关,也与各种已知和未知的心血管危险因素有关。而 70 岁以上的老年人,有半数之多因 GFR <60ml/(min·1.73m^2) 被诊断为 CKD,临床上有时难以区分它是可预防或可治疗的特定疾病导致的肾脏结构和功能改变,还是因增龄而逐渐老化的肾脏。大量的研究表明,衰老与老年病发生发展的因果联系紧密,是老年病发生发展的重要危险因素,但至今仍然未找到特异的、与疾病无关的、纯粹的"生理性衰老"的生物标志物(biomarker of aging)。

所以,对既往表观"正常""体健"的老年患者,进行容量管理时,不仅要考虑衰老的心、肾等对容量适应和调节的问题,还需考虑可能存在的隐匿的慢性疾病的影响。

(二) "水肿"的老年人

临床上,全身性水肿最常见的原因为心力衰竭、肝硬化、肾病综合征等,由于液体从血管腔进入间质组织,减少了循环血量,进而造成组织灌注减少。消除水肿较常见的治疗之一是使用利尿剂,可能会使组织灌注进一步减少。

对老年水肿患者,我们更需要关注不同的情况下,使用利尿剂对有效血容量和肾脏灌注的影响。为避免消除水肿过程中出现急性肾损伤,我们应该:①注意消除水肿的时机。肺水肿是唯一一种危及生命而需要立即治疗的水肿类型,其他大多数水肿状态,可相对缓慢地去除过多的组织间液体。有水肿不等于容量负荷过重,需甄别病因,评估真实容量负荷。②注意不同的水肿机制下利尿治疗对有效血容量的不同影响。在原发性肾性钠潴留患者中,液体潴留使得有效动脉血容量增加,适当应用利尿剂不会损害肾灌注;如果水肿液潴留为代偿性的,如心力衰竭或肝硬化,使用利尿剂去除水肿液会减少有效血容量,影响组织灌注,有效血容量减少导致静脉回心血量减少,心脏充盈随之降低,进一步影响组织灌注。③注意消除水肿的速度。在心力衰竭、肾病综合征或原发性钠潴留所致的全身性水肿患者中,由于大部分毛细血管床参与其中,水肿液可很快被转移,一般来说,24 小时内去除 2~3L 水肿液而不会出现有临床意义的血浆容量下降。心力衰竭患者容量管理建议保持每天出入量负平衡约 500ml,体重下降 0.5kg,严重肺水肿者可适量增加。肝硬化腹水不伴外周水肿的患者过量腹水仅可通过腹膜毛细血管来转移,可转移的最大腹水量为 300~500ml/d,如果利尿超过此速度,腹水将不能完全补充血浆容量,会导致氮质血症,并可能促发肝肾综合征。④注意,有的水肿性疾病肾灌注是下降的。心力衰竭和肝硬化都可导致肾灌注显著下降,其下降程度和基础疾病的严重程度相平行。心力衰竭时肾灌注减少的机制为心输出量减少,肝硬化时的机制则是内脏静脉淤积及体循环血管舒张,利尿治疗时尤其警惕。⑤注意监测。除了临床症状和体征的观察,还可以通过监测血尿素氮及血清肌酐来简单估计利尿治疗后的组织灌注情况。只要这些参数是稳定的,就可假定利尿治疗没有显著影响肾灌注,因而没有显著影响其他器官的灌注。相比之下,其他原因无法解释的血尿素氮和血清肌酐浓度显著升高则可能意味着,无肺水肿时应避免进一步利尿。一些患者(如消化道出血)出现血尿素氮升高而不伴血清肌酐的改变,可能提示肾灌注不足引起肾前性氮质血症,需要更加频繁地监测出入量和血清肌酐。

(三) 低血容量的老年人

下述钠和水丢失时可导致血容量不足:①经胃肠道丢失(包括呕吐、腹泻、出血和外引流);

②经肾丢失(包括利尿剂作用、渗透性利尿、失盐性肾病和低醛固酮血症);③经皮肤丢失(包括出汗、烧伤和其他皮肤疾病);④第三间隙滞留(包括肠梗阻、挤压伤、骨折和急性胰腺炎)。与年轻人相比,老年人身体总含水量较低,因此一定量的液体丢失将导致细胞外液容量下降幅度更大,更容易出现有效血容量下降。

对轻度低血容量、可以口服补液的患者,口服补液一般可以满足需求。但对不能或者禁止口服补液的患者,或者严重的低血容量患者,往往需要静脉输注液体治疗。

1. **容量评估**　虽然低血容量的老年患者临床症状和体征可能不典型,但临床评估始终是第一位的,如液体丢失量(呕吐量、腹泻量、出血量、每日摄食水减少量等)、生命体征(血压、心率、神志、血氧饱和度)、颈静脉充盈情况、末梢循环状况、皮肤弹性、尿量等。上述临床评估无法准确判定,简单易行的方法有容量负荷试验、直腿抬高试验、床旁超声测量下腔静脉内径与每搏输出量变异度(stroke volume variation,SVV)等。对低血容量性休克患者,往往会尽早留置深静脉置管,同时可以监测中心静脉压。老年人无论是容量反应性还是脏器功能均不同于年轻人,除了初始容量评估,在纠正低血容量的过程中应密切地动态评估容量情况。

2. **补液速度和补液量**　补液速度和补液量一方面取决于低血容量的严重程度,另一方面取决于心血管的容量负荷能力、肾的容量处理能力。脓毒症休克指南推荐的 3 小时内 30ml/kg 的晶体液复苏并不适用于所有老年患者,如其既往存在慢性心功能不全、CKD 等情况,治疗需要个体化。

(四) 老年人心、肾功能的保护

作为容量相关器官,心血管与肾脏是相互影响、相互成就的。对器官功能老化的老年人,我们治疗疾病的同时,还需注意保护心、肾等重要脏器功能。

1. **心脏功能的维护**　①避免医源性液体负荷过重:即使心功能正常的老年人,快速、大量补液也容易导致急性左心衰竭,更不要提基础心功能不全的老年人了。因此,对需要静脉补液的老年患者,需要了解既往心功能情况,借助超声全面评估心脏结构和功能及容量状态。当然,通过密切的临床观察评估有无容量负荷过重致急性左心衰竭的症状和体征当是缺乏精准评估时的重要选择。②控制心血管危险因素和心血管基础疾病。③控制慢性心功能不全:控制干体重,注意血管紧张素转换酶抑制剂(ACEI)/血管紧张素受体阻滞剂(ARB)、螺内酯、β 受体阻滞剂等药物的使用时机和剂量。

2. **肾脏功能的维护**　①保证肾脏灌注:对老年患者而言,肾脏的维护重点在于保证正常的灌注,而肾灌注取决于有效血容量和灌注压。如前文所述,在低血容量、低血压、心力衰竭、肝硬化等情况时,肾灌注减少,易发生急性肾损伤。要保证肾灌注,就要保证正常的进食水,及时纠正低血容量、纠正休克。心力衰竭和肝硬化患者的不适当利尿治疗可以进一步影响肾灌注,要警惕避免心肾综合征和肝肾综合征。②避免使用损害肾功能的药物。③治疗可能损伤肾脏的基础疾病,如脓毒症等。④控制可引起 CKD 的基础疾病如高血压、糖尿病等。除了控制血压、血糖外,ACEI/ARB 类药物具有肾脏保护、阻止心肌重构、治疗心力衰竭的作用,但不能用于肾衰竭患者。⑤及时发现和治疗急性肾损伤。

心肾老化是老年人容量敏感的重要基础,容量负荷大易心力衰竭,低血容量易急性肾损伤,"容量窗口窄"决定了老年人容量管理的特殊性。把握窗口需要细心、动态的观察,目前尚没有足够敏感、直观且简单易行的指标,一般性策略是更加细致的观察、较小的调整幅度、较小的负荷剂量、时间不容耽搁。老年脓毒症、低血压或感染性休克早期重视液体复苏的同时进行严密监测,分析变化趋势和变量的关系是有帮助的,对于中心静脉压在正常范围或更高的老年人,液体复苏起始可常规做直腿抬高试验或容量负荷试验;要精确评估最好用有创或无创方法监测心脏每搏输出量。

精 粹

1. 老化对老年人静息心血管功能如LVEF、心率、心输出量等影响不大，但在运动和其他应激时，老年人LVEF增幅较小，最大心率较年轻人显著降低，最大心输出量下降，主要体现在心血管储备能力下降、抗后续打击能力下降。

2. 老化的肾脏储备功能下降，如果再出现特定疾病导致的肾脏结构和功能改变如糖尿病肾病或血管炎等，病情可能更严重。正常衰老所致功能性肾单位减少，使老年人发生急性肾损伤的风险升高。老化肾脏更易出现药物的毒性蓄积，对于经肾滤过排泄的药物，需要注意药物剂量。

3. 在衰老过程中，老年人渴觉减轻，部分老年人特别是危重症患者不能对渴感做出反应，容易发生水电解质失衡。

4. 对"液体负荷较重"（如全身水肿）的老年人，要仔细甄别"液体过多"的病因，判断是否存在有效血容量不足。存在有效血容量不足的，忌盲目利尿消肿；需要进行消除多余水分的治疗时，注意治疗的时机、消除多余水分的速度等，严密监测血压、心率、出入量、血尿素氮及血肌酐等。

5. 对血容量不足的老年人，进行容量复苏或补充时，重点关注心功能。低血容量的老年患者临床症状和体征往往不典型，以临床评估为基石，结合容量负荷试验、直腿抬高试验简单易行，有条件者可以行床旁超声测量下腔静脉内径与每搏输出量变异度、监测中心静脉压、有创或无创心输出量等。注意补液的速度与量，动态评估。

6. 进行容量评估、液体管理时，老年人与年轻人最大的不同在于心、肾等脏器功能的稳态储备衰减，脏器保护至关重要。在治疗脓毒症休克、出血等原发病及控制各种心血管病和肾脏病危险因素的同时，既要避免医源性液体负荷过重或未及时消除多余液体负荷而引起的心力衰竭，又要避免有效血容量不足或药物种类与剂量不当等引起的急性肾损伤。

7. 心肾老化是老年人容量敏感的重要基础，"容量窗口窄"决定了老年人容量管理的特殊性，把握窗口需要细心、动态的观察，目前没有足够敏感、直观且简单易行的指标，推荐的策略是更加细致的观察、监测和评估，更加及时进行小幅的调整，较小的负荷剂量，保护残存脏器功能。

（袁绍华　张新超）

参考文献

1. 张新超. 急危重症容量管理[M]. 北京：人民卫生出版社，2018.
2. 郑丰，蔡广研，陈建. 老年肾脏病学[M]. 北京：人民军医出版社，2015.
3. VAN EMPELVP V P, KAYE D M, BORLAUG B A. Effects of healthy aging on the cardiopulmonary hemodynamic response to exercise[J]. Am J Cardiol, 2014, 114(1): 131-135.
4. JAKOVLJEVIC D G. Physical activity and cardiovascular aging: physiological and molecular insights[J]. Exp Gerontol, 2018, 109: 67-74.
5. TRIPOSKIADIS F, XANTHOPOULOS A, BUTLER J. Cardiovascular aging and heart failure: JACC review topic of the week[J]. J Am Coll Cardiol, 2019, 74(6): 804-813.
6. HOMMOS M S, GLASSOCK R J, RULE A D. Structural and functional changes in human kidneys with healthy aging[J]. J Am Soc Nephrol, 2017, 28(10): 2838-2844.
7. MIWA C, SUGIYAMA Y, MANO T, et al. Effects of aging on cardiovascular responses to gravity-related fluid shift in humans[J]. J Gerontol A Biol Sci Med Sci, 2000, 55(6): M329-M335.
8. SCHAEFFNER E S, EBERT N, DELANAYE P, et al. Two novel equations to estimate kidney function in persons aged 70 years or older[J]. Ann Intern Med, 2012, 157(7): 471-481.
9. GLASSOCK R J, RULE A D. The implications of anatomical and functional changes of the aging kidney: with an emphasis on the glomeruli[J]. Kidney Int, 2012, 82(3): 270-277.
10. RULE A D, AMER H, COMELL L D, et al. The association between age and nephrosclerosis on renal biopsy among healthy adults[J]. Ann Intern Med, 2010, 152(9): 561-567.
11. BEGG D P. Disturbances of thirst and fluid balance associated with aging[J]. Physiology & Behavior, 2017, 178: 28-34.
12. 中国医师协会心力衰竭专业委员会，中华心力衰竭和心肌病杂志编辑委员会. 心力衰竭容量管理中国专家建议[J]. 中华心力衰竭和心肌病杂志，2018, 2(1): 8-16.

第 12 章　呼吸急危重症

第 1 节　呼 吸 衰 竭

一、概述

（一）老年呼吸衰竭面临的严峻形势

21 世纪是全球人口老龄化的时代。预计到 2050 年,全球 60 岁及以上的人口比例将从 2006 年的约 11% 增加至 22%。我国社会老龄化问题十分严峻,2021 年 5 月公布的第七次全国人口普查结果显示,60 岁及以上人口为 2.6 亿人,占总人口 18.70%（其中,65 岁及以上人口占总人口 13.50%）。

老年人作为呼吸衰竭的高危人群,呼吸衰竭的发病率不断增加,入住重症监护病房（ICU）的比例亦在上升。在美国,呼吸衰竭的发病人数每年约为 36 万例,36% 的患者在最初住院期间死亡,是美国第三大致死原因。我国一项纳入了 1 297 例入住 ICU 患者的研究中,8.9% 的患者合并慢性呼吸衰竭,27.1% 合并急性肺损伤/急性呼吸窘迫综合征;高龄是 ICU 患者死亡的危险因素之一,死亡患者与非死亡患者的年龄分别为（64.6±18.6）岁和（57.0±18.1）岁（$P<0.001$）。同时,可引起呼吸衰竭的呼吸系统和非呼吸系统疾病患病率随年龄增加而升高:如慢性阻塞性肺疾病（chronic obstructive pulmonary disease,COPD）在 ≥70 岁年龄组的患病率是 40～49 岁年龄组的近 9 倍（20.4% *vs.* 2.3%）;心力衰竭在 60～69 岁年龄组患病率约为 2%,而在 ≥85 岁年龄组则升高至 8% 以上。

老年呼吸衰竭患者的增加必然会带来药物治疗、呼吸监护和呼吸机应用需求的增多,对临床医师带来更大的挑战,同时也对公共卫生系统提出更多要求,涉及公共卫生、社会、伦理和经济学等诸多层面。

（二）呼吸功能随年龄增长而下降

呼吸功能随年龄的增长呈现全面下降,Rochat 等的研究表明,男性肺功能在 20 岁时达到峰值（约为 4.5L）,而后随年龄增加而下降,在 80 岁时可降至 2.75L 以下;同样女性肺功能在 19 岁时达到最高峰（约 3.4L）,然后随着年龄的增加也逐渐下降。呼吸力学的改变是主要的原因,肺基质减少和肺弹性下降导致远端小气道更容易塌陷,气体交换表面积和肺活量逐渐下降;渐进性的软骨钙化、脊柱后凸使胸壁僵硬,导致胸腔顺应性降低;呼吸肌疲劳导致潮气量和每分钟通气量下降,甚至高碳酸血症。随着年龄的增长,呼吸中枢对二氧化碳敏感性降低,老年患者可能不能及时感受到血氧饱和度下降和动脉血二氧化碳分压（$PaCO_2$）升高,导致夜间低通气和慢性缺氧状态。

（三）老年呼吸衰竭的特点

1. 发病率高,呼吸衰竭的发病率随年龄的增长而增加,45～54 岁年龄组约为 0.1%,65～74 岁年龄组增至 0.5%,呼吸衰竭是老年患者的常见病。

2. 病因复杂,易合并多器官功能障碍。

3. 发生 Ⅱ 型呼吸衰竭者多,需要机械通气者多。

4. 病死率高,预后差,复发率高。Benhamou 等入组了 478 例呼吸重症监护病房（RICU）中的呼吸衰竭患者,分为>80 岁年龄组和 ≤80 岁年龄组,发现>80 岁年龄组住院病死率高达 38%,而 ≤80 岁年龄组仅为 12%;并且>80 岁年龄组远期预后也很差,2 年内再住院率为 22%～55%,2 年生存率仅为 12%。

5. 临床表现不典型,诊断常被延误。老年人中许多引起呼吸衰竭的原发病（如肺炎等）症状不典型;老年人对于呼吸困难的感知能力下降,呼吸中枢敏感性下降、呼吸衰竭的症状不明显;老年人出现精神异常如谵妄、定向力障碍,通常可能是呼吸衰竭的前兆,但易被归咎于老年痴呆、脑血管病等,而忽略了潜在低氧血症和高碳酸血症的可能性。老年人对于呼吸困难的感知能力随年龄增长而下降,而反射性心率增快可能由于自主神经反应迟钝而不出现,并且,老年人可能存在不同程度认知功能障碍,导致老年人与医师交流困难而无法清晰地描述自己的症状。

老年呼吸衰竭的诊断对急诊来说是个挑战,延误诊断可能会错过早期干预的时机,影响预后。

(四) 呼吸衰竭的定义及分类

1. 定义 呼吸衰竭是多种病因引起的肺通气和/或换气功能障碍,以致不能进行有效的气体交换,引起动脉血氧分压(PaO_2)降低、伴或不伴 $PaCO_2$ 增高而出现的一系列生理功能和代谢紊乱的临床综合征,在海平面大气压下,于静息条件状态下呼吸室内空气,并排除心内解剖分流和原发于心输出量降低等情况后,PaO_2 低于 $8kPa$($60mmHg$)或伴有 $PaCO_2$ 高于 $6.65kPa$($50mmHg$),即为呼吸衰竭(简称呼衰)。它可由呼吸系统疾病引起,也可以是其他系统疾病的并发症。

2. 分类 呼吸衰竭根据动脉血气可分为 Ⅰ 型呼吸衰竭和 Ⅱ 型呼吸衰竭;根据起病缓急可分为急性呼吸衰竭和慢性呼吸衰竭;根据病变部位可分为中枢性呼吸衰竭和周围性呼吸衰竭;根据病理生理可分为泵衰竭和肺衰竭等。其中前两种分类方法在临床上较为常用,即动脉血气分析 $PaO_2 < 60mmHg$,$PaCO_2$ 降低或正常诊断为 Ⅰ 型呼吸衰竭;$PaO_2 < 60mmHg$ 且 $PaCO_2 \geq 50mmHg$ 诊断为 Ⅱ 型呼吸衰竭;$PaO_2 \geq 60mmHg$ 且 $PaCO_2 \geq 50mmHg$ 可诊断为高碳酸血症。

需要注意,随着年龄增加 PaO_2 会下降,$PaCO_2$ 改变不明显,而老年呼吸衰竭正常参考值尚无定论,我国一般将 $PaCO_2$ 界值定义在 $50mmHg$,而国外一般将这个值定义为 $45mmHg$。

二、急性呼吸衰竭

(一) 病因学特点

老年急性呼吸衰竭(acute respiratory failure,

ARF)的病因有其自身的特点。EPIDASA 的前瞻性研究评价了 514 例急诊科的老年 ARF 患者(平均年龄 80 岁)的主要病因:充血性心力衰竭(congestive heart failure,CHF)占 43%、社区获得性肺炎(community acquired pneumonia,CAP)占 35%、慢性阻塞性肺疾病急性加重(AECOPD)占 32%、肺栓塞(pulmonary embolism,PE)占 18%。来自尸检的结果提示,老年人 ARF 病死率最高的疾病为 CAP 和 CHF,而这两种疾病生前常被漏诊。因 ARF 需要行机械通气的前四位疾病分别为 CHF(16%)、CAP(16%)、AECOPD(14%)和脓毒症(10%)。

老年呼吸衰竭患者往往存在多种基础疾病,在 >65 岁 ARF 患者中多达 47% 有两种或两种以上的基础疾病,其中最常见的是 CHF 伴 CAP(17%),而气胸、严重脓毒症和严重支气管哮喘不常见(<5%)。

(二) 诊断与临床评估

1. 老年急性呼吸衰竭识别困难 老年 ARF 患者原发病症状常常不典型。老年 CAP 合并 ARF 患者中只有 32% 有呼吸困难、咳嗽和发热等典型症状,而出现意识障碍却十分常见(45%);CHF 的症状和体征亦不典型,意识模糊、下肢水肿或喘息等常见;肺栓塞的漏诊、误诊在老年人群中常发生;并且在老年人群中,肺外因素导致 ARF 发生率明显升高,如谵妄、脑卒中、营养不良、镇静剂的应用等。

老年人呼吸中枢对低氧血症和高碳酸血症的敏感性低,而对镇静剂敏感性高,因此老年 ARF 患者通常没有呼吸窘迫症状,这也造成呼吸衰竭在老年患者中容易漏诊。临床医师需要提高对老年 ARF 常见病因的识别,及时进行动脉血气分析,据报道,急诊科医师对以下疾病的诊断敏感度分别为:肺炎 86%、肺栓塞 75%、CHF 71%。

2. 老年急性呼吸衰竭的临床评估 临床评估的最重要目的是决定抢救治疗措施,如是否气管插管和正压通气等。因此,明确 ARF 的原发病,全面评估患者病情非常重要。

(1) 症状、体征:应着重观察患者的神志与意识状态,呼吸方式、频率及节律;皮肤、口唇和甲床有无发绀;心肺听诊等体征。

（2）辅助检查

动脉血气分析:对呼吸衰竭的诊断、评估严重程度及是否存在酸碱平衡失调具有重要意义。需要注意的是,存在呼吸性酸中毒的患者意味着病情更重。

脑利尿钠肽(brain natriuretic peptide,BNP):BNP 对心功能不全具有较高的敏感性和特异性,可为心源性或肺源性呼吸困难的鉴别提供重要的诊断依据。BNP 与 NT-proBNP 的诊断价值近似。

炎症标志物:常用的炎症标志物有血白细胞计数及中性粒细胞的比例、C 反应蛋白(CRP)和降钙素原(PCT),对鉴别细菌感染具有提示作用。PCT 较 CRP 敏感性和特异性更高,同时具有评估预后和观察疗效的价值。

超声心动图(UCG):具有无创性,可评估各心腔大小、心功能、有无肺动脉高压及有无收缩性心力衰竭。

胸部影像学:胸部 X 线、CT 检查和肺血管造影检查对明确病因、评估严重程度和治疗效果具有重要作用。

（三）治疗策略

1. 提高初始治疗的准确性　Ray 等的研究提示,老年 ARF 初始治疗的准确性是影响预后的重要因素。全面评估患者临床状况并积极实施相关监测可以提高初始治疗的准确性,改善预后。

2. 机械通气方式的选择与应用　老年呼吸衰竭患者通常需要应用机械通气治疗,Chelluri 等报道入住 ICU 的 ≥85 岁患者中,82% 需要机械通气。

在过去的 20 年中,越来越多的证据确立了无创正压通气(non-invasive positive pressure ventilation,NIPPV)作为某些原因所致的 ARF 的一线治疗的地位,特别是 AECOPD 和心源性肺水肿导致的呼吸衰竭。随着技术的成熟,NIPPV 还广泛应用于免疫功能受损、肥胖低通气综合征所致 ARF 和有创机械通气拔管后的序贯治疗等临床情况,这些疾病都是老年常见病,并均被循证医学证实有效。NIPPV 与通过插管或气管切开插管机械通气的患者具有相似的生理效应(即减轻呼吸肌负荷、改善气体交换和增加肺泡通气量),高达 40%~50% 患者应用无创通气取得成功,避免了气管插管,减少呼吸机相关性肺炎的发生率,缩短 ICU 住院时间,节约医疗花费。在老年人群中,NIPPV 适应证应适当放宽,如患者和家属拒绝气管插管或切开、意识障碍甚至昏迷的患者也可以考虑试用 NIPPV。Nava 的研究显示,82 例老年 AFR 患者(年龄>75 岁)随机接受 NIPPV 对比标准药物治疗,NIPPV 可降低高龄患者的死亡率。NIPPV 的有效性与操作者的经验、床旁实时监测和调节密切相关。随着 NIPPV 技术的进步,老年 ARF 应用 NIPPV 的比例逐渐增加。

47% 的老年呼吸衰竭患者有两种或以上的基础疾病(如 CHF 和 CAP),呼吸机参数设置要针对主要病因、兼顾次要病因并随着病情的变化及时调整呼吸机参数。如机械通气过程中突发急性肺水肿,必须及时增大通气量(吸气压);如有寒冷发热、焦虑惊恐、代谢性酸中毒、胸腔积液、腹膨胀等,都应适时调整呼吸机参数。

在 ARF 治疗过程中,有创机械通气的撤除一直是关注的焦点问题,上机时间越长,机械通气相关并发症越多;但过早撤机拔管后再插管,会导致肺炎的发生率升高 8 倍,病死率升高 6~12 倍,撤机时机的判断是一个难题。而有创-无创序贯通气在慢性呼吸衰竭急性加重特别是 AECOPD 中已取得良好效果。我国学者首次提出以“肺部感染控制(pulmonary infection control,PIC)窗”的出现作为进行有创-无创序贯通气的切换点。PIC 窗是指临床的感染征象得到基本控制(支气管/肺部渗出影较前吸收、痰量减少、炎症指标和体温下降等),但仍然存在呼吸肌疲劳及呼吸力学异常。与持续有创通气相比,PIC 窗切换无创通气可显著降低病死率,减少呼吸机相关性肺炎、脱机失败、再插管的风险,缩短有创通气时间、机械通气总时间、重症监护病房住院时间,降低住院费用。

（四）预后

年龄对老年呼吸衰竭和机械通气治疗结果的影响现仍有争议。Esteban 等发现,ICU 的病死率,≥70 岁患者是<40 岁患者的 2 倍。Hong 等认为年龄增加会带来咳嗽强度下降,不利于气道分

泌物的排出。另外,身体功能也将随着年龄的增大而逐渐下降,从而不利于 NIPPV 治疗的成功与恢复。临床上对于老年呼吸衰竭的机械通气治疗没有明确年龄的禁忌或限制,随着年龄的增加,老年呼吸衰竭患者的治疗选择和评估监测应更加谨慎。

老年人心、脑、肝、肾等重要脏器功能储备差,治疗过程中应对老年呼吸衰竭患者的各重要脏器功能予以评价,须尽力保护各重要脏器功能,避免发生多器官功能衰竭。EPIDASA 研究提示,以下 5 个因素与死亡相关:初始治疗不正确、$PaCO_2 >$ 45mmHg、肌酐清除率 < 50ml/min、BNP 或 NT-proBNP 升高以及出现 ARF 的临床表现。上述指标可用于评估预后并提高初治的正确率,有助于改善预后。

精　粹

1. 老年人是呼吸衰竭的高危人群。呼吸功能随年龄的增长全面下降,呼吸力学的改变是主要原因。

2. 老年呼吸衰竭发病率高、易合并多器官功能障碍,大多发生 II 型呼吸衰竭,需用机械通气支持的多,病死率高。

3. 老年呼吸衰竭的主要病因为 CHF、CAP、AECOPD、PE 等,其中近半数(47%)的患者有两种或两种以上的基础病因。

4. 临床表现不典型,老年呼吸衰竭诊断常被延误,预后差;临床医师需对老年呼吸衰竭保持高度的警惕性和敏感性,及时行动脉血气分析,提高早期诊断率。

5. 老年 ARF 初始治疗的准确性影响预后;NIPPV 在老年人 ARF 的适应证可适当放宽;有创机械通气撤除是最近的关注点,我国学者提出"PIC 窗",并以此作为切换点进行有创-无创序贯通气。

6. 初始治疗不正确、$PaCO_2 >$ 45mmHg、肌酐清除率 < 50ml/min、BNP 或 NT-proBNP 升高及出现 ARF 的临床表现与死亡相关。

(方保民)

参考文献

1. 张毅. 人口总量增速放缓,城镇化水平继续提升[EB/OL]. [2020-01-19]. http://www. stats. gov. cn/tjsj/zxfb/202001/t20200119_1723767. html.

2. LAMBA T S,SHARARA R S,SINGH A C,et al. Pathophysiology and classification of respiratory failure[J]. Crit Care Nurs Q,2016, 39(2):85-93.

3. DU B,AN Y,KANG Y,et al. Characteristics of critically ill patients in ICUs in mainland China[J]. Crit Care Med,2013,41(1):84-92.

4. MUIR J F,LAMIA B,MOLANO C,et al. Respiratory failure in the elderly patient[J]. Semin Respir Crit Care Med,2010,31(5): 634-646.

5. RAY P,BIROLLEAU S,LEFORT Y,et al. Acute respiratory failure in the elderly:etiology, emergency diagnosis and prognosis [J]. Critical Care,2006,10(3):R82.

6. BENHAMOU D,MUIR J F,MELEN B. Mechanical ventilation in elderly patients [J]. Monaldi Arch Chest Dis, 1998, 53 (5): 547-551.

7. CHENUEL B,POUSSEL M,NGUYEN THI P L,et al. Arterial oxygen partial pressure and cardiovascular surgery in elderly patients [J]. Interact Cardiovasc Thorac Surg,2008,7(5):819-824.

8. 中国医师协会急诊医师分会,中国医疗保健国际交流促进会急诊急救分会,国家卫生健康委能力建设与继续教育中心急诊学专家委员会. 无创正压通气急诊临床实践专家共识(2018)[J]. 中华急诊医学杂志,2019,28(1):14-24.

9. MAS A,MASIP J. Noninvasive ventilation in acute respiratory failure[J]. Int J Chron Obstruct Pulmon Dis,2014,9:837-852.

10. DAVIDSON A C,BANHAM S,ELLIOTT M,et al. BTS/ICS guideline for the ventilatory management of acute hypercapnic respiratory failure in adults [J]. Thorax, 2016, 71 (Suppl 2): ii1-ii35.

11. 俞森洋. 老年呼吸衰竭诊治和机械通气中的一些问题[J]. 中华保健医学杂志,2012,14(3):177-180.

12. PENG L,REN P W,LIU X T,et al. Use of noninvasive ventilation at the pulmonary infection control window for acute respiratory failure in AECOPD patients:a systematic review and meta-analysis based on GRADE approach[J]. Medicine(Baltimore),2016, 95(24):e3880.

13. ROCHAT M,LAUBENDER R,KUSTER D,et al. Spirometry reference equations for central European populations from school age to old age[J]. PLoS ONE,2013,8(1):e52619.

14. HONG Y,DUAN J,BAI L,et al. Noninvasive ventilation failure in pneumonia patients ≥65years old:the role of cough strength[J]. J Crit Care,2018,44:149-153.

15. NAVA S,GRASSI M,FANFULLA F,et al. Non-invasive ventilation in elderly patients with acute hypercapnic respiratory failure:a randomised controlled trial[J]. Age Ageing,2011,40(4): 444-450.

第 2 节 急性呼吸窘迫综合征

一、概述

随着临床实践的不断深入,急性呼吸窘迫综合征(acute respiratory distress syndrome,ARDS)诊断标准反复被修正,2012 年,由欧洲危重病医学会与美国胸科学会在《美国医学会杂志》(*JAMA*)上发表了 ARDS 新的诊断标准——柏林(Berlin)标准,其中,轻度、中度和重度 ARDS 的分期与死亡率增加相关,对死亡率的预测有效性更好,而且诊断的敏感度也有所提高(89%),但特异度仍只有 63%。ARDS 在危重患者中很常见,但临床医师对轻度和重度 ARDS 的识别率分别为 51% 和 79%,常导致 ARDS 患者的发病被低估及治疗不足。

流行病学数据和使用肺损伤动物模型的临床前研究表明,高龄与 ARDS 易感性增加有关,ARDS 发病虽然以成人为主,但老年人更容易罹患 ARDS。美国一项研究回顾了 1999—2013 年间 ARDS 的流行趋势,发现经年龄标准化校正后,65~74 岁的老年人 ARDS 发病率为 11.38/10 万,75~84 岁为 19.51/10 万,85 岁以上为 21.77/10 万,ARDS 发病率随年龄增长而增高。

在过去几十年里,年龄和预后之间的关系在危重患者中的重要性也已经被认识到,国内一项 150 例 ARDS 患者研究显示,老年 ARDS 患者病死率明显高于中青年患者(67.94% *vs.* 59.72%)。由于老年患者通常有更多的基础疾病、合并症,发生 ARDS 时所伴随的症状更加严重,诊治中医务人员可能会面临更多棘手的状况。诸多研究也证实,老年 ARDS 患者的住院时间、住 ICU 时间、机械通气时间较中青年延长,气管切开比例高,多器官功能障碍更严重。认识和理解 ARDS 患者的高龄与不良结局之间的关系有助于针对年龄制订相应的治疗策略,有益于改善预后。

二、病因与危险因素

ARDS 的病因目前尚不完全清楚。临床上与 ARDS 发病相关的危险因素包括直接(肺部)因素和间接(肺外)因素两大类(表 12-2-1)。严重感染、DIC、胰腺炎等是难治性 ARDS 的常见原因,部分因素长期存在或难以控制,是造成患者治疗效果不佳甚至死亡的重要原因。国外文献报道,ARDS 较为常见的危险因素包括肺炎、肺外脓毒症,其次是胃内容物误吸。国内的一项回顾性研究发现,肺部因素引发的 ARDS 以肺炎最多见,占肺部原因的 90.2%,肺外因素中较多见的是急性重症胰腺炎(22.4%)、肾移植术后(14.9%)及多发性创伤(7.5%)等。老年人肺炎的发生率及感染时脓毒症发生率均高,其中有基础疾病的老年人一旦感染更容易发生 ARDS。此外,值得关注的是,近 20 年来,病毒感染如新冠病毒(SARS-CoV-2)、严重急性呼吸综合征冠状病毒(SARS-CoV)、中东呼吸综合征冠状病毒(MERS-CoV)、禽流感 H5N1 和 H7N9 病毒、人类腺病毒等常导致肺炎发生,重症患者常常并发 ARDS,老年群体为高危人群,特别是新冠病毒感染(COVID-19)在世界范围暴发流行,同样是老年患者 ARDS 的发病率与死亡率明显为高。

表 12-2-1 ARDS 相关危险因素

直接因素	间接因素
肺炎(细菌、病毒、真菌等)	脓毒症(非肺源性)
肺挫伤	非胸部创伤或失血性休克
吸入性损伤	胰腺炎
吸入胃内容物	严重烧伤
吸入有害烟雾	药物过量
吸入有害气体(NO_2、NH_3、光气、高浓度氧气)	鸦片制剂、水杨酸盐、秋水仙碱、三环类抗抑郁药等
淹溺	输注血液制品
	肺移植后再灌注损伤
	自身免疫病等

三、病理与病理生理特征

根据诱发因素不同,肺源性和肺外源性 ARDS 的病理变化特点不同,见表 12-2-2 所示,其中前者以肺部病变为主,致病因素直接损伤肺泡上皮和肺毛细血管,导致毛细血管通透性改变、微血栓形成、大量炎性蛋白渗出到肺泡腔中造成肺泡腔积液,肺泡表面活性物质减少、肺泡萎陷和透明膜形成、有效通气量明显下降、通气/血流比值($\dot{V}/\dot{Q}$)下降;而肺外源性 ARDS 则以血液循环炎症因子增加为主,造成血管内皮损伤、肺泡内表面活性物质减少,出现肺泡萎陷和通气的不足,炎性渗出、肺间质明显水肿、氧弥散距离增加。上述病变皆是 ARDS 出现低氧血症和呼吸窘迫的主要成因。

表 12-2-2 两种不同类型 ARDS 的病理变化

病变部位	肺源性 ARDS	肺外源性 ARDS
肺泡		
肺泡上皮	严重损伤	损伤
Ⅰ型细胞和Ⅱ型细胞转化	严重损伤	正常
肺泡中性粒细胞	常见	少见
凋亡中性粒细胞	常见	少见
纤维蛋白分泌物	有	少见
肺泡萎陷	明显增加	明显增加
局部白细胞介素	增加	正常
肺间质		
间质水肿程度	无	高
胶原纤维	明显增加	增加
弹性纤维	正常	正常
血管内皮损伤	正常	明显损伤
血液		
白细胞介素(IL)	增加	明显增加
肿瘤坏死因子-α(TNF-α)	增加	明显增加

老年人肺部解剖结构改变和肌肉萎缩导致呼吸系统的生理功能退化,特别是高龄患者,肺泡表面活性物质减少,加之 COPD、支气管扩张、间质性肺炎等基础肺病,ARDS 病程中肺泡萎陷的程度和病变面积更重。此外,老年人组织和循环中促炎细胞因子如 IL-1β、IL-6 和 TNF-α 等基线水平也会随着增龄而升高,这种现象被称为"炎症衰老",与此相应的是,机体对致病性威胁或组织损伤的免疫反应更为迟钝,称为"免疫衰老",由此使得老年患者血液循环炎症因子增加,更容易发生多器官功能障碍。

一个有意思的现象是 ARDS 时肺不张和肺水肿在全肺呈现"不对称性":在重力依赖区(仰卧位靠近背部的肺区结构)肺不张和肺泡水肿明显,通气功能严重下降;而在非重力依赖区(仰卧位时靠近前胸壁的肺区结构)肺泡的通气功能基本或接近正常,这一特点也是近来学界主张的重度 ARDS 患者采用俯卧位通气治疗的病理生理基础,老龄患者亦然。

四、临床表现

(一) 临床症状

与 ARDS 发病有关的临床情况超过 100 种,一般多在原发致病因子作用后经过短暂的相对稳定期(也被称为潜伏期,为 24~48 小时),或急骤起病(24 小时以内),迅即出现严重呼吸衰竭者(即爆发型),或也有起病较缓者(损伤发生在数天内),随后病情进展迅速,难以控制,出现呼吸窘迫、顽固性低氧血症,无效腔/潮气量比值增加。

与年轻人相比,老年 ARDS 的临床表现有其特殊的方面。由于呼吸肌力下降、反应迟钝等原因,呼吸窘迫症状往往不典型,有时仅有呼吸浅快而缺乏鼻翼扇动、三凹征、深大呼吸等表现,或者以非特异性临床表现为主;老年肺炎患者常缺乏典型的发热、咳嗽和乏力,部分老年患者或许只有恶心、呕吐、腹泻等消化道症状,部分老年人甚至可无症状,为早期 ARDS 的诊断造成困难。老年患者因存在多种基础疾病,如快速心律失常、慢性心力衰竭急性加重、慢性阻塞性肺疾病急性加重等症状与呼吸窘迫有雷同表现,也是造成老年 ARDS 诊断困难的原因。因此,对于新近出现的症状应格外关注,并结合患者既往病史综合判断,避免漏诊和误诊。

(二) 辅助检查

1. 实验室检查 重要的特征性表现为顽固性低氧血症,呼吸空气时 PaO_2 降低(≤60mmHg),氧合指数(PaO_2/FiO_2)明显降低。早期 $PaCO_2$ 正常或偏低,后期则出现 $PaCO_2$ 增高及呼吸性酸中毒,或合并代谢性酸中毒。

BNP 测定对排除心源性肺水肿具有一定价值。

2. 影像学检查

胸部 X 线片:表现为双肺部小片状、斑点状、条索状渗出阴影,且病变以两肺下叶多见。

胸部 CT:可直观准确地反映肺的整体病变,表现为弥漫性损伤、中度损伤、无损伤的不均一改变,肺泡过度扩张、肺实变及肺不张在重力依赖区发生较重。

肺部超声:主要表现为弥漫性彗星尾征、实变及胸腔积液、背侧肺野实变伴随支气管充气征。床边超声快捷、安全,可动态监测。

超声心动图:主要用于排除心源性肺水肿。

五、诊断与评估

(一)诊断

由于缺乏早期诊断的特异、敏感指标,老年患者 ARDS 的漏诊率较高,如何早期识别并诊断 ARDS 是目前临床面临的较大难题。对比 1994 年美国欧州联合会议(American European Consensus Conference,AECC)的急性肺损伤(ALI)/ARDS 定义与 2012 年柏林标准(表 12-2-3),后者主要有以下几方面的修订:①将 ARDS 的发病时间界定为一周内;②取消了 ALI 术语,将氧合指数(PaO_2/FiO_2)介于 200~300mmHg 者纳入 ARDS 标准,并归类为轻度 ARDS;③加入了呼气末正压(PEEP)对氧合指数的影响,要求在 PEEP ≥5cmH_2O 时评价氧合指数;④根据不同的氧合指数对 ARDS 的病情程度进行了分级;⑤提出胸部 CT 诊断 ARDS 双肺致密影的特异性高于胸部 X 线片,在条件允许的情况下,优先选择 CT 检查;⑥剔除了肺动脉楔压(PAWP),引入其他客观指标排除心源性肺水肿;⑦提出了导致 ARDS 的一些高危因素,主要有严重创伤、脓毒症、吸入性损伤、重症感染等。

表 12-2-3　美国欧州联合会议(AECC)与柏林标准 ARDS 定义的比较

项目	AECC		柏林标准	
	定义	局限性	解决方案	定义
时间	急性起病	无针对急性的定义	说明了急性起病的时间窗	1 周内
ALI	PaO_2/FiO_2 ≤300mmHg	PaO_2/FiO_2 201~300mmHg 的患者可以导致 ALI/ARDS 分类错误	根据疾病严重程度将 ARDS 分为互不包含的 3 个亚组;取消了 ALI 的概念	轻度(PaO_2/FiO_2 200~300mmHg)、中度(PaO_2/FiO_2 100~200mmHg)和重度(PaO_2/FiO_2 ≤100mmHg)3 类,取消 ALI 概念
氧合指数	PaO_2/FiO_2 ≤ 300mmHg(无论有无 PEEP)	不同的 PEEP 和/或 FiO_2 对 PaO_2/FiO_2 的影响不一致	各个亚组中加入了有关最小 PEEP 的内容	要求在 PEEP ≥5cmH_2O 时评价 PaO_2/FiO_2
胸部 X 线片	正位片示双肺浸润影	不同医师对胸部 X 线片的解读不一致	明确了胸部 X 线片的标准;建立了胸部 X 线片的临床实例	双肺致密影,并且胸腔积液、肺叶/肺塌陷或结节不能完全解释
PAWP	PAWP ≤18mmHg 或无 LAP 升高的临床表现	PAWP 升高与 ARDS 可以并存;不同医师对于 PAWP 及 LAP 升高的评估不一致	取消了 PAWP 的要求;静水压升高的肺水肿不是呼吸衰竭的主要原因;建立了临床实例以帮助排除静水压升高的肺水肿	心力衰竭或容量超负荷不能完全解释的呼吸衰竭
危险因素	无	未提及	纳入诊断标准;当未能确定危险因素时,需要客观排除静水压升高的肺水肿	提出了导致 ARDS 的一些高危因素如严重创伤、脓毒症、吸入性损伤、重症感染等

注:ARDS,急性呼吸窘迫综合征;ALI,急性肺损伤;PEEP,呼气末正压;PAWP,肺动脉楔压,又称肺毛细血管楔压(PCWP);LAP:左房压。

针对老年患者,临床医师应该着重掌握以上诊断标准,关注患者基础疾病,同时完善必要的辅助检查,如血气分析、BNP、超声心动图等,以尽可能早诊断、早治疗,从而降低死亡率。

（二）评估

ARDS 临床评分体系较多,目前临床操作性较强的是肺损伤预测评分(lung injury prediction score,LIPS)(表 12-2-4),LIPS>4 分预测 ARDS 的

表 12-2-4　肺损伤预测评分(LIPS)

变量	分值
诱因	
休克	2.0
误吸	2.0
脓毒症	1.0
肺炎	1.5
高危手术[#]	
脊柱	1.0
急腹症	2.0
心脏	2.5
主动脉血管	3.5
高危创伤	
脑外伤	2.0
烟尘吸入损伤	2.0
淹溺	2.0
肺挫伤	1.5
多发骨折	1.5
危险因素	
酗酒	1.0
肥胖(BMI>30kg/m²)	1.0
低蛋白血症	1.0
化疗	1.0
FiO_2>35% (>4L/min)	2.0
呼吸频率>30 次/min	1.5
SpO_2<95%	1.0
酸中毒	1.5
糖尿病[*]	-1.0

注:BMI,体重指数;FiO_2,吸入氧浓度;SpO_2,经皮动脉血氧饱和度;[#] 如果急诊手术则增加 1.5 分;[*] 仅在脓毒症时计算。

敏感度为 69%,特异度为 78%;另一个是早期急性肺损伤评分(early acute lung injury score,EALI 评分),其目的是在 ARDS 之前确定有早期肺损伤的患者,该评分包括三个变量,即吸氧(2~6L/min 记 1 分,>6L/min 记 2 分)、呼吸频率(≥30 次/min 记 1 分)和免疫抑制(存在记 1 分),评分≥2 分发生 ALI 的敏感度为 89%,特异度为 75%。与 LIPS 相比,EALI 评分的阴性预测值近似,但其阳性预测值更好。ARDS 一旦发病往往进展迅速,老年人更是如此,但由于症状及实验室指标均缺乏特异性,目前生物标志物如血管性血友病因子(von Wille-brand factor,vWF)、乳酸、血管生成素-2 和 IL-8 等用于评估潜在 ARDS 的价值受到关注。寻找早期诊断 ARDS 特异性的生物标志物,提高 ARDS 的早期诊断率,仍是我们研究的方向和目标。

六、急诊管理

尽管目前尚无有效的药物来预防 ARDS 的发生,但采取一些方法和措施进行干预是可行的。对 ARDS 患者的管理过程中应注意以下情况:①首先评估危及患者生命的因素;②基础疾病情况;③水、电解质和酸碱平衡失调、心及肾功能不全、血栓和栓塞、应激性溃疡等并发症情况;④脏器功能情况及是否发生多器官功能障碍综合征(MODS)。急诊老年 ARDS 管理的原则是:去除病因、改善氧合、维持内环境稳定与支持治疗,以及防治并发症等其他治疗。

（一）去除病因

去除病因主要针对可干预的因素进行,在 ARDS 的治疗中作用十分重要。如 ARDS 常见于脓毒症休克的患者,应及早按脓毒症休克的治疗方案进行;如因误吸食物或胃内容物导致的 ARDS,应给予气管插管,充分吸引,必要时行支气管、肺泡灌洗,同时抬高床头、及时胃管喂养等。

（二）改善氧合

1. 无创机械通气　无创正压通气可用于病情较轻的患者,密切观察病情,如果效果不好及时转为有创通气;对于中至重度 ARDS 患者多需要使用有创机械通气,并且要对有创机械通气的获益进行充分评估。

2. 有创机械通气

保护性肺通气策略:多推荐小潮气量(≤6ml/

kg 标准体重），限制平台压（<30cmH₂O）。动物实验表明，大潮气量机械通气可损伤正常的肺组织并加重病变肺组织的损伤程度。有研究比较了较低的潮气量（<6~8ml/kg）和限制平台压（<30cmH₂O）与较高的潮气量（9~15ml/kg）和高平台压（<50~60cmH₂O）的临床结局，结果表明小潮气量通气的死亡风险显著降低。

3. 恰当的呼气末正压（PEEP）　中至重度 ARDS 患者推荐使用高 PEEP 通气策略，一项根据 CT 扫描评估肺功能恢复的荟萃分析表明，中至重度 ARDS 患者使用高 PEEP 获益明显，而轻度 ARDS 患者则可能无获益。最近的研究对比了较高的 PEEP 和常规 PEEP 治疗 ARDS 的疗效，发现高 PEEP 通气能够减低中至重度 ARDS 患者 28 天死亡率，降低住院死亡率。采用高 PEEP 通气时，需要控制平台压力<30mmH₂O。对于 PEEP 的压力设定目前还没有最佳数据，可能与不同的患者和不同的病因有关，中华医学会呼吸病学分会推荐 PEEP>12cmH₂O，而欧美的研究设定高 PEEP 为 14~15（±3.5）cmH₂O。理想的 PEEP 应该既能防止远端肺泡的塌陷，又能避免肺泡的过度膨胀造成肺损伤。

老年患者机械通气时易于出现血流动力学的不稳定状态，且肺顺应性降低，气道压力高易引起机械通气相关性肺损伤，使用机械通气时需要格外谨慎、反复评估以维护血流动力学的平稳和尽量减少机械通气相关性肺损伤。

4. 高频通气　临床大多数研究结果表明，高频振荡通气（high frequency oscillation ventilation，HFOV）和常规通气之间的死亡率无差异，且 HFOV 具有包括气压伤、低血压和氧合衰竭在内的潜在危害，因此，目前一般不建议 ARDS 患者采用 HFOV。

5. 俯卧位通气　临床研究表明，对于中至重度的 ARDS 患者，每天 12 小时以上的俯卧位通气可降低死亡率，特别是在肺保护性通气策略的设置下。对于老年 ARDS 患者，俯卧位通气可显著改善其预后。实施俯卧位通气可能导致气管插管移位、压疮、静脉通路减少，在临床护理工作中要特别注意。

6. 神经肌肉阻滞剂　机械通气时，ARDS 患者的自主呼吸会使跨肺压升高，可能加重肺损伤，这时使用神经肌肉阻滞剂可能减少机械通气相关性肺损伤。多项针对中至重度 ARDS 患者的多中心研究显示，使用神经肌肉阻滞剂顺阿曲库铵，输注 48 小时可降低死亡率，减少呼吸机使用天数。但应注意，使用神经肌肉阻滞剂会有增加 ICU 获得性肌无力的风险，需严密观察临床情况。

（三）维持内环境稳定与支持治疗

早期的大规模随机对照试验（RCT）表明，肺血管通透性增加是 ARDS 的特征性病理改变之一，提示液体控制将减少肺水肿、提高机械通气效果、改善氧合。对于老年患者来讲，一方面，由于常合并心功能不全等，限制性液体治疗策略对老年 ARDS 更为重要，即使老年脓毒症休克患者的初始液体复苏同样需要谨慎、反复评估血管内容量情况，必要时可结合使用血管活性药物及利尿剂以兼顾器官灌注和组织氧合，同时还有可能预防继发性 ARDS；另一方面，老年患者大都合并潜在的肾功能减退，保守的液体策略又会造成液体不足，易发生急性肾损伤（acute kidney injury，AKI），临床上需要不断评估老年人肾小球滤过率、肌酐与尿量等。总之，老年 ARDS 患者的补液和限液是既对立又统一的矛盾体，须动态谨慎评估和科学决策。

体外膜氧合（extracorporeal membrane oxygenation，ECMO）是指将血液由体内引出，经人工氧合器（又称膜肺）氧合后，再回输体内的生命支持技术，通常用于严重 ARDS 患者。2009 年甲型 H1N1 流感肺炎的研究数据表明，ECMO 可能对难治性低氧血症患者有一定作用；COVID-19 的治疗意见也将 ECMO 作为最后的治疗 ARDS 的手段。ECMO 的最佳候选对象是在机械通气第一周内出现严重 ARDS 且无多器官功能衰竭的患者，在改善氧合的同时，有利于肺的休息和修复，可改善临床进程及患者的预后。需要注意的是，存在严重免疫抑制、无法恢复的神经系统损伤或呼吸系统恶性肿瘤、年龄>70 岁者应慎重使用 ECMO（需仔细评估全身状况，平衡获益与风险）。

（四）其他治疗与防治并发症

1. 抗感染药物　在脓毒症休克的 ARDS 治疗中抗感染药物具有重要意义。老年患者抗感染策略需要优化，包括细菌感染初始经验性治疗，应注意加强细菌学监测，有继发细菌感染证据时及时应用抗菌药物;避免盲目或不恰当使用抗菌药物,尤其是联合使用广谱抗菌药物应谨慎;老年患者体内代谢减慢,排泄过程延迟,用药时要充分考虑患者的肝、肾功能状况及药物的 PK/PD 情况,酌情适当调整给药方式与剂量。

2. 糖皮质激素 理论上,糖皮质激素治疗 ARDS 是有作用的,但在临床实践上并没有获得明确的疗效,且可能增加感染风险,其利弊分析没有明确结果。一项针对持续性中至重度 ARDS 的甲泼尼龙与安慰剂的多中心试验未观察到生存获益(7~28 天)。总的来说,糖皮质激素在早期 ARDS 中的作用与应用仍然存在争议。

3. 吸入性血管扩张剂(如吸入性 NO) 相关研究发现,吸入性血管扩张剂的使用对重度 ARDS 患者的治疗和预后无益,但对于严重右室功能不全或极度低氧血症患者可尝试短期内使用。

4. 防治并发症 预防机械通气相关性肺损伤、防治气压伤、防治应激性溃疡是必要的治疗手段。

七、预后

近年 ARDS 的预后有了较大改善,但高死亡率仍然是一个严重的威胁,幸存者长期存在并发症仍然常见,尤其在高龄患者中更为常见。ARDS 死亡的预测(风险)因素包括患者和疾病两方面。①患者相关因素:高龄可增加死亡风险增加;②疾病相关因素:包括重度低氧血症、未能改善氧合、肺血管功能障碍、无效腔增加、感染、液体负荷、疾病严重程度与多器官功能障碍、ARDS 的基础病因(非创伤),以及某些生物标志物和基因多态性。

临床上,提高对老年 ARDS 的认识,从而实施肺保护性通气和保守性液体治疗的支持性治疗非常重要。新证据表明肺水肿的程度可以在胸部 X 线片上量化,此外,一种临床实用的估计肺无效空间的方法(通气率)已经被证实。结合氧合异常(PaO_2/FiO_2)、PEEP 水平、肺无效空间和肺水肿程度的改良肺损伤评分可能有助于在临床治疗中量化地评价 ARDS 的发生与发展。体外治疗可以为病情严重患者提供生命支持。多途径靶向细胞治疗如间充质基质细胞,因其具有减少肺血管损伤、恢复肺泡上皮液转运特性、清除肺泡水肿液和将促炎反应转换为抗炎反应的能力,有望成为一种潜在的可选择方法。

精 粹

1. ARDS 历经半个多世纪的研究,改善了死亡率,也显示出高龄与患 ARDS 易感性及死亡率增加均有相关性。

2. 老年 ARDS 早期症状或不典型,或易被共存的基础疾病表现所掩盖,一旦发病进展迅速,早期识别意义重大。目前通过高风险因素、临床评分系统以早期识别和评估老年 ARDS 是临床关注的重点。

3. 老年 ARDS 急诊管理仍然遵循去除病因、改善氧合、维持内环境稳定与支持治疗及防治并发症等的原则,但更加注重评估及限制性液体治疗策略。

4. 在肺保护性通气策略的设置下,老年患者每天 12 小时以上的俯卧位通气可降低死亡率。拟对老年患者实施 ECMO,需仔细评估全身状况,平衡获益与风险后选用。

5. ARDS 的基础病因是患者早期死亡的最常见原因,患者的高龄及共病与更高死亡率、幸存者长期伴存的并发症相关。

(赵晓东 刘红升)

参考文献

1. MEYER N J, GATTINONI L, CALFEE C S. Acute respiratory distress syndrome[J]. Lancet, 2021, 398(10300):622-637.

2. RIOS F, ISCAR T, CARDINAL-FEMANDEZ P. What syndrome and diffuse alveolar damage[J]. Rev BrasTer Intensiva, 2017, 29(3):354-363.

3. KATZENSTEIN A L, BLOOR C M, LEIBOW A A. Diffuse alveolar damage-the role of oxygen, shock, and related factors. A review[J]. Am J Pathol, 1976, 85(1):209-228.

4. ARDS Definition Task Force, RANIERI V M, RUBENFELD G D, et al. Acute respiratory distress syndrome. The Berlin definition[J]. JAMA, 2012, 307(23):2526-2533.

5. EWORUKE E, MAJOR J M, GIBERT M C, et al. National incidence rates for acute respiratory distress syndrome (ARDS) and ARDS cause-specific factors in the United States (2006-2014)[J].

J Crit Care,2018,47:192-197.

6. BERNARD G R,ARTIGAS A,BRIGHAM K L,et al. The American-European Consensus Conference on ARDS:definitions,mechanisms,relevant outcomes,and clinical trial coordination[J]. Am J Respir Crit Care Med,1994,149(3 Pt 1):818-824.

7. 乔良,刘志. 急性呼吸窘迫综合征的诊断标准及早期识别[J]. 中华急诊医学杂志,2015,24(03):237-240.

8. MATTHAY M A,ZEMANS R L,ZIMMERMAN G A,et al. Acute respiratory distress syndrome[J]. Nat Rev Dis Primers,2019,5(1):18.

9. MATTHY M A. Challenges in predicting which patients will develop ARDS[J]. Lancet Respir Med,2016,4(11):847-848.

10. FESTIC E,Carr G E. Randomized clinical trial of a combination of an inhaled corticosteroid and beta agonist in patients at risk of developing the acute respiratory distress syndrome[J]. Crit Care Med,2017,45(5):798-805.

11. RHODES A,EVANS L E,ALHAZZANI W,et al. Surviving sepsis campaign:international guidelines for management of sepsis and septic shock:2016[J]. Intensive Care Med,2017,43(3):304-377.

12. 赵晓东,刘红升. 创伤患者急性呼吸窘迫综合征的诊治策略——掌握规律,实施时效与整体性救治[J]. 解放军医学杂志,2016,41(8):613-617.

13. 中华医学会呼吸病学分会呼吸危重症医学学组. 急性呼吸窘迫综合征患者机械通气指南（试行）[J]. 中华医学杂志,2016,96(6):404-424.

14. 魏翔,陈军,方静,等. 体外膜氧合用于危重型新型冠状病毒肺炎治疗的思考[J]. 中国体外循环杂志,2020,18(2):73-77.

15. NI YN,LUO J,YU H,et al. Can body mass index predict clinical outcomes for patients with acute lung injury/acute respiratory distress syndrome? A meta-analysis[J]. Crit Care,2017,21(1):36.

16. NIN N,MURIEL A,PENUELAS O,et al. Severe hypercapnia and outcome of mechanically ventilated patients with moderate or severe acute respiratory distress syndrome[J]. Intensive Care Med,2017,43(2):200-208.

17. WARREN M A,ZHAO Z,KOYAMA T,et al. Severity scoring of lung oedema on the chest radiograph is associated with clinical outcomes in ARDS[J]. Thorax,2018,73(9):840-846.

18. DOYLE R L,SZAFLARSKI N,MODIN G W,et al. Identification of patients with acute lung injury. Predictors of mortality[J]. Am J Respir Crit Care Med,1995,152(6 Pt 1):1818-1824.

19. PHAM T,SERPA NETO A,PELOSI P,et al. Outcomes of patients presenting with mild acute respiratory distress syndrome:insights from the LUNG SAFE study[J]. Anesthesiology,2019,130(2):263-283.

20. DELUCCHI K,FAMOUS K R,WARE L B,et al. Stability of ARDS subphenotypes over time in two randomised controlled trials[J]. Thorax,2018,73(5):439-445.

第 3 节　慢性阻塞性肺疾病急性加重

一、概述

慢性阻塞性肺疾病(chronic obstructive pulmonary disease,COPD)是一种异质性肺部状况,以慢性呼吸道症状(呼吸困难、咳嗽、咳痰和/或急性加重)为特征,是由于气道异常(支气管炎、细支气管炎)和/或肺泡异常(肺气肿)导致的持续性(常为进展性)气流受限。2014 年我国对 7 个地区 20 245 名成年人进行调查,发现 40 岁以上人群 COPD 患病率为 8.2%,且随年龄的增长患病率呈增加的趋势;60 岁以上的人群 COPD 患病率是年轻人的 2~3 倍,男性人群 COPD 粗患病率显著高于女性,农村地区 COPD 患病率高于城市;60 岁以上吸烟者 COPD 患病率超过 40%,且患病风险随吸烟时间和数量的增加而增高。COPD 是一种与衰老有关的慢性疾病,慢性阻塞性肺疾病全球倡议(Global Initiative For Chronic Obstructive Lung Disease,GOLD)2022 版指出,随着发展中国家吸烟率上升和发达国家人口老龄化,COPD 患病率

预计在未来 40 年内持续上升,到 2060 年每年可能超过 540 万人死于 COPD 及相关疾病,由此引发的医疗支出、经济和社会负担会不断加重。

COPD 每年发生 0.5~3.5 次/人的急性加重(acute exacerbation)即 AECOPD,对患者的生活质量、疾病进程和社会经济负担都产生严重的负面影响,是绝大多数 COPD 患者死亡的独立危险因素,统计资料显示,每年发作超过 3 次其死亡率>80%。老年 COPD 患者因急性加重而住院、导致的死亡或致残的风险更高,在英国,老年 AECOPD 已成为第二大急性住院的病因。

二、诱因

AECOPD 最常见的诱因是呼吸道感染,包括细菌、病毒、非典型病原体等微生物感染。老年人机体免疫力低下,肺组织顺应性降低,呼吸肌力减弱,咳嗽反射减弱,多病共存和营养不良,是感染的高危人群。

研究表明,上呼吸道病毒感染是 AECOPD 最

早、最常见的诱发因素,约占 50% ,常见病毒为鼻病毒、腺病毒、流感病毒和呼吸道合胞病毒等。国内有研究报道,呼吸道病毒感染在老年 AECOPD 患者群中具有较高的检测阳性率,以鼻病毒感染最为多见,且病毒感染与患者的预后不佳具有一定的相关性,但目前临床对病毒感染的特异性检测尚存在一定困难。

细菌感染也是 AECOPD 的常见诱因,40% ~ 60% 的 AECOPD 患者痰液中可以分离出细菌。近年来,随着社会老龄化的快速发展、广谱抗菌药物的广泛应用、患者合并基础疾病及住院次数增多、住院时间延长等,AECOPD 的病原菌构成发生了很大变化。国内一项研究报道,老年 AECOPD 患者痰培养以革兰氏阴性杆菌为主,其次为真菌,革兰氏阳性球菌较少;其中,革兰氏阴性杆菌前三位依次为鲍曼不动杆菌、肺炎克雷伯菌和铜绿假单胞菌,且耐药率较高,尤其鲍曼不动杆菌对多种抗菌药物的耐药率达 50% 以上。

AECOPD 患者还常存在细菌和病毒混合感染,约 25% 的 AECOPD 住院患者存在病毒和细菌的混合感染,并且这类患者病情较重。

非典型病原体对 AECOPD 的致病作用目前尚难确定,已有的有限的研究结果存在较大差异。

其他诱发 AECOPD 的因素包括吸烟、环境污染、吸入过敏原、外科手术、应用镇静药物、维持治疗中断,以及气胸、胸腔积液、肺栓塞、充血性心力衰竭(CHF)、心律失常等肺内外合并症或并发症。此外,尚有约 20% 的 AECOPD 患者诱因不明。

三、临床表现

COPD 是以肺功能进行性恶化,以及伴发抑郁、营养不良、心力衰竭等表现的精神和躯体共病。AECOPD 的主要症状是气促加重,常伴有喘息、胸闷、咳嗽加剧、痰量增加、痰液颜色和/或黏度改变及发热等,同时亦可出现身体不适、失眠、嗜睡、疲乏、抑郁及意识模糊。

四、诊断与评估

目前,AECOPD 的界定尚无量化指标,其诊断完全依靠其临床症状。GOLD 2023 版将其定义为 14 天内以呼吸困难加重和/或咳嗽和咳痰增加为特征,可伴有呼吸急促和/或心动过速,通常与感染、污染或其他气道损伤因素引起的局部和全身炎症增加有关。老年患者运动耐力下降,发热和/或胸部 X 线表现异常可能为 AECOPD 的征兆,痰量增加及出现脓性痰常提示细菌感染,此时要做痰培养及药物敏感试验。

AECOPD 是一种临床除外诊断,临床和/或实验室检查要排除可以解释这些症状突然变化的其他疾病。老年患者常常同时存在多种疾病,对于老年患者应仔细评估是否存在容易与 AECOPD 混淆的其他疾病,如支气管哮喘、肺炎、CHF、气胸、胸腔积液、肺栓塞和心律失常等,胸部影像学检查、血浆 D-二聚体检测、心电图、超声心动图、肺动脉 CT 造影或同位素扫描等都有助于诊断和鉴别诊断。另外,血浆 BNP 或 NT-proBNP 浓度测定对鉴别老年 AECOPD 患者是否合并心力衰竭有一定的临床应用价值。还需要注意的是,老年患者药物治疗依从性差也可引起症状加重,与真正的急性加重难以区分,在急诊诊治时应给予充分的重视。

血嗜酸性粒细胞可作为预测急性加重的生物标志物,较高的血嗜酸性粒细胞计数可预测急性加重的风险增加。GOLD 2020 版明确推荐血嗜酸性粒细胞作为评估吸入糖皮质激素预防 AECOPD 的生物标志物。但是由于 AECOPD 的异质性,目前不太可能指望单一的生物标志物来预测 AECOPD,未来期待能有一组生物标志物可以用来进行更精确的病因学诊断。

AECOPD 发生后应该了解患者加重前的病程、症状、体征、肺功能(由于患者病情恶化,不太容易做肺功能测定,可参考之前的肺功能测定结果)、动脉血气分析及其他实验室检查结果来进行比较,以判断 AECOPD 的严重程度。应特别注意本次病情加重或新症状出现的时间,气促、咳嗽的严重程度和频度,痰量和痰液颜色,日常活动的受限程度,是否曾出现过水肿及其持续时间,既往加重时的情况和有无住院治疗及目前治疗方案等。本次加重期实验室检查结果与既往结果对比可提供极为重要的信息,这些指标的急性改变较其绝对值更为重要。AECOPD 患者出现神志变化是病情恶化和危重的较重要指标之一,需立即送医院诊治。

AECOPD 的临床表现具有异质性,患者的严重程度可以根据其临床表现进行判断。

1. 无呼吸衰竭　呼吸频率 20~30 次/min;未应用辅助呼吸肌群;无神志与意识状态改变;低氧血症可以通过鼻导管吸氧或文丘里面罩 28%~35% 浓度吸氧而改善;无 $PaCO_2$ 升高。

2. 无生命危险的急性呼吸衰竭　呼吸频率>30 次/min;应用辅助呼吸肌群;无神志与意识状态改变;低氧血症可以通过文丘里面罩 25%~30% 吸氧浓度而改善;高碳酸血症即 $PaCO_2$ 较基础值升高或升高至 50~60mmHg。

3. 有生命危险的急性呼吸衰竭　呼吸频率>30 次/min;应用辅助呼吸肌群;神志与意识状态急剧改变;低氧血症不能通过文丘里面罩吸氧或>40% 吸氧浓度而改善;高碳酸血症即 $PaCO_2$ 较基础值升高或>60mmHg,或存在酸中毒(pH≤7.25)。

五、急诊管理

(一)治疗通则

AECOPD 的治疗目标为减轻急性加重的临床表现,预防再次急性加重的发生。根据 AECOPD 严重程度和/或伴随疾病严重程度的不同,患者可以门诊治疗或住院治疗,实际上超过 80% 的 AE-COPD 患者可以在门诊接受药物治疗,只有伴有急性呼吸衰竭的老年 AECOPD 患者或伴随其他严重疾病急诊时,应住院或收住 ICU 治疗。

1. 无呼吸衰竭的 AECOPD 患者的处理

(1)患者教育:检查吸入技术,应用储雾罐装置。

(2)支气管扩张剂:短效 β_2 受体激动剂和/或应用储雾罐或湿化器定量吸入异丙托溴铵,可加用长效支气管扩张剂。

(3)糖皮质激素(实际应用剂量可能有所不同):泼尼松 30~40mg/d,口服 9~14 天;使用吸入糖皮质激素(应用不同吸入装置和吸入技术)。

(4)抗菌药物:按照患者痰液特征的改变,使用抗菌药物治疗,并根据当地细菌耐药的情况选用。

2. 无生命危险急性呼吸衰竭的 AECOPD 患者的处理　入住普通病房。

(1)氧疗或无创通气;连续测定动脉血气、静脉血气和脉搏血氧饱和度。

(2)支气管扩张剂:增加短效支气管扩张剂的剂量和/或次数;联合应用短效 β_2 受体激动剂和抗胆碱药物;当病情趋于稳定,应用长效支气管扩张剂;应用储雾器或气动雾化装置。

(3)口服糖皮质激素,泼尼松 30~40mg/d,连用 9~14 天。

(4)应用定量吸入或雾化吸入糖皮质激素。

(5)当有细菌感染表现时,口服抗菌药物。

(6)注意监测液体平衡和营养;应用肝素或低分子量肝素预防血栓;鉴别和治疗合并症(心力衰竭、心律不齐、肺栓塞等)。

3. 有生命危险急性呼吸衰竭的 AECOPD 患者的处理　入住 ICU。

(1)氧疗或机械通气支持。

(2)支气管扩张剂:应用气动雾化装置雾化吸入短效 β_2 受体激动剂、异丙托溴铵或复方异丙托溴铵;如果患者已经进行呼吸机治疗,应用定量雾化吸入。

(3)糖皮质激素:如果患者耐受,口服泼尼松 30~40mg/d,连用 9~14 天;如果患者不耐受口服,可应用相等剂量的糖皮质激素静脉滴注 9~14 天;应用定量吸入或雾化吸入糖皮质激素。

(4)抗菌药物(根据当地细菌耐药情况选用):如阿莫西林/克拉维酸,呼吸喹诺酮类药物(左氧氟沙星、莫西沙星);如果怀疑有铜绿假单胞菌和/或其他肠道细菌感染,联合抗菌药物治疗,可选择环丙沙星和/或抗铜绿假单胞菌的 β-内酰胺类药物,同时可加用氨基糖苷类抗菌药物。

(5)注意监测液体平衡和营养;应用肝素或低分子量肝素预防血栓;鉴别和治疗合并症(心力衰竭、心律不齐),密切监护。

(二)药物治疗

最常用于治疗 AECOPD 的三类药物是支气管扩张剂、类固醇皮质激素和抗生素。

GOLD 2020 版推荐,AECOPD 优先选择单一吸入短效 β_2 受体激动剂,或短效 β_2 受体激动剂与短效抗胆碱药联合吸入。由于使用甲基黄嘌呤类药物(茶碱或氨茶碱)副作用显著,一般不应用于治疗 AECOPD 患者。

AECOPD 患者全身应用糖皮质激素可缩短康复和住院时间,改善肺功能(FEV_1)和氧合,降低早期反复和治疗失败的风险,缩短住院时间,治疗时间一般为 5~7 天。

AECOPD 患者应用抗生素的指征:①AECO-PD 同时出现以下三种症状,即呼吸困难加重、痰量增加和痰液变脓痰;②患者仅出现以上三种症状中的两种但包括出现脓痰这一症状;③严重的急性加重,需要有创或无创机械通气。应用抗生素可以缩短恢复时间,减少早期复发、治疗失败的风险,缩短住院时间,治疗时间一般为 5~7 天。

(三) 氧疗

氧疗是 AECOPD 患者的基础治疗,但吸入氧浓度不宜过高,目标血氧饱和度是 88%~92%。氧疗 30 分钟后应复查动脉血气以确认氧合满意,且未引起 CO_2 潴留和/或呼吸性酸中毒。给氧途径包括鼻导管或文丘里面罩,其中文丘里面罩更能精确地调节吸入氧浓度。

经鼻高流量氧疗(high flow nasal cannula, HFNC)是一种由空氧混合器、主动加热加湿器、单根加温回路和鼻导管组成的以高流量(最高 60L/min)输送加热、加湿空气或氧气的开放性鼻导管系统,其中氧气浓度可设置为 21%~100%。HFNC 已广泛应用于低氧性呼吸衰竭。已有研究发现,HFNC 在老年 AECOPD 合并 II 型呼吸衰竭中的应用价值,可通过减少无效腔通气、呼气末正压效应、降低呼吸功等机制来改善合并高碳酸血症患者的 CO_2 潴留,使呼吸频率降低,提高肺泡通气量和呼气末肺容积,在改善患者治疗期间的不适感方面也优于无创机械通气。期待更多大规模多中心的临床研究来探讨 HFNC 在老年 AECO-PD 患者中的应用。

(四) 呼吸支持

1. 无创机械通气(non-invasive mechanical ventilation, NIV) AECOPD 患者首选 NIV,能降低患者的气管插管率、病死率,治疗并发症和减少住院时间及入住 ICU 时间。

NIV 适应证(至少符合以下 1 个条件):①呼吸性酸中毒(动脉血 pH≤7.25 和/或 $PaCO_2$>8kPa 或 60mmHg)。②严重呼吸困难合并临床症状,提示呼吸肌疲劳;呼吸功增加;应用辅助呼吸肌呼吸,出现胸腹矛盾运动;或肋间隙肌群收缩。③虽然持续氧疗,但低氧血症仍然得不到纠正。

NIV 禁忌证:①呼吸停止或呼吸明显抑制;②心血管系统不稳定(低血压、严重心律失常);③昏迷;④需要保护气道(如呼吸道分泌物多、严重呕吐有窒息危险及消化道出血、近期上腹部手术);⑤近期有面部手术、创伤、烧伤或畸形;⑥上气道阻塞。

2. 有创机械通气 对于有 NIV 禁忌或使用 NIV 失败的严重呼吸衰竭患者,一旦出现严重的呼吸形式、意识、血流动力学等改变,应及早插管改用有创通气,其指征:①不能耐受 NIV 或 NIV 治疗失败(或不适合 NIV);②呼吸或心搏骤停;③严重的精神障碍需要镇静剂控制;④大量误吸或持续呕吐;⑤长期不能排出呼吸道的分泌物;⑥严重的血流动力学不稳定,对液体疗法和血管活性药物无反应;⑦严重心律失常。

(五) 其他

注意出入量及电解质的平衡,营养支持治疗(肠内或静脉营养);对于卧床、红细胞增多症或脱水患者,注意预防血栓形成,可给予低分子量肝素皮下注射;积极排痰治疗(如刺激咳嗽、叩击胸部、体位引流等方法);老年人尤其要注意伴随疾病,如糖尿病、冠心病、高血压及并发症(如休克、弥散性血管内凝血、上消化道出血、肝肾功能不全等)的治疗。

六、预后和预防

COPD 是一种慢性的不可逆的渐进性发展的疾病,其生活质量和生存期与急性发作的频率密切相关。一旦急性发作,其致残率和致死率都很高,尤其是老年 AECOPD。迄今为止,尚未发现能使其完全逆转的治疗方法,但如果能积极主动避免其诱发因素并采取综合性预防和治疗措施则可以延缓其病变进展,改善患者生活质量,提高生存率。

为避免或减少老年患者 AECOPD 的发生,须加强预防知识教育和采取预防措施以及实施社区医疗扶助,具体如下:①自觉戒烟,加强个人劳动保护,避免烟雾、粉尘及刺激性气体的吸入;②改善环境卫生,做好防尘防大气污染工作;③入秋后用冷水洗脸洗鼻,增强抗寒能力,遇天气骤变及寒冷季节应注意保暖,避免受凉,预防感冒;④冬春季节上午十点和下午三点前后可适当户外活动如扩胸、缩唇呼吸、深吸气慢吐气、吊嗓子等,加强耐寒锻炼,增强体质,提高抗病能力;⑤按时接种流感病毒疫苗、多价肺炎球菌疫苗对预防 AECOPD 也有一定作用;⑥规范正确使用祛痰药、长效 β_2 受体激动剂气雾剂或粉末剂和长效抗胆碱气雾剂可有效抑制气道炎症反应,减少急性发作机会;⑦依据中医辨证施治原则酌情"扶正固本",养阴清肺,清咽利痰,和胃健脾祛湿。

精 粹

1. COPD 是一种与衰老有关的慢性进展性疾病,患病率随年龄增长呈增加的趋势。每急性发作一次,肺功能就进一步恶化一次,每年因发作而住院次数超过 3 次者死亡率高达 80% 以上。

2. 老年 COPD 患者基础肺功能较差、机体免疫力低下、多合并其他基础疾病,容易受环境和气候变化等因素的影响而急性发作。呼吸道感染(包括细菌、病毒)是老年 AECOPD 最常见的诱因。

3. AECOPD 的主要症状是气促加重,常伴有咳嗽加剧、痰量增加等;其临床诊断要排除可以解释这些症状突然变化的其他疾病。

4. 有急性呼吸衰竭的老年 AECOPD 患者或伴随其他严重疾病急诊时,应住院或收住 ICU 治疗,采取合理恰当的综合治疗方案并消除其诱发因素,以降低其病死率。

5. 加强预防知识和预防措施的教育,在医师的指导下坚持规律且规范使用排痰药和长效 β_2 受体激动剂(气雾剂或粉末剂)及长效抗胆碱气雾剂等以降低气道高反应,能有效阻止其急性发作。

(王凡 陈燕启)

参考文献

1. Global Initiative for Chronic Obstructive Lung Disease(GOLD). Global strategy for the diagnosis, management, and prevention of chronic obstructive pulmonary disease(2023 REPORT).[EB/OL].(2022-11-14)[2023-3-15]. http://www.goldcopd.org.

2. Global Initiative for Chronic Obstructive Lung Disease(GOLD). Global Strategy for the Diagnosis, Management, and Prevention of Chronic Obstructive Pulmonary Disease(2022 REPORT).[EB/OL].(2021-11-15)[2023-3-15]. http://www.goldcopd.org.

3. Global Initiative for Chronic Obstructive Lung Disease(GOLD). Global strategy for the diagnosis, management, and prevention of chronic obstructive pulmonary disease(2020 REPORT).[EB/OL].(2019-11-05)[2020-3-22]. http://www.goldcopd.org.

4. 陈丹丹,李秀媚,李迎雪.老年 AECOPD 患者病毒感染的相关临床特征分析[J].国际病毒学杂志,2015,22(3):208-213.

5. 房建珍.老年 COPD 急性加重期的病原学特点及耐药性分析[D].大连:大连医科大学,2014.

6. DAI M Y,QIAO J P,XU Y H,et al. Respiratory infectious phenotypes in acute exacerbation of COPD:an aid to length of stay and COPD Assessment Test[J]. Int J Chron Obstruct Pulmon Dis,2015,10:2257-2263.

7. MOLYNEAUX P L,MALLIA P,COX M J,et al. Outgrowth of the bacterial airway microbiome after rhinovirus exacerbation of chronic obstructive pulmonary disease[J]. Am J Respir Crit Care Med,2013,188(10):1224-1231.

8. HEWITT R,FARNE H,RITCHIE A,et al. The role of viral infections in exacerbations of chronic obstructive pulmonary disease and asthma[J]. Ther Adv Respir Dis,2016,10(2):158-174.

9. PERNG D W,CHEN P K. The relationship between airway inflammation and exacerbation in chronic obstructive pulmonary disease[J]. Tuberc Respir Dis(Seoul),2017,80(4):325-335.

10. 慢性阻塞性肺疾病急性加重(AECOPD)诊治专家组.慢性阻塞性肺疾病急性加重(AECOPD)诊治中国专家共识(2017 年更新版)[J].国际呼吸杂志,2017,37(14):1041-1057.

11. 许文英,时国朝.经鼻高流量氧疗在慢性阻塞性肺疾病合并高碳酸血症中的应用[J].中华全科医师杂志,2019,18(12):1186-1189.

第 4 节 肺 炎

一、概述

肺炎(pneumonia)指终末气道、肺泡和肺间质的炎症,可由病原微生物、理化因素、免疫损伤、过敏及药物所致。随着我国人口的老龄化,老年肺炎越来越受到临床医师的重视。然而,老年肺炎起病隐匿,临床表现不典型,病原体情况复杂,十分容易感染耐药菌,病死率高。

因肺炎发生的场所不同,其病原学有相应的特点,按肺炎的发生场所分成两类:①社区获得性肺炎(community acquired pneumonia,CAP),是指在医院外罹患的感染性肺实质(含肺泡壁,即广义上的肺间质)炎症,包括具有明确潜伏期的病原体感染在入院后于潜伏期内发病的肺炎。欧美及北美国家发病率为(5~11)/1 000,且随着年龄增长而逐渐升高。2013年国内一项研究结果显示,16 585例住院的CAP患者中65岁以上老年人群的构成比(28.7%)远高于26~45岁青壮年(9.2%)。CAP的病死率随患者年龄增加而升高,日本报道15~44岁、45~64岁、65~74岁和≥75岁住院CAP患者的病死率分别为1.4%、3.3%、6.9%和9.3%。②医院获得性肺炎(hospital-acquired pneumonia,HAP),指患者住院期间没有接受有创机械通气、未处于病原感染的潜伏期,且入院≥48小时后在医院内新发生的肺炎。呼吸机相关性肺炎(ventilator associated pneumonia,VAP)是指气管插管或气管切开患者,接受机械通气48小时后发生的肺炎及机械通气撤机、拔管后48小时内出现的肺炎。目前欧美国家对于HAP/VAP的定义仍然存在争议,我们认为VAP是HAP的特殊类型。HAP发病率为(5~10)/1 000住院患者,≥65岁的老年患者是HAP的主要群体,约占70%,病死率为15.5%~38.2%。

二、病因与危险因素

肺炎是否发生取决于两个因素:病原体和宿主。如果病原体数量多、毒力强和/或宿主呼吸道局部和全身免疫防御系统损害使病原体突破正常的呼吸道免疫防御屏障(支气管内黏液-纤毛运载系统、肺泡巨噬细胞等细胞防御的完整性等)引起下呼吸道感染,即可发生肺炎。临床上,细菌、病毒、真菌和支原体等均可导致肺炎发生。

老年CAP的主要病原体是细菌,其中肺炎链球菌是最常见的病原体,其他较常见的是流感嗜血杆菌、肺炎克雷伯菌、金黄色葡萄球菌等。对于老年人及伴有基础疾病的患者同时要考虑肺炎克雷伯菌及肠杆菌科细菌感染的可能,并进一步评估产超广谱β-内酰胺酶(ESBL)菌感染风险(有产ESBL菌定植或感染史、曾使用第三代头孢菌素、有反复或长期住院史、留置植入物及肾脏替代治疗等)。我国成人CAP患者中病毒检出率为15.0%~34.9%,流感病毒占首位,其他病毒包括副流感病毒、鼻病毒、腺病毒及呼吸道合胞病毒等;病毒检测阳性的患者中,5.8%~65.7%可合并细菌或非典型病原体感染。

我国HAP/VAP常见的病原菌包括鲍曼不动杆菌、铜绿假单胞菌、金黄色葡萄球菌、肺炎克雷伯菌及大肠埃希菌等。HAP病原谱中鲍曼不动杆菌占比最多,≥65岁HAP患者铜绿假单胞菌比例高,鲍曼不动杆菌比例稍低。VAP病原谱与HAP略有不同,其中鲍曼不动杆菌分离率高达35.7%~50.0%,其次为铜绿假单胞菌和金黄色葡萄球菌,两者比例相当。≥65岁的患者中铜绿假单胞菌的分离率高于其他人群。发生HAP/VAP的危险因素可分为宿主自身和医疗环境两大类因素。宿主因素:高龄、误吸、基础疾病(慢性肺部疾病、糖尿病、恶性肿瘤、心功能不全等)、免疫功能受损、意识障碍、精神状态失常、颅脑等严重创伤、电解质紊乱、贫血、营养不良或低蛋白血症、长期卧床、肥胖、吸烟(包括被动吸烟)、酗酒等。医疗环境因素:ICU滞留时间,有创机械通气时间,侵袭性操作(特别是呼吸道侵袭性操作),留置胃管,应用镇静剂、麻醉药物,头颈部、胸部或上腹部手术,交叉感染(呼吸器械及手污染)。

随着年龄增长,老年人免疫功能下降、肺功能下降(呼吸道黏液-纤毛清除能力降低,肺弹性降低、呼吸肌肌力下降等)及伴随的基础疾病(充血性心力衰竭、心脑血管疾病、慢性呼吸系统疾病、肾衰竭、糖尿病、恶性肿瘤、吞咽困难等)共同构成老年肺炎患者易感的宿主因素,其中慢性基础疾病是老年肺炎最为重要的危险因素。

吸入性肺炎在老年肺炎中占有重要地位,伴有吸入危险因素的患者病情更重,死亡率更高。老年吸入性肺炎多为隐性误吸(silent aspiration),占老年CAP的71%,多为厌氧菌和需氧菌(多为革兰氏阴性杆菌)混合感染。引起吸入性肺炎的主要危险因素有:①老年人自身防御功能下降,口腔卫生状况较差,口咽部易于细菌定植;老年人牙周疾病、龋齿和牙根尖炎等牙科疾病患病率增加,牙齿和牙龈的菌斑是细菌定植的部位。②老年人因患神经系统疾病(脑卒中、帕金森病、多发性硬化症、肌萎缩型脊髓侧索硬化症、强直性肌营养不良等)而引起吞咽困难、咳嗽反射减弱;气管插管影响咽喉部肌群的协调运动,咳嗽反射和吞咽功能障碍,容易引起误吸。③胃食管反流性疾病(gastroesophageal reflux disease,GERD),鼻饲,应用茶碱、钙通道阻滞剂、硝酸酯类、地西泮和非甾体抗炎药等,长期服用 H_2 受体阻滞剂及质子泵抑制剂等使食管下段括约肌张力改变,导致胃内容物反流引起误吸。④镇静药、抗焦虑药、利尿药、抗胆碱药的使用增加误吸的风险。

三、发病机制

病原体可通过下列途径引起 CAP:①空气吸入;②血行播散;③邻近感染部位蔓延;④上呼吸道定植菌的误吸。HAP 则更多是通过误吸胃肠道的定植菌(胃食管反流)和/或通过人工气道吸入环境中的致病菌引起,也有其他感染途径,如感染病原体经血行播散至肺部、邻近组织直接播散或污染器械操作直接感染等。病原体直接抵达下呼吸道后,滋生繁殖,引起肺泡毛细血管充血、水肿,肺泡内纤维蛋白渗出及细胞浸润。

四、临床表现

CAP 常见症状为咳嗽、咳痰,或原有呼吸道症状加重,并出现脓性痰或血痰,伴或不伴胸痛,病变范围大者可有呼吸困难、呼吸窘迫。大多数患者有发热。早期肺部体征无明显异常,重症者可有呼吸频率增快,鼻翼扇动,发绀。肺实变时有典型的体征,如叩诊浊音、语颤增强和支气管呼吸音等,也可闻及湿啰音。并发胸腔积液者,患侧胸部叩诊浊音,语颤减弱,呼吸音减弱。

衰老使老年人对炎症反应能力下降,老年 CAP 起病往往隐袭,临床表现不典型,缺乏特异性。老年 CAP 的发热、咳嗽等典型肺炎表现可不明显,有时仅表现为呼吸急促、食欲减退、尿失禁、体力下降、跌倒、精神状态异常等。呼吸急促和心动过速是老年肺炎较为敏感的表现,有时甚至是仅有的症状。有研究发现,70% 的老年肺炎患者存在呼吸急促。老年人可因脱水、浅快呼吸、上呼吸道传导音干扰等因素使肺部啰音不明显。

HAP 的临床表现及病情严重程度各异,从单一的普通肺炎到快速进展的重症肺炎伴脓毒症、感染性休克、急性呼吸衰竭均可发生。

五、诊断与评估

(一) CAP

CAP 的临床诊断依据:

1. **社区发病**。

2. **肺炎相关临床表现** ①新近出现的咳嗽、咳痰或原有呼吸系统疾病症状加重,并出现脓性痰,伴或不伴胸痛;②发热;③肺实变体征和/或闻及干、湿啰音;④血白细胞 $>10×10^9/L$ 或 $<4×10^9/L$,少数患者白细胞可在正常范围,伴或不伴细胞核左移、淋巴细胞和血小板的减少。

3. **胸部 X 线检查** 显示片状、斑片状浸润性阴影,可出现间质性改变,伴或不伴胸腔积液。

符合上述 1、3 及 2 中任何一项,并除外肺结核、肺部肿瘤、非感染性肺间质性疾病、肺水肿、肺不张、肺栓塞、肺嗜酸性粒细胞浸润及肺血管炎等后,可确定临床诊断。

重症 CAP 的诊断标准:符合下列 1 项主要标准或 ≥3 项次要标准者可诊断为重症肺炎。

1. **主要标准** ①需要气管插管行机械通气治疗;②脓毒症休克经积极液体复苏后仍需要血管活性药物治疗。

2. **次要标准** ①呼吸频率 ≥30 次/min;②氧合指数 ≤250mmHg;③多肺叶浸润;④意识障碍和/或定向障碍;⑤血尿素氮 ≥7.14mmol/L;⑥收缩压 <90mmHg 需要积极的液体复苏。

老年患者通过病史及临床表现确定 CAP 诊断的敏感性及特异性很低,因部分老年人的认知能力和语言能力受限,加之临床表现可能不典型,如感染症状不明显,缺少发热、白细胞增加等感染相关症状,且有的老年肺炎患者仅表现为原有基础疾病加重,因此,老年肺炎的诊断往往需要更多借助于胸部影像学检查。老年肺炎多见支气管肺炎、双侧肺炎和多叶肺炎,而单叶肺炎相对少见。C 反应蛋白(CRP)、降钙素原(PCT)在细菌性感染的诊断、严重程度判断和随诊等方面有重要价值。

CAP 病情严重程度的评估对于选择适当的治疗场所、经验性抗感染药物和辅助支持治疗至关重要。CAP 严重程度的评分系统各具特点(表 12-4-1)。肺炎严重指数(pneumonia severity index,PSI)评估 CAP 的严重程度有很高的敏感性和特异性,但是 PSI 包括各种实验室检查和胸部 X 线检查在内的 20 个参数,评分过程烦琐,患者初诊时也难以短时间内获得全面的实验室检查结果,故不便于评估初诊患者病情。相比之下,CURB-65 评分只需要 5 个参数,不仅使用简单,重要的是同样能够准确预测患者的病死率及评估是否需要住院或 ICU 治疗,随着 CURB-65 评分的增加,患者病死率、入住 ICU 的比例及住院时间均逐渐增加,因此,CURB-65 较 PSI 评分在急诊尤其是老年人中应用更好。此外,鉴于很多患者在就诊时并不能获取血尿素氮的检查结果,Bauer 等人提出更为简单的评分系统 CRB-65,即省去血尿素氮这一参数,研究发现 CRB-65 同样能够很好地评估患者的病情严重程度,与 CURB-65 比较,CRB-65 在预示 CAP 患者 30 天死亡率方面并没有区别。但是因为 CRB-65 评分涵盖项目较少,老年患者临床症状不突出,其评估的敏感性不佳。

表 12-4-1　常用的 CAP 严重程度评分系统及特点

评分系统	预测指标和计算方法	风险评分	推荐
CURB-65 评分	共 5 项指标,满足 1 项得 1 分:①意识障碍(C);②血尿素氮(U)>7mmol/L;③呼吸频率(R)≥30 次/min;④收缩压(B)<90mmHg 或舒张压≤60mmHg;⑤年龄≥65 岁	评估死亡风险 0~1 分:低危 2 分:中危 3~5 分:高危	简洁,敏感度高,易于临床操作
CRB-65 评分	共 4 项指标,满足 1 项得 1 分:①意识障碍;②呼吸频率≥30 次/min;③收缩压<90mmHg 或舒张压≤60mmHg;④年龄≥65 岁	评估死亡风险 0 分:低危,门诊治疗 1~2 分:中危,建议住院或严格随访下院外治疗 ≥3 分:高危,应住院治疗	适用于不方便进行生化检测的医疗机构
PSI 评分	年龄(女性−10 分)加所有危险因素得分总和。①居住在养老院(+10 分)。②基础疾病:肿瘤(+30 分);肝病(+20 分);充血性心力衰竭(+10 分);脑血管疾病(+10 分);肾病(+10 分)。③体征:意识状态改变(+20 分);呼吸频率≥30 次/min(+20 分);收缩压<90mmHg(+20 分);体温<35℃或≥40℃(+15 分);脉搏≥125 次/min(+10 分)。④实验室检查:动脉血 pH<7.35(+30 分);血尿素氮≥11mmol/L(+20 分);血钠<130mmol/L(+20 分);血糖≥14mmol/L(+10 分);血细胞比容<30%(+10 分);PaO_2<60mmHg(或脉搏血氧饱和度<90%)(+10 分)。⑤胸部影像学:胸腔积液(+10 分)	评估死亡风险 低危:Ⅰ级(<50 岁,无基础疾病);Ⅱ级(≤70 分);Ⅲ级(71~90 分) 中危:Ⅳ级(91~130 分) 高危:Ⅴ级(>130 分) Ⅳ和Ⅴ级需要住院治疗	判断患者是否需要住院的敏感指标,且特异性高,评分系统复杂
CURXO 评分	主要指标:①动脉血 pH<7.30;②收缩压<90mmHg 次要指标:①呼吸频率>30 次/min;②意识障碍;③血尿素氮>30mg/L(10.65mmol/L);④PaO_2<54mmHg 或氧合指数<250mmHg;⑤年龄≥80 岁;⑥胸部 X 线片示多叶或双侧肺受累	符合 1 项主要指标或 2 项以上次要指标为重症 CAP	用于预测急诊重症 CAP 的简单评分方法
SMART-COP 评分	下列所有危险因素得分总和:收缩压<90mmHg(+2 分);胸部 X 线片示多肺叶受累(+1 分);血清白蛋白<35g/L(+1 分);呼吸频率≥30 次/min(>50 岁)或≥25 次/min(≤50 岁)(+1 分);心率≥125 次/min(+1 分);新发的意识障碍(+1 分);低氧血症(+2 分):PaO_2<70mmHg 或脉搏血氧饱和度≤93% 或氧合指数<333mmHg(≤50 岁);PaO_2<60mmHg 或脉搏血氧饱和度≤90% 或氧合指数<250mmHg(>50 岁);动脉血 pH<7.35(+2 分)	评估死亡风险 0~2 分:低风险 3~4 分:中度风险 5~6 分:高风险 7~8 分:极高风险	>3 分提示有需要呼吸监护或循环支持治疗的可能性

老年肺炎患者的死亡多与急性呼吸衰竭、感染性休克及多器官功能衰竭有关。2008 年澳大利亚的 CAP 研究团队提出一种全新的评分量表，即预测患者需要呼吸和循环支持的评分量表（SMART-COP），其涉及的 8 个评价指标包括动脉血 pH 和 PO_2（或 SO_2）、意识状态、心率、呼吸频率、血压、胸部影像学和白蛋白，在判断患者是否需要入住 ICU 方面更为准确，适合在患者入院后进一步病情评估。有报道认为，SMART-COP 预测重症 CAP 患者是否需要机械通气比 PSI、CURB-65 具有优势，有更强的预测能力，即如果患者 SMART-COP≥3 分强烈提示患者应进行呼吸支持，需收住 ICU。

（二）HAP/VAP

依据症状、体征和影像学征象确定 HAP/VAP 的临床诊断是否成立，并与其他发热伴肺部阴影的疾病进行初步鉴别，尽快采集呼吸道分泌物和血液标本送病原微生物及感染相关生物标志物检测，及早完成病原学诊断，为后续治疗提供有效策略。

HAP/VAP 病情严重程度评估对于经验性选择抗菌药物和判断预后有重要意义。常用的病情严重程度评分系统有序贯器官功能衰竭评分（SOFA）及急性生理学和慢性健康状况评价 Ⅱ（APACHE Ⅱ）等，病死率随着分值的升高而升高。SOFA 侧重于器官功能不全或衰竭的评估，与 VAP 的复发相关。APACHE Ⅱ>16 分是 VAP 患者死亡的独立预测因素。HAP 患者若符合下列任意一项标准，可考虑存在高死亡风险，视为危重症患者：①需要气管插管机械通气治疗；②感染性休克经积极液体复苏后仍需要血管活性药物治疗。

六、急诊管理

（一）CAP

1. 抗感染治疗　确立 CAP 临床诊断并安排合理病原学检查及标本采样后，需要根据患者年龄、基础疾病、疾病严重程度、肝肾功能、既往用药情况等分析最有可能的病原体并评估耐药风险，选择恰当的抗感染药物和给药方案，及时实施初始经验性抗感染治疗。首剂抗感染药物争取在诊断 CAP 后尽早使用，急诊患者首剂药物在急诊完成，以改善疗效，降低病死率，缩短住院时间。一旦获得 CAP 病原学结果，就可以参考体外药敏试验结果进行目标性治疗。

老年 CAP 不同治疗场所初始经验性抗感染药物选择方案推荐见表 12-4-2。

表 12-4-2　老年 CAP 不同治疗场所初始经验性抗感染药物的选择方案

治疗场所	常见病原体	抗感染药物选择方案	备注
门诊治疗（推荐口服给药）	肺炎链球菌、流感嗜血杆菌、肺炎克雷伯菌等肠杆菌科细菌、肺炎衣原体、流感病毒、呼吸道合胞病毒、卡他莫拉菌	①青霉素类/酶抑制剂复合物；②第二代、三代头孢菌素（口服）；③呼吸喹诺酮类；④青霉素类/酶抑制剂复合物、第二代头孢菌素、第三代头孢菌素联合多西环素、米诺环素或大环内酯类	年龄>65 岁、存在基础疾病（慢性心脏、肺、肝、肾疾病及糖尿病、免疫抑制）、酗酒、3 个月内接受 β-内酰胺类药物治疗是耐药肺炎链球菌感染的危险因素，不宜单用多西环素、米诺环素或大环内酯类药物
需入院治疗但不必收住 ICU（可选择静脉或口服给药）	肺炎链球菌、流感嗜血杆菌、肺炎克雷伯菌等肠杆菌科细菌、流感病毒、呼吸道合胞病毒、卡他莫拉菌、厌氧菌、军团菌	①青霉素类/酶抑制剂复合物；②第三代头孢菌素或其酶抑制剂复合物、头霉素类、氧头孢烯类、厄他培南等碳青霉烯类；③上述药物单用或联合大环内酯类；④呼吸喹诺酮类	①有基础疾病患者及老年人要考虑肠杆菌科细菌感染的可能，并需要进一步评估产 ESBL 肠杆菌科细菌感染的风险；②老年人需关注吸入风险因素

续表

治疗场所	常见病原体	抗感染药物选择方案	备注
需入住 1CU（推荐静脉给药）	肺炎链球菌、军团菌、肺炎克雷伯菌等肠杆菌科细菌、金黄色葡萄球菌、厌氧菌、流感病毒、呼吸道合胞病毒	①青霉素类/酶抑制剂复合物、第三代头孢菌素或其酶抑制剂的复合物、厄他培南等碳青霉烯类联合大环内酯类；②青霉素类/酶抑制剂复合物、第三代头孢菌素或其酶抑制剂复合物、厄他培南等碳青霉烯类联合呼吸喹诺酮类	①评估产 ESBL 肠杆菌科细菌感染风险；②关注吸入风险因素及相关病原菌的药物覆盖

关于老年 CAP 的初始治疗，以下几个问题值得关注：

（1）超过 75% 老年 CAP 患者合并基础疾病，此类患者应谨慎评估产 ESBL 菌感染风险（有产 ESBL 菌定植或感染史、曾使用第三代头孢菌素、有反复或长期住院史、置留植入物及行肾脏替代治疗等），一般情况下，产 ESBL 菌对除碳青霉烯类之外的 β-内酰胺类药物有较强耐药性。

（2）老年患者有更高的吸入性肺炎风险，且多属隐性误吸，治疗上可根据患者病情选择阿莫西林/克拉维酸、氨苄西林/舒巴坦、莫西沙星、碳青霉烯类等具有抗厌氧菌活性的药物，或联合应用甲硝唑、克林霉素。

（3）认真检视治疗过程中的用药安全。有研究显示，抗感染药物所引起的不良反应占老年患者全部不良事件的 14.7%。多病共存、多药联合势必增加药物间相互作用，而随着衰老进程，老年人生理功能特别是肝、肾功能减退会导致药代动力学和药效学改变。因此，急诊医师应遵循充分评估当前治疗、停用不必要药物、任何新出现的症状均应考虑药物相关不良事件、酌情减低剂量或可参考肌酐清除率来决定用药剂量、简化用药方案等原则，既要保证药物治疗的有效性，也要最大限度避免药物的不良事件。

（4）在流感流行季节，对怀疑流感病毒感染的患者，推荐常规进行流感病毒抗原或核酸检测，并应及早应用神经氨酸酶抑制剂抗病毒治疗，不必等待流感病原检查结果，即使发病时间超过 48 小时也可应用。

抗感染治疗一般可于热退 2~3 天且主要呼吸道症状明显改善后停药，不必以肺部阴影吸收程度作为停用抗菌药物的指征，通常轻、中度 CAP 患者疗程 5~7 天，重度及伴有肺外并发症患者可适当延长抗感染疗程。非典型病原体治疗反应较慢者疗程延长至 10~14 天。金黄色葡萄球菌、铜绿假单胞菌、克雷伯菌属或厌氧菌等容易导致肺组织坏死，抗菌药物疗程可延长至 14~21 天。

2. 辅助支持治疗

（1）氧疗和辅助通气：低氧血症患者的氧疗和辅助通气是改善患者预后的重要治疗手段，低氧血症者给予鼻导管或面罩氧疗、经鼻导管加温湿化的高流量吸氧，维持血氧饱和度在 90% 以上。有高碳酸血症风险的患者，血氧饱和度可维持在 88%~92%。CAP 并发急性呼吸衰竭患者使用无创通气可降低气管插管率、病死率，降低多器官功能衰竭、感染性休克的发生率，老年合并 COPD 的 CAP 患者获益更明显。无创通气失败者要改为气管插管呼吸机辅助呼吸，存在 ARDS 的 CAP 患者气管插管后宜采用小潮气量机械通气（6ml/kg）。重度 CAP 患者如果合并 ARDS 且常规机械通气不能改善时，可以使用 ECMO。

（2）糖皮质激素治疗：糖皮质激素能降低合并感染性休克 CAP 患者的病死率，可静脉输注氢化可的松 200mg/d，感染性休克纠正后应及时停药，用药一般不超过 7 天。

（3）中、重度患者：适当补液、保持水电解质与酸碱平衡、营养支持、雾化、体位引流及胸部物理治疗。

（二）HAP/VAP

1. 抗感染治疗　HAP/VAP 的抗感染是最主

要的治疗方式,在确立 HAP/VAP 临床诊断并安排病原学检查后,应尽早进行经验性抗感染治疗。应根据患者的病情严重程度、所在医疗机构常见的病原菌、耐药情况及患者耐药危险因素等选择恰当的药物,同时也应兼顾患者的临床特征、基础疾病、器官功能状态、药物的 PK/PD 特性、既往用药情况和药物过敏史等相关因素选择抗菌药物(表 12-4-3、表 12-4-4)。对已经明确的感染病原菌,参照体外药敏试验结果制订相应的抗菌药物治疗方案。出现广泛耐药(extensive drug resistance,XDR)或全耐药(pan-drug resistant,PDR)病原菌感染,应以早期、足量、联合为原则使用抗菌药物,并应根据具体的最低抑菌浓度(minimum inhibitory concentration,MIC)值及 PK/PD 理论,推算出不同患者的具体给药剂量、给药方式及给药次数等,以优化抗菌治疗效能。HAP/VAP 抗感染疗程一般为 7 天或以上。经验性治疗 48~72 小时应进行疗效评估,如治疗无效且病原学不明,需进一步行病原学检查,并重新评估病原学,调整治疗药物。如果初始经验性抗感染治疗恰当,单一致病菌感染,对治疗的临床反应好,无肺气肿、囊性纤维化、空洞、坏死性肺炎和肺脓肿且免疫功能正常者,疗程为 7~8 天。对于初始抗感染治疗无效、病情危重、XDR 或 PDR 病原菌感染、肺脓肿或坏死性肺炎者,应酌情延长疗程。根据患者的临床症状和体征、影像学和实验室检查(特别是 PCT)等结果决定停药时机。

2. **辅助支持治疗**　HAP/VAP 患者除经验性和目标性抗感染治疗外,气道分泌物引流、合理氧疗、机械通气、液体管理、营养支持等综合治疗措施也同等重要,尤其对重症感染患者往往可决定其预后,合理应用可使患者获益。

表 12-4-3　HAP(非 VAP)的初始经验性抗感染治疗

非危重患者		危重患者[a]
MDR 病原菌感染低风险 单药治疗	MDR 病原菌感染高风险[b,c] 单药或联合治疗	联合治疗[b,c]
抗铜绿假单胞菌青霉素类(哌拉西林等) 或 β-内酰胺酶抑制剂合剂(阿莫西林/克拉维酸、哌拉西林/他唑巴坦、头孢哌酮/舒巴坦等) 或 第三代头孢菌素(头孢噻肟、头孢曲松、头孢他啶等) 或 第四代头孢菌素(头孢吡肟、头孢噻利等) 或 氧头孢烯类(拉氧头孢、氟氧头孢等) 或 喹诺酮类(环丙沙星、左氧氟沙星、莫西沙星等)	抗铜绿假单胞菌 β-内酰胺酶抑制剂合剂(哌拉西林/他唑巴坦、头孢哌酮/舒巴坦等) 或 抗铜绿假单胞菌头孢菌素类(头孢他啶、头孢吡肟、头孢噻利等) 或 抗铜绿假单胞菌碳青霉烯类(亚胺培南、美罗培南、比阿培南等) 以上药物单用或联合下列中的一种: 抗铜绿假单胞菌喹诺酮类(环丙沙星、左氧氟沙星等) 或 氨基糖苷类(阿米卡星、异帕米星等) 有 MRSA 感染风险时可联合下列药物: 糖肽类(万古霉素、去甲万古霉素、替考拉宁等) 或 利奈唑胺	抗铜绿假单胞菌 β-内酰胺酶抑制剂合剂(哌拉西林/他唑巴坦、头孢哌酮/舒巴坦等) 或 抗铜绿假单胞菌碳青霉烯类(亚胺培南、美罗培南、比阿培南等) 以上药物联合下列中的一种: 抗铜绿假单胞菌喹诺酮类(环丙沙星、左氧氟沙星等) 或 氨基糖苷类(阿米卡星、异帕米星等) 有 XDR 阴性菌感染风险时可联合下列药物: 多黏菌素(多黏菌素 B、多黏菌素 E) 或 替加环素 有 MRSA 感染风险时可联合下列药物: 糖肽类(万古霉素、去甲万古霉素、替考拉宁等) 或 利奈唑胺

注:MDR,多重耐药,XDR,广泛耐药;MRSA,耐甲氧西林金黄色葡萄球菌;[a] 危重患者包括需要机械通气和感染性休克患者;[b] 通常不采用 2 种 β-内酰胺类药物联合治疗;[c] 氨基糖苷类药物仅用于联合治疗。

表 12-4-4　VAP 的初始经验性抗感染治疗

MDR 病原菌感染低风险 单药或联合治疗[a]	MDR 病原菌感染高风险 联合治疗[a]
抗铜绿假单胞菌青霉素类（哌拉西林等） 或	抗铜绿假单胞菌 β-内酰胺酶抑制剂合剂（哌拉西林/他唑巴坦、头孢哌酮/舒巴坦等） 或
抗铜绿假单胞菌的第三、四代头孢菌素（头孢他啶、头孢吡肟、头孢噻利等） 或	抗铜绿假单胞菌第三、四代头孢菌素（头孢他啶、头孢吡肟、头孢噻利等） 或
β-内酰胺酶抑制剂合剂（哌拉西林/他唑巴坦、头孢哌酮/舒巴坦等） 或	氨曲南 或
抗铜绿假单胞菌碳青霉烯类（亚胺培南、美罗培南、比阿培南等） 或	抗铜绿假单胞菌碳青霉烯类（亚胺培南、美罗培南、比阿培南等） 或
喹诺酮类（环丙沙星、左氧氟沙星等） 或	抗铜绿假单胞菌喹诺酮类（环丙沙星、左氧氟沙星等） 或
氨基糖苷类（阿米卡星、异帕米星等）[b]	氨基糖苷类（阿米卡星、异帕米星等） 有 XDR 阴性菌感染风险时可联合下列药物： 多黏菌素类（多黏菌素 B、多黏菌素 E） 或 替加环素 有 MRSA 感染风险时可联合下列药物： 糖肽类（万古霉素、去甲万古霉素、替考拉宁） 或 利奈唑胺

注：[a] 特殊情况下才使用 2 种 β-内酰胺类药物联合治疗；[b] 氨基糖苷类药物仅用于联合治疗。

七、预后和预防

神志改变是老年肺炎预后不良的指标之一。合并基础疾病多、菌血症、多叶病变、革兰氏阴性细菌肺炎的患者炎症吸收缓慢。早期经验性抗感染治疗的准确性直接影响肺炎的预后。

戒烟、避免酗酒、保证充足营养、保持口腔健康、保持良好手卫生习惯有助于预防老年 CAP 的发生。老年人每年接种一剂流感疫苗，能有效减少老年人流感相关门急诊、住院和死亡人数，还能降低流感本身及其引起的慢性疾病急性加重所导致的医疗费用。肺炎链球菌是导致老年 CAP 的主要病原体，建议 60 岁及以上老年人和肺炎链球菌感染高危患者接种 PPSV23（23 价肺炎球菌多糖疫苗，也称 PPV23）。

HAP/VAP 预防的总体策略是尽可能减少和控制各种危险因素。所有医疗工作均需遵循医疗卫生机构消毒、灭菌和医院感染控制相关的基本要求和原则，加强员工感染控制的意识教育，提高手卫生的依从性，保障医疗器具消毒灭菌，严格无菌操作，落实目标性监测，合理应用抗菌药物等。HAP 的具体预防措施包括预防误吸、减少上呼吸道和/或消化道病原菌定植、积极治疗基础疾病、加强患者管理、减少使用有创通气、尽可能避免不必要的镇静。

精　粹

1. 老年 CAP 发病率、病死率皆随增龄而增高。国内住院的 CAP 患者中 65 岁以上老年人群的构成比为 28.7%；日本的研究报道，65～74 岁和 ≥75 岁住院 CAP 患者的病死率分别为 6.9% 和 9.3%。≥65 岁的老年患者是 HAP 的主要群体，约占 70%。

2. 老年 CAP 的主要病原体是细菌，其中肺炎链球菌最常见；对于 ≥65 岁老年 HAP 患者，铜绿假单胞菌等革兰氏阴性菌是主要病原体。

3. 老年人机体免疫功能低下、肺功能减退及伴随的基础疾病（心力衰竭、心脑血管疾病、慢性呼吸系统疾病、糖尿病、恶性肿瘤等）共同构成老年肺炎的易感宿主因素，其中慢性基础疾病是老年肺炎最重要的危险因素。

4. 老年肺炎多起病隐袭，发热、咳嗽等典型表现可不明显，有时仅表现为呼吸急促、食欲减退、尿失禁、体力下降、跌倒、精神状态异常等，但病情进展较快，易出现多器官功能障碍。

5. 老年患者通过病史及临床表现确定 CAP 诊断的敏感性及特异性较低，往往更多地需要借助于胸部影像学检查。

6. 老年 CAP 患者多使用 CURB-65 评分作为判断急诊患者严重程度及是否需要住院治疗的标准；评估 HAP/VAP 患者的病情严重程度常用 SOFA 及 APACHE Ⅱ 进行评分，病死率随着分值的增加而升高。

7. 老年肺炎的抗感染治疗是综合治疗中的核心，其中初始经验性抗感染治疗应关注其多数合并基础疾病、更高的吸入性风险等，认真检视治疗过程中的用药安全。

8. 合理氧疗、机械通气、液体管理、营养支持、气道分泌物引流等综合治疗措施也同等重要，尤其对重症感染患者往往可决定其预后。

（邢吉红）

参考文献

1. 葛均波,徐永健,王辰.内科学[M].9 版.北京:人民卫生出版社,2018.
2. 中华医学会呼吸病学分会.中国成人社区获得性肺炎诊断和治疗指南(2016 年版)[J].中华结核和呼吸杂志,2016,39(4):253-279.
3. 中华医学会呼吸病学分会感染学组.中国成人医院获得性肺炎与呼吸机相关性肺炎诊断和治疗指南(2018 年版)[J].中华结核和呼吸杂志,2018,41(4):255-280.
4. 中国医师协会急诊医师分会.急诊成人社区获得性肺炎诊治专家共识(一)[J].中国急救医学,2011,31(10):865-871.
5. 中国医师协会急诊医师分会.急诊成人社区获得性肺炎诊治专家共识(二)[J].中国急救医学,2011,31(11):961-967.
6. 中华医学会,中华医学杂志社,中华医学会全科医学分会,等.成人社区获得性肺炎基层诊疗指南(2018 年)[J].中华全科医师杂志,2019,18(2):117-126.
7. 老年人流感和肺炎链球菌疫苗接种中国专家建议写作组,中华医学会老年医学分会呼吸学组,中华老年医学杂志编辑部.老年人流感和肺炎链球菌疫苗接种中国专家建议[J].中华老年医学杂志,2018,37(2):113-122.
8. MARIK P E,KAPLAN D. Aspiration pneumonia and dysphagia in the elderly[J]. Chest,2003,124(1):328-336.
9. HENIG O,KAYE K S. Bacterial pneumonia in older adults[J]. Infect Dis Clin North Am,2017,31(4):689-713.
10. KALIL A C,METERSKY M L,KLOMPAS M,et al. Executive summary:management of adults with hospital-acquired and ventilator-associated pneumonia:2016 clinical practice guidelines by the Infectious Diseases Society of America and the American Thoracic Society[J]. Clin Infect Dis,2016,63(5):575-582.
11. ALMIRALL J,ROFES L,SERRA-PRAT M,et al. Oropharyngeal dysphagia is a risk factor for community-acquired pneumonia in the elderly[J]. Eur Respir,2013,41(4):923-928.
12. CILLONIZ C,RODRIGUEZ-HURTADO D,TORRES A. Characteristics and management of community-acquired pneumonia in the Era of Global Aging[J]. Med Sci(Basel),2018,6(2):35.
13. MANDELL L A,WUNDERINK R G,ANZUETO A,et al. Infectious Diseases Society of America/American Thoracic Society Consensus guidelines on the management of community-acquired pneumonia in adults[J]. Clin Infec Dis,2007,44(Suppl 2):S27-S72.
14. CILLONIZ C,CECCATO A,JOSE A S,et al. Clinical management of community acquired pneumonia in the elderly patient[J]. Expert Rev Respir Med,2016,10(11):1211-1220.
15. ALMIRALL J,SERRA-PRAT M,BOLBAR I,et al. Risk factors for community-acquired pneumonia in adults:a systematic review of observational studies[J]. Respiration,2017,94(3):299-311.
16. RIVERO-CALLE I,PARDO-SECO J,ALDAZ P,et al. Incidence and risk factor prevalence of community-acquired pneumonia in adults in primary care in Spain(NEUMO-ES-RISK project)[J]. BMC Infect Dis,2016,16(1):645.
17. 金金,孙铁英,李燕明.老年人吸入性肺炎的危险因素和预防策略[J].中华老年医学杂志,2009,28(5):434-437.
18. 孙铁英,马正中,李燕明,等.老年人肺炎的尸检病理与临床结果对照分析[J].中华医学杂志,2008,88(5):302-306.
19. CHONG C P,STREET P R. Pneumonia in the elderly:a review of the epidemiology,pathogenesis,microbiology,and clinical features[J]. South Med J,2008,101(11):1141-1145.

附：新型冠状病毒感染

新型冠状病毒感染(COVID-19)是由新型冠状病毒(以下简称新冠病毒,SARS-CoV-2)感染所致。

一、病原学与发病机制

新冠病毒为 β 属冠状病毒,有包膜,颗粒呈圆形或椭圆形,直径 60~140nm,病毒颗粒中包含 4 种结构蛋白:刺突蛋白(spike,S)、包膜蛋白(envelope,E)、膜蛋白(membrane,M)、核壳蛋白(nucleocapsid,N)。新冠病毒基因组为单股正链 RNA,全长约 29.9kb。

新冠病毒在人群中流行和传播过程中基因频繁发生突变,当新冠病毒不同的亚型或子代分支同时感染人体时,还会发生重组,产生重组病毒株;某些突变或重组会影响病毒生物学特性,如S蛋白上特定的氨基酸突变后,导致新冠病毒与血管紧张素转化酶(ACE2)亲和力增强,在细胞内复制和传播力增强;S蛋白一些氨基酸突变也会增加对疫苗的免疫逃逸能力和降低不同亚分支变异株之间的交叉保护能力,导致突破感染和一定比例的再感染。截至 2022 年底,世界卫生组织(WHO)提出的"关切的变异株"(variant of concern,VOC)有 5 个,分别为阿尔法(Alpha,B.1.1.7)、贝塔(Beta,B.1.351)、伽玛(Gamma,P.1)、德尔塔(Delta,B.1.617.2)和奥密克戎(Omicron,B.1.1.529)。

传染源主要是新冠病毒感染者,在潜伏期即有传染性,发病后 3 天内传染性最强。传播途径有:①经呼吸道飞沫和密切接触是主要的传播途径;②在相对封闭的环境中经气溶胶传播;③接触被病毒污染的物品后也可造成感染。人群普遍易感,其中老年人及伴有严重基础疾病的患者感染后重症率、病死率高于一般人群。

新冠病毒感染所致肺炎的发病机制尚不清晰。一般认为,新冠病毒入侵人体呼吸道后,主要依靠其表面的S蛋白上的受体结合域识别宿主细胞受体ACE2,并与之结合感染宿主细胞,在细胞内进行复制、扩增,导致细胞的直接死亡或损坏,同时也激活机体的体液免疫和细胞免疫,导致炎症反应综合征。老年人无论是固有免疫还是获得性免疫,都发生了不可逆的退化,机体的抗炎与促炎反应失衡,促炎细胞因子持续大量产生,并不断活化更多的免疫细胞聚集到炎症部位,导致细胞因子"瀑布"与"炎症风暴"的发生。ACE2在人体各组织广泛表达,在肺泡上皮、小肠上皮和血管内皮细胞的表达尤为丰富,因此新冠病毒感染人体后多引起以肺脏损伤为主的全身多器官损伤。

二、临床表现

潜伏期多为2~4天。主要表现为咽干、咽痛、咳嗽、发热等,发热多为中低热,部分病例可表现为高热,热程多不超过3天;部分患者可伴有肌肉酸痛、嗅觉味觉减退或丧失、鼻塞、流涕、腹泻、结膜炎等。

8%~12%感染者出现肺炎表现,重症患者多在发病5~7天后出现呼吸困难和/或低氧血症,严重者可快速进展为急性呼吸窘迫综合征(ARDS)、脓毒症休克、难以纠正的代谢性酸中毒和出凝血功能障碍及多器官功能衰竭等。

三、辅助检查

(一)一般检查

发病早期外周血白细胞总数正常或减少,淋巴细胞计数减少,部分患者可出现肝酶、乳酸脱氢酶、肌酶、肌红蛋白、肌钙蛋白和铁蛋白增高。部分患者C-反应蛋白(CRP)升高、血沉增快。重型、危重型病例可见D-二聚体升高,外周血淋巴细胞进行性减少,IL-6等炎症因子升高。合并细菌感染者,白细胞及中性细胞分类升高,PCT升高。

(二)病原学及血清学检查

(1)核酸检测:荧光定量PCR方法检测呼吸道标本(鼻咽拭子、咽拭子、痰、气管抽取物)或其他标本中的新冠病毒核酸。

(2)抗原检测:胶体金法或免疫荧光法检测呼吸道标本中的病毒抗原,检测速度快,其敏感性与感染者病毒载量呈正相关。病毒抗原检测阳性支持诊断,但阴性不能排除。

(3)病毒培养分离:从呼吸道标本、粪便标本中可分离、培养获得新冠病毒。

(4)血清学检测:新冠病毒特异性IgM抗体、IgG抗体阳性,发病1周内阳性率均较低。恢复期IgG抗体水平为急性期4倍及以上升高有回顾性诊断意义。

(三)胸部影像学

肺炎患者早期呈现多发小斑片影及间质改变,以肺外带明显,进而发展为双肺多发磨玻璃影、浸润影,严重者可出现肺实变。胸腔积液少见。

四、诊断与评估

(一)诊断与临床分型

新冠病毒感染根据流行病学史、临床表现、辅助检查等结果可作出诊断:

(1)具有相关的临床表现。

(2)具有以下一种或以上病原学、血清学检查结果:①新冠病毒核酸阳性;②新冠病毒抗原阳性;③新冠病毒分离、培养阳性;④恢复期新冠病毒特异性IgG抗体水平为急性期4倍及以上升高。其中新冠病毒核酸阳性为确诊的首要标准。

根据国家卫生健康委员会等发布的《新型冠状病毒感染诊疗方案(试行第十版)》,按严重程度新冠病毒感染分为:

(1)轻型:以上呼吸道感染为主要表现,如咽干、咽痛、咳嗽、发热等,影像学未见肺炎表现。

(2)中型:持续高热>3天或/和咳嗽、气促等,但呼吸频率<30次/min、静息状态下吸空气时SpO_2>93%,影像学可见特征性新冠病毒感染所致肺炎表现。

(3)重型:符合下列任何一条且不能以新冠病毒感染以外其他原因解释。①出现气促,呼吸频率≥30次/min;②静息状态下,吸空气时SpO_2≤93%;③氧合指数≤300mmHg;④临床症状进行性加重,胸部影像学显示24~48小时内肺部病灶明显进展>50%。

(4)危重型:符合以下情况之一者。①出现呼吸衰竭,且需要机械通气;②出现休克;③合并其他器官功能衰竭需住ICU监护治疗。

(二)评估

1. 急诊紧急评估(图12-4-1)

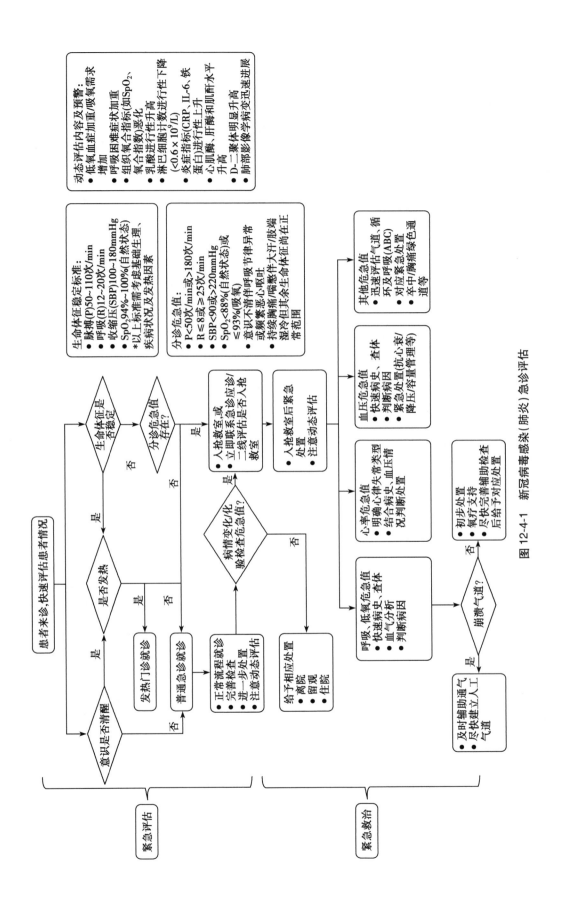

图 12-4-1 新冠病毒感染(肺炎)急诊评估

2. 重型/危重型高危人群 ①年龄≥65岁,尤其是未全程接种新冠病毒疫苗者;②长期住养老院或护理机构者;③患有慢性疾病(慢性呼吸系统疾病、糖尿病、心脑血管疾病、慢性肾病特别是维持性透析患者、慢性肝病、神经认知障碍、肥胖症BMI≥30kg/m²、恶性肿瘤等)人群;④各种形式的免疫抑制人群(肿瘤放化疗、器官或造血干细胞移植、先天性免疫缺陷、HIV感染、激素/免疫抑制剂/生物制剂使用者等);⑤其他:重度吸烟者。

3. 重型/危重型早期预警指标 ①低氧血症或呼吸窘迫进行性加重;②组织氧合指标(如SpO₂、氧合指数)恶化或乳酸进行性升高;③外周血淋巴细胞计数进行性降低($<0.6×10^9/L$)或炎症指标如IL-6、CRP、铁蛋白等进行性上升;④心肌酶、肝酶和肌酐水平升高或D-二聚体等凝血功能相关指标明显升高;⑤胸部影像学显示肺部病变明显进展。

在老年患者中,应特别警惕"沉默性低氧",即老年患者常常已经出现低氧血症甚至呼吸衰竭,却不伴有明显呼吸窘迫表现。需密切监测老年感染者的临床表现与SpO₂情况,如SpO₂明显低于正常或进行性下降,或者出现意识改变、纳差、四肢湿冷、无尿,当考虑重症及危重症的可能。

五、急诊管理

(一)氧疗与呼吸支持

新冠病毒感染所致肺炎患者,若200mmHg<PaO_2/FiO_2≤300mmHg可给予鼻导管或面罩吸氧,通过调节氧流量维持血氧饱和度在93%以上;老年患者即使静息状态下外周血氧饱和度>93%,也需要密切监测,或可进行氧负荷试验(下床行走10m,监测活动期间或结束后血氧饱和度是否<93%)。150mmHg<PaO_2/FiO_2≤200mmHg者,应给予经鼻高流量氧疗或无创正压通气。若短时间(约2小时)氧合无改善,仍表现为呼吸频数(≥35次/min)、潮气量过大(>9~10ml/kg理想体重)、吸气努力过强,或者出现血流动力学不稳定或意识障碍,抑或对于PaO_2/FiO_2≤150mmHg患者,尤其是伴有呼吸明显增快者,应考虑及时气管插管,辅助有创机械通气。但应注意,不能单纯把PaO_2/FiO_2作为气管插管和有创机械通气的指标,老年人应充分结合其临床

表现、器官功能以及预后情况进行综合评估。实施早期恰当的肺保护性通气策略的有创机械通气是危重型病例重要的治疗手段。在无禁忌证的情况下,具有重症高风险因素、病情进展较快的中型、重型和危重型病例,还应考虑给予规范的俯卧位通气治疗。

在优化机械通气条件下(FiO_2≥80%,潮气量6ml/kg理想体重,PEEP≥5cmH₂O),实施保护性通气和俯卧位通气效果不佳,若符合以下情况之一,应尽早评估是否实施ECMO:PaO_2/FiO_2<50mmHg超过3小时;PaO_2/FiO_2<80mmHg超过6小时;动脉血气pH<7.25且$PaCO_2$>60mmHg超过6小时,且呼吸频率>35次/min;呼吸频率>35次/min时,动脉血气pH<7.2且平台压>30cmH₂O。如果具备以下情况之一者,则不适合使用ECMO:呼吸衰竭和机械通气支持>7天;PaO_2/FiO_2<100mmHg超过5天;严重的慢性肺脏疾病;多器官功能障碍,终末期疾病如恶性肿瘤晚期;无法纠正的代谢性酸中毒。对于老年人是否适合行ECMO,更要根据患者的具体病情包括预期抢救成功率等综合评估,做出适当的选择。

(二)抗病毒治疗

1. 奈玛特韦/利托那韦片 适用于发病5天以内的轻、中型且伴有进展为重症高风险因素的成年患者。奈玛特韦300mg与利托那韦100mg同时服用,每12小时1次,连续服用5天。使用前应详细阅读说明书,不得与哌替啶、雷诺嗪等高度依赖CYP3A进行清除且其血浆浓度升高会导致严重和/或危及生命不良反应的药物联用。中度肾功能损伤者应将奈玛特韦减半服用,重度肝、肾功能损伤者不应使用。

2. 阿兹夫定片 适用于中型新冠病毒感染的成年患者。空腹整片吞服,每次5mg,每日1次,疗程至多不超过14天。使用前应详细阅读说明书,注意与其他药物的相互作用、不良反应等问题。中重度肝、肾功能损伤患者慎用。

3. 莫诺拉韦胶囊 适用于发病5天以内的轻、中型且伴有进展为重症高风险因素的成年患者。800mg每12小时口服1次,连续服用5天。

4. 安巴韦单抗/罗米司韦单抗注射液(单克隆抗体) 适用于治疗轻、中型且伴有进展为重症

高风险因素的成人患者。二药的剂量分别为1 000mg,在给药前两种药品分别以 100ml 生理盐水稀释后,以不高于 4ml/min 的速度序贯静脉滴注,两者之间使用生理盐水 100ml 冲管。输注期间严密临床监测,并在输注完成后观察药物反应至少 1 小时。

5. 康复者恢复期血浆　适用于病程早期有重症高风险因素、病毒载量较高、病情进展较快的患者。输注剂量为 200~500ml(4~5ml/kg),可根据患者个体情况及病毒载量等决定是否再次输注。

6. 静脉输注 COVID-19 人免疫球蛋白　用于病程早期有重症高风险因素、病毒载量较高、病情进展较快的患者。使用剂量为轻型 100mg/kg、中型 200mg/kg、重型 400mg/kg,静脉输注,根据患者病情改善情况,次日可再次输注,总次数不超过5 次。

(三) 抗炎治疗

1. 糖皮质激素　氧合指标进行性恶化、影像学进展迅速、机体炎症反应过度激活状态的重型和危重型病例,短期内(不超过 10 日)使用糖皮质激素,建议地塞米松 5mg/d 或甲泼尼龙40mg/d。

2. 托珠单抗(IL-6 受体阻滞剂)　适用于重型、危重型且 IL-6 水平明显升高者。首次剂量4~8mg/kg,推荐剂量 400mg,生理盐水稀释至100ml,输注时间大于 1 小时;首次用药疗效不佳者,可在首剂应用 12 小时后追加应用一次(剂量同前),累计给药最多为 2 次,单次最大剂量不超过 800mg。需注意,IL-6 受体阻滞剂和巴瑞替尼不宜同时使用,应与糖皮质激素联合使用,注意过敏反应,有结核等活动性感染者禁用。

3. 巴瑞替尼(JAK 抑制剂)　适用于重型或危重型患者。4mg 每日 1 次,疗程 14 日。合并肾损伤患者宜根据 eGFR 调整剂量。尚不清楚新冠病毒感染所致肺炎合并严重肝功能损害的患者是否需要调整剂量,需权衡获益与风险。

4. 广谱蛋白酶抑制剂(乌司他丁)　可降低血浆炎症因子 IL-6 水平,提高抗炎因子 IL-10 水平。对于新冠感染所致肺炎者,如出现肺部病灶进展,可应用乌司他丁 60 万~100 万单位/d,持续

至肺部影像学检查改善。重型与危重型患者,可适当增加乌司他丁剂量防治"炎症风暴"。

(四) 抗凝治疗

具有重症高危因素或病情进展较快的中型、重型和危重型患者,无禁忌证情况下可给予治疗剂量的低分子肝素或普通肝素,通常疗程 14 日。若发生血栓栓塞事件时,应当按照相应指南进行治疗。合用 Paxlovid 时,需注意与口服抗凝药或抗血小板药的相互作用,必要时换为其他抗凝药或其他抗病毒药物。

(五) 其他治疗

应保证充分的能量和营养摄入,注意水、电解质平衡,维持内环境稳定,这些对于老年患者尤为重要。高热者可进行物理降温,应用解热药物时老年人要十分慎重,谨防可能因出汗过多而造成虚脱甚至低血压;咳嗽、咳痰严重者可给予止咳祛痰药物,但老年人咳痰能力下降,若使用强效止咳药,可能导致痰液不易排出,反使肺部感染加重。

重型、危重型患者应积极治疗基础病,防治并发症及继发感染,及时进行容量管理和器官功能支持等。

六、预后

老年人机体免疫力下降,合并基础病多,新冠病毒感染后多症状隐匿、不易发现,进展为肺炎甚至重型和危重型的风险增高,且病死率高。

高龄是新冠病毒感染(肺炎)预后不良较重要的危险因素之一。一项纳入中国 79 394 例 CO-VID-19 患者的研究显示,60 岁及以上老年 COV-ID-19 患者出现症状后的死亡风险是 30~59 岁患者的 5.1 倍。

(王凡　张新超)

参考文献

1. World Health Organization. WHO coronavirus (COVID-19) dash-board [EB/OL]. [2023-3-16]. https://covid19.who.int/.

2. 中华人民共和国国家卫生健康委员会. 新型冠状病毒感染诊疗方案(试行第十版)[J]. 中华临床感染病杂志,2023,16(1):1-9.

3. 北京协和医院新型冠状病毒感染诊疗多学科专家组. 北京协和医院成人新型冠状病毒感染实用诊疗建议(2023)[J]. 协和医学杂志,2023,14(1):50-59.

4. COVID-19 Treatment Guidelines Panel. Coronavirus Disease 2019

（COVID-19）Treatment Guidelines. National Institutes of Health [EB/OL].［2023-3-6］. https://www. covid19treatmentguidelines. nih. gov/.

5. 上海市 2019 冠状病毒病临床救治专家组. 上海市 2019 冠状病毒病综合救治专家共识［J］. 中华传染病杂志，2020，38（3）：134-138.

第 5 节 气 胸

一、概述

气胸是指胸膜腔内有气体存在。老年气胸是常见急症，多发病突然，严重者可能危及生命。国内早期的研究数据表明，老年自发性气胸有逐年增加的趋势，29%～33% 的气胸患者为 60 岁及以上老年人，男性发病率更高。

二、病因与危险因素

气胸可分成自发性、外伤性和医源性三类，自发性气胸又分为原发性和继发性气胸。原发性是指肺部常规 X 线检查未能发现明显病变的健康者所发生的气胸，好发于青年人，特别是男性瘦高者；如患者为慢性阻塞性肺疾病（COPD）、肺结核等基础疾病引发的气胸则属继发性气胸。老年气胸多为继发性，且在 80 岁及以上的老年患者中，存在第二个气胸发病高峰。

三、病理生理与发病机制

正常情况下胸膜腔内没有气体，是一个呈负压状态的潜在性密闭腔隙，只有当肺组织和脏胸膜破裂，或靠近肺表面的细微气肿泡破裂，肺和支气管内空气逸入胸膜腔时才形成气胸。气胸发生后使胸腔内负压变成正压，使肺膨胀能力受限，造成限制性通气功能障碍。随着积气量增加，肺容积进一步减小，产生通气/血流比值下降，动静脉分流，可能出现低氧血症、呼吸衰竭。

气胸按不同的病理机制，可分为闭合性（单纯性）气胸、交通性（开放性）气胸与张力性（高压性）气胸。

不少老年患者合并严重肺气肿、肺大疱，可引起肺多处反复破裂漏气。如胸膜破裂口较大或因两层胸膜间有粘连和牵拉而不能关闭，随呼吸活动气体自由进出胸膜腔，使胸腔内压接近大气压，测压时多维持在 $0cmH_2O$ 位上下波动，抽气后观察数分钟压力仍无变化，多为交通性气胸；如胸膜破裂口呈单向活瓣或活塞作用，吸气时活瓣开放，气体进入胸膜腔，呼气时活瓣关闭气体不能排出，

胸膜腔内压力迅速升高，为张力性气胸；因肺脏严重受压，并使纵隔向健侧移位，静脉回心血流受阻，导致呼吸、循环功能障碍，危及生命。另外，皮下气肿和纵隔气肿发生率也都高于青年人。

四、临床表现

气胸症状的轻重与有无肺基础疾病、肺功能状态、气胸发生的速度、胸膜腔内积气量及其压力大小等因素有关。老年人即使少量气胸也可能有严重的呼吸困难甚至产生呼吸衰竭。

大多数患者起病急骤，表现为突发针刺样或刀割性胸痛，吸气时加重；继之有胸闷、刺激性干咳和呼吸困难。只有部分患者在气胸发生前有剧烈咳嗽、大便时用力屏气或提重物等诱因。健康年轻人的中等量以下气胸症状可以不明显；而有心、肺基础疾病的老年人，即使肺压缩不到 10%，亦可产生明显的呼吸困难而常无典型胸痛，有时酷似其他心、肺急症，必须认真鉴别。张力性气胸时可迅速出现严重呼吸、循环障碍，患者表现为烦躁不安、发绀、冷汗、脉速、心律失常，甚至意识不清，如治疗不及时可引起死亡。

体格检查对诊断气胸具有重要意义。大量气胸时，气管向健侧移位，患侧胸部隆起，呼吸运动与触觉语颤减弱，叩诊呈过清音或鼓音，呼吸音减弱或消失。液气胸时，胸内有振水声。血气胸如失血量过多，可使血压下降，甚至发生失血性休克。

五、评估与诊断

根据临床症状、体征及影像学表现，气胸的诊断通常并不困难。但老年患者由于临床表现不典型，常有就诊时间延迟、诊断率较低等情况。

胸部 X 线或 CT 显示气胸线是确诊依据，可显示肺受压程度、肺内病变情况，以及有无胸膜粘连、胸腔积液及纵隔移位等。气胸的典型 X 线表现为外凸弧形的细线条形阴影，称为气胸线，线外透亮度增高，无肺纹理，线内为压缩的肺组织。大量气胸时，肺脏向肺门回缩，呈圆球形阴影。大量气胸或张力性气胸常显示纵隔及心脏移向健侧；

在纵隔旁和/或心缘旁出现透光带,说明合并纵隔气肿;胸腔积液时,可见气液平面,透视下变动体位可见液面亦随之移动。

CT对于小量气胸、局限性气胸,以及肺大疱与气胸的鉴别比胸部X线片更敏感和准确。气胸的CT表现为胸膜腔内出现极低密度的气体影,伴有肺组织不同程度的萎缩改变。

六、急诊管理

老年气胸的治疗原则是应根据气胸的不同类型进行排气,解除积气对呼吸、循环的影响,尽早肺复张,避免并发症。

多数患者需予胸腔排气以助患肺复张,少数患者需手术治疗。老年患者合并有肺基础疾病如COPD时,呼吸困难等症状严重,即使气胸量较小,原则上不主张采取保守治疗。同时,不可忽视肺原有疾病的治疗,如明确因肺结核并发气胸,应予抗结核药物;由肺部肿瘤所致气胸者,可先行胸腔闭式引流,再进一步给予针对性治疗。COPD合并气胸者应注意积极抗感染、舒张支气管等。

排气疗法可选择胸腔穿刺抽气和胸腔闭式引流,前者适用于小量气胸、呼吸困难较轻、心肺功能尚好的闭合性气胸患者;后者则适合不稳定型气胸、呼吸困难明显、肺压缩程度较重、交通性或张力性气胸、反复发生气胸的患者。

抽气可加速肺复张,迅速缓解症状。一般情况下,一次抽气量不宜超过1 000ml,每日或隔日抽气1次。对肺压缩严重、时间较长的患者,闭式引流应夹住引流管分次引流,避免胸腔内压力骤降产生肺复张后肺水肿。如未见气泡溢出1~2日,患者气急症状消失,经X线片见肺已全部复张时,可以拔除导管。有时虽未见气泡冒出水面,但患者症状缓解不明显,应考虑为导管不通畅或部分滑出胸膜腔,需及时更换导管或做其他处理。老年患者的继发性气胸常因分隔,单导管引流效果不佳,有时需在患侧胸腔插入多根导管。两侧同时发生气胸者,可在双侧胸腔做插管引流。若经水封瓶引流后未能使胸膜破口愈合,肺持久不能复张,可在引流管加用负压吸引装置。

张力性气胸病情危急,应迅速解除胸腔内正压以避免发生严重并发症,紧急时亦需立即胸腔穿刺排气,无其他抽气设备时,为了抢救患者生命,可用粗针头迅速刺入胸膜腔以达到暂时减压的目的。

老年患者由于长期的胸壁、胸膜改变,肺组织顺应性下降,可能引发肺不复张或复发气胸,可行胸腔镜手术向胸腔内注入硬化剂,产生无菌性胸膜炎症,使脏胸膜和壁胸膜粘连,从而消灭胸膜腔间隙。若一次无效,可重复注药。

经内科治疗无效的气胸、血气胸、复发性气胸、张力性气胸引流失败者、胸膜增厚致肺膨胀不全或影像学有多发性肺大疱者,如果无禁忌证可通过胸腔镜或开胸手术治疗,手术治疗成功率高,复发率低。

七、预后

影响肺复张的因素包括患者年龄、基础肺疾病、气胸类型、肺萎陷时间长短及治疗措施等。老年人、有基础肺疾病、肺萎陷时间长者肺复张时间亦长;有支气管胸膜瘘、脏胸膜增厚、支气管阻塞者易导致慢性持续性气胸。

预后取决于病因,早期诊断、积极治疗能有效改善预后。由于合并基础疾病不同,老年人气胸病死率差异较大,为9%~32.9%。

> **精 粹**
>
> 1. 气胸是指胸膜腔内有气体存在,老年患者由于基础肺疾病,多为继发性气胸。
>
> 2. 老年人气胸的发病有增加的趋势,约1/3的气胸患者为60岁以上老年人,男性发病率更高。高龄老年患者存在第二个气胸发病高峰。
>
> 3. 由于临床症状不典型,老年气胸患者具有较低的诊断率、更长的延迟就诊时间和住院时间。
>
> 4. 老年人即使少量气胸也会引发严重的呼吸困难,甚至急性呼吸衰竭;张力性气胸可迅速出现严重呼吸、循环障碍。
>
> 5. X线或CT显示气胸线是确诊依据。
>
> 6. 治疗目标是解除积气对呼吸、循环的影响,尽早肺复张,避免并发症。同时,不可忽视肺原有疾病的治疗。
>
> 7. 延迟肺复张的因素包括高龄、合并基础肺疾病、肺萎陷时间较长、长期卧床等。

(袁伟 郭树彬)

参考文献

1. 马林·H·科勒夫,沃伦·伊萨科夫.华盛顿危重病医学手册 [M].2 版.李金宝,译.天津:天津科技翻译出版公司,2015.
2. 洛斯卡奥.哈里森呼吸病学与危重症医学[M].北京:北京大学 医学出版社,2010.
3. TSCHOPP J M,BINTCLIFFE O,ASTOUL P,et al. ERS task force statement:diagnosis and treatment of primary spontaneous pneumo- thorax[J]. Eur Respir J,2015,46(2):321-335.
4. SCH J,KORYLLOS A,LOPEZ-PASTORINI A,et al. Spontane- ous pneumothorax [J]. Dtsch Arztebl Int,2017,114(44): 739-744.
5. BARBERA A R,JONES M P. Dyspnea in the elderly[J]. Emerg Med Clin North Am,2016,34(3):543-558.

第 6 节　胸 腔 积 液

一、概述

胸膜腔位于脏胸膜与壁胸膜之间,通常包含一层非常薄的液体,可润滑脏胸膜与壁胸膜,使肺在呼吸时运动自如。胸腔积液是指胸腔内非正常的液体积聚,老年胸腔积液较常见,它既可以因胸膜、肺部病变引起,也可能由全身性疾病所导致,多与既往心肺疾病、肿瘤病史相关。

二、病因

临床上产生胸腔积液的原因很多,老年患者多来源于炎性病变、肿瘤、心力衰竭、肝肾疾病等。老年胸腔积液也可能是恶性肿瘤的首发表现,其中肺癌是最常见的病因,乳腺癌次之,淋巴瘤也是导致出现恶性胸腔积液的重要原因,5% ~ 10% 的恶性胸腔积液找不到原发肿瘤病灶。

三、病理生理

正常情况下,胸腔内液体通过壁胸膜毛细血管进入胸膜腔,也可以通过脏胸膜从肺间质进入胸膜腔,或通过膈上小孔从腹腔进入胸膜腔,通过壁胸膜的淋巴管排出,淋巴管吸收液体的能力是胸腔内液体生成的 20 倍。当进入胸膜腔液体过多或淋巴管排出量减少时,才会发生胸腔积液。如炎症、肿瘤等病变导致胸膜毛细血管通透性增加;心力衰竭、肝硬化等引起胸膜毛细血管压力增高或血浆胶体渗透压降低;壁胸膜淋巴管引流障碍等。

当胸腔积液量较大时,可引起限制性通气障碍,压缩性肺不张导致呼吸功能不全,甚至挤压纵隔、压迫胸腔脏器对循环容量造成影响。

四、临床表现

胸腔积液的临床表现与原发病、积液量、积液形成的速度和既往心肺功能有关。少量胸腔积液可以无症状;呼吸困难是中至大量胸腔积液最常见的症状,如胸腔积液起病缓慢,呼吸困难可能也不明显,而多伴随原发病的症状,如发热、咳嗽、咳痰,提示肺炎可能是胸腔积液的病因;如出现伴随运动或吸气时加重的胸痛,则提示胸膜炎症。恶性胸腔积液常伴有体重减轻、乏力、食欲减退等全身症状,晚期可出现恶病质。

查体可出现患侧胸部叩诊浊音,语音震颤消失,呼吸音减弱或消失,以及膈肌移动度降低。

五、诊断与评估

对于疑似老年胸腔积液的急诊患者,应在积极评估其生命体征与血流动力学状态及血氧分压等基础上,尽早行影像学检查以明确诊断并评估胸腔积液量。

1. **影像学检查**　胸部 X 线片最常见的征象为肋膈角变钝和半月征,侧位片可检测到大于 175ml 的积液,后前位检查时则需要至少 500ml 积液才能发现。

胸部 CT 可以更准确地判断胸腔积液量,并且区别积液是否分隔包裹,增强 CT 则可以进一步评估胸膜表面异常,如脓胸和胸膜恶性肿瘤,而肺部血管增强 CT 则可以直接判断积液的病因是否为肺栓塞。恶性胸腔积液如果出现阻塞性肺不张或胸膜广泛浸润,纵隔也可以不向对侧移位。

2. **超声检查**　可在床旁进行,并区分积液是否流动或分隔,可确定胸腔穿刺术、胸腔置管引流术的最佳穿测点。

3. **胸腔积液化验检查**　对明确病因有重要意义。患者侧卧位 X 线检查提示液体深度超过 1cm 时,即便患者接受机械通气,也可进行胸腔穿刺抽取胸腔积液。对穿刺困难患者,可考虑超声定位或超声引导下穿刺。

首先应确定积液性质是渗出液还是漏出液，有助于判断胸膜是否完好。临床上，漏出性胸腔积液的主要原因是右心衰竭、黏液性水肿或肝硬化，而渗出性胸腔积液的主要原因则是细菌性肺炎、恶性肿瘤、病毒感染和肺栓塞等。

渗出液与漏出液的判断应依据 Light 标准：①胸腔积液蛋白/血清蛋白>0.5；②胸腔积液乳酸脱氢酶（LDH）/血清 LDH>0.6；③胸腔积液 LDH 超过正常血清值上限的 2/3。符合其中 1 条考虑积液为渗出液。值得注意的是，Light 标准可能将 25% 左右的漏出液误认为渗出液，因此，当临床表现与 Light 标准相矛盾时，还可通过下列指标诊断渗出液：胸腔积液胆固醇浓度>1.56mmol/L，胸腔积液/血清胆红素比例>0.6，血清-胸腔积液白蛋白梯度<12g/L。

除 Light 标准外，渗出液与漏出液在其他检测结果上也有一定区别（表 12-6-1）。

表 12-6-1　渗出液与漏出液检测结果比较

项目	漏出液	渗出液
外观	透明,淡黄色,不能自凝	透明或浑浊,脓性或血色,可自凝
比重	<1.018	>1.018
pH	>7.3	6.8~7.3
李凡他试验	阴性	阳性
细胞总数	<100×10^6/L	>500×10^6/L
细胞分类	以淋巴细胞为主,偶见间皮细胞,单个核细胞>50%	炎症早期以中性粒细胞为主,慢性期以淋巴细胞为主,恶性积液以淋巴细胞为主
葡萄糖	和血糖相近	低于血糖
细菌	阴性	可培养出相应致病菌
蛋白总量	≤25g/L	>30g/L
积液蛋白/血清蛋白比值	<0.5	>0.5
LDH	<200U/L	>200U/L,如>500U/L 提示癌性
积液 LDH/血清 LDH 比值	<0.6	>0.6
ADA	阴性	感染、结核>45U/L,肿瘤<40U/L
淀粉酶	阴性	>500U/L 且胸腔积液中与血浆中淀粉酶比值>2,约 10% 为癌
胆固醇	<1.56mmol/L	>1.56mmol/L
积液胆红素/血清胆红素比值	<0.6	>0.6
特殊蛋白	无	SLE、类风湿等补体 C3 和 C4 水平降低
CEA	阴性	癌性升高并胸腔积液的 CEA 大于血清的 CEA

注:LDH,乳酸脱氢酶;ADA,腺苷脱氨酶;CEA,癌胚抗原;SLE,系统性红斑狼疮。

完成积液性质判断后，可按图 12-6-1 所示流程进行病因诊断。

六、急诊管理

由于老年患者心肺基础功能较差，应在生命体征允许的情况下，首先解除胸腔积液造成的限制性通气及其对循环的影响，待病情稳定后，积极排查原发病，并给予病因治疗。

1. 穿刺引流或外科治疗　对于肺炎性胸腔积液的患者，胸腔穿刺术可有效缓解呼吸困难症状，减轻限制性通气，每日引流量可根据症状轻重调整，但应避免超过 1 000ml，防止复张后肺水肿。

对于恶性胸腔积液患者，其治疗方案应取决

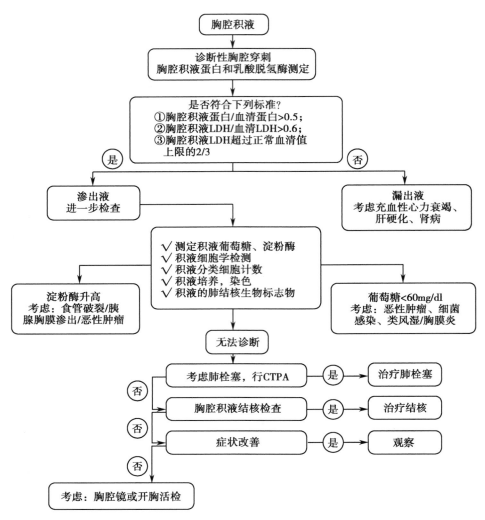

图 12-6-1 胸腔积液诊断流程

于多种因素,包括患者的症状、体能、原发肿瘤类型及对全身治疗的反应、胸腔积液引流后的肺复张程度。可选择临床观察、胸腔穿刺、肋间置管引流及胸膜固定术、胸腔镜等治疗。

对于体质虚弱和终末期的老年患者,反复行治疗性胸腔穿刺术可暂时缓解呼吸困难,使部分预期生存时间短、体能状况差的患者避免住院。对预期寿命较短的老年患者一般不推荐反复胸腔穿刺,可于肋间置入小口径引流管引流胸腔积液。如老年患者肺部无明显萎陷,肋间置管引流后可行胸膜固定术以防止积液复发。

对于心肺功能允许的老年患者,胸腔镜手术是一种安全、并发症发生率低的操作,全身麻醉状态下经胸腔镜可直视肺脏再膨胀情况,明确肺脏是否有萎陷,便于处理分隔小腔、清除血性胸腔积液的血凝块、松解胸膜粘连,也有助于肺复张及滑

石粉喷洒后的胸膜固定。

2. 药物治疗 原则上应根据积液形成的不同原因,进行有针对性的药物治疗。例如,对于肺炎性积液、脓胸、食管破裂穿孔的患者,应予抗生素抗感染治疗;如是结核性积液,应予抗结核药物治疗;利尿剂适用于充血性心力衰竭与肝硬化患者;肺栓塞患者则应予抗凝治疗;对于胸膜粘连的患者,可根据具体情况选用多西环素、无菌滑石粉等。

七、预后

预后取决于病因,早期诊断与治疗能有效改善预后。老年患者如处理不及时,可能引起呼吸衰竭、毁损肺、肺纤维化等并发症,甚至危及生命,恶性胸腔积液 3 个月病死率为 65%,6 个月为 82%~84%。

精　粹

1. 多种病因可引起老年胸腔积液,如心力衰竭、肝硬化、肺炎、恶性肿瘤、结核、肺栓塞等。有时,老年胸腔积液可能是恶性肿瘤的首发表现。

2. 胸腔积液的临床表现缺乏特异性,呼吸困难是最常见的症状,不同病因有不同伴随症状。

3. 影像学检查对于胸腔积液的定性与定量诊断及辅助病因诊断有不可替代的价值。

4. 鉴别积液为渗出液或是漏出液,可以判断胸膜是否完好,有助于推断病因。

5. 治疗老年患者胸腔积液应首先解除限制性通气及其对循环的影响,待病情稳定后,积极排查原发病,并给予病因治疗。

(袁伟　郭树彬)

参考文献

1. 马林·H·科勒夫,沃伦·伊萨科夫.华盛顿危重病医学手册[M].2 版.李金宝译.天津:天津科技翻译出版公司,2015.
2. 洛斯卡奥.哈里森呼吸病学与危重症医学[M].北京:北京大学医学出版社,2010.
3. 中国恶性胸腔积液诊断与治疗专家共识组.恶性胸腔积液诊断与治疗专家共识[J].中华内科杂志,2014,53(3):252-256.
4. ASCIAK R,RAHMAN N M. Malignant pleural effusion:from diagnostics to therapeutics [J]. Clin Chest Med, 2018, 39 (1): 181-193.
5. FERREIRO L,SAN JOSE M E,VALDES L. Management of parapneumonic pleural effusion in adults[J]. Arch Bronconeumol,2015, 51(12):637-646.

第 7 节　急性肺栓塞

一、概述

急性肺栓塞(pulmonary embolism,PE)是指栓子堵塞肺动脉引起的一系列病理生理综合征。因栓子的性质不同,肺栓塞可分为血栓栓塞、空气栓塞、脂肪栓塞、细菌栓塞、肿瘤栓塞等,临床上最常见的是肺血栓栓塞症(pulmonary thromboembolism,PTE)。PTE 与深静脉血栓(deep venous thrombosis,DVT)统称为静脉血栓栓塞症(venous thromboembolism,VTE),PTE 与 DVT 均属于静脉系统的血栓,唯一区别是血栓存在的位置不同。PTE 是主要源于静脉系统形成的血栓(最常见于下肢深静脉)随血液循环堵塞肺动脉引起,临床表现主要取决于栓子堵塞的部位和堵塞程度所导致的不同病理生理变化,当栓子堵塞双侧肺动脉主干时多表现为心源性休克甚至猝死,也可以因栓子很小堵塞远端肺小动脉分支导致肺梗死引发胸痛,甚至可以毫无症状。

PTE 的总体发病率[美国为(39 ~ 115)/100 000]仅次于心肌梗死和脑梗死,75 岁后 PTE 的发病率>500/100 000,为排在第三位的血管性疾病。纵向研究发现,每年 PTE 的发病率呈逐年上升的趋势。横断面调查结果显示,增龄是 VTE 一个最强的发病危险因素,80 岁以上老年人发生 VTE 的风险是 50 岁人群的 8 倍;欧洲人群首次 VTE 的年发病率为(1.04 ~ 1.83)/1 000,其中 25~30 岁约为 1/10 000,而 85 岁以上则升至 8/1 000;一项调查显示,养老机构的 VTE 发病率为 0.71% ~ 2.48%,而同期社区发病率为 0.12%(≥70 岁老年人则为 0.44%)。基于此,VTE 也被认为属老年病范畴,老年患者中男性高于女性(年轻患者性别差异不明显可能与孕龄期女性涉及怀孕或口服避孕药等因素有关)。VTE 的发生率特别是 PTE 有随年龄增长而增加的特点,但是随着年龄增长,VTE 的主要发病因素可能会发生变化。

PTE 的病死率仅次于恶性肿瘤和心肌梗死,且随年龄增长而增加,甚至有超过心肌梗死的趋势。有研究报道,34% 的 PTE 患者死于发病的最初几个小时内,其中 59% 的 PTE 是在死亡后诊断,只有 7% 患者是在确诊后死亡,可见及时诊断、有效治疗能明显降低病死率。急性 PTE 目前已成为全球普遍面临的重大健康问题,短期死亡率可以从较低的 1% 到高达 60%。

二、病因与危险因素

老年患者出现肺栓塞多为环境诱发因素(暂时诱发因素)和疾病相关的内在易栓倾向(持续诱发因素)共同作用的结果。2019 年欧洲心脏病学会(ESC)《急性肺栓塞诊断与治疗指南》中明确废弃了原有的"有触发因素"和"无触发因素"概念,原因是原有的概念不利于长期抗凝治疗患者的管理,反而会因为过早停用抗凝药物增加了 VTE 复发率。根据 VTE 诱发因素的强弱,将 VTE 定为高度(10 倍以上的风险)、中度(2~9 倍的风险)、低度(小于 2 倍的风险)风险诱因三个级别(表 12-7-1)。

表 12-7-1　静脉血栓栓塞症(VTE)的诱发因素

高度风险诱因 (OR≥10)		中度风险诱因 (OR 2~9)	低度风险诱因 (OR<2)
下肢骨折	膝关节镜	感染(尤其肺炎、泌尿系	卧床>3 天
3 个月内因心力衰竭或心房	自身免疫病	感染、HIV 感染)	糖尿病
颤动/心房扑动住院	输血	炎性肠病	高血压
髋膝关节置换术	中心静脉置管	肿瘤(转移性肿瘤)	制动(长时间坐车或旅游)
多发创伤	静脉内置管或导丝	卒中瘫痪	肥胖
3 个月内患有心肌梗死	化疗	浅静脉血栓	静脉曲张
有 VTE 史	心力衰竭或呼吸衰竭	易栓症	
	促红细胞生成素		
	激素替代治疗(取决于配方)		

肺栓塞的栓子绝大部分来源于下肢深静脉血栓,但也可以来自盆腔、上肢和右心系统。近来研究发现,在没有 DVT 的老年 PTE 患者中,持续性心房颤动(简称房颤)的患病率增加了一倍,由此推断持续性房颤是 PTE 发生与发展的重要原因;研究认为右房可能是栓子的直接来源,当右室出现舒张甚至收缩功能受限时,加剧血栓的形成。越来越多的证据表明房颤参与了 PTE 的形成:一方面,房颤可以是 PTE 的原因,即房颤可能是血栓前状态(心脏超声最有价值证实栓子来源);另一方面,房颤也可以是 PTE 的结果,即 PTE 时肺循环阻力突然增加诱发房颤。

三、发病机制及病理生理

(一)发病机制

老年人 VTE 的形成可能具备了 Virchow 三要素的全部,即血流速度缓慢、内皮损伤、凝血机制异常,老年人形成血栓的原因往往是多个危险因素共同作用的结果。

1. 血流缓慢、静脉瘀滞　老年人存在各种导致制动的相关性疾病,如髋关节及下肢骨折、脑卒中后肢体瘫痪和其他疾病导致的运动受限。研究显示,65 岁以上 PTE 患者中 65% 存在着制动超过 4 天病史;部分与静脉回流受阻有关,如充血性心力衰竭、外部压迫(如盆腔肿瘤)和高黏滞综合征引起的静脉堵塞。

2. 内皮损伤　老年人存在诸多导致血管内皮受损的原因,如大关节的损伤、化疗药物、外伤、手术过程如静脉曲张剥脱术等,因此老年患者常有内皮损伤与静脉瘀滞并存的现象。

3. 高凝状态　可单独存在,也可与其他因素并存。先天性因素如遗传性抗凝蛋白缺陷导致的 PTE 约占 1/5。亚洲人不存在 V 因子基因突变,但存在凝血酶缺乏、蛋白 C 缺乏、蛋白 S 缺乏、狼疮抗凝物等因素。后天获得性因素如肿瘤、外伤、烧伤、激素替代治疗等可以导致凝血系统被激活,最终导致高凝状态,出、凝血机制失衡。

(二)病理生理

急性 PTE 主要影响循环和气体交换。右室功能衰竭是基于栓子堵塞肺动脉>30%~50% 以及血栓素 A_2 与 5-羟色胺介导的肺血管收缩所致的肺循环阻力增加,解剖性堵塞和低氧性血管收缩大大增加了肺循环阻力、降低了动脉顺应性、增加了右室室壁张力及氧耗。右室的结构特点,决定了其对压力的耐受性极差,在后负荷剧增时通过增加收缩力的代偿能力有限,只能通过自身扩张来代偿,随之导致室间隔左移,左室被压成"D"字形,舒张功能严重受限,导致血压和冠状动脉灌注压不同程度地下降,也会因双心室去同步化出现右束支传导阻滞。PTE 急性期血流动力学不稳定,其原因可以是新的血栓脱落,或者有神经内分泌因素导致的炎症反应共同参与肺循环阻力的增加。

PTE 患者的呼吸衰竭是血流动力学紊乱的结果。心输出量下降导致混合静脉血氧饱和度下降,肺通气/灌注不匹配及右向左的分流等参与了低氧血症的出现;右心压力的增加导致矛盾血栓和脑卒中发生;微小栓子导致肺动脉远端的堵塞甚至出现肺梗死,表现为肺泡出血及胸腔积液等。

总之,机械性堵塞及神经内分泌因素导致的血管性痉挛成为右室变化甚至右心功能不全的核心。当然,血流动力学稳定的患者也不能排除初始或进展性的右室功能不全的存在。

四、临床表现

(一) 症状和体征

PTE 常见的临床症状是气短、呼吸困难、胸痛、晕厥等;最大的临床特点是症状的非特异性,老年患者更是如此,如果存在基础心、肺疾病时,PTE 的症状常常会被掩盖,极易误诊或漏诊。文献报道,老年 PTE 患者表现为难以解释的呼吸困难占 64%、急性胸痛占 37%、咯血只占 3%,而较多患者可能表现为晕厥。更多研究显示,老年 PTE 患者常见的表现依次为呼吸困难(59% ~ 91.5%)、呼吸急促(46% ~ 74%)、心动过速(29% ~ 76%)、胸痛(26% ~ 59%)、晕厥(8% ~ 62%)、咳嗽(12% ~ 43%)、休克(5% ~ 31%)、咯血(3% ~ 14%)。诱发因素依次为卧床史(15% ~ 67%)、PTE/DVT(18% ~ 41%)、手术(5% ~ 44%)、心力衰竭(5% ~ 33%)、肿瘤(4% ~ 32%)、脑卒中(3% ~ 13.5%)、急性心肌梗死(3% ~ 11%)、慢性阻塞性肺疾病(2% ~ 27%)。并非所有 PTE 患者均能找到诱发因素,研究发现,40%患者可以没有任何诱发因素。

患者体征因病情严重程度的不同而有很大的区别:呼吸可以从正常到呼吸急促甚至呼吸停止;心率可以从正常到心率增快或者心跳停止;血压可以正常或休克;不同程度的低氧血症(40%可以没有缺氧表现,20% 表现为肺泡动脉氧梯度[$D_{(A-a)}O_2$]正常)伴或不伴低碳酸血症,可以有 $P_2 > A_2$、双下肢对称性或非对称性水肿、静脉曲张或栓塞后综合征等征象。

(二) 辅助检查

1. **心电图**　研究发现,肺栓塞的心电图表现概率依次为窦性心动过速(18% ~ 62.5%)、房颤(7% ~ 20.5%)、完全性右束支传导阻滞(4.5% ~ 40.5%)、ST-T 异常改变(4% ~ 56%)、$S_I Q_{III}/S_I Q_{III} T_{III}$ 改变(4.5% ~ 14%)。

2. **胸部 X 线片**　有 50% ~ 70% 的肺栓塞患者其胸部 X 线片表现为双肺局限性透亮度下降、右下肺动脉增宽、肺动脉段突出等征象,其他表现有心脏增大(22% ~ 64%)、肺水肿(13% ~ 30.5%)、胸腔积液(15.8% ~ 57%)、肺不张(8.5% ~ 71%)、膈顶抬高(8.5% ~ 28%)。胸部 X 线片正常不能排除肺栓塞,但其更重要的价值是排除导致呼吸困难等症状的其他疾病如气胸、大量胸腔积液、心脏压塞或者左心衰竭等疾病。

3. **血气分析**　与成年 PTE 相似,绝大多数老年患者血气分析表现为低氧血症和低二氧化碳血症:PaO_2 53.5 ~ 61.4mmHg、$PaCO_2$ 30 ~ 42.1mmHg、$D_{(A-a)}O_2$ 44.8 ~ 46.6mmHg。需要注意的是,在分析低氧血症时需考虑患者年龄、基础疾病、吸氧浓度及动脉血的送检时间;而二氧化碳分压会受到原有肺功能的影响,如慢性阻塞性肺疾病患者的基础状态即为 II 型呼吸衰竭,在合并 PTE 时很可能表现为二氧化碳分压在"正常"范围。值得注意的是,少数 PTE 患者的血气分析也可完全正常,解读检查结果不能过于教条。

4. **超声心动图(UCG)**　UCG 可以探及急性 PTE 的直接征象如右心漂浮血栓、肺动脉血栓,也可提供间接征象如右室后负荷过重、右心功能不全、三尖瓣反流及肺动脉高压等。但需要注意的是,因 UCG 不能提供具有个体化的、更加准确的右室功能及大小的信息,所以其诊断 PTE 的标准在不同研究有所不同。并非所有 PTE 均在 UCG 有阳性表现(阴性预测值为 40% ~ 50%),所以 UCG 正常不能排除 PTE。在高度怀疑 PTE 时,

UCG 具有重要的确定诊断价值（直接征象及间接征象）；对于非高危 PTE，UCG 虽然不具有确诊价值，但仍具有重要的鉴别诊断意义如心脏压塞、急性瓣膜功能障碍、严重的全心功能障碍或区域性左室功能障碍、主动脉夹层或血容量不足等，需要结合临床进一步综合评估。UCG 提示右室后负荷过重或右心功能不全的主要指标包括：肺动脉射血加速时间<60ms；收缩期峰值与三尖瓣梯度<60mmHg；长轴显示右室增大，RV 内径/LV 内径>1；短轴显示室间隔变平；下腔静脉扩张并随吸气塌陷；三尖瓣收缩期位移<16mm 或三尖瓣环收缩峰值速度降低（<9.5cm/s）；三尖瓣反流速度>3.8m/s；三尖瓣收缩峰压差>60mmHg 等。基于上述指标，UCG 还可以提供肺动脉压力及慢性栓塞性肺动脉高压的信息。

5. **D-二聚体**　作为凝血及纤溶激活的重要标志物，D-二聚体在血流动力学稳定的 PTE 患者中具有重要的鉴别价值，同时 D-二聚体阴性对于非高度可疑患者具有排除价值，大大减少了 CT 肺动脉造影等影像学检查。但是，特殊人群如肿瘤、孕期、严重感染或炎症反应时 D-二聚体都可以高于正常范围，目前尚没有明确的界值。2019 年 ESC 明确规定需要结合年龄进行校正，以提高 D-二聚体的阳性预测价值。

6. **CT 肺动脉造影（CTPA）**　CTPA 可以明确显示肺动脉主干甚至亚段水平的栓子，发现肺动脉内充盈缺损即可确定诊断，作为确诊 PTE 的重要手段，并有取代肺动脉造影的趋势。需注意的是，老年患者如果存在肾功能不全，选择 CTPA 应慎重，防止出现造影剂肾病。

7. **肺通气/灌注显像（ventilation/perfusion scan，$\dot{V}/\dot{Q}$ 显像）**　出现 $\dot{V}/\dot{Q}$ 显像不匹配时即提示临床 PTE 的可能性。$\dot{V}/\dot{Q}$ 显像敏感性很强，其阴性结果具有排除 PTE 的价值。其优势为不存在过敏、不受肾功能影响、无造影剂肾病等；缺点是不能随时提供检查。

五、评估与诊断

PTE 可能性评分（Wells/Geneva 评分）结合 D-二聚体可以很好地排除 PTE 诊断。研究发现，与年轻人相比，老年人的可能性评分结合 D-二聚体能够提高评估 PTE 高度可能性的比例、降低评估 PTE 低度可能性的比例，Geneva 评分比 Wells 评分

更适合老年人。同时发现，老年患者的 PTE 低度可能性与 D-二聚体阴性结合后评价 PTE 的敏感性和阴性预测值较高。不过有意思的是，在老年人中 PTE 低度可能加之 D-二聚体阴性者的比例并不高（75 岁以上者大约 14%）。但无论如何，80 岁以上患者两者结合的策略至少是性价比最好的选择。肌钙蛋白 I（TnI）作为一个心肌细胞受损的标志物，可以作为 65 岁及以上患者死亡和预后风险的预测指标，而 BNP 与预后可能无直接关联。

尽管有指南和明确的诊断标准，但是老年肺栓塞患者依然被低估，主要原因是肺栓塞症状的非特异性和非典型性，在老年患者中表现更加突出，PTE 的可能性评分中诸多的项目也会因为老年人合并多种基础疾病而受影响。为了减少不必要的 CTPA 和 $\dot{V}/\dot{Q}$ 显像检查，临床上推荐 PTE 诊断的三步骤。

第一步：使用临床可能性评分（Wells/Geneva 评分），目的是避免漏诊。简易 Wells 评分项目（每一项为 1 分）包括：PTE 或 DVT 病史、心率≥100 次/min、PTE 较其他诊断可能性更大、咯血、活动性癌症、4 周内制动或手术、DVT 症状与体征。≥2 分为高度可能，0～1 分为低度可能。从上面的评分项目中可以看出，心率≥100 次/min、PTE 较其他诊断可能性更大这两点就很容易出现诊断方向的偏移。

Geneva 评分项目（每一项为 1 分，心率≥95 次/min 为 2 分）包括：有 PTE 或 DVT 病史、心率 75～94 次/min、1 个月之内接受过外科或骨折手术、咯血、活动性肿瘤、非对称性的下肢静脉红肿或疼痛、年龄>65 岁、心率≥95 次/min（2 分）。≥3 分为高度可能，0～2 分为低度可能。很显然，Wells 评分相关条目没有考虑年龄因素，虽然都将心率纳入评分项目，但是对于既往存在心血管疾病或者使用 β 受体阻滞剂的老年患者可能会对评估有一定的影响。

第二步：结合基本检查决定是否进行确诊检查，Wells/Geneva 评分用于血流动力学稳定的 PTE 患者诊断。如评分属于高度可能者，直接进行确诊检查如 CTPA 或 $\dot{V}/\dot{Q}$ 显像；而评分为低度可能者，需要依据 D-二聚体结果来决定下一步检查方向，D-二聚体异常（50 岁以上的患者，D-二聚体的上限应为年龄×10，并考虑肿瘤、感染等影响因素）者，直接进行确诊检查如 CTPA 或 $\dot{V}/\dot{Q}$ 显像检查，低度可能者需要另找原因。对于没有

基础疾病的老年人,单层/多层 CTPA 的特异性及敏感性均不受年龄的影响,但是老年患者的肾功能可能会限制该项检查。

第三步:PTE 的临床危险分层。肺栓塞一旦确诊,第一时间需要明确血流动力学状态是否稳定、右室功能是否受损及是否伴有心肌细胞受损证据等。2019 年 ESC 明确根据 30 天死亡率将急性肺栓塞定义为高危(死亡率>15%)、中危(中高危和中低危,死亡率 3%~15%)和低危(死亡率<3%)三组(表 12-7-2)。高危组主要表现为血流动力学不稳定状态:心搏骤停需要心肺复苏、梗阻性休克(尽管有足够的充盈状态,收缩压<90mmHg 并需使用升压药以使收缩压≥90mmHg,同时伴有器官灌注不足表现如精神状态改变、皮肤湿冷、少尿/无尿、血清乳酸升高)、持续的低血压状态(即收缩压<90mmHg 或降低≥40mmHg 持续 15 分钟,非新发心律失常、低血容量或脓毒症休克所致);中危组存在右室功能不全和/或 BNP、TnI 升高等证据;低危组定义为无血流动力学障碍或右室负荷过重及心肌损伤等表现。肺栓塞严重程度指数(pulmonary embolism severity index,PESI)或者简易PESI(sPESI)对进一步评估老年患者的病情有更重要的意义(表 12-7-3),因为 PESI 或 sPESI 既考虑了年龄,也兼顾了心率、血压、血氧饱和度及是否伴有心肺基础疾病或肿瘤,sPESI 应用比较方便。但是不能僵硬地理解,如患者存在右室功能不全征象时,即便是 PESI Ⅰ~Ⅱ级或者 sPESI 为0 分时也应高度重视。

表 12-7-2 急性肺栓塞危险分层

早期死亡风险		风险指标				推荐治疗
		血流动力学不稳定[a]	PESI Ⅲ~Ⅴ级或 sPESI ≥1 分	TTE 或 CTPA 提示右室功能不全[b]	肌钙蛋白水平升高[c]	
高危(死亡率>15%)		+	(+)[d]	+	(+)	溶栓或肺动脉血栓摘除术
中危(死亡率 3%~15%)	中高危	−	+[e]	+	+	住院治疗
	中低危	−	+[e]	1 项(或无)阳性		
低危(死亡率<3%)		−	−	−	−	早期出院或门诊治疗

注:[a] 血流动力学不稳定包括以下三项中的任何一项:①心搏骤停需要心肺复苏;②梗阻性休克;③持续性低血压。[b] 与预后相关的影像学[经胸超声心动图(TTE)或 CT 肺动脉造影(CTPA)]改变,如右室功能不全表现等。[c] 实验室指标升高,如 N-末端脑利尿钠肽前体(NT-proBNP)≥600ng/L、心脏型脂肪酸结合蛋白(H-FABP)≥6ng/ml 或和肽素(copeptin)≥24pmol/L。[d] 血流动力学不稳定伴有右室功能不全直接进入高危组患者,不管 PESI、肌钙蛋白 I(TnI)或者脑利尿钠肽(BNP)等指标如何变化。[e] 存在右室功能不全表现(TTE 或 CT-PA),虽然 PESI Ⅰ~Ⅱ级和 sPESI 0 分也应分到中危组中。+,存在或阳性表现;−,不存在或阴性表现;(+),在某些情况下没有评估,当作阳性处理。

表 12-7-3 肺栓塞严重程度指数(PESI)及简易 PESI(sPESI)评分

预测因素	PESI 得分	sPESI 得分	预测因素	PESI 得分	sPESI 得分
个体因素			临床特征		
年龄	年龄数值	+1(年龄>80 岁)	脉率≥110 次/min	+20	+1
男性	+10		收缩压<100mmHg	+30	+1
并存疾病			呼吸频率≥30 次/min	+20	
肿瘤	+30	+1	体温<36℃	+20	
心力衰竭	+10	+1(任何一项)	精神状态改变	+60	
慢性肺病	+10		动脉血氧饱和度<90%	+20	+1

注:PESI 评分说明,<66 分(级别Ⅰ)很低危;66~85 分(级别Ⅱ)低危;86~105 分(级别Ⅲ)中危;106~125 分(级别Ⅳ)高危;>125 分(级别Ⅴ)极高危。

sPESI 评分说明:0 分低危;≥1 分高危。

风险等级分类:"低"危组(0 分),患者死亡风险 1.1%,复发性栓塞或非致命性出血风险 1.5%;"高"危组(≥1 分),患者死亡风险 8.9%。

肺栓塞的诊断治疗流程见图 12-7-1 和图 12-7-2。

六、急诊管理

（一）抗凝

抗凝治疗作为预防或纠正凝血机制紊乱的有效手段，2019 年 ESC 提倡在高度怀疑 PTE 时即应给予抗凝治疗。抗凝适合于非高危 PTE 患者的初始治疗与高危 PTE 患者溶栓后的序贯治疗，可以降低 60%～70% 致死性肺栓塞的发生率。尽管所有人都可能会面临出血风险，尤其老年人更需要注意，但抗凝治疗绝非老年人应用的禁忌。低分子肝素在抗凝活性、半衰期、肝素诱导的血小板减少性紫癜的发生风险等方面均优于普通肝素，但老年患者伴有肾功能不全时，使用低分子量肝素可能需要调整剂量，特别是肌酐清除率 <30ml/min 时会增加出血风险，不建议使用。

目前尚没有 VTE 抗凝治疗出血风险的评估，临床上可参考华法林治疗房颤的出血风险评分，即 HAS-BLED 评分（1 项 1 分，≥3 分为高危），项目包括：高血压、肾/肝功能不全、脑卒中、出血或出血倾向史、INR 不稳定、年龄 >65 岁、药物/酗酒。ACCP 第 10 版 VTE 抗栓治疗指南（ACCP-10）对 VTE 抗凝治疗出血进行评估（表 12-7-4），相对于 HAS-BLED 评分较为复杂。

表 12-7-4　静脉血栓栓塞症（VTE）抗凝
治疗出血危险因素

年龄 ≥65 岁	酗酒
既往出血史	肿瘤
转移癌	肾衰竭
肝衰竭	血小板减少
原发性卒中	糖尿病
贫血	抗血小板治疗
不易控制的抗凝治疗	伴有功能减退的合并症
近期手术史	经常摔倒

注：ACCP-10 界定低危为无出血危险因素，中危为具有 1 个出血危险因素，高危为出血危险因素 ≥2 个。

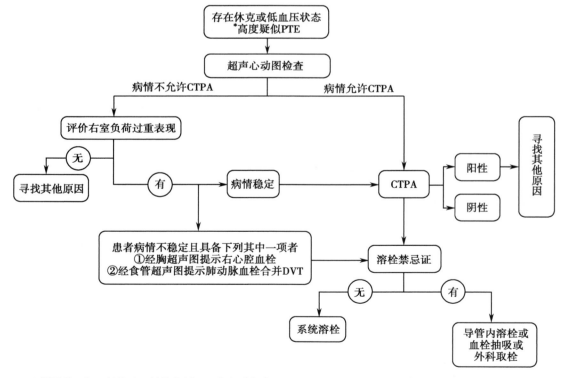

*心搏骤停；梗阻性休克、持续性低血压状态（收缩压 ≤90/60mmHg 或收缩压下降 40mmHg 持续 15 分钟以上）。

图 12-7-1　肺栓塞诊断治疗流程：存在休克或低血压状态高度疑似 PTE
PTE，肺血栓栓塞症；CTPA，CT 肺动脉造影；DVT，深静脉血栓。

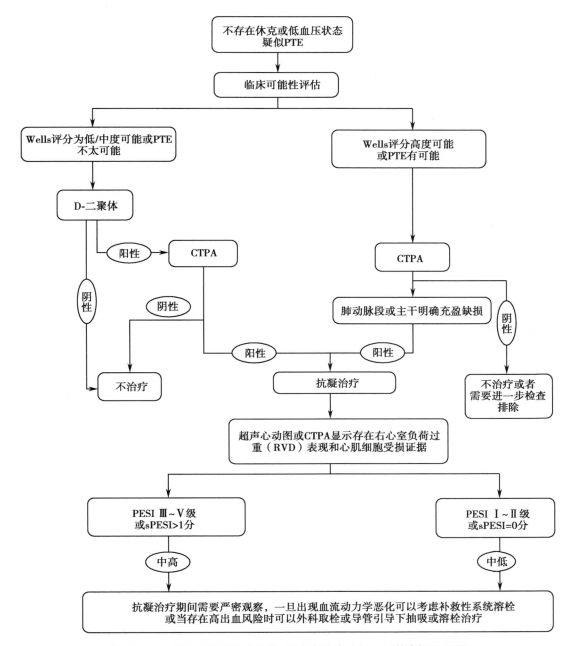

图 12-7-2 肺栓塞诊断治疗流程:不存在休克或低血压状态疑似 PTE

（二）溶栓

1. **适应证** 对于血流动力学不稳定的 PTE 患者需要给予系统溶栓治疗,虽然没有严格年龄界限,但 80 岁以上患者的系统溶栓需要谨慎。遇到不能系统溶栓或存在系统溶栓禁忌证的高危 PTE 时,可以考虑介入溶栓、血栓抽吸或外科取栓,必要时进行体外膜氧合（ECMO）,确保其他的治疗顺利进行。溶栓过程中及溶栓后需要警惕致命性消化道出血及颅内出血等并发症。

2. **溶栓方法** 系统静脉溶栓推荐重组组织型纤溶酶原激活剂（r-tPA）50mg 或尿激酶 2IU/kg 于外周静脉 2 小时内输注,随后监测凝血,当 APTT 延至正常 2~3 倍时序贯普通肝素（表 12-7-5）或者低分子量肝素皮下注射（需要结合体重,血肌酐<30ml/min 禁用）。

3. **溶栓禁忌证**

（1）绝对禁忌证:6 个月内自发性出血性脑卒中、神经系统肿瘤、多发创伤、3 周内外科手术或脑外伤、易出血体质、活动性出血。

表 12-7-5　根据 APTT 调整普通肝素剂量的方法

APTT	普通肝素调整剂量
<35 秒(<1.2 倍正常对照值)	静脉注射 80IU/kg,然后静脉滴注剂量增加 4IU/(kg·h)
35~45 秒(1.2~1.5 倍正常对照值)	静脉注射 40IU/kg,然后静脉滴注剂量增加 2IU/(kg·h)
46~70 秒(>1.5~2.3 倍正常对照值)	无须调整剂量
71~90 秒(>2.3~3.0 倍正常对照值)	静脉滴注剂量减少 2IU/(kg·h)
>90 秒(>3.0 倍正常对照值)	停药 1 小时,然后静脉滴注剂量减少 3IU/(kg·h)

（2）相对禁忌证:6 个月内缺血性脑卒中、口服抗凝药物、非可压性穿刺部位的出血、创伤性复苏、难治性高血压（收缩压>180mmHg）、肝病晚期、感染性心内膜炎或活动性消化性溃疡。

（三）预防

VTE 的预防分为一级预防及二级预防。

1. 一级预防　VTE 属于可预防性疾病,针对具有 VTE 风险的内、外科急危重症患者,均应给予 VTE 的风险评估,根据风险程度给予适当的预防性治疗,以减少血栓事件的发生。静脉血栓栓塞性疾病经常会发生于老年患者,对老年患者进行 VTE 风险评估并给予预防性治疗非常重要。除

了患者本身的因素如先前患有心肌梗死、心力衰竭、严重肺部疾病、肿瘤及导致瘫痪的神经系统疾病外,住院患者多存在着重要的医源性诱发 VTE 的危险因素包括静脉导管、起搏器置入、激素替代治疗、制动或长时间卧床等。目前常使用的针对内科住院患者的 Padua 评分（表 12-7-6）和外科手术患者的 Caprini 评分（表 12-7-7）及有针对性的预防策略（表 12-7-8）可供参考。

表 12-7-6　内科住院患者静脉血栓栓塞症（VTE）风险评估表（Padua 评分表）

危险因素	评分
活动性恶性肿瘤,患者先前有局部或远端转移和/或 6 个月内接受过化疗和放疗	3 分
既往 VTE	3 分
制动,患者身体原因或遵医嘱需卧床休息至少 3 天	3 分
已有血栓形成倾向,抗凝血酶缺陷症,蛋白 C 或 S 缺乏,凝血因子 V Leiden 突变,凝血酶原 G20210A 突变,抗磷脂抗体综合征	3 分
近期(≤1 个月)创伤或外科手术	2 分
年龄≥70 岁	1 分
心力衰竭和/或呼吸衰竭	1 分
急性心肌梗死和/或缺血性脑卒中	1 分
急性感染和/或风湿性疾病	1 分
肥胖(体重指数≥30kg/m²)	1 分
正在进行激素治疗	1 分

注:0~3 分为低危,≥4 分为高危。

表 12-7-7　外科手术患者 VTE 风险评估表（Caprini 评分表）

1 分	2 分	3 分	5 分
年龄 41~60 岁	年龄 61~74 岁	年龄≥75 岁	卒中(<1 个月)
小手术	关节镜手术	既往 VTE	择期关节置换术
体重指数>25kg/m²	大型开放手术(手术时间>45 分钟)	VTE 家族史	髋、骨盆或下肢骨折
下肢肿胀	腹腔镜手术(手术时间>45 分钟)	凝血因子 V Leiden 突变	急性脊髓损伤(<1 个月)
静脉曲张	恶性肿瘤	凝血酶原 G20210A 突变	多发性创伤(<1 个月)
妊娠或产后	卧床不起(卧床时间>72 小时)	狼疮抗凝物阳性	
有不明原因或者习惯性流产史(异常妊娠)	石膏固定	抗心磷脂抗体阳性	
口服避孕药或激素替代疗法	中心静脉置管	血清同型半胱氨酸升高	
脓毒症(<1 个月)		肝素诱发的血小板减少症	
严重肺病,包括肺炎(<1 个月)		其他先天性或获得性血栓形成倾向	

续表

1分	2分	3分	5分
肺功能异常			
急性心肌梗死			
充血性心力衰竭(<1个月)			
炎性肠病史			
卧床的患者			

注:0~2分为低危,3~4分为中危,≥5分为高危。

表 12-7-8　住院患者 VTE 预防推荐意见

VTE 发生风险	一般出血风险人群	高危出血风险或出血会导致严重后果的人群
非常低危	无须预防	
低危	机械预防措施	
中危	低分子量肝素或机械预防措施	机械预防措施
高危	低分子量肝素+机械预防措施	
高危肿瘤手术	低分子量肝素+机械预防措施,且延长应用低分子量肝素可至 4 周	机械预防措施,直至出血停止且可以加用抗凝药物为止
高危,低分子量肝素禁忌或无效者	磺达肝素钠、小剂量阿司匹林或机械预防措施;或两者同时使用	

　　加压弹力袜是非常有效的预防 VTE 的手段,血流动力学稳定的老年 PTE 患者置入静脉滤器仍需谨慎,尽管静脉置入滤器对于降低抗凝期间 VTE 的复发率有一定影响,但是并不能改善老年患者的整体预后,因为老年患者本身的很多疾病均对预后有很大的影响。

　　2. 二级预防　VTE 抗凝停止后有强烈的复发倾向,研究显示,首次发病的无明显危险的 VTE 患者,在停用抗凝药物治疗 10 年之后 VTE 的复发率为 30%~50%,所以也可以视 VTE 为慢性病。

　　VTE 复发在首次发病抗凝治疗停止后的最初两年内尤其明显,复发倾向持续存在。2016 年 ACCP-10 和 2019 年 ESC 指南中建议,如果 PTE 事件是基于一次性、重大的、可逆的因素(如一次性膝、髋关节置换术等)诱发的,抗凝治疗 3 个月可以考虑停用;基于有限的抗凝治疗只能预防抗凝治疗期间的复发,并不能够预防停药后的复发,建议对于非高出血风险、非强触发因素的 VTE 患者抗凝治疗应该延长疗程为不定期,并做周期性评估;除此之外,中等强度或低等强度的触发因素导致的静脉血栓事件应该延长疗程。但是,延长抗凝治疗会面临出血风险的增加,建议每年评估一次,通过对患者血栓与出血风险的权衡来决定是否终止或继续抗凝治疗。维生素 K 拮抗剂(VKA)为有效预防老年 VTE 患者复发的抗凝药物,直接口服抗凝药(DOACs)的临床证据更多的是 75 岁以下的 VTE 患者,很多随机对照试验(如 RCT)将高龄作为排除标准,故 75 岁以上的样本量相对偏小,因此其安全性还需要 RCT 研究进一步证实。

七、预后

　　老年 PTE 患者的病死率是随年龄增加而升高的,但老年患者经常会被作为一组排除标准的人群,所以很多数据是缺乏的,迄今几乎还没有对老年 PTE 患者预后的评估方法,目前用于判断 PTE 30 天预后或病死率的手段较多,如 Hestia 评分、PESI/sPESI,甚至在低危肺栓塞患者中可结合肌钙蛋白 T(TnT)或高敏肌钙蛋白 T(hs-TnT)检查。

精 粹

1. PTE 的发病率呈逐年上升的趋势,增龄是 PTE 一个最强的发病危险因素。

2. 老年 PTE 多为环境诱发因素和内在易栓倾向共同作用的结果。下肢骨折、3个月内因心力衰竭或心房颤动/心房扑动住院、髋膝关节置换术、多发创伤、3个月内患有心肌梗死、有 VTE 史、脊髓损伤等是 PTE 的高度风险诱因。

3. 血栓机械性堵塞及神经内分泌因素导致的肺血管痉挛是急性 PTE 右室变化甚至右室功能不全的核心。

4. PTE 最突出的临床特点为表现的非特异性,老年人易并存多种基础疾病,无疑会增加合并 PTE 时诊断的难度,提高认识至关重要。

5. 老年人的 Geneva/Wells 评分结合 D-二聚体能够提高评估 PTE 高度可能性的比例,其中 Geneva 评分比 Wells 评分更适合老年人。CTPA 作为确诊 PTE 的重要手段,有取代肺动脉造影的趋势,但老年患者可能存在肾功能不全,应慎重选择。高度怀疑 PTE 时,超声心动图检查具有重要的确定诊断价值。

6. PESI 或 sPESI 进一步评估老年患者的病情有重要意义,因为考虑到了年龄,也兼顾了心率、血压、心氧饱和度及是否伴有心肺基础疾病或肿瘤。

7. 老年 PTE 患者的治疗需要兼顾患者原有的脏器功能。抗凝适合于非高危 PTE 患者的初始治疗与高危 PTE 患者溶栓后的序贯治疗,老年患者可能会面临较高的出血风险,需要严密观察。血流动力学不稳定的 PTE 患者需溶栓治疗,但80岁以上的患者要谨慎评估获益/风险比。

8. PTE 的病死率随年龄增长而增加,1/3 的 PTE 患者死于发病的最初几小时内。

9. 加压弹力袜是有效的预防 VTE 的手段。维生素 K 拮抗剂为有效预防老年 VTE 患者复发的抗凝药物。

(米玉红)

参考文献

1. WENDELBOE A M,RASKOB G E. Global burden of thrombosis:epidemiologic aspects[J]. Circ Res,2016,118(9):1340-1347.

2. KELLER K,HOBOHM L,EBNER M,et al. Trends in thrombolytic treatment and outcomes of acute pulmonary embolism in Germany [J]. Eur Heart J,2020,41(4):522-529.

3. DENTALI F,AGENO W,POMERO F,et al. Time trends and case fatality rate of in-hospital treated pulmonary embolism during 11 years of observation in Northwestern Italy[J]. Thromb Haemost,2016,115(2):399-405.

4. LEHNERT P,LANGE T,MOLLER C H,et al. Acute pulmonary embolism in a national Danish cohort:increasing incidence and decreasing mortality[J]. Thromb Haemost,2018,118(3):539-546.

5. HEIT J A,SPENCER F A,WHITE R H. The epidemiology of venous thromboembolism[J]. J Thromb Thrombolysis,2016,41(1):3-14.

6. APENTENG P N,HOBBS F R,ROAFLE A,et al. Incidence of venous thromboembolism in care homes:a prospective cohort study [J]. Br J Gen Pract,2017,67(655):e130-e137.

7. BARCO S,WOERSCHING A L,SPYROPOULOS A C,et al. European Union-28:an annualised cost-of-illness model for venous thromboembolism[J]. Thromb Haemost,2016,115(4):800-808.

8. KONSTANTINIDES S V,MEYER G,BECATTINI C,et al. 2019 ESC Guidelines for the diagnosis and management of acute pulmonary embolism developed in collaboration with the European Respiratory Society(ERS):the task force for the diagnosis and management of acute pulmonary embolism of the European Society of Cardiology(ESC)[J]. Eur Heart J,2019,40(1):1-61.

9. MSASOTTI L,CECCARELLi E,CAPPELLI R,et al. Pulmonary embolism in the elderly:clinical,instrumental and laboratory aspects[J]. Gerontology,2000,46(4):205-211.

10. LIP G,GIBBS C. Does heart failure confer a hypercoagulable state? Virchow's triad revisited[J]. J Am Coll Cardiol,1999,33(5):1424-1426.

11. SMULDERS Y M. Pathophysiology and treatment of haemodynamic instability in acute pulmonary embolism:the pivotal role of pulmonary vasoconstriction[J]. Cardiovasc Res,2000,48(1):23-33.

12. STEIN P D,GOTTSCGALK A,SALTZMAN H A,et al. Diagnosis of acute pulmonary embolism in the elderly[J]. J Am Coll Cardiol,1991,18(6):1452-1457.

13. CHUNG T,EMMETT L,KOURY V,et al. Atrial and ventricular echocardiographic correlates of the extent of pulmonary embolism in the elderly[J]. J Am Soc Echocardiogy,2006,19(3):347-353.

14. DRESDEN S,MITCHELL P,RAHIMI L,et al. Right ventricular dilatation on bedside echocardiography performed by emergency physicians aids in the diagnosis of pulmonary embolism[J]. Ann Emerg Med,2014,63(1):16-24.

15. FALATKO J M,DALAL B,QU L H. Inferior vena cava filters in

elderly patients with stable acute pulmonary embolism. The American journal of medicine(2016)impact of anticoagulation in elderly patients with pulmonary embolism that undergo IVC filter placement:a retrospective cohort study[J]. Heart Lung Circ, 2017,26(12):1317-1322.

16. KEARON C,AKL E A,ORNELAS J,et al. Antithrombotic therapy for VTE disease:CHEST guideline and expert panel report[J]. Chest,2016,149(2):315-352.

17. COUTURAUD F,SANCHEZ O,PERNOD G,et al. Six months vs extended oral anticoagulation after a first episode of pulmonary embolism:the PADIS-PE randomized clinical trial[J]. JAMA, 2015,314(1):31-40.

18. VAN E N,COPPENS M,SCHULMAN S,et al. Direct oral anticoagulants compared with vitamin K antagonists for acute venous thromboembolism:evidence from phase 3 trials[J]. Blood,2014, 124(12):1968-1975.

19. WEITZ J I,LENSING A W A,PRINS M H,et al. Rivaroxaban or aspirin for extended treatment of venous thromboembolism[J]. N Engl J Med,2017,376(13):1211-1222.

20. ZONDAG W, MOS I C, CREEMERS-SCHILD D, et al. Hestia Study Investigators. Outpatient treatment in patients with acute pulmonary embolism:the Hestia Study[J]. J Thromb Haemost, 2011,9(8):1500-1507.

21. ZWIERZINA D,LIMACHER A,MÉAV M,et al. Prospective comparison of clinical prognostic scores in elder patients with a pulmonary embolism[J]. J Thromb Haemost,2012,10(11):2270-2276.

第13章 心血管急危重症

第1节 心 力 衰 竭

一、概述

心力衰竭(heart failure),简称心衰,是由于任何心脏结构和/或功能异常导致心室充盈或/和射血能力受损而引起的一组临床综合征,其病理生理学特征为肺淤血和/或体循环淤血,以及组织器官低灌注,主要临床表现为呼吸困难和乏力(活动耐量受限)、液体潴留(外周水肿),以及血浆利尿钠肽水平升高。

心衰是大部分心血管疾病发展的最终阶段,发病率高,在中国,≥35 岁人群心衰的患病率为1.3%,有约8% 心衰患者;在美国,40~59 岁人群心衰的患病率不到2%,而80 岁以上人群患病率升至13% 左右;英国的一项研究表明,60~70 岁人群心衰的患病率为5%,而80 岁时升至10%~20%。

大多数心衰有明确的病因,多发生于有器质性心脏病变者,例如高血压心脏病、冠心病、心脏瓣膜疾病、心肌病、心肌炎等,部分还可为非心源性病因如糖尿病、甲状腺功能亢进、肺栓塞、大量饮酒、结缔组织疾病等。"老龄化"是心衰发病率增加的主要原因之一,研究表明,年龄每增加10 岁,心衰的发病率增加1 倍。除年龄因素外,一些常见的老年疾病如高血压、糖尿病、慢性肺病、肾功能不全、心房颤动(简称房颤)、肥胖等,也是老年心衰发病的危险因素,其中,高血压是导致老年心衰的最主要危险因素,尤其是老年女性。心衰严重影响老年人群的生活质量与自理能力,也会引起一系列的心理问题和社会问题。老年心衰与非老年心衰在一些方面略有差异(表13-1-1)。

表 13-1-1 老年心衰和非老年心衰的比较

特点	老年心衰	非老年心衰
患病率	近10%	<1%
性别	女性为多	男性为多
首要病因	高血压	冠心病
临床特点	不典型	典型
左室收缩功能	正常者居多	大多降低
共存疾病	多种	少

二、急性心力衰竭

(一)概述

急性心力衰竭(acute heart failure,AHF)是指各种原因继发的心肌收缩和/或舒张功能障碍,使心脏在短时间内心输出量急剧下降,肺循环和/或体循环压力急剧上升,并伴有血浆利尿钠肽水平升高的临床综合征。AHF 既可以是急性起病(先前不知有心功能不全的病史),也可以表现为慢性心力衰竭急性失代偿(acute decompensated heart failure,ADHF),其中后者更为多见,占70%~80%。临床上最为常见的 AHF 是急性左心衰竭,急性右心衰竭较少见,但近年有增加的趋势。

AHF 是老年常见急症,危及生命,绝大多数患者都是在急诊科首诊,必须快速诊断和紧急抢救治疗。AHF 也是老年人较为常见的住院原因之一,因 AHF 入院的老年患者平均年龄为75 岁,其中65 岁以上患者约占80%,80 岁以上患者占21%~38%。

(二)病因与诱发因素

新发 AHF 最常见的病因包括由急性缺血、感染和中毒等所致的急性心肌细胞损伤或坏死、急性瓣膜功能不全和急性心脏压塞;而 ADHF 更多的是由一个或多个诱发因素所引发,例如感染、心律失常、高血压、不恰当地调整或停止药物(治疗依从性差)、液体过负荷等。

AHF 常见病因及诱发因素:①急性冠脉综合征(ACS);②心动过速(如房颤、室性心动过速等)或心动过缓;③高血压危象;④感染,如肺炎、病毒性心肌炎、感染性心内膜炎、脓毒症等;⑤原发性心肌病;⑥瓣膜性心脏病(风湿性、退行性等);⑦钠盐过量摄入,过多或过快输注液体;⑧中毒,如酒精、毒品、化学毒物等;⑨药物,如非甾体抗炎药、糖皮质激素、负性肌力药物、具心脏毒性的化疗药物等;⑩慢性阻塞性肺疾病急性加重;⑪肺栓塞;⑫外科手术或围手术期并发症;⑬交感神经张力增高,应激性心肌病;⑭代谢/激素水平变化,如甲状腺功能亢进或减退、糖尿病及酮症酸中毒、肾上腺皮质功能不全等;⑮严重贫血;⑯急性肾损伤与肾衰竭;⑰脑卒中;⑱心脏压塞;⑲急性机械性损伤,如 ACS 并发心脏破裂(游离壁破裂、室间隔穿孔、腱索断裂或乳头肌急性功能不全)、胸部外伤、心脏介入、急性原发性或继发于感染性心内膜炎的瓣膜关闭不全;⑳主动脉夹层。

急性冠脉综合征、房颤、高血压危象、感染、退行性心瓣膜病变等本来就是老年常见病理状态,既可以是 AHF 的原因,也可能是 AHF 的诱因,在诸多情况下难以断然区分。老年患者的"容量窗"很窄,过多或过快输注液体也很易在原有基础心脏病或肾病的情况下诱发 AHF。

(三) 病理生理

急性左心衰竭发生时,左室舒张末压(left ventricular end diastolic pressure, LVEDP)和左房平均压升高,当肺静脉压大于 18mmHg 时,产生肺淤血;当肺毛细血管静水压(简称肺毛细血管压)超过血浆胶体渗透压时,血液中的水分即可从肺毛细血管渗透到肺间质,开始时通过淋巴流的增加引流肺间质内的液体,但随着肺毛细血管压的继续升高,肺间质的淋巴循环不能引流过多的液体,此时的液体积聚于肺间质,在终末支气管和肺毛细血管周围形成间质性肺水肿(interstitial pulmonary edema);当间质内液体继续聚集,肺毛细血管压继续增加至 25mmHg 以上时,肺泡壁基底膜和毛细血管内皮间的连接被破坏,血浆和血液

中的有形成分进入肺泡,继而发生肺水肿。原有慢性心功能不全的患者如二尖瓣狭窄,其肺毛细血管壁和肺泡基底膜增厚,肺毛细血管压需大于 35mmHg 才发生肺水肿,此类患者肺毛细血管压突然升高可因一时性体力劳动、情绪激动或异位性心动过速(如房颤)引起肺循环血流量突然增多而致。在肺泡内液体与气体形成泡沫后,表面张力增大,妨碍通气和肺毛细血管从肺泡内摄取氧,可引起缺氧;同时肺水肿可减低肺的顺应性,引起换气不足和肺内动静脉分流,导致动脉血氧饱和度减低,组织乳酸产生过多而发生代谢性酸中毒,使心衰进一步恶化。

在左室射血分数(LVEF)保留或正常(LVEF ≥50%)的情况下,收缩功能也可能是异常的,此时,由于血管僵硬度增加引起心室-血管交互作用失调,血压突然轻度增高和容量突然少量增加就有可能引起急性肺水肿。血管僵硬度增加可以理解为收缩期血管阻力增高,即增加了心室后负荷,此外,血管僵硬度增加时一定存在心室僵硬度增加,或者因原发心脏疾病已存在心室僵硬度的增加。当血压升高或容量增加,心脏收缩时心室僵硬度会进一步恶化,意味着心室收缩负荷更大;而在舒张期,心室腔因舒张过程延长、减慢,不能接受足够的血液,影响左室充盈,导致 LVEDP 升高,发生急性肺淤血甚或肺水肿。

LVEDP 升高会引起二尖瓣反流,严重情况下可反流左室每搏输出量的 50%,持续高 LVEDP 且对药物反应差是急性失代偿发作和死亡的高危预测因素;反之,药物能降低 LVEDP 的患者预后较好。

与中青年心衰患者相比,老年心衰的特征性病理生理机制主要体现在左室充盈动力和冠状动脉血流储备能力随年龄增长而下降方面,因此,中青年患者能耐受的轻度至中度心脏负荷,在老年患者就可能引发急性心衰。其他脏器的功能减退也影响老年心衰患者的机体代偿能力,同时影响药物治疗的效果。假设老年心衰患者与中青年患者存在相同程度的心功能不全,老年性心脏退化呈现叠加效应,使病情更加严重。另外,多病共存和老年综合征也参与了老年心衰尤其是射血分数尚保留时的病理生理学改变。

(四) 临床表现

1. 症状和体征 AHF 的临床表现是以肺淤

血、体循环淤血及组织器官低灌注为特征的各种症状、体征。心脏充血的程度决定了 AHF 的临床表现,反映 LVEDP 升高水平。

(1) 肺淤血(水肿):端坐呼吸、夜间阵发性呼吸困难、咳嗽并咳(粉红色)泡沫痰,肺部湿啰音伴或不伴哮鸣音,P_2(肺动脉瓣第二心音)亢进,S_3(第三心音)或/和 S_4(第四心音)奔马律。

(2) 体循环淤血:颈静脉充盈、外周水肿(双侧)、肝淤血(肝大伴压痛)、肝颈静脉回流征、胃肠淤血(腹胀、纳差)、腹腔积液。

(3) 低灌注表现:低血压(收缩压<90mmHg)、四肢皮肤湿冷、少尿[尿量<0.5ml/(kg·h)]、意识模糊、头晕、肝功能异常、低钠血症。需注意,低灌注常伴有低血压,但不等同于低血压。

(4) 呼吸衰竭:由于心力衰竭、肺淤血或肺水肿导致的严重呼吸功能障碍,引起动脉血氧分压(PaO_2)<60mmHg(静息状态吸空气时),伴或不伴动脉血二氧化碳分压($PaCO_2$)>50mmHg 而出现一系列病理生理紊乱的临床综合征。

有报道老年 AHF 患者早期最突出的表现是呼吸困难(70% 以上)与疲乏无力(20% ~ 30%),但应注意的是,部分老年 AHF 常以不典型表现为首发症状,例如嗜睡、意识模糊,定向障碍、胃肠道不适或食欲减退等。

2. 辅助检查

(1) 心电图:AHF 患者的心电图极少完全正常,因此其阴性预测价值较高。虽然心衰患者的心电图无特征性表现,但心电图异常对于识别基础心脏病(陈旧性心肌梗死、高血压心脏病、肥厚型心肌病等)和心衰的诱因(心律失常、急性心肌缺血等)都很有帮助。

(2) 胸部 X 线或 CT:胸部 X 线诊断 AHF 的灵敏度和特异度低于 80%,表现为肺淤血、间质性或肺泡性肺水肿,心影增大,伴或不伴胸腔积液,但鉴别诊断价值高,能为肺炎、气胸等疾病的鉴别诊断提供依据,指导下一步针对性检查和治疗。

若患者情况与检查条件许可,也可尽早行肺部 CT 扫描,以进一步全面了解心肺病理状况。

(3) 超声检查

超声心动图:可准确评价心脏形态、结构、运动与功能,尤其可清晰甄别是收缩功能还是舒张功能异常,明确病因。由急诊医师在患者床旁进行检查,充分发挥其"视诊器"的功用。对于首发 AHF 的所有患者和心脏功能不明的患者,应当早期(最好在入院 24~48 小时内)检查;特别是对心源性休克的患者或是怀疑有致命的心脏结构和功能异常的患者(如机械并发症、急性瓣膜反流、主动脉夹层),应紧急行床旁检查。超声检测心包积液有高度的敏感性和特异性,心脏多切面成像可以精确地检测心包有无液体及液体量。

肺部超声:对于 AHF 临床诊断有良好价值,且操作便捷。"B 线"表示超声波遇到肺内气体后形成的放射状彗尾伪像,并随胸膜滑行而移动。增多的 B 线提示肺间质水肿。

下腔静脉超声:评估循环容量。正常状态下,吸气时胸腔内负压导致体静脉向右心回流增多,下腔静脉(inferior vena cava,IVC)直径会随之变小;吸气末,IVC 直径减小的百分比称为下腔静脉塌陷指数(IVC-CI),间接反映右房压力。右房压力正常时(0~5mmHg),下腔静脉内径<1.7cm,吸气塌陷>50%。如下腔静脉扩张(内径>1.7cm),吸气塌陷正常(>50%),提示右房压力有轻度升高(6~10mmHg);如果吸气塌陷<50%,右房压力中度升高(10~15mmHg);如无吸气塌陷,则提示右房压力显著升高(>15mmHg),提示容量过多。相反,下腔静脉内径过小(通常<1.2cm)伴正常吸气塌陷,常见于血管内容量不足。评估吸气反应需要患者短暂地用力吸气,平稳吸气可能不会触发该反应。

(4) 心脏生物标志物检测

1) 利尿钠肽:血浆脑利尿钠肽(BNP)或 N-末端脑利尿钠肽前体(NT-proBNP)有助于 AHF 的诊断和鉴别诊断,BNP < 100pg/ml、NT-proBNP <300pg/ml 作为排除 AHF 的节点。NT-proBNP 诊断急性心衰的参考值:>450pg/ml(50 岁以下)、>900pg/ml(50 ~ 75 岁)、>1 800pg/ml(75 岁以上)、>1 200pg/ml[肾功能不全(肾小球滤过率<60ml/min)]。

目前利尿钠肽可在床旁快速检测,操作便捷,其在 AHF 的诊断与鉴别诊断中的价值日益重要。血浆利尿钠肽还有助于心衰严重程度和预后的评估,心衰程度越重,利尿钠肽水平越高。年龄、性别和体重指数是影响利尿钠肽的主要生理因素;

许多病理状况如缺血性卒中、肾功能不全、肝硬化伴腹水、肺血栓栓塞症、甲状腺疾病、严重感染与脓毒症等都可引起血浆利尿钠肽升高，一些药物如 β 受体阻滞剂、血管紧张素转换酶抑制剂（ACEI）等也可影响血浆利尿钠肽浓度。还需注意的是，有极少数失代偿的终末期心衰、急性右心衰患者的利尿钠肽水平也可以不升高。

2）心肌损伤标志物：所有疑似 AHF 的患者均应检测心肌肌钙蛋白（cTnT 或 cTnI），不仅对急性心肌梗死（acute myocardial infarction，AMI）有明确的诊断意义，还是心衰独立预后因素。非急性冠脉事件的 AHF 患者尤其是老年人，70%～90% 存在 cTnT/I 升高（往往轻度），提示有心肌细胞损伤，此与心功能恶化或加重往往互为因果，cTnT/I 增高的患者其死亡率和再住院率明显增高。高敏心肌肌钙蛋白（hs-cTn）对评价早期、进展性（ongoing）心肌损伤及其严重程度的意义越来越受到重视，可独立评估 AHF 患者的死亡和再住院风险等不良预后。

3）可溶性 ST2（sST2）：生长刺激表达基因 2 蛋白（ST2）是白细胞介素-1（IL-1）受体家族成员，与配体 IL-33 结合而发挥生物学作用。新近研究发现，当心脏受到机械性牵张刺激时，心肌细胞及心肌成纤维细胞的该蛋白表达水平增高，IL-33/ST2L 信号通路具有抑制心肌肥厚、拮抗心肌重塑的作用，而 sST2 则以"诱饵受体"的形式和膜型 ST2（ST2L）竞争与 IL-33 的结合位点，从而抑制 IL-33/ST2L 信号通路的心脏保护作用。

已有研究提示，AHF 患者的 sST2 水平是明显增高的，而且，随着心衰临床严重程度的加重，sST2 水平呈现增高的态势，对于 AHF 诊断有一定辅助意义，对于病情严重程度分层有很好的价值。一项研究显示，sST2 和 NT-proBNP 都升高的 AHF 病例其 1 年死亡率大于 40%，而两项指标都低的病例 1 年死亡率不到 10%，这些病例随访 4 年，死亡率差异依然是明显的，结果提示，sST2 对于 AHF 患者的不良预后有很好的评价作用。

4）半乳糖凝集素-3（galectin-3）：属于 β-半乳糖苷结合蛋白家族，研究表明，半乳糖凝集素-3 通过介导心肌中的巨噬细胞、肥大细胞等炎症细胞浸润致心肌纤维化，引起心肌肥厚、心室重构，与心衰的发生、发展有很大关联，能够预测心衰患者住院及死亡风险，而且与利尿钠肽相关生物学指标联合使用可增加其预后评估价值。

（5）实验室检查

1）动脉血气分析：对于确定 AHF 患者是否伴发呼吸衰竭有不可替代的价值，并提供酸碱平衡失调等关键信息，也是判断 AHF 病情严重程度、指导治疗的必要检查之一。

2）乳酸：是葡萄糖无氧酵解的产物，高乳酸血症是急重症患者氧代谢障碍的结果，往往提示存在组织缺氧，且在器官功能障碍早期即可出现。增高的血乳酸水平与急重症的严重程度和不良预后密切相关。组织缺氧与低灌注虽不能等同视之，但多数情况下二者是直接关联的，临床上，与尿量和部分体征相比，血乳酸是更好地反映组织低灌注的替代指标。

3）其他：全血细胞计数、尿素氮（BUN）、肌酐（Scr）、电解质、肝功能、血糖等，有助于辅助检出可能的 AHF 病因或诱因，以及综合评价患者病情与预后。怀疑肺血栓栓塞的患者应完善 D-二聚体（D-dimer）检查，怀疑合并肺部感染的患者宜检测降钙素原（PCT）。甲状腺功能减退或亢进都可并发 AHF，尤其对新诊断的 AHF 患者应检测甲状腺功能。老年 AHF 患者血尿素氮和肌酐值通常升高，且高于中青年 AHF 患者，长期大量使用利尿剂会引起血肌酐值升高，因此临床评估肾功能建议参考与年龄有关的肾小球滤过率值。

（五）评估与诊断

1. 初始评估　无论 AHF 由何种病因或诱因引起，疑似 AHF 患者应迅速评估并稳定病情。首要的是紧急评估循环和呼吸状态，并给予必要的呼吸与循环支持。在此基础上，应迅速识别出致命性病因的心衰及需要紧急处理的促使心功能恶化的各种可逆性因素如 ACS、高血压危象、严重心律失常等，尽快给予相应处理。积极采取下列措施可能带来早期获益：完善心电图检查；早期无创监测，包括脉搏血氧饱和度（SpO$_2$）、血压、呼吸频率及连续心电监测等；若 SpO$_2$<90%，应及时进行氧疗；早期检测血浆利尿钠肽。AHF 患者的评估和处理应从院前开始，并与医院急诊科或心内科等保持紧密连接，流程见图 13-1-1。

AHF 的最初诊断大多根据急性呼吸困难的典型症状和体征，早诊断、早治疗可以明显改善预

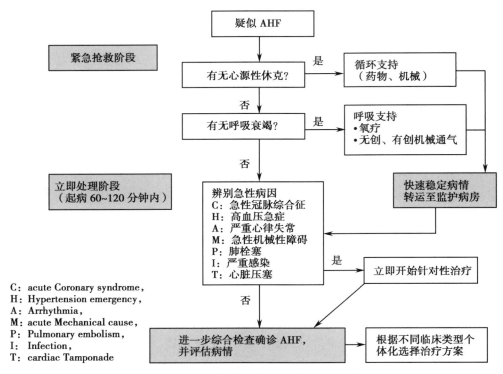

C: acute Coronary syndrome,
H: Hypertension emergency,
A: Arrhythmia,
M: acute Mechanical cause,
P: Pulmonary embolism,
I: Infection,
T: cardiac Tamponade

图 13-1-1   AHF 患者初始评估和处置流程

后,但老年患者可能同时存在呼吸系统疾病,使呼吸困难的鉴别更加困难;部分老年患者存在一定程度的认知障碍、感觉障碍等,获得详细可靠的病史非常困难,家属或照护人员提供的病史资料可能更有帮助。

2. AHF 的分型或分级

(1)临床上,根据是否存在淤血和外周组织器官低灌注的表现,将 AHF 快速分为四型,其中以暖而湿型最常见,约占 AHF 的 67%(表 13-1-2)。此分类与血流动力学分类相对应,简洁,便于快速应用。

表 13-1-2   AHF 快速临床特征分型

分型	外周低灌注	淤血
暖而干型	–	–
暖而湿型	–	+
冷而干型	+	–
冷而湿型	+	+

注:"+"代表有此表现;"–"代表无此表现。

(2)依据 LVEF,心衰可分为 LVEF 降低(<40%)的心衰(HFrEF)和 LVEF 保留(≥50%)的心衰(HFpEF)及 EF 轻度降低(40%~49%)的心衰。一般来说,HFrEF 多指传统的收缩性心衰,

HFpEF 指舒张性心衰,且由于大多数 AHF 是 ADHF,此分型对于临床应用正性肌力药有很好的指导意义。仍需注意,LVEF 保留或正常的情况下收缩功能仍可能是异常的,部分心衰患者收缩功能异常和舒张功能异常可以共存。

据统计,超过 50% 的老年心衰患者 LVEF 正常,并且该比例随年龄增长而增加,其中老年女性较男性多,且多为高龄、肥胖者,伴或不伴慢性肾脏疾病和高血压,但缺血性心脏病、慢性阻塞性肺疾病(COPD)和房颤患者中 LVEF 正常者少见。

(3)根据血压水平分类:大多数 AHF 患者表现为收缩压升高(>140mmHg,称为高血压性 AHF)或收缩压正常(90~140mmHg),少数(约 10%)为低血压性 AHF(收缩压<90mmHg)。低血压性 AHF 与预后不良相关,特别是同时存在低灌注时。

(4)AMI 的心功能可应用 Killip 分级(见第 5 章表 5-2-6),其与近期病死率相关。

3. 监测   AHF 患者均应监测症状和体征,并首先应用无创性方法严密监测心率和心律、呼吸频率、SpO_2 和血压。严格控制与记录出入液量,每日称体重,反复评估患者的容量状态、淤血证据。动态监测肾功能和电解质。

血流动力学监测一般分为无创性和有创性两大类。无创性血流动力学监测(non-invasive hemodynamic monitoring)使用安全方便,患者易于接受,可获得相关的心血管功能参数;有创性血流动力学监测(invasive hemodynamic monitoring)包括肺动脉导管、脉搏指示连续心输出量(pulse indicated continuous cardiac output,PiCCO)等,能够获得较为全面、准确的血流动力学参数,有利于深入和全面地了解病情,对于血流动力学状态不稳定、病情严重且治疗效果不理想、心功能恶化机制不明的患者应尽早使用,医务人员须准确理解所监测指标的含义,并正确解读。

中心静脉压(central venous pressure,CVP)是指上、下腔静脉进入右房处的压力,多年来一直是临床评价血流动力学的主要指标之一。然而,CVP 的变化不仅仅依赖于容量状态,还受总容量、腹内压及血管张力的影响,而且,研究表明 CVP 在接近正常(8~12mmHg)时是难以预测液体反应性的,目前不作为常规监测与评价。

4. ST2-SCD 积分可能有助于预测心衰患者的心脏性猝死 除上述 sST2 在诊断心衰、评价病情及预后等方面的作用渐受重视外,新近的研究发现,ST2-SCD 积分可能有助于预测心衰患者的心脏性猝死(SCD)。一项 36 例 SCD 和 63 例相匹配的病例对照研究,除外有植入型心律转复除颤器(ICD)植入的病例、随访期间也无 ICD 植入,结果显示,患者血液循环中 sST2 是明显升高的,以 sST2≥15ng/ml 和 NT-proBNP≥2 000ng/L 联合预测 SCD 有很好的敏感性和特异性,且与患者基础疾病状态无关。

一项纳入 744 例院外心衰患者(LVEF 37%±14%)随访 5 年的队列研究表明,心衰时限、估计肾小球滤过率(eGFR)、LVEF<45% 和 sST2 都是独立的 SCD 的预测因素。在此基础上,研究者建立了一个预测积分(ST2-SCD 积分),包括二元变量[ST2>45ng/ml,LVEF<45%,心衰时限>3 年,eGFR<55ml/(min·1.73m²),年龄≥60 岁,男性],结果提示 ST2-SCD 积分对于心衰患者发生 SCD 有良好的预测作用,其曲线下面积(AUC)值为 0.81。另一项包括 149 例研究对象的效能验证的队列研究中,其 AUC 值达 0.87。

(六)急诊管理

AHF 治疗目标依据心衰的不同阶段而不同。AHF 治疗原则为减轻心脏前后负荷、改善心脏收缩与舒张功能、积极去除诱因及治疗原发病变。

1. 初始治疗 AHF 的评估和初始治疗通常同步进行。早期急诊抢救阶段以迅速稳定血流动力学状态、纠正低氧或呼吸衰竭、改善症状、维护重要脏器灌注和功能为主要治疗目标。老年患者的个体化非常重要。

(1)一般处理:评估 ABC(气道、呼吸和循环);采取端坐位,双下肢下垂(保持此体位 10~20 分钟后,可使肺血容量降低约 25%);持续心电、血压、动脉血氧饱和度(SaO_2)监测;建立静脉通路;必要时留置导尿管,监测尿量。

(2)氧疗与通气支持:氧疗适用于呼吸困难明显伴低氧血症(SaO_2<90% 或 PO_2<60mmHg)的患者。

常规氧疗方法包括:①鼻导管吸氧,是常用的给氧方法,适用于轻至中度缺氧者,氧流量从 1~2L/min 起始,根据动脉血气结果可增加到 4~6L/min;②面罩吸氧,适用于伴呼吸性碱中毒的患者。

无创正压通气(non-invasive positive pressure ventilation,NIPPV):呼吸频率>25 次/min、SpO_2<90% 的患者在有条件的情况下应尽早使用 NIPPV。多项研究皆显示,NIPPV 治疗急性心源性肺水肿可改善氧合,减轻呼吸困难,缓解呼吸肌疲劳、降低呼吸功耗,降低插管率。NIPPV 有两种方式,包括持续气道正压(continuous positive airway pressure,CPAP)和双水平气道正压(bi-level positive airway pressure,BiPAP),其中对于有二氧化碳潴留者,应首先考虑 BiPAP 模式。NIPPV 主要应用于意识状态较好、有自主呼吸能力的患者,同时,患者具有咳痰能力、血流动力学状况相对稳定(平均动脉压在 60mmHg 以上,无恶性心律失常),以及能与 NIPPV 良好配合。

高流量鼻导管给氧(nasal high flow oxygen,NHFO):对于有 NIPPV 适应证而又不能良好耐受 NIPPV 的低氧血症患者可应用 NHFO。NHFO 是通过无须密封的鼻塞导管,持续提供超过吸气峰流速的高流量的加温(37℃)加湿(44mg/L,100% 相对湿度)的空氧混合气体。NHFO 具有以下特点:①可提供低水平的持续压力支持(当流量达到 50L/min 时氧浓度可接近 60%);②通过持续鼻塞导管给的高流量可冲刷上气道的解剖学无效腔，降低 $PaCO_2$；③同时提供最佳湿化，可维持气道纤毛清理功能，稀释痰液，促进排痰；④与 NIPPV 相比，NHFO 有更高的舒适度和耐受性，无胃胀气、呕吐、误吸、痰液干涸，无幽闭感等症状，不影响咳痰、进食水及交谈，可持续不间断治疗。

患者出现以下情况，应及时气管插管机械通气：①经积极治疗后病情仍继续恶化。②意识障碍。③呼吸严重异常，如呼吸频率>35~40 次/min 或<6~8 次/min，或呼吸节律异常，或自主呼吸微弱或消失。④血气分析提示严重通气和/或氧合障碍，尤其是充分氧疗后仍 PaO_2<50mmHg；$PaCO_2$ 进行性升高，pH 动态下降。

（3）循环支持：若患者存在严重组织器官低灌注或心源性休克，当积极进行药物、介入或机械支持治疗（见后文"心源性休克"）。

AHF 患者初始评估和处置流程见图 13-1-1。

2. 识别与处理 AHF 的急性可逆性病因或诱因　积极处理部分急性可逆性病因或诱因〔如急性冠脉综合征（C），高血压急症（H），严重心律失常（A），急性机械性障碍（M），肺栓塞（P），严重感染（I），心脏压塞（T），简称 CHAMPIT〕，可以避免甚至逆转心功能的进一步恶化，有利于控制心衰。ACS 并发 AHF 的患者应积极进行再灌注治疗，高血压危象所致的 AHF 应尽早应用血管扩张剂积极控制血压，因快速性心律失常或严重的缓慢性心律失常所致 AHF 应通过药物或电转复、临时起搏等纠正心律失常，对于急性心脏机械并发症所致 AHF 应急诊给予机械循环支持，而急性肺血栓栓塞合并 AHF 者应给予药物溶栓、介入或外科取栓治疗。急性严重感染的治疗可早期经验性、降阶梯式应用抗感染药物；心脏压塞的管理主要是紧急排出心包积液、减轻心包腔的压力，最常用床旁心包穿刺或开窗术。

3. 基于病理生理特征或临床分型的治疗　高血压导致速发型肺水肿的患者需要积极地扩血管、降压治疗。对于血压正常的容量超负荷患者，最佳的治疗方案是利尿剂联合血管扩张剂。低血压的血管内容量超负荷患者无法耐受血管扩张剂，单用利尿剂或利尿剂联合正性肌力药可能有效。

正性肌力药不适用于 LVEF 保留的心衰患者。

基于 AHF 简单临床分型考虑给予不同的处理。①暖而湿型：典型的高血压伴急性肺水肿患者，约占 67%，血管扩张剂和静脉袢利尿剂有效。利尿剂效果不佳时可考虑超滤治疗。②冷而湿型：进展型 AHF 患者，约占 28%，多为 ADHF，长期有症状和体征，药物治疗效果不佳，治疗难度大。低灌注时使用正性肌力药，低灌注纠正后使用利尿剂。难治性心衰可考虑使用血管加压药。药物治疗无效时考虑机械循环支持。③暖而干型：多为长期规律治疗的慢性心衰处于代偿期，灌注正常，急诊少见。④冷而干型：低灌注，低容量，补液和正性肌力药治疗。

4. 药物治疗　老年患者多病共存，需始终考虑疾病间的相互影响和多重用药间的相互作用，适当调整药物剂量或给药方式，警惕药物不良作用。

（1）利尿剂：是治疗 AHF 的基础，通过增加尿量减轻容量超负荷和充血。但有低灌注表现的 AHF 患者，在达到适当的灌注前，应避免使用。

1）袢利尿剂：以呋塞米为代表的袢利尿剂是治疗 AHF 的一线药物，具有强大的利尿功能。为避免胃肠道淤血水肿影响口服药物吸收，以便能够快速起效，该类药物首选静脉注射。若患者之前没有接受过袢利尿剂治疗且肾功能正常，使用袢利尿剂时的常用初始静脉剂量为：呋塞米 20~40mg，布美他尼 1~2mg，托拉塞米 10~20mg。如果初始剂量疗效很弱或无效，可重复使用 2~3 次。利尿剂剂量应个体化，并根据疗效和患者状态逐步调整。长期使用袢利尿剂的患者急性发作时，呋塞米静脉注射首剂量应大于患者日常口服利尿药的每日剂量。应注意由于过度利尿可能出现的低血容量、休克、假性肾功能损伤（血肌酐一过性升高）与电解质紊乱（如低钾血症）等并发症。

当淤血的 AHF 患者使用袢利尿剂后的前 6 小时每小时尿量<100~150ml 和/或 2 小时尿钠含量<50~70mmol/L 时，一般提示对利尿剂反应不良。应当早期评价利尿剂反应，以识别利尿剂抵抗患者，通过调整给药方式、增加剂量、联合应用利尿剂（如噻嗪类）或其他药物（如 rh-BNP）等快速改善利尿效果。应注意监测血电解质和肾功

能,过度利尿可能引起低血容量、急性肾损伤(AKI)与电解质紊乱如低钾血症等。当患者的淤血缓解、病情趋于稳定时,即应开始静脉应用向口服袢利尿剂的转换,尽可能以最低的剂量维持疗效。

2)其他利尿剂:噻嗪类利尿药又称中效利尿药,主要作用于远曲小管,通过抑制 Na^+-Cl^- 同向转运,影响尿液稀释过程而发挥利尿作用,代表药物氢氯噻嗪最主要的作用机制是在肾小管减少尿液中钠重吸收。美托拉宗、氯噻酮也是噻嗪类利尿药,可用于 AHF 合并慢性肾功能不全患者。噻嗪类利尿药作用平稳、持久。需要注意长期大量应用会导致低钾血症、低钠血症等。

保钾利尿药主要作用于集合管和末段远曲小管,利尿作用弱,主要代表药为螺内酯、氨苯蝶啶、阿米洛利。螺内酯为低效利尿药,起效慢、作用久,与袢利尿剂、噻嗪类合用减少 K^+ 排泄,增强利尿效果。

碳酸酐酶抑制剂主要代表药为乙酰唑胺,主要作用于近曲小管,通过抑制碳酸酐酶活性,进而减少 H^+-Na^+ 交换及 HCO_3^- 的重吸收,发挥较弱的利尿作用,可与袢利尿剂合用于 AHF。

新型利尿剂托伐普坦(tolvaptan)是血管升压素受体拮抗剂,选择性阻断肾小管上的精氨酸血管升压素 V_2 受体,具有排水不排钠的特点,可保持血管内容量,消除组织水肿。适用于充血性心衰合并有常规利尿剂抵抗、低钠血症、有肾功能损害倾向的患者,对长期病死率和心衰相关病死率无不良影响。开始剂量为 7.5～15.0mg/d,疗效欠佳者逐渐加量至 30mg/d。

(2)血管扩张剂:AHF 患者收缩压>90mmHg且有症状时可静脉使用血管扩张剂,通常从小剂量开始,根据疗效和患者状态逐步增加剂量,同时严密观察血压与病情变化。急需降低左室后负荷(如高血压危象、急性二尖瓣关闭不全或急性主动脉瓣关闭不全)的情况下,应早期使用血管扩张剂(扩张动脉作用)。另外,血管扩张剂能降低心室充盈压,改善体循环淤血。合并瓣膜狭窄的患者慎用。

1)硝酸盐类:其作用主要是扩张静脉容量血管、降低心脏前负荷,较大剂量时可同时降低心脏后负荷,在不减少每搏输出量和不增加心肌耗氧的情况下减轻肺淤血,尤其适用于 ACS 伴心衰的患者。一般采用静脉给药,微量泵输注,硝酸甘油从 5～10μg/min 开始,以后每 3～5 分钟递增 5～10μg/min(剂量范围 10～200μg/min);硝酸异山梨酯静脉滴注剂量为 1mg/h,根据症状和体征可以增加到不超过 10mg/h。病情稳定后逐步减量至停用,突然终止用药可能会出现反跳现象。硝酸酯类药物长期应用均可能产生耐药,不良反应包括低血压和头痛。随着增龄,心血管的顺应性降低,老年患者对硝酸酯更为敏感,易出现血压降幅更大甚至低血压。最近的两项随机研究(GALACTIC 和 ELISABETH)都对老年 AHF 患者常规使用硝酸酯类药提出了挑战,研究均未能改善患者的长期结局或 30 天的出院生存率。因此,老年 AHF 患者应用硝酸酯类药或许只限于血压增高的情况,并进行严密临床监测。

2)硝普钠:可均衡扩张动脉和静脉,同时降低心脏前、后负荷,适用于严重心衰、有高血压及伴肺淤血或肺水肿患者,静脉输注时需要避光。起始剂量为 5～10μg/min,根据耐受情况每 5 分钟递增 5～10μg/min,直至症状缓解、血压由原水平下降 30mmHg 或血压降至 100mmHg 左右为止,剂量范围为 5～400μg/min。由于其降压强效,使用时需要密切持续监测血压。硝普钠可引起反射性心动过速,应监测心率和心律。逐渐减量至停用,以免出现反弹性血管收缩。长期用药可引起氰化物和硫氰酸盐中毒,合并肾功能不全者尤应谨慎。通常使用时间不超过 48 小时。

3)重组人脑利尿钠肽(rh-BNP):具有扩张静脉、动脉和冠状动脉,降低前、后负荷,增加心输出量,增加钠盐排泄,抑制肾素-血管紧张素系统和交感神经系统的作用,无直接正性肌力作用。AHF 患者静脉输注可获有益的临床与血流动力学效果:左室充盈压或肺毛细血管楔压(PCWP)降低、心输出量增加,呼吸困难症状改善,安全性良好。可 1.5～2μg/kg 负荷剂量缓慢静脉注射,继以 0.01μg/(kg·min)持续静脉滴注;也可不用负荷剂量而直接静脉滴注,给药时间一般在 3 天以内。国内新近一项随机对照的前瞻性研究观察了序贯使用 rh-BNP 与血管紧张素受体-脑啡肽酶抑制剂(angiotensin receptor neprilysin inhibitor, ARNI)(即停用 rh-BNP 当日便启用沙库巴曲/缬沙坦治疗 ADHF 患者）的有效性和安全性，结果提示，rh-BNP 与沙库巴曲/缬沙坦的序贯治疗可明显改善患者的心功能，提高生存质量，降低 3 个月内心衰再入院风险。

4）乌拉地尔：主要阻断突触后 α_1 受体，使外周阻力降低，同时激活中枢 5-羟色胺 1A 受体，降低延髓心血管中枢的交感反馈调节，外周交感张力下降。可降低心脏负荷和平均肺动脉压，改善心功能，对心率无明显影响。通常静脉注射 12.5~25mg，如血压无明显降低可重复注射，然后 50~100mg 于 100ml 液体中静脉滴注维持，速度为 0.4~2mg/min，根据血压调整速度。

（3）正性肌力药：临床上应用的正性肌力药主要包括儿茶酚胺类（多巴胺和多巴酚丁胺）、磷酸二酯酶抑制剂、新型钙增敏剂，静脉使用正性肌力药限用于心输出量严重降低导致组织器官低灌注的 AHF 患者。使用静脉正性肌力药时需要持续或频繁监测血压，并持续监测心律。

1）儿茶酚胺类：多巴酚丁胺（dobutamine）主要通过激动 β_1 受体发挥作用，具有很强的正性肌力效应，在增加心输出量的同时伴有左室充盈压的下降，且具有剂量依赖性，常用于严重收缩性心衰的治疗。用量及用法与多巴胺相似，一般用量在 2~20μg/（kg·min），但对急重症患者来讲，药物反应的个体差异较大，老年患者对多巴酚丁胺的反应显著下降。常见不良反应有心律失常、心动过速。用药 72 小时后可出现耐受。

多巴胺（dopamine）小剂量［0.5~3μg/（kg·min）］时主要是激动多巴胺受体，有增加肾脏血流和肾血管扩张作用；3~5μg/（kg·min）时主要兴奋 β 受体，可增加心肌收缩力和心输出量；5~20μg/（kg·min）时 α_1 受体缩血管效应占主导地位，使外周血管阻力增加。小剂量多巴胺常用于 AHF 合并肾功能不全患者，起到利尿和改善肾脏灌注的作用。多巴胺可引起低氧血症，宜监测 SaO_2。

正在应用 β 受体阻滞剂的患者不宜应用多巴胺和多巴酚丁胺。

2）磷酸二酯酶抑制剂（PDE-I）：选择性抑制心肌和血管平滑肌的磷酸二酯酶同工酶Ⅲ，减少环腺苷酸（cAMP）的降解而提高细胞内 cAMP 的含量，发挥强心作用与扩血管作用，从药理作用上

既增加正性肌力又能减轻心脏负荷，应是理想的心衰治疗药物，但遗憾的是，已有的几项米力农、依诺昔酮的临床随机对照研究皆未能获得生存率的明显改善。米力农首剂 25~75μg/kg 静脉注射（>10 分钟），继以 0.375~0.75μg/（kg·min）静脉滴注。米力农常见不良反应有低血压和心律失常。盐酸奥普力农在低剂量时，以肺血管扩张作用为主，随着剂量的增加，增加心输出量的作用更为突出并占主导地位，并且不明显增加心率和心肌耗氧量，特别适用于肺淤血伴心输出量降低的 AHF 患者，每日总量不超过 0.6mg/kg，即相当于 0.4μg/（kg·min）连续 24 小时。

3）左西孟旦（levosimendan）：与心肌肌钙蛋白 C（TnC）结合，增加 TnC 与 Ca^{2+} 复合物的构象稳定性而不增加细胞内 Ca^{2+} 浓度，促进横桥与细肌丝的结合，增强心肌收缩力而不增加心肌耗氧量，并能改善心脏舒张功能；同时激活血管平滑肌的 K^+ 通道，扩张组织血管。几项研究结果显示，左西孟旦增加 ADHF 患者的每搏输出量与 LVEF，改善临床症状，使患者的 BNP 水平明显下降，安全性良好。左西孟旦宜在低心输出量或低灌注时尽早使用，负荷量 6~12μg/kg 静脉注射（>10 分钟），继以 0.1~0.2μg/（kg·min）静脉滴注，维持用药 24 小时；如血压偏低，可不予负荷量，直接静脉滴注维持量 24 小时。左西孟旦半衰期长达 80 小时（其主要代谢产物也是有活性的，半衰期更长），单次用药的血流动力学改善效益可持续 7~10 天。禁忌证：①有尖端扭转型室性心动过速（TdP）病史；②显著影响心室充盈或/和射血功能的机械性阻塞性疾病；③严重的肝、肾（肌酐清除率<30ml/min）功能损伤。

（4）其他药物治疗

1）阿片类药物（吗啡）：主要作用在于抑制中枢交感神经，反射性地降低周围血管阻力，扩张静脉而减少回心血量；其他作用包括减轻焦虑、烦躁，抑制呼吸中枢兴奋、避免呼吸过频，直接松弛支气管平滑肌，改善通气。主要副作用是低血压与呼吸抑制，并呈剂量依赖性。美国急性失代偿性心衰国家注册研究（acute decompensated heart failure national registry，ADHERE）结果提示，AHF 应用吗啡者（14.1%）其机械通气比例增多、在 ICU 时间和住院时间延长及死亡率更高，目前没

有证据表明吗啡能改善预后,不推荐常规使用。但对烦躁不安又除外持续低血压、意识障碍、严重 COPD 的患者,可小剂量(3~5mg)缓慢静脉注射吗啡,也可皮下注射,同时需注意个体化。

2) 洋地黄类药物:是唯一既有正性肌力作用又有负性传导作用的药物,对于 HFrEF、特别是房颤合并快速心室率的 AHF 患者,洋地黄类药物是一线选择。毛花苷丙(西地兰)0.2~0.4mg 缓慢静脉注射;必要时 2~4 小时后再给 0.2~0.4mg,直至心室率控制在 80 次/min 左右或 24 小时总量达到 1.0~1.4mg;也可选用静脉地高辛注射液。使用洋地黄类药物之前,应描记心电图确定心律,了解是否有 AMI、心肌炎或低血钾等,AMI 后 24 小时内应尽量避免用洋地黄类药物;单纯二尖瓣狭窄合并急性肺水肿时,如为窦性心律不宜使用洋地黄制剂,因洋地黄类药物能增加心肌收缩力,使右室排血量增加,加重肺水肿;但若二尖瓣狭窄合并二尖瓣关闭不全的肺水肿患者,可用洋地黄制剂。对于有基础合并症(如慢性肾脏病)、存在影响地高辛代谢的因素(如合并其他用药)及老年患者,宜定时测定血地高辛浓度。此外,要注意其他禁忌证。

3) β受体阻滞剂:目前尚无随机临床研究使用β受体阻滞剂治疗 AHF 改善急性期病情。若 AHF 患者发生持续的心肌缺血或心动过速,可考虑谨慎地静脉使用美托洛尔或艾司洛尔。此外,β受体阻滞剂有很好的控制急性房颤心室率的作用,特别是对于伴有交感张力高的 AHF 患者,能更快地发挥功效;多项高质量的研究证实,β受体阻滞剂还可降低合并房颤的心衰患者的死亡率。LVEF 降低的 AHF,若未长期行β受体阻滞剂治疗,不宜在早期治疗阶段使用β受体阻滞剂;若是平时服用β受体阻滞剂者,除明显低血压或有明显灌注不足证据,β受体阻滞剂可根据耐受情况继续使用,停用β受体阻滞剂可能与住院死亡率、短期再住院率等增高相关。严重的容量超负荷和/或需要正性肌力药支持的患者,不能用β受体阻滞剂。

4) 抗凝药物(肝素):由于病理性血管、血液成分异常、血流动力学改变、纤溶系统激活、炎症等诸多因素,心衰存在血液高凝状态,易于形成血栓,并与年龄、肥胖等人群特征相关。血栓栓塞是

心衰患者重要的并发症,心衰患者血栓栓塞风险估计为每年 1%~4.5%。住院的心衰患者发生有症状的肺动脉栓塞的风险为非心衰患者的 2.15 倍,发生有症状的深静脉血栓栓塞的风险为非心衰患者的 1.21 倍,且由于临床表现不一,鉴别困难,心衰患者发生肺动脉栓塞及深静脉血栓形成的风险可能较上述数值偏高。未进行抗凝治疗且无抗凝禁忌证的患者,需要用低分子量肝素或低剂量普通肝素预防静脉血栓(深静脉血栓和肺栓塞)。MEDENOX 研究发现,353 例心衰住院患者给予依诺肝素 40mg,每天 1 次,与安慰剂组相比,深静脉血栓风险从 14.5% 降低到 4%。无禁忌证或既往未接受抗凝治疗的心衰患者给予低分子量肝素可明显降低血栓风险。

5) 血管紧张素受体-脑啡肽酶抑制剂(ARNI):新近的几个研究如 PIONEER-HF、TRANSITION、ARADIGM-HF 等结果提示,年龄≥75 岁、因新发心衰或接受了血管紧张素转换酶抑制剂(ACEI)、β受体阻滞剂和盐皮质激素受体拮抗剂(MRA)的最佳药物治疗后仍有症状的射血分数降低的 ADHF 住院患者,可考虑起始便使用沙库巴曲/缬沙坦(sacubitril/valsartan)进行治疗,以减少发生不良事件的短期风险,并可简化管理流程(避免先使用 ACEI,再改用沙库巴曲/缬沙坦)。

6) 钠-葡萄糖协同转运蛋白 2(SGLT2)抑制剂:《急性心力衰竭中国急诊管理指南(2022)》及 ESC 急慢性心力衰竭诊断和治疗指南(2021)皆指出,除非有禁忌证或不能耐受,所有已接受 ACEI/ARNI、β受体阻滞剂和 MRA 治疗的 HFrEF 患者无论是否患有糖尿病应使用 SGLT2 抑制剂,后者的利尿、利钠特性可在减少淤血方面提供额外的益处,并可减少患者对袢利尿剂的需求。近期的临床研究结果显示,与安慰剂相比,达格列净与恩格列净均显著降低心衰患者心血管死亡或心衰恶化的风险,治疗获益在糖尿病和非糖尿病患者中保持一致。EMPULSE 试验表明,在 AHF 住院患者中使用恩格列净,无论患者的基线特征如何,在减轻症状和改善生活质量等方面均产生了临床益处,同时耐受性良好。

7) 维利西呱(vericiguat):是一种新型的口服可溶性鸟苷酸环化酶激动剂,直接促进环磷酸鸟苷的产生,获得心衰治疗的临床效益。最近公

布的 VICTORIA 研究结果证实了维利西呱对 HFrEF 患者的安全性和有效性,维利西呱组主要复合终点事件(心血管死亡或首次因心衰入院)发生率(35.5%)低于安慰剂组(38.5%),次要终点事件(全因死亡或首次因心衰入院)发生率(37.9%)也低于安慰剂组(40.9%)。不过,≥75 岁老年患者并未取得临床效益,其伴随着更多的合并症和药物耐受性差可能是造成这一结果的原因。

8)omecamtiv mecarbil:是一种选择性心肌肌球蛋白激动剂,GALACTIC-HF 研究纳入了 8 232 例 LVEF≤35%、BNP≥125pg/ml 或 NT-proBNP≥400pg/ml,或一年内因心衰住院或急诊室就诊的 ADHF 患者,分别予以 omecamtiv mecarbil 或安慰剂治疗,随访 21.8 个月(中位数时间)后结果显示,omecamtiv mecarbil 治疗组患者的主要复合终点事件(心血管死亡或首次因心衰入院)发生率降低 8%($P=0.025$)。

5. 肾脏替代治疗　较早的及近期的几项随机对照研究都证明,超滤在液体去除率和体重减轻方面优于利尿剂,并降低再住院率,可提高生活质量。对于容量负荷过重、利尿剂无效、持续无尿和肾功能恶化[如出现严重高钾血症($K^+≥6.5mmol/L$)或严重酸中毒($pH≤7.1$)]的 AHF 患者,应尽早开始连续性肾脏替代治疗(continuous renal replacement therapy,CRRT),主要是连续性超滤。缓慢连续性超滤(slow continuous ultrafiltration,SCUF)通过对流运转机制,缓慢、等渗性清除血浆中的水和溶质,从而消除水钠潴留,减少有效循环血量,降低心室前负荷,使心肌张力下降,从而改善心脏功能。然而,一些研究并未从超滤中受益,不能在持续恶化的心衰和 70 岁以上老年患者中产生更好的减轻淤血效果,甚至肾功能恶化的发生率较高。此外,血管途径可能的并发症也是不能忽视的。因此,肾脏替代治疗可以清除血浆水分,对于 AHF 患者减轻容量负荷很有效,但是不宜代替袢利尿剂作为 AHF 患者的一线治疗。

6. 老年 AHF 患者在急诊科接受指南导引的综合性集束化治疗尚有争议　近期,法国一项研究认为,老年 AHF 患者在急诊科接受指南导引的综合性集束化治疗并未改善 30 天的出院率和生存率。研究纳入 15 个急诊科的 503 例≥75 岁

(平均 87 岁,女性 59%)的老年 AHF 患者,集束化治疗(干预)组 200 例,包括早期硝酸盐静脉注射,管理诱发因素如 ACS、抗感染、控制房颤等,以及中等剂量的静脉利尿剂;而对照组 303 例由急诊医师谨慎判定后自行决定治疗措施。结果显示,观察随访 30 天,干预组和对照组死亡率(8.0% vs. 9.7%)、心血管死亡率(5.0% vs. 7.4%)、非预期再住院率(14.3% vs. 15.7%)、平均住院时长(两组均为 8 天)差异皆无统计学意义。该研究也同时指出,需要进一步探讨老年 AHF 患者治疗的有效措施。高龄 AHF 患者行有创性诊疗措施需充分评估其获益与风险,谨慎使用。

(七)预后

老年患者一旦确诊心衰,预后较差,年龄越大,死亡率越高。共存疾病如贫血、慢性肾脏疾病和认知障碍也和老年心衰的死亡率相关。尽管近年心衰治疗取得了巨大的进展,但老年心衰患者的死亡率依然很高,住院病死率为 3%,6 个月的再住院率约 50%,5 年病死率高达 60%。一项研究表明,LVEF 保留的患者平均死亡率为 8.9%,是同年龄对照组的 2 倍,而 LVEF 降低的患者平均死亡率高达 19.6%。老年心衰患者出院 30 天后,再次入院率较高,且多数为非心衰入院,提示老年心衰的治疗应该是综合性(包括干预共存疾病)的个体化管理。

精　粹

1. 心衰是老年常见危重症,发病率高,危害性大。年龄每增加 10 岁,心衰的发病率增加 1 倍,65~74 岁是老年心衰患者的主要人群。

2. 老年心衰的特征性病理生理机制主要体现在左室充盈动力和冠状动脉血流储备能力随年龄增长而下降;老年性心脏退化呈现叠加效应,从而使病情更加严重。多病共存和老年综合征也参与了老年心衰尤其是射血分数尚保留时的病理生理学改变。

3. AHF 是老年人最常见的住院原因之一。高血压是导致老年心衰的最危险因素,尤其是老年女性。

4. AHF 以急性左心衰最为常见,大多数老年患者主要表现为呼吸困难,近 1/3 表现为疲乏无力,少数伴发呼吸衰竭或心源性休克是其极危急状态。部分老年 AHF 患者以不典型表现为首发症状,例如嗜睡、意识模糊、定向障碍、胃肠道不适或食欲减退等。

5. 血浆利尿钠肽检测对明确诊断十分重要;早期心电图、心肌损伤标志物如 TnI/T、胸部 X 线、超声心动图、血气分析及血乳酸监测等对快速筛查 AHF 的致命性病因及评估病情严重程度有益。

6. 根据是否存在淤血和外周组织器官低灌注的表现,AHF 的"冷暖干湿"临床分型与根据血压状态的分型,简单便捷,有助于指导 AHF 的早期管理。

7. AHF 急诊抢救阶段以迅速稳定血流动力学状态、纠正低氧或呼吸衰竭(常规氧疗、经鼻高流量给氧、无创或有创机械通气)、改善症状、维护重要脏器灌注和功能为主要治疗目标。

8. 识别与处理 AHF 的急性可逆性病因或诱因如 ACS、高血压危象、严重心律失常、急性肺栓塞、严重感染、心脏压塞等十分重要,可以避免甚至逆转心功能的进一步恶化,有利于控制心衰。

9. 利尿剂、血管扩张剂、正性肌力药是治疗 AHF 的常用药,其他包括抗凝治疗等。老年患者多病共存,需始终考虑疾病间的相互影响及多重用药间的相互作用,适当调整药物剂量与给药方法。

10. 肾脏替代治疗对于 AHF 患者减轻容量负荷很有效,但是不宜代替袢利尿剂作为 AHF 患者的一线治疗。

11. 老年心衰患者病死率较高,即使出院 30 天后,再次入院率也较高,且多数为非心衰入院,提示老年心衰的治疗应该是综合性的(包括干预共存疾病)个体化管理。

三、心源性休克

(一) 概述

心源性休克(cardiogenic shock,CS)是指因心输出量明显减少而致组织器官灌注不足的临床综合征,主要表现为组织灌注明显减低所致的临床和生化指标异常,是临床并非少见但却严重程度很高的病症。

自 20 世纪 70 年代中期到 90 年代,心源性休克的发病率约为 7%,此后的发病率似乎略有降低,为 5.5% ~ 6.0%。

(二) 病因

心源性休克的病因主要包括:①左室泵衰竭,见于急性心肌梗死(AMI)、重症心肌炎、严重心律失常、应激性心肌病等,其中最常见病因是 AMI;②右室泵衰竭,见于急性右室梗死、急性肺栓塞等;③急性瓣膜反流(AMI 机械并发症如腱索断裂、乳头肌断裂或功能障碍,感染性心内膜炎等)及心脏破裂;④心脏梗阻病变,如心脏压塞、心包缩窄和肺栓塞;⑤其他,如中毒、低温等。

(三) 发病机制

心源性休克始于心脏,波及全身。心肌收缩功能受损导致螺旋式的心输出量降低、组织灌注减少、血压下降,继而冠状动脉缺血、心肌损伤,心功能进一步下降,发生恶性循环。此外,急性心肌损伤诱发系统性炎症,炎症介质如诱导型一氧化氮合酶(iNOS)、白细胞介素(IL)、肿瘤坏死因子(TNF)等释放增加,引起病理性血管扩张,促进心源性休克的发生与发展。新的研究证据也表明,组织微循环障碍与心源性休克短期死亡率相关。

(四) 临床表现

心源性休克的临床表现主要包括以下 3 个方面:

1. 没有低血容量存在的情况下,收缩压 <90mmHg 持续 30 分钟及以上,或平均动脉压 <60mmHg 持续 30 分钟及以上,或需要血管活性药物才能维持收缩压 >90mmHg。

2. 心脏指数显著降低,存在肺淤血或左室充盈压升高。

3. 组织器官低灌注表现之一或以上,如神志改变、皮肤湿冷、少尿、血乳酸升高、肝功能异常、肌酐水平翻倍或肾小球滤过率下降 >50%。

（五）诊断与评估

尽管休克研究中有血流动力学参数如心脏指数（CI）≤2.2L/（min·m²）和肺毛细血管楔压（PCWP）≥15mmHg标准，但血流动力学参数并非诊断必需，而确实有助于明确诊断并对不同临床研究进行比较。

当心源性休克发生时，应常规寻找病因。AMI导致的心源性休克患者可能有胸痛、急性呼吸困难伴心肌损伤标志物如TNI或TNT升高，以及相应的心电图表现。心律失常导致的心源性休克可能突然发作伴心悸或晕厥，而且可能有明显的心电图证据。瓣膜破裂或间隔缺损可能出现急性肺水肿的表现，在近期心肌梗死的情况下还可能出现新的杂音。心包炎患者可能表现为胸膜炎性胸痛和心包摩擦音。

所有发生心肌梗死的患者都应该寻找心源性休克进展的预测因子，尤其是对于心率>75次/min并有心衰迹象者。无论胸痛发生后的间隔时间是多久，对于AMI后继发的心源性休克都应行冠状动脉造影检查，之后进行冠状动脉重建术，包括应用血管成形术或特殊情况进行冠状动脉旁路移植术（CABG）；继发于AMI的心源性休克或可能发展为心源性休克的心肌梗死患者应该收入具备完整心脏支持的介入心脏病学和心外科专业治疗中心。

心源性休克患者均应进行心电图、胸部X线、超声心动图检查，以明确急性血流动力学紊乱的主要机制。怀疑急性主动脉综合征或肺栓塞时，如无禁忌证，可行CT增强扫描或经食管超声心动图。常规的实验室检测包括血常规、电解质、肌酐、肝功能检查、动脉血气、乳酸和连续的心肌肌钙蛋白水平监测。

2019年美国心血管造影和介入学会（Society for Cardiovascular Angiography and Interventions, SCAI）将心源性休克分为五期。①风险期：患者并未出现心源性休克的症状或体征，但存在发展为心源性休克的风险。这部分患者可能表现良好，体格检查和实验室检查结果正常。大面积心肌梗死或既往有心肌梗死史的急、慢性心衰患者可能归属这一期。体格检查和生物标志物正常，血流动力学正常。②开始期（休克前期/代偿性休克期）：患者可能出现血压相对较低或心动过速，但不伴低灌注的情况。体格检查可能出现颈静脉压升高、肺部啰音等轻度的容量超负荷表现，肢体温暖且灌注良好，实验室检查结果可能正常。③典型期：患者表现为低灌注，为恢复灌注需要进行除容量复苏外的其他干预措施，如正性肌力药、血管加压药、机械支持或体外膜氧合（ECMO）。大多数表现为典型的休克症状。④恶化期：患者即使接受了一系列治疗，但在治疗30分钟后仍对低血压或终末期器官灌注不足的治疗无反应。⑤终末期：患者出现循环衰竭，经常在进行心肺复苏时出现顽固性心搏骤停，或者正在接受多种同时进行的急性干预措施，包括ECMO辅助的心肺复苏。

（六）急诊管理

心源性休克的一般急诊管理同上文AHF。

心源性休克时，心脏泵功能及外周循环功能障碍并存，此时补液应严格掌握补液量及补液速度，最好在血流动力学监测下指导进行。若PCWP和CVP等提示血容量不足且有相应临床表现时，可选用晶体液如生理盐水或平衡液适当补充血容量；无临床征象提示容量负荷增多的情况下，首先在15~30分钟内给予生理盐水或平衡盐溶液200ml。进行容量负荷试验时，心输出量增加至少10%~15%提示患者对输液有反应。

心源性休克的药物治疗主要包括正性肌力药和血管收缩药，通过正性肌力药和/或血管收缩药将平均动脉压（MAP）升至至少65mmHg，高血压患者允许更高。常用的升压/正性肌力药包括多巴胺（中等及大剂量）、多巴酚丁胺、去甲肾上腺素、磷酸二酯酶抑制剂及左西孟旦等。建议多巴酚丁胺用于心源性休克时低心输出量的治疗；使用去甲肾上腺素来维持有效灌注压；磷酸二酯酶抑制剂或左西孟旦尚不作为一线用药。2010年发表于《新英格兰医学杂志》（NEJM）的一项随机对照试验（n=1 679）显示，心源性休克患者接受多巴胺或去甲肾上腺素治疗4周后的死亡率无明显差异；但替代终点分析显示，去甲肾上腺素组的心律失常（房颤、室速及室颤）发生率明显降低。总体说来，药物治疗可改善心源性休克患者的血流动力学，但无随机研究证实改善死亡率。

冠状动脉再灌注治疗是AMI并发心源性休克患者有循证医学证据基础的主要干预措施。对所有可疑 ACS 的心源性休克患者，无论心肌梗死发生时间，推荐早期介入治疗策略，包括不能排除神经系统疾病或已接受溶栓治疗的患者，可选择使用经皮冠脉介入术（PCI）或 CABG。一项包括 23 个大规模随机研究的荟萃分析表明，由于能更为有效地恢复冠状动脉血流、更少的再发心肌缺血、更少的冠状动脉再闭塞、改善剩余的左室功能和更佳的临床终点（包括脑卒中），在 ST 段抬高心肌梗死（STEMI）的急性期治疗中，直接 PCI 优于溶栓治疗。对合并 STEMI 的心源性休克患者，当早期介入不能及时完成时，可在权衡再灌注获益、出血风险和预期的造影时间延迟的基础上，积极考虑静脉溶栓治疗。

主动脉内球囊反搏（intra-aortic balloon pump, IABP）可有效改善心肌灌注，降低心肌耗氧量和增加心输出量。常规适应证包括外科手术解决急性机械问题（如室间隔穿孔和急性二尖瓣反流）前，重症急性心肌炎、急性心肌缺血或心肌梗死患者在 PCI 或手术血运重建之前、之中和之后，用以循环支持。目前无证据表明在其他原因所致的心源性休克患者中 IABP 可以改善预后，且并非每例患者对 IABP 都有血流动力学反应。在心源性休克患者中，改善通常是暂时的，更多的患者不能成功脱机，"球囊依赖"司空见惯，因此，不推荐常规使用 IABP 治疗心源性休克。

根据患者的年龄、合并症和神经功能情况，可考虑使用短期机械循环支持以治疗难治性心源性休克。临床研究表明，ECMO 可以部分或全部代替心肺功能，短期应用可改善预后。由于静脉-动脉 ECMO（VA-ECMO）在主动脉中提供逆行血流，可能增加左室后负荷，导致左室压力增加，阻碍心肌恢复并可能延迟心脏收缩力的改善，而 IABP 可在提供血流动力学支持的基础上降低左室后负荷，两者联合应用可有效避免单独应用 VA-ECMO 的上述副作用，可促进患者心脏功能的恢复、提高 VA-ECMO 脱机的成功率以及降低患者死亡率。

（七）预后

心源性休克的短期预后与血流动力学障碍的严重程度直接相关，患者最多死于器官持续灌注不足导致的多器官功能障碍。

既往单纯药物治疗 AMI 并发心源性休克的

院内死亡率为 48%~74%，20 世纪 90 年代中期以后，心源性休克的死亡率持续下降，休克发生率降低且总体死亡率出现了相关改善，一定程度上反映了冠状动脉再灌注策略应用的增加，其通过恢复梗死动脉的通畅，限制了梗死面积的进一步扩大和改善了缺血心肌的血氧灌注，生存率提高。相比之下，即使发生心源性休克的患者中多支血管病变发生率较高，并且 CABG 具备完全恢复灌注的潜能，但多年来 CABG 的实施率并未增加，CABG 未能在恰当患者中应用，可能是死亡率降低不显著的部分原因。

研究发现，以下因素可预测 STEMI 并发心源性休克且接受初始纤溶治疗患者的 30 天生存率：①年龄增加［年龄每增加 10 岁，比值比（OR）增加 1.49］；②既往心肌梗死；③有神志或意识状态改变和皮肤湿冷；④少尿。2010—2015 年进行的 CardShock 观察性研究纳入了 AMI 所致心源性休克和非心肌梗死病因所致的心源性休克患者，证实高龄、心肌梗死病史或 CABG 手术史、神志改变、LVEF 降低、肾小球滤过率降低和血乳酸水平升高与院内死亡率升高独立相关。

精　粹

1. 大多数心源性休克属左室衰竭，其中最常见病因是 AMI。

2. 心源性休克时，心脏泵功能及外周循环功能障碍并存。无临床征象提示容量负荷增多的情况下，首先在 15~30 分钟内给予生理盐水或平衡盐溶液 200ml，观察液体反应性。

3. 心源性休克的药物治疗主要包括正性肌力药和血管收缩药；冠状动脉再灌注治疗是 AMI 并发心源性休克患者有循证医学证据基础的主要干预措施。

4. 高龄、心肌梗死病史或 CABG 手术史、神志改变、LVEF 降低、肾小球滤过率降低和血乳酸水平升高与院内死亡率升高独立相关。

（燕小薇　魏捷　张新超）

参考文献

1. 张新超,邓颖,商德亚,等. 急性心力衰竭中国急诊管理指南（2022）[J]. 中华急诊医学杂志,2022,31(8):855-880.

2. PONIKOWSKI P, VOORS A A, ANKER S D, et al. 2016 ESC guidelines for the diagnosis and treatment of acute and chronic heart failure: the Task Force for the diagnosis and treatment of acute and chronic heart failure of the European Society of Cardiology(ESC) Developed with the special contribution of the Heart Failure Association(HFA) of the ESC[J]. Eur Heart J, 2016, 37(27): 2129-2200.

3. TEIXEIRA A, ARRIGO M, TOLPPANEN H, et al. Management of acute heart failure in elderly patients[J]. Arch Cardiovasc Dis, 2016, 109(6/7): 422-430.

4. ROBERTS E, LUDMAN A J, DWORZYNSKI K, et al. The diagnostic accuracy of the natriuretic peptides in heart failure: systematic review and diagnostic meta-analysis in the acute care setting[J]. Br Med J, 2015, 350: h910.

5. FELKER G M, MENTZ R J, TEERLINK J R, et al. Serial high sensitivity cardiac troponin T measurement in acute heart failure: insights from the RELAX-AHF study[J]. Eur J Heart Fail, 2015, 17(12): 1262-1270.

6. VAN VARK L C, LESMAN-LEEGTE I, BAART S J, et al. Prognostic value of serial ST2 measurements in patients with acute heart failure[J]. J Am Coll Cardiol, 2017, 70(19): 2378-2388.

7. 胡振,张新超. 血清可溶性ST2评价老年急性心力衰竭患者病情与预后的研究[J]. 中华急诊医学杂志, 2016, 25(8): 746-749.

8. MANZANO-FEMANDEZ S, MUELLER T, PASCUAL-FIGAL D. Usefulness of soluble concentrations of interleukin family member ST2 as predictor of mortality in patients with acutely decompensated heart failure relative to left ventricular ejection fraction[J]. Am J Cardiol, 2011, 107(2): 259-267.

9. 李昱,张新超. 半乳糖凝集素-3评价老年急性心力衰竭患者病情与预后的研究[J]. 临床急诊杂志, 2018, 19(11): 748-753.

10. WANG G G, WANG S G, QIN J, et al. Characteristics, management, and outcomes of acute heart failure in emergency department: a multicenter registry study with 1-year follow-up in a Chinese cohort in Beijing[J]. Chin Med J, 2017, 130(16): 1894-1901.

11. L'HER E, DUQUESNE F, GIROU E, et al. Noninvasive continuous positive airway pressure in elderly cardiogenic pulmonary edema patients[J]. Intensive Care Med, 2004, 30(5): 882-888.

12. BACKER D D, BISTONG P, DEVRIENDT J, et al. Comparison of dopamine and norepinephrine in the treatment of shock[J]. N Engl J Med, 2010, 362(9): 779-789.

13. FELKER G M, LEE K L, BULL D A, et al. Diuretic strategies in patients with acute decompensated heart failure[J]. N Engl J Med, 2011, 364(9): 797.

14. KONSTAM M A, GHEORGHIADE M, BURNETT J C Jr. et al. Effects of oral tolvaptan in patients hospitalized for worsening heart failure: the EVEREST outcome trial[J]. JAMA, 2007, 297(12): 1319-1331.

15. O'CONNOR C M, STARLING R C, HERNANDEZ A F, et al. Effect of nesiritide in patients with acute decompensated heart failure[J]. N Eng J Med, 2011, 365(1): 32-43.

16. 重组人脑利钠肽多中心研究协作组. 重组人脑利钠肽治疗心力衰竭安全性和疗效的开放性随机对照多中心临床研究[J]. 中华心血管病杂志, 2011, 39(4): 305-308.

17. HE J Y, WANG J, HUA Q, et al. Safety and efficacy of urapidil and nitroglycerin in the treatment of elderly patients with acute heart failure: a randomized multicenter parallel-control study in China[J]. Int J Clin Exp Med, 2017, 10(6): 9729-9739.

18. MOISEYEV V S, PODER P, ANDREJEVS N, et al. Safety and efficacy of a novel calcium sensitizer, levosimendan, in patients with left ventricular failure due to an acute myocardial infarction: a randomized, placebo-controlled, double-blind study (RUSSLAN)[J]. Eur Heart J, 2002, 23(18): 1422-1432.

19. 张宇辉,张健,卿恩明,等. 国产左西孟旦与多巴酚丁胺治疗急性失代偿性心力衰竭患者临床研究[J]. 中华心血管病杂志, 2012, 40(3): 153-156.

20. KLEIN L, O'CONNELL J B. Thromboembolic risk in the patient with heart failure[J]. Curr Treat Options in Cardiovasc Med, 2007, 9(4): 310-317.

21. MENTZ R J, KJELDSEN K, ROSSI G P, et al. Decongestion in acute heart failure[J]. Eur J Heart Fail, 2014, 16(5): 471-482.

22. VERGARO G, AIMO A, ZAREBA W, et al. The ST2-SCD score and the conundrum of sudden death prediction in heart failure[J]. Int J Cardiol, 2019, 294(1): 50-51.

23. FREUND Y, CACHANADO M, DELANNOY Q, et al. Effect of an emergency department care bundle on 30-day hospital discharge and survival among elderly patients with acute heart failure: the ELISABETH randomized clinical trial[J]. JAMA, 2020, 324(19): 1948-1956.

24. DAVID A B, CINDY L G, STEVEN B, et al. SCAI clinical expert consensus statement on the classification of cardiogenic shock[J]. Catheter Cardiovasc Interv, 2019, 94(1): 29-37.

25. HARJOLA V P, LASSUS J, SIONIS A, et al. Clinical picture and risk prediction of short-term mortality in cardiogenic shock[J]. Eur J Heart Fail, 2015, 17(5): 501-509.

26. PRONDZINSKY R, LEMM H, SWYTER M, et al. Intra-aortic balloon counterpulsation in patients with acute myocardial infarction complicated by cardiogenic shock: the prospective, randomized IABP SHOCK trial for attenuation of multiorgan dysfunction syndrome[J]. Crit Care Med, 2010, 38(1): 152-160.

27. SHAH M, PATNAIK S, PATEL B, et al. Trends in mechanical circulatory support use and hospital mortality among patients with acute myocardial infarction and non-infarction related cardiogenic shock in the United States[J]. Clin Res Cardiol, 2018, 107(4):

287-303.

28. ZEYMER U，BUENO H，GRANGER C B，et al. Acute cardiovascular care association position statement for the diagnosis and treatment of patients with acute myocardial infarction complicated by cardiogenic shock：a document of the acute cardiovascular care association of the European Society of Cardiology［J］. Eur Heart J Acute Cardiovasc Care，2020，9（2）：183-197.

29. MEBAZAA A，TOLPPANEN H，MUELLER C，et al. Acute heart failure and cardiogenic shock：a multidisciplinary practical guidance［J］. Intensive Care Med，2016，42（2）：147-163.

30. SEFEROVIC P M，PONIKOWSKI P，ANKER S D，et al. Clinical practice update on heart failure 2019：pharmacotherapy，procedures，devices and patient management. An expert consensus meeting report of the Heart Failure Association of the European Society of Cardiology［J］. Eur J Heart Fail，2019，21（10）：1169-1186.

31. CADRIN T J，SHOHOUDI A，ROY D，et al. Decreased mortality with beta blockers in patients with heart failure and coexisting atrial fibrillation：an AF CHF substudy［J］. JACC Heart Fail，2017，5（2）：99-106.

32. VOORS A A，ANGERMANN C E，TEERLINK J R，et al. The SGLT2 inhibitor empagliflozin in patients hospitalized for acute heart failure：a multinational randomized trial［J］. Nat Med，2022，28（3）：568-574.

33. WOBBE B，WAGNER J，SZABO D K，et al. Ultrafiltration is better than diuretic therapy for volume-overloaded acute heart failure patients：a meta-analysis［J］. Heart Fail Rev，2021，26（3）：577-588.

第 2 节　急性冠脉综合征

一、概述

急性冠脉综合征（acute coronary syndrome，ACS）是冠状动脉急性病变引起的急性心肌缺血事件，根据心电图变化，分为 ST 段抬高心肌梗死（ST segment elevation myocardial infarction，STEMI）、非 ST 段抬高心肌梗死（non-ST segment elevation myocardial infarction，NSTEMI）和不稳定型心绞痛（unstable angina pectoris，UAP），后二者也可统称为非 ST 段抬高 ACS（NSTE-ACS）。ACS 的共同病理基础是冠状动脉粥样硬化斑块破裂继发新鲜血栓形成，或血管痉挛造成冠状动脉不同程度的狭窄或闭塞。

ACS 无论在发达国家还是在发展中国家都有较高的发病率，并且是导致死亡的重要原因之一。据《中国心血管病报告 2018》，心血管病患病率处于持续上升阶段，中国城市和农村居民冠心病死亡率继续保持上升趋势，农村地区冠心病死亡率上升趋势明显，男性冠心病死亡率高于女性。2013 年农村地区急性心肌梗死（acute myocardial infarction，AMI）死亡率为 66.62/10 万，城市地区为 51.45/10 万，2016 年 AMI 死亡率农村为 74.72/10 万，城市为 58.69/10 万。

虽然冠心病的发病年龄已经大大提前，40 岁年龄组的 ACS 已不少见，但总体上仍以老年人为主。据估计，60%~65% 的心肌梗死患者≥65 岁，33% 的心肌梗死患者≥75 岁。TIMI-Ⅲ 注册研究提示，25% 的 ACS 是 75 岁以上老年人。此外，多达 80% 的心肌梗死相关性死亡发生于 65 岁及以上的患者。

二、病因与危险因素

绝大多数 ACS 尤其是老年 ACS 是冠状动脉粥样硬化斑块不稳定或破裂的结果，极少数 ACS 是由非动脉粥样硬化性疾病所致（如外伤、夹层、血栓栓塞或心脏介入治疗并发症）。

冠状动脉粥样硬化可造成一支或多支冠状动脉管腔狭窄和心肌供血不足，当冠状动脉的供氧量与心肌的需氧量之间发生供需矛盾，冠状动脉血流量不能满足心肌代谢时氧的需求，导致心肌细胞急剧、短暂的缺血缺氧时，即可发生心绞痛；而一旦血供急剧减少或中断，使心肌严重而持久地急性缺血达 20~30 分钟以上，即可发生 AMI。

与冠状动脉内稳定斑块相比，ACS 患者的斑块往往不稳定，不稳定斑块纤维帽较薄、脂核大、富含炎症细胞和组织因子。斑块破裂的主要机制包括：①单核巨噬细胞或肥大细胞分泌的蛋白酶（例如胶原酶、凝胶酶、基质溶解酶等）消化分解纤维帽；②斑块内 T 淋巴细胞通过合成 γ-干扰素抑制平滑肌细胞分泌间质胶原，使斑块纤维帽变薄；③动脉壁压力、斑块位置和大小、血流对斑块表面的冲击；④冠状动脉内压力升高、血管痉挛、心动过速时心室过度收缩和扩张所产生的剪切力，以及斑块滋养血管破裂，诱发与正常管壁交界处的斑块破裂。ACS患者通常存在多部位不稳定斑块破裂、炎症细胞活化、浸润在ACS的发病过程中起到了关键性作用。

通常,发生STEMI时,往往是冠状动脉骤然被不稳定斑块破裂后形成富含纤维蛋白原的红色血栓完全阻塞,而NSTE-ACS时,冠状动脉斑块失稳定形成富含血小板的白色血栓,常导致冠状动脉严重狭窄却多不完全阻塞。

1. 主要危险因素

(1)年龄、性别:本病临床上多见于50岁以上的中老年人,但近年来,临床发病年龄有年轻化趋势,值得警惕。与男性相比,女性发病率较低,但在更年期后发病率增加。

(2)血脂异常:脂质代谢异常是动脉粥样硬化最重要的危险因素之一。总胆固醇(TC)、甘油三酯(TG)、低密度脂蛋白(LDL)或极低密度脂蛋白(VLDL)增高,相应的载脂蛋白B(ApoB)增高、高密度脂蛋白(HDL)减低、载脂蛋白A(ApoA)降低都被认为是危险因素;此外,脂蛋白(a)[Lp(a)]增高也可能是独立的危险因素。在临床实践中,以TC及LDL增高最受关注,而在女性中的意义更加显著。

(3)高血压:血压增高与本病关系密切。60%~70%的冠状动脉粥样硬化患者有高血压,高血压患者患本病较血压正常者高3~4倍,且病死率也增加。虽然收缩压和舒张压增高都与本病密切相关,但老年单纯收缩期高血压更易诱发AMI。

(4)吸烟:吸烟者与不吸烟者比较,本病的发病率和病死率增高2~6倍,且与每日吸烟的支数成正比。

(5)糖尿病和糖耐量异常:糖尿病患者中不仅本病发病率较非糖尿病者高出数倍,且病变进展迅速。

2. 其他危险因素　①肥胖;②从事体力活动少,脑力活动紧张,经常有工作紧迫感者;③西方的饮食方式:常进食较高热量、含较多动物性脂肪、胆固醇、糖和盐的食物者;④早发冠心病家族史(<50岁时患病),其近亲得病的机会可5倍于无此遗传背景的家族;⑤性情急躁、好胜心和竞争性强、不善于劳逸结合的A型性格者;⑥血中同型半胱氨酸增高等。

此外,气候和季节对老年AMI发病也有影响。连续低温、阴雨、大风天气AMI发病增加;冬春季发病较多。

三、临床表现

ACS的临床特征主要是由于心肌缺血而出现的胸痛及类同症状、心电图改变及演变、心肌损伤标志物动态变化。

(一)症状

胸痛是ACS患者最常见的临床表现,但近40%的老年ACS患者缺乏胸痛,≥85岁的心肌梗死患者中只有半数有胸痛,而可能更多地表现为胸闷或气短,或疲乏、无力、全身不适、心慌、出汗,或跌倒、晕厥等类同症状,尤其是多见于老年、女性和有糖尿病的患者,临床上易被忽视或漏诊,但如果同时出现右室梗死或者原有血容量不足,则胸闷、气短都可能缺乏。有时可能表现为上腹痛、腹胀等,也可以表现为后背痛、肩部和左上肢痛等,少数还可表现为牙痛、下颌酸胀疼痛等。一项研究报道,老年ACS患者常以呼吸困难(49%)、出汗(26%)、恶心和呕吐(24%)、晕厥(19%)为主要表现或主诉。由于诊断和起始治疗的延迟,ACS患者的不典型表现就成了住院死亡风险增高约3倍的预测因子。若是老年患者已经罹患其他急病如感染或合并症恶化,其ACS发生与进展的危险都明显增加。

其他有以急性左心衰或休克或意识障碍为首发或主要表现,虽相对较少,但这些情况多提示AMI,且病变范围较广泛,病情严重。

(二)心电图表现

老年心肌梗死患者更可能多的是发生NSTEMI而非STEMI,部分原因可能在于侧支循环的建立或缺血预适应机制的存在。

1. 心电图对于STEMI的诊断有特殊价值。①至少两个相邻导联J点后新出现ST段弓背向上抬高[$V_2 \sim V_3$导联≥0.25mV(<40岁男性)、≥0.2mV(≥40岁男性)或≥0.15mV(女性),其他相邻胸导联或肢体导联≥0.1mV],伴或不伴病理性Q波、R波减低。②新出现的完全性左束支传导阻滞(有文献报道,85岁以上老年STEMI患者有34%表现为左束支传导阻滞,而65岁以下STEMI患者只有5%表现为左束支传导阻滞)。

③超急性期 T 波改变。当原有左束支传导阻滞患者发生前壁心肌梗死时,心电图诊断困难,需结合临床情况仔细判断。

2. UAP 发作时只有 40% ~ 80% 的患者出现心电图改变,绝大多数表现为一过性的 ST 段抬高或压低,以及 T 波的改变(低平、倒置等),少数患者发作时原倒置 T 波呈"伪正常化"。

3. ST-T 动态变化是 NSTEMI 最有诊断价值的心电图表现,可以与 UAP 心电图的改变类同,因此单纯依靠心电图的改变有时不能鉴别两者,但当临床上 ST 段压低的心电图导联≥3 个或压低幅度≥0.2mV 时,发生心肌梗死的可能性增加3~4 倍。

心肌损伤标志物升高是区分 NSTEMI 与 UAP 的关键。

4. 急性右室梗死的心电图表现为 V_{3R} ~ V_{5R} ST 段抬高>1mm,V_{4R} ST 段抬高大于 V_{3R} ST 段抬高,但需要注意的是,ST 段抬高的持续时间短暂,近半数患者在 10 小时内恢复正常,大部分患者 3 天内右胸导联 ST 段抬高消失。

5. 迅速评价初始标准 12 导联甚至 18 导联心电图。①入院时心电图检查新出现 Q 波的胸痛患者大约 90% 为 AMI。②ST 段抬高诊断 AMI 的敏感度较低(46%)而特异度高(91%),在胸痛症状出现后数分钟内即可出现,新出现的 ST 段抬高可使 80% ~ 90% 的 AMI 患者得到诊断。③心肌缺血可表现为 ST 段压低,但其对 AMI 确诊作用较差,大约 50% 的类似心电图表现者为 AMI;对称性 T 波倒置是一种非特异性的心电图表现,引起这种心电图改变的原因包括心肌缺血、心包炎及肺栓塞等,大约 1/3 的伴有这种心电图改变的胸痛患者是 AMI。④老年患者易受合并电解质紊乱尤其是血钾、血钙水平异常的影响,常导致心电图 ST-T 改变,也应注意鉴别。⑤关于一过性病理性 Q 波的意义:Gross 等早在 1964 年就通过动物实验证实心肌缺血可导致体表心电图出现一过性病理性 Q 波,20 世纪 80 年代,有研究者在动物实验中和在患者中于心肌缺血时观察到一过性 Q 波的变化情况,认为此种 Q 波的发生是心肌虽尚未出现不可逆的细胞损伤但电生理功能短暂丧失的结果,并称此现象为"心肌振荡"亦即心肌顿抑(myocardial stunning)。Bateman 等 1983 年曾报

道 4 例心肌顿抑病例,3 例男性,1 例女性,年龄48 ~ 76 岁,其中 3 例因胸痛、心电图呈现异常 Q 波住院治疗(包括冠状动脉造影、溶栓等),其 Q 波持续 2 ~ 64 小时后消失;1 例在行活动平板心电图检查时出现运动诱发的 V_1 ~ V_3 QS 波,休息 3 分钟后,此 QS 波消失,完全恢复到试验前图形。4例患者都有胸痛症状并伴有与 AMI 发病相一致的心电图变化(包括新出现的病理性 Q 波),与此同时,心肌核素等检查显示异常室壁活动与灌注减低。随着病理性 Q 波的消失,其后的研究证实全部 4 例患者室壁运动正常,心肌无不可逆的灌注缺损,提示没有永久性心肌损害。我们曾经也报道了 1 例 72 岁老年患者胸痛后心电图 V_2 ~ V_3 呈 QS 波并伴 ST 段抬高,临床上高度考虑 AMI,但同步的心肌肌钙蛋白 T(cTnT)、肌酸激酶同工酶(CK-MB)连续检测始终正常,特别是这种伴 ST 段抬高的病理性 Q 波仅持续 4 天后消失,属一过性改变,不符合心肌细胞死亡-修复的病理过程。要认识到,新出现的病理性 Q 波(即使伴有 ST 段抬高)未必都提示心肌坏死,尤其是有基础冠心病的老年患者,及时的心肌损伤标志物连续检测与心电图的动态观察对诊断病情并确定是否实施早期再灌注策略十分重要。

(三) 心肌损伤标志物

目前临床常用的反映心肌损伤的标志物主要有 cTnI/T、CK-MB,其中 cTnI/T 由于其心肌特异性高、对损伤反应的敏感性好,以及其血中浓度与坏死心肌范围有良好关联等特点,属于理想的标志物。cTnI/T 用于 AMI 诊断,其中高敏肌钙蛋白(hs-cTn)的意义更值得重视;CK-MB 质量检测可评价溶栓治疗效果,以及在发病早期 cTnI/T 水平增高阶段评价有无再梗死或梗死病灶扩大。

1. 心肌肌钙蛋白(cTn) cTn 包含 3 个亚单位:TnC、TnT、TnI。其中 TnC 与 Ca^{2+} 结合,TnT 与原肌球蛋白结合,TnI 与肌动蛋白结合,并抑制肌动蛋白-肌质蛋白相互作用。TnT 与 TnI 主要存在于心肌,其实在骨骼肌中也有少量,但它们由不同的基因编码,呈现不同的氨基酸序列,因此根据心肌 TnT 与 TnI 制作特异性抗体,研制定量分析方法,其心肌特异性非常高。不仅如此,cTnI/T 对心肌损伤的反应有很高的敏感性,在 AMI 发病2 ~ 4 小时即释放入血,10 ~ 24 小时达峰,其血中浓

度与坏死心肌范围有良好关联。此外，TnI分子量(23 500)小于TnT分子量(33 000)，在AMI发病时易于更早释放入血。然而，由于cTnI/T在血液中存留时间较长(1~2周)，不能用于诊断早期再梗死，对于评估再灌注治疗效果也不理想。

hs-cTn是指能够在50%以上的表观健康人群中检测到cTn，参考范围上限第99百分位值的检测不精密度(以CV表示)应≤10%，其对于发病早期的AMI诊断具有更好的准确性。一项多中心、前瞻性研究纳入718例因胸痛疑似AMI患者，在急诊就诊时和到医院1、2、3、6小时，分别查验标准TnT和hs-TnT，结果提示，二者诊断AMI的ROC曲线下面积(AUC)分别为0.90和0.96，采用hs-TnT的诊断效能较标准TnT提高了6.6%；但若选取其中发病时间在3小时之内的222例患者，hs-TnT诊断早期AMI的价值更为凸显，较之标准TnT提高诊断效能21%。临床上，如果急诊首次hs-TnI/T检测结果未见增高(阴性)，应间隔1~2小时再次采血检测，并与首次结果比较，若结果增高超过30%，应考虑急性心肌损伤的诊断；若初始两次检测结果仍不能明确诊断而临床提示ACS可能，则在3~6小时后重复检查。如果症状出现后6~9小时依然没有hs-TnI/T的升高，则基本不考虑AMI。2020年ESC NSTE-ACS管理指南更新推荐使用hs-cTn作为AMI早期诊断的标志物。

应当注意的是，临床上引起hs-cTn的原因不少，急性心力衰竭、肺栓塞、脓毒症、甲状腺功能亢进等都可以直接或间接影响心肌而导致hs-cTn升高，因此需要考虑或排除引起hs-cTn升高的众多原因，并且除了AMI外，下列临床情况也可影响血液循环中hs-cTn的浓度：年龄(非常年轻的健康人和健康的老年人之间)、肾功能障碍(在很高和很低的eGFR值、其他方面健康的患者之间)及性别等。除了早期诊断外，hs-cTn水平还有较好的预后评估价值，初始hs-cTn水平越高，近期和远期死亡风险越大。

2. 肌酸激酶同工酶(CK-MB)　98%~99%的CK-MB存在于心肌，AMI后4~6小时升高，18~24小时达峰，持续48~72小时。诊断AMI的敏感度在4~6小时约为90%，特异度95%。溶栓治疗时若CK-MB酶峰前移，则标志再灌注。在AMI早期cTnI/T升高阶段，CK-MB对于判断再梗死有益。CK-MB质量测定具有更好的准确性，并适合于自动化。

CK-MB有两种同工酶，即CK-MB1、CK-MB2，后者是心肌细胞中的主要形式。曾有研究发现，CK-MB2>1.0U/L或CK-MB2/CK-MB1>1.5时，诊断AMI的敏感度在2~4小时为59%，4~6小时为92%，优于CK-MB，但因为不能定量检测，此后也未能应用于临床。

3. 其他

(1) 心脏型脂肪酸结合蛋白(H-FABP)：是一种心肌细胞胞质蛋白，心肌受损时释放入血，AMI时1~3小时开始升高，6~8小时达峰，12~24小时恢复正常，其代谢动力学特征与肌红蛋白相近。但相对于肌红蛋白在骨骼肌存在较多(在骨骼肌中的浓度约为心肌中的2倍)，H-FABP在心肌细胞中的浓度较高，反映心肌损伤有更好的特异性，也一直作为诊断AMI的早期标志物受到关注。

(2) 和肽素(copeptin)：是前精氨酸加压素原(pre-proAVP)C-末端的一部分，由39个氨基酸构成，当血流动力学或机体渗透压改变时，与精氨酸加压素(AVP)一起由神经垂体以等摩尔量释放到血液中。诸多研究发现，AMI后0~4小时内血浆和肽素明显升高且很快达峰，升高的时间点早于cTn，提示对AMI早期cTn尚未明显升高的患者有良好的诊断价值，多个研究均一致认为，联合测定和肽素及cTn可使cTn单独诊断AMI的价值提高，尤其是胸痛发作3~4小时内的患者，倘若cTn与和肽素均阴性，在急诊基本可除外AMI。

4. 意义评价　临床上约有25%的AMI患者发病早期没有典型的临床症状，约30%的AMI患者缺乏心电图的特异改变，这在老年ACS患者中更为突出；1/5~1/3的急性胸痛患者心电图表现正常，而这些患者中5%~40%的患者可能存在心肌梗死。因此，反映急性心肌损伤的生物标志物的检测尤其是床旁即时检测(POCT)在诊断AMI时尤为重要，特别是在AMI早期或临床症状不典型、心电图未出现明显改变的情况下。反映心肌损伤或坏死的生物标志物是诊断AMI的重要指标，其变化不仅仅是升高，同时应注意与疾病过程紧密相关的时间特性，符合时间规律的升高有较高的诊断价值(表 13-2-1)。基于 AMI 发病的不同时相,心肌损伤标志物会呈现不同的异常变化,当难以确定具体起病时间时,选择某一标志物检测可能有失客观,若联合测定 H-FABP、CK-MB、cTn(最好是 hs-cTn)应能提高检出率,避免漏诊与误诊,在一定程度上减少了患者在医院的滞留时间,降低了医疗费用。

表 13-2-1　心肌损伤标志物时间窗

时间	H-FABP	cTnI/T	CK-MB
开始升高时间/h	1~3	2~4	4~6
峰值时间/h	6~8	10~24	18~24
持续时间/d	0.5~1.0	7~14	2~3

此外,值得注意的是,距发病时间较短的急诊患者,这些指标可能尚未升高,此时应重点考虑症状和心电图变化。

四、诊断与评估

事实上绝对无症状的心肌缺血是罕见的,应注意无法用其他原因解释的全身不适、乏力、气短、头晕及上腹痛、腹胀等症状。若患者既往有明确的冠心病基础,突发急性心力衰竭甚或休克、意识障碍等,也应务必想到 AMI 之可能。

疑似 ACS 患者应在首次医疗接触(first medical contact,FMC)后 10 分钟内行心电图检查,单次心电图对 NSTE-ACS 的诊断价值有限,其中 80 岁以上老年患者有近半数的心电图是不具有诊断意义的,因此强调宜连续、动态地监测。

心肌损伤标志物对于诊断 AMI 的作用是基础性的,疑似 ACS 患者应尽快(30~60 分钟内)完成检查。AMI 全球联合工作组将 AMI 重新定义为,心肌损伤标志物如肌钙蛋白(TnI/T)增高,同时伴有以下几种情况之一,就考虑诊断 AMI:①临床缺血性胸痛症状;②心电图出现病理性 Q 波或有缺血改变(ST 段抬高或压低);③冠状动脉造影发现异常;④超声心动图显示节段性心肌运动障碍等。

孤立的右室梗死罕见,尸检发生率仅 1%~3%,但左室下壁和/或后壁梗死伴右室梗死者达 40%。若下、后壁心肌梗死出现右心衰而无明显肺淤血或肺水肿表现,则应疑及右室梗死。

在基本 ACS 或 AMI 诊断的基础上,同时联合检测心脏利尿钠肽与 D-二聚体,以及常规检查血常规、血糖、血脂、肝肾功能与电解质、胸部 X 线、超声心动图等,可对患者的心功能、近期缺血风险及实施再灌注治疗可能面临的出血风险等进行全面评价,同时有益于除外急性主动脉夹层、肺血栓栓塞、气胸等急重症。在有条件的医院,高速度的 CT 增强扫描可以快速识别主动脉夹层和肺动脉栓塞。

(一) ACS 患者的心功能评价

老年心肌梗死患者更可能发生心力衰竭,心肌梗死相关心力衰竭的风险在各连续的年龄组中进行性增加,在 65~69 岁患者中为 36%,在 85 岁及以上的患者中增至 65%。

1. AMI 的心功能评价一般采用 Killip 分级(见表 5-2-6)。

2. **几个有意义或有前景的生物标志物评价**

(1) 利尿钠肽:血浆脑利尿钠肽(BNP)或 N-末端脑利尿钠肽前体(NT-proBNP)水平能够很敏感地反映血流动力学变化,在心力衰竭与非心源性呼吸困难的诊断与鉴别诊断中的作用日益突出,具有卓越的应用价值。需要强调的是,虽然 BNP 或 NT-proBNP 检测是诊断心力衰竭的重要依据之一,但 BNP 或 NT-proBNP 增高不等于是心力衰竭,年龄、体重指数、肾功能等都是影响 BNP 或 NT-proBNP 水平的重要因素。BNP 或 NT-proBNP 有助于心力衰竭严重程度的评估,尤其是连续动态的观察对于个体病情与走势的判断是有很大帮助的。BNP 或 NT-proBNP 还用于近期预后的评估,一个研究报道了 144 例急性心力衰竭患者住院期间连续查验 TnI 和 BNP 等,并随访到出院后 90 天的全因死亡率和心力衰竭相关的再住院率,结果显示,TnI 高于 23.25ng/L 与增加的死亡率和再住院率明显关联;与低的 TnI 和低的 BNP 患者相比,高的 TnI 和高的 BNP、高的 TnI 和低的 BNP 及低的 TnI 和高的 BNP 患者的死亡率及再住院率明显增高。

(2) 和肽素:一项前瞻性研究共纳入 980 例 AMI 第 3~5 天的患者(男性 718 例,女性 262 例,年龄 24~95 岁,中位数 66 岁)测定其血浆和肽素,随访 342 天(0~764 天),其中死亡 101 例或因为心力衰竭再住院 49 例的和肽素中位数为

18.5pmol/L(0.6~441.0pmol/L),而存活者的和肽素中位数为6.5pmol/L(0.3~267.0pmol/L),二者间差异有显著统计学意义(P<0.000 5);进一步的 logistic 回归分析发现,和肽素(OR 4.14,P<0.000 5)和NT-proBNP(OR 2.26,P<0.003)均为 AMI 患者60天死亡或心力衰竭的重要独立预测因子,二者的 AUC 相似(分别为0.75和0.76),但若二者联合应用,所获得的 AUC 比任何单一指标都高。

(3)生长刺激表达基因2蛋白(ST2):ST2为 IL-1 受体家族成员,IL-33 是 ST2 的特异性功能配体。近年来研究表明,ST2 除了参与炎症反应外,还与心血管疾病关系密切,其主要机制可能在于,血清可溶性 ST2(sST2)是 IL-33 的"诱饵受体",它可以与 IL-33 结合,从而阻断正常途径下的 IL-33 与膜型 ST2(ST2L)结合,继而削弱 IL-33/ST2L 信号通路的心血管保护作用。在心肌受到过度牵拉造成损伤的过程中,大量 sST2 生成使心肌缺乏足够的 IL-33 的保护,从而加速心肌重构和心室功能障碍,最终导致死亡风险增高。

近期的实验及临床研究报道了血清 sST2 在 ACS 中的一些意义。研究发现,在 AMI 早期患者的血清中即可以检测到 sST2,12 小时达高峰,并且与肌酸激酶呈正相关,与射血分数呈负相关,有辅助诊断意义,但考虑到 sST2 受到吸烟、哮喘及风湿免疫病等其他多种因素的影响,其特异性及敏感性均不及传统的诊断标志物如肌钙蛋白、BNP 等。但随着研究的逐步深入,人们渐渐认识

到,sST2 在 ACS 患者的病情严重程度和预后评估中可能占有重要地位。一项研究对 1 200 例 STEMI 接受溶栓治疗的患者进行分析,基线血清 sST2 与受损冠状动脉血流量、30 天内发生心源性死亡及充血性心力衰竭(CHF)的风险密切相关,而且有着很强的并且是独立的预测价值,其作用甚至优于 NT-proBNP 水平。MERLIN-TIMI 36 随机试验中测定了 4 426 例 NSTE-ACS 患者的 sST2 基线水平,结果提示高水平的 sST2 与 30 天及 1 年内的不良事件发生率相关,尤其与继发心力衰竭有很强的相关性。也有研究发现,对于 TIMI 评分低,而 sST2 与 NT-proBNP 位于高四分位的患者,心肌梗死后 30 天内发生心源性死亡或 CHF 的风险增加 6.6 倍,相当于单纯 TIMI 高评分患者;而 TIMI 评分高且 sST2、NT-proBNP 处于高四分位的 STEMI 患者 30 天内发生心源性死亡或 CHF 的风险将升高 25 倍。

(二)缺血风险评估

1. NSTE-ACS 评估　与 STEMI 相比,NSTEMI 梗死相关血管完全闭塞的发生率较低(20%~40%),但多支病变和陈旧性心肌梗死发生率多见。在临床病史方面,糖尿病、高血压、心力衰竭和外周血管疾病在 NSTEMI 患者中更为常见。

GRACE 评分系统(表13-2-2)可以预测 NSTE-ACS 院内与 6 个月病死率(表13-2-3),是近年来临床上早期危险分层最常用的工具。该危险评分的内容主要包括年龄、心率、收缩压、血肌酐、心功能 Killip 分级、是否有已知心脏事件、心肌损伤标志物、ST 段改变等 8 项。若 GRACE 评分≥140 分,应尽快在 24 小时内行急诊冠状动脉造影检查。

表 13-2-2　NSTE-ACS 患者的 GRACE 评分

年龄/岁	计分/分	心率/(次·min⁻¹)	计分/分	收缩压/mmHg	计分/分	肌酐/(mg·dl⁻¹)	计分/分	Killip 分级	计分/分	危险因素	计分/分
<30	0	<50	0	<80	58	0~0.39	1	I	0	入院时心搏骤停	39
30~39	8	50~69	3	80~99	53	0.4~0.79	4	II	20	心电图 ST 段改变	28
40~49	25	70~89	9	100~119	43	0.8~1.19	7	III	39	心肌损伤标志物升高	14
50~59	41	90~109	15	120~139	34	1.2~1.59	10	IV	59		
60~69	58	110~149	24	140~159	24	1.6~1.99	13				
70~79	75	150~199	38	160~199	10	2.0~3.99	21				
80~89	91	≥200	46	≥200	0	≥4	28				

表 13-2-3 根据 GRACE 评分评估 NSTE-ACS 患者住院期间和 6 个月死亡风险

风险分类	住院期间		出院至 6 个月	
	GRACE 评分/分	病死率	GRACE 评分/分	病死率
低	≤108	<1%	≤88	<3%
中	109~140	1%~3%	89~118	3%~8%
高	>140	>3%	>118	>8%

TIMI 危险评分是临床上另一较常用的评分方法,主要包括 7 项指标:年龄超过 65 岁、≥3 项冠心病危险因素(家族史、高血压、糖尿病、高脂血症及吸烟)、既往冠状动脉狭窄超过 50%、ST 段改变(抬高≥0.5mm)、严重心绞痛症状(24 小时内发作>2 次)、过去 7 天内应用阿司匹林及心肌损伤标志物升高。每一项计 1 分,0~1 分的患者 14 天三重终点(死亡、再发非致命性心肌梗死或需要急诊血运重建的再发心绞痛)发生率为 4.7%,而最高风险者(6~7 分)14 天三重终点发生率则高达 40.9%。NSTE-ACS 的 TIMI 危险评分能较好地预测患者 14 天内严重心脏事件发生的危险性,且 TIMI 危险评分与冠状动脉狭窄程度、病变范围和病变性质均呈良好的相关性,可协助临床医师进行治疗决策;其缺点是没有定量每项指标的权重程度,且未包括心力衰竭程度和血流动力学改变等因素(如血压和心率等)。

2. **STEMI 的危险评估** STEMI 的危险评估同样是一个连续不断的过程,应在整个住院期间反复进行,出院时也需再次评估。高龄、女性、Killip Ⅱ~Ⅳ级、既往心肌梗死史、心房颤动、前壁心肌梗死、肺部啰音、收缩压<100mmHg、心率>100 次/min、再灌注时间延迟、糖尿病、血肌酐明显升高、血利尿钠肽(BNP 或 NT-proBNP)明显升高等是 STEMI 患者死亡风险增加的独立危险因素。

此外,溶栓治疗失败、伴有右室梗死和血流动力学异常的下壁 STEMI 患者病死率增高。合并机械性并发症的 STEMI 患者死亡风险增大。

(三) 出血风险评估

对于接受再灌注治疗的 ACS 患者,CRUSADE 评分(表 13-2-4)对严重出血风险具有合理的预测价值(表 13-2-5)。CRUSADE 评分考虑基线患者特征(女性、糖尿病史、周围血管疾病史或卒中史)、入院时的临床参数(心率、收缩压和心力衰竭体征)和入院时实验室检查(血细胞比容,校正后的肌酐清除率),用以评估患者住院期间发生出血事件的可能性。

表 13-2-4 CRUSADE 评分

基线血细胞比容/%	计分/分	肌酐清除率/(ml·min⁻¹)	计分/分	收缩压/mmHg	计分/分	性别	计分/分	糖尿病	计分/分	心率/(次·min⁻¹)	计分/分	心力衰竭体征	计分/分	外周血管疾病或卒中	计分/分
<31.0	9	≤15	39	≤90	10	男性	0	是	0	≤70	0	否	0	否	0
31.0~33.9	7	16~30	35	91~100	8	女性	8	否	6	71~80	1	是	7	是	6
34.0~36.9	3	31~60	28	101~120	5					81~90	3				
37.0~39.9	4	61~90	17	121~180	1					91~100	6				
≥40.0	0	91~120	7	181~200	3					101~110	8				
		>120	0	≥201	5					111~120	10				
										≥121	11				

表 13-2-5 CRUSADE 出血风险评估

风险	计分/分	出血发生率/%	风险	计分/分	出血发生率/%
很低	1~20	3.1	高	41~50	11.9
低	21~30	5.5	很高	51~91	19.5
中度	31~40	8.6			

五、急诊管理

ACS 的快速诊断与评估可前移至院前急救体系,其治疗也应从院前开始,并与院内急诊处理保持连续性。半数死亡的 AMI 患者是死于到达医院之前,大多数是心室颤动或无脉性室速所致,且常多发生于症状出现的极早期(数分钟到 1 小时内),因此,对疑似 ACS 患者迅速进行诊断与评估、初始抢救生命与基础生命支持(早期心肺复苏和早期电除颤)、及时正确转运和院内高级生命支持,能够明显改善预后(降低死亡率、减少并发症)。

(一)一般治疗

多功能心电监护,开通静脉,低氧血症时予氧疗,必要时镇静止痛(吗啡 3~4mg 静脉注射,30 分钟左右可酌情重复),对症治疗等。

(二)抗血小板、抗凝治疗

抗血小板、抗凝是基本治疗。

1. 抗血小板治疗 抗血小板药物包括环氧化酶抑制剂(阿司匹林)、P2Y$_{12}$ 受体拮抗剂(替格瑞洛、氯吡格雷等)、血小板膜糖蛋白(GP)Ⅱb/Ⅲa 受体拮抗剂(阿昔单抗、替罗非班等)。

阿司匹林可使环氧化酶活性中心的丝氨酸乙酰化而失活,减少了血小板中血栓素 A2(TXA2)的合成,从而抑制血小板的聚集和血栓形成。临床研究证实,阿司匹林可降低 NSTE-ACS 患者 25% 的总体不良事件(包括心肌梗死、卒中和死亡)发生率,并且在 65 岁以上患者中表现出相似的益处。因此,所有无阿司匹林禁忌证的患者均立即服用阿司匹林(负荷量 300mg,继以 75~100mg/d 长期维持)。需注意的是,<10% 的患者特别是年龄偏大或女性患者应用阿司匹林后抗血小板聚集效应差,即存在"抵抗"现象,更需联合 P2Y$_{12}$ 受体拮抗剂,可减少严重心血管事件的发生率。

ACS 患者的双联抗血小板治疗是重要的,即在阿司匹林基础上联合应用一种 P2Y$_{12}$ 受体拮抗剂,除非有极高出血危险等禁忌证,一般疗程至少 12 个月,但对高龄 ACS 患者应根据临床出血风险酌情缩减疗程。一项随机、双盲、平行对照的研究(CURE)显示,阿司匹林联合氯吡格雷治疗 NSTE-ACS 患者,在 12 个月时主要不良事件(心血管死亡、心肌梗死、卒中、顽固性缺血等)的危险性降低了 20%,65 岁以上患者同等获益。P2Y$_{12}$ 受体拮抗剂可首选替格瑞洛(180mg 负荷量,以后 90mg/次,每日 2 次),因其具有快速抑制血小板的作用,且不受代谢酶的影响;不能使用替格瑞洛的患者,应用氯吡格雷(300~600mg 负荷量,以后 75mg/次,每日 1 次)。2012 年发表的 PLATO(Platelet Inhibition and Patient Outcomes)研究的亚组分析显示,在 ≥75 岁与 <75 岁两个不同年龄组的 ACS 患者间,不论使用替格瑞洛或是氯吡格雷其心血管死亡、心肌梗死、脑卒中、全因死亡率方面都无明显差异,而且也没有发现在两个年龄组间其主要出血并发症的风险有所增加。

尽管双联抗血小板治疗的出血发生率总体上不高,但大多数的出血还是多见于老年患者,有研究报道,主要出血事件发生率在 65 岁以下为 0.4%,65~74 岁为 1.35%,75 岁以上为 1.9%。因此,老年 ACS 患者应用双联抗血小板治疗时,临床应密切观察。

若阿司匹林过敏(如哮喘)或应用阿司匹林后出现胃肠道出血,可以氯吡格雷或替格瑞洛单药替代。对于有消化道出血高风险的患者,也可在双联抗血小板治疗的基础上加用质子泵抑制剂。

接受溶栓治疗的患者,应尽早在阿司匹林基础上联用替格瑞洛或氯吡格雷。年龄>75 岁者,因缺少大规模临床应用替格瑞洛的经验,宜使用氯吡格雷,且不用负荷量,75mg/次,每日 1 次。

在有效的双联抗血小板及抗凝治疗情况下,冠状动脉造影前不常规应用 GP Ⅱb/Ⅲa 受体拮抗剂。

2. **抗凝治疗**　抗凝药物包括普通肝素、低分子量肝素、磺达肝癸钠、比伐芦定。

凝血酶是使纤维蛋白原转变为纤维蛋白最终形成血栓的关键环节,因此抑制凝血酶至关重要。确诊为 ACS 时,应尽快启动肠道外抗凝治疗,并与抗血小板治疗联合进行,警惕并观察出血风险。多项临床研究证实,应用低分子量肝素使 NSTE-ACS 患者死亡与心肌梗死的相对危险降低 16%,65 岁以上患者获益相似。

如果患者在早期(4~48 小时内)接受介入性治疗,临床建议选用普通肝素或比伐芦定。经静脉溶栓治疗的患者,应接受普通肝素或低分子量肝素抗凝治疗至少 48 小时(最多 8 天或至血运重建)。如果患者拟行非介入性治疗,宜先用磺达肝癸钠或低分子量肝素,其中对于出血风险高的患者,选用磺达肝癸钠。

静脉推注普通肝素(70~100U/kg)会迅速产生抗凝效应,但个体差异较大,老年患者尤其突出,应监测 APTT,以维持其是正常值的 1.5~2.0 倍,APTT 过高时出血风险增高。低分子量肝素不与血浆蛋白结合、生物利用度高,皮下注射使用方便,无须实验室监测 APTT,血小板减少症发生率低,临床常用依诺肝素。磺达肝癸钠是有效性-安全性综合评估最佳的凝血因子 Xa 抑制剂(2.5mg/次,每日 1 次,皮下注射)。比伐芦定静脉注射 0.75mg/kg,继而 1.75mg/(kg·h)静脉滴注维持 4 小时。

3. **肾功能不全的 ACS 患者抗血小板与抗凝治疗**　ACS 患者中大约有 30% 合并肾功能不全,尤其是合并糖尿病和/或高血压的老年患者,这部分患者的预后更差,院内并发症发生率也更高。抗血小板药物和抗凝药物的类型和剂量应基于肾功能(血肌酐清除率)的评估进行相应调整。

4. **血小板减少患者的抗栓治疗**　ACS 患者接受抗栓治疗时,若出现血小板减少<100×10⁹/L(或者较血小板计数基础值下降>50%),应暂停普通肝素、低分子量肝素或其他肝素类药物,观察病情变化。如治疗前有明确的血小板减少至(30~40)×10⁹/L,抗栓治疗要慎重,选择对血小板减少影响最小的药物,并在治疗过程中密切监测血小板计数和出血倾向。

5. **其他**　老年房颤合并 ACS 或经历 PCI 患者,有接受三联治疗(口服抗凝药加双联抗血小板)的指征,但会面临高的出血危险。近年一些临床研究评估了抗凝加抗血小板治疗的效能与安全性,如 WOEST 试验(华法林+氯吡格雷替代三联疗法)、PIONEER AF-PCI 试验(低剂量利伐沙班+P2Y₁₂ 受体拮抗剂替代含华法林的标准三联疗法)、RE-DUAL PCI 试验(2 个剂量的达比加群+P2Y₁₂ 受体拮抗剂取代包含华法林的三联治疗)、AUGUSTUS 试验(阿哌沙班替代含有 P2Y₁₂ 受体拮抗剂的双联治疗中的华法林或含有 P2Y₁₂ 受体拮抗剂和阿司匹林的三联治疗中的华法林),以及 2019 年发表的 ENTRUST-AF PCI 试验(依度沙班+P2Y₁₂ 受体拮抗剂替代三联疗法),这些试验都一致显示,双联治疗较三联治疗能显著降低出血风险。由此,老年房颤患者因为 ACS 或 PCI 而接受抗凝与抗血小板治疗时,仅使用双联治疗(没有阿司匹林)是一个重要的选择,其中新型口服抗凝药物替代华法林可能减少主要出血事件发生。氯吡格雷是在双联治疗试验中应用最广泛的(>90%),其在衰弱的老年患者中或许是最安全的。

（三）再灌注治疗是关键

急性 STEMI 宜采取积极的再灌注策略,主要包括急诊介入治疗即 PCI 或经静脉溶栓治疗;而 NSTE-ACS 的处理是根据患者病情危险分层采取适当的药物治疗或冠状动脉血运重建策略,其中危重患者宜早期介入治疗。2020 年 ESC NSTE-ACS 管理指南更新 NSTE-ACS 的危险分层,由四层简化为三层:①极高危患者,主要为反复顽固胸痛、血流动力学不稳定或心源性休克、机械并发症、恶性心律失常、与 ACS 相关的急性心力衰竭、DeWinter 综合征样心电图表现等情况,需要立即(2 小时内)进行有创干预;②高危患者,诊断 NSTEMI 成立、新的连续的动态 ST-T 变化、无 ST 段抬高或心源性休克的心搏骤停复苏术后及 GRACE 评分>140 分,建议早期(入院 24 小时内)采用有创方法诊治;③低危患者(2015 年 ESC NSTE-ACS 管理指南的中危组+低危组)推荐行无创影像学检查(如冠状动脉 CTA),取消 2015 年版指南的中危组 72 小时内侵入治疗策略。

1. **经皮冠脉介入术(PCI)**　直接 PCI 可快速有效地开通梗死相关动脉,是 STEMI 急性期的首选治疗之一。与中青年患者类似,老年心肌梗死患者采用直接 PCI 治疗的结局似乎更好。其适应证为:①如果即刻可行,且能及时进行(FMC-球囊扩张时间<90 分钟),发病 12 小时内的 STEMI(包括正后壁心肌梗死)或伴有新出现或可能新出现左束支传导阻滞的患者;②年龄<75 岁,在发病 36 小时内出现休克,病变适合血管重建,并能在休克发生 18 小时内完成者(除非因为患者拒绝、有禁忌证和/或不适合行有创治疗);③症状发作<12 小时,伴有严重心功能不全和/或肺水肿(Killip Ⅲ级)的患者;④发病在 12~24 小时内,具备以下 1 个或多个条件时也可行直接 PCI 治疗,即严重心力衰竭、血流动力学或心电不稳定、有持续缺血的证据。

2. 溶栓治疗　溶栓治疗仍是 STEMI 再灌注治疗的重要手段。溶栓治疗是通过溶解动脉或静脉中的新鲜血栓使血管再通,从而部分或完全恢复组织和器官的血流灌注,达到减轻患者症状并改善预后的目的。多项随机对照的临床研究证实,STEMI 发病 3 小时内行溶栓治疗,其疗效与直接 PCI 相当;发病 3~12 小时内溶栓治疗,其疗效可能不如直接 PCI,但仍能明显获益;发病 12~24 小时内,如果仍有持续或间断的缺血症状和持续 ST 段抬高,溶栓治疗仍然有效。

溶栓治疗具有快速、简便、经济、易操作的特点,在我国目前经济和医疗资源分布尚不均衡的条件下,特别是在不具备 PCI 条件的医院或因各种原因使 FMC 至 PCI 时间明显延迟时,对有适应证的 STEMI 患者,静脉内溶栓是好的选择,且院前溶栓效果可能优于入院后溶栓。英国早期溶栓试验(GREAT)中,在家庭溶栓治疗比在医院早 130 分钟,死亡率下降 50%,有更高的 1 年和 5 年存活率,溶栓每延迟 1 小时,死亡率增加 20%。期望患者入院至开始溶栓治疗的时间目标即门-针时间(door to needle)小于 30 分钟。

但近年有荟萃分析提示 75 岁以上老年人 STEMI 溶栓治疗获益不明显甚至死亡率增高,其原因可能与高龄老年人症状不明显而就诊较晚有关。

(1)经静脉溶栓适应证:①一般情况下年龄小于 75 岁;②STEMI 症状出现于 12 小时内,最佳时间是 3 小时,心电图两个或两个以上相邻肢体导联 ST 段抬高 ≥0.1mV 或胸前导联 ST 段抬高 ≥0.2mV;③新出现或可能为新出现的左束支传导阻滞;④症状出现 12~24 小时,仍有持续缺血症状,心电图两个或两个以上相邻肢体导联 ST 段抬高 ≥0.1mV 或胸前导联 ST 段抬高 ≥0.2mV。

(2)溶栓治疗的主要并发症与禁忌证:主要并发症是出血,尤其应警惕颅内出血(0.9%~1.0%)及消化道出血,予以相应处理。

静脉溶栓的禁忌证见表 13-2-6。

表 13-2-6　静脉溶栓禁忌证

绝对禁忌证	相对禁忌证
既往颅内出血史或未知部位的脑卒中史	近 6 个月内发生短暂性脑缺血发作
近 6 个月内有缺血性脑卒中发作	口服抗凝药治疗中
中枢神经系统损伤、神经系统肿瘤或动静脉畸形	妊娠或产后 1 周
近 2 个月出现过重大创伤、外科手术或头部损伤	难治性高血压(收缩压>180mmHg 和/或舒张压>110mmHg)
近 1 个月内有胃肠道出血	晚期肝脏疾病
已知原因的出血性疾病(月经除外)	感染性心内膜炎
明确、高度怀疑或不能排除主动脉夹层	活动性消化性溃疡
24 小时内接受过不可压迫的穿刺术(如肝活检、腰椎穿刺术)	长时间或有创性复苏

(3)溶栓药物:能够直接或间接激活纤溶酶原成为纤溶酶,纤溶酶能够降解纤维蛋白(原),促进血栓的裂解并达到开通血管的目的。根据发现的先后和药物作用特点,溶栓剂分为三代,第一代溶栓剂为非选择性纤溶酶原激活剂如尿激酶,作用于全身;第二、三代溶栓剂为新型选择性纤溶酶原激活剂,药物仅作用于血栓局部,无全身的抗纤溶作用,如阿替普酶、瑞替普酶(表 13-2-7)。

表 13-2-7　常用溶栓药物的种类与用法

溶栓剂	用法
替奈普酶	单次给药 16mg/支,5~10 秒弹丸式静脉注射
瑞替普酶	1 000 万 U(18mg)缓慢静脉注射(2 分钟以上),间隔 30 分钟同等剂量重复给药一次。使用单独的静脉通路,不能与其他药物混合给药 溶栓前先给普通肝素 60U/kg(最大量 4 000U)静脉注射,溶栓结束后以 12U/(kg·h)的速度静脉滴注维持至少 48 小时,监测 APTT,控制在是对照值的 1.5~2 倍;其后,可改为低分子量肝素皮下注射,每 12 小时一次,连用 3~5 天
阿替普酶	90 分钟给药法:先静脉推注 15mg,继而 30 分钟内静脉滴注 0.75mg/kg(最大剂量不超过 50mg),其后 60 分钟内再给予 0.5mg/kg(最大剂量不超过 35mg)静脉滴注 抗凝治疗参照以上瑞替普酶方案
尿激酶	150 万 U 溶于 100ml 生理盐水,30 分钟内静脉滴注
重组人尿激酶原	20mg 溶于 10ml 生理盐水,3 分钟内静脉推注,继以 30mg 溶于 90ml 生理盐水,30 分钟内静脉滴完

瑞替普酶属第三代溶栓剂,是阿替普酶的"缺失型突变体"。结构改变的瑞替普酶继续保留了较强的纤维蛋白选择性溶栓作用,同时与肝脏的清除受体结合力降低,血浆半衰期显著延长(11~16 分钟),长于第二代溶栓剂。可通过静脉推注直接给药,使用更方便。阿替普酶与血栓结合较紧密,而瑞替普酶与血栓结合相对松散,这一特点明显提高了瑞替普酶对血凝块的穿透力,增强了其溶栓能力。

新型的纤溶酶原激活剂替奈普酶(TNK-tPA)也属第三代溶栓剂,与天然组织型纤溶酶原激活剂(t-PA)结构相近,仅有 3 个位点的氨基酸被取代,使产品半衰期延长,纤维蛋白特异性增加,纤溶酶原激活物抑制剂-1(PAI-1)活性增强。在急性动脉闭塞的动物模型中,与 t-PA 相比,TNK-tPA 血管再通更迅速,血栓溶解作用更强,对形成较久的血栓具明显的溶栓效果。临床试验显示,TNK-tPA 可单次方便地静脉注射,体重调整剂量的给药法可获得与 t-PA 相似的疗效,而出血并发症较低。目前为院前溶栓治疗的首选纤溶剂。

重组人组织型纤溶酶原激活剂阿替普酶是第二代溶栓剂,无抗原性,但由于半衰期短,需要持续静脉给药。

(4)溶栓血管再通判断:溶栓后血管再通判断的直接指征是冠状动脉造影观察血管再通情况。临床上,多采用间接判定指标:①60~90 分钟内心电图抬高的 ST 段至少回落 50%;②CK-MB 峰值提前至发病 12~13 小时内;③2 小时内胸痛症状明显缓解;④2~3 小时内出现再灌注心律失常,如加速性室性自主心律、房室传导阻滞、束支传导阻滞突然改善或消失,或下壁心肌梗死患者出现一过性窦性心动过缓、窦房传导阻滞,伴或不伴低血压。具备上述 4 项中的 2 项或 2 项以上者,考虑再通;但当只有③和④两项组合时不能判定为再通。

3. **溶栓后 PCI**　为保证溶栓治疗的疗效确切及进一步评价病变血管情况,所有经静脉溶栓的患者溶栓后应尽早送至 PCI 中心,即使溶栓成功也应在溶栓治疗 2 小时后至 24 小时内行冠状动脉造影并对梗死相关血管进行血运重建。若溶栓治疗失败,宜行急诊补救性 PCI。溶栓成功后,如果出现再发缺血、急性心力衰竭或休克等血流动力学不稳定情况,以及危及生命的室性心律失常,或有再次闭塞证据时,应急诊 PCI。

4. **冠状动脉旁路移植术(CABG)**　紧急 CABG 也是再灌注治疗的一种手段,仅在少部分患者中考虑实施,患者存在以下情况:①溶栓治疗或 PCI 后仍有持续的或反复的缺血;②冠状动脉造影显示血管解剖特点不适合行 PCI;③心肌梗死机械并发症如室间隔穿孔、乳头肌功能不全或断裂等。

(四)抗缺血和其他治疗

1. **β 受体阻滞剂**　竞争性抑制儿茶酚胺对循环的作用,减慢心率、抑制心肌收缩力、降低血压,从而降低心肌耗氧量和改善缺血区的氧供失衡,减少复发性心肌缺血、再梗死、严重室性心律失常,对降低 ACS 急性期病死率有肯定疗效。如无 β 受体阻滞剂禁忌证的 ACS 患者,在发病后

24小时内常规口服β受体阻滞剂,并长期服用,如美托洛尔25~50mg/次,8~12小时一次;若患者伴有高血压和/或心动过速,可静脉应用β受体阻滞剂,如超短效(半衰期9分钟)的艾司洛尔负荷量0.5mg/kg,1分钟内静脉注射完毕,继之以0.05mg/(kg·min)静脉滴注,若5~10分钟未获得预期反应,可重复一次上述负荷量,后继以0.1mg/(kg·min)静脉滴注。

2. **硝酸酯类药物**　硝酸酯类药物是缓解老年心绞痛的首选药物,一般先舌下含服硝酸甘油0.4~0.6mg,2~3分钟内可起效,5分钟达最大效应,作用持续20~30分钟,如症状未能缓解,可重复应用,一般不超过3次;硝酸异山梨酯舌下含服2.5~10mg,5~10分钟后症状未能缓解时可重复应用。若患者有反复缺血性胸痛,或难以控制的高血压,或心力衰竭,建议静脉应用,静脉滴注硝酸甘油的起始剂量为10~20μg/min,根据血流动力学变化每5~10分钟增加5~10μg/min,直至维持量50~100μg/min;硝酸异山梨酯静脉滴注起始剂量为1~10mg/h,最大不超过20mg/h。低血容量可削弱硝酸酯类药物的血流动力学作用并增加低血压的风险,收缩压<90mmHg或较基础血压降低>30%、拟诊右室梗死的STEMI患者不使用硝酸酯类药物。总体上,老年患者应用硝酸酯类药物是安全的,部分可能出现低血压或头痛,酌情减量或停用。

3. **其他**　对于疑似或确诊血管痉挛性心绞痛患者,可使用钙拮抗剂和硝酸酯类药物,避免使用β受体阻滞剂。

心力衰竭、左室收缩障碍、糖尿病或前壁梗死的STEMI患者,如无禁忌证,在发病24小时内开始血管紧张素转换酶抑制剂(ACEI)治疗;所有LVEF<40%的NSTE-ACS患者,以及高血压病、糖尿病或稳定的慢性肾脏病患者,如无禁忌证,应开始并长期持续使用ACEI。不能耐受ACEI者用血管紧张素受体阻滞剂(ARB)替代。

无他汀类药物禁忌证的患者入院后尽早开始他汀类药物治疗,长期维持。

STEMI患者不使用短效二氢吡啶类钙拮抗剂。

(五)急性右室梗死的治疗

急性右室梗死时,常出现低血压,若无左心衰竭表现,扩容治疗是关键之一。然而,由于右室梗死患者的中心静脉压(CVP)一般都高出正常范围,扩容会促使CVP进一步提升,以CVP判定机体容量状态非常局限,甚至有误。也有研究认为,监测CVP对急性右室梗死的扩容治疗是有意义的,在CVP维持在13~19cmH$_2$O的情况下,患者的肺水肿发生率不会增加且平均动脉压、心率、尿量、心输出量等均出现了相应的改善。当然,评价CVP的意义还应除外胸腔压力增高、瓣膜反流、明显腹胀或肠梗阻等因素的影响。对大面积心肌梗死或高龄患者应避免过度扩容以防诱发左心衰竭。可能的情况下,通过床旁超声等动态评价患者的右室扩张程度及血压变化,以权衡是否继续给予容量复苏是上策。

经适当补液扩容后心输出量仍不增加,可静脉滴注正性肌力药[如多巴酚丁胺3~5μg/(kg·min)],以稳定患者的血流动力学情况;严重低血压时,可静脉滴注去甲肾上腺素2~8μg/min,也可静脉滴注多巴胺5~10μg/(kg·min)。不宜使用利尿剂,慎用血管扩张剂。

急性右室梗死的根本治疗还在于早期再灌注使梗死相关动脉开通,改善右室缺血,增强心脏功能。

(六)积极全程控制ACS发病的危险因素(如高血压、糖尿病、高脂血症等)

对于年龄较高的老年高血压患者的降压治疗,诸多研究均证实了其合理性和必要性。2011年的一项荟萃分析研究大于75岁高血压患者的降压治疗效果,显示虽然总体死亡率无影响,但降压治疗能减少心血管疾病的发生率和死亡率。对于80岁及以上的高血压患者,2008年HYVET(the Hypertension in the Very Elderly Trial)研究同样证实了降压治疗的益处,该研究是一项13个国家、195个中心参与的随机、双盲、安慰剂对照的前瞻性研究,入选≥80岁的高龄高血压患者,且很多证据源自中国部分农村(特别是北京郊区)的高血压人群,重点探讨血压控制的影响,结果证实,该人群血压降至150/80mmHg是安全的,能够减少全因死亡率以及致命性卒中和心力衰竭的发生率。然而,对于老年高血压患者是否应严格控制血压仍存争议,因为存在很多特殊点,如直立性低血压、肾功能不全及单纯收缩期高血压等问题,严格控制可能对机体产生不利影响,因此,临床上应在整体宽松控制概念下，充分进行个体化分析，结合基础血压水平、合并症、药物耐受性等综合评估。

低密度脂蛋白胆固醇（LDL-C）是调脂治疗的最重要靶点，而且针对 LDL-C 的长期持续治疗较短期治疗获益更多。对于≥75 岁老年患者的血脂管理，他汀类药物依然是首选，尤其是亲水性的他汀类药物（普伐他汀、瑞舒伐他汀等）对肝脏和肌肉的影响可能较小。老年患者视共病、营养状态和不良反应等情况从小剂量开始，根据危险分层确定调脂目标，合理调整剂量，定期复查转氨酶及肌酸激酶水平。若单独应用他汀类药物不能达标或存在严重不良反应风险者，应用依折麦布作为联合用药。

糖尿病常合并血脂代谢异常，LDL-C 每增加 10mg/dl（0.26mmol/L），糖尿病患者心血管疾病风险可增加 12%；而干预研究结果显示，每降低 1mmol/L 的 LDL-C，糖尿病患者的主要不良心血管事件降低 22%。合并 2 型糖尿病的老年患者，宜将调脂目标定为 LDL-C<70mg/dl，使用他汀类药物若未达标，也可考虑合用依折麦布等其他非他汀类药物。

贝特类（非诺贝特、苯扎贝特和吉非罗齐）主要用于降低甘油三酯（TG）和升高高密度脂蛋白胆固醇（HDL-C），其中吉非罗齐可能增加他汀类药物的不良反应，通常不与他汀类药物合用。

（七）高龄 AMI 患者治疗的特殊考虑

80 岁及以上高龄 AMI 患者的治疗方案选择目前仍存在较大争议。这类患者冠状动脉存在多支病变或弥漫性长病变，血管迂曲钙化重，PCI 术中操作难度大，术后出现急性心力衰竭、肾功能不全、休克的情况多见，住院期间病死率升高，即使植入支架，支架内血栓形成及支架内再狭窄发生率也较高，且支架术后服用双联抗血小板治疗又有高出血风险，多数高龄患者难以耐受长期的药物强化治疗。研究证明，高龄是冠心病介入治疗长期病死率和心血管不良事件发生率预后的独立危险因素。因此，高龄 AMI 患者多采取保守治疗。

也有研究认为，急诊 PCI 在高龄 AMI 患者中的临床疗效显著优于溶栓治疗，近期及远期效果满意，高龄 AMI 患者行 PCI 并非绝对禁忌。近年来，随着 PCI 技术的进步，特别是有成熟的医疗团队及完善的配套措施［如主动脉内球囊反搏（IABP）、临时起搏器、围手术期的心肾功能保护等］时，对高龄 AMI 患者行 PCI 是可行的。近期的一项研究回顾性评价了≥85 岁老年 NSTEMI 患者的血管成形术与优化的保守治疗的效果，研究纳入 2010—2018 年西班牙国立多中心注册系统的 324 例行冠状动脉造影、至少一处血管狭窄≥50% 的患者，结果显示，73.1% 行 PCI，26.9% 采取优化的保守治疗，其中后者多有既往糖尿病史、卒中和痴呆症等，以及常见三支血管病变；住院期间，PCI 组有更多的出血事件和更高的死亡率，但在随访 1 年后，两组的全因死亡率无显著差异。

高龄大面积 AMI 患者病情危重且复杂，及时有效地开通闭塞冠状动脉是治疗的根本，积极的心血管功能支持有可能实现病情平稳。结合高龄患者本身的生理特点及疾病特点，采取保守治疗还是 PCI，需谨慎评估其治疗获益/风险，实行个体化方案。

（八）衰弱对老年 AMI 患者的出血及死亡率有明显影响

衰弱是反映老年机体生理学减退的一组多维度综合征。新近的一项荟萃分析纳入 2011—2019 年 21 个研究共 143 301 例患者（平均年龄 75.3 岁，男性 60.0%），衰弱使用 Fried 衰弱指数等不同方法予以评定，结果显示，9 项研究中衰弱与早期死亡率增加相关［群组风险比（pooled HR）= 2.07，95% CI 1.67~2.56，$P<0.001$］，11 项研究中衰弱与晚期死亡率相关（pooled HR = 2.30，95% CI 1.70~3.11，$P<0.001$），7 个研究中，衰弱与高出血风险也有统计学关联（pooled HR = 1.34，95% CI 1.12~1.59，$P<0.001$）。该研究分析认为，衰弱与老年 AMI 患者的出血及早期和晚期死亡率强烈并独立相关，应该作为一个附加的危险因素加以考虑，并用于指导个体化治疗策略的制订。

MOSCA 衰弱临床试验纳入 70 岁以上伴有高度合并症如外周动脉疾病、脑血管病、痴呆症、慢性肺病、慢性肾病或贫血的 NSTEMI 患者 106 例，观察保守策略与介入性治疗策略之优劣，结果显示，随访 2.5 年，两种治疗方法间的全因死亡率、再梗死率、因心脏原因的再住院率均无明显差异。总体上，低衰弱评分的老年 ACS 患者在治疗策略选择上可近似于中青年患者,包括冠状动脉再血管化与抗血栓药物的应用。

六、预后

ACS 是心脏性猝死最常见原因,也是老年人猝死的最常见原因。

AMI 患者的预后与梗死范围的大小、侧支循环产生的情况和治疗是否早期及时有关。急性期住院病死率过去一般为 30% 左右,采用监护治疗后降至 15% 左右,采用溶栓疗法后再降至 8% 左右,住院 90 分钟内施行介入治疗后进一步降至 4% 左右。死亡多发生在第一周内,尤其在数小时内,发生恶性心律失常、休克或心力衰竭者,病死率尤高。

老年心肌梗死患者院内死亡率高,多达 80% 的心肌梗死相关死亡发生在 65 岁及以上的患者,75 岁及以上患者院内死亡率高达 19%,常发生于有心律失常和机械并发症的患者。有研究报道,高龄本身就是 ACS 不良预后的危险因素,小于 65 岁的 NSTE-ACS 患者住院死亡率约 1%,而 85 岁以上患者可大幅度地增加到 10%;75 岁以上的 NSTE-ACS 患者一年病死率约为 20%,85 岁以上患者则增加到 25%。

老年患者发生 AMI 后结局更差,除上述因素外,不能忽略共存疾病的作用,而且还有部分原因是对治疗可能产生的不良反应的顾虑而导致老年患者接受可能有益治疗的概率下降,20% 老年 ACS 患者没有得到本应有的阿司匹林治疗,40% 的老年患者缺少 β 受体阻滞剂的治疗,继而再发性心肌梗死等心血管意外更常见。毕竟,老年患者更可能发生抗血栓治疗引起的出血。

NSTE-ACS 近期预后虽略佳,但长期预后不然,应坚持长期、规范的个体化治疗,积极控制危险因素及倡导健康的生活方式。

精　粹

1. ACS 的绝大多数是老年患者。老年心肌梗死患者中更多的是发生 NSTEMI 而非 STEMI,NSTEMI 的梗死相关血管完全闭塞的发生率较低(20%~40%)。老年心肌梗死患者更可能发生心力衰竭,心肌梗死相关心力衰竭的风险在各连续的年龄组中进行性增加,85 岁及以上患者可达 65%。

2. 老年、绝经后女性、血脂异常、吸烟、糖尿病或糖耐量异常、高血压、肥胖等是 ACS 发病的主要危险因素。

3. 老年 ACS 患者少见典型的缺血样胸痛,女性和糖尿病患者更是如此。年龄≥85 岁的心肌梗死患者只有半数表现为胸痛,而更多地以乏力、气短、头晕、晕厥、意识模糊等为主诉,常导致诊断和治疗延迟。不过事实上,绝对无症状的急性心肌缺血是罕见的。

4. STEMI 患者的心电图有特殊诊断价值;单次心电图对 NSTE-ACS 诊断价值有限,宜连续、动态监测。TnI/T 用于 AMI 诊断,hs-TnI/T 对于发病早期的 AMI 诊断具有更好的准确性。POCT 方法对于快速诊断 AMI 意义重要。

5. 在快速诊断 ACS 的基础上,要综合评估患者的心功能状态(Killip 分级)、缺血风险(如 GRACE 评分和 TIMI 评分)及再灌注策略后的出血风险(CRUSADE 评分)等。

6. ACS 的快速诊断与评估应前移至院前急救体系,其治疗也应从院前开始,并与院内急诊处理保持连续性。

7. 抗血小板、抗凝是基本治疗。双联抗血小板治疗的出血发生率总体上不高,但大多数的出血还是多见于老年患者,高龄 ACS 患者应根据临床出血风险酌情缩短疗程,密切临床观察。

8. 再灌注策略是急性 STEMI 的关键治疗。PCI 可快速有效地开通梗死相关动脉,是 STEMI 急性期的首选治疗之一;老年心肌梗死患者采用 PCI 治疗的结局似乎更好。溶栓治疗在不具备 PCI 条件的医院或因各种原因使 FMC 至 PCI 时间明显延迟时,对有适应证的 STEMI 患者仍是好的选择,且院前溶栓效果优于入院后溶栓。75 岁以上患者溶栓治疗获益不明显。

9. NSTE-ACS 的处理是根据患者病情危险分层采取适当的药物治疗或冠状动脉血运重建策略,其中危重患者宜早期介入治疗。

10. 老年心肌梗死患者院内死亡率高,多达 80% 的心肌梗死相关死亡发生在 65 岁及以上的患者,75 岁及以上患者院内死亡率高达 19%,常发生于有心律失常和机械并发症的患者。

11. 衰弱与老年 AMI 患者的出血及早期和晚期死亡率强烈并独立相关,应该作为一个附加的危险因素加以考虑,并用于指导个体化治疗策略的制定。

（张新超）

参考文献

1. 胡盛寿,高润霖,刘力生,等.《中国心血管病报告 2018》概要[J].中国循环杂志,2019,34(3):209-220.

2. 张新超,于学忠,陈凤英,等.急性冠脉综合征急诊快速诊治指南(2019)[J].中华急诊医学杂志,2019,28(4):413-420.

3. COLLET J P,THIELE H,BARBATO E,et al. 2020 ESC Guidelines for the management of acute coronary syndromes in patients presenting without persistent ST-segment elevation[J]. Eur Heart J,2021,42(14):1289-1367.

4. IBANEZ B,JAMES S,AGEWLL S,et al. 2017 ESC Guidelines for the management of acute myocardial infarction in patients presenting with ST-segment elevation:the Task Force for the management of acute myocardial infarction in patients presenting with ST-segment elevation of the European Society of Cardiology(ESC)[J]. Eur Heart J,2018,39(2):119-177.

5. MISTRY N F,VESELY M R. Acute coronary syndromes:from the emergency department to the cardiac care unit[J]. Cardiol Clin,2012,30(4):617-627.

6. GIUGLIANO R P,BRAUNWALD E. The year in acute coronary syndrome[J]. J Am Coll Cardiol,2014,63(3):201-214.

7. BATEMAN T M,LAWRENCE S C,RICHARD J G,et al. Transient pathologyic Q waves during acute ischemic events:an electrocardiographic correlate of stunned but viable myocardium[J]. Am Heart J,1983,106(6):1421-1426.

8. MUELLER C,GIANNITSIS E,CHRIST M,et al. Multicenter evaluation of a 0-hour/1-hour algorithm in the diagnosis of myocardial infarction with high-sensitivity cardiac troponin T[J]. Ann Emerg Med,2016,68(1):76-87.

9. BODY R,CARLEY S,McDOWELL G,et a1. Rapid exclusion of acute myocardial infarction in patients with undetectable troponin using a high-sensitivity assay[J]. J Am Coll Cardiol,2011,58(13):1332-1339.

10. KELLER T,TZIKAS S,ZELLER T,et al. Copeptin improves early diagnosis of acute myocardial infarction[J]. J Am Coll Cardiol,2010,55(19):2096-2106.

11. POTOCKI M,REICHLIN T,THALMANN S,et al. Diagnostic and prognostic impact of copeptin and high-sensitivity cardiac troponin T in patients with pre-existing coronary artery disease and suspected acute myocardial infarction[J]. Heart,2012,98(7):558-565.

12. ZHANG K,ZHANG X C,MI Y H,et al. Predicting value of serum soluble ST2 and interleukin-33 for risk stratification and prognosis in patients with acute myocardial infarction[J]. Chin Med J(Engl),2013,126(19):3628-3631.

13. KOHLI P,BONACA M P,KAKKAR R,et al. Role of ST2 in non-ST-elevation acute coronary syndrome in the MERLIN-TIMI 36 Trial[J]. Clin Chem,2012,58(1):257-266.

14. VALGIMILI M,BUENO H,BYMEe R A,et al. 2017 ESC focused update on dual antiplatelet therapy in coronary artery disease developed in collaboration with EACTS:the Task Force for dual antiplatelet therapy in coronary artery disease of the European Society of Cardiology(ESC)and of the European Association for Cardio-Thoracic Surgery(EACTS)[J]. Eur Heart J,2018,39(3):213-260.

15. HUSTED S,JAMES S,BECKER R C,et al. Ticagrelor versus clopidogrel in elderly patients with acute coronary syndromes:a substudy from the prospective randomized platelet inhibition and patient outcomes(Plato)trial[J]. Circ Cardiovasc Qual Outcomes,2012,5(5):680-688.

16. MENDITTO A,ANTONICELLI R. Is dual therapy the correct strategy in frail elderly patients with atrial fibrillation and acute coronary syndrome?[J]. J Geriatr Cardiol,2020,17(1):51-57.

17. GUAL M,ARIZA-SOLE A,MÁRQUEZ M G,et al. Diabetes mellitus,revascularization and outcomes in elderly patients with myocardial infarction-related cardiogenic shock[J]. J Geriatr Cardiol,2020,17(10):604-611.

18. PUTTHAPIBAN P,VUTTHIKRAIVIT W,RATTANAWONG P,et al. Association of frailty with all-cause mortality and bleeding among elderly patients with acute myocardial infarction:a systematic review and meta-analysis[J]. J Geriatr Cardiol,2020,17(5):270-278.

19. SANCHIS J,ARIZA-SOLE A,ABU-ASSI E,et al. Invasive versus conservative strategy in frail patients with NSTEMI:the MOSCA-FRAIL Clinical Trial Study Design[J]. Rev Esp Cardiol(Engl Ed),2019,72(2):154-159.

20. DIEZ-VILLANUEVA P,MENDEZ C J,ALFONSO F. Non-ST elevation acute coronary syndrome in the elderly[J]. J Geriatr Cardiol,2020,17(1):9-15.

21. PSALTIS P J, NICHOLLS S J. Management of acute coronary syndrome in the very elderly [J]. Lancet, 2016, 387 (10023): 1029-1030.

22. 公绪合, 李虹伟. 老年高血压降压治疗的研究进展[J]. 中国心血管杂志, 2020, 25(1): 77-81.

23. 海峡两岸医药卫生交流协会老年医学专业委员会. ≥75 岁老年患者血脂异常管理的专家共识[J]. 中国心血管杂志, 2020, 25(3): 201-209.

第 3 节　高血压危象

一、概述

随着人口老龄化,老年人高血压患病率增高,流行病学调查显示在我国 60 岁以上人群高血压患病率为 49%,在大城市中超过 50%,并且已经成为老年人不良心血管事件最重要的危险因素,有着很高的死亡率和致残率。老年高血压患者的临床表现特点与中青年高血压患者有所不同,在救治时应特别注重其特殊性机制与病理生理特点。

老年人高血压常以收缩压升高为主,单纯收缩期高血压是老年高血压最为常见的类型,60 岁以上老年人中有 1/3～1/2 患有单纯收缩期高血压,其主要原因可能在于老年人的主动脉硬化,导致血管弹性和顺应性降低,舒张压随年龄增加而下降,收缩压只有相应升高,才能维持平均动脉压(MBP)的平稳,保证重要器官如脑、肾等的血流供应相对稳定。另外,相较于中青年患者,老年人高血压还有血压波动大、清晨高血压、餐后低血压、血压昼夜节律异常、"白大衣现象"明显、并发症多等特点,同时,在季节变化、劳累、情绪波动或疾病控制不佳等情况下极易出现高血压危象。

高血压危象(hypertensive crisis)是老年人常见的心血管急症,指原发性或继发性高血压患者在疾病的发展过程中或在某些诱因作用下,出现血压显著或急剧地升高(通常舒张压>120mmHg),同时伴或不伴心、脑、肾、视网膜等重要靶器官损害和/或功能障碍甚至衰竭的一种紧急状态,是导致老年人死亡的主要原因之一,急诊管理是挽救生命、提高救治成功率的关键。有研究报道美国已获治疗的高血压病患者仅有 52.9% 将血压控制在理想水平(<140/90mmHg),其中高血压急症的发生率为 1%～2%,但这个数据可能低估了高血压危象的发生率。在 Saguner 等的一项前瞻性研究中,89 例老年高血压患者在平均随访 1.6 年的时间里,有 15.3% 的患者出现过高血压危象。在 STAT(Studying the Treatment of Acute Hypertension)注册研究中,高血压危象患者急性期死亡率可达 6.9%,发病后 90 天死亡率和再住院率达到 11% 和 37%。高血压危象的发生与高血压患者治疗依从性差、既往血压控制不良有很大关系。在我国,约有 2.7 亿高血压患者,其中 1%～5% 的高血压患者可发展为高血压危象,实际上,由于我国人口基数大,老龄化加速,高血压患病率高、增长趋势高、危害性高,但同时知晓率低、治疗率低、控制率低,故老年人高血压危象的发生率或许更高。

临床上,根据降压治疗的急迫程度将老年高血压危象分为高血压急症(hypertensive emergency)和高血压次急症(hypertensive urgency)两大类。高血压急症患者有严重的急性或进行性靶器官损害的证据,包括脑病、颅内出血、脑梗死、急性左心衰竭、急性肾衰竭、急性冠脉综合征、主动脉夹层、子痫、嗜铬细胞瘤危象及围手术期严重高血压等;少数患者病情急骤发展,舒张压≥130mmHg,并有头痛、视物模糊、眼底出血、渗出和视乳头水肿,肾脏损害突出,持续蛋白尿、血尿、管型尿,也称为恶性高血压(目前急诊已少用此名称)。高血压次急症是指血压明显升高但不伴进行性靶器官损害,患者可以有血压明显升高造成的症状,如头痛、胸闷、鼻出血和烦躁不安等。高血压急症与次急症的区别主要根据是否存在急性或进行性靶器官损害,而非单纯的血压水平,前者一般需要在 1～2 小时内迅速降低血压,通常采用经静脉用药,后者则需在 24 小时内平稳控制血压。

二、发病诱因

老年人高血压危象和中青年一样可在高血压病和症状性高血压患者中发生,常由外源性因素(如精神情绪应激、气候突变、进食过多、体力负荷过重、突然停用降压药、服用降压药时血压下降引起的急性脑缺血及酗酒等)和内源性因素(女性更年期激素代谢紊乱、缺血性心脏病恶化出现急性冠脉功能不全、心脏性哮喘、脑血液循环恶化、前列腺增生引起的尿流动力学障碍等)诱发。

三、靶器官损害表现及其机制

(一) 高血压脑病

本病好发于急进型或严重缓进型高血压伴明显脑动脉硬化的患者,起病较急,常因过度劳累、紧张和情绪激动所诱发,血压升高尤以舒张压为主(常超过120mmHg)。主要表现为脑水肿和颅内高压的症状,若不及时治疗,易出现脑疝,可迅速死亡。

急进型高血压的血管损伤主要包括内膜增生和纤维素样坏死,内膜增生的程度与高血压的严重程度和时间有关。

(二) 脑卒中

脑卒中包括缺血性卒中和出血性卒中。缺血性卒中主要表现为突然的肢体活动及感觉障碍、失语、单眼短暂失明、眩晕、耳鸣、复视、步态不稳、吞咽困难等,严重者可出现意识障碍。出血性卒中包括脑实质、脑室内及蛛网膜下腔出血,主要表现为头痛,常常位于出血的一侧,颅内压力增高时,疼痛可以发展到整个头部,头晕常与头痛伴发,特别是在小脑和脑干出血时;呕吐、意识障碍、偏身瘫痪和/或感觉障碍、眼部不适、瞳孔异常(不等大),常引起颅内压增高,有时还有偏盲和眼球活动障碍。高血压是颅内出血最重要的病因之一。

(三) 急性肾衰竭

恶性高血压对肾血管网的损害十分严重,尤其是小动脉和微小动脉,主要的病变有:①入球小动脉和小叶间动脉增殖性内膜炎;②小动脉呈黏液性变性;③纤维蛋白性变性是较严重的改变。除血管张力机制外,有研究推测恶性高血压患者升高的血管紧张素Ⅱ可能通过直接"血管毒性作用"损害肾血管,促进肾血管的纤维素样坏死。随着肾血管病变的发展,肾单位发生缺血性萎缩,肾实质减少,使肾功能进行性恶化,而恶化的肾功能又反过来加重高血压,产生恶性循环,使病情不断发展。

患者将出现蛋白尿,乃至大量蛋白尿(24小时尿蛋白大于3.5g),并伴有血尿、白细胞尿及管型尿,肾小球滤过率下降、血肌酐及尿素氮升高,

短期进展至尿毒症。

(四) 急性冠脉综合征

高血压是急性冠脉综合征(ACS)的主要危险因素之一。高血压加速冠状动脉粥样硬化病变形成的主要原因是压力升高引起的内膜受损,其次在于高血压使冠状动脉的储备功能下降,以及对动脉壁的结构和代谢也可产生机械影响。此外,血管活性物质、损伤或炎症产生的化学介质在促进动脉粥样硬化和高血压的血管病变中也起作用。伴随冠状动脉供血不足出现的高血压可能是疼痛或焦虑不安所致,而升高的血压又加重了心肌负荷并增加氧耗量,加重冠状动脉供血不足,形成恶性循环。无论是高血压引发的冠状动脉供血不足或冠状动脉供血不足触发的高血压,血压的极度升高都会使心肌缺血或心肌梗死的面积迅速扩大,进而出现严重并发症。

(五) 急性心力衰竭

高血压是心力衰竭(尤其是舒张性左心衰竭)最常见的原因之一。高血压对于心脏的损害主要有两个方面,即心肌肥厚和冠状动脉病变。①高血压时血流动力学变化使外周阻力增加,心室压力负荷过度,引起心室肥厚,神经内分泌的影响也对心室肥厚的发展十分重要;此外,原癌基因、全血黏度增加、胰岛素抵抗等也与左室肥厚有关,左室肥厚主要引起舒张功能障碍。②高血压引起的心肌肥厚使冠状循环储备明显减少,并促使小冠状动脉或冠状动脉阻力血管管壁增厚。

急性心力衰竭(AHF)临床症状有劳力性气促、夜间阵发性呼吸困难、端坐呼吸、咳嗽、咯血及乏力等,体征有心率增快、舒张期奔马律、两肺有干湿啰音等。

(六) 主动脉夹层

主动脉夹层是一种罕见但常易被忽略的高血压并发症。动脉内膜撕裂、动脉管壁剥离和血肿在动脉壁内蔓延扩大是动脉夹层的基本病理改变,夹层血肿可破入胸腔、心包,导致猝死或心脏压塞而死亡,或破入主动脉内,形成主动脉的"假腔"。

90%的患者以突发前胸或背部持续性、撕裂样或刀割样剧痛为主要表现,并合并高血压及相关脏器的缺血征象。

四、诊断与评估

老年高血压病患者常从中年开始发病,当时

多数患者尚无合并症发生,而这些患者步入老年后不仅血压进一步升高,而且多合并心、脑、肾等重要器官不同程度的动脉粥样硬化,部分患者既往罹患脑卒中或心肌梗死,一旦发生高血压危象,其临床表现往往有以下3个特点:①发病不像中青年人高血压危象那样急骤而是相对平缓,病情常在数小时达到高峰;②病情经过严重,患者常出现顽固性头痛、恶心、呕吐、眩晕、嗜睡及其他严重症状;③绝大多数患者为水肿型高血压危象,伴发低动力综合征的表现,最易合并高血压脑病和ACS。老年人高血压危象的诊断与评估需根据临床表现(包括重要的体检征象)尽快完善下列相关检查,综合评价。

1. **血、尿常规**　提示可能的贫血、肾脏病变如蛋白尿等,并为抗血小板治疗提供基本信息。

2. **血生化**　肝、肾功能与电解质检查,不仅辅助诊断,也对全面评价病情严重程度有益。

3. **心电图**　对于ACS具有重要诊断意义。

4. **心肌损伤(坏死)标志物**　TnT/I或CK-MB是诊断急性心肌梗死的基础条件之一,或直接提示心肌损伤。

5. **胸部X线片**　示左室增大、肺间质或肺泡水肿,还可有胸腔积液等表现。

6. **心脏超声**　可全面了解心脏的结构、运动与功能状态。

7. **脑部CT或MRI**　对伴有中枢神经系统症状者,宜尽早行脑部CT或MRI,快速确定是脑病、缺血性卒中或出血性卒中。必要时进一步腰椎穿刺检查。

8. **主动脉CTA**　可确定主动脉夹层。

五、急诊管理

(一)原则

老年人高血压危象的治疗,应重点关注靶器官受损的逆转和异常高血压的控制,以及结合患者既往的合并症情况,进行个体化综合救治。由于老年患者的血管顺应性较差,加压反射迟钝,过快、过度地降低血压会导致心、脑、肾和视网膜等靶器官血流量的极度减少,从而加剧靶器官损害,因此,在治疗过程中,老年高血压危象患者的血压降低宜保持平缓,原血压过高者也可不必以达到血压完全正常为目标。老年人高血压的治疗目标偏重于收缩压,使收缩压≤150mmHg,如果有糖尿病、肾功能损害或左心功能不全时,还要降低舒张压,保持舒张压在60~70mmHg范围内,如果舒张压过低(<55mmHg),发生缺血性脑血管疾病的风险反而会升高。选择作用较温和、方便服用、副作用较低的制剂更适合老年人。

通常高血压危象患者都有近期血压增高的过程,对于平时血压控制不佳者,要根据平时的血压来决定降压安全的水平,降压幅度一般掌握在近期血压升高幅度的2/3,如平时舒张压为110mmHg,危象时升至140mmHg,则降压后的安全水平为120mmHg即可。

对于高血压合并急性出血性或缺血性卒中,降压目标值比其他情况应略高一些。若血压过快纠正到血管床自动调节阈值以下,可导致脑灌注明显下降引起局部缺血及梗死。基于正常血压和无并发症的高血压患者脑血流的研究显示,脑血流自动调节的下限大约比休息时MBP低25%。因此,一般不主张对急性卒中患者采用积极的降压治疗。欧洲2013年高血压诊疗指南建议,1小时内使MBP迅速下降但幅度不超过治疗前水平的25%,在达到初期目标后,应减慢静脉给药速度,加用口服降压药。在以后的2~6小时内将血压降至160/100~110mmHg,根据患者具体病情适当调整,如果这种水平的血压患者能够耐受且临床情况稳定,可在随后的24~48小时内逐步将血压降至正常水平。

我国2010年高血压防治指南建议,急性缺血性卒中患者溶栓前血压应控制在<185/110mmHg;急性缺血性卒中发病24小时内血压升高的患者应谨慎处理,除非收缩压≥180mmHg或舒张压≥100mmHg或伴有严重心功能不全、主动脉夹层、高血压脑病,一般不予降压;降压的合理目标是24小时内血压降低约15%。有高血压病史且正在服用降压药物者,如神经功能平稳,可于卒中后24小时开始使用降压药物。急性脑出血患者,如果收缩压>200mmHg或MBP>150mmHg,要考虑持续静脉滴注给药,积极降低血压,血压的监测频率为每5分钟一次;如果收缩压>180mmHg或MBP>130mmHg,并有疑似颅内压升高的证据者,要考虑监测颅内压,用间断或持续的静脉给药降低血压,密切观察病情变化。

老年高血压合并急性左心衰竭时,除应用血管扩张剂减轻压力负荷外,可适当使用利尿剂减轻心力衰竭时过重的容量负荷,增加心输出量,减少脏器淤血。合并主动脉夹层者应立即解除疼痛、降低血压、减慢心率等。并发肾功能不全时应选用对肾脏有保护作用的 ACEI 或 ARB 类药物,但恶性高血压肾功能急剧恶化时其不能作为首选。当合并 ACS 或心律失常时,可首选 β 受体阻滞剂或非二氢吡啶类钙拮抗剂;中枢性降压药因会加重直立性低血压,须特别慎用;α 受体阻滞剂适用于合并前列腺肥大的老年高血压危象患者。

另外,应当注意静脉用药与口服用药的联合与衔接。静脉用药降压作用迅速,但撤药后血压易反弹,应在静脉用药后 6~15 小时内加用口服降压药,以保证后续的降压效应。为了防止老年患者血压下降过低过快,静脉药物必须从小剂量开始,密切观察血压,逐渐增加剂量。改换口服药物时,须用短效制剂,并勤测血压,以指导调药。

(二) 老年高血压急症管理

中国医师协会重症医学医师分会心脏重症专家委员会等 2019 年发布的《心脏重症相关高血压管理专家共识》中对高血压急症的管理推荐:

1. **ACS 合并高血压急症**　降压目标是应立即将收缩压降至<140mmHg、舒张压>60mmHg,降压同时不影响冠状动脉灌注。降压药物推荐浅镇静镇痛药物、硝酸酯类、β 受体阻滞剂、乌拉地尔。

2. **AHF 合并高血压急症**　立即将收缩压降至<140mmHg,以减轻心脏负荷、缓解心力衰竭症状。降压药物推荐利尿剂、硝酸酯类、硝普钠、重组人脑利尿钠肽、乌拉地尔。

3. **主动脉夹层合并高血压急症**　推荐 5~10 分钟内将收缩压降至 120mmHg 以下,并将心率降至 60 次/min 以下。推荐镇静镇痛,降压药物首选 β 受体阻滞剂,如不达标可联用一种或多种降压药物如乌拉地尔、硝普钠或钙通道阻滞剂。

4. **心血管外科围手术期高血压**　术前高血压应积极治疗,术后血压建议保持 MBP±20% 的基线值范围。术中充分镇静,宜选择阿片类药物为主的全身麻醉,并维持适当灌注流量。

(三) 治疗老年高血压危象的常用药物和给药方法

1. **舌下含服或口服给药**　院前急救或无条件静脉滴注时可先舌下含服或口服降压药。

(1) 卡托普利:舌下含服,单次剂量 12.5~50mg,5~15 分钟起效,可使收缩压和舒张压明显下降,作用可维持 3~6 小时。由于疗效肯定且不引起心动过速,副作用很少,本药被认为是老年高血压危象时含服降压药的首选药物。严重肾功能不全、肾动脉狭窄者禁用。

(2) 硝苯地平:5~20mg 舌下含服,有明显的快速降压作用,由于方法简便、作用肯定,一度被广泛用于快速降低血压。但临床发现约 50% 的患者出现不同程度的副作用,且由于作用时间短,剂量不易掌握,治疗后血压不易稳定,且给药后血压的迅速降低可能诱发脑、肾和心肌缺血,老年人不能耐受,已经不作为首选。

(3) 硝酸甘油:舌下含服,3~5 分钟起效,舒张压可降低 10~20mmHg,收缩压可降低 10~30mmHg,作用较肯定,但作用时间短,部分患者用后出现头胀等不适,极少数患者对硝酸甘油过于敏感,含药后血压过度下降,出现头晕、心慌等症状。

(4) 中枢降压药(可乐定、米诺地尔):老年患者不作首选,必须慎用。

(5) 美托洛尔:25~50mg/次口服,每日 2 次,维持量 100~200mg。注意观察心率,心率不低于 55 次/min。支气管哮喘、病态窦房结综合征、二度及以上房室传导阻滞、急性心力衰竭患者禁用。

(6) 利尿剂:噻嗪类(氢氯噻嗪)使用最多,对老年高血压有较强的降压作用,同时增强其他降压药的疗效,12.5mg/次,每日 2 次,痛风患者禁用;保钾利尿剂常用螺内酯,20mg/次,每日 1~2 次,不宜与 ACEI、ARB 类药物合用,肾功能不全者慎用;袢利尿剂主要用于合并肾功能不全的高血压和心功能不全患者,呋塞米 20~40mg/次口服,每日 1~2 次,亦可布美他尼(丁尿胺)1~2mg/次或托拉塞米 5~10mg/次口服,每日 1~2 次。

2. **静脉用药**

(1) 利尿剂:袢利尿剂为主,为合并急性心力衰竭、肾功能不全的首选。呋塞米一般首剂量 20~40mg,对正在使用呋塞米或有大量水钠潴留或高血压或肾功能不全的患者,首剂量可加倍;静脉注射后 5 分钟出现利尿效果,30~60 分钟达到高峰,作用持续约 2 小时;单次给药和持续输注在有效性及安全性终点上均无显著差异。布美他尼

1~2mg/次或托拉塞米 5~10mg/次静脉注射。

（2）尼卡地平：为第二代二氢吡啶钙通道阻滞剂，有很强的扩张心、脑血管作用，可减少老年高血压危象患者心、脑缺血；静脉滴注 5~10 分钟起效，持续作用时间 4~6 小时，初始剂量为 5mg/h，每 5 分钟增加 2.5mg/h，直到最大剂量 15mg/h，持续给药至血压达到理想控制；由于其可增加心脏每搏输出量和冠状动脉血流量，同时对维持心肌的血氧平衡具有很好的效果，因此对冠状动脉疾病和收缩功能不全引起的心力衰竭患者使用有很好的治疗效果。

（3）地尔硫草：具有轻度的周围血管扩张作用并能增加冠状动脉及肾血流量，已广泛用于缺血性心脏病及高血压的治疗。负荷剂量 0.25mg/kg（>2 分钟），后 5~15mg/h 维持，2~7 分钟起效，7~10 分钟达峰值，半衰期 3.4 小时，持续时间平均 7 小时。

（4）硝酸甘油：通过扩张静脉来降低心脏前负荷和减少心输出量以降低血压，由于对动脉血管的作用不明显，所以对老年高血压危象患者的作用并不明显；但可用于严重高血压、ACS、肺水肿、冠状动脉旁路移植术后患者的治疗；初始剂量为 5μg/min，最大滴注速度为 100μg/min；2~5 分钟起效，作用时间为 5~10 分钟。

（5）硝普钠：为治疗高血压危象的理想药物，因为对动、静脉平滑肌均有直接扩张作用，降低心脏前后负荷；作用极快（数秒内），作用时间为 1~2 分钟，半衰期为 3~4 分钟，停药 1~10 分钟内血压就几乎能恢复到给药前水平；硝普钠需避光滴注，长期使用会产生致命性氰化物，如果应用其他降压药同样有效，就应尽量避免使用硝普钠，尤其 ACS 患者不推荐使用。

（6）艾司洛尔：为超短效的选择性 β_1 受体阻滞剂，具有减慢心率、降低血压、降低心肌耗氧量的作用，ACS 和主动脉夹层患者可优先选择；初始剂量为 250~500μg/kg（超过 1 分钟）静脉给药，50~300μg/（kg·min）维持，最大剂量 300μg/（kg·min）；1~2 分钟起效，6~10 分钟达峰值，半衰期 9 分钟，持续时间为 10~30 分钟。

（7）拉贝洛尔：α_1、β_1、β_2 受体阻滞剂，负荷剂量 20~80mg（10 分钟），最大剂量 300mg，0.5~2.0mg/min 静脉泵入；5~10 分钟起效，5~15 分钟达峰值，半衰期 6 小时，持续时间为 3~18 小时。

（8）乌拉地尔：对高血压患者有双重降压作用，其通过阻断突触后 α_1 受体显著减低外周阻力，且通过激活 5-HT_{1A} 受体，降低延髓心血管调节中枢的交感反馈；另外，乌拉地尔对静脉血管的舒张作用大于对动脉血管的作用，能减少肾血管阻力和降低肺动脉高压，对心率无明显影响，可用于伴糖尿病、周围血管病、哮喘及高脂血症的高血压患者；负荷剂量 12.5~25mg，静脉注射，后 5~40mg/h 静脉滴注；3~5 分钟起效，0.5~6 小时达峰值，半衰期 2~4.8 小时，持续时间为 4~6 小时。

（9）重组人脑利尿钠肽：为人工合成 BNP，可利尿及扩张血管，扩张小动脉与小静脉，扩张肾入球小动脉作用大于出球小动脉；负荷剂量 1.5~2μg/kg，后 0.007 5~0.01μg/（kg·min）静脉泵入，2~15 分钟起效，半衰期 22 分钟，持续时间为 30 分钟。

六、预后和预防

老年高血压患者容易发生高血压危象，高血压合并脑卒中、左心衰竭、ACS 是最常见的老年高血压急症，也是高血压死亡的主要原因。高血压急症不经治疗者 1 年死亡率 70%~90%、5 年死亡率达 100%，经合理治疗者 1 年生存率可升至 90% 以上，10 年生存率接近 70%。

普及高血压防控知识、提高患者服药依从性、个性化用药，能有效预防高血压急症的发生。

精　粹

1. 我国老年人高血压患病率高，60 岁以上人群近半数患高血压，是老年人不良心血管事件最重要的危险因素。

2. 老年人高血压常以收缩压升高为主，60 岁以上老年人中有 1/3~1/2 患有单纯收缩期高血压；老年人高血压还有血压波动大、清晨高血压、餐后低血压、血压昼夜节律异常、"白大衣现象"明显、并发症多等特点。

3. 我国高血压患者中，有 1%~5% 可发生高血压危象。老年高血压危象的发生与治疗依从性差、既往血压控制不良有很大关系。

4. 高血压危象分为高血压急症和高血压次急症两类。前者有严重的急性或进行性靶器官损害的证据，包括脑病、脑卒中、急性左心衰竭、急性肾衰竭、ACS、主动脉夹层、嗜铬细胞瘤危象等；后者是指血压明显升高但不伴进行性靶器官损害，患者可有血压明显升高造成的症状。

5. 老年人高血压危象的临床表现有三个特点：发病相对平缓、病情经过严重、大多数为水肿型高血压伴低动力综合征的表现。

6. 老年人高血压危象的治疗，应重点关注靶器官受损的逆转（是高血压急症治疗的核心部分）和异常增高血压的控制，以及结合患者既往的合并症情况，进行个体化综合救治。

7. 高血压急症的血压管理一般需要在1~2小时内迅速降低血压，通常采用静脉用药，高血压次急症则需在24小时内平稳控制血压。血压控制目标依不同的靶器官受损而异。

8. 高血压急症是高血压患者死亡的主要原因，积极控制血压是降低高血压急症死亡率的重要措施之一。

（陈凤英 刘亚泽）

参考文献

1. 张文武. 高血压急症的诊断与治疗[J]. 中华急诊医学杂志，2007，16（10）：1118-1120.
2. 葛均波，徐永健. 内科学[M]. 8版. 北京：人民卫生出版社，2014.
3. 唐新华. 老年高血压的个体化治疗[J]. 实用老年医学杂志，2003，17（4）：178.
4. VARON J. Treatment of acute severe hypertension：current and newer agents[J]. Drugs，2008，68（3）：283-297.
5. Mancia G，Fagard R，Narkiewicz K，et al. 2013 ESH/ESC Guidelines for the management of arterial hypertension：the Task Force for the management of arterial hypertension of the European Society of Hypertension（ESH）and of the European Society of Cardiology（ESC）[J]. J Hypertens，2013，31（7）：1281-1357.
6. 李小鹰. 老年人高血压急症[J]. 中华老年医学杂志，2005，24（4）：251-253.
7. SAGUNER A M，DUR S，PERRIG M，et al. Risk factors promoting hypertensive crises：evidence from a longitudinal study[J]. Am J Hypertens，2010，23（7）：775-780.
8. 范振兴，华琦. 高血压危象的治疗进展[J]. 中国卒中杂志，2013，8（8）：60-64.
9. 中国医师协会急诊医师分会. 中国急诊高血压诊疗专家共识（2017修订版）[J]. 中国急救医学杂志，2018，38（1）：1-13.
10. 中国医师协会心脏重症专家委员会，北京高血压防治协会. 心脏重症相关高血压管理专家共识[J]. 中华医学杂志，2019，99（13）：965-970.

第4节 严重心律失常

一、概述

心律失常是一种临床常见病症，可由各种心血管疾病或多种诱因引起，也可仅单纯心电活动紊乱而无明显器质性心脏病。心律失常的急性发作或加重具有起病急、复杂多变、进展快的特点，如不能正确判断与及时处理，可引起血流动力学恶化，在有基础心脏病或心力衰竭史的老年患者中尤其突出，甚至危及生命。衰老已成为多种心血管疾病发生与发展的独立危险因素，随着老龄化的进展，病态窦房结综合征（sick sinus syndrome，SSS）、心房颤动、室性心律失常等发病率和病死率显著增加。

严重心律失常又称危险性心律失常，是指引起血流动力学不稳定的心律失常，如临床上一般多见的室性心动过速（简称室速）、快室率心房颤动、高度房室传导阻滞（atrio-ventricular block，AVB）等。严重心律失常皆增加心脏性猝死（sudden cardiac death，SCD）的风险。

心房颤动（简称房颤）是老年人群中发病率最高的一类心律失常，80岁及以上老年人发病率超过9%。房颤不仅可引起心悸、胸闷不适症状，影响生活质量，还可损害心功能，影响心输出量，导致或加重组织器官的灌注不足，甚至可诱发猝死风险。有报道，2009年在美国的所有死亡患者2 437 163例中，有100 196例（4.11%）患有房颤，其中有15 434例患者死亡的根本原因就是房颤。

SSS通常发生在老年人，在65岁以上心脏病患者中其患病率约为1/600，而在正常人群中发病率约为每年0.8‰。根据国家卫生健康委员会网上注册资料统计，2016年植入起搏器例数为

73 080 例,其中 SSS 的比例为 48.9%,AVB 的比例为 38.3%。

二、病因与危险因素

严重心律失常的发生常见于有器质性疾病的患者,如急性心肌梗死(AMI)、心力衰竭、慢性阻塞性肺疾病(COPD)、急性胰腺炎、急性脑血管病等;也可见于电解质紊乱、酸碱平衡失调、物理/化学因素中毒及药物副作用等。一些生理性因素如运动、情绪变化、吸烟、用力排便等也可诱发严重心律失常的发生。

衰老是多种心血管疾病发生与发展的独立危险因素。随着增龄所带来的心脏结构(心肌细胞纤维化、瓣膜钙化等)及功能(冠状动脉痉挛及狭窄引起心肌供血不足)的退行性改变,心肌产生不均匀性电活动,心律失常的发病率不断增加,发病机制呈现复杂化特征;随着增龄,老年人高甘油三酯血症、高胆固醇血症、高血压、肺源性心脏病、冠心病等发病率也增高,同样引起心脏结构及功能异常,进而导致各种心律失常。

三、发病机制

目前对老年心律失常的发病机制,尤其是增龄性改变的分子机制认识尚不清楚,有学者对衰老相关性心律失常发生的结构和功能性改变进行了研究和探讨,认为机体随年龄增长出现窦房结起搏细胞进行性减少,心肌细胞及间质纤维化明显增加,钠、钾、钙离子通道表达和功能异常,缝隙连接蛋白表达及分布异常,以及由微 RNA(microRNA)调控的心脏电重构等一系列心脏结构及电生理改变,这些增龄性改变易化了心肌折返的形成,直接影响心脏的电触发及电传导,是老年心律失常发生与发展的基础。

四、临床表现

(一)症状与体征

心律失常的临床表现依据患者是否影响血流动力学变化而有所不同,多数患者表现为突然出现心悸、头昏、乏力,也有些老年患者因感觉迟钝或因耐受而无不适主诉,有血流动力学变化者可出现虚脱、黑矇,甚至晕厥,未能及时纠正者可出现意识丧失,全身抽搐,大动脉搏动触摸不到,甚至猝死。

房颤的三个"不一致"表现足以提示临床诊断:心律绝对不整,第一心音强弱绝对不等,脉搏短绌。三度 AVB 时可闻及"大炮音"。

部分患者存在基础心脏病和/或心力衰竭的体征。

(二)心电图表现

1. **心室扑动**(ventricular flutter,简称室扑) 规则的大正弦波样波动,P-QRS-T 波群不能分辨,频率 150~300 次/min(大多在 200 次/min)。

2. **心室颤动**(ventricular fibrillation,简称室颤) 不规则、形态和振幅不等的波动,P-QRS-T 波群消失(图 13-4-1)。

3. **室性心动过速**(ventricular tachycardia,简称室速) 指连续出现≥3 个、频率>100 次/min 且起源于房室结以下的心动过速(图 13-4-2)。

根据 QRS 波形态,分为单形性室速和多形性室速,后者指 QRS 形态在任一导联上不断变化,节律不规则,频率 100~250 次/min。部分多形性室速可蜕变为室扑或室颤,导致心源性晕厥、心搏骤停和猝死。

根据有否伴 QT 间期延长,分为 QT 间期延长的多形性室速(又称为尖端扭转型室速,TdP)、QT 间期正常的多形性室速和短 QT 间期多形性室速。

TdP 的心电图特点是明显 QT 间期延长,在心动过速发作前,常可见到长间歇依赖的巨大 T 波或 U 波。发作前心动周期呈短—长—短周期规律变化(间歇依赖现象)。RR 间期越长,T 波或 U 波越明显,直至振幅达到一定高度(阈值)时即激发 TdP。TdP 可反复发作,或可退变为室颤,也可自行终止(图 13-4-3)。

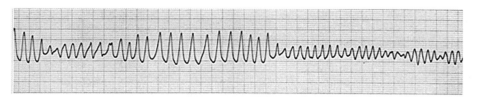

图 13-4-1 心室颤动

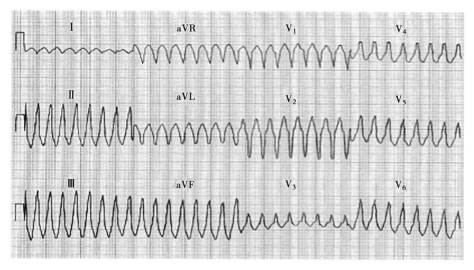

图 13-4-2 室性心动过速

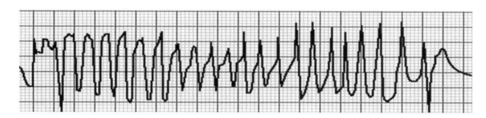

图 13-4-3 尖端扭转型室性心动过速

4. 加速室性自主心律（非阵发性室速） 心室率大多为 60～80 次/min，很少超过 100 次/min，比较规则。

5. 室上性心动过速（supraventricular tachy-cardia，简称室上速） 狭义的室上速主要是房室结折返性心动过速（atrioventricular node reentrant tachycardia，AVNRT）和房室折返性心动过速（AVRT），多为规则的窄 QRS 波。逆向型房室折返性心动过速（anti-dromic atrioventricular reentrant tach-ycardia，AAVRT）或伴有束支传导阻滞亦可见宽 QRS 波形。

6. 房颤（atrial fibrillation，Af）与房扑（atrial flutter，AF） 房颤是指规则有序的心房电活动丧失，代之以快速无序的颤动波（f 波）。窦性 P 波消失，代之以频率 350～600 次/min 的 f 波，RR 间期绝对不等（图 13-4-4）。

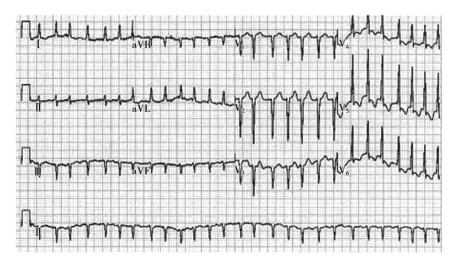

图 13-4-4 房颤

房扑表现为 P 波消失,代之以快速而规则的扑动波(F 波),扑动波的频率在 250~350 次/min,其间常无等电位线(图 13-4-5)。

房扑 2:1 房室传导易于与室上速混淆,注意在 Ⅱ、V₁ 导联寻找房扑波(F 波)的痕迹有助于诊断,食管导联心电图可见呈 2:1 房室传导的快速 A 波,对房扑的诊断有帮助。

7. 缓慢性心律失常   凡是四级起搏点(窦房结、心房、房室交界区及心室)功能减退导致的自律性受抑制或传导系统障碍或二者兼有之,都可以发生缓慢性心律失常(brady-arhythmia),以心室率低于 60 次/min 为标准,常见为窦性心动过缓、窦性静止、房室交界性逸搏心律、心室自主心律、传导阻滞(包括窦房传导阻滞、AVB、心室内传导阻滞)等。SSS 及高度 AVB 是常见的严重缓慢性心律失常(图 13-4-6)。

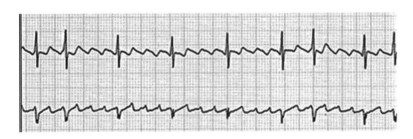

图 13-4-5   房扑

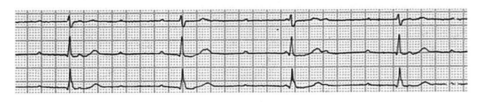

图 13-4-6   三度房室传导阻滞

五、诊断与评估

心电图检查及心电监测可及时发现心律失常,需要结合既往病史及相应的辅助检查综合评估。

(一)确定心律失常类型

通常根据心室率的快慢分为快速性心律失常和缓慢性心律失常,前者根据 QRS 波分为窄 QRS 心动过速和宽 QRS 心动过速。

1. 窄 QRS 心动过速   节律规整的窄 QRS 心动过速多见于窦性心动过速、室上速、房扑(等比传导),节律不齐的窄 QRS 心动过速多见于房颤、房扑(不等比传导)、多源性房速。

临床上,房颤根据其发作特点和对治疗的反应,一般分为 3 个类型:①阵发性房颤(paroxysmal Af)指房颤发作≤7 天,多数在 48 小时内自动终止,其中包括首次诊断的房颤;②持续性房颤(persistent Af)是指发作时间>7 天,不论药物治疗或电转复使其终止与否,其中包含长程持续性房颤(指虽时间可能>1 年但拟行射频消融治疗者);③永久性房颤(permanent Af)是指经复律后不能维持窦性心律的房颤,或者患者和医师已经决定任房颤继续存在且不做进一步努力来恢复窦性心律的房颤。

房颤相关症状的 EHRA(欧洲心律学会)分级是治疗策略选择的重要依据之一。EHRA Ⅰ级:无任何症状;EHRA Ⅱ级:轻微症状,日常活动不受影响;EHRA Ⅲ级:症状严重,影响日常活动;EHRA Ⅳ级:致残性症状,无法从事日常活动。

2. 宽 QRS 心动过速   绝大多数(90%~95%)是室速,只有少数(5%~10%)属于室上速,即伴室内差异性传导、窦性心律时呈束支或室内传导阻滞、伴房室旁道前传(预激综合征伴房颤/房扑)。

支持宽 QRS 心动过速为室速的特征是:QRS 波宽大畸形,与同一患者窦性心律时 QRS 波迥异;QRS 波与 P 波没有关系,即房室分离;心室夺获和室性融合波;胸前导联上 QRS 波群的方向相同,即同向一致性;电轴左偏,-90°~+180°。其中,房室分离、心室夺获和室性融合波诊断室速的特异性很高,但敏感性较低。

2008 年 Vereckei 提出 aVR 单导联鉴别宽 QRS 心动过速的四步新流程内容简单、易记,且诊断准确性较高,但是对于旁道前传、房室结逆传的房室折返性室上速,其心室激动的模式与真正室速几乎无差别,因此一直是各种鉴别诊断流程的盲区。aVR 单导联鉴别宽 QRS 心动过速新流程:第一步,QRS 波起始波为 R 波时诊断室速,否则进入第二步;第二步,QRS 波起始 r 波或者 q 波的时限>40 毫秒为室速,否则进入第三步;第三步,以 QS 波为主波时,起始部分有顿挫为室速,否则进入第四步;第四步,测量 QRS 心室初始激动速度(Vi)与终末激动速度(Vt)之比,Vi/Vt≤1 诊断为室速。

当宽 QRS 心动过速不能经已有的标准或流程明确识别时,则属于不明机制的宽 QRS 心动过速,应遵循预后严重程度优先的原则和构成比例占大多数优先的原则,按室速处理。

室速根据持续时间和血流动力学的特点,又分为持续性室速和非持续性室速,前者定义为室速持续时间≥30 秒,或者持续时间不足 30 秒,但由于血流动力学不稳定而被及时终止的室速;后者定义为持续时间小于 30 秒、RR 间期小于 600 毫秒且连续 3 个或者以上的心室搏动。持续性室速往往是一种致命性心律失常,它和室扑及室颤都是心搏骤停和心脏性猝死的主要原因,也是各种器质性心脏病患者主要的死亡原因之一。24 小时内出现≥3 次独立的持续性室速事件且每次室速的发作都需要干预才能终止的情况称为室速风暴,亦称交感风暴。连续发作的持续性室速虽然能自行复律,但是在数小时内又复发的情况称为无休止的室速。

室上速多见于无器质性心脏病的中青年,突发突止,易反复发作,但在老年患者易导致已有心肌缺血加重,诱发血流动力学不稳定。

3. 严重缓慢性心律失常 缓慢性心律失常是临床常见的心律失常,在老年人中发生率更高。严重缓慢性心律失常主要包括严重窦性心动过缓、窦性静止/窦房传导阻滞、SSS、高度 AVB。

(二) 确定血流动力学状态

血流动力学不稳定的含义是伴有低血压和/或组织灌注不足,如不及时治疗很可能导致休克或心搏骤停;或者原有严重器质性心脏病和心力衰竭明显加重、恶化,使患者生命体征处于极不稳定的状态。一般来讲,无症状或症状轻微提示血流动力学稳定;若患者出现晕厥前兆(头昏、头晕、乏力或虚脱、黑矇)甚至晕厥、急性心肌缺血(心绞痛)或 AMI、急性心力衰竭、低血压甚或休克等则属血流动力学不稳定,更为甚者出现意识丧失、全身抽搐、大动脉搏动触摸不到,乃至猝死。

对于无脉性室速,按照室颤处理;有脉搏的血流动力学不稳定的宽 QRS 心动过速,可不考虑是室性抑或室上性,都应及早同步直流电复律,终止心动过速发作,维护有效的循环状态;而血流动力学稳定心动过速可先行鉴别诊断,根据不同的发病机制或类型予以相应处理。若一时难以准确诊断,按室速处理。

(三) 确定基础心脏病及心功能状态,识别心脏性猝死高风险人群

对于合并有多种基础疾病的老年患者,如冠状动脉严重狭窄或严重心功能不全的患者,即便是快速的室上性心律失常也会使血流动力学迅速恶化,甚至致命。

临床中需要注意的是,部分患者的心律失常存在潜在的转化为严重状态的风险,但常常因为尚没有出现血流动力学变化而被忽视,如不尽早识别、及时处理,则可能在短时间内迅速恶化为严重心律失常。如 AMI 患者在急性期(尤其心电不稳定的最初 24 小时内)出现 Lown 分级(表 13-4-1)Ⅲ级以上的室性期前收缩(尤其是 R on T、R on P 现象),易触发室颤;预激综合征伴发快速心室率的房颤、2:1 下传的房扑有可能随时恶化。

表 13-4-1 室性期前收缩 Lown 分级

分级	表现
0 级	无室性期前收缩
Ⅰ 级	偶发,每小时少于 30 次或每分钟少于 1 次
Ⅱ 级	频发,每小时多于 30 次或每分钟多于 6 次
Ⅲ 级	多源性室性期前收缩
ⅣA 级	成对的室性期前收缩,反复出现
ⅣB 级	成串的室性期前收缩(三个或三个以上室性期前收缩)反复出现
Ⅴ 级	期前收缩的 R 波落在前一个窦性激动的 T 波上

心率低于 40 次/min 时，即使心脏正常，凭借增加每搏输出量的代偿作用已经不能完全抵消缓慢心率对心输出量的影响，三度 AVB 患者近 45% 阻滞部位在希浦系统，逸搏点的位置更靠下，逸搏心率慢、变时性差、稳定性差，极易发生晕厥、阿斯综合征（Adams-Stokes syndrome）甚至猝死。有些患者心电图表现为双束支交替阻滞、三分支阻滞，均可随时恶化甚至导致猝死，尤其是心肌梗死、心力衰竭或其他严重器质性心脏病患者。

心悸、气短、头昏、头晕或晕厥是心律失常的非特异症状，虽然这些症状对于心律失常的病情评估有一定临床意义，但绝大多数心律失常的预后主要与有无器质性心脏病及心功能状态密切相关。然而，近期的几项研究警示我们要认识到多数 SCD 事件并非像其术语解释的那样突然发生，而是在其之前的相当长一段时间内即有上述预警症状存在，遗憾的是这些预警症状常被误解或忽略。因此，对于有症状的心律失常，要重视询问病史，同时建议进行必要的检查评估，如动态 ECG、运动诱发试验、左室功能与影像学检查，甚或心脏电生理等。SCD 高危人群尤其值得关注：具有导致首次冠脉事件多重危险因素的人群、有任何冠脉事件史、LVEF≤30% 或心力衰竭、心搏骤停复苏者、心肌梗死后室性心律失常者。

（四）确定诱发因素

缺血、缺氧、严重感染、电解质紊乱、酸碱失衡等是常见诱发因素。

六、急诊管理

急诊心律失常管理总的原则是，尽快终止严重心律失常尤其是危及生命的快速性心律失常，改善血流动力学状态与症状；纠正基础疾病（状态）和诱发因素；改善长期预后（减少住院，减少心血管事件），预防 SCD。早发现、早识别、早处理对于挽救患者生命具有重要的意义。

有时原发病不能很快得到诊断或处理，一些心律失常本身可造成严重的血流动力学障碍，此时终止心律失常成了首要和立即完成的任务。有些心律失常一时没有可寻找的病因，治疗目标即为终止心律失常。有些心律失常不容易立刻终止，但快速的心室率会使血流动力学状态恶化，减慢心室率可稳定病情，如快速房颤、房扑。

恰当治疗措施的选择有赖于：对心律失常病因和机制的理解、对可能导致心律失常恶化的相关医疗状况的评估，以及对心律失常风险与治疗的风险/得益比的评估。

（一）心室扑动、心室颤动

急诊按心肺脑复苏原则进行，力争在 4 分钟内建立有效的循环和呼吸。及早行非同步电除颤；持续性胸外按压，维持心、脑等重要器官的血供；清除呼吸道异物，保持呼吸道通畅；建立有效呼吸，避免过度通气；复苏药物以肾上腺素为主；及时纠正电解质、酸碱失衡。（详见第 4 章第 2 节"心肺复苏"内容）

（二）室性心动过速

持续性室速发作，无论有无器质性心脏病均应干预。无血流动力学障碍的室速，可选用利多卡因、β 受体阻滞剂或胺碘酮静脉推注，如果患者出现低血压、休克、心绞痛、心力衰竭或脑血流灌注不足等症状，应迅速施行电复律；复律成功后可静脉应用胺碘酮、利多卡因等，防止室速短时间内复发。洋地黄中毒引起的室速不宜电复律。ICD 植入治疗可应用于持续性多形性室速患者。药物治疗后仍反复发作单形性室速或 ICD 植入后反复电击的患者可考虑导管消融治疗。

无脉性室速或血流动力学不稳定的多形性室速皆按室颤处理，进行心肺复苏并及早电复律；血流动力学稳定或短阵多形性室速发作者，应鉴别有无 QT 间期延长。

临床上以获得性 QT 延长综合征为多见，常由药物（如某些抗心律失常药、利尿药、三环类抗抑郁药等）、电解质紊乱（如低血钾、低血镁、低血钙）、心脏本身疾病（如心动过缓、心肌缺血、心功能不全）等引起。已经发生 TdP 的患者，首要措施是寻找并停用一切可以引起 QT 间期延长的药物，发作不严重者可给予硫酸镁静脉滴注，直至 TdP 减少和 QT 间期缩短至 500 毫秒以内，积极静脉补钾，将血钾维持在 4.5～5.0mmol/L。心动过缓及有长间歇者可予临时起搏器治疗，以 90～110 次/min 的频率起搏，消除长间歇，缩短 QT 间期，从而抑制 TdP 发作。心动过缓相关的 TdP，在未行临时起搏治疗之前,可使用异丙肾上腺素提高心室率,一般需将心率提高到 90 次/min 以上。

QT 间期正常的多形性室速远较 QT 间期延长的多形性室速多见,合并缺血、心力衰竭、低氧血症的患者出现短阵多形性室速,是出现严重不良事件的征兆。正常 QT 间期的多形性室速十分强调病因和诱因的纠正,与此同时,若室速发作频繁,可应用 β 受体阻滞剂、胺碘酮、利多卡因。由于老年人药代动力学的变化,长时间使用应注意药物的体内蓄积及毒副作用。

加速室性自主心律最常见于 AMI 患者再灌注治疗时,通常认为发作短暂,预后较好,一般不需要治疗。

室速处理流程见图 13-4-7。

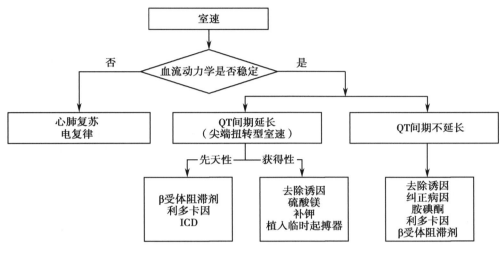

图 13-4-7 室速处理流程

（三）室上性心动过速

1. 血流动力学不稳定者的处理 立即同步直流电转复,50~100J。

2. 血流动力学稳定者的处理

（1）深吸气后屏气再用力做呼气动作（Valsalva 法）,或用压舌板等刺激咽喉部等兴奋迷走神经方法。

近年来改良 Valsalva 动作（让患者在半卧位憋气之后立即平卧,并由他人抬高其双腿）较之传统半卧位可显著提高室上速的复律成功率。一项随机、平行、对照试验,纳入 2013 年 1 月到 2014 年 12 月间的 433 例室上速患者,按照 1∶1 的比例随机分配至标准 Valsalva 动作组和改良 Valsalva 动作组各 214 例患者,两组病例基线资料具可比性,主要研究终点为干预后 1 分钟恢复窦性心律,结果显示在两组各 214 例室上速患者中标准 Valsalva 仅使 37 例（17%）患者恢复正常窦性心律,而改良疗法使 93 例（43%）患者恢复正常窦性心律,差异具有显著统计学意义,校正比值比（*OR*）为 3.7（95% *CI* 2.3~5.8,*P*<0.000 1）。相比其他可选择的治疗室上速的方法,Valsalva 试验的优点是无论在医院还在家中,都可以帮助识别需要积极治疗的人群。此外,传统 Valsalva 动作可致回心血量减少,对缺血性心脏病可能存有风险,改良的 Valsalva 试验克服了静脉回心血量减少的问题,易于操作、耐受性好、可重复,所有患者在进行侵入性治疗前尝试进行这样一个标准的治疗是合理的。

（2）经食管心房调搏可用于所有室上速患者,特别适用于无法用药、有心动过缓病史者。

（3）药物,可选用腺苷、维拉帕米、地尔硫䓬、普罗帕酮及胺碘酮、β 受体阻滞剂。但预激综合征旁路前传心室（QRS 增宽）的患者应慎用或禁用洋地黄类药物。①伴明显低血压和严重心功能不全者,可选去乙酰毛花苷注射液、腺苷;②伴窦房结功能障碍的室上速患者,可采取药物治疗,但应注意药物的安全性,尤其是老年患者;③伴有 COPD 患者,首选钙拮抗剂;④伴有交感兴奋状态如高血压者,药物首选 β 受体阻滞剂。

（4）反复发作患者,可选择射频消融术或外科手术治疗。

（四）心房颤动/心房扑动

老年急性房颤的治疗目的在于维持血流动力学稳定、减轻房颤所致症状、评价与防范血栓栓塞的风险、及早查明并处理可能存在的诱发或影响因素（如缺氧、急性心肌缺血或炎症、高血压、饮酒、甲状腺功能亢进等），具体措施包括控制心室率、转复窦性心律、抗凝、控制病因或诱发因素，其中，抗凝与预防血栓栓塞并发症是基础治疗，室率控制是基本治疗，节律控制是选择性治疗，控制病因或诱因是必要的治疗。

多年来，针对持续性房颤的心率控制或节律控制治疗策略进行了多项大规模的随机对照研究，总体结果提示，节律控制效果并不优于心率控制，但值得注意的是，也有部分研究显示，在房颤合并心力衰竭的人群中，恢复窦性心律的患者较心率控制的患者左室功能更优，生活质量更高。

1. 心室率控制 房颤急性发作时，心室率控制是首选基本治疗方式。心室率控制目标以静息时心率<80次/min、中等活动量时心率<110次/min为宜。该目标心率是建立在以下推论之上：①窦性心律时心室率较慢的患者临床症状较少；②心室充盈时间延长可以获得更稳定的血流动力学环境；③减少罹患心动过速相关心肌病的风险；④房颤时，心率越接近窦性心律者预后越佳。

然而，诸多研究表明以往我们努力的治疗目标可能对患者来说并不是最佳，其中 RACE 研究中，Groenveld 等将接受心率控制的研究对象按照静息心率<80次/min 和≥80次/min 分为两组，前者发生心血管事件、心力衰竭、血管栓塞、出血、安装起搏器和药物严重副作用等终点事件比例为23%，后者为17%，结果表明，预测患者发生主要终点事件的独立因素不是心率快慢，而是是否患有冠心病、是否使用地高辛药物和有无中断抗凝药物治疗等。RACE-2 研究也得出类似结论，随机纳入 614 例永久性房颤患者，随访期限 2~3年，非严格控制心率组（静息心率<110次/min）患者的主要心血管事件发生率为12.9%，包括因心力衰竭而住院、脑卒中、血栓栓塞事件、严重出血和威胁生命的心律失常等，而严格控制心率组（静息心率<80次/min，活动时<110次/min）的主要

心血管事件发生率为14.9%，从危害比和危险度上看，非严格控制心室率组并不劣于严格控制心室率组。

控制心室率主要有四类一线药物：β受体阻滞剂、钙通道阻滞剂、胺碘酮、洋地黄类。房颤急性发作时主要应用静脉制剂，起效快，作用肯定。药物的选择：①对于没有预激患者，紧急情况时可以静脉应用β受体阻滞剂（艾司洛尔、美托洛尔）或非二氢吡啶类钙通道阻滞剂（维拉帕米、地尔硫䓬），但要谨慎观察患者有无低血压或心力衰竭。艾司洛尔 0.5mg/kg 缓慢静脉推注（2~5分钟），继之 0.05~0.25mg/（kg·min）静脉滴注，或美托洛尔 2.5~5mg（5~10分钟）缓慢静脉推注，每15~20分钟可以重复1次，最多3次，有哮喘、COPD、急性左心收缩功能不全者禁用。地尔硫䓬0.25mg/kg 缓慢静脉推注（>5分钟），15~20分钟可以重复1次，心率控制后 5~15mg/h 静脉滴注，或维拉帕米 2.5~10mg（3~5分钟）缓慢静脉推注，必要时可重复。②不伴有旁路的房颤合并心力衰竭患者，静脉应用洋地黄类或胺碘酮。毛花苷丙 0.2~0.4mg（>5分钟）缓慢静脉推注，30~60分钟可以重复，24小时总量 0.8~1.2mg。胺碘酮150mg（10分钟）缓慢静脉推注，继之 1mg/min 维持6小时后，0.5mg/min 维持18小时，最大剂量不超过1g。③房颤合并预激综合征的患者静脉应用洋地黄类或非二氢吡啶类钙通道阻滞剂可能会加速房室传导，禁忌使用。④失代偿性心力衰竭伴房颤患者静脉应用非二氢吡啶类钙通道阻滞剂可能会加重血流动力学障碍，禁忌使用。

2020年，Dipak Kotecha 在 ESC 年会上介绍了RATE-AF 试验 12 个月的随访结果，与β受体阻滞剂相比，地高辛可作为永久性房颤伴心力衰竭老年患者长期心率控制和改善症状的一线治疗。试验共入选了 160 例老年患者（平均年龄 76 岁，50% 为女性），有心力衰竭症状及因永久性房颤引起的中至重度症状，随机分为两组：低剂量地高辛组和β受体阻滞剂（比索洛尔）组。结果显示，在降低心率方面，地高辛和比索洛尔同样有效（从基线时的 100 次/min 降低至第 6 和 12 个月时的 70次/min）；在对患者第 6 个月时的生活质量评估方面，两种药物亦无差异，药物的耐受性均较好，然

而在第 12 个月时,地高辛组患者在生活质量(SF-36 评分)的多个方面(如精力、生理功能和一般健康状况)均显著高于 β 受体阻滞剂组;在第 6 个月时,超过一半的地高辛组患者的房颤相关症状改善了两级,而 β 受体阻滞剂组仅 10% 的患者改善了两级,在第 12 个月时,地高辛组 70% 的患者心功能改善了两级,β 受体阻滞剂组仅为 30%;地高辛组患者的 NYHA 分级在基线到第 6 个月和第 12 个月时显著改善(从 2.4 到 1.5),β 受体阻滞剂组改善较小,从基线时的 2.4 到第 6 个月和第 12 个月时的 2.0;此外,地高辛组的 NT-proBNP 水平从基线时的 1 095pg/ml,下降到了第 6 个月时的 1 058pg/ml 和第 12 个月时的 960pg/ml,而 β 受体阻滞剂组的 NT-proBNP 水平反略有升高,在基线、第 6 个月和第 12 个月时分别为 1 041pg/ml、1 209pg/ml 和 1 250pg/ml。Dipak Kotecha 指出,尽管 RATE-AF 试验不足以评估临床事件,但值得注意的是,在 12 个月内,地高辛组发生了 29 例不良事件,β 受体阻滞剂组则发生了 142 例不良事件。试验结果表明,地高辛更适用于稳定的永久性房颤患者。不过,该试验入选患者均为伴有呼吸急促等症状的老年患者,目前尚未明确在运动活跃的永久性房颤患者中,使用地高辛进行心率控制的效果如何,毕竟经典的理论认为,地高辛对控制静息时的心率较优,但在运动时的心率控制方面却不如 β 受体阻滞剂或钙通道阻滞剂。

2. 节律控制(复律) 对少数导致血流动力学障碍的房颤或症状严重者,可以考虑复律治疗。

电复律:适用于快速心室率房颤患者伴心肌缺血、症状性低血压、心绞痛或心力衰竭,房颤伴预激时心室率过快或血流动力学不稳定患者。

药物复律:适用于血流动学稳定、症状严重不能耐受的患者或不接受电复律的患者。①氟卡尼 2mg/kg,缓慢静脉推注>10 分钟;②伊布利特 1~2mg/kg,加入 5% 的葡萄糖 20ml 缓慢静脉推注,必要时可重复;③普罗帕酮 70mg,加 5% 葡萄糖 20ml 静脉缓慢推注,继之 1~1.5mg/kg 静脉滴注,适用于无器质性心脏病伴预激的房颤患者;④胺碘酮 150mg,加 5% 葡萄糖 20ml 静脉缓慢注射,继之 0.5~1.0mg/kg 静脉滴注。鉴于老年患者胺碘酮的全身不良反应可能不明显,应该密切监测甲状腺功能及肺功能等不良反应。

房颤复律流程见图 13-4-8。

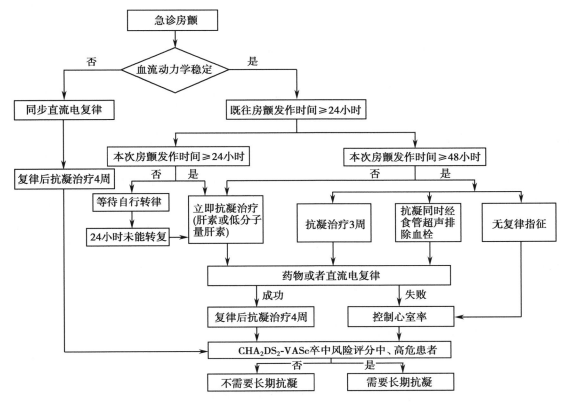

图 13-4-8 房颤复律流程

近来也有研究显示，房颤患者早期进行节律控制可能降低心血管不良事件的发生。EAST-AFNET4 试验是一项平行、随机、开放、结果评估设盲的国际研究，旨在评价与常规治疗相比，使用抗心律失常药物和导管消融进行早期节律控制治疗是否可以改善房颤患者的不良结局。该试验纳入欧洲 11 个国家 135 个医学中心的早期房颤患者 2 789 例，平均 CHA_2DS_2-VASc 评分为 3.4 分，随机分为早期节律控制组（1 395 例，房颤诊断不足 1 年即行节律控制，包括抗心律失常药或导管消融治疗）和常规治疗组（1 394 例，节律控制仅限于症状性房颤患者），两组患者均接受心血管疾病基础治疗、抗凝治疗和心室率控制治疗。试验的主要终点为心血管死亡、卒中、心力衰竭恶化或 ACS，平均随访 5.1 年后，早期节律控制组中 249 例患者出现主要终点事件，常规治疗组中 316 例患者出现主要终点事件，前者主要终点发生率较低（$HR=0.79$，95% CI $0.67\sim0.94$，$P=0.005$），其绝对风险降低了 $1.1\%/$年；并且，早期节律控制组的临床获益在各亚组中是一致的。

3. 抗凝治疗 对卒中的高危急性房颤患者，应立即开始抗凝治疗或继续抗凝治疗。需要急诊复律的患者，对卒中低危患者，房颤发作时间 <48 小时者，可直接行复律治疗。房颤持续时间超过 48 小时的患者，急诊转复前使用肝素，且电转复后继续使用抗凝药物。急性抗凝治疗：肝素 5 000IU 静脉推注，然后 800~1 000IU/h 维持，监测 APTT 延长 2 倍左右（50~70 秒）；或低分子量肝素皮下注射 100IU/kg。房颤患者拟行心脏复律治疗，不管其持续时间是否超过 48 小时，可以皮下注射低分子量肝素后行经食管超声（transesophageal echocardiography，TEE）检查，如果证实左房及左心耳内无血栓，可以忽略复律前 3 周的抗凝，考虑立即开始复律，成功复律后常规予以 4 周的抗凝治疗。

老年房颤患者多合并高血压、糖尿病、心力衰竭等疾病，根据 CHA_2DS_2-VASc 评分（表 13-4-2），具有 1 个主要危险因素或 2 个及以上次要危险因素（评分 ≥2 分）者，罹患脑卒中风险较高，需要长期抗凝，推荐使用华法林，在抗凝治疗的同时，特别关注可能面临的出血风险，谨慎评估，并严密观察随访。

表 13-4-2 CHA_2DS_2-VASc 评分量表

危险因素	计分/分
充血性心力衰竭/左室功能障碍（C）	1
高血压（H）	1
年龄 ≥75 岁（A）	2
糖尿病（D）	1
卒中/短暂性脑缺血发作/血栓栓塞史（S）	2
血管疾病（V）	1
年龄 65~74 岁（A）	1
性别（女性）（Sc）	1
总分	9

近年来，新型口服抗凝药（即非维生素 K 拮抗剂口服抗凝药物，non-vitamin K antagonist oral anticoagulants，NOAC）正逐渐取代传统的华法林而成为抗凝治疗的首选，NOAC 包括直接凝血酶抑制剂（达比加群）和 Ｘa 因子抑制剂（利伐沙班、阿哌沙班、依度沙班）。与华法林相比，NOAC 仅针对凝血瀑布中的单靶点，抗凝效果确切，具有起效快、半衰期短、剂量反应关系良好、药物间相互作用少、无须检测抗凝强度、有特异性拮抗药物等优点，RE-LY（应用达比加群）、ROCKET-AF（应用利伐沙班）、ARISTOTLE（应用阿哌沙班）及 ENGAGE AF-TIMI 48（应用依度沙班）等一系列国际多中心的随机对照研究证实，非瓣膜性心房颤动（non valvular atrial fibrillation，NVAF）患者使用 NOAC 的抗栓疗效不劣于华法林，同时出血风险减小，临床净获益显著，研究者纳入这 4 项研究进行荟萃分析，标准剂量 NOAC（达比加群 150mg/次，2 次/d；利伐沙班 20mg/次，1 次/d；阿哌沙班 5mg/次，2 次/d；依度沙班 60mg/次，1 次/d）与华法林相比可以显著减少卒中、体循环血栓栓塞及颅内出血的风险；低剂量的 NOAC（如达比加群 110mg/次，2 次/d；依度沙班 30mg/次，1 次/d）预防卒中及体循环血栓栓塞的有效性与华法林相似，但出血性卒中及颅内出血的发生率明显减少。结果显示，标准剂量的 NOAC 比华法林更有效、安全，而低剂量的 NOAC 与华法林的有效性一致，但也更安全。目前，NOAC 已广泛用于 NVAF 患者的血栓栓塞预防，并获得国内外相关指南的一致推荐。

（五）缓慢性心律失常

1. 病态窦房结综合征（SSS）　指窦房结及其邻近组织病变引起窦房结起搏功能和/或冲动传出障碍导致的一系列心律失常，常同时合并心房自律性异常，表现为慢-快综合征，可发生于任何年龄，但以老年人为多见。

对于无灌注的缓慢性心律失常（如心室停搏或无脉性电活动）往往是疾病终末期的表现，应立即实施心肺复苏。药物治疗可选择阿托品、肾上腺素、异丙肾上腺素和多巴胺，尽快提升心率，增加心输出量，纠正血流动力学障碍，改善全身脏器供血。根据心率和心律反应调节给药速度。

对有血流动力学障碍但仍有脉搏的心动过缓，应尽早实行起搏治疗，起搏方法有经食管电极起搏、经静脉起搏等方法。对于因心肌梗死、急性心肌炎等引起的暂时性窦房结功能紊乱可采用临时心脏起搏器治疗。伴有阿斯综合征发作、心电图提示窦房传导阻滞或窦性停搏>3秒，因心动过缓而伴有心力衰竭或心绞痛发作，慢-快综合征伴阿斯综合征或晕厥先兆症状等患者需要安装永久性心脏起搏器。

在稳定血流动力学基础上，积极寻找并治疗可逆性诱因，包括肺栓塞、急性下壁心肌梗死、心肌炎、低血容量、低氧、心脏压塞、张力性气胸、酸中毒、药物过量、体温过低和高钾血症等。

2. 房室传导阻滞（AVB）　AVB可以为短暂性、间歇性或永久性。对于二度Ⅱ型以上AVB，心率过缓伴有血流动力学障碍或心、脑供血不足者，需紧急处理。阿托品可提高AVB的心室率，适用于希氏束以上传导阻滞者，尤其是迷走神经张力增高者。异丙肾上腺素适用于任何部位的AVB，但AMI者慎用。

对于急性高度或完全性AVB药物治疗无效者，可紧急临时心脏起搏。

精　粹

1. 严重心律失常是指引起血流动力学不稳定的心律失常，如临床上一般多见的室速、快室率房颤、高度AVB等。房颤是老年人中发病率最高的一类心律失常，80岁及以上老年人发病率超过9%。

2. 老年心律失常的诊断与评估应包括确定心律失常的类型、评价血流动力学稳定与否、确定基础心脏病与心功能状态，以及识别SCD高危人群、评价诱发因素。

3. 关注SCD高危人群　具有导致首次冠脉事件多重危险因素的人群、有任何冠脉事件史、LVEF≤30%或心力衰竭、心搏骤停复苏者、心肌梗死后室性心律失常者。

4. 急诊心律失常管理总的原则是，尽快终止严重心律失常尤其是危及生命的快速性心律失常，改善血流动力学状态与症状；纠正基础疾病（状态）和诱发因素；改善长期预后（减少住院，减少心血管事件），预防SCD。

5. 对于血流动力学不稳定的宽QRS心动过速，可不考虑是室性抑或室上性，都应及早行同步直流电复律，终止心动过速发作，维护有效的循环状态；而血流动力学稳定的心动过速可先行鉴别诊断，根据不同的发病机制或类型予以相应处理。若一时难以准确诊断，按室速处理。

6. 老年急性房颤的治疗包括控制心率、转复窦性心律、抗凝、控制病因或诱发因素，阵发性房颤以节律治疗为主，持续性或永久性房颤以心率控制为主，并给予积极的抗凝治疗预防血栓栓塞事件的发生。新型口服抗凝药正逐渐取代传统的华法林而成为抗凝治疗的首选。

（赵丽　刘士立　张新超）

参考文献

1. GO A S，MOZAFFARIAN D，ROGER V L，et al. Heart disease and stroke statistics-2013 update：a report from the American Heart Association［J］. Circulation，2013，127（1）：e6-e245.

2. NOALE M，VERONESE N，SMITH L. Associations between cardiac arrhythmia，incident disability in activities of daily living and physical performance：the ILSA study［J］. J Geriatr Cardiol，2020，17（3）：127-132.

3. JONES S A，LANCASTER M K. Progressive age-associated activa-

tion of JNK associates with conduction disruption in the aged atrium[J]. Mech Ageing Dev,2015,146-148:72-80.

4. VERECKEI A,DURAY G,SZNSI G,et al. New algorithm using only lead aVR for differential diagnosis of wide QRS complex tachycardia[J]. Heart Rhythm,2008,5(1):89-98.

5. PAGE R L,JOGLAR J A,CALDWELL M A,et al. 2015 ACC/AHA/HRS guideline for the management of adult patients with supraventricular tachycardia:a report of the American College of Cardiology/American Heart Association Task Force on Clinical Practice Guidelines and the Heart Rhythm Society[J]. Heart Rhythm,2016,13(4):e136-e221.

6. CORBACIOGLU K,AKINCI E,CEVIK Y,et al. Comparing the success rates of standard and modifed Valsalva maneuvers to terminate PSVT:a randomized controlled trial[J]. Am J Emerg Med,2017,35(11):1662.

7. ALLISON M,EDDY L. Leg lift valsalva maneuver for treatment of supraventricular tachycardias[J]. CJEM,2017,19(3):235-237.

8. APPELBOAM A,REUBEN A,MANN C,et al. Postural modification to the standard Valsalva manoeuvre for emergency treatment of supraventricular tachycardias(REVERT):a randomised controlled trial[J]. Lancet,2015,386(10005):1747-1753.

9. JANUARY C T,WANN L S,CALKINS H,et al. 2019 AHA/ACC/HRS focused update of the 2014 AHA/ACC/HRS guideline for the management of patients with atrial fibrillation:a report of the American College of Cardiology/American Heart Association Task Force on Clinical Practice Guidelines and the Heart Rhythm Society in Collaboration with the Society of Thoracic Surgeons[J]. Circulation,2019,140(2):e125-e151.

10. 黄从新,张澍,黄德嘉,等. 心房颤动:目前的认识和治疗的建议2018[J]. 中国心脏起搏与心电生理杂志,2018,32(4):315-368.

11. 郭继鸿. 临床心血管病学[M]. 北京:北京大学医学出版社,2015.

12. ROY D,TALAJIC M. Rhythm control versus rate control for atrial fibrillation and heart failure[J]. N Engl J Med,2008,358(25):2667-2677.

13. SHELTON R J,CLARK A L,GOODE K,et al. A randomised, controlled study of rate versus rhythm control in patients with chronic atrial fibrillation and heart failure:(CAFE-Ⅱ Study)[J]. Heart,2009,95(11):924-930.

14. VAN GELDER I C,GROENVELD H F,CRIJNS H J,et al. Lenient versus strict rate control in patients with atrial fibrillation[J]. N Engl J Med,2010,362(15):1363-1373.

15. 邹琪,张新超. 房颤的室率控制——目前认识与争议[J]. 中国急救医学,2010,30(9):856-58.

16. KOTECHA D,BUNTING K V,GILL S K,et al. Effect of digoxin vs bisoprolol for heart rate control in atrial fibrillation on Patient-Reported Quality of Life:the RATE-AF Randomized Clinical Trial[J]. JAMA,2020,324(24):2497-2508.

17. KIRCHHOF P,CAMM A J,GOETTE A,et al. Early rhythm-control therapy in patients with atrial fibrillation[J]. N Engl J Med,2020,383(14):1305-1316.

18. 崔岩,张新超. 心源性猝死的危险因素与预警因子[J]. 中国医学科学院学报,2008,30(2):218-223.

19. HINDRICKS G,POTPARA T,DAGRES N,et al. 2020 ESC Guidelines for the diagnosis and management of atrial fibrillation developed in collaboration with the European Association of Cardio-Thoracic Surgery(EACTS):the task force for the diagnosis and management of atrial fibrillation of the European Society of Cardiology(ESC) Developed with the special contribution of the European Heart Rhythm Association(EHRA) of the ESC[J]. Eur Heart J,2021,42(5):373-498.

20. RUFF C T,GIUGLIANO R P,BRAUNWALD E,et al. Comparison of the efficacy and safety of new oral anticoagulants with warfarin in patients with atrial fibrillation:a meta-analysis of randomised trials[J]. Lancet,2014,383(9921):955-962.

第5节　主动脉夹层

一、概述

主动脉夹层(aortic dissection,AD)指循环血液通过主动脉内膜的裂口进入动脉壁,导致夹层血肿、形成真假腔的一种少见但极为凶险的心血管急症。急性主动脉综合征(acute aortic syndrome,AAS)被定义为累及主动脉且临床表现相似的一系列急性疾病,这些疾病都通过同一条通路影响内膜及中膜,AAS包含AD(占绝大多数)、主动脉壁内血肿(intramural hematoma,IMH)、主动脉穿透性溃疡(penetrating aortic ulcer,PAU)及主动脉破裂(aortic rupture)等。

AD发病率在欧美国家每年约为4.3人/10万,大多是60~80岁的男性。一项对国际注册机构的464例AD患者进行的回顾性研究发现,男性占65%,平均年龄为63岁(60~80岁),其中1/3的患者年龄≥70岁。我国尚缺乏相关流行病学数据,但随着我国人口老龄化趋势的加速,以及临床医师对AD认识的不断提高,诊断流程得到不断规范和优化,AD在我国老年人群中的发病率逐渐呈上升趋势。

70%左右的AD患者在急性期死于心脏压

塞、主动脉破裂、心律失常等,早期诊断和治疗十分必要。

二、病因与危险因素

AD 的病因目前仍不完全清楚。高血压是老年 AD 患者最常见的危险因素,70%~90% 的老年 AD 患者有高血压,约 1/3 患者有主动脉粥样硬化;其他危险因素包括炎症、外伤、介入操作损伤等。

三、病理生理

正常的主动脉血管壁结构分为三层,由内而外分别是内皮细胞覆盖的血管内膜,富含平滑肌、弹性纤维、胶原纤维的血管中膜,以及由胶原、血管滋养血管、淋巴管组成的血管外膜。作为大血管,主动脉具有循环通道作用,调节循环阻力与心率以及调节冠状动脉血流量等多种生理作用。AD 的病理基础是主动脉中膜的结构异常和主动脉血流动力学异常,二者相辅相成,缺一不可。各种因素导致中膜的弹性纤维断裂,中膜变性、囊性坏死,黏液样物质聚集,破坏了原来强有力的胶原纤维和平滑肌细胞,血管壁结构薄弱,最终导致内膜被血流的剪切力撕开,血入中膜形成夹层,或者存在动脉滋养血管破裂出血,先形成血管壁内血肿,再进一步扩展形成 AD。

AD 除原发病的病理改变外,内膜撕裂口常位于主动脉瓣 3cm 内或降主动脉峡部,血流持续冲击形成夹层血肿,局部呈梭状或囊状增大,血肿可沿血管纵轴向近心端或/和远心端扩展。严重患者可发生血肿处血管外膜破裂,使大量血液流入心包腔、纵隔、胸腔、腹膜后等间隙,使病情更加复杂,危及生命。

四、临床表现

1. 疼痛　AD 最常见的症状是疼痛,典型特征为持续的撕裂样疼痛,疼痛剧烈难以忍受,疼痛部位可以是胸部、背部、腹部,疼痛位置可因病变扩展而改变,老年患者对疼痛的敏感性降低,疼痛表现可能并不显著,易被忽视。

2. 血压异常　AD 最常见的体征是血压异常与血管杂音,双上肢血压测量差别较大,多达

20mmHg 以上;2/3 以上的老年 AD 患者有高血压病史。若疑似 AD 患者表现为持续低血压状态,应警惕心脏压塞的可能。

3. AD 病变向近心端扩展　可引起相应症状。累及主动脉瓣时,可引起主动脉瓣关闭不全,急性主动脉瓣反流可引起急性心力衰竭(AHF);AD 可阻塞冠状动脉窦口或累及左右冠状动脉血管,引起急性心肌缺血症状,甚至心肌梗死,以下壁心肌梗死多见。

4. AD 病变向远心端扩展　可累及主动脉的各个分支血管,引起相应区域的缺血症状。累及右侧头臂动脉、左侧颈总动脉和左锁骨下动脉,可出现晕厥、昏迷、偏瘫等症状,容易误诊为单纯的脑血管疾病;累及腹腔干,可引起胃缺血改变,肝、脾梗死,甚至急腹症表现;累及肠系膜上、下动脉,可造成肠道缺血、溃疡甚至肠坏死,出现恶心、呕吐、腹痛、腹泻等症状,易被误诊为单纯的急性胃肠炎;累及肾动脉,可引起肾脏血流量急剧减少,引起腰痛、血尿,甚至急性肾衰竭;可累及脊髓前、后动脉(由椎动脉发出,而椎动脉由锁骨下动脉发出)、肋间后动脉(由胸主动脉直接发出,共 9 对)、腰动脉(由腹主动脉直接发出,共 4 对),从而引起脊髓节段性缺血,可出现截瘫症状;累及髂动脉可导致股动脉血流减少,出现下肢缺血、疼痛,甚至坏死。

5. 渗漏症状　血液可以经 AD 的血管外膜渗漏到心包腔,或者假腔的外层直接破裂造成心包积液、积血,甚至心脏压塞;AD 也可破入胸腔、腹腔,造成局部积血;破入呼吸道或食管可引起大量咯血或呕血,十分危险。

6. 压迫症状　AD 若压迫气管可引起呼吸困难,压迫食管可出现吞咽困难、吞咽疼痛,压迫喉返神经引起声音嘶哑,压迫颈交感神经节可出现霍纳综合征(Horner syndrome),压迫上腔静脉可出现上腔静脉综合征,压迫肺动脉可出现肺动脉高压等。

五、诊断与评估

(一) 诊断

1. 根据病史、体格检查和辅助检查可疑诊 AD　AD 的高危特征:①高风险基础疾病,如已知

主动脉瓣疾病或胸主动脉瘤,曾行主动脉操作(包括外科手术);②高风险疼痛,如胸背或腹部突发剧烈撕裂样疼痛;③高风险体征,如脉搏不对称或无脉、双上肢收缩压差>20mmHg、局灶性神经病变体征(伴疼痛)、新出现主动脉瓣反流杂音、低血压或休克表现。

文献报道,96%的AD可以基于以下3个临床特征的组合确定:①突发的胸部或腹部撕裂样疼痛;②四肢近端或颈动脉搏动不能触及和/或左右上臂血压差>20mmHg;③胸部X线片可见纵隔增宽和/或主动脉增宽。然而,老年患者临床表现及体征常不典型,突发的胸腹部疼痛、脉搏明显减弱甚至不能触及或主动脉瓣反流杂音的征象均较少见。

2. 影像学检查是诊断主动脉疾病的主要手段

(1) 经胸超声心动图(TTE):由于其无创且便携性强,能快速检查患者心功能、主动脉瓣功能及主动脉窦、心包受累等情况,可用于各种状态患者的术前、术中及术后评价。确诊患者可表现为主动脉扩张(如舒张末期主动脉根部直径>42mm)、主动脉壁增厚及代表内膜撕裂片起伏的片状回声。TTE对AD的诊断准确性较CT、MRI略低。

(2) 经食管超声心动图(TEE):当受患者体型、胸壁、肺部疾病等因素影响时,TEE可明显提高诊断的准确性,但作为一种侵入性操作对急性AD患者具有一定的风险,非全身麻醉状态下不建议常规实施。

(3) 计算机断层扫描(CT):CT平扫可发现主动脉管径明显增大,主动脉内膜钙化点向腔内移位;增强CT常表现为撕脱的内膜片呈线样的低密度影,将主动脉分成真、假两腔,一般情况下假腔大于真腔,造影剂的排空较真腔延迟;主动脉壁内侧可见破口,多在主动脉近心端。CT诊断的优点是普及、快捷、多种后处理方式、敏感性高、特异性高;缺点是有射线辐射和造影剂毒性。

(4) 磁共振成像(MRI):MRI对AD的诊断特异性、敏感性与增强CT相似,对于造影剂过敏、肾功能损害、甲状腺功能亢进或其他CT检查禁忌的患者,MRI可作为首选的替代手段。但MRI扫描时间较长,有体内金属置入物限制,病情

危重患者难以配合,风险较大。

(5) 主动脉造影:曾经是诊断AD的"金标准",但对于内膜片、内膜破口及主动脉双腔的显示并不优于增强CT,且属侵入性操作,对于Stanford A型患者存在较大的风险,目前已不作为AD的常规诊断手段。

(6) 胸部X线片:诊断的特异性较低,具有一定的鉴别诊断价值。最常见的改变为主动脉、上纵隔影增宽。胸部X线片正常不能排除AD。

(7) 心电图:AD患者心电图无特异性改变,如AD累及冠状动脉可有相应心肌缺血的心电图变化,具有鉴别诊断价值。

3. 实验室检查　在确诊急性主动脉病变方面贡献不大,但有一定的参考价值,如D-二聚体的阴性诊断(排除)价值较高,当D-二聚体<0.5μg/ml时,排除率为93%~98%;若AD累及冠状动脉开口,并发急性心肌梗死,肌钙蛋白可升高;若AD破裂出血,可见血红蛋白下降;若累及肾动脉,引起肾脏血液灌注减少,血肌酐可升高,尿中可有红细胞,甚至肉眼血尿。

值得注意的是,老年人常合并高血压、糖尿病、动脉粥样硬化,对疼痛的敏感性相对较低,临床表现不显著,且肾脏代偿功能减弱,行造影剂检查时风险较高,增加了诊断与鉴别的难度。在Spittell等的系列研究中,所有的AD患者就诊时获得初步临床诊断的只有62%,其余38%首先被拟诊为心肌缺血、充血性心力衰竭、肺栓塞等,在其后确诊为AD的38%病例中,近1/3是在其他临床问题的诊断过程中偶然发现并得以修正的。

急性冠脉综合征(ACS)是急诊老年胸痛患者常见的病因,当AD症状和ACS症状同时存在时,务必密切观察症状特征、心电图、心肌肌钙蛋白的演变,合理安排必要的检查加以鉴别,否则,"积极的"抗凝或溶栓治疗可能会带来灾难性后果。AD的诊断流程见图13-5-1。

(二) 分期和分型

发病时间≤14天为急性期,发病时间15~90天为亚急性期,发病时间>90天为慢性期。AD进入慢性期后病情趋于稳定,其并发症发生率特别是主动脉破裂概率远低于急性期。

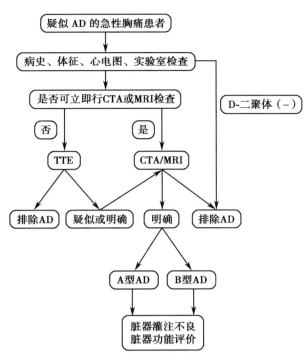

图 13-5-1　主动脉夹层的诊断流程

AD 分型应用最为广泛的是 DeBakey 分型和 Stanford 分型。DeBakey 分型将 AD 分为三型：Ⅰ型，AD 起源于升主动脉和弓部并扩展至胸、腹主动脉；Ⅱ型，AD 起源于升主动脉并局限于升主动脉和弓部；Ⅲ型，AD 起源于锁骨下动脉开口以远，局限于胸主动脉者称为ⅢA 型，扩展累及腹主动脉者称为ⅢB 型。

Stanford 分型将 AD 分为两型：无论夹层起源于哪个部位，只要累及升主动脉者均称为 Stanford A 型，夹层起源于降主动脉且未累及升主动脉者称为 Stanford B 型。Stanford A 型大致相当于 De-Bakey Ⅰ型和Ⅱ型，Stanford B 型大致相当于 De-Bakey Ⅲ型。

六、急诊管理

疑似或确诊 AD 患者，无论属于哪种类型，皆应被安置在具有监护、抢救条件的场所，告知患者疾病的严重性，密切观察生命体征和症状的变化。急诊管理的原则是有效镇痛、控制心率和血压，减轻主动脉剪切力，降低主动脉破裂的风险。

1. 镇痛　肌内注射或静脉注射阿片类药物如吗啡、哌替啶。

2. 控制心率和血压　首选静脉应用 β 受体阻滞剂（如美托洛尔、艾司洛尔等），控制心率和血压的同时应保证能维持最低的有效终末器官灌注。降压效果不佳者，可在 β 受体阻滞剂基础上联用一种或多种降压药物，如乌拉地尔、硝普钠，目标血压为收缩压 100~120mmHg、心率 60~70 次/min。治疗后血压下降和疼痛缓解是夹层分离停止和治疗有效的重要指征。

3. 外科手术　外科手术的基本原则是尽可能彻底切除撕裂的内膜、纠正主动脉瓣关闭不全及保护冠状动脉开口。急性 AD 若出现了威胁生命的合并症，应立即考虑手术治疗。目前对 De-Bakey Ⅰ、Ⅱ型 AD 的治疗多主张急诊或择期手术，手术治疗的效果明显优于单纯药物治疗，目前普遍认同的手术指征见表 13-5-1。除疾病状态本身外，高龄、严重的基础疾病（特别是肺气肿）、动脉瘤渗漏、心脏压塞、休克、昏迷、冠状动脉及周围脏器灌注不良、在原有肾衰竭基础上导致的重要脏器损害是影响手术预后的危险因素，但不应作为手术的绝对禁忌。

表 13-5-1　主动脉夹层确定的手术
治疗和药物治疗指征

治疗方法	指征
手术治疗	急性近端夹层时首选 急性远端夹层合并下列情况 　疾病进展累及重要脏器 　破裂或即将破裂（如囊性动脉瘤形成） 　逆行撕裂至升主动脉 　马方综合征合并夹层
药物治疗	无并发症的远端夹层的首选治疗 稳定的孤立性主动脉弓夹层 稳定的慢性夹层的首选治疗（无并发症的夹层，起病 2 周或 2 周以上）

4. 血管内介入　经皮血管内支架技术已广泛用于降主动脉夹层的治疗，放置支架的主要目的是封闭夹层的原发破口，扩张真腔，改善脏器血供，促进假腔血栓化和主动脉重塑。一般认为只要夹层距离左锁骨下动脉超过 2cm，夹层本身无过度迂曲，介入通路通畅，假腔较小，就可以考虑采用介入方法置入覆膜支架。这种方法可以减轻手术、麻醉、体外循环等对患者的创伤和应激，近期效果良好。

七、预后和预防

AD病情凶险，进展迅速，属于急危重症，若不及时诊治，猝死率达3%，2天内病死率为37%～50%，1周内病死率为60%～70%，甚至可达90%以上。接受治疗的AD患者，由于各地区医疗水平的不同，预后差异较大。老年患者由于基础疾病多，脏器功能下降，往往手术难度较高，不良事件的风险较大。急性期经治疗而存活的患者远期存活率5年为60%，10年为40%。

高血压、动脉粥样硬化是引起老年人AD的主要原因，有效地治疗高血压和动脉粥样硬化对于防控AD具有积极的意义。

精 粹

1. AD是一种累及人体大动脉的、凶险的疾病，老年人发病呈上升趋势。高血压、动脉粥样硬化是老年人AD发病的最常见危险因素。

2. 主要表现以持续剧烈的撕裂样胸痛、腹痛、血管杂音、脉搏不对称为特点，影像学检查是确诊本病的主要方法。老年患者，症状表现可不显著，导致诊断和鉴别诊断困难增加。

3. AD分型方法常用DeBakey分型和Stanford分型，分型主要与制订手术方案有关。

4. 急诊管理是有效镇痛、控制心率和血压，减轻主动脉剪切力，降低主动脉破裂的风险。常用吗啡、β受体阻滞剂等。

5. 开放性外科手术治疗主要的适应证是急性近端夹层、急性远端夹层累及重要脏器、破裂、逆行撕裂等情况。经皮血管内覆膜支架主要用于Stanford B型夹层的治疗。

6. 老年患者多存在高血压、动脉粥样硬化等基础疾病，手术治疗的难度和风险相应增加。

（李刚 张国强）

参考文献

1. WHELTON P K, CAREY R M, ARONOW W S, et al. 2017 ACC/AHA/AAPA/ABC/ACPM/AGS/APhA/ASH/ASPC/NMA/PCNA guideline for the prevention, detection, evaluation, and management of high blood pressure in adults: a report of the American college of cardiology/American heart association task force on clinical practice guidelines[J]. Circulation, 2018, 138(17): e426-e483.

2. ERBEL R, ABOYANS V, BOILEAU C, et al. 2014 ESC guidelines on the diagnosis and treatment of aortic diseases: document covering acute and chronic aortic diseases of the thoracic and abdominal aorta of the adult. The task force for the diagnosis and treatment of aortic diseases of the European Society of Cardiology(ESC)[J]. Eur Heart J, 2014, 35(41): 2873-2926.

3. 葛均波, 徐永健. 内科学[M]. 北京: 人民卫生出版社, 2016.

4. 中国医师协会心血管外科分会大血管外科专业委员会. 主动脉夹层诊断与治疗规范中国专家共识[J]. 中华胸心血管外科杂志, 2017, 33(11): 641-654.

5. 王丽. 表现为消化系统症状的腹主动脉夹层的临床诊断分析[J]. 国际消化病杂志, 2015, 35(4): 298-300.

6. 陈昭然, 黄毕, 樊晓寒, 等. 合并高血压的急性主动脉夹层患者的临床特征及预后[J]. 中华心血管病杂志, 2016, 44(3): 220-225.

7. 温伟, 张新超. 误诊疾病数据库单病种误诊文献研究: 主动脉夹层[J]. 临床误诊误治杂志, 2015, 28(5): 1-4.

8. 闫圣涛, 张国虹, 练睿, 等. 162例急性主动脉夹层临床分析[J]. 中华急诊医学杂志, 2015, 24(7): 729-734.

9. MA W G, ZHANG W, WANG L F, et al. Type A aortic dissection with arch entry tear: surgical experience in 104 patients over a 12-year period[J]. J Thorac Cardiovasc Surg, 2016, 151(6): 1581-1592.

10. NITTA K, IMAMURA H, KASHIMA Y, et al. Impact of a negative D-dimer result on the initial assessment of acute aortic dissection[J]. Int J Cardiol, 2018, 258: 232-236.

11. PAPADOPOULOS D P, SANIDAS E A, VINIOU N A, et al. Cardiovascular hypertensive emergencies[J]. Curr Hypertens Rep, 2015, 17(2): 5.

12. 侯钦茂, 冯家炬, 张荣, 等. Stanford B型主动脉夹层腔内介入治疗时机对预后的影响[J]. 介入放射学杂志, 2018, 27(4): 310-313.

13. EVANGELISTA A, ISSELBACHER E M, BOSSONE E, et al. Insights from the international registry of acute aortic dissection: a 20-year experience of collaborative clinical research[J]. Circulation, 2018, 137(17): 1846-1860.

14. PAPE L A, AWAIS M, WOZNICKI E M, et al. Presentation, diagnosis, and outcomes of acute aortic dissection[J]. J Am Coll Cardiol, 2015, 66(4): 350-358.

15. NIENABER C A, CLOUGH R E. Management of acute aortic dissection[J]. Lancet, 2015, 385(9970): 800-811.

第 6 节　应激性心肌病

一、概述

应激性心肌病（stress cardiomyopathy，SC），又称心尖球形综合征（apical ballooning syndrome）、章鱼壶心肌病（takotsubo cardiomyopathy，其中的"takotsubo"一词，源自日语"章鱼壶"）、心碎综合征（heartbreak syndrome）、应激相关心肌病（stress-related cardiomyopathy），是一种以左室短暂性局部收缩功能障碍为特征的综合征，临床表现为急性心力衰竭（AHF）或类似于急性心肌梗死（AMI），但没有冠状动脉阻塞性病变或斑块破裂的血管造影证据，情绪剧烈波动或躯体应激常常作为触发因素。

1990 年，应激性心肌病首次由日本学者报道，其后对其认识不断加深。欧美 26 个中心参与的国际 Takotsubo 注册登记研究报道，每年住院患者中应激性心肌病的发病率为（15～30）/10 万，主要发生在绝经后老年女性，平均年龄在 58～75 岁，只有不到 3% 的患者<50 岁。有 3 项研究分别报道 1 750 例、324 例和 190 例应激性心肌病患者中，女性占比分别为 90%、91% 和 92%，平均年龄分别为 67 岁、68 岁、66 岁。一项系统评价纳入 10 项小型前瞻性病例研究，女性占全部病例的 80%～100%，平均年龄为 61～76 岁。应激性心肌病的发病率尚不清楚，但实际上可能会高于现有报告，因其可能被误诊为急性冠脉综合征（ACS），一项肌钙蛋白阳性 ACS 的注册研究中，共纳入 3 265 例患者，其中 1.2% 是应激性心肌病；另一项系统评价也报道了相似的结果，在疑似 ACS 或 STEMI 患者中有 1.7%～2.2% 最终确诊为应激性心肌病。此外，该病在亚洲人群（57.2%）或高加索人（40%）中发病率较高。

二、病因与危险因素

已有报道，应激性心肌病有多种危险因素，如吸烟、酗酒、焦虑状态和高脂血症等。

应激性心肌病的发作通常但并非总是由强烈的情绪应激（如哀伤/失落、惊恐/害怕/焦虑、人际冲突、愤怒/沮丧、经济或就业问题）或躯体应激（如急性感染、术后、骨折、中枢神经系统疾病等）所诱发。国际 Takotsubo 注册登记研究的患者中，36% 有躯体触发因素，27.7% 有情绪触发因素，7.8% 同时有躯体和情绪触发因素。一项系统评价纳入 19 项研究，共 1 109 例患者，39% 存在情绪应激，35% 存在躯体应激。一个有意思的现象是，情绪触发应激在白种人占 63.8%，高于黄种人（28.6%），但两个种族在躯体因素的触发应激方面没有区别，机制不明。

三、发病机制

应激性心肌病的发病机制尚不清楚，已提出的假设包括儿茶酚胺过量、微血管功能障碍及冠状动脉痉挛等，也可能是存在心腔中部或左室流出道（left ventricular outflow tract，LVOT）动力性梗阻而致心尖功能障碍。

儿茶酚胺的心脏毒性被认为是主要致病机制。机体受到应激后，体内去甲肾上腺素、肾上腺素和神经肽（NPY）等溢出，儿茶酚胺通过对细胞膜的直接作用和通过 β 受体的间接作用，诱导心肌细胞和内皮细胞凋亡。然而，循环中儿茶酚胺和神经肽激素的增加也是继发于心输出量减少和低血压的代偿机制。

已知更年期女性雌激素水平降低与内皮功能障碍有关，微血管功能障碍可能也是应激性心肌病的机制之一。微血管心绞痛是由于冠状动脉血管扩张反应不足或冠状动脉微循环对血管收缩刺激的敏感性增加所致。有研究发现，半数的女性患者呈现急性或短暂微血管功能障碍，其中单光子发射计算机断层扫描（SPECT）和正电子发射断层扫描（PET）证实，心脏交感神经支配的脂肪酸和葡萄糖代谢发生紊乱，而且此代谢紊乱比心肌灌注异常更有意义和持久，这种"逆灌注-代谢错配"的存在表明弥漫性微血管发生异常。

研究报道，在应激性心肌病患者中，冠状动脉痉挛的发生率从 14%～21% 到高达 40%，甚至 71%～75%，差异很大。冠状动脉痉挛引起心肌缺血，与应激引起的白细胞介素水平、儿茶酚胺、组胺、副交感神经活动的增加等多因素有关。

四、临床表现

应激性心肌病临床表现类似于 AHF 或 ACS，最常见症状为急性胸痛、呼吸困难或晕厥，一些患者会出现严重心律失常，或显著二尖瓣关闭不全的症状和体征，少数患者会出现心源性休克。

心律失常在应激性心肌病患者中很常见，5%~15% 的病例中报道了新发的心房颤动，4%~10% 的患者在急性期发生室性心律失常，其中不到 5% 的患者住院期间出现致死性心律失常，如心室颤动、室性心动过速。另一个有意思的现象是，室性心动过速和心室颤动的发生率在男性较高，而心房颤动在女性多发，同样机制不明。

2.5%~8.0% 的应激性心肌病患者发生全身或肺血栓栓塞事件，既可以发生在病初，也可以发生在疾病过程中的任何时间，左室壁运动异常和左室射血分数（LVEF）降低可能是栓塞并发症的主要原因。德国、意大利的一项注册登记研究报道，541 例应激性心肌病患者中，12 例（2.2%）出现了左室血栓，均为女性，高肌钙蛋白水平（>10ng/ml）是左室血栓的独立预测因子。虽然这些患者都接受了口服抗凝治疗，但长期随访的生存率不高。

（1）心电图：半数以上的患者会出现心电图异常，一个研究中心的统计结果为女性达 87.5%，男性 100%。心电图异常以 ST 段抬高常见，多出现在胸前导联，通常与 STEMI 中所见相似。ST 段压低较少见，只在不到 10% 的患者中出现。其他包括 QT 间期延长、T 波倒置、异常 Q 波等。

（2）心肌生物标志物：在大多数应激性心肌病患者中，血清心肌肌钙蛋白水平升高，大多为轻度升高，而血浆 BNP 或 NT-proBNP 的水平往往显著升高，其升高的水平也往往超过 ACS 患者配对队列的 NT-proBNP 水平，呈现 NT-proBNP 与肌钙蛋白分离的状态。有研究提示，以 NT-proBNP/TNT 比值可鉴别应激性心肌病与 AMI，当 NT-proBNP（ng/L）/TNT（μg/L）比值以 2 889 为界值时，鉴别二者的敏感度为 91%，特异度为 95%；而 NT-proBNP（ng/L）/TNT（μg/L）比值取 5 000 为界值，鉴别二者的敏感度为 83%，特异度为 95%。

（3）超声心动图：对诊断与评估应激性心肌病有关键意义，患者心尖部呈球形改变，急性期左室增大（舒张期内径达 58~66mm，收缩期 51~60mm），LVEF 降低（25%~35%），基底段室壁运动增强；恢复期左室内径、LVEF 及左室短轴缩短率明显改善。初始超声心动图可能无法区分应激性心肌病的区域壁运动异常（regional wall motion abnormality，RWMA）和 AMI，不过重要的一点是，RWMA 主要表现为根尖节段性异常模式。

（4）心血管磁共振（cardiovascular magnetic resonance，CMR）：对应激性心肌病的诊断和评估可能有帮助，特别是当超声心动图在技术上欠佳或同时存在冠状动脉疾病时。

（5）冠状动脉造影：通常显示血管正常，或显示轻到中度的粥样硬化。应注意，部分应激性心肌病患者也可见冠状动脉疾病，这可能反映了在有应激性心肌病风险的人群中，冠状动脉疾病并非少见。

（6）左室造影：通常是应激性心肌病确诊的依据，可见左室心尖部呈球状改变或左室中部室壁运动减低。

五、诊断与评估

对表现为 AHF 或疑似 ACS 的成人，特别是绝经后女性，应怀疑应激性心肌病。

美国心力衰竭协会-欧洲心脏病学会标准：①左室运动异常，通常是但并非总是由应激因素触发（情感或躯体因素）；②节段性室壁运动异常，超出单个心外膜血管分布范围，心室节段的周围血管功能障碍；③无冠状动脉粥样硬化性疾病证据，包括急性斑块破裂、血栓形成和冠状动脉夹层；无肥厚型心肌病、病毒性心肌炎；④急性期（3 个月）内和新出现的可逆心电图异常如 ST 段抬高、T 波倒置和/或 QTc 延长；⑤急性期血清利尿钠肽（BNP 或 NT-proBNP）明显升高；⑥心肌肌钙蛋白轻度升高；⑦随访（3~6 个月）心脏显像心室收缩功能恢复。

Mayo 诊所提出 4 条诊断标准：①暂时性左室收缩功能障碍（运动功能减退、运动抑制或动力障碍）。室壁运动异常通常是节段性的，且延伸超过心外膜单支冠状动脉供血范围。②无阻塞性冠状动脉疾病、无斑块破裂的血管造影证据。但如果发现冠状动脉疾病，仍可作出应激性心肌病的诊断，前提是室壁运动异常不在冠状动脉病变的范围内。③心电图出现新的异常（ST 段抬高、T 波倒置），或心肌肌钙蛋白轻度升高。④无嗜铬细胞瘤或心肌炎。

应激性心肌病与 ACS 的鉴别诊断具有挑战性,二者的急性期临床表现、心电图异常和心肌标志物特征往往有相似之处,虽然缺乏梗阻性冠状动脉病变是应激性心肌病的诊断条件之一,但在临床实践中,相当比例的疑似应激性心肌病患者没有进行冠状动脉评估以排除 ACS。事实上,由于应激性心肌病的人群年龄较大,其合并出现梗阻或非梗阻性的冠状动脉病变是完全可能的,国际 Takotsubo 注册登记研究中,有 15.3% 的应激性心肌病患者合并冠状动脉疾病。

应激性心肌病与急性心肌炎也具有相似的临床表现,特别是后者也可能会出现节段性左室壁运动异常,准确鉴别诊断有一定困难。这种情况下,心脏磁共振成像可能是有帮助的,因为急性心肌炎显现的特点是早期、晚期的心肌延迟强化(late gadolinium enhancement, LGE)信号增强模式,而 LGE 在应激性心肌病患者中通常是不存在的。

六、急诊管理

应激性心肌病的管理以维持生命和尽量减少并发症为原则。在国际 Takotsubo 注册登记研究中,9.9% 的患者出现心源性休克,部分接受主动脉内球囊反搏,17.3% 的患者需要有创或无创通气,8.6% 的患者进行了心肺复苏。

β 受体阻滞剂治疗是有益的,因其抑制了过量的儿茶酚胺作用。由于左室功能障碍,可静脉应用利尿剂和/或血管扩张剂以减轻负荷和肺水肿。非儿茶酚胺类正性肌力药左西孟旦(levosimendan)是新型 Ca^{2+} 增敏剂,用于治疗应激性心肌病患者的 AHF 安全有效。

疑似应激性心肌病特别是有左室血栓和系统性栓塞风险者,可考虑抗血小板(阿司匹林)与抗凝(肝素或低分子量肝素)治疗。由于部分急性 ST 段抬高患者可能合并存在严重的冠状动脉病变,如有再灌注治疗的指征,而无条件行急诊冠状动脉造影和介入治疗(PCI)时,也可试用溶栓治疗,对这些患者即使后期冠状动脉造影无严重狭窄,也不足以除外 ACS,因其有可能反映早期纤维蛋白溶解成功。延长 QT 间期的药物在急性期应谨慎使用,因有诱发尖端扭转型室性心动过速或心室颤动的危险。

七、预后

应激性心肌病的特征是可逆性左室功能障碍,其预后多是良性的,恢复通常需要 1~2 周。应激性心肌病可引起严重的并发症,如肺水肿、肺栓塞、心源性休克和危险的室性心律失常,住院死亡率为 2%~5%,5 年死亡率为 3%~17%。与死亡率相关的预测因素包括各种诱因、急性神经与精神疾病、肌钙蛋白水平升高和 LVEF 降低。最近的荟萃分析报告,几乎所有复发病例都是女性。少数病例会产生心肌的长期损害,导致心肌纤维化的发展,即使在左室心尖球囊消失后。

精 粹

1. 应激性心肌病以左室短暂性局部收缩功能障碍为特征,年发病率约为(15~30)/10 万,绝大多数发生在 60 岁及以上绝经后老年女性。

2. 通常由但并非总是由强烈的情绪应激或躯体应激所诱发,少数患者同时有躯体和情绪触发因素。

3. 临床表现最常见的是急性胸痛、呼吸困难或晕厥,类似于 ACS 或 AHF,但无冠状动脉阻塞性病变、无斑块破裂的血管造影证据。

4. 应激性心肌病与 ACS 的鉴别具有挑战性,其一,二者表现相似;其二,应激性心肌病的人群年龄较大,约 15% 患者本就合并冠状动脉病变,只是相当比例的疑似应激性心肌病患者并没有进行冠状动脉评估。NT-proBNP 与心肌肌钙蛋白呈现分离状态有一定鉴别价值。影像学检查有助于诊断。

5. 急诊管理以维持生命和尽量减少并发症为原则。β 受体阻滞剂治疗是有益的;有左室血栓和系统性栓塞风险者,可考虑抗血小板与抗凝治疗。

6. 应激性心肌病预后多良好。死亡率与其严重并发症如肺水肿、肺栓塞、心源性休克和危险性室性心律失常相关。

(张周平 张新超)

参考文献

1. CHOCKALINGAM A,XIE G Y,DELLSPERGER K C. Echocardiography in stress cardiomyopathy and acute LVOT obstruction[J]. Int J Cardiovascular Imaging,2010,26(5):527-535.

2. BYBEE K A,PRASAD A. Stress-related cardiomyopathy syndromes [J]. Circulation,2008,118(4):397-409.

3. FRÖHLICH G M,SCHOCH B,SCHMID F,et al. Takotsubo cardiomyopathy has a unique cardiac biomarker profile:NT-proBNP/myoglobin and NT-proBNP/troponin T ratios for the differential diagnosis of acute coronary syndromes and stress induced cardiomyopathy [J]. Int J Cardiol,2012,154(3):328-332.

4. AKASHI Y J,GOLDSTEIN D S,BARBARO G,et al. Takotsubo cardiomyopathy:a new form of acute,reversible heart failure[J]. Circulation,2009,118(25):2754-2762.

5. TEMPLIN C,GHADRI J R,DIEKMANN J,et al. Clinical features and outcomes of Takotsubo(stress)cardiomyopathy[J]. N Engl J Med,2015,373(10):929-938.

6. KUROWSKI V,KAISER A,VON HOF K,et al. Apical and mid-ventricular transient left ventricular dysfunction syndrome(Tako-Tsubo cardiomyopathy)[J]. Chest,2007,132(3):809-816.

7. GIANNI M,DENTALI F,GRANDI A M,et al. Apical ballooning syndrome or takotsubo cardiomyopathy:a systematic review[J]. Eur Heart J,2006,27(13):1523-1529.

8. PRASAD A,DANGAS G,SRINIVASAN M,et al. Incidence and angiographic characteristics of patients with apical ballooning syndrome(takotsubo/stress cardiomyopathy)in the HORIZONS-AMI trial[J]. Catheter Cardiovasc Interv,2014,83(3):343-348.

9. MEDEIOS K,O'CONNOR M J,BAICU C F,et al. Systolic and diastolic mechanics in stress ardiomyopathy[J]. Circulation,2014,129(16):1659-1667.

10. DASTIDAR A G,FRONTERA A,PALAZZUOLI A,et al. TakoTsubo cardiomyopathy:unravelling the malignant consequences of a benign disease with cardiac magnetic resonance[J]. Heart Fail Rev,2015,20(4):415-421.

11. BISO S,WONGRAKPANICH S,AGRAWAL A,et al. A review of neurogenic stunned myocardium[J]. Cardiovasc Psychiatry Neurol,2017,2017:5842182.

12. SCHNEIDER B,ATHANASIADIS A,ST LLBERGER C,et al. Gender differences in the manifestation of tako-tsubo cardiomyopathy[J]. Int J Cardiol,2013,166(3):584-588.

13. HORACIO M D C,DEL BUONO M G,KEYSER-MARCUS L,et al. Stress cardiomyopathy diagnosis and treatment[J]. J Am Coll Cardiol,2018,72(16):1955-1971.

14. GALIUTO L,DE CATERINA A R,PORFIDIA A,et al. Reversible coronary microvascular dysfunction:a common pathogenetic mechanism in Apical Ballooning or Tako-Tsubo Syndrome[J]. Eur Heart J,2010,31(11):1319-1327.

15. SARABI M,MILLGARD J,LIND L. Effects of age,gender and metabolic factors on endothelium-dependent vasodilation:a population-based study[J]. J Intern Med,1999,246(3):265-274.

16. LEHTONEN L. A promising agent for the treatment of hospitalized patients with decompensated heart failure[J]. Curr Cardiol Rep,2000,2(3):233-243.

17. STIERMAIER T,SANTORO F,EL-BATTRAWY I,et al. Prevalence and prognostic impact of diabetes in Takotsubo syndrome:insights from the international,multicenter GEIST registry[J]. Diabetes Care,2018,41(5):1084-1088.

18. VITALE C,ROSANO G M,KASKI J C. Role of coronary microvascular dysfunction in Takotsubo cardiomyopathy[J]. Circ J,2016,80(2):299-305.

第7节　心脏压塞

一、概述

心脏压塞(cardiac tamponade)是指心包腔内积液的速度过快或积液量过大,心包腔内压力升高而限制心室舒张及血液充盈的一种医学紧急情况,需要及时识别和治疗干预,以防出现心力衰竭、心搏骤停。临床上,根据心包积液增长的速度快慢一般分为急性心脏压塞和慢性(或亚急性)心脏压塞。

心包积液与心脏压塞在一般人群中的发病率和患病率不是很明确(可能与心包积液多是一些疾病的表现或并发症而未单独统计有关),然而,可以确定的是在一些老年人相对多发的疾病中,心包积液有更高的发生率,如已知或未知的恶性肿瘤、充血性心力衰竭、结核病、终末期肾病、自身免疫病及胸部穿透性创伤等。

二、病因

急性心脏压塞多见于急性心包炎、心包积血(心脏破裂、主动脉瘤或主动脉夹层破裂)、胸部创伤(穿透性)等,心导管操作也可引起急性心脏压塞;慢性(或亚急性)心脏压塞见于肿瘤、结核病、黏液性水肿、心肌梗死后综合征、心包切开术后综合征、尿毒症、结缔组织病、胸部放射治疗后,以及不明原因（特发性）心包积液等。

老年人慢性心包积液伴心脏压塞最常见的病因是恶性肿瘤，其中以肺癌和乳腺癌转移至心包为主。良性疾病约占半数病因。

三、病理生理

正常情况下，心脏心包腔内有 20～50ml 的少量浆液，具有润滑保护作用。

心包腔内压力升高的主要影响因素有：①心包积液的速度；②积液的量；③心包本身的物理性质，即顺应性。随着增龄老化，心包壁层的弹力纤维由波浪状逐渐变直，伸展度（顺应性）降低。正常未伸展的心包能够适应积液快速增长而不出现压力明显升高的液体量一般为 80～120ml；当积液量产生较缓慢时，心包本身能随积液的增加而有相应的扩张，即使积液量达到 1 500～2 000ml，心包腔内的压力也不会出现大幅度的升高；与积液量相比，积液产生的速度对心包腔内压力的影响更大。左室壁较厚，受心包腔内压力升高的影响小，左房后壁由于常无心包积液，受影响也较小；当心包腔压力升高时，容易受到影响的是壁薄的右房和右室，二者常先出现变形和塌陷。

当心包积液急性快速增加、心包腔内压力陡升，或是积液量超过一定心包腔内水平时，心包腔压力升高，接近或达到心房压和心室舒张压，心腔舒张受限，静脉回心血量减少，心输出量下降，组织器官出现急性低灌注。慢性心包积液（如肿瘤引起）因为允许心包的适应性拉伸，在心脏压塞的病理症状出现前因有大量积液存在，导致静脉系统淤血，静脉压升高。

四、临床表现

急性心脏压塞主要病理生理改变为心输出量显著减少，慢性心脏压塞主要为静脉系统淤血，两者的血流动力学改变有所不同，临床表现也有相应的差别。

1. 症状　急性心脏压塞患者突发胸闷、呼吸困难、全身冷汗、烦躁、面色苍白或发绀，晕厥或神志改变，呈现休克前状态或休克，个别患者可能表现为无脉电活动（心搏骤停）；慢性者有胸部压迫感或胸痛，呼吸困难，恶心、腹痛或腹胀，积液量大者可出现吞咽困难（压迫食管）、咳嗽（压迫气管、

支气管）等症状。

2. 体征　急性心脏压塞的典型征象为贝克（Beck）三联征：动脉压下降、静脉压上升和心音遥远；慢性心脏压塞则表现为另外的三联征：心包积液、奇脉与颈静脉怒张。

动脉压下降尤其是收缩压下降，是本病的主要表现或唯一的早期表现。脉压减低，多小于 30mmHg。体循环静脉压增高出现颈静脉怒张，呈现库斯莫尔（Kussmaul）征象；肝大，肝-颈静脉回流征阳性，腹水及下肢水肿等。伴低血容量者或肥胖患者出现急性心脏压塞时，上述表现可不明显，易于漏诊。

吸气时收缩压下降超过 10mmHg 称为奇脉，在慢性心脏压塞患者中发生率达 70% 以上。当积液压迫心脏并引起充盈受限，在吸气时由于右心回心血量增加，室间隔会凸向左室，进而导致左室前负荷和每搏输出量进一步降低。

心脏听诊心音弱而遥远。部分患者可闻及尤尔特（Ewart）征。

五、诊断与评估

病史、症状和体格检查可以疑诊心脏压塞。

超声心动图不仅可以确认有无心包积液，而且可以确定积液量的大小、是否导致心脏功能障碍（右室舒张塌陷，右房收缩塌陷，静脉压力负荷过重），是诊断与评估病情的首选方法。大量研究表明，即使非心脏专业的临床医师在有限的训练下使用床旁超声就可以解答一些特定的急症问题，如是否有严重的心包积液。

心电图也能提供帮助，特别是显示 QRS 波和 T 波的电交替变化，这是心脏压塞的典型心电图表现，因为心包内液体导致心脏在心包内摆动，但此心电图表现较为少见；心脏压塞更常见的心电图表现是窦性心动过速（77%），部分患者表现为 QRS 波群低电压，以肢体导联最为明显，但对心脏压塞皆缺乏特异性。

心包积液量超过 250ml 时，方可见心影向两侧扩大；积液量超过 1 000ml 时，心影普遍增大，正常轮廓消失，呈烧瓶样，且心影随体位而变化。胸部 X 线显示心影扩大对心包积液有很强的提示意义，如果有之前的胸部 X 线片作比较的话，诊断价值增大；X 线透视下发现心脏搏动普遍减弱，

而且心脏搏动是在扩大的心影之内,这是心包积液最典型的 X 线表现。

胸部 CT 也可以提示心包积液,并可能对病因诊断有一定帮助。

六、急诊管理

心脏压塞的急诊管理主要是紧急排出心包积液、减轻心包腔的压力。

1. **心包穿刺术**　这是心包积液或心脏压塞最常用的急诊救治技术。心包穿刺可采取剑突下穿刺,也可取心尖(心浊音界内侧 1~2cm)穿刺点,有条件者床旁超声辅助定位穿刺点,并实时引导穿刺过程可减少穿刺的不良并发症,安全性更好。一般情况下,开始抽取少量心包内液体(200ml 左右)便可明显改善血流动力学状况,但若近期需要进一步引流心包积液,可留置一个心包腔内导管。

2. **心包开窗引流或心包切除**　穿透性创伤性心脏压塞需要及时手术干预:如果患者仍有生命体征则行心包开窗术;如果患者没有脉搏,应立即行开胸心外按压。

3. **其他支持治疗**　容量复苏和升压药支持可能是有益处的,然而,这些措施都是作为准备执行上述关键治疗过程中的辅助治疗。

(1)扩充血容量,增加体循环静脉充盈压与回心血量,以维持一定的心室充盈。可在心包腔内减压前或减压的同时快速静脉输注 500ml 生理盐水或平衡盐液(液体复苏),其后输液量视患者的液体反应性或血流动力学变化而定。

(2)正性肌力药首选多巴酚丁胺,其在增加心肌收缩力的同时不会导致心脏后负荷增加。心脏压塞时多巴胺与去甲肾上腺素可增加心脏后负荷,导致心输出量减少,应避免使用。

(3)针对不同病因的治疗是根本性的。

精　粹

1. 心脏压塞是指心包腔内积液速度过快或液体量过大时,压迫心脏而限制心室舒张及血液充盈的一种并非少见的危急情况。

2. 心包积液与心脏压塞在老年人群中的发病率和患病率不很明确,但在一些老年相对多发的疾病(如肿瘤、心力衰竭、结核病等)中有更高的发生率。老年慢性心包积液伴心脏压塞最常见的病因是恶性肿瘤。

3. 急性心脏压塞的典型征象为 Beck 三联征,即动脉压下降、静脉压上升和心音遥远;慢性心脏压塞则表现为另外的三联征:心包积液、奇脉与颈静脉怒张。

4. 超声心动图是诊断与评估病情的首选方法。

5. 急诊管理主要是紧急排出心包积液、减轻心包腔的压力,最常用床旁心包穿刺术。创伤性心脏压塞需要及时手术干预如心包开窗术。

(张新超)

参考文献

1. ARGULIAN E,MESSERLI F. Misconceptions and facts about pericardial effusion and tamponade[J]. Am J Med,2013,126(10):858-861.

2. 王士雯,钱方毅,周玉杰. 老年心脏病学[M]. 3 版. 北京:人民卫生出版社,2012.

第 14 章　消化急危重症

第 1 节　消化道出血

一、概述

消化道出血(hemorrhage of digestive tract)是临床常见的急危重症。上消化道出血是指屈氏(Treitz)韧带以上的食管、胃、十二指肠、上段空肠、胰管和胆管的出血;屈氏韧带以下的肠道出血称为下消化道出血。

每年约有 1% 的老年患者因消化道出血而住院。在老年人群中,上消化道出血年发病率可达(400~500)/10 万,在≥80 岁高龄老年人群中则可达到 1 000/10 万,70 岁以上老年人群中上消化道出血的发病率较 30 岁以下成人高 20~30 倍。下消化道出血的发病率低于上消化道出血,一般占消化道出血的 10%~30%。老年人下消化道出血的发病率显著高于一般人群,70~80 岁人群中下消化道出血的发病率较 30 岁以下成人高 30~50 倍。

老年人消化道出血发病率高,病死率高,易被心血管病等其他疾病所掩盖,又常成为肿瘤等其他疾病的诊断线索。临床上常须兼顾止血治疗、原发病治疗、并发症治疗及心血管病等伴随病变的治疗。

二、病因与诱发因素

(一)病因

老年人上消化道出血的病因以消化性溃疡、急性胃黏膜病变、肿瘤为常见,其中消化道溃疡出血占 40%~50%;下消化道出血的病因中,常见的有肿瘤、憩室病、缺血性结肠炎,其中 80 岁以上老年人结肠憩室炎所致者占 50%。

1. **消化性溃疡**　胃十二指肠溃疡是老年人上消化道出血的首要病因,其中以胃溃疡更多见,

而且保守治疗控制出血的效果比十二指肠球部溃疡差。老年胃溃疡患病率高可能与下述因素有关:①胃血管硬化和胃黏膜萎缩导致胃黏膜屏障功能受损;②胃蠕动功能下降,胃内容物潴留时间长;③幽门括约肌老化,不能有效阻止胆汁和肠液反流。

2. **急性胃黏膜病变**　由于老年人胃黏膜屏障功能减退和胃黏膜下血管硬化,易出现以胃黏膜糜烂、出血、浅表性溃疡形成为特征的急性胃黏膜损伤病变,药物是引起本病的最常见原因,其中以非甾体抗炎药、抗凝剂、类固醇激素多见,即使小剂量(50mg/d)肠溶阿司匹林,在服用 43~482 天(平均 171 天)后也可发生上消化道出血,因此,缺血性心脑血管疾病的老年患者如有消化性溃疡,不宜长期应用小剂量肠溶阿司匹林作为抗血小板药物。此外,各种急性应激如感染、休克、烧伤、颅内病变、呼吸衰竭、尿毒症等疾病亦是引起老年人急性胃黏膜病变的常见原因。

3. **肿瘤**　约 25% 的老年消化道出血是由恶性肿瘤所致,其中胃癌最多见,其次为食管癌、直肠癌、结肠癌。有报道,在 600 例老年胃癌患者中显性失血为 30.5%,大量出血占 38.8%,这与既往认为胃癌为持续少量出血的传统观点有所不同,应予注意。

4. **食管-胃底静脉曲张破裂**　老年人由食管-胃底静脉破裂所致的上消化道出血仅占 6.2%~11.5%,明显低于中青年患者(16%~34%)。值得注意的是,即使食管-胃底静脉曲张患者,其消化道出血有 1/3 也是因为并存的消化性溃疡或胃黏膜病变所致,而非曲张静脉破裂引起。

5. **Dieulafoy 病**　又称胃黏膜下恒径动脉出血,是老年人特有疾病,亦是老年人急性上消化道

出血的原因之一,平均发病年龄 64 岁,病死率为 23%,是近来颇受重视的老年性疾病之一。本病好发于胃贲门部小弯侧食管与胃连接处的 6cm 内,偶尔位于十二指肠、空肠及降结肠。病灶微小,可呈直径 2～5mm 的糜烂,中央可见直径 1～3mm 的动脉突出,呈喷射状出血,可富有血栓。如无出血,胃镜或手术中少有发现。

6. 结肠憩室炎 随着增龄,结肠带和环状肌增厚,老年人便秘增加肠腔内压力,均可诱发结肠憩室炎症。多数患者可无症状,<5% 患者有少许腹痛,便血可能是唯一的临床表现,或可从粪便潜血试验阳性中得以发现。纤维结肠镜可见左半结肠及乙状结肠憩室内有出血。

7. 其他 慢性结肠炎、肠息肉病或肠道息肉、肠道血管畸形、痔或肛裂等亦是下消化道出血的常见原因。

此外,食管异物损伤、贲门撕裂症、胆道出血、急性胰腺炎、急性缺血性肠病、急性肠扭转等诸多消化道疾病都可引起消化道出血;全身性疾病如弥散性血管内凝血(DIC)、某些血液病、结缔组织病、传染病(流行性出血热等)也可引起消化道出血。

(二) 引起出血和影响止血的因素

1. 机械损伤 如异物对食管的损伤、药物片剂对曲张静脉的擦伤、剧烈呕吐引起食管贲门黏膜撕裂等。

2. 化学因素的作用 如摄入酸碱腐蚀剂、酸碱性药物等。

3. 黏膜保护和修复功能的减退 非甾体抗炎药、类固醇激素、感染、应激等可使消化道黏膜的保护和修复功能受破坏。

4. 血管破坏 炎症、溃疡、恶性肿瘤等可破坏动静脉血管,引起出血。

5. 局部或全身的凝血功能障碍 胃液的酸性环境不利于血小板聚集和凝血块形成。抗凝药物、全身性的出血性疾病或凝血功能障碍疾病则易引起消化道和身体其他部位的出血。

三、病理生理

消化道出血后的主要病理生理改变包括:

1. 循环血量减少 老年人多有心、脑、肾等重要器官的动脉硬化,不太严重的循环血容量减少即可引起这些重要器官明显的缺血表现,甚至加重原有基础病,引起一至多个重要器官的功能异常甚至衰竭,大量出血则更易导致周围循环衰竭和多器官功能衰竭。

老年人失血性(低血容量性)休克有明显的微循环障碍(缺血、淤血、微血栓形成),组织器官的功能和代谢障碍是由微循环动脉血流灌注不足引起的,微循环障碍往往发生在血压降低之前。休克早期,小动脉收缩,外周阻力增加,血压降低往往不明显,但微循环已发生明显的缺血;循环血量不足,心输出量减少,加上应激反应,已使小动脉收缩和微循环缺血,此时不适当地用升压药,看似血压暂时得以维持在较高水平,但更加重微循环缺血与组织损伤,促使休克进一步发展。老年人休克发生率高,并发症多,对治疗的反应差,病死率高。

2. 血液蛋白分解产物吸收 含氮分解产物经肠道吸收可引起氮质血症。以往认为血液分解产物吸收可引起"吸收热",现今的观点是,消化道出血后的发热与循环血量减少引起体温调节中枢功能障碍有关。

3. 机体的代偿与修复 ①循环系统:心率加快,外周循环阻力增加,以维持重要器官的血流灌注;②内分泌系统:醛固酮和神经垂体(垂体后叶)激素分泌增加,减少水分丢失以维持血容量;③造血系统:老年患者骨髓造血功能下降,因此失血后骨髓活跃程度较差,网织红细胞增长有限,红细胞和血红蛋白量恢复缓慢。

四、临床表现

上消化道大量出血出现呕血和黑粪,下消化道急性大量出血也可以出现呕血;慢性小量出血则以粪便潜血试验阳性为主要表现。消化道大量出血出现头晕、心悸、恶心、口渴、黑矇或晕厥;皮肤由于血管收缩和血液灌注不足而呈灰白、湿冷,按压甲床后呈现苍白,毛细血管充盈恢复缓慢;静脉充盈差,体表静脉塌陷。除上述外,老年患者更容易疲乏无力,进一步发展可出现精神萎靡、烦躁不安,甚至反应迟钝、意识模糊。

(一) 出血

1. 呕血 可见于食管、胃、十二指肠及胃-空肠吻合术后的空肠出血。食管静脉曲张破裂出血常呈暗红色,若与胃液混合再呕出则呈咖啡色,胃或十二指肠出血呕出者呈咖啡色,若出血量大,未与胃液充分混合则为暗红或鲜红色。

2. 便血

(1) 黑便:可见于上消化道出血,空肠、回肠或右半结肠出血排出慢者,典型者色黑、发亮、黏稠、呈柏油样,若出血量少与粪便混合,可呈不同程度的黑褐色便。

(2) 暗红血便:多见于结肠或空、回肠出血,也可见于上消化道出血量大、排出快时。

(3) 鲜红血便:①便后滴血或喷血,见于肛门直肠出血;②少量鲜红血便或粪便表面附着少量鲜红血,见于肛门直肠或右半结肠出血;③大量鲜红血便,除见于肛门、直肠、左半结肠出血外,也可见于右半结肠甚至小肠出血、量大、排出快时。

(4) 混合血便:①果酱样便,粪便与血混合均匀,多见于右半结肠出血,如阿米巴痢疾;②黏液血便或黏液脓血便,多见于左半结肠出血,如溃疡性结肠炎、细菌性痢疾等。

(5) 粪便潜血试验阳性:缓慢、少量出血,粪便外观可无明显变化,仅潜血试验阳性。

此外,部分老年患者即使有大量出血,也可能在消化道停留数小时而未排出,既不出现呕血也无便血,此时极易误诊。

(二) 组织低灌注与休克表现

1. 循环系统代偿表现　可有心动过速等表现,血未排出时,易被误诊为原有心脏病等基础疾病。

2. 重要器官供血不足表现　老年人常有脑动脉硬化、冠心病等基础病变,出血引起心、脑、肾等重要器官供血不足,可出现心绞痛、心律不齐、头昏、黑矇、昏厥、神志淡漠、意识不清、尿量减少等。

3. 休克　消化道大量出血引起循环血量迅速减少,可导致周围循环衰竭,出现神志改变、皮肤湿冷、体表静脉塌陷、脉搏细速、血压下降等。

(三) 其他表现

1. 发热　大量出血后,多数患者可在 24 小时内出现低热。

2. 并发症　依病因和出血程度等不同,可发生急性肾衰竭、感染、肝性脑病等并发症。出血又可使老年患者心、脑、肾等各器官的原有病变加重,出现相应临床表现。

(四) 实验室检查

1. 血、便常规

(1) 失血后贫血:①可见于急性较大量出血或长期反复出血患者;②急性出血后,一般经 3~4 小时以上才出现贫血;③多为正细胞正色素性贫血,可暂时出现大细胞性贫血;④出血 24 小时内网织红细胞可有升高,至出血后 4~7 天可高达 5%~15%,以后逐渐降至正常。

(2) 白细胞升高:大量出血后 2~5 小时,白细胞计数可超过 10×10^9/L,血止后 2~3 天才恢复正常。

(3) 粪便潜血试验:可为阳性。

2. 血生化　完善血尿素氮、肝功能、血氨、电解质、血型、出凝血等检查。

氮质血症:①肠源性,由血液蛋白分解产物吸收引起,出血后数小时血尿素氮升高,24~48 小时达高峰,大多不超过 6.7mmol/L,3~4 天后才降至正常;②肾前性,由肾血流量暂时下降引起,休克纠正后可迅速降至正常;③肾性,由肾衰竭引起,伴有少尿或无尿,在肾衰竭纠正前难以降至正常。

五、诊断与评估

(一) 判断有无出血与评估出血风险

1. 出现呕血、黑粪、血便,或呕吐物、粪便潜血试验阳性,对于其中任何一种情况,能排除来自口腔或呼吸道的出血或饮食等因素的干扰,则可确定为消化道出血。仅粪便潜血试验阳性,而无其他出血表现者,可素食 3 天后复查,以排除饮食干扰。铁、铋等可使粪便呈黑色,某些食物可使粪便呈红色,均可由粪便潜血试验鉴别。注意某些蔬菜水果有时可使粪便潜血试验呈假阳性。采用反向被动血凝法的粪便潜血试验不易受干扰,特异度接近 100%。

2. 短时间内出现心悸、乏力、多汗、头昏、黑矇、心动过速,即使以往未发现消化道疾病,诊断时也应考虑到急性消化道出血,特别是上消化道大量出血的可能性,给予仔细检查和密切观察,必要和可能时插胃管抽取胃液以助诊断。

3. 贫血未找到其他原因,应反复行粪便潜血试验以排除消化道出血及潜在的消化道病变。

4. 评价消化道出血的病情严重程度所应用

的相关评分系统,是根据不同的临床症状和体征来赋予不同的分值,量化地评价上消化道出血的危险程度、预估近期不良预后,以及为后期的介入治疗等提供客观依据。

(1) AIMS 65 评分:包含 5 个变量,血浆清蛋白<30g/L 计 1 分,国际标准化比值(INR)>1.5 计1 分,格拉斯哥昏迷量表(GCS)评分<14 分计 1分,收缩压<90mmHg 计 1 分,年龄>65 岁计 1 分;总分<2 分为低危组,总分≥2 分为高危组。AIMS

65 评分无需胃镜检查,这为无法耐受或因生命体征不稳定不能实施内镜检查的老年患者提供了早期风险评估的工具,其包含的临床参数相对较少,评分标准简捷,操作方便,特别适合急诊应用,唯临床有效性尚待更多研究证明。

(2) Glasgow-Blatchford 评分(表 14-1-1):采用临床指标,适合急诊早期应用,预测院内干预需求价值更大,≥7 分是预测内镜治疗需求的最佳阈值。

表 14-1-1　Glasgow-Blatchford 评分

危险因素	1分	2分	3分	4分	6分
血尿素氮/(mmol·L⁻¹)		>6.5~<8.0	8.0~<10.0	10.0~<25.0	≥25
血红蛋白/(g·L⁻¹)(男)	120~<130		100~<120		<100
血红蛋白/(g·L⁻¹)(女)	100~<120				<100
收缩压/mmHg	100~109	90~99	<90		
其他指标	脉搏≥100 次/min 伴黑便	伴晕厥 肝病 心力衰竭			

(二) 判断出血量

1. 粗略估计　由于出血大部分积存在胃肠道,单凭呕血或排出血量估计出血量可能出现较大误差。临床研究表明,以下指标对临床估计出血量是可行的:出血在 5ml 以上,便可产生粪便潜血试验阳性;上消化道出血 50ml 以上可出现黑粪;300ml 以上可致呕血;400ml 以下一般无全身临床表现;出血在 500~1 000ml 时可产生循环代偿现象(如心悸、脉快有力、血压正常或收缩压偏高);出血量在 1 000ml 以上或丧失循环血量 20%以上时,常出现休克。

在 24 小时内消化道大量出血致血流动力学紊乱、器官功能障碍称为危险性消化道出血,临床所占比例为 15%~20%。国内通常以短期内循环血量丧失 20%(1 000ml)以上为大出血,或以失血30%(成人 1 500ml)以上为重度出血;国外 Shoemaker 和 Nyhks 均以失血 30%以上为大出血。病史如有晕倒、直立昏厥、呕吐物含血凝块、黑便频繁或较暗红者为大出血征象,体征上如有四肢湿冷、苍白、心率加快、血压下降等休克表现亦为大出血。

2. 计算休克指数　休克指数=心率/收缩压(mmHg),正常为 0.5。1.0 提示失血量为血容量

的 20%~30%,1.0~1.5 提示血容量丢失 30%~50%,其可靠性受到患者平时心率、血压的影响。

3. 改变体位的反应　若患者由平卧改为半卧位时就出现心率增快、头昏、出汗,甚至昏厥,提示出血量较大。

(三) 判断出血部位和病因

1. 根据出血的方式及伴随症状　如前所述,可作出基本判断。

2. 根据病史、症状和体征　明确有无消化性溃疡、肝硬化等病史,注意近期有无食欲减退、体重减轻及贫血;出血前有无饮酒,近期有无服用阿司匹林等非甾体抗炎药、激素等;腹部及其具体部位有无压痛、包块。肛门指诊对了解肛门直肠病及邻近转移灶有重要意义。

3. 抽吸消化液检查　经鼻胃管抽吸胃液检查有助于了解上消化道是否出血。必要时用带气囊的双腔管,插管通过幽门后充盈气囊,可由十二指肠随肠蠕动进入空回肠,逐段吸取肠液进行出血的定位诊断。

4. 内镜检查　内镜检查是了解消化道出血部位和病因的最重要方法,诊断准确率高达 80%~94%。出血 24 小时内行急诊内镜检查,有利于检

出急性黏膜病变、浅溃疡出血及黏膜撕裂等病变。内镜直视下取活组织检查,可作出病理诊断。

5. **放射性核素显像**　将放射性核素标记在红细胞或胶体颗粒上,经静脉注入体内,随血液循环到达出血部位,漏出血管外,在局部呈现一个放射性浓聚区,从而可以定位诊断。能探测每分钟仅 0.05~0.1ml 的出血量,其敏感性是血管造影的 10 倍。非创伤性,须在活动性出血时进行。

6. **选择性内脏动脉造影**　可准确获得出血病灶的定位、定型和解剖学异常等诊断信息,同时也可采用药物灌注或栓塞疗法达到止血目的,已成为严重下消化道出血尤其是急性小肠出血的首选,阳性率 40%~86%,也是上消化道出血内镜诊断的重要补充措施,活动性出血速率>0.5ml/min 是最佳适应证选择。选择性内脏动脉造影对动脉出血和毛细血管出血的诊断较敏感,对静脉出血则难以明确出血病灶,对门静脉高压并食管静脉曲张出血虽不能确定出血部位,常用以排除动脉出血,并为后期门体静脉分流手术提供解剖学信息。

对于内镜未能明确出血病灶的大出血患者,或不能明确出血病灶性质者,或经内镜治疗出血仍然继续者,或出血一度停止短期复发者,应尽早行紧急动脉血管造影治疗。上消化道出血首选腹腔动脉、胃左动脉或胃十二指肠动脉,小肠出血和左半结肠出血首选肠系膜上动脉。选择性腹腔内脏动脉造影属创伤性检查,不宜列为首选,尤其在非活动性出血时是没有意义的。

7. **手术探查**　其他各种方法均不能明确出血原因和部位,而情况紧急时可行手术探查;疑似小肠出血者,可在探查手术中行小肠镜检查,是确诊小肠出血、明确出血部位与原因的最有效方法,成功率达 83%~100%。

(四) 判断出血是否停止

1. **周围循环状况**　心悸、头晕、乏力等症状减轻,心率、血压改善,提示出血减缓或停止;如患者表现为烦躁不安、出冷汗、脉搏增快,血压波动,虽经输液或输血,尽快补充了血容量,但血压和中心静脉压仍低于正常水平,表明仍在出血。

2. **排血状况**　原频繁呕血、便血者,若呕血、便血停止,且周围循环改善,提示出血减缓或停止,粪便潜血试验持续阴性,提示出血停止;如果出血量达 1000ml 左右,粪便潜血试验阳性可能持续 1 周左右,若出血量超过 1000ml,粪便潜血试验阳性会持续更长时间,其转阴时间与出血量及粪便排出速度有关。如患者持续有恶心、呕吐的感觉,甚至不断呕血或者从胃管内抽出新鲜血,排出柏油样黑粪的量与次数增加,也可能粪便呈暗红或鲜红色,提示消化道出血还在继续。

3. **不能控制的活动性出血**　6 小时内不能控制的出血指 6 小时内输血 4 个单位以上仍不能使收缩压增加 20mmHg 或收缩压>70mmHg 和/或不能使心率减少至<100 次/min 或较基线心率减少 20 次/min;6 小时以后不能控制的出血指下列任何一项:6 小时后出现呕血;6 小时后出现血压下降 20mmHg 和/或心率增加>20 次/min,需要输血 2 个单位或更多以使血细胞比容>27% 或血红蛋白>90g/L。

如下症状、体征、病史提示进展性(活动性)出血:大量呕血或便血;低血压、心动过速或休克征象;直立性低血压、心动过速或头晕眼花;腹主动脉瘤修复史或腹部明显的搏动性包块;已知或可疑的静脉曲张;既往消化道出血史;憩室病史。

4. **其他**　①肠鸣音亢进,排除肠道感染或药物等因素往往提示继续出血;②血尿素氮持续或再次升高,排除肾前性和肾性因素往往提示继续出血;③红细胞计数、血红蛋白、血细胞比容继续下降,提示继续出血;④胃液潜血试验阴性,提示幽门以上消化道出血停止。

5. **再出血风险评估**　Rockall 评分系统根据患者的年龄、休克状况、伴发疾病、内镜诊断和内镜下出血征象,将患者分为高危、中危和低危三个级别,用于评估和预测再出血和死亡风险(表 14-1-2)。评分≥5 分为高危,3~4 分为中危,0~2 分为低危。评分≥6 分的患者中,APTT 延长≥1.5 倍、ASA 分级≥Ⅲ级、胃溃疡是再出血的三个额外独立风险因素。Rockall 评分有助于预测近期死亡风险,对于评分≥6 分的患者其长期消化性溃疡再出血的风险高。

(五) 伴随情况的评估

有下列因素患者应行心电图检查:年龄大于 50 岁、有缺血性心脏病史或显著贫血、胸痛、呼吸困难、严重低血压。如果在消化道出血过程中心电图提示有活动性心肌缺血,应考虑立即输注红细胞;患者最初的血细胞比容小于 30% 且有缺血性心脏病史,应考虑早期输血。

表 14-1-2　Rockall 评分系统

变量	0 分	1 分	2 分	3 分
年龄/岁	<60	60~79	≥80	
休克	无休克*	心动过速△	低血压▲	
伴发病	无		心力衰竭、缺血性心脏病和其他重要伴发病	肝衰竭、肾衰竭和癌肿播散
内镜诊断	Mallory-Weiss 综合征或无病变	溃疡等其他病变	上消化道恶性疾病	
内镜下出血征象	无或有黑斑		上消化道血液潴留,黏附血凝块,血管显露或喷血	

注: *收缩压>100mmHg,心率<100 次/min;△收缩压>100mmHg,心率>100 次/min;▲收缩压<100mmHg,心率>100 次/min。

六、急诊管理

(一) 一般处理

有活动性出血、心动过速、低血压、年龄大于 65 岁、严重合并症的患者应收入院进一步观察和评估。

呕血、中至大量出血和静脉曲张破裂出血者卧床休息,严格禁食,其余患者一般可适当进食流质或半流质饮食;行心电、血压监护,保持呼吸通畅,必要时吸氧,记录尿量及出血(液)量,观察神志、肤色与温度、静脉充盈等情况,有条件者行中心静脉置管。

(二) 补充血容量,稳定循环

老年人对缺血耐受力差,补充血容量应适当积极,输血指征应相对放宽。大量或较大量出血后,首先应输入晶体液,休克严重者输入血浆、浓缩红细胞。

紧急输血指征:①改变体位出现晕厥、血压下降和心率加快;②收缩压低于 90mmHg 或较基础血压下降25%;③血红蛋白低于 70g/L 或血细胞比容低于 25%。一般按 80ml/kg 推算正常血容量,对于中度休克,即收缩压 9.31 ~ 11.97kPa(70~90mmHg),脉率 110 ~ 130 次/min,伴有晕厥、苍白、皮肤湿冷等低血容量状态时,其输血量相当于正常血容量的 25%;严重休克,即收缩压 <9.3kPa(70mmHg)(如老年人原有高血压者应注意原血压的变化),其首次输血量为正常血容量的 40%~50%。

输注血制品有两个目的,即改善组织供氧和纠正出血倾向。输全血可能引起循环超负荷和免疫反应,只对大量活动性出血者考虑用全血,一般输浓缩红细胞。老年或有明确心血管病、出血活动者,血红蛋白应在 100g/L 左右。浓缩红细胞只含少量血小板,不含凝血因子,对肝硬化者,每输 4 个单位的浓缩红细胞补充 1 单位新鲜冰冻血浆是合理的。

老年人对连续大量输血的耐受性较差,宜采取限制性液体复苏策略,通过对中心静脉压等参数的监测,充分、动态评估输血(液)量,避免输液过负荷以致充血性心力衰竭。若脉搏由细弱、快速转为有力和正常速率,肢体由湿冷转为温暖,血压和中心静脉压接近正常,每小时尿量超过 30ml,提示血容量已补足。当病情处于平稳状态时,应逐渐减慢输液速度尤其要注意老年人心、肺、肾功能不全情况。在纠正失血性休克治疗中,一般不主张先用升压药物,在血容量基本补足后仍有血压低者可考虑升压药辅助治疗。

(三) 止血

1. 药物治疗　①生长抑素:有抑制胃酸、胃泌素和胃蛋白酶分泌,减少内脏血流,减低门静脉压力,减低食管-胃底曲张静脉的压力和血流量,保护胃黏膜等多重作用,对消化性溃疡和急性胃黏膜病变止血率为87%~100%,对食管静脉曲张破裂出血的止血率为 70%~87%。②抑酸剂:抑制胃酸分泌,抑制胃酸和胃蛋白酶对黏膜组织的自我消化,降低局部 pH,有利于血小板的聚集和出血部位凝血块的形成,是大部分上消化道出血最基本的治疗手段,相当部分患者经抗酸治疗即可止血。上消化道再出血风险高的患者应尽早使用质子泵抑制剂,先负荷剂量 80mg 静脉注射之后再 8mg/h 静脉滴注持续 72 小时,并根据内镜下分型和止血结果及时调整。③垂体后叶素:可减低门静脉压力而止血,既往为主要治疗药物之一,但不良反应多,可诱发心绞痛、心律失常等,于老年人不宜,心脏病、高血压者禁用;与硝酸甘油联用可使不良反应明显降低,并可降低出血复发率。④血管收缩剂:去甲肾上腺素 6~8mg,加生理盐水 30~100ml 口服,每 6~8 小时一次,起效快,吸收少,代谢快,不影响心率、血压,但要慎防消化道黏膜的缺血性损害。浓盐水灌胃、孟氏液口服或内镜下喷洒等方法作用相似。⑤止血剂:局部可用凝血酶、云南白药等;全身(静脉注射、肌内注射)可用巴曲酶;冻干凝血酶原复合物用于有凝血机制障碍者。其他止血药如酚磺乙胺等效果不肯定。

2. 内镜治疗 具有针对性强、止血效果好等优点,内镜下止血适于 Forrest Ⅰa 级喷射样出血、Ⅰb 级活动性渗血和Ⅱa 级裸露血管患者,但部分老年患者往往难以接受。内镜下治疗措施包括喷药、电灼、微波凝固、激光光凝或高频电凝止血等,以及内镜下金属夹止血、血管结扎止血、血管收缩剂或硬化剂注射。

老年人上消化道出血可因伴有血管硬化而持续或反复不止,此时可考虑用高频电凝或激光止血,但应严格掌握指征,慎防动脉出血、穿孔等并发症。

3. 三腔二囊管压迫止血 此为治疗食管-胃底静脉曲张破裂出血的主要方法,短暂疗效约 80%,但再度出血发生率高,且患者较痛苦,目前多在药物治疗未能满意止血或不能行内镜检查治疗时配合使用。近期接受过食管胃连接部手术者绝对禁忌,相对禁忌证包括充血性心力衰竭、呼吸衰竭、心律失常、不能肯定出血部位者。胃囊充气可保持不超过 72 小时,食管囊不超过 24 小时,每 6~8 小时应放气一次。常见并发症有吸入性肺炎、窒息、食管炎、食管黏膜坏死等。

4. 血管内介入治疗 对内镜止血失败的患者、存在复杂合并症的高龄患者,或有凝血功能障碍等不适合手术的高危患者,应尽快行血管内介入治疗。①药物灌注:是经动脉导管持续输入生长抑素或血管升压素等达到止血目的,但会加重原有的高血压,引起心动过缓、心肌缺血、肠缺血、周围血管缺血,导致相关性血栓形成等并发症;②栓塞疗法:适用于一般内科方法止血失败、有手术禁忌证的病例,采用不同的栓塞剂如明胶海绵、金属圈等,经导管选择性置入出血部位的供血动脉,使其形成暂时性或永久性栓塞达到止血目的。

5. 手术治疗 应根据患者的年龄、全身状况、出血速度、出血原因及内科治疗效果而定。如果失血量较大、出血速度较快、每小时输血 500ml 左右仍不能维持血压或反复出血、血压不稳定者或疑有肿瘤并消化道梗阻者应考虑外科手术治疗,但急诊手术比择期手术死亡率高,故原则上应争取通过非手术的综合治疗,待止血后病情平稳时或恢复一段时间再择期手术。

(四)其他治疗

1. 处理继发病变 对感染、肝性脑病等给予相应治疗。对于失血后贫血,可补充铁剂并适当增加蛋白营养,血止后一般恢复较快,多糖铁复合物是一种呈螯合状态的非离子铁剂,用量小,吸收全,不良反应小,口服 150mg,1 次/d。老年人严重贫血可能加重原有的心、脑、肾等损害,必要时应输红细胞补充。

2. 治疗原发及伴随病变 老年人往往有心脏等重要器官的基础疾病,消化道出血后,这些伴随病变可能因失血性损害相互牵连而影响病情的演变,因此,在消化道出血的救治中,应兼顾心脏病等伴随病变的治疗,这也往往成为抢救能否成功的关键。

七、预后和预防

老年人上消化道出血的病死率(12.9%~18.7%)明显高于中青年人(7%)。一般年龄愈大,病死率愈高;呕血比单纯黑便者病死率高;再出血者病死率高;合并心、脑、肾疾病者,病死率高。

长期服用小剂量阿司匹林的消化道出血高危患者,尤其是和 $P2Y_{12}$ 受体拮抗剂联合抗血小板治疗的患者应予 H_2 受体拮抗剂(H_2RA)或质子泵抑制剂(PPI)预防上消化道出血。各种危重症患者应激性胃肠道黏膜损伤和出血风险显著增加,预防应用 H_2RA 或 PPI 可降低其出血风险。

积极治疗原有疾病,避免饮酒,避免损伤消化道黏膜的食物或药物的摄入,必要时尽早应用黏膜保护剂或抗酸剂。痔和大肠息肉患者注意保持大便通畅。

精　粹

1. 老年人消化道出血发病率高，70岁以上老年人群中上消化道出血的发病率较30岁以下成人高20~30倍，下消化道出血的发病率较30岁以下成人高30~50倍；病死率高，易被心血管病等其他疾病所掩盖，又常成为肿瘤等其他疾病的诊断线索。

2. 消化性溃疡是老年人上消化道出血的首要病因，其中以胃溃疡更多见，而且保守治疗的效果比十二指肠球部溃疡差；约25%的老年人消化道出血是由胃癌等肿瘤所致。Dieulafoy病是老年人特有疾病，亦是老年人急性上消化道出血的原因之一。

3. 呕血和/或黑便是消化道出血的主要表现，但部分老年患者即使有大量出血，也可能因为机体反应性差等多种原因而在消化道停留时间较久，既无呕血也无便血，而是直接表现为休克前兆或休克，此时极易漏诊。

4. 胃肠内镜对于急性消化道出血患者是首要选择，具有重要诊断和治疗价值，最好在出血24小时内进行，尤其对Dieulafoy病出血是除手术以外的主要的有效方法。

5. 抑酸剂（如PPI）与生长抑素是上消化道出血的基本治疗药物，对于大出血或再出血风险高者宜采用大剂量PPI静脉输注。

6. 在老年消化道出血的救治中，应兼顾心脏、脑血管病等伴随基础疾病的治疗（如服用阿司匹林、华法林等治疗血管疾病引起的消化道出血），这也往往成为影响抢救能否成功的关键。

（高恒波）

参考文献

1. 董家鸿,袁耀宗,楼文晖.急性非静脉曲张性上消化道出血多学科防治共识[J].中华消化杂志,2019,39(12):1094-1100.

2. 刘畅,刘亚军.急性非静脉曲张性上消化道出血中西医结合诊治共识(2019年)[J].中国中西医结合杂志,2019,39(11):1296-1302.

3. OAKLAND K,CHADWICK G,EAST J E,et al. Diagnosis and management of acute lower gastrointestinal bleeding:guidelines from the British Society of Gastroenterology[J]. Gut,2019,68(5):776-789.

4. 中国医师协会急诊医师分会,中华医学会急诊医学分会,全军急救医学专业委员会,等.急性上消化道出血急诊诊治流程专家共识[J].中国急救医学杂志,2021,41(1):1-10.

5. BARKUN A N,ALMADI M,KUIPERS E J,et al. Management of nonvariceal upper gastrointestinal bleeding:guideline recommendations from the International Consensus Group[J]. Ann Intern Med,2019,171(11):805-822.

6. VEITCH A M,VANBIERVLIET G,GERSHLICK A H,et al. Endoscopy in patients on antiplatelet or anticoagulant therapy,including direct oral anticoagulants:British Society of Gastroenterology(BSG) and European Society of Gastrointestinal Endoscopy(ESGE) guidelines[J]. Endoscopy,2016,48(4):385-402.

7. RASSAMEEHIRAN S,TEERAKANOK J,SUCHARTLIKITWONG S,et al. Utility of the shock index for risk stratification in patients with acute upper gastrointestinal bleeding[J]. South Med J,2017,110(11):738-743.

8. LAURSEN S B,LEONTIADIS G I,STANLEY A J,et al. Relationship between timing of endoscopy and mortality in patients with peptic ulcer bleeding:a nationwide cohort study[J]. Gastrointest Endosc,2017,85(5):936-944.

9. SUNG J J,CHIU P W,CHAN F K L,et al. Asia-Pacific working group consensus on non-variceal upper gastrointestinal bleeding:an update 2018[J]. Gut,2018,67(10):1757-1768.

10. RAMAEKERS R,MUKARRAM M,SMITH C A,et al. The predictive value of preendoscopic risk scores to predict adverse outcomes in emergency department patients with upper gastrointestinal bleeding:a systematic review[J]. Acad Emerg Med,2016,23(4):1218-1227.

第2节　急性胆道感染

一、概述

急性胆道感染是由胆道系统的细菌感染引起的临床常见急腹症，包括急性胆囊炎和急性胆管炎，主要因胆道梗阻、胆汁淤滞造成。胆道结石是导致梗阻的最主要原因，而反复感染可促进结石形成并进一步加重胆道梗阻。重症感染时可引起感染性休克甚至死亡。随着我国逐渐步入老龄化社会，急性胆道感染在老年人中的发生率明显升高，据北京医院肝胆胰外科的统计数据发现，每年急性胆系感染中70岁以上人群超过半数。又因为老年患者临床表现不明显，病情发展快，手术风险大,急性胆道感染已成为危及老年人生命的严重感染性疾病。

随着我国人口构成向老年化发展和生活水平提高,胆囊结石患病率随年龄增长而上升,50~59岁人群患病率为 8.0% ,60~69 岁人群患病率为8.3% ,70 岁及以上的人群患病率为 11.2% 。多数胆囊结石患者无明显症状,出现急性胆囊炎等并发症的概率为 0.1% ~ 0.3% ,合并胆囊结石的急性胆囊炎称为急性结石性胆囊炎,占胆囊炎的90% ~ 95% ,好发于老年女性;不合并胆囊结石的急性胆囊炎称为急性非结石性胆囊炎,临床上少见,大部分发生于老年男性,诊断困难且病情变化快,预后较差。文献报道,急性胆囊炎的 30 天病死率为 1.1% ~ 5.4% 。

急性胆管炎指胆管不同程度的梗阻合并感染的临床综合征,病情严重程度差异较大,轻度胆管炎使用抗生素保守治疗即可取得满意效果,而急性梗阻性化脓性胆管炎(acute obstructive suppurative cholangitis,AOSC)是急性胆管炎的严重阶段,也称急性重症胆管炎。急性胆管炎在胆石症患者中的发病率为 0.3% ~ 1.6% ,30 天病死率为2.4% ~ 8.4% 。老年患者由于器官功能减退,抗感染能力降低,加之 AOSC 早期即存在革兰氏阴性杆菌毒血症,因此极易发生感染性休克,进展快、病死率高。

二、病因与危险因素

胆囊结石造成胆囊管梗阻继发细菌感染是急性结石性胆囊炎发生的主要原因;急性非结石性胆囊炎的病因仍不清楚,可能是严重创伤、严重全身疾病、长期禁食及肠外营养等因素导致胆囊收缩乏力甚至不收缩,胆汁淤滞浓缩诱发胆囊黏膜发生炎症,加之患者机体抵抗力降低,容易继发细菌感染。

胆道结石、胆管良性狭窄、胆道恶性肿瘤等引起胆道梗阻的各种因素则是急性胆管炎的病因,其中最为多见的是肝内、外胆管结石。近年来,由胆肠吻合口狭窄、经皮穿刺肝胆道成像(percutaneous transhepatic cholangiography,PTC)、内镜逆行胰胆管造影(encoscopic retrograde cholangiopancreatography,ERCP)术后放置支架等操作导致的胆管炎逐年上升。

在胆汁流出不畅时,细菌胆道逆行,或经血液循环或淋巴途径造成感染。致病菌主要是革兰氏阴性杆菌,以大肠埃希菌最常见,也可合并厌氧菌感染。

三、病理生理

胆道发生梗阻后,梗阻近端胆管和/或胆囊内压力升高并代偿性扩张和增大以缓解胆道高压,黏膜充血水肿,管壁内不同程度的中性粒细胞浸润。若结石堵塞胆囊管导致胆囊内胆汁排出不畅,胆汁浓缩,高浓度胆盐可损伤胆囊黏膜引起化学性炎症,与此同时,分泌的胆囊黏液和胆囊收缩的加强导致胆囊内压力增大,可引起血供、淋巴回流障碍,进一步加重黏膜损伤。如果胆囊管梗阻不解除,胆囊内压力持续增高,炎症累及胆囊壁全层,出现白细胞浸润、胆囊壁内部脓肿形成、胆囊壁增厚,进而胆囊周围脓肿形成,有纤维素或脓性渗出,成为化脓性胆囊炎。病变进一步发展,胆囊壁血管受压致胆囊壁缺血坏疽,发展为坏疽性胆囊炎。

老年人常合并全身动脉硬化,硬化的胆囊动脉在急性炎症时易痉挛、栓塞,故而易引起胆囊壁发生缺血坏疽,也常易并发胆囊穿孔,加之老年人胆囊壁脆弱,收缩能力差,穿孔较大,更易引起弥漫性腹膜炎。

胆管梗阻导致压力进一步升高时,胆管内的细菌、内毒素可通过毛细胆管-肝窦瘘进入肝静脉,胆源性肝脓肿穿破到血管,经胆小管黏膜炎症溃烂至相邻的门静脉分支或经肝内淋巴管等途径进入血液循环,引起全身化脓性感染和全身炎症反应,继而发生感染性休克。老年人常合并冠状动脉粥样硬化性心脏病、高血压、糖尿病、慢性阻塞性肺疾病等基础病症,发生多器官功能障碍综合征(multiple organ dysfunction syndrome,MODS)的概率较高。

四、临床表现

(一)症状

急性胆囊炎的典型表现为右上腹或中上腹部绞痛,并可放射到右肩、肩胛和背部,疼痛可持续性或阵发性加剧,通常有饱餐或者进食肥腻食物等诱因。患者常有轻至中度发热,可有畏寒,若出现寒战高热,表明病情严重,如存在胆囊坏疽、穿孔或胆囊积脓,或合并急性胆管炎。

急性胆管炎的典型表现为上腹部疼痛、寒战高热、黄疸的 Charcot 三联征,在此三联征基础上,还有休克、中枢神经系统受抑制表现者称为 Reynolds 五联征,后者是 AOSC 的表现。

（二）体格检查

一般出现剑突下及右上腹压痛、反跳痛及肌紧张,肝常增大并可有肝区叩击痛或压痛,急性胆囊炎时墨菲(Murphy)征阳性,部分患者可触及增大并有触痛的胆囊。若大网膜包裹胆囊,可形成边界不清有固定压痛的肿块;如果胆囊穿孔,腹膜炎范围扩大,甚至引起弥漫性腹膜炎。

然而,老年人通常合并多种基础疾病,机体免疫防御功能及重要脏器功能下降,对应激的反应能力差,此外,随着年龄的增长,老年人神经传导功能减弱,腹壁肌肉逐渐松弛,对疼痛等刺激反应感觉迟钝,腹部压痛及肌紧张不明显,导致其临床表现多不典型,症状和体征往往轻于实际病理改变的严重程度,但病情又进展迅速,易出现感染性休克和多器官功能衰竭等,并可能被其他全身疾病掩盖,特别值得注意。

（三）辅助检查

1. **血液检查**　多数患者可出现白细胞计数及中性粒细胞比例升高,部分老年患者白细胞可不升高,但中性粒细胞比例常升高;血清C反应蛋白、丙氨酸转氨酶、碱性磷酸酶、γ-谷氨酰转肽酶、总胆红素和结合胆红素、血淀粉酶可升高;血降钙素原(PCT)水平增高。

2. **超声检查**　急性胆囊炎时可见胆囊增大、胆囊壁增厚,明显水肿时见"双边征";胆囊结石显示强回声,其后有声影。然而,急诊状态下B超检查可能因受腹壁脂肪及胃肠道气体的干扰会影响诊断的准确性。

3. **CT 和磁共振胰胆管成像(magnetic resonance cholangiopancreatography, MRCP)**　CT可显示胆囊内结石、胆囊周围液体聚集、胆囊增大、胆囊壁增厚等急性胆囊炎的表现。CT 和 MRCP 检查可以发现胆管扩张,同时明确胆管梗阻的部位和原因。

五、诊断与评估

老年急性胆道感染的临床表现可不典型,加之机体器官功能低下,并存基础疾病多,病情进展迅速、治疗复杂,早期诊断与评估至关重要。

（一）急性胆囊炎

1. **诊断标准**　依据《急性胆道感染东京指南(2018 版)》。

A. 局部炎症体征:墨菲征,右上腹肿块、疼痛、压痛。

B. 全身炎症反应:发热、C 反应蛋白升高、白细胞升高。

C. 影像学表现:显示急性胆囊炎的表现。

A、B 中至少各有一项满足可考虑急性胆囊炎,患者具有 A 中一项与 B、C 中任意一项即可确诊。

2. **严重程度评估**　急性胆囊炎可分为 Ⅰ 级(轻度)、Ⅱ 级(中度)、Ⅲ 级(重度)三型。其中满足以下任意一项即可诊断为 Ⅲ 级急性胆囊炎。①循环系统障碍:低血压[需要使用多巴胺 $\geq 5\mu g/(kg \cdot min)$ 维持,或需要使用去甲肾上腺素];②神经系统障碍:意识障碍;③呼吸系统功能障碍:氧合指数 $<300mmHg$;④肝功能障碍:凝血酶原时间 $INR>1.5$;⑤肾功能障碍:少尿(尿量 $<17ml/h$),血肌酐 $>2.0mg/dl$;⑥血液系统功能障碍:血小板计数 $<10\times10^9/L$。

Ⅱ级急性胆囊炎的分级标准:①白细胞 $>18\times10^9/L$;②右上腹可触及包块;③发病持续时间 >72 小时;④局部炎症严重,如坏疽性胆囊炎、胆囊周围脓肿、肝脓肿、胆源性腹膜炎、气肿性胆囊炎;满足以上四项之一则可诊断。

不满足中、重度评估标准的即为轻度急性胆囊炎。

此外,对危重的、有严重创伤及长期应用肠外营养的患者,特别是老年男性患者,出现上腹尤其是右上腹疼痛、不明原因的发热等情况,应想到急性非结石性胆囊炎的可能。

（二）急性胆管炎

1. **诊断**

A. 炎症反应:①发热(体温 $>38℃$)和/或寒战;②实验室数据:炎症反应(白细胞计数 $<4\times10^9/L$ 或 $>10\times10^9/L$,C 反应蛋白 $\geq1mg/dl$)。

B. 淤胆情况:①黄疸(总胆红素 $\geq2mg/dl$);②实验室数据:肝功能异常(血清碱性磷酸酶、丙氨酸转氨酶、天冬氨酸转氨酶和 γ-谷氨酰转肽酶大于正常值上限的 1.5 倍）。

C. 影像学表现：①胆道扩张；②影像学病因（狭窄、结石、支架等）。

患者具有 A 中一项及 B、C 中任意一项即可拟诊，确诊则需要 A、B、C 中至少各有一项满足。

2. **严重程度评估**　若患者在急性胆管炎的基础上出现低蛋白血症（白蛋白低于标准值的 0.7 倍）、高热（≥39℃）、白细胞异常（>12×10⁹/L 或<4×10⁹/L）、高胆红素血症（总胆红素≥5mg/dl）、老年（≥75 岁）这五项中的任意两项即可诊断为 Ⅱ 级（中度）急性胆管炎；而出现前述一个或多个器官功能障碍则为 Ⅲ 级（重度）急性胆管炎。不满足中、重度评估标准的即为轻度急性胆管炎。

六、急诊管理

对于疑似急性胆系感染的老年患者，首先应评估其生命体征，必要时给予呼吸和循环支持，同时充分了解病史，进行全面而突出腹部重点的体格检查，完善实验室和影像学资料，确定诊断并综合评价病情严重程度。按照急性胆囊炎和急性胆管炎的处理流程开始治疗。

（一）急性胆囊炎治疗

胆囊切除是针对急性胆囊炎的有效治疗手段，目的是解除胆囊结石诱发的梗阻。急性单纯性胆囊炎病情有缓解趋势者，可采用抗菌治疗和一般支持治疗，包括禁食禁水、补液、解痉、营养支持等保守治疗，待情况好转后择期行胆囊切除术；如果病情无缓解或诊断为化脓性或坏疽穿孔性胆囊炎，对于一般状况较好、未合并严重基础疾病的老年患者应早期行腹腔镜或开腹胆囊切除术。在腹腔镜治疗困难胆囊时，或可采用腹腔镜胆囊废弃术达到取净结石、破坏胆囊结构的完整性、阻断胆囊与胆总管之间胆汁流通的治疗目的，避免开腹和胆管损伤，保障手术安全性。而对于合并较多基础疾病不能耐受手术和麻醉的患者，推荐首选胆囊引流作为替代手术的干预方法，可以很好地缓解炎症进展、减轻中毒症状，胆囊引流后 2~4 个月择期行腹腔镜胆囊切除术。主要的引流方法有经皮肝穿刺胆囊引流（percutaneous transhepatic gallbladder drainage，PTGBD）、经皮肝穿刺胆囊抽吸（percutaneous transhepatic gallbladder aspiration，PTGBA）、内镜下胆囊引流［包括 ERCP 引导下经

乳头胆囊引流（endoscopic transpapillary gallbladder drainage，ETGBD）和超声内镜引导胆囊引流（endoscopic ultrasound-guided gallbladder drainage，EUS-GBD）］等。

老年患者通常因合并心脑血管基础疾病而服用抗凝或抗血小板药物，对于服用抗凝药物的患者，建议使用肝素替代治疗并控制 INR 小于 1.5 时行 PTGBD 治疗；服用抗血小板药物的患者，如果有高危血栓栓塞风险，可不停用阿司匹林直接行 PTGBD，但服用氯吡格雷的患者需停药 5 天以上。对于同时服用抗血小板及抗凝药物治疗的患者应避免行 PTGBD，建议行 ETGBD 治疗。

急性非结石性胆囊炎治疗要综合考虑老年人的病情和全身状态，原则是尽早行胆囊引流，同时给予抗菌治疗和一般支持治疗，如果症状持续不能缓解，需考虑急诊行胆囊切除术。如病情稳定、保守治疗有效，待 4~6 周后再次进一步评估，根据病情考虑是否手术治疗。

（二）急性胆管炎治疗

急性胆管炎的治疗原则是紧急解除胆道梗阻，通畅引流胆道，控制感染，抗休克。首先建立通畅的静脉输液通道，补充有效循环血量，纠正电解质紊乱，同时给予足量有效抗生素，出现休克者使用血管收缩药维持血压稳定。如老年患者一般情况好，可耐受手术，应急诊行胆囊切除联合胆总管切开减压 T 管引流；对于合并较多基础疾病，不能耐受手术的高龄 AOSC 患者，可采用内镜鼻胆管引流（endoscopic nasobiliary drainage，ENBD）、经皮经肝胆道引流（percutaneous transhepatic biliary drainage，PTBD）或手术切开胆总管解除胆道梗阻，缓解病情，待一般情况改善后择期处理胆管结石等原发病。

（三）抗菌药物的应用

《胆道外科抗菌药物规范化应用专家共识（2019 版）》建议对于老年胆道感染患者，首选青霉素类、头孢菌素类等 β-内酰胺类抗菌药物。具有明确指征时可选用万古霉素、去甲万古霉素、替考拉宁等药物。氨基糖苷类药物应尽量避免使用。

老年人肾功能呈现生理性减退，老年患者抗生素的使用剂量需参照轻度肾功能减退患者的减量方案。推荐在任何有创操作时留取胆汁做细菌

培养和药物敏感试验,以便指导抗菌药物的应用。在胆道感染得到有效控制的前提下,应当适时停药。Ⅰ、Ⅱ级急性胆囊炎患者抗菌药物应仅在术前或手术中使用,术后应用尽量不超过24小时;Ⅲ级急性胆囊炎患者抗菌药物治疗用至感染控制(胆囊引流或手术切除术)后4~7天。而对于急性胆管炎患者,抗菌药物应持续至符合以下停药指征:①体温正常72小时以上;②腹痛及腹部压痛、反跳痛等临床表现缓解或消失;③血常规示白细胞计数正常;④PCT<0.05μg/L;⑤Ⅲ级急性胆管炎患者血流动力学指标及重要器官功能恢复正常。

(四)术后管理

术后需严密观察患者一般情况和引流管的引流情况,并随时做相应的处理。重症感染患者存在机体分解代谢增加、对热量及蛋白质的需求增多,易造成营养不良,引起免疫功能下降,术后应积极纠正低蛋白血症。老年人因咳嗽反射差、胃肠减压、长期卧床、切口疼痛等导致术后肺部感染较为多见,其次为心律失常、肠麻痹、切口感染、下肢静脉血栓等,应予关注并及时防治。此外,术后给予液体应避免液体超负荷相关并发症,早期从静脉补液过渡到经口补液,只要患者肠功能恢复后,力争早期经口进食。

七、预后

急性胆道感染是老年人多发的急腹症之一,近年的多项研究发现,老年急性胆道感染患者应积极、主动干预病因治疗,可获得相对良好的预后。积极胆道减压、对症处理胆道结石能够改善急性感染症状,避免向危重症的方向发展。为了降低随着年龄增长而出现急性胆道感染的发生,对于65岁以上的老年胆石症患者,病史在5年以上、有过急性发作史者,建议尽早积极手术治疗。

精 粹

1. 胆囊结石患病率随年龄增长而上升,60~69岁人群患病率为8.3%,70岁及以上的人群患病率为11.2%。

2. 急性结石性胆囊炎占急性胆囊炎的90%~95%,好发于老年女性;急性非结石性胆囊炎较少见,但预后较差,大多发生于老年男性。

3. 老年急性胆道感染因腹痛症状与腹部压痛体征可不明显,易致漏诊或误诊。急诊B超和/或CT可助诊断。

4. Charcot三联征是急性胆管炎的典型表现,Reynolds五联征则是急性梗阻性化脓性胆管炎的表现。

5. 对于疑似急性胆道感染的老年患者应给予重视,积极抗休克、抗感染,纠正水、电解质及酸碱平衡紊乱。待诊断明确、评估患者一般情况后选择合适的治疗方案。

6. 如需要急诊手术治疗,应以简单有效、挽救生命为目标,尽量缩短手术时间,减少并发症的发生。重视围手术期的处理对提高治愈率、降低病死率至关重要。

7. 65岁以上的老年胆石症患者,病史在5年以上、有过急性发作史者,宜尽早积极手术治疗防止急性胆道感染的发生。

(孙振 宋京海)

参考文献

1. 吕德成.实用老年外科学:外科与老年外科学[M].北京:华龄出版社,2010.

2. 中华消化杂志编辑委员会,中华医学会消化病学分会肝胆疾病协作组.中国慢性胆囊炎、胆囊结石内科诊疗共识意见(2018年)[J].临床肝胆病杂志,2019,35(6):1231-1236.

3. YOKOE M,HATA J,TAKADA T,et al. Tokyo guidelines 2018:di-agnostic criteria and severity grading of acute cholecystitis(with videos)[J]. J Hepatobiliary Pancreat Sci,2018,25(1):41-54.

4. SOKAL A,SAUVANET A,FANTIN B,et al. Acute cholangitis:diagnosis and management[J]. J Visc Surg,2019,156(6):515-525.

5. GOMI H,TAKADA T,HWANG T L,et al. Updated comprehensive epidemiology,microbiology,and outcomes among patients with acute cholangitis[J]. J Hepatobiliary Pancreat Sci,2017,24(6):

310-318.

6. AGARWAL N, SHARMA B C, SARIN S K. Endoscopic management of acute cholangitis in elderly patients[J]. World J Gastroenterol, 2006, 12(40): 6551-6555.

7. KIRIYAMA S, KOZAKA K, TAKADA T, et al. Tokyo guidelines 2018: diagnostic criteria and severity grading of acute cholangitis (with videos)[J]. J Hepatobiliary Pancreat Sci, 2018, 25(1): 17-30.

8. MIURA F, OKAMOTO K, TAKADA T, et al. Tokyo guidelines 2018: initial management of acute biliary infection and flowchart for acute cholangitis[J]. J Hepatobiliary Pancreat Sci, 2018, 25(1): 31-40.

9. OKAMOTO K, SUZUKI K, TAKADA T, et al. Tokyo guidelines 2018: flowchart for the management of acute cholecystitis[J]. J Hepatobiliary Pancreat Sci, 2018, 25(1): 55-72.

10. 顾越雷, 杨孙虎, 樊强, 等. 老年人急性结石性胆囊炎行急诊与延期腹腔镜胆囊切除术的疗效分析[J]. 腹腔镜外科杂志, 2018, 23(3): 217-220.

11. 尚培中, 李晓武, 任爱玲. 腹腔镜胆囊废弃术的选择及应用[J]. 中华普通外科学文献(电子版), 2018, 12(6): 376-379.

12. MORI Y, ITOI T, BARON T H, et al. Tokyo guidelines 2018: management strategies for gallbladder drainage in patients with acute cholecystitis(with videos)[J]. J Hepatobiliary Pancreat Sci, 2018, 25(1): 87-95.

13. 杜苏明, 黄兴华, 张晓翠, 等. 高龄急性化脓性胆囊炎经皮经肝胆囊穿刺置管引流术后手术时机的选择[J]. 国际外科学杂志, 2019, 46(10): 673-677.

14. 中华医学会外科学分会胆道外科学组. 急性胆道系统感染的诊断和治疗指南(2011 版)[J]. 中华消化外科杂志, 2011, 10(1): 9-13.

15. 唐韵, 祝禾辰, 刘珏, 等. 老年患者急性胆道感染相关危险因素分析[J]. 中国感染与化疗杂志, 2020, 20(2): 113-117.

16. 艾开兴. 老年普通外科学[M]. 上海: 上海科学技术出版社, 2016.

17. 吴玉慧, 赵鑫, 崔银, 等. 老年病人围术期液体管理的研究进展[J]. 实用老年医学, 2019, 33(7): 716-720.

18. 中华医学会外科学分会胆道外科学组, 中国研究型医院学会加速康复外科专业委员会, 中华外科杂志编辑部. 胆道外科抗菌药物规范化应用专家共识(2019 版)[J]. 中华外科杂志, 2019, 57(7): 481-487.

第 3 节　急性胰腺炎

一、概述

急性胰腺炎(acute pancreatitis, AP)是急诊常见的消化系统急症, 是由胆囊结石、高甘油三酯血症(hypertriglyceridemia, HTG)、饮酒和药物等多种病因引起胰酶在胰腺内激活, 导致胰腺组织自身消化, 出现胰腺局部水肿、出血甚至坏死的炎症反应。临床轻症多见, 预后良好, 少数严重者可发生全身炎症反应综合征(systemic inflammatory response syndrome, SIRS), 并可伴有器官功能障碍。

自 20 世纪末以来, 全球 AP 发病率呈逐渐上升的趋势, 这与肥胖和胆石症的发生率上升有关, 据报道, AP 的年发病率为 (13～42)/10 万, 是胃肠病患者住院治疗的主要原因, 美国每年 AP 入院的患者数达 275 000 例, 总费用达 26 亿美元。我国尚无确切的流行病学资料, 但随着诊断意识和检查技术的提高, 诊断率有明显增加。我国胆源性 AP 最为多见, 近年来, 随着人群血脂异常的发生率越来越高, 高甘油三酯血症性胰腺炎(hypertriglyceridemia pancreatitis, HTGP)发病率也在逐步升高, 北京地区 2006—2010 年的研究显示, HTGP 位居病因第二位(10.36%), 2012 年之后升至 17.5%。在不同的年龄段中, AP 的病因分布也存在一定差异, 胆源性 AP 的发生率随年龄增长而上升, 60 岁以上老年人特别是女性患者胆源性 AP 比例可高达 50%～70%, 其次为特发性 AP, 病情重, 进展快, 其中重症 AP 比例明显高于中年组, 最高超过 20%。而 30～50 岁青中年多发生 HTGP 及酒精性 AP。

二、病因与危险因素

AP 的常见病因为胆源性、HTGP 和酒精性, 其他少见病因包括外伤、药物、感染、高钙血症、自身免疫、ERCP 术后胰腺炎等, 约 10% 患者无法明确病因, 称为特发性 AP。

1. **胆源性**　胆石症、胆道感染是引起 AP 的最常见病因, 约占所有病因的 60%。当结石嵌顿在壶腹部导致壶腹部狭窄或/和奥迪(Oddi)括约肌痉挛、胆管炎症及胆石移行损伤 Oddi 括约肌时, 均可使胰液反流入胰管, 导致 AP。此外, 胆道炎症时, 细菌毒素、游离胆酸、非结合胆红素、炎症介质等均可激活胰酶, 造成胆源性 AP。

2. **HTG**　HTG 患者血中游离脂肪酸(非酯化脂肪酸)产生过多, 超出了白蛋白结合能力, 胰腺内高浓度聚集的游离脂肪酸不仅直接损伤细胞，还可诱发胰蛋白酶原激活加速，加重腺泡细胞自身消化；患者血液黏滞度高，易形成血栓，导致微循环障碍；血中大分子的乳糜微粒可直接栓塞毛细血管，使胰腺缺血坏死，引起 HTGP。

3. **酒精性**　酒精刺激胃酸分泌，继而刺激促胰液素和缩胆囊素分泌，促进胰腺外分泌；酒精可引起十二指肠乳头水肿和 Oddi 括约肌痉挛，胰液流出梗阻，使胰管内压力增高，胰液进入胰腺实质，导致自身消化。此外，长期饮酒者体内胰腺溶酶体脆性增加，可使大量胰酶在腺泡细胞内提前活化，或当其在胰腺内氧化过程中产生大量活性氧，继而激活炎症介质，引发酒精性 AP。酗酒者中有 5% 可发生 AP。

4. **胰管阻塞**　胰管结石、狭窄、肿瘤（壶腹周围癌、胰腺癌）可引起胰管阻塞和胰管内压升高而胀破胰管，胰液与消化酶流入胰腺实质，引起 AP。

5. **手术与创伤**　腹腔手术特别是胆胰或胃手术、腹部钝挫伤等直接或间接损伤胰腺组织或导致胰腺微循环障碍，可引起 AP。ERCP 插管时导致的十二指肠乳头水肿、注射造影剂压力过高等也可导致 AP。

6. **药物**　噻嗪类利尿药、硫唑嘌呤、糖皮质激素、磺胺类等药物可直接损伤胰腺组织，使胰液分泌或黏稠度增加，引起 AP，多发生在服药最初的 2 个月，与剂量无明确关系。

7. **感染**　感染性 AP 可继发于急性流行性腮腺炎、传染性单核细胞增多症、柯萨奇（Cox-sackie）病毒、埃可（Echo）病毒和肺炎支原体感染等，常随感染痊愈而自行缓解。

8. **其他**　十二指肠球后穿透溃疡、邻近十二指肠乳头的肠憩室炎等可直接波及胰腺；各种自身免疫性血管炎、胰腺血管栓塞等可影响胰腺血液供应。

发生 AP 的诱因主要有暴饮暴食、饮食油腻（高脂肪）、酗酒等因素。近年来发现，肥胖、吸烟、吸食大麻、炎性肠病、终末期肾病、糖尿病等也是 AP 的危险因素。

三、发病机制和病理生理

AP 的发病机制尚未完全阐明，但存在共同的发病过程，即胰腺自身消化机制：①各种病因导致胰腺腺泡细胞（pancreatic acinar cell，PAC）内胰蛋白酶原激活，引起的胰腺自身消化是 AP 发病早期的中心事件；②胰腺导管内通透性增加，使活性胰酶渗入胰腺组织，加重胰腺炎症。两者可激活炎症反应的枢纽因子核因子 κB（NF-κB），促进其下游的炎症因子如肿瘤坏死因子-α（TNF-α）、白细胞介素-1（IL-1）、花生四烯酸（AA）代谢产物等释放，增加血管通透性，导致大量炎性渗出。其他机制包括氧化应激、Ca²⁺ 超载、线粒体功能障碍、内质网应激、细胞自噬、溶酶体损伤和蛋白酶的释放可促使炎症反应逐级扩大，导致 SIRS 及 MODS。

1. **循环系统影响**　多种炎症介质及细胞因子引起毛细血管内皮损伤、血管通透性增加，大量液体渗漏到血管外，导致有效血容量不足，造成低血容量性休克。

2. **呼吸功能影响**　重症 AP 中大量毒性细胞因子和炎症介质导致血管内皮和肺泡上皮损伤，肺泡顺应性降低，造成急性呼吸窘迫综合征（acute respiratory distress syndrome，ARDS）。

3. **肾功能影响**　重症 AP 早期，有效循环血量不足可引起严重的肾缺血，后期 SIRS 和感染可直接或间接引起肾小管坏死，导致肾损伤。

4. **代谢影响**　主要为低血钙和高血糖。急性坏死性 AP 胰周脂肪内钙皂形成消耗钙，血钙降低。AP 早期应激性血糖升高，后期由于胰腺广泛破坏，胰岛素分泌不足引起血糖升高。

5. **其他**　活化的胰酶、炎症介质、血容量不足等可导致急性肝损伤；脑细胞缺血、缺氧及磷脂酶作用使中枢神经系统发生病变。

四、临床表现

（一）症状

1. **腹痛**　腹痛是主要症状，多为突然发作，与饱餐、酗酒有关，程度轻重不一。腹痛部位多为上腹部，也可表现为左上腹或全腹，呈持续性胀痛、钝痛或刀割样痛，可向左肩、腰背部放射。临床上一些胆石症患者以阵发性上腹痛为首发症状，是因胆道排石所致，诱发 AP 后腹痛即转为持续性。

2. **恶心、呕吐及腹胀**　多数患者起病后伴有恶心、呕吐，较剧烈、频繁，呕吐物为胃十二指肠内容物，重者可混有胆汁或血液，呕吐后腹痛不缓解。腹胀早期是腹腔神经丛受刺激产生肠麻痹所致,后继发感染则为腹膜后炎症刺激所致。

3. 发热 部分患者可有轻、中度发热,一般持续 3~5 天,常由胆道感染、胰腺炎症、坏死胰腺组织继发感染、坏死组织吸收等引起。

4. 全身并发症 重症 AP 患者可出现皮肤湿冷、心动过速、脉搏细速、血压下降等休克表现,以及发绀、呼吸困难、少尿、耳鸣、谵妄、言语障碍、肢体僵硬等症状。血钙降低时,可出现手足抽搐。部分伴有血糖升高,偶可发生糖尿病酮症酸中毒。

部分老年患者由于反应迟钝、应激能力差、对痛觉的敏感度减弱,临床腹痛、腹胀、恶心、呕吐症状多不典型,而是以各种器官功能障碍、休克为表现,部分患者仅有上腹不适或隐痛,容易误诊或漏诊。

(二) 体征

轻症患者可仅有中上腹或左上腹压痛,无肌紧张和反跳痛;重症者出现腹膜刺激征,上腹或全腹压痛明显,并有反跳痛、腹肌紧张。但老年患者腹壁松弛,腹肌萎缩,腹膜刺激征表现多不明显。

伴有麻痹性肠梗阻者有腹部膨隆,肠鸣音减弱或消失。10%~20% 患者上腹部可触及肿块,常为腹部液体积聚、胰腺脓肿、急性假性囊肿、胰腺囊肿所致。

急性出血坏死性胰腺炎可有皮下青紫表现。由于胰酶、坏死组织及出血从肾旁间隙后面渗透至腰方肌后缘,然后再通过肋腹部筋膜流到皮下,致两肋部皮肤呈青紫色,称为格雷·特纳(Grey Turner)征;由于后腹膜出血渗入镰状韧带,后由覆盖于韧带复合体周围的结缔组织进入皮下,致脐部皮肤呈青紫色,称为卡伦(Cullen)征。

其他可有黄疸、胸腔积液、腹水等。

(三) 辅助检查

1. 实验室检查

(1) 淀粉酶:血清淀粉酶在发病 6~12 小时后升高,24 小时后达高峰,超过正常值上限 3 倍具有诊断价值,但血清淀粉酶高低与病情严重程度无关,3~5 天恢复正常。血清淀粉酶持续增高要注意病情反复、并发假性囊肿或脓肿、疑有结石或肿瘤、肾功能不全、高淀粉酶血症等情况。其他急腹症如消化性溃疡穿孔、胆石症、胆囊炎、肠梗阻等都可有血清淀粉酶升高,但一般不超过正常值 2 倍。

尿淀粉酶在发病 12~24 小时后开始上升,下降缓慢,持续 1~2 周,发病 12 小时后尿淀粉酶大于 1 000U 具有参考价值。

(2) 脂肪酶:血清脂肪酶唯一来源于胰腺,特异性高,AP 时血清脂肪酶增高与淀粉酶平行,于起病后 4~8 小时开始升高,24 小时达峰值,持续 8~14 天,尤其对于就诊延迟的患者诊断价值较大。

(3) 炎症指标:C 反应蛋白(CRP)在发病 72 小时后若 ≥150mg/L 可能提示胰腺坏死。多形核白细胞(PMN)-弹性蛋白酶由被激活的白细胞释放,也可提示 AP 严重程度。降钙素原水平升高可作为有无继发性局部或全身细菌感染的参考指标。动态测定血清 IL-6 水平增高有助于评估不良预后。

(4) 血钙:血钙降低常发生在发病后 2~3 天,血钙<1.87mmol/L 提示胰腺坏死程度较重。

(5) 血糖:AP 早期血糖可反应性轻度升高,后期的空腹血糖若持续超过 10mmol/L 提示预后不良。

(6) 血红蛋白和血细胞比容:AP 患者血红蛋白和血细胞比容的改变能反映循环血量的变化。血细胞比容增加>44%,提示大量液体渗入人体组织间隙,血液浓缩,胰腺炎病情危重。

(7) 其他:持续升高的尿素氮>7.5mmol/L、肌酐进行性上升提示病情危重;重症患者伴随非梗阻性胆汁淤积,血清胆红素、转氨酶、碱性磷酸酶常升高。甘油三酯检测能提示 AP 患者的病因。

2. 影像学检查

(1) B 超:所有 AP 患者应在发病 24~48 小时内行腹部超声检查以初步判断胰腺组织形态学变化,并评估胆石症。

(2) CT:能显示 AP 是否存在、严重程度及有无并发症等,为诊断 AP 的标准影像学方法,通常建议起病 5~7 天后进行。增强 CT 可精确判断胰腺坏死和渗出的范围,对胰腺坏死的早期检出率为 90%,4 天后的敏感度接近 100%。

(3) MRI:对增强剂(碘剂)过敏、肾功能不全等患者,可行 MRI 平扫识别非液化成分(例如残余胰腺或坏死组织),也能判断局部并发症。MRCP 检查有助于判断胆总管有无结石存在。

（4）超声内镜（endoscopic ultrasound，EUS）：对于胆源性胰腺炎有较高的诊断价值，并有助于发现有无胰腺微小肿瘤、胆总管泥沙样结石。

3. 穿刺检查

（1）腹腔穿刺：有腹水者，在右下腹麦氏点穿刺，抽出淡黄色或咖啡色腹水，腹水淀粉酶升高对诊断有帮助。

（2）胰腺穿刺：一般在 B 超或 CT 定位引导下进行，将吸出液或坏死组织进行组织学涂片或细菌、真菌培养，对是否需要手术引流有帮助。

五、诊断与评估

（一）诊断

1. 临床上符合以下 3 项特征中的 2 项，即可诊断为 AP。①急性、突发、持续、剧烈的上腹部疼痛，可向背部放射；②血清淀粉酶和/或脂肪酶增高至少为正常上限值 3 倍；③增强 CT 或 MRI 呈 AP 典型影像学改变（胰腺水肿或胰周渗出积液）。

需要警惕的是，老年患者缺少典型的症状及体征，需及时行血淀粉酶、脂肪酶检测及腹部 B 超或 CT 检查，以明确 AP 的情况。

2. AP 病因诊断包括胆源性 AP、HTGP、酒精性 AP 及特发性 AP 等。

饮酒 ≥ 50g/d，且 > 5 年时方可诊断为酒精性 AP。

AP 并静脉乳糜状血或血甘油三酯（TG）> 11.3mmol/L，可明确诊断 HTGP；血清 TG 水平 ≥ 5.65mmol/L 但 < 11.3mmol/L，高度怀疑 HTGP；如无其他明确病因或发病 24 小时后 TG ≥ 5.65mmol/L，也应视 HTGP 为 AP 的病因。

（二）并发症评估

1. 局部并发症

（1）急性胰周液体积聚（acute peripancreatic fluid collection，APFC）：发生于 AP 早期，表现为胰腺内、胰周或胰腺远隔间隙液体积聚，信号均匀，缺乏完整包膜，可以单发或多发。

（2）急性坏死物积聚（acute necrotic collection，ANC）：发生在病程早期，表现为液体内容物包含混合的液体和坏死组织（胰腺实质或胰周组织坏死），MRI 有助于与 APFC 鉴别。

（3）胰腺假性囊肿（pancreatic pseudocyst，

PPC）：通常发生在起病 4 周之后，有完整非上皮性包膜包裹的液体积聚，内含胰腺分泌物、肉芽组织、纤维组织等。假性囊肿可破裂，造成慢性胰源性腹水。

（4）包裹性坏死（walled-off necrosis，WON）：通常发生在起病 4 周以后，由坏死组织及加强的壁构成，是一种成熟的、包含胰腺和/或胰周坏死组织、具有界限分明炎性包膜的囊实性结构。

（5）感染性胰腺坏死（infectious pancreatic necrosis，IPN）：通常继发于 PPC 或 WON，内含脓液及坏死组织，CT 上的典型表现为"气泡征"。

（6）其他：胸腔积液、胃流出道梗阻、腹腔出血、假性囊肿出血、门静脉血栓形成、坏死性结肠炎等。

2. 全身并发症

（1）SIRS：是 AP 最常见的全身并发症，多发生于中重度 AP。持续 SIRS 存在将会增加器官功能衰竭发生的风险。

（2）MODS：是机体在经受严重损伤后发生两个或两个以上器官功能衰竭的综合征，是 AP 严重的全身并发症，也是重症 AP 致死的主要原因。MODS 可根据改良 Marshall 评分（表 14-3-1）评定，一个器官评分 ≥ 2 分则定义为器官功能衰竭，器官功能在 48 小时内恢复为一过性器官衰竭，否则为持续性器官功能衰竭（persistent organ failure，POF）；≥ 2 个器官衰竭并持续 48 小时以上者则为持续性多器官功能衰竭（persistent multiple organ failure，PMOF）。

（3）脓毒症：重症 AP 若合并脓毒症，病死率升高 50% ~ 80%，主要以革兰氏阴性杆菌感染为主，也可有真菌感染。

（4）腹腔内高压（intra-abdominal hypertension，IAH）及腹腔间室综合征（abdominal compartment syndrome，ACS）：重症 AP 中，严重的肠道屏障功能障碍和高内毒素水平可引起 IAH 和 ACS，促炎反应引起积液、腹水及后腹膜水肿，也可因过度的补液治疗导致 IAH。ACS 会导致 MODS，病死率明显升高。膀胱压测定是判断腹腔内压力的间接指标，用于诊断 ACS。当出现持续性膀胱压 ≥ 20mmHg（27cmH$_2$O），伴有少尿、无尿、呼吸困难、吸气压增高、血压降低时应考虑出现 ACS。

表 14-3-1 改良 Marshall 评分

器官或系统	0 分	1 分	2 分	3 分	4 分
呼吸 *					
PaO_2/FiO_2/mmHg	>400	301~400	201~300	101~200	≤100
肾脏 #					
血肌酐/(μmol·L^{-1})	≤134	135~169	170~310	311~439	>439
血肌酐/(mg·dl^{-1})	≤1.4	1.5~1.8	1.9~3.6	3.7~4.9	>4.9
循环					
收缩压/mmHg	>90	<90,补液后纠正	<90,补液不能纠正	<90,pH<7.3	<90,pH<7.2

注：* FiO₂ 为吸入氧浓度，按照空气（21%）及纯氧 2L/min（25%）、4L/min（30%）、6~8L/min（40%）、9~10L/min（50%）换算；# 既往有慢性肾衰竭患者的评分依据基线肾功能进一步恶化程度而定，对于基线血肌酐为 134μmol/L 或 1.4mg/dl 者尚无正式的修订方案。

（5）胰性脑病（pancreatic encephalopathy, PE）：是 AP 严重并发症之一，可表现为反应迟钝、定向力障碍、谵妄、意识模糊、昏迷、烦躁不安、抑郁、妄想、语言障碍、共济失调等，多发生于 AP 早期，具体机制不明。

（6）其他：低钙血症、高脂血症、糖代谢异常等。

老年人基础疾病多，营养条件差，易合并各种并发症，需及时进行监测及干预。

（三）严重程度分级

1. 轻症急性胰腺炎（mild acute pancreatitis, MAP） 符合 AP 诊断标准，满足以下情况之一：无脏器衰竭、无局部或全身并发症；Ranson 评分<3 分；APACHE Ⅱ 评分<8 分；BISAP 评分<3 分；MCTSI 评分<4 分。占 AP 的多数，通常在 1~2 周恢复，病死率低。

2. 中重症急性胰腺炎（moderately severe acute pancreatitis, MSAP） 符合 AP 诊断标准，急性期满足下列情况之一：Ranson 评分≥3 分；APACHE Ⅱ 评分≥8 分；BISAP 评分≥3 分；MCTSI 评分≥4 分；可有一过性（<48 小时）器官功能障碍。早期病死率低，后期如坏死组织合并感染，病死率高。

3. 重症急性胰腺炎（severe acute pancreatitis, SAP） 占 AP 的 5%~10%，符合 AP 诊断标准，伴有持续（>48 小时）器官功能衰竭，改良 Marshall 评分≥2 分。SAP 死亡率高达 20%~30%。

（四）临床评估

1. CT 影像学是 AP 病情严重程度分级及预后判别标准之一，常用改良的 CT 严重指数（modified CT severity index, MCTSI）评分（表 14-3-2）。

表 14-3-2 改良的 CT 严重指数（MCTSI）评分

特征	评分/分
胰腺炎症反应	
正常胰腺	0
胰腺局限性或弥漫性增大（包括轮廓不规则、密度不均、胰管扩张、局限性积液）	1
除上述外还有胰周炎性改变	2
除胰腺病变外，胰腺有单发性积液区	3
胰腺或胰周有 2 个或多个积液积气区	4
胰腺坏死评分	
胰腺无坏死	0
胰腺坏死范围≤30%	2
胰腺坏死范围>30%~50%	4
胰腺坏死范围>50%	6

注：MCTSI 评分为炎症反应与坏死评分之和。

2. 临床评价系统最常用的是 Ranson 标准、BISAP 评分系统（表 14-3-3）及 APACHE Ⅱ 等。

3. 2013 年美国胃肠病学会推荐的 AP 重症化风险初诊评估系统（表 14-3-4），虽包含 13 个变量，但获取简便，只要符合其中任一指标即有发展为重症 AP 的风险，对于急诊使用有一定优势。

表14-3-3 急性胰腺炎临床评估标准

评估系统	标准分数/分
Ranson 标准	
入院时	
年龄>55 岁	1
WBC>16×10⁹/L	1
血糖>11.1mmol/L	1
AST>250U/L	1
LDH>350U/L	1
入院后48小时	
HCT下降>10%	1
失液量>6L	1
血钙<2.0mmol/L	1
动脉血氧分压<60mmHg	1
BUN上升>5mg/dl	1
碱缺失>4mmol/L	1
BISAP 评分系统	
BUN>25mg/dl	1
意识障碍(GCS 评分)<15 分	1
存在 SIRS	1
年龄>60 岁	1
胸腔积液	1

注:WBC,血白细胞;AST,天冬氨酸转氨酶;LDH,乳酸脱氢酶;BUN,血尿素氮;HCT,血细胞比容;SIRS,全身炎症反应综合征。

表14-3-4 美国胃肠病学会急性胰腺炎
重症化风险的初诊评估系统

项目	评估指标
患者特征	1. 年龄>55 岁
	2. 肥胖:体重指数(BMI)>30kg/m²
	3. 精神状态改变
	4. 合并基础疾病,如慢性阻塞性肺疾病、心血管疾病、肾脏疾病、肝病等
	5. 全身炎症反应综合征(SIRS)
化验结果	1. 血尿素氮>7.14mmol/L
	2. 血尿素氮进行性升高
	3. 血细胞比容>44%
	4. 血细胞比容进行性升高
	5. 血肌酐升高
影像学结果	1. 胸腔积液
	2. 肺浸润影或肺不张
	3. 多处或广泛的胰周液体积聚

六、急诊管理

近年来,随着对 AP 病理与病理生理的认识逐渐加深,目前急诊管理的总体原则是在非手术治疗的基础上,根据不同病因、不同严重程度选择包括手术治疗在内的综合方案。

(一)病因治疗

1. **胆源性急性胰腺炎** 胆石症是目前国内 AP 的主要致病因素,凡有胆道结石梗阻者需要及时解除梗阻,治疗方式包括内镜或手术治疗。内镜治疗目前主张早期(24~72 小时内)实施 ERCP+内镜下 Oddi 括约肌切开术(EST);内镜无条件或不成功者可行胆囊切除、胆总管切开引流、胆道镜探查取石。

2. **高甘油三酯血症性胰腺炎(HTGP)** 需短时间内降低甘油三酯水平至 5.65mmol/L 以下,除限用脂肪乳剂、避免应用可能升高血脂的药物外,可采用小剂量低分子量肝素和胰岛素联合方案,或血液滤过和血浆置换。

3. **其他** ERCP 术后胰腺炎多属轻中度,在使用胰管支架、术前及术后予非甾体抗炎药(吲哚美辛、双氯芬酸)栓剂纳肛可以预防。虽近期有研究提出生长抑素、硝酸甘油、乳酸林格液也可能有预防作用,但给药途径及剂量有待进一步探讨。胰腺解剖和生理异常、药物、胰腺肿瘤等原因引起者予对应处理。

(二)非手术治疗

大多数 AP 属于 MAP,以禁食、抑酸、抑酶及补液治疗为主,减少胰腺分泌,防止感染,阻止病情进一步发展。对于 MSAP 及 SAP 需要采取器官功能维护、应用抑制胰腺外分泌和胰酶的抑制剂、早期肠内营养、合理使用抗菌药物、处理局部及全身并发症、镇痛等综合措施。

1. **禁食、胃肠减压** 主要防止食糜进入十二指肠,阻止促胰酶的分泌,减少胰腺分泌胰酶。对于腹胀、呕吐严重的患者可留置鼻胃管持续胃肠减压。

2. **抑制胰腺分泌** 生长抑素及其类似物(奥曲肽)可以通过直接抑制胰腺外分泌而发挥作用,也可对抗 SIRS,在 AP 早期应用能迅速控制病情,对于预防 ERCP 术后胰腺炎也有积极作用。H₂受体拮抗剂和质子泵抑制剂能抑制胃酸分泌而间接抑制胰腺分泌,还可以预防应激性溃疡的发生。

3. **抑制胰酶活性,减少胰酶合成** 抑酶肽能抑制肠肽酶,中断瀑布效应,应早期、大剂量应用。

加贝酯能抑制胰蛋白酶、血管舒缓素、磷脂酶 A，对 Oddi 括约肌有松弛作用。乌司他丁能抑制胰蛋白酶等多种酶，稳定溶酶体膜，抑制溶酶体酶及炎症介质的释放，改善胰腺微循环，减少 AP 并发症，主张早期足量应用。

4. 镇痛　剧烈疼痛不但引起患者精神不安，又可使 Oddi 括约肌痉挛，加重病情，在严密观察病情下，可注射盐酸布桂嗪或盐酸哌替啶，一般不用吗啡和胆碱能受体抑制剂如阿托品、消旋山莨菪碱（654-2）等，因前者会使 Oddi 括约肌痉挛，后者会诱发或加重肠麻痹。

5. 液体复苏　早期液体复苏可改善有效循环血量和器官灌注不足，所有患者应早期积极补液，在发病 12～24 小时内最为有效，尤其是对于低血压和心动过速的患者液体复苏的益处更为明显。补液量包括基础需要量和流入组织间隙的液体量。积极补液的定义为每小时输入 250～500ml［或 5～10ml/（kg·h）］的等渗晶体溶液。

积极液体复苏的目标：①临床指标，包括心率 <120 次/min，平均动脉压>65mmHg，尿量>0.5～1.0ml/（kg·h）；②实验室指标，包括血细胞比容为 35%～44%，血尿素氮<7.14mmol/L 或 24 小时下降至少 1.79mmol/L；③血流动力学指标，包括每搏输出量变异度<13%，中心静脉压为 8～12cmH$_2$O。每隔 4～6 小时重新评估液体需求，避免液体过负荷，同时注意纠正水、电解质、酸碱平衡紊乱及酌情补充微量元素和维生素。

6. 器官功能维护

（1）呼吸衰竭：鼻导管或面罩吸氧，维持血氧饱和度在 95% 以上，动态监测血气分析。出现 ARDS 时，应进行机械通气，并可应用大剂量、短程糖皮质激素等（参见第 12 章第 2 节）。

（2）急性肾衰竭：早期容量复苏、维持血流动力学稳定等支持治疗是预防急性肾衰竭的主要手段，当存在急性肾衰竭或尿量≤0.5ml/（kg·h）时，可采用连续性肾脏替代治疗（CRRT）。CRRT 也适用于下述情况：①早期伴 2 个或以上器官功能障碍；②SIRS 伴心动过速、呼吸急促，经一般处理效果不明显；③严重水、电解质紊乱；④胰性脑病等。可联合持续性静脉-静脉血液滤过和持续性血浆滤过吸附两种模式。

（3）其他器官功能支持：出现肝功能异常时予保肝药物；急性胃黏膜损伤需应用质子泵抑制剂或 H$_2$ 受体拮抗剂。对于 SAP 患者还应特别注意维护肠道功能，因肠黏膜屏障的稳定对于减少全身并发症有重要作用，需要密切观察腹部体征及排便情况，监测肠鸣音的变化，及早给予促肠道动力药物，包括生大黄、芒硝、硫酸镁、乳果糖等，可应用谷氨酰胺制剂保护肠道黏膜屏障。

7. 营养支持　MAP 患者在可耐受的情况下尽早开放饮食，采用流质，低脂或正常脂含量；软食或普食要依病情确定。

MSAP 或 SAP 患者强调早期营养支持，在肠功能恢复前，酌情选用肠外营养，一旦肠功能恢复，应尽早（发病 24～72 小时内）行肠内营养。行肠外营养时，补充能量约 32kcal/（kg·d），肥胖者和女性减 10%，热氮比以 100kcal∶1g 或氨基酸 1.2g/（kg·d）为宜；适当补充电解质及水溶性和脂溶性维生素，采用全营养混合液方式输注。肠内营养较肠外营养有助于保护肠黏膜屏障及减少菌群易位，能更好地降低感染、器官功能衰竭及死亡的发生率，最常用途径是内镜下引导或 X 线引导下将鼻空肠管放置到屈氏韧带下方。肠内营养的能量可采用初始 20～25kcal/（kg·d），逐渐过渡到 30～35kcal/（kg·d），先采用短肽类制剂，再逐渐过渡到整蛋白类制剂。

注意患者的腹痛、肠麻痹、腹部压痛等症状和体征是否加重，并定期复查实验室指标评估机体代谢状况，调整肠内营养的剂量与剂型。

8. 抗生素的应用　近年来研究表明，预防性抗菌药物应用不能降低胰腺坏死感染风险，且会增加多重耐药菌及真菌感染风险，对于 AP 患者，不常规使用预防性抗菌药物，但对于特定 SAP 亚群如伴有广泛胰腺坏死（坏死面积>30%～50%）及持续器官功能衰竭的患者，预防性抗菌药物应用可能有益，仍需进一步研究验证。若有胰腺外感染，如胆管炎、肺炎、尿路感染、菌血症、导管相关性感染，应根据血培养或其他病原学证据选择抗菌药物。总体上讲，抗生素的使用旨在控制已存在的感染如胰腺坏死感染、胰外感染，而非预防。

（1）一旦 AP 患者出现持续高热（体温 >38.5℃）、血白细胞计数显著升高等，应高度怀疑血源性感染或胰周感染合并的脓毒症，可通过血培养、血清降钙素原等证实。胰腺感染的致病菌主要为革兰氏阴性菌和厌氧菌等肠道常驻菌，抗生素应用遵循"降阶梯"策略，可选用碳青霉烯类、青霉素+β-内酰胺酶抑制剂、第三代头孢菌素+β-内酰胺酶抑制剂+抗厌氧菌药物、喹诺酮类,疗程7~14天,特殊情况下可延长应用时间。

（2）治疗过程中出现不明原因的神志改变、不明原因的发热、不明原因的导管相关出血、气管内出血应高度怀疑真菌感染,积极寻找证据。真菌感染多为念珠菌,其次是热带念珠菌和克柔念珠菌,一旦诊断明确,尽早应用抗真菌药,可应用氟康唑、两性霉素B等。伴有难以控制的腹泻时要怀疑艰难梭菌感染,可予口服万古霉素或甲硝唑。

9. 腹腔间室综合征(ACS)的治疗　对于可能存在过度补液情况、合并肾衰竭及CT可见腹腔大量渗出积液的AP患者,宜持续监测腹腔内压。当腹腔内压持续或反复≥12mmHg时,采取胃肠减压、腹内减压(引流腹腔积液)、改善腹壁顺应性、适量补液,以及控制循环容量、改善肠道功能等措施,将腹腔内压维持在<15mmHg;经积极的非手术干预,腹腔内压仍>20mmHg,且同时存在其他器官功能障碍和衰竭风险时,应采取积极的手术治疗。

（三）手术治疗

1. 胰腺或胰周感染性坏死　临床上一旦诊断感染性坏死即可考虑手术,理想时机为发病4周以后。手术方式包括经皮穿刺引流、内镜、微创手术(如小切口手术,电视辅助腹膜后清创术)和开放手术,原则为"升阶梯疗法"。对于有胆道结石患者,可考虑加做胆囊切除或胆总管切开取石。各种手术方式应遵循个体化原则,单独或联合应用。

2. 局部并发症的治疗　急性胰周液体积聚、急性坏死物积聚、包裹性坏死和胰腺假性囊肿,当症状明显、出现胃肠道压迫、影响肠内营养或进食时,或继发感染者,可行微创引流治疗。

3. 其他并发症的治疗

（1）胰瘘:内镜治疗可作为首选,包括各种引流技术、受损胰管的插管或支架置入等。当内镜治疗失败或不适合内镜治疗时,可考虑手术治疗。

（2）胰周血管并发症:胰源性门脉高压(左侧门脉高压)可考虑行脾切除术;炎性假性动脉瘤并发腹腔或囊肿内出血时,首选腹腔血管造影+动脉栓塞,如造影未明确出血部位或栓塞失败者可考虑积极手术止血。

（3）消化道瘘:十二指肠瘘和结肠瘘最为常见,治疗包括通畅引流及造口转流手术。

七、预后

AP的病程经过及预后取决于病情严重程度及

有无并发症。MAP常在1周内恢复,不留后遗症,但应防止复发,关键是寻找并去除病因。MSAP患者常因局部并发症(如急性胰周液体积聚或急性坏死物积聚)导致住院时间延长。SAP患者病死率可达30%,早期发生的器官功能衰竭和后期并发的感染性胰腺坏死是主要死因。老年AP病情复杂,进展快,MODS发生率高,急性期采取个体化综合治疗,后期酌情掌握时机及指征进行手术治疗,可降低死亡率。MSAP患者远期可能继发糖尿病,胰腺外分泌功能不全,生命质量降低。

精　粹

1. AP大部分是由胆石症、高甘油三酯血症及长期酗酒引起,暴饮暴食、饮食油腻(高脂肪)、酗酒等是AP的主要诱因。

2. 符合以下至少2项标准,可诊断AP:①急性、持续的上腹痛;②血清淀粉酶和/或脂肪酶增高至少在正常上限值3倍或以上;③增强CT或MRI呈典型影像学改变。

3. MAP无器官功能障碍,无并发症;MSAP有一过性(<48小时)器官功能障碍和/或局部并发症;SAP伴有持续(>48小时)器官功能衰竭。

4. 老年AP以胆源性为主,临床症状及体征可不典型,易并发MODS发展为SAP,病死率高,应早期对患者进行必要的实验室检查和影像学检查,并评估危重程度。

5. MAP以禁食、抑酸、抑酶及补液治疗为主,一般不使用抗生素预防感染;MSAP及SAP需采取器官功能维护、应用抑制胰腺外分泌和胰酶的抑制剂、早期肠内营养、合理使用抗菌药物、处理局部及全身并发症、镇痛等综合措施。

6. SAP患者病死率可达30%,早期发生的器官功能衰竭和后期并发的感染性胰腺坏死是主要死因。

7. 胰腺感染性坏死为手术指征,尽量延期至发病4周之后,首选穿刺引流术,必要时进行内镜、微创手术和开放手术。

8. 胆石症引起的AP应在早期进行ERCP联合Oddi括约肌切开术,有胆囊结石的患者,应在病情控制后尽早行胆囊切除术。

（蒋鹏　詹红）

参考文献

1. 中华医学会,中华医学会杂志社,中华医学会消化病学分会,等.急性胰腺炎基层诊疗指南(2019 年)[J].中华全科医师杂志,2019,18(9):819-826.

2. 中华医学会消化病学分会胰腺疾病学组,中华胰腺病杂志编辑委员会,中华消化杂志编辑委员会.中国急性胰腺炎诊治指南(2019 年,沈阳)[J].中华消化杂志,2019,39(11):721-730.

3. LEPPÄNIEMI A,TOLONEN M,TARASCONI A,et al. 2019 WSES guidelines for the management of severe acute pancreatitis[J]. World J Emerg Surg,2019,14:27.

4. CROCKETT S D,WANI S,GARDNER T B,et al. American gastroenterological association institute guideline on initial management of acute pancreatitis[J]. Gastroenterology,2018,154(4):1096-1101.

5. ZHU Y,PAN X,ZENG H,et al. A study on the etiology,severity,and mortality of 3260 patients with acute pancreatitis according to the revised Atlanta classification in Jiangxi,China over an 8-year period[J]. Pancreas,2017,46(4):504-509.

6. 中华医学会外科学分会胰腺外科学组.急性胰腺炎诊治指南(2014)[J].中华外科杂志,2015,53(1):50-53.

7. 中国医师协会胰腺病学专业委员会.中国急性胰腺炎多学科(MDT)诊治共识意见(草案)[J].中华胰腺病学杂志,2015,15(4):217-224.

8. YADAV D,WHITCOMB D C. The role of alcohol and smoking in pancreatitis[J]. Nat Rev Gastroenterol Hepatol,2010,7(3):131-145.

9. 中国中西医结合学会普通外科专业委员会.重症急性胰腺炎中西医结合诊治指南(2014 年,天津)[J].中国中西医结合外科杂志,2014,20(4):460-464.

10. 中华医学会消化病学分会胰腺疾病学组,中华胰腺病编辑委员会,中华消化杂志编辑委员会.中国急性胰腺炎诊治指南(2013 年,上海)[J].中华消化杂志,2013,33(4):217-222.

11. 李非,王晓辉.急性胰腺炎多学科诊治的经验与思考[J].中华外科杂志,2015,53(9):649-652.

12. YOKOE M,TAKADA T,MAYUMI T,et al. Japanese guidelines for the management of acute pancreatitis:Japanese Guidelines 2015[J]. J Hepatobiliary Pancreat Sci,2015,22(6):405-432.

13. NESVADERANI M,ESLICK G D,COX M R. Acute pancreatitis:update on management[J]. Med J Aust,2015,202(8):420-423.

14. JANISCH N H,GARDNER T B. Advances in management of acute pancreatitis[J]. Gastroenterol Clin North Ame,2016,45(1):1-8.

第 4 节　急性肠梗阻

一、概述

肠梗阻(intestinal obstruction)指各种原因引起的部分或全部肠道内容物不能正常运行、顺利通过肠道,是外科常见的急腹症之一。90% 的肠梗阻发生于小肠,尤以狭窄的回肠部最常见,而结肠梗阻最常发生于乙状结肠。肠梗阻不但可引起肠管本身解剖和功能上的变化,还可导致全身性的病理生理紊乱,且病情多变、发展迅速,严重时危及生命。

急性肠梗阻是常见急腹症之一,随着我国老龄化的日益严重,老年肠梗阻的发病率逐年增高,肠梗阻占全部住院患者的 1%~3%。老年肠梗阻病例中,男女发病率相近,死亡率一般为 5%~10%。

二、病因与分类

老年急性肠梗阻以肿瘤为首要原因,约占 54%,其中以肿瘤引起的结肠梗阻最常见;肠粘连引起的梗阻约占 37%,其中大部分(约 88.9%)患者有腹部手术史。部分老年人体弱、长期卧床或习惯性便秘造成粪石阻塞肠道,为老年肠梗阻的另一个常见原因。老年急性肠梗阻的其他原因有嵌顿性疝、肠扭转、胆石性肠梗阻和憩室炎等。胆石性肠梗阻特发于老年人群,在大于 65 岁的患者中 20% 的肠梗阻可能与此有关,且病死率较高。憩室病发病率随年龄增长而增加,70% 的 80 岁以上老年患者有憩室病,其中 10%~30% 的憩室病患者可有憩室炎。此外,老年人肠系膜血管病变的发生率近年来明显增高,文献报道 7%~42% 的肠缺血并发肠梗阻,并显著增加肠梗阻相关死亡。

临床上,肠梗阻根据病因可分为:

1. 机械性肠梗阻　临床上最多见的类型。常见于:①肠管受压,如粘连及束带压迫、疝嵌顿、肿瘤压迫等;②肠壁病变,如炎性狭窄、肿瘤、肠套叠、肠扭转等;③肠腔堵塞,如异物、粪块或胆石堵塞等。

2. 动力性肠梗阻　分为麻痹性与痉挛性两类,是由于神经抑制或毒素刺激引起肠壁肌运动紊乱,肠蠕动丧失或肠管痉挛,但无器质性肠腔狭窄。麻痹性肠梗阻多发生在腹腔手术、创伤后或弥漫性腹膜炎患者,临床较为常见;痉挛性肠梗阻见于急性肠炎、肠道功能紊乱的患者,较为少见。

3. 血运性肠梗阻 肠系膜血管栓塞或血栓形成,使肠管血运障碍,继而发生肠麻痹,此时肠腔虽无狭窄、阻塞,但肠内容物运行障碍。

4. 假性肠梗阻 无明确的病因或病因不明确,表现为反复发作的肠梗阻症状,但十二指肠与结肠蠕动可能正常,腹部 X 线平片不显示有肠梗阻时的肠胀气和液平面。

此外,按有无肠壁血运障碍,肠梗阻可分为单纯性肠梗阻与绞窄性肠梗阻(肠内容物通过受阻且伴有肠管血运障碍,易引起肠坏死、穿孔);根据梗阻部位可分为高位小肠(空肠)梗阻、低位小肠(回肠)梗阻和结肠梗阻;按梗阻程度可分为完全性和不完全性肠梗阻;根据病程快慢,又可分为急性肠梗阻和慢性肠梗阻。

三、病理生理

肠梗阻的特征性反应是梗阻部位以上肠管收缩亢进,以克服肠梗阻导致的肠内容物滞留,同时,梗阻部位以上肠管或胃内因气体和液体的聚集而膨胀,肠管扩张,此时肠蠕动会逐渐减弱。急性完全性梗阻时,肠管迅速膨胀,肠壁变薄,肠腔压力不断升高,当肠腔内压力超过静脉压力时,毛细血管及淋巴管回流障碍,肠壁充血水肿,液体外渗;同时由于压力增高,肠壁缺血缺氧性损伤,毛细血管通透性增加,大量渗出液进入腹腔;最终,肠壁全层缺血、坏死和穿孔,肠内容物和大量细菌渗入腹腔,引起腹膜炎。

肠梗阻时,胃肠道分泌的液体不能被吸收而积存在肠腔,肠腔内液体又渗入腹腔,导致体液大量丢失,并且患者反复呕吐更易出现脱水,若发生绞窄性肠梗阻时可有大量血浆和血液丢失,诸多因素均导致血容量明显下降。反复呕吐导致胃液中的钾、氢、氯丢失,导致代谢性碱中毒,而低位小肠梗阻患者丢失大量的碱性消化液加之组织灌注不良、缺血缺氧致酸性代谢产物增多,可引起代谢性酸中毒。严重的血容量减少、电解质紊乱、酸碱平衡失调、细菌感染、炎症介质大量释放可引起休

克。另外,大量腹腔渗出液使腹腔内压力增加、横膈抬高,以及炎症因子作用等可引起急性肺损伤、呼吸功能障碍;腹压增高和血容量不足可使下腔静脉回流量减少,心输出量降低。

四、临床表现

各种原因引起的肠梗阻均可表现为腹痛、呕吐、腹胀和停止排气排便的典型症状,但因肠梗阻的类型、原因、梗阻部位和程度各不相同,临床表现上各有其特点。

1. 腹痛 腹痛是由于梗阻近端肠管内容物不能向下运行,肠管强烈蠕动所致,呈阵发性绞痛。腹痛发作时,患者自觉有肠蠕动感,且有肠鸣,有时还可出现移动性包块。老年急性肠梗阻患者疼痛相对较轻,不如中青年人剧烈,且疼痛性质多以钝痛为主,疼痛位置不明确,这是由于老年人对急症的应激反应较弱,加之可能合并糖尿病及其他临床疾病,痛觉神经较为迟钝所致。由此,老年肠梗阻患者的临床表现或不典型,临床上易出现漏诊,而错过治疗的最佳时间。

2. 呕吐 高位小肠梗阻出现较早,在梗阻后短期即可发生,呕吐较频繁。早期呕吐物为食物或胃液,其后为胃液、十二指肠液和胆汁。低位小肠梗阻的呕吐出现较晚,主要为积蓄在肠内并经发酵、腐败呈粪样带臭味的肠内容物;结肠梗阻少有呕吐。老年患者呕吐频率也相对较低,易被忽略而导致延误病情。

3. 腹胀 腹胀的发生往往在腹痛之后,在腹壁较薄的患者常可显示梗阻部位近端肠管的膨胀而出现肠型。高位小肠梗阻常表现为上腹饱胀,低位小肠梗阻为全腹胀气,以中腹部明显,低位结肠梗阻呈全腹广泛胀气,闭袢肠梗阻可出现局限性腹胀。老年人肠梗阻以腹胀为主要表现者居多,有时不仅可见肠型,甚至可见胃蠕动波或扪及包块。

4. 停止排气排便 完全性肠梗阻时,停止排气排便是主要症状。在梗阻发生的早期,梗阻部位以下肠内积存的气体或粪便可以排出,可能会被误认为肠道通畅,在询问病史时应注意。绞窄性肠梗阻如肠扭转、肠套叠及肠系膜血管栓塞或血栓形成时,可排血便或脓血便。

5. **全身症状**　单纯性肠梗阻患者一般全身症状不明显,但呕吐频繁和腹胀严重者可发生脱水、酸碱平衡失调及电解质紊乱(尤其低钾血症)。伴有腹腔感染者,可伴畏寒、发热、白细胞增多等全身炎症反应表现。绞窄性肠梗阻患者的全身症状最显著,病情进展迅速,很快出现脉搏细速、血压下降、面色苍白、眼球凹陷、唇干舌燥、皮肤弹性减退及四肢发凉等中毒和休克征象。

6. **腹部体征**　患者有不同程度的腹部膨隆,可见肠型及蠕动波,有时在梗阻部位可有轻压痛,当梗阻部位近端肠管内积存的气体与液体较多时,可闻及振水音。腹部叩诊呈鼓音。机械性肠梗阻时肠鸣音亢进,而动力性肠梗阻可表现为肠鸣音减弱或消失。当出现绞窄性肠梗阻,肠壁已有坏死、穿孔时,可出现急性腹膜炎的体征。

总体上,老年人肠梗阻临床症状多变,有研究报道,腹痛为主者占 51.7%,腹胀为主者占 36.2%;肠鸣音亢进不显著,即使合并腹膜炎也未必伴有腹肌紧张,即患者的临床表现与实际病理及病情严重程度往往不符,尤其值得警惕。

五、诊断与评估

老年人因多有消化道紊乱和便秘,出现肠梗阻时易与原发症状相混淆。老年人反应迟钝,症状、体征及全身反应可能不明显,临床表现或轻于组织学损害。老年人抵抗力下降,急性肠梗阻引起的腹膜炎易于扩散,容易导致多器官功能衰竭。老年人往往合并心、脑血管疾病及糖尿病,在同时出现胃肠道症状时,某些检查受限或难以耐受如肠镜等,且即使行肠镜检查也只能反映肠腔黏膜情况及肠腔内的改变,而肠腔外、肠壁、肠间的变化不明显,如缺血性肠病等,诊断与鉴别诊断常较困难。因此,对老年人一定要更加详细询问病史,充分了解患者症状,且体检要全面、仔细,并全面分析、综合考虑。

(一) 是否存在肠梗阻

根据腹痛、呕吐、腹胀、肛门停止排便和排气,以及肠鸣音变化等,肠梗阻的诊断一般不难。但须注意,有时临床典型症状及体征并非同时存在,甚至有可能与其他一些疾病如急性胃肠炎、急性坏死性胰腺炎、输尿管结石等混淆,此时的影像学检查尤其必要。

1. **腹部 X 线平片**　简单快速,适用于大多数肠梗阻患者初步诊断,并可以确诊 60% 的临床可疑病例。可见肠管内气体、液体形成液平面,呈"阶梯样"排列。

2. **腹部 CT**　是最常用的影像学检查方法,对肠梗阻诊断的敏感度大约是 95%,特异度是 96%,准确度超过 95%。

3. **腹部 B 超**　是一种安全、经济、简便、无创、信息量大的方法,在重度肠梗阻患者中,超声的诊断敏感度接近 85%,并可以评估正在进行的保守治疗肠梗阻患者的肠道动力学,以及辅助确定外科手术的适应证。然而,由于受肠管腔内气体的影响,典型肠梗阻图像变得模糊,需要依靠操作者的知识和技术来对检查资料作出专业的解释,也因此,超声在急性肠梗阻诊断方面的价值有限,而评估临床表现不明确患者的不稳定血流动力学意义较好。

4. **钡剂灌肠**　可用于疑有结肠梗阻的患者,它可显示结肠梗阻的部位与性质。但疑似小肠梗阻时禁用胃肠道造影,以免加重病情。

(二) 区分机械性和麻痹性梗阻

前者多须手术治疗,故鉴别十分重要。诊断机械性肠梗阻的主要依据是,阵发性腹痛伴有肠鸣音亢进,腹部 X 线见扩大的肠腔内有液平面,CT 可显示扩张肠管和凹陷肠管交界的"移行带征"。诊断麻痹性肠梗阻的主要依据是,多有原发病因存在,持续性腹胀痛、肠鸣音减弱或消失,影像学检查见全肠和结肠均匀胀气。

临床上需注意以下两种情况:一种是机械性肠梗阻没有经过合理处理,梗阻上段的肠管过度扩张,终至麻痹,出现麻痹性肠梗阻表现;另一种是梗阻上段肠管坏死穿孔,阵发性的腹痛可能因此减轻,其形成的腹膜炎也会引起继发性的肠麻痹,掩盖了原先的机械性肠梗阻。

(三) 区分单纯性和绞窄性梗阻

区分单纯性和绞窄性梗阻极为重要,关系到治疗方法的选择和患者的预后。有下列临床表现者应怀疑为绞窄性肠梗阻:①腹痛起病急骤,程度剧烈,呈持续性或在阵发性疼痛间歇期仍有持续性腹痛。②病情发展迅速,早期即出现休克,抗休克治疗后改善不明显。③腹膜炎体征明显,体温上升、脉率增快、白细胞计数增高。白细胞计数明显升高伴有核左移,或代谢性酸中毒,都提示可能存在严重的血容量不足或肠壁缺血坏死及脓毒血症;血清 D-乳酸、肌酸激酶同工酶(CK-MB)或肠脂肪酸结合蛋白水平升高提示可能存在绞窄性肠梗阻。④呕吐物、胃肠减压抽出液、肛门排出物为血性,应考虑肠管有血运障碍。⑤腹胀不对称,腹部可触及压痛的肠袢,X 线检查见孤立扩大的肠袢。⑥经积极的非手术治疗,症状和体征无明显改善或进行性加重。

有时,也有肠绞窄而临床表现不突出者,以致未能及时手术,造成不良后果。因此,单纯性肠梗阻经短时间非手术治疗症状不轻反重者,应及时行剖腹探查。

(四)区分小肠、结肠梗阻及高位与低位梗阻

高位小肠梗阻,呕吐出现较早而频繁,腹胀不明显;低位小肠梗阻,呕吐出现晚而次数少,但一次呕吐量大,且常有粪臭味,腹胀明显。

结肠梗阻的特点是以腹胀为主要症状,腹痛、呕吐、肠鸣音亢进均不及小肠梗阻明显,体检时可发现腹部有不对称的膨隆。X 线检查示低位小肠梗阻患者扩张的肠袢在腹中部,呈"阶梯状"排列;结肠梗阻时扩大的肠袢分布在腹部周围,可见结肠袋,胀气的结肠阴影在梗阻部位突然中断。CT 检查可以直观发现梗阻部位。

(五)区分完全性与不完全性肠梗阻

完全性肠梗阻病情发展快而重,呕吐频繁,如为低位梗阻则腹胀明显,完全停止排气排便。X 线检查见梗阻以上肠袢明显充气扩张,梗阻以下结肠内无气体;不完全性肠梗阻病情发展较慢,呕吐与腹胀均较轻,X 线所见肠袢充气扩张都较不明显,结肠内可见气体存在。

(六)明确梗阻的原因

肠梗阻不同类型的临床表现是判断梗阻原因的主要依据,同时应参考病史、年龄、体征、辅助检查等。临床上粘连性肠梗阻常见,多发生于以往有过腹部手术、损伤或腹膜炎病史的患者。老年人以肿瘤及粪块堵塞、肠外疝嵌顿为肠梗阻常见原因。有心脏病和/或心房颤动者,应考虑肠系膜

血管栓塞。胆石性肠梗阻特发于老年人群,通常表现为肠梗阻、胆管树积气和腹部 X 线平片结石的典型征象。

(七)关注全身变化

严重的脱水、血容量减少、电解质紊乱、酸碱平衡失调及继发细菌感染等,可引起低血容量性休克和感染性休克,其中多种原因引起呼吸、循环功能障碍。当肠坏死、穿孔,发生腹膜炎时,全身中毒状况尤为严重。

肠梗阻诊治流程见图 14-4-1。

六、急诊管理

肠梗阻的治疗在于纠正其全身病理生理紊乱、解除梗阻;治疗方法的选择要根据肠梗阻的原因、性质、部位及全身情况和病情严重程度而定。胃肠减压、纠正水与电解质紊乱、纠正酸碱平衡失调、抗感染、抗休克是治疗肠梗阻的基本方法,也是提高疗效和保证手术安全的重要措施。

(一)基础治疗

1. **胃肠减压**　多采用鼻胃管(Levin 管)减压,其目的是减少胃肠道积留的气体、液体,降低肠腔内压力及肠壁水肿,减少肠腔内的细菌和毒素,改善肠壁血运,还可以减轻腹内压,改善肠壁血液循环,有利于改善局部病变和全身情况,改善因膈肌抬高而导致的呼吸与循环障碍。对低位肠梗阻,可应用较长的双腔 M-A 导管,减压效果较好,但多需在数字减影血管造影(DSA)引导下完成导管置入,临床应用较少。

2. **纠正水、电解质紊乱与酸碱平衡失调**　根据患者呕吐情况、缺水体征、血液浓缩程度、尿量和比重,并结合血清钾、钠、氯和二氧化碳结合力监测结果等,以及充分评估老年患者的基础心、肺、肾功能等综合判定扩容的量与液体种类。单纯性肠梗阻早期,上述病理生理紊乱较易纠正,而绞窄性肠梗阻多需输血浆或全血。

3. **抗生素**　合并腹腔或肠道内及肺部感染者,给予抗生素治疗。拟行手术者也需预防性应用抗生素。

4. **其他药物等**　生长抑素可减少胃肠液的分泌量,减轻肠腔压力,目前也较多用于肠梗阻的治疗。油类口服或由胃肠减压管注入适用于病情

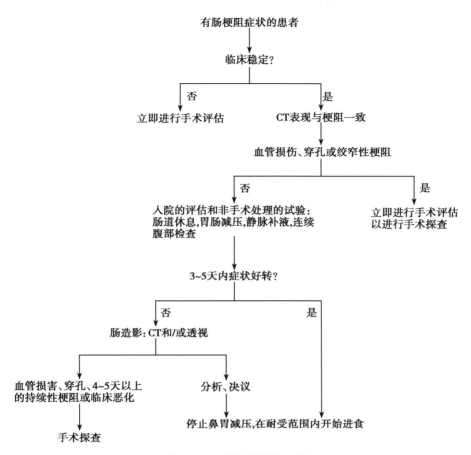

有肠梗阻症状的患者

临床稳定？

否 → 立即进行手术评估

是 → CT表现与梗阻一致

血管损伤、穿孔或绞窄性梗阻

否 → 入院的评估和非手术处理的试验：肠道休息,胃肠减压,静脉补液,连续腹部检查

是 → 立即进行手术评估以进行手术探查

3~5天内症状好转？

否 → 肠造影:CT和/或透视

是 →

血管损害、穿孔、4~5天以上的持续性梗阻或临床恶化 → 手术探查

分析、决议 → 停止鼻胃减压,在耐受范围内开始进食

图 14-4-1　肠梗阻诊治流程

较重、体质较弱者,尤其是老年人粪石阻塞导致的肠梗阻。病情无禁忌时可给予镇静剂、解痉剂、镇痛等一般对症治疗。

5.**放置支架**　结肠镜下置入自扩张金属支架(self-expanding metal stent,SEMS),可一定程度上缓解梗阻,且可作为手术治疗前的过渡,以降低造口率、死亡率,但该方法尚缺乏大规模随机对照试验的证据。

6.**中医治疗**　对于单纯机械性肠梗阻,尤其是早期不完全性梗阻,可辅以中药治疗,如大承气汤、甘遂通结汤。此外,针刺足三里、中脘、大枢、内关、合谷等穴位也可作为辅助治疗。

（二）手术治疗

有60%~80%的机械性肠梗阻患者通过保守治疗可获缓解,部分存在明确绞窄性肠梗阻或其他需要紧急处理的异常时,需手术治疗。文献报道,绞窄性肠梗阻患者在出现症状24~30小时内接受手术治疗,其死亡率大约是8%,一旦超过这

个时限,其死亡率将增加至3倍。手术的目的是解除梗阻、去除病因。手术的方式可根据患者的情况与梗阻的部位、病因而加以选择。

七、预后和预防

肠梗阻的预后与梗阻部位、性质、病因、程度及患者年龄、基础疾病等均有关。文献报道,单纯性肠梗阻死亡率仅3%左右,绞窄性肠梗阻达27.9%,而肠系膜血管栓塞致肠梗阻病死率则高达66.7%。老年患者,尤其是具有腹部和盆腔手术史、肠道肿瘤经过放射治疗、存在疝等一些高危因素的人群,应高度警惕肠梗阻的发生,定期查体并及时处理肠息肉、肠道肿瘤是有必要的;有腹壁疝的患者其疝囊易发生嵌顿,应尽早手术治疗。老年人便秘发生率高,因粪石堵塞发生肠梗阻者较多,日常生活中要保持肠道通畅,注意进食营养丰富、高维生素、易消化吸收的食物,同时注意腹部按摩、适当运动等,必要时可适量应用通便药物。

精　粹

1. 老年人肠梗阻是常见急危重症,发病率逐年增加,肿瘤为老年人急性肠梗阻的首要原因(约占半数),肠粘连引起的梗阻约占1/3;粪石堵塞也是老年人肠梗阻的常见原因,多发于体弱、长期卧床或习惯性便秘患者。

胆石性肠梗阻特发于老年人群,在年龄大于65岁的患者中20%的肠梗阻可能与此有关。

2. 老年人急性肠梗阻只有约半数表现为腹痛,约1/3表现为腹胀,部分患者的症状与体征或轻于组织学损害。老年人抵抗力下降,急性肠梗阻引起的腹膜炎易于扩散,容易导致多器官功能衰竭。

3. 要明确梗阻的性质(机械性、麻痹性、血运性、绞窄性等)、部位、病因等。CT是最常用的影像学检查方法,对肠梗阻诊断的敏感性和特异性均高;肠镜等检查在部分老年患者中受限或难以耐受。

4. 老年患者往往合并有心、脑血管疾病及糖尿病,需要全面、综合评价伴随的全身情况。

5. 有60%~80%的机械性肠梗阻患者通过保守治疗可获缓解,部分存在明确绞窄性肠梗阻或其他需要紧急处理的异常时,需手术治疗,以解除梗阻、去除病因。

（司君利　张新超）

参考文献

1. CHU D I,GAINSBURY M L,HOWARD L A,et al. Early versus late adhesiolysis for adhesive-related intestinal obstruction:a nationwide analysis of inpatient outcomes[J]. J Gastrointest Surg,2013,17(2):288-297.

2. BORISENKO V B,KOVALEV A N,DENYSIUK TCAPITAL A C. Role and place of ultrasonography in diagnostics of adhesive intestinal obstruction[J]. Wiad Lek,2020,73(1):83-86.

3. 黄聪,何晶,杨博,等. 老年患者肠梗阻保守治疗临床分析与体会[J]. 结直肠肛门外科,2018,24(S1):72-74.

4. JACKSON P,VIGIOLA C M. Intestinal obstruction:evaluation and management[J]. Am Fam Physician,2018,98(6):362-367.

5. LI S,YUAN C,XU M D. Two different endoscopic long intestinal tube placements for small bowel obstruction:transnasal ultrathin endoscopy versus conventional endoscopy[J]. J Cancer Res Ther,2015,11 Suppl:C248-C252.

6. KIM J H,KU Y S,JEON T J,et al. The efficacy of self-expanding metal stents for malignant colorectal obstruction by noncolonic malignancy with peritoneal carcinomatosis[J]. Dis Colon Rectum,2013,56(11):1228-1232.

7. VALKODAI R R,GURUSAMI R,DURAISAMI V. Postoperative adhesive intestinal obstruction:the role of intestinal stenting[J]. J Indian Assoc Pediatr Surg,2012,17(1):20-22.

8. MAUNG A A,JOHNSON D C,PIPER G L,et al. Evaluation and management of small-bowel obstruction:an Eastern Association for the surgery of trauma practice management guideline[J]. J Trauma Acute Care Surg,2012,73(5 Suppl 4):S362-S369.

9. 吴孟超,吴在德. 黄家驷外科学[M]. 8版. 北京:人民卫生出版社,2021.

10. TAKEUCHI K,TSUZUKI Y,ANDO T,et al. Clinical studies of strangulating small bowel obstruction[J]. Am Surg,2004,70(1):40-44.

11. 杨栋梁,郑可国,刘红艳,等. 320排CT诊断机械性肠梗阻的价值[J]. 中国医学影像学杂志,2016,24(3):203-207.

12. VATHER R,BISSETT I. Management of prolonged post-operative ileus:evidence-based recommendations[J]. ANZ J Surg,2013,83(5):319-324.

13. TEN B R,KRIELEN P,Di SAVERIO S,et al. Bologna guidelines for diagnosis and management of adhesive small bowel obstruction(ASBO):2017 update of the evidence-based guidelines from the world society of emergency surgery ASBO working group[J]. World J Emerg Surg,2018,13:24.

14. SAINI D K,CHAUDHARY P,DURGA C K,et al. Role of multi-slice computed tomography in evaluation and management of intestinal obstruction[J]. Clin Pract,2013,3(2):e20.

15. LYON C,CLARK D C. Diagnosis of acute abdominal pain in older patients[J]. Am Fam Physician,2006,74(9):1537-1544.

16. SPANGLER R,VAN PHAM T,KHOUJAH D,et al. Abdominal emergencies in the geriatric patient[J]. Int J Emerg Med,2014,7:43.

第 5 节　急性缺血性肠病

一、概述

缺血性肠病（ischemic bowel disease, IBD）于 20 世纪 60 年代首次提出，是临床上严重的急腹症之一。急性缺血性肠病是指由于肠系膜动脉或静脉栓塞、闭塞及血栓形成等导致肠缺血、肠坏死的急危重症，可分为急性肠系膜缺血（acute mesenteric ischemia, AMI）和缺血性结肠炎（ischemic colitis, IC），临床主要表现为腹痛、便血、腹泻等症状，部分严重者会很快发展成肠坏死、腹膜炎或中毒性结肠炎，甚至导致多器官功能衰竭与死亡，预后极差。

急性肠系膜缺血多发于老年人，其急诊住院率为（0.1~2）/1 000，多见于 70 岁以上患者，特别是 75 岁以上有腹主动脉瘤的患者。美国的一项流行病学调查发现，缺血性结肠炎的发病率为 14/10 万，近年来呈逐渐增高趋势，60 岁以上的老年人为主要发病人群。随着我国人口老龄化、动脉硬化发病率升高，以及重症患者的生存期延长，急性缺血性肠病发病率也逐渐增加。

二、病因与危险因素

急性肠系膜缺血的病因可分为血栓性和非血栓性两类，前者主要是肠系膜动脉栓塞（34%）、肠系膜动脉血栓形成（34%）、肠系膜静脉血栓形成（13%）；后者又称非闭塞性肠系膜缺血（19%），继发于低灌注状态，如心源性休克、脓毒症和血容量不足等。

缺血性结肠炎的病因主要是动脉粥样硬化狭窄、血栓形成及肠血流灌注不足，好发于各个动脉供血相交区域，结肠脾曲、乙状结肠为主要病变部位。

急性缺血性肠病的常见危险因素：①一般特征，如老年、女性；②行为特征，如吸烟、饮酒、剧烈运动等；③疾病，如心律失常尤其心房颤动、心力衰竭、血栓形成、高血压、动脉粥样硬化、糖尿病、高脂血症、肠易激综合征、便秘、慢性阻塞性肺疾病、机械性肠梗阻、感染、各种原因所致的休克等；④药物因素，如阿洛司琼、止泻药、阿片类、三环类抗抑郁药等致便秘药，苯异丙胺、可卡因等毒麻药，肿瘤坏死因子抑制剂、干扰素等免疫调节剂，抗生素、非甾体抗炎药、他汀类药物、升压药、利尿剂、导泻药、化疗药、类固醇激素、抗精神失常药等；⑤医源性因素，如主动脉及冠状动脉旁路移植术、动脉瘤切除术、肠切除、妇科手术、应用肠镜、血液透析、钡剂灌肠等。

三、发病机制

急性缺血性肠病的主要病理依据是血流量不足、血液高凝状态及血管自身病变，主要病理过程是肠道缺血缺氧导致黏膜屏障破坏、细菌移位、多形核白细胞迁移和炎症因子激活及再灌注损伤，主要病理特征为黏膜下层有大量含铁血黄素细胞和纤维素性血栓。

肠道缺血、缺氧的影响首先累及黏膜，其次是黏膜下层。缺血性肠病的主要病变有水肿、糜烂、溃疡、坏死及出血，肠绒毛损伤后可导致营养吸收不良。重者黏膜脱落及溃疡形成，引起显性出血，肠肌可能因病变激惹而痉挛，病变持续则可有痉挛后扩张，肠壁严重破坏可引起穿孔。病程中因肠道细菌作用，炎症及糜烂溃疡加重。

四、临床表现

急性肠系膜缺血的临床表现为突发的剧烈腹痛，阵发性加重，可伴频繁呕吐和腹泻，常伴血便。早期腹部体征可较轻，肠鸣音增强，腹软与剧烈腹痛不相符。如果发生肠梗死即会出现腹膜刺激征象，肠鸣音减弱，腹胀进行性加重，甚至出现休克体征；若受累范围较大，缺血严重，则可出现肠坏死穿孔及明显腹膜炎体征。急性肠缺血最典型的特点是腹痛程度显著于体征，无腹痛者可呈"静息性腹胀"，一旦缺血改善，症状消失与病变恢复快。但需要警惕的是，部分老年患者出现腹痛的频率可能较低，有时仅以呼吸急促和精神状态改变等症状为主。

缺血性结肠炎可分为非坏疽性和坏疽性两类，前者约占病例总数的 3/4，病变主要累及黏膜和黏膜下层，患者多突然起病，呈轻至中度腹部绞痛,可伴恶心、呕吐、腹胀、腹泻或便血,部分患者可有发热、消瘦等全身症状;坏疽性缺血性结肠炎约占1/4,肠道缺血损伤严重,伴透壁性梗死,常很快发展为肠坏死、穿孔,出现腹膜炎及休克、酸中毒等表现。

五、诊断与评估

老年人急性缺血性肠病主要依靠病史、危险因素、临床表现及辅助检查等综合评价后作出诊断,在此过程中还需注意鉴别急性胰腺炎、急性阑尾炎、消化道穿孔、溃疡性结肠炎等疾病。老年人突然出现持续不缓解的腹痛、腹泻或血便,排除其他肠道疾病时可考虑本病。

1. **血常规**　多数老年急性缺血性肠病患者发病时血常规示白细胞>$15×10^9$/L。

2. **血生化**　急性肠缺血早期可出现血肌酸激酶(CK)、肌酸激酶同工酶(CK-MB)、乳酸脱氢酶(LDH)的明显改变,且能随肠缺血的程度加重而逐渐升高。肠脂肪酸结合蛋白具有应用前景,灵敏度为90%,特异度为89%。

3. **血凝试验**　D-二聚体是血栓和栓塞的重要指标,检测值升高对急性肠缺血的诊断有主要意义。

4. **腹部 X 线平片**　是急性肠缺血最基本的检查,早期无明显征象,后期可出现肠壁积气或门静脉积气,最典型的征象是"拇指印"征。特异性不高,不能准确判断肠缺血情况,但对排除其他疾病有帮助。

5. **超声检查**　能显示腹腔动脉、肠系膜上动脉、肠系膜下动脉和肠系膜上静脉的狭窄和闭塞。如发现肠壁增厚、腹水、膈下积气、门静脉-肠系膜静脉内积气则提示急性肠缺血已致肠壁损伤。

6. **CT 检查**　增强 CT 能够直接观察肠系膜动静脉主干及其分支的解剖情况,并且对肠系膜动脉栓塞、肠系膜静脉血栓形成等急性肠系膜缺血的诊断有重要的价值。CT 血管造影(CTA)是一种快速无创且具有较高敏感度和特异度的检查方法,可评估肠管和肠系膜血管病变的范围及程度。

7. **选择性腹腔动脉数字减影血管造影**(DSA)　DSA 的阳性征象包括动脉血管痉挛、血管狭窄和闭塞,以及肠系膜血管的栓子或血栓形成等。

8. **肠镜检查**　是确诊缺血性结肠炎的首选检查手段,可见局部肠黏膜充血、水肿、瘀斑、黏膜下出血,黏膜呈暗红色,血管网消失,可有部分黏膜坏死,继之黏膜脱落、溃疡形成。若患者有腹膜炎体征且考虑肠坏死时,禁行肠镜检查。

六、急诊管理

(一) 一般处理

对于怀疑急性缺血性肠病患者,首先给予心电、血压、SpO_2 动态监测;保证充足的氧气供应;开放静脉通路,维持血流动力学稳定;应积极去除病因和诱发因素如纠正心功能不全,积极改善由于心输出量降低、低血压及低血容量导致的肠道血液低灌注;对高血压、糖尿病患者要控制血压、调整血糖,减少血管损害。立即禁食,给予肠外营养支持;积极纠正水、电解质平衡紊乱及酸碱失衡,给予保护胃肠道黏膜药物。由于肠道缺血缺氧可能导致肠管黏膜保护屏障减弱或消失,肠道细菌容易入侵,易引起内毒素血症及菌血症,必要时早期应用广谱抗生素。同时要注意,避免使用收缩血管药物、糖皮质激素、利尿剂等药物。

(二) 内科治疗

非闭塞性肠系膜缺血通常采用非手术疗法,基础病因治疗是关键。

1. **血管扩张剂**　急性肠系膜缺血患者肌内注射罂粟碱 30mg,继以 30mg/h 的速率经泵静脉输注,每天 1~2 次,疗程 3~7 天。

2. **抗栓治疗**　阿司匹林 200~300mg/d 或氯吡格雷 150~300mg/d,应密切观察防治出血。

3. **抗凝及溶栓治疗**　主要适用于肠系膜静脉血栓形成,尿激酶 50 万 U 静脉滴注,每天 1 次;并给予肝素 20mg 静脉滴注,每 6 小时 1 次,抗凝治疗两周。

(三) 外科或介入治疗

对于中重度肠系膜动脉狭窄或闭塞,需借助外科手术或介入的方法才能取得较好的效果,若患者合并腹膜炎或感染性休克,应立即行剖腹探查术,血运重建、评估肠道活力和切除坏死肠管是手术治疗的主要原则。介入治疗包括动脉内取栓、植入血管内保护器、经皮支架植入、经导管动脉内灌注血管扩张药及介入溶栓治疗。

七、预后

老年人缺血性肠病部分为一过性、非坏疽性肠道缺血,经过保守治疗可取得较好的效果,但严重的肠道缺血及坏疽性结肠炎需急诊外科手术或介入治疗。

缺血性肠病常无特征性的临床表现,误诊、漏诊率较高。如果急性肠缺血的诊断不能在进展至肠梗死前作出,其死亡率达 70%~90%,缺血性结肠炎的病死率达 10%,患者前 6 小时的急诊管理对降低死亡率至关重要。年龄>70 岁、诊断延迟超过 24 小时、伴休克或酸中毒的患者,预后较差。国外报道,急性缺血性肠病患者 90 天、1 年和 3 年累积生存率分别为 59%、43% 和 32%。缺血性结肠炎的轻症多为一过性,通常 1~3 个月内恢复,不遗留后遗症,重症经积极处理,约半数可在 24~48 小时内缓解,12 周病变可愈合,少数患者发生不可逆损害。

精 粹

1. 急性缺血性肠病多发于老年人,主要包括急性血栓性肠系膜缺血(肠系膜动脉栓塞或血栓形成、肠系膜静脉血栓形成)和缺血性结肠炎。

2. 高血压、动脉粥样硬化、高脂血症、心律失常(尤其心房颤动)等是老年缺血性肠病的危险因素。

3. 急性缺血性肠病主要表现为症状较重的腹痛,伴有腹泻或血便,但同时体征多不明显。

4. CTA 及结肠镜检查对于急性缺血性肠病的诊断价值高。肠脂肪酸结合蛋白评价肠缺血损伤有一定前景。

5. 急性缺血性肠病在治疗上以尽早改善循环、扩血管、抗凝及解除病因为主;如保守治疗无效或有肠坏死及肠穿孔时应及时手术治疗,进行血运重建、评估肠道活力和切除坏死肠管。

6. 年龄>70 岁、诊断延迟超过 24 小时、伴休克或酸中毒的患者,预后较差。

(朱长举 张新超)

参考文献

1. LIM S, HALANDRAS P M, BECHARA C, et al. Contemporary management of acute mesenteric ischemia in the endovascular era [J]. Vasc Endovascular Surg,2019,53(1):42-50.

2. 缺血性肠病诊治中国专家建议(2011)写作组,中华医学会老年医学分会,《中华老年医学杂志》编辑委员会. 老年人缺血性肠病诊治中国专家建议(2011)[J]. 中华老年医学杂志,2011,30(1):1-6.

3. 武霞霞,保志军. 老年人缺血性肠病的诊治进展[J]. 国际消化病杂志,2019,39(5):321-324.

4. 付婷婷,王炳元. 缺血性肠病研究进展[J]. 中国临床医生杂志,2016,44(12):12-16.

5. BALA M,KASHUK J,MOORE E E,et al. Acute mesenteric ischemia:guidelines of the World Society of Emergency Surgery[J]. World J Emerg Surg,2017,12:38.

6. GISBERT J P, CHAPARRO M. Systematic review with meta-analysis:inflammatory bowel disease in the elderly[J]. Aliment Pharmacol Ther,2014,39(5):459-477.

7. BRANDT L J, FEUERSTADT P, LONGSTRETH G F, et al. ACG clinical guideline:epidemiology, risk factors, patterns of presentation,diagnosis, and management of colon ischemia(CI)[J]. Am J Gastroenterol,2015,110(1):18-44.

8. CLAIR D G, BEACH J M. Mesenteric ischemia[J]. N Engl J Med,2016,374(10):959-968.

9. 庞永平,杨春梅,姜永斌. 介入取栓术治疗急性肠系膜上动脉栓塞临床效果评价[J]. 国际老年医学杂志,2017,38(1):30-32.

10. PRAKASH V S, MARIN M, FARIES P L. Acute and chronic ischemic disorders of the small bowel[J]. Curr Gastroenterol Rep,2019,21(6):27.

11. NUZZO A, MAGGIORI L, RONOT M, et al. Predictive factors of intestinal necrosis in acute mesenteric ischemia:prospective study from an intestinal stroke center[J]. Am J Gastroenterol,2017,112(4):597-605.

12. TALLARITA T,ODERICH G S,GLOVICZKI P,et al. Patient survival after open and endovascular mesenteric revascularization for chronic mesenteric ischemia[J]. J Vasc Surg,2013,57(3):747-755.

13. SCHOOTS I G,KOFFEMAN G I,LEGEMATE D A,et al. Systematic review of survival after acute mesenteric ischaemia according to disease aetiology[J]. Br J Surg,2004,91(1):17-27.

14. CARVER T W, VORA R S, TANEJA A. Mesenteric ischemia[J]. Crit Care Clin,2016,32(2):155-171.

15. CANGEMI J R,PICCO M F. Intestinal ischemia in the elderly[J]. Gastroenterol Clin N Am,2009,38(3):527-540.

第 15 章　泌尿急危重症

第 1 节　急性肾损伤

一、概述

急性肾损伤（acute kidney injury，AKI）是老年人常见的急危重症，是指由各种病因引起老年人短时间内肾功能快速减退而导致的临床综合征，表现为肾小球滤过率（GRF）下降，氮质血症产物如肌酐、尿素氮等潴留，水、电解质和酸碱平衡紊乱等。随着年龄增长，肾单位减少，肾脏储备能力下降，对各种应激因素易感，而且老年人接受药物干预、介入性治疗或手术干预的概率增加，因而，老年人更易发生 AKI，是 AKI 的高危人群。与普通人群相比，老年人 AKI 发生后，常合并其他并发症，需要肾脏替代治疗等的风险升高，少部分患者甚至可直接进入终末期肾脏病，需要连续性肾脏替代治疗，死亡率大大增加。

AKI 常用的诊断和分级标准包括 RIFLE（Risk，Injury，Failure，Loss of Kidney Function，End-stage Kidney Disease）标准、AKIN（Acute Kidney Injury Network）标准和 KDIGO（Kidney Disease：Improving Global Outcomes）标准，目前多采用 KDIGO 标准。根据 2012 年改善全球肾脏病预后组织（KDIGO）AKI 临床实践指南，符合下列情形之一者即可定义为 AKI：①在 48 小时内血清肌酐（SCr）上升 ≥26.5μmoL/L；②已知或假定肾功能损害发生在 7 天之内，SCr 上升至基础值的 1.5 倍及以上；③尿量<0.5ml/（kg·h），持续 6 小时。

虽然既往研究中对老年人的划分标准及使用的 AKI 诊断标准不同，但结论相对肯定的是 AKI 的发病率与年龄密切相关。研究报道，55~69 岁年龄段的年发病率为 13.6/1 000 人，70~74 岁年龄段为 18.1/1 000 人，75~79 岁年龄段为 24.9/1 000 人，85 岁及以上年龄段为 46.9/1 000 人。

无论是社区获得性 AKI 还是院内获得性 AKI，老年人的发病率都较中青年人高。

二、病因

根据受累的部位可以分为肾前性、肾实质性和肾后性因素，其中肾前性 AKI 和肾性因素导致的急性肾小管坏死最为常见。

1. **肾前性因素**　主要是各种原因引起的肾缺血。老年人由于生理性渴感下降，尿浓缩功能降低，肾脏保钠能力减退，很容易发生此种类型的 AKI。引起老年肾缺血的主要因素包括血容量不足（出血、呕吐或腹泻、过度应用利尿剂及降压药物等）、功能性低血容量（心力衰竭、肝肾综合征、分布性休克等）、药物性低灌注（非甾体抗炎药、血管紧张素转换酶抑制剂、钙调磷酸酶抑制剂等）、肾血管性疾病等，这些因素存在时可很快出现肾前性 AKI，若未及时纠正则可迅速进展为急性肾小管坏死（acute tubular necrosis，ATN）。

2. **肾实质性因素**　各种肾前性因素持续存在、手术并发症、严重感染所致的缺血性损伤是导致老年人 ATN 的主要病因。同时，急性肾小管间质性肾炎是老年人药物肾损害中最常见的类型，常见的药物包括各类抗生素、造影剂、非甾体抗炎药、抗病毒药物及抗肿瘤药物等。近年来，误用肾毒性中草药、滥用和过量服用中草药导致肾损害的事件越来越多，也应引起临床医师的足够重视。

3. **肾后性因素**　尿路梗阻引起的肾后性 AKI 同样是老年人群易患 AKI 的重要原因，老年人是尿路疾病和肿瘤性疾病的高发人群，容易发生尿路梗阻导致肾后性 AKI。肾后性尿路阻塞的原因包括前列腺肥大、泌尿系结石、泌尿生殖系统及妇科肿瘤、神经源性膀胱等。

三、临床表现

老年 AKI 起病的初始症状与其病因有关。与普通人群相比,老年人发生 AKI 后病情更重,且其心血管、呼吸系统并发症及高钾血症等电解质紊乱的发生率明显增加,并常易发生较严重的多器官功能衰竭。患者常首先表现为尿量改变及氮质血症,伴水、电解质和酸碱平衡紊乱及各种并发症,也可伴有不同程度的尿毒症表现,包括早期出现消化系统的食欲减退、恶心呕吐、腹胀腹泻或上消化道出血等;严重者可表现为高血压、心力衰竭和心律失常,甚至可出现意识淡漠、嗜睡或意识障碍。部分患者还可因出血、溶血等出现贫血。

根据临床表现及病程,典型的缺血性 AKI 可分为少尿或无尿期、多尿期和恢复期 3 个阶段。

1. 少尿或无尿期 患者表现为典型的少尿、无尿症状,可能维持 7~14 天或更长时间,其间可合并相应的其他系统症状,如少尿可能导致高钾血症,水钠潴留可能导致低钠血症、代谢性酸中毒等继发的水与电解质紊乱。

2. 多尿期 进行性尿量增多常提示肾功能开始恢复,当自发性尿量超过 2 500ml/d 时即为多尿,一般持续 1~3 周或更长。当肾小球滤过率明显增加时(需 1 周左右),氮质血症逐渐减轻,尿毒症症状逐渐改善。由于肾功能尚未恢复,仍可出现水、电解质紊乱及各种并发症。

3. 恢复期 尿量恢复正常,肾功能逐渐恢复。肾小球滤过功能的恢复需 3 个月至 1 年,部分病例的肾小管浓缩功能需 1 年以上才可恢复。与普通人群相比,老年人肾功能常恢复缓慢或不能完全恢复。

四、诊断与评估

根据 2012 年 KDIGO AKI 临床实践指南,AKI 的诊断标准已如上述。AKI 分期标准见表 15-1-1。

表 15-1-1　AKI 分期标准

分期	SCr 标准	尿量标准
1 期	SCr 达基础值 1.5~1.9 倍或上升≥26.5μmol/L	<0.5ml/(kg·h),6~12 小时
2 期	SCr 达基础值 2.0~2.9 倍	<0.5ml/(kg·h),≥12 小时
3 期	SCr 达基础值 3.0 倍 或上升至≥353.6μmol/L 或开始肾脏替代治疗 或年龄<18 岁者 eGFR 降至<35ml/(min·1.73m^2)	<0.3ml/(kg·h),≥24 小时 或无尿≥12 小时

注:AKI,急性肾损伤;SCr,血清肌酐;eGFR,估计肾小球滤过率。

但需要注意的是,使用 SCr 诊断老年 AKI 具有一定局限性。由于老年患者肌肉萎缩,其基础 SCr 水平较低,并且 SCr 易受饮食和血容量影响,较低的 SCr 水平容易导致 AKI 漏诊和延误诊断。因此,对老年患者 SCr 的动态监测、肌酐清除率(CCr)和 GFR 的监测很重要,且可能需要进行新型 AKI 的标志物检测,主要包括中性粒细胞明胶酶相关脂质运载蛋白(neutrophil gelatinase associated lipcalin,NGAL)、胱抑素 C(cystatin C,CysC)、肾损伤分子-1(kidney injury molecule-1,KIM-1)、白细胞介素-18(IL-18)等。

NGAL 目前被认为是 AKI 早期诊断颇有价值的生物标志物之一。肾脏缺血、脓毒症肾损伤或肾毒性损伤时,近曲小管增殖的上皮细胞 NGAL 表达显著升高,可释放入血和尿液。血浆 NGAL 不仅来源于受损的肾脏管状系统,也可来源于肾外器官,经肾小球自由滤过,在近曲小管处通过内吞作用被大量重吸收;尿 NGAL 主要由远端小管上皮细胞合成,能直接进入尿液。血 NGAL 反映系统炎性损伤,而尿 NGAL 则对诊断肾小管损伤有意义。

CysC 是一种分子量为 13kD 的半胱氨酸蛋白酶抑制蛋白,血中 CysC 可自由滤过肾小球进入原尿,几乎全部(99% 以上)在近曲小管上皮细胞重吸收降解,其血清浓度基本不受 GFR 以外其他因素的影响(如年龄、性别、种族或肌肉含量等),因此,血浆或血清中的 CysC 水平主要反映 GFR。尿 CysC 升高则反映近端小管重吸收功能受损,与血清 CysC 相比,尿 CysC 识别 AKI 更为敏感。

KIM-1 是一种分子量为 38.7kD 的跨膜糖蛋白,正常情况下,在肾组织仅有极低表达,肾组织和尿液中不能检出。缺血-再灌注损伤 48 小时后,KIM-1 在近曲小管的去分化上皮细胞呈现高表达。在急性肾小管坏死患者的尿液中能检测出可溶解的 KIM-1,但完全萎缩的肾小管上皮细胞中则无法检测,提示 KIM-1 可作为近曲小管损伤的早期诊断生物标志物。有研究发现,尿液中 KIM-1 水平与肾组织损伤程度呈正相关,可能有助于区分 AKI 的进展期和持续、恢复期,进而指导治疗。

IL-18 是一种分子量为 22kD 的促炎症细胞因子,在健康人肾脏远曲小管和集合管的细胞合成中表达。在许多肾病的发生发展过程中,IL-18 通过 NF-κB 等多种途径起促进作用。在对不同肾病的研究中发现,急性肾小管坏死患者的尿 IL-18 较尿路感染、肾前性氮质血症、慢性肾脏病及肾功能正常健康受试者明显增加。

五、急诊管理

老年 AKI 的治疗与普通人群遵循相同的原则,应尽早识别并纠正可逆性病因,及时采取干预措施避免肾脏进一步受损,维持水、电解质和酸碱平衡,适当营养支持,积极防治并发症,适时进行肾脏替代治疗。

老年 AKI 的病因通常并非单一的,首先应积极寻找并纠正肾前性和肾后性因素,尽早干预治疗;由于应用胶体溶液扩容预防 AKI 的疗效仍缺乏有力临床证据支持,部分血浆代用品甚至可能引起肾损伤,非出血性休克时,建议对存在 AKI 风险或合并 AKI 的患者,使用等张晶体液而不是胶体液(白蛋白、羟乙基淀粉)作为扩张血管内容量的干预手段。合并分布性休克的 AKI 高危患者或 AKI 患者,推荐联合使用补液与升压药。

维持机体营养状况和正常代谢,有助于损伤细胞的修复和再生,提高 AKI 患者生存率。可优先通过胃肠道提供营养,老年 AKI 患者,建议热量摄入 20~30kcal/(kg·d)。无须肾脏替代治疗(renal replacement therapy,RRT)的非高分解代谢的 AKI 患者,推荐的蛋白质摄入量为 0.8~1.0g/(kg·d);需要 RRT 的患者为 1.0~1.5g/(kg·d);行连续性肾脏替代治疗(CRRT)且伴高分解代谢的患者蛋白质最高摄入量为 1.7g/(kg·d)。

AKI 严重阶段可出现容量过负荷、急性左心衰竭、代谢性酸中毒、高钾血症、感染等并发症,需要及时纠治。

RRT 是危重 AKI 的重要治疗手段,但目前用于判断 RRT 开始时机的量化指标及标准存在很大差异。决定是否开始 RRT,应全面考虑患者的临床背景,是否存在能被 RRT 改善的病情,综合临床检查结果的变化趋势,而非仅观察尿素氮和肌酐水平。

老年人 CRRT 的实施应考虑时机、治疗剂量和抗凝方案的选择。①时机:鉴于启动 CRRT 最佳时间的数据存在争议,启动 CRRT 的决定不应完全取决于 SCr 水平或尿量,而应是患者的临床状况和疾病过程。当出现危及生命的情况(如严重的水、电解质及酸碱平衡紊乱)时,应尽早启动 CRRT。频繁的 CRRT 对老年患者死亡率或肾功能恢复并无有益的影响。②治疗剂量:老年 AKI 时,CRRT 的治疗量大于 25ml/(kg·h)不会显著改善预后,反而有可能使患者面临更多并发症的风险,因此,建议治疗量 20~25ml/(kg·h)即可达到需要的治疗效果。③抗凝方案的选择:老年患者出血风险增加,无枸橼酸盐禁忌证者局部使用枸橼酸抗凝应作为首选,但还应根据患者的特点、药物可用性和医师的专长进行个性化选择。当对更容易出现并发症的老年人进行 CRRT 时,医疗团队应保持警惕,严密监测并发症的发生。

六、预防和预后

老年 AKI 的防治重在预防。危险因素可以分为不可控和可控两方面,不可控因素包括肾脏本身生理功能随年龄的变化、共患疾病(慢性肾病、糖尿病、高血压、血管粥样硬化、心力衰竭、尿路梗阻等)等;可控因素包括脱水、低血容量、肾毒性药物、造影剂、手术相关因素、感染、脓毒症、肝肾综合征、腹压升高、机械通气等。对于可控性危险因素应积极干预纠正,维持有效血容量和血压、纠正贫血和电解质紊乱、改善营养状态亦非常重要。

药物相关 AKI 的防治措施包括,纠正合并的危险因素(如脱水、低血压),根据肾脏和肝脏功能调整用药剂量、减少用药频次、避免合并用药等。需要强调的是,老年人体内药物经肝肾排泄减少,药物半衰期延长,因此发生药物不良反应的机会增多;由于老年患者 GFR 下降,同时存在肌肉容积减少和运动量低,SCr 升高相对不明显,因此临床用药应根据 eGFR 进行药物剂量调整,避免用药过量,如有条件应进行血药浓度监测以调整合适剂量。

AKI 并非一个完全可逆性疾病,常常可进展为慢性肾病及终末期肾病。在个体患者中,年龄是否是预后不良和其他合并症的独立预测因素尚不清楚,但仍可能在导致不良结局的风险中扮演更重要的角色。老年人发生 AKI 后,短期死亡率可达 20% ~ 45% ,1 年死亡率达 57% ~ 65% ,5 年死亡率高达 65% ~ 70% 。当患者年龄超过 65 岁时,AKI 发生后肾脏功能恢复的可能性降低约 28% 。老年人发生院内 AKI 后的数月或数年的时间里,慢性肾病的发生风险可能增加 3 ~ 20 倍。及时发现 AKI 损伤的病因,早期诊断和治疗,对于改善老年 AKI 的肾脏预后,提高患者存活率尤为重要。

精 粹

1. AKI 的发病率随年龄的增长呈现升高趋势,死亡率也随之增加。

2. 老年 AKI 最常见的类型是肾缺血、肾毒性导致的急性肾小管坏死。

3. 老年 AKI 常由多种因素所致,其中医源性因素占相当大的比例。感染、血容量不足、肾毒性药物、心血管事件、外科手术等是老年获得性 AKI 的常见病因。

4. SCr 水平不能完全反映老年 AKI 患者的肾功能。老年人常出现肌肉萎缩,内源性肌酐的产生减少,其 SCr 水平增高的变化不显著,且远远滞后于 GRF 的下降,因此应强调对老年人进行 CCr 监测。

5. 老年 AKI 患者肾脏功能恢复的比例低,发生 AKI 后常转化为慢性肾损害,部分患者可直接进入终末期肾脏病。

6. 老年人启动 CRRT 的决定不完全取决于 SCr 水平或尿量,而是患者的临床状况和疾病过程。当出现危及生命的情况(如严重的水、电解质及酸碱平衡紊乱)时,应尽早启动 CRRT。频繁的 CRRT 对老年患者死亡率或肾功能恢复并无有益的影响。

(姜辉 朱华栋)

参考文献

1. COCA S G. Acute kidney injury in elderly persons[J]. Am J Kidney Dis,2010,56(1):122-131.

2. 蔡广研.老年急性肾损伤临床诊治的特殊性[J].中国实用内科杂志,2016,36(6):431-434.

3. KIDNEY DISEASE:Improving Global Outcome(KDIGO)Acute Kidney Injury Work Group. KDIGO clinical practice guideline for acute kidney injury[J]. Kidney Int Suppl,2012,2(1):1-138.

4. CHAO C T,TSAI H B,LIN Y F,et al. Acute kidney injury in the elderly:only the tip of the iceberg[J]. J Clin Gerontol Geriatr,2014,5(1):7-12.

5. MISHRA J,DENT C,TARABISHI R,et al. Neutrophil gelatinase-associated lipocalin(NGAL)as abiomarker for acute renal injury after cardiac surgery[J]. Lancet,2005,365(9466):1231-1238.

6. SIEW E D,WARE L B,IKIZLER T A. Biological markers of acute kidney injury[J]. J Am Soc Nephrol,2011,22(5):810-820.

7. PARIKH C R,JANI A,MELNIKOV V Y,et al. Urinary interleukin-18 is a marker of human acute tubular necrosis[J]. Am J Kidney Dis,2004,43(3):405-414.

8. INFANTE B,FRANZIN R,MADIO D,et al. Molecular mechanisms of AKI in the elderly:from animal models. Therapeutic Intervention[J]. J Clin Med,2020,9(8):E2574.

9. SILVEIRA SANTOS C G D,ROMANI R F,BENVENUTTI R,et al. Acute kidney injury in elderly population:a prospective observational study[J]. Nephron,2018,138(2):104-112.

10. YOKOTA L G,SAMPAIO B M,ROCHA E P,et al. Acute kidney injury in elderly patients:narrative review on incidence, risk factors, and mortality[J]. Int J Nephrol Renovasc Dis,2018,11:217-224.

第2节 横纹肌溶解症

一、概述

横纹肌溶解症(rhabdomyolysis)指各种原因导致的横纹肌损伤,细胞膜完整性破坏,细胞内容物漏至细胞外液及血液循环中,表现为血清肌酸激酶增高,血和尿中出现大量的肌红蛋白,常伴有威胁生命的代谢紊乱(如高钾血症、高磷血症、低钙血症等)和急性肾损伤(AKI)或肾衰竭(ARF)、弥散性血管内凝血(DIC)、多器官功能衰竭等严重并发症。

目前我国尚缺乏横纹肌溶解症的临床流行病学资料。据报道,美国每年约有 26 000 例横纹肌溶解症患者,英国年发病率约为 25/250 万。

横纹肌溶解症是 AKI 常见原因之一,据统计,横纹肌溶解症致 AKI 的发生率为 13% ~ 50%,占所有 AKI 的 10% ~ 15%;65 岁以上老年人是 AKI 高危人群,尤其是高龄老年人。我国已进入老龄化社会,老年横纹肌溶解症是一个常见急症。

二、病因与诱发因素

横纹肌溶解症的病因广泛而复杂(表 15-2-1),大体上可分为创伤性和非创伤性,前者包括外伤、挤压综合征、强体力活动(如马拉松跑)、抽搐、麻醉后长时间固定体位或长时间制动所致肢体受压(肌肉缺血/缺氧)、烧伤、电击伤等;后者包括药物、中毒(如蘑菇毒素、蛇毒)、感染、内分泌代谢异常及电解质紊乱(如甲状腺功能减退、低钾血症)、免疫性疾病、大量饮酒、严重高热或低温等,或原因不明。老年横纹肌溶解症的病因,有文献报道以感染、药物/毒物、外伤、内分泌代谢异常及电解质紊乱、肌疲劳、肌缺血/缺氧为常见。

表 15-2-1 横纹肌溶解症病因

分类	举例
肌疲劳	过度训练;癫痫持续状态;谵妄;酒精戒断综合征;精神病;破伤风;哮喘持续状态;长时间肌痉挛;肌张力障碍
电损伤	雷电或电击伤、电休克治疗
外伤	跌倒;挤压伤(地震、房屋倒塌);暴力损伤(爆炸、车祸)
肌缺血/缺氧	手术体位(长时间侧卧位);被动体位(昏迷、醉酒时自身体重压迫);休克;低血压;动脉血栓形成或栓塞;血管外压(止血带,血管钳夹);弥散性血管内凝血;糖尿病血管并发症;筋膜间隔综合征;心房黏液瘤;空气栓塞;溺水
内分泌代谢异常及电解质紊乱	糖尿病酮症、糖尿病非酮症高渗状态;低钾血症、高/低钠血症、低磷血症;甲状腺功能减退、甲状腺功能亢进;醛固酮增多症;艾迪生(Addison)病
超高/低温	中暑;烧伤;恶性综合征;5-羟色胺综合征;冻伤
药物/毒物	羟甲基戊二酰辅酶 A 还原酶抑制剂、氯贝丁酯、吉非贝齐、苯扎贝特;抗胆碱药;麻醉剂和麻痹剂(特别是琥珀酰胆碱);异丙嗪、苯海拉明、多西拉敏;硫唑嘌呤、阿糖胞苷、α-干扰素、秋水仙碱;胺碘酮;单胺氧化酶抑制剂;排钾利尿剂;泻药;糖皮质激素;丙泊酚;茶碱;链激酶;6-氨基己酸;血管升压素;维库溴铵;泮库溴铵;西咪替丁、法莫替丁;非甾体抗炎药;抗抑郁药和选择性 5-羟色胺再摄取抑制剂;环孢素;青霉胺;苯妥英钠;鸦片制剂;纳洛酮;洛沙平;麦角酰二乙胺;苯环利啶;士的宁;巴比妥类;吩噻嗪;噻吨类;苯二氮䓬类;芬氟拉明;匹莫齐特;左旋多巴;锂剂;哌替啶;特布他林;甘草;左氧氟沙星、两性霉素、异烟肼、复方新诺明、伊曲康唑;烟酸;秋水仙碱;抗逆转录病毒药物等;有机磷农药;咖啡因;苯丙胺、可卡因、海洛因、美沙酮、迷幻药、摇头丸;五氯苯酚;蚕豆;毒蕈;一氧化碳;乙醇、甲醇、甲苯、砷剂、铬剂、氯化汞、四氯化碳、乙二醇、汽油、除草剂;去污剂;染料;蛇/蜘蛛/大黄蜂/蜜蜂毒液
感染	腺病毒、巨细胞病毒、柯萨奇病毒、肠道病毒、EB 病毒、麻疹病毒、HIV、单纯疱疹病毒、带状疱疹病毒、流感病毒 A/B、西尼罗病毒;军团菌、布鲁氏菌、弯曲杆菌、梭状芽孢杆菌、李斯特菌、葡萄球菌、链球菌、弧菌、沙门菌、志贺菌、大肠埃希菌、破伤风梭菌、支原体、螺旋体、曲霉、念珠菌、疟原虫、弓形虫、毛线虫
免疫性疾病与肿瘤	多发性肌炎、皮肌炎、干燥综合征、血管炎;肿瘤
原因不明	

2018 年 Supakanya 等回顾分析近 4 年一个单中心研究资料,显示老年患者(>65 岁)横纹肌溶解症的最常见病因为跌倒,占所有病因的56.9%,而国内报道跌倒病因皆低于此,可能与我国多数家庭仍为老人与子女共同生活的模式,老年人跌倒、坠床及倒地后长时间制动的概率相对较低有关。

老年人机体免疫力减低,易出现感染与脓毒症,除病原体直接侵入肌肉纤维、病原菌的毒性代谢产物及细胞因子介导的细胞毒性作用外,老年感染患者易出现休克导致的肌肉缺血缺氧,皆导致横纹肌溶解症;此外,感染后的发热反应增加能量代谢和 ATP 的消耗,肌细胞出现氧供、氧耗失衡,也会造成横纹肌溶解症。文献报道,20% 的横纹肌溶解症系感染与脓毒症所致。

老年人常因代谢综合征、心脑血管病等多病共患而合并应用多种药物,为肌病高危人群,加上老年人肝、肾功能减退,即使服用常规剂量,也容易发生药物不良反应。近 1/3 的老年横纹肌溶解症由药物过量所致,其中他汀类药物占比最高(几乎一半),但近年有“降低”趋势,其原因可能在于,高脂血症、冠心病等发病年龄有提前的趋势,他汀类等调脂药物的应用年龄随之提前,药物导致的横纹肌溶解症的患者年龄亦会自然提前。2010 年中国疾病预防控制中心(CDC)调查显示,尽管女性血清总胆固醇(TC)、低密度脂蛋白胆固醇(LDL-C)的水平随年龄增长而增高,但男性具有先升后降的特点,大于 60 岁时平均水平开始下降;冠心病患者的 TC、LDL-C、甘油三酯(TG)的最高值都出现在 50 岁以前。

此外,40% 以上的老年患者由 2 个及以上病因共同作用所致,非老年患者 2 个及以上共同病因者仅不到 1/5。

三、病理生理

横纹肌溶解症的病理生理机制主要有缺血损伤和 ATP 耗竭、肌质网钙调节受损、低钾、组织氧化应激等。

AKI 或 ARF 是横纹肌溶解症最常见的并发症,其中肌红蛋白是导致 AKI 的最直接原因。有研究报道,老年横纹肌溶解症患者合并 AKI 的发生率较非老年患者明显增多(38.9% vs.19.3%),高龄患者尤其突出,此与老年患者常合并多种慢性病、肾脏结构和生理功能明显减退、肾脏代偿能力逐年下降、对各种损伤因素如肾脏缺血或肾毒性药物异常敏感有关。

横纹肌溶解症致 AKI 的主要机制为急性肾小管坏死:①肌肉坏死使大量液体流到第三腔隙,有效循环血量减少,肾灌注不良,继而激活交感神经及肾素-血管紧张素-醛固酮系统,肾血管收缩、肾缺血加剧;②肌红蛋白管型形成阻塞肾小管;③肌红蛋白直接损伤肾小管上皮细胞;④损伤的肌肉释放蛋白溶解酶,激活血管收缩物质造成肾缺血。

四、临床表现

典型临床表现为肌痛、乏力和深色尿“三联征”,但老年患者出现典型“三联征”的不足 10%。其他表现可有发热、全身不适、心动过速、恶心、呕吐等。部分老年患者可能仅表现为新发意识障碍,当予注意。严重者出现低血容量性休克、ARF、DIC、骨筋膜隔室综合征(osteofascial compartment syndrome)等。

实验室异常表现有肌红蛋白尿,血肌酸激酶(CK)、乳酸脱氢酶、转氨酶升高,高血钾、高血磷、高尿酸和低钙血症(早期),代谢性酸中毒。

CK 升高是诊断横纹肌溶解症的敏感、可靠指标,随横纹肌溶解,12 小时内血 CK 开始上升,1～3 天达峰值,半衰期约 1.5 天,3～5 天后降至基础值。由于老年人肌肉量较少,CK 升高的程度不像非老年患者横纹肌溶解那么明显。CK 升高通常虽被认为是 AKI 的预测因子,CK>5 000U/L 与 AKI 的发生密切相关,但是,CK 不是导致 AKI 的直接因素,CK 本身不具有肾毒性。

五、诊断与评估

横纹肌溶解症的诊断基于病史、表现和实验室检查:血中 CK 升高超过正常值的 5 倍,伴有肌肉损伤的病史,肌肉疼痛、肌肿胀、肢体无力,肌红蛋白尿,或发热、不适、恶心呕吐、躁动、少尿或无尿等表现,并排除心肌梗死和脑梗死诊断。

由于老年患者记忆力减退,痴呆的患病率增加,部分患者无法准确叙述肌肉受损病史,加之机体对疼痛的反应下降,临床上常无典型肌痛、乏力等表现,易于漏诊,对于老年高危患者警惕本病的发生并及时行相关临床化验检查(血 CK 升高与肌红蛋白尿)对明确诊断有益。

急诊评估主要包括横纹肌溶解的严重程度与其并发症如 AKI 或 ARF、电解质紊乱与酸碱平衡失调、凝血功能异常等。

六、急诊管理

1. 病因和诱因处理至关重要。

2. 预防急性肾小管坏死。①积极补液,起始以等渗盐水为主,充分水化,其后可酌情给予一定量的低渗葡萄糖盐水。老年患者的液体治疗必须基于严密的临床监测与评估容量反应性。②存在肌红蛋白尿者应用适量碳酸氢钠碱化尿液,促进肌红蛋白和代谢废物排出,保持尿液 pH>6.5 和血浆 pH<7.5。③应用抗氧化剂保护肾小管细胞。④及时纠正高钾血症等电解质紊乱,维护机体内环境稳定;必要时行血液透析或血液滤过。

3. 其他并发症的治疗见相关章节内容。

七、预后

该病症多为急性过程,预后主要取决于病因和并发症的严重程度。早期积极治疗,大部分患者结局较好,受损的肾功能也可得到恢复。

休克及 AKI 对死亡有直接影响。据报道,合并 AKI 的老年横纹肌溶解症患者的死亡率为 10%~30%。

精　粹

1. 横纹肌溶解症致 AKI 的发生率为 13%~50%,占所有 AKI 的 10%~15%,65 岁以上老年人是高危人群。

2. 老年横纹肌溶解症的病因以感染或脓毒症、药物/毒物、外伤(跌倒最多见)、内分泌代谢异常及电解质紊乱、肌疲劳、肌缺血/缺氧为常见。40% 以上的老年患者由 2 个及以上病因共同作用所致。

3. 老年患者表现为典型"三联征"(肌痛、乏力和深色尿)的不足 10%。

4. 血肌酸激酶升高是诊断横纹肌溶解症的敏感、可靠指标。肌红蛋白是导致 AKI 的主要原因。

5. 急诊管理包括积极补液,充分水化、碱化尿液,纠正高钾血症等电解质紊乱,必要时行血液透析或血液滤过;病因和诱因处理至关重要。

6. 预后主要决定于病因和并发症的严重程度。合并 AKI 的老年横纹肌溶解症患者的死亡率为 10%~30%。

(陈曦　张新超)

参考文献

1. TORRES P A,HELMSTETTER J A,KAYA A M,et al. Rhabdomyolysis:pathogenesis,diagnosis,and treatment[J]. Ochsner J,2015,15(1):58-69.

2. LIMA R S,DA SILVA JUNIOR G B,LIBORIO A B,et al. Acute kidney injury due to rhabdomyolysis[J]. Saudi J Kidney Dis Transpl,2008,19(5):246-250.

3. BOSCH X,POCH E,GRAU J M. Rhabdomyolysis and acute kidney injury[J]. N Engl J Med,2009,361(1):62-72.

4. CERVELLIN G,COMELLI I,LIPPI G. Rhabdomyolysis:historical background,clinical,diagnostic and therapeutic features[J]. Clin Chem Lab Med,2010,48(6):749-756.

5. PAREKH R,CARE D A,TAINTER C R. Rhabdomyolysis:advances in diagnosis and treatment[J]. Emerg Med Pract,2012,14(3):1-15.

6. BLACK C,JICK H. Etiology and frequency of rhabdomyolysis[J]. Pharmacotherapy,2012,22(12):1524-1526.

7. SUAKANYA W,CHRISTOS K,PRITHIV P,et al. The study of rhabdomyolysis in the elderly:an epidemiological study and single center experience[J]. Aging Dis,2018,9(1):1-7.

8. CERVELLIN G,COMELLI I,BENATTI M,et al. Non-traumatic rhabdomyolysis:background,laboratory features,and acute clinical management[J]. Clin Biochem,2017,50(12):656-662.

9. ZUTT R,VAN DER KOOI A J,LINTHORST G E,et al. Rhabdomyolysis:review of the literature[J]. Neuromuscul Disord,2014,24(8):651-659.

10. CHAVEZ L O,LEON M,EINAV S,et al. Beyond muscle destruction:a systematic review of rhabdomyolysis for clinical practice[J]. Critical Care,2016,20(1):135.

11. 陈曦,邹琪,张新超. 老年横纹肌溶解症临床特点及病因分析[J]. 中华老年医学杂志,2021,40(1):87-91.

第 3 节 尿 路 感 染

一、概述

尿路感染（urinary tract infection, UTI）是指病原体（包括细菌、真菌、支原体、衣原体及病毒等）在尿路中生长、繁殖而引起的感染性疾病。根据感染部位的不同，分为上尿路感染（主要为肾脏、输尿管感染）及下尿路感染（包括膀胱和尿道感染）；根据临床感染症状，分为症状性尿路感染和无症状性尿路感染；根据发病频率，分为孤立发作尿路感染及反复发作尿路感染，后者为一年发作3次及以上，或6个月发作2次及以上。

复杂性尿路感染（complicated urinary tract infection, CUTI）是指伴有尿路系统存在解剖或功能异常，或免疫力低下的患者反复发生或持续发作的尿路感染。

无症状性尿路感染也称无症状细菌尿（asymptomatic bacteriuria），是指患者存在真性细菌尿，但无尿路感染的症状，常在健康人群中进行体检或因其他肾脏疾病做常规尿细菌学检查时发现，患者可长期不出现症状，尿常规可无明显异常，但尿培养呈真性细菌尿。真性细菌尿是指中段尿细菌定量培养 $\geq 10^5$ CFU/ml，或耻骨上膀胱穿刺尿细菌定性培养两次均有细菌生长。无症状细菌尿可以由有症状性尿路感染演变而来，即症状性尿路感染自然缓解或经治疗后症状消失，而仅留有细菌尿，并可持续多年。

尿路感染是老年人的常见病，在老年人感染性疾病中发病率仅次于呼吸道感染。流行病学调查显示，尿路感染随增龄患病率增高，一般成年女性尿路感染的患病率为 3.0% ~ 4.5%，65~75 岁老年女性患病率约为 20%，而 80 岁以上则增加至 20% ~ 50%；对于男性而言，50 岁以前很少发生尿路感染，65~70 岁老年真性细菌尿约为 3%，而 80 岁以上增加至 20%。老年人尿路感染患病率男女比例约为 1:2，而且病情容易反复。无论任何年龄，当机体处于慢性衰弱状态或老年人需要长期卧床时，尿路感染的患病率可显著增高，而严重尿路感染及其严重并发症（如脓毒血症）也随着年龄而增加。

二、病原微生物与易患因素

（一）病原微生物

老年尿路感染的主要致病菌株是以大肠埃希菌为主的革兰氏阴性杆菌，占非复杂性尿路感染的 75% ~ 90%，而采用尿道器械检查或治疗引起的尿路感染、院内感染、复杂性尿路感染中，约 40% 也是由大肠埃希菌所致；其次较多的致病菌为变形杆菌、铜绿假单胞菌、克雷伯菌等其他革兰氏阴性杆菌。革兰氏阳性球菌（如金黄色葡萄球菌、肠球菌等）导致的老年尿路感染也较常见，多见于脓血症等血源性尿路感染，特别是随着抗生素及免疫抑制剂的广泛使用，革兰氏阳性菌及耐药菌的致病率明显增加。在泌尿系结构或功能异常，或合并免疫功能低下的老年人中，真菌（白念珠菌为主）引起的尿路感染也有增加。此外，结核分枝杆菌、支原体、衣原体等亦可导致老年尿路感染的发生。

（二）感染途径

1. **上行感染** 病原体经尿道上行至膀胱、输尿管甚至肾盂所致的上行感染，常见于尿路梗阻、生殖器感染、医源性操作等。

2. **血行感染** 病原体从体内的感染灶通过血行到达肾脏和尿路所致的感染，多发生于患有慢性病（如糖尿病）或接受免疫抑制剂治疗的患者。

3. **直接感染** 病原体从泌尿系周围器官或组织的感染灶直接侵入泌尿系致感染。

4. **淋巴道感染** 下腹部及盆腔的器官感染时，病原体可从淋巴道感染泌尿系，特别是升结肠与右肾的淋巴道相通，但这种感染途径较少见。

（三）易患因素

老年人尿路黏膜发生退行性变，黏多糖、有机酸及分泌型 IgA 等抗菌物质分泌减少，加以吞噬细胞活力低下，局部抗菌能力明显降低，易发生尿路感染。此外，老年人泌尿系上皮细胞对细菌的黏附敏感性增加使老年人易患尿路感染。机体免疫力因年龄或慢性疾病而减退，增加包括尿路感染在内的各种感染的可能性。

在社区居住的老年人中，尿路感染发生的强有力的预测因素之一是有尿路感染病史。此外，与年龄有关的尿路感染的主要易患因素有以下几种。

（1）大便失禁（或便秘）：易导致排泄物积聚，细菌在局部大量繁殖而引起感染。

（2）尿失禁、膀胱膨出/脱垂：如脑血管意外、脊髓病变或糖尿病的神经病变等所致的神经源性膀胱，均可引起尿潴留，膀胱内压增高，使含菌尿液沿输尿管逆流至肾盂、肾盏及肾实质，增加肾盂肾炎的易感性。

（3）前列腺肥大：普查表明，60岁以上男性有90%患不同程度的前列腺增生肥大，约半数出现症状，尤其在使用抗胆碱药物（如阿托品）时即出现排尿困难及尿潴留，是老年男性尿路感染最常见的易患因素。

（4）膀胱排空不完全：老年人膀胱收缩功能不全，排尿时不能将膀胱内的尿液排尽，残余尿量增多，膀胱不能闭合，有利于膀胱内细菌生长、繁殖。

（5）阴道萎缩，雌激素缺乏：雌激素减少可能增加了细胞表面细菌受体的密度并增加了细胞黏附的活性。

（6）导尿或长期留置导尿管：1次插导尿管导尿，发生尿路感染者为1%~2%，留置导尿管4天，发生尿路感染的风险在90%以上。此外，膀胱镜检查过程中除可引起尿路黏膜损伤外，还可将前尿道的细菌带入膀胱，引起感染。

（7）液体摄入受损、脱水：老年人渴觉减退，饮水减少，液体摄入受损，常处于轻度脱水状态，尿液生成减少，尿流缓慢，易诱发尿路感染。

（8）老年糖尿病：常见，含葡萄糖的尿液有利于细菌滋长，使得老年糖尿病患者尿路感染的发病率较无糖尿病老年人高2~3倍，且80%以上为肾盂肾炎。

（9）膀胱肿瘤：是引起机械性尿路梗阻常见原因之一。少数患者手术切除肿瘤后或放疗后的纤维化或瘢痕收缩导致尿路梗阻，易致复杂性尿路感染。

（10）应用免疫抑制剂：糖皮质激素、环孢素、硫唑嘌呤、6-巯基嘌呤、环磷酰胺等抑制与免疫反应有关的T细胞和B细胞的增殖和功能，从而增加包括尿路感染在内的各种感染的易感性。

（11）膀胱输尿管逆流：老年人常因不全性尿路梗阻，反复发生膀胱炎，使膀胱三角部肌组织变薄或虚弱无力。当膀胱尿液充盈或排尿时，膀胱内压增高产生膀胱输尿管逆流，将膀胱的含菌尿液逆流到肾盏及集合管，故老年尿路感染易引起肾损害；当排空尿液后，逆流到肾盂、肾盏内及输尿管内的含菌尿液又回到膀胱，使膀胱含菌的残余尿量增多，这种复杂性尿路感染往往难以治愈。

简而言之，发生复杂性尿路感染的易感因素主要包括结构性和/或功能性尿路梗阻、泌尿系介入操作、免疫抑制等。雌激素水平下降引起的阴道菌群变化是绝经后妇女易患尿路感染的原因；与老年妇女发生尿路感染相关的其他危险因素包括尿失禁史、膀胱膨出和糖尿病史。男性尿路感染最重要的易患因素是前列腺肥大。长住护理机构的患者容易出现功能和认知障碍，痴呆、帕金森病和脑卒中等疾病常导致排尿异常，这些情况也都增加尿路感染的风险。

三、临床表现

（一）无症状性尿路感染

无症状性尿路感染多见于老年糖尿病、长期留置导尿管患者或尿失禁妇女。患者无明显尿路感染的症状或体征，部分患者偶可出现轻度乏力、低热，但表现为真性细菌尿。

（二）症状性尿路感染

1. **膀胱炎**　膀胱炎为最常见的下尿路感染，临床上分为急性膀胱炎及慢性膀胱炎。

急性膀胱炎常急性起病，典型临床表现为明显的尿路刺激症状，即尿频、尿急、尿痛，每小时可达5~6次或以上排尿，但每次尿量不多，甚至只有几滴，排尿时尿道有烧灼痛，患者可伴膀胱区或耻骨上区不适，部分可出现发热，体温一般不超过38℃。尿常规提示白细胞尿，偶可有血尿，甚至肉眼血尿。急性膀胱炎病程较短，如及时治疗，症状多在1周左右消失。

慢性膀胱炎通常由急性膀胱炎转化而成，主要表现为尿路刺激症状长期存在，且反复发作，尿中有少量或中量脓细胞、红细胞。

2. **肾盂肾炎**　肾盂肾炎为最常见的上尿路感染，临床上分为急性肾盂肾炎及慢性肾盂肾炎。

（1）急性肾盂肾炎：起病急骤，主要有下列临床表现。①泌尿系症状、体征：患者常有腰痛，表现为钝痛或酸痛，少数有腹部绞痛，可沿输尿管向膀胱方向放射，并伴有尿路刺激症状；在上、中输尿管点或肋腰点、肋脊点有压痛,肾区叩击痛可阳性。②全身症状:高热,体温多在 38~39℃ 或以上,多呈弛张热,也可呈间歇热或稽留热,伴有畏寒、寒战、头痛、全身酸痛等。③非特异症状:部分患者可出现胃肠道症状,包括食欲减退、恶心、呕吐。严重者可发展为菌血症或脓毒血症甚至多器官功能障碍综合征。

（2）慢性肾盂肾炎:临床表现与急性肾盂肾炎截然不同,其发病过程和病程比较隐蔽,主要有下列临床表现。①尿路感染症状:相对于急性肾盂肾炎表现得不明显,可有间歇性腰酸、腰痛,部分患者表现为间歇性无症状细菌尿;②间质性肾炎表现:多尿、夜尿增多等尿浓缩能力下降,伴有低钠、低钾血症的肾小管重吸收能力下降;③慢性肾功能不全:多见于疾病晚期,可有水肿、乏力、食欲减退、贫血等表现。

3. **导管相关性尿路感染**　患者留置导尿管后或拔除导尿管 48 小时内发生的泌尿系感染为导管相关性尿路感染,包括显性尿路感染和无症状细菌尿。

显性尿路感染主要表现为尿路刺激症状（尿频、尿急、尿痛）,可伴有下腹部触痛或肾区叩击痛,尿道口周围可出现红肿或炎性分泌物,个别患者可有腰痛或发热,一般很少出现全身症状。尿液检查可见白细胞增加或出现血尿,尿培养阳性,细菌数 $\geq 10^5 CFU/ml$。

无症状细菌尿则无尿路感染的症状及体征,但尿液检查可见白细胞增加,尿培养阳性,细菌数 $\geq 10^5 CFU/ml$。

（三）老年尿路感染的不典型表现

除上述外,应特别注意的是,老年尿路感染可以以非常不典型的临床表现就诊,如食欲下降、下腹不适、血压下降、乏力、代谢性酸中毒或呼吸性碱中毒、椎间隙压痛,或是以神经精神症状出现,如头晕、谵妄,部分患者还表现为遗尿、夜尿增多、尿失禁等。

四、辅助检查

1. **尿沉渣镜检**　表现为脓尿,白细胞酯酶试验呈阳性反应,还可以发现白细胞管型、菌尿,有时伴镜下血尿及肉眼血尿。若见较多的蛋白质则提示肾小球受累。

2. **血常规及血培养**　在急性肾盂肾炎时可见血白细胞和中性粒细胞的百分比增高,甚至出现晚幼粒细胞,呈类白血病样。当泌尿系感染从感染灶侵入血液形成血源性感染时,可在血中培养出与泌尿系感染部位一致的病原菌。

3. **尿细菌学检查**　此为诊断尿路感染的主要条件,但在老年人尤其是瘫痪、尿失禁等情况下,细菌培养尤其是中段尿培养假阳性率及假阴性率均较高,临床上需注意鉴别。

4. **尿路感染的定位诊断**　肾脏浓缩功能及抗体包裹细菌的检测、膀胱冲洗后尿培养有助于上下尿路感染的定位诊断。

5. **影像学检查**　复杂性尿路感染尤其临床怀疑存在泌尿系畸形或梗阻时,应根据具体情况选用或联合应用 B 超、静脉肾盂造影、逆行造影、CT、磁共振或放射性核素肾显像。

五、诊断与评估

（一）老年尿路感染的诊断

在社区居住的老年人中,诊断有症状的尿路感染需要有泌尿生殖系统症状的存在,如脓尿和有文献记载的微生物病原体。虽然尿路感染的症状在社区居住的老年人中很常见,但并不是所有出现尿路症状的患者都是症状性尿路感染,在这些人群中滥用抗生素治疗的问题仍然很严重。正确理解上述其他症状和体征并评估它们是否与尿路感染有关很有必要。

无症状细菌尿的筛查仅适用于即将接受侵入性泌尿外科手术（前列腺经尿道电切术等）的患者,而不应常规应用于其他人群（糖尿病、长期住护理院或导尿的患者）。

1. **社区老年人尿路感染的诊断**　对于认知功能完好并表现出提示尿路感染症状的老年人,如果没有硝酸盐或白细胞（阴性预测值高）,则尿液试纸有助于排除尿路感染,但在其他情况下,应当根据当地抗菌药物指南进行治疗,并留取一个清洁中段尿样本以供后续检查。

对于有沟通障碍的老年人,尿路感染的诊断更具挑战性,因为根据定义,应该有局部的泌尿系症状,但其发生率会很低。长住护理机构的患者中菌尿的患病率很高,难以将有症状的尿路感染与无症状细菌尿区别开来,存在过度治疗的风险和多重耐药菌感染的可能。

我国为了改善感染控制措施并防止过度使用

抗生素带来的负面影响,已经制定了一些临床指导原则,以帮助需长期护理的老年人尿路感染的诊断和治疗。重要的是,医护人员不能单纯使用试纸测试来诊断带导尿管的老年人的尿路感染,因为在留置导尿管的患者中,脓尿的水平和感染之间没有关系(导尿管的存在总是在没有感染的情况下诱发脓尿),但试纸阴性可以作为一种有效的方法来排除这些患者的尿路感染。

对可疑尿路感染的基本实验室评估应包括尿液分析,作为评估是否有脓尿和尿液试纸检测白细胞酯酶和硝酸盐的证据,如果存在脓尿,或尿液试纸对白细胞酯酶或硝酸盐检测呈阳性,则应进行尿培养以检查细菌尿的存在并进行抗菌药敏试验。有研究数据显示,白细胞酯酶和亚硝酸盐的缺乏对尿路感染的诊断具有 98% 的阴性预测值。当老年人不能提供明确的急性尿路症状病史时,只有当存在菌尿(基于尿培养)和全身炎症(发热/体温过低、白细胞计数或 C 反应蛋白升高)的证据,在全面的临床评估后,没有其他更可能的急性疾病原因存在时,才能诊断尿路感染。

2. 住院老年患者尿路感染的诊断　住院的老年人,往往患有严重的基础疾病如痴呆和卒中,这会降低他们的沟通能力,并且在感染后更有可能出现非典型或非特异性症状。对于没有留置导尿管的住院老年患者,修订的 McGeer 标准对尿路感染的诊断见表 15-3-1。

表 15-3-1　长期住院患者中开始使用抗生素的最低标准

1. 以下症状或体征中至少一项
  - 急性排尿困难,或睾丸、附睾或前列腺的剧烈疼痛、肿胀或压痛
  - 发热或白细胞增多和以下至少一种局部尿路定位亚标准:
    - 急性肋骨上角痛或压痛
    - 耻骨上疼痛
    - 肉眼血尿
    - 新出现的大小便失禁或大小便失禁的紧急程度明显增加
    - 新出现的尿频症状或尿频程度明显增加
  - 在没有发热或白细胞增多的情况下,以下两个或多个局部尿路定位亚标准:
    - 耻骨上疼痛
    - 肉眼血尿
    - 新出现的大小便失禁或大小便失禁的紧急程度明显增加
    - 新出现的尿频症状或尿频程度明显增加
2. 以下微生物子标准之一
  - 在同一尿标本中菌落数 $\geq 10^5$ CFU/ml,同时 <2 种微生物
  - 在非留置的尿管中收集的尿标本中存在任何 > 10^2 CFU/ml 的微生物

(二) 尿路感染的鉴别诊断

由于老年人尿路感染临床特点有异于一般人群,临床症状、尿常规检查与尿的细菌学检查结果有时不一致,因而,老年人尿路感染的诊断要更加注意个体化原则,即在一般人群尿路感染诊断思路基础上,结合老年人尿路感染的特点,依据每个患者的具体情况,进行合理推断。尿路感染需要与以下疾病相鉴别:

1. 全身感染性疾病　上尿路感染的全身症状较明显,易误诊为流行性感冒、疟疾、伤寒等,通过病史,注意有无尿路刺激征、肾区叩击痛、肋脊点压痛、输尿管点压痛,尿常规及细菌学检查等可以鉴别。

2. 肾乳头坏死　半数以上的肾乳头坏死发生于糖尿病患者,多继发于尿路感染,也可见于滥用非甾体抗炎药及尿路梗阻者。肾乳头对缺血敏感,当肾小动脉血流缓慢时,可引起一个或多个肾锥体远端的局限性或弥漫性缺血坏死。急性肾乳头坏死常突然起病,寒战高热,肉眼血尿或不同程度血尿及脓尿,多伴有尿路刺激征和腰痛等急性肾盂肾炎的表现。逆行肾盂造影可见肾乳头不规则、肾盂(肾盏)扩张和造影剂侵入肾实质围绕肾乳头形成月牙形的"环形征"。

3. 急性尿道综合征　也称无菌性尿频排尿不适综合征,有时与下尿路感染的临床症状相似,但前者尿沉渣镜检正常,尿细菌检查阴性。急性尿道综合征约占尿路刺激征的 30% ,病因不明,可能与局部刺激、性生活导致的创伤、外用避孕药的使用有关,部分患者可能与焦虑性神经症有关。

4. 尿道综合征　多见于女性,患者有尿频、尿急、尿痛及排尿不适等尿路刺激症状,但多次检查均无真性细菌尿,部分可能由于逼尿肌与膀胱括约肌功能不协调或妇科疾病引起,也可能是衣原体等非细菌感染造成。

5. 肾结核　本病膀胱刺激症状更为明显,一般抗生素治疗无效,尿沉渣可找到抗酸杆菌,尿培养结核、T-SPOT. TB 试验等快速诊断方法已逐渐用于临床,但尚需改进和完善。静脉尿路造影可发现肾实质虫蚀样缺损等表现,部分患者伴有肾外结核,抗结核治疗有效,可资鉴别。但要注意肾结核常可能与尿路感染并存,尿路感染经抗生素治疗后,仍残留有尿路感染症状或尿沉渣异常者,

应高度注意肾结核的可能性。

六、急诊管理

老年尿路感染的治疗原则因病原菌及耐药性的变换而改变。美国感染病学会 2010 年成人导尿管相关尿路感染的诊断、预防和治疗指南推荐，对可疑泌尿系感染者治疗前应采集尿培养标本，以避免因不适当使用广谱抗生素而导致病原体耐药性的增加；治疗应选择肾毒性小、不良反应少、尿液内有较高治疗药物浓度的抗生素；应根据病变的部位、病情的严重程度及是否存在复杂性因素而合理用药和确定疗程，病情严重者应联合用药。

对于临床诊断为细菌性尿路感染的老年患者，在未获知病原菌与药敏试验结果前，可根据患者的感染部位（上尿路还是下尿路）、发病情况、发病场所（医院感染还是社区感染）、既往抗菌药物用药史及其治疗反应等推测可能的病原体，并结合当地细菌耐药性监测数据，先予抗菌药物经验性治疗；待获知病原学检测及药敏结果后，结合先前的经验性治疗反应调整用药方案；对于培养结果阴性的患者，应根据经验治疗的效果和患者的情况确定进一步的诊疗措施。急性单纯性下尿路感染初发患者，首选毒性小、口服吸收好的口服抗菌药物，疗程一般在 7 天以内；急性肾盂肾炎伴发热等明显全身症状的患者应静脉给药，热退后可改为口服用药，疗程一般至少 2 周；对抗菌药物治疗无效的患者应进行全面尿路系统检查，若发现存在复杂因素，应给予矫正或相应处理，如尿管相关性泌尿系感染，宜尽早拔除或更换导尿管；绝经后妇女反复尿路感染，应注意是否与妇科疾病相关，可请妇科协助治疗。前列腺炎在老年男性中并不少见，当出现前列腺炎时，需要使用至少 4 周的具有良好组织穿透性的抗生素，如环丙沙星或复方磺胺甲噁唑（复方新诺明）。对于反复发作的尿路感染，可根据情况进行长期的抑菌治疗。

药物疗效的判断标准：①治愈，是指抗生素疗程结束后，尿沉渣镜检与细菌学检查阴性，在停用抗生素后 2 周、4 周、6 周追踪尿细菌学检查仍为阴性；②有效，是指治疗后复查尿沉渣镜检与细菌学检查阴性；③失败，是指在治疗后仍持续有菌尿。

（一）急性膀胱炎的治疗

单纯性膀胱炎治疗选择复方磺胺甲噁唑（每片含 AMZ 0.4g、TMP 0.08g）2 片或阿莫西林 3g 顿服；呋喃妥因 100mg，口服，4 次/d；头孢克洛 250mg/d 口服或诺氟沙星 200mg/d 口服也具有良好的抗菌作用。一般疗程 3 天。

（二）急性肾盂肾炎的治疗

1. **一般治疗**　鼓励老年患者多饮水，勤排尿。有发热等全身症状者应卧床休息。可服用碳酸氢钠（1g/次，3 次/d）碱化尿液，减轻尿路刺激症状，有诱发因素者应对因治疗，如泌尿系结石、输尿管畸形等。

2. **抗感染治疗**　初发的急性肾盂肾炎可选用复方磺胺甲噁唑（每片含 AMZ 0.4g、TMP 0.08g）2 片/次，2 次/d；或诺氟沙星 200mg/次，口服，3 次/d。治疗 72 小时后需根据治疗效果评估是否继续应用，或根据细菌培养及药敏结果选择敏感药物。感染严重有脓毒血症者应静脉用药，可氟喹诺酮类或氨基糖苷类单用，或联合氨苄西林、阿莫西林或广谱头孢菌素。一般至体温正常或合并症情况（如尿路导管或结石）清除后 3~5 天可停用。

（三）复杂性尿路感染的治疗

1. **轻、中度患者或初始经验性抗菌药物治疗**

（1）氟喹诺酮类：近期未用过氟喹诺酮类的患者可选择左氧氟沙星（500mg/次，静脉或口服，1 次/d），该药具有高尿液浓度的特点，抗菌谱可以广泛覆盖尿路感染的常见病原菌，对铜绿假单胞菌也有较强的杀菌效果。也可应用环丙沙星（200mg/次，静脉滴注，2 次/d），对大肠埃希菌和铜绿假单胞菌具有很好的杀菌效果。

（2）头孢菌素（第 2 代或 3a 代）：第 2 代头孢菌素对革兰氏阴性菌的杀菌活性显著增加，同时保持了对葡萄球菌属较高的杀菌活性；而第 3a 代头孢菌素对革兰氏阴性菌有很高的杀菌活性，对葡萄球菌属的杀菌活性较弱，药代动力学特征与第 2 代头孢菌素区别不大。

（3）磷霉素氨丁三醇：对复杂性尿路感染的大肠埃希菌、粪肠球菌、肺炎克雷伯菌均有很好的抗菌活性，可用于非发热尿路感染的经验治疗，3g/次，口服，隔日 1 次。

一般至体温正常或合并症情况（如尿路导管或结石）清除后 3~5 天可停用。

2. 重症患者或初始治疗失败者

（1）氟喹诺酮类：如果未被用于初始治疗则可用。

（2）哌拉西林+β-内酰胺酶抑制剂：可选用哌拉西林/他唑巴坦（3.375~4.5g/次，静脉滴注，每6小时1次），该药具有广谱抗菌活性，包括大多数铜绿假单胞菌、肠杆菌属、肠球菌，因为同时带有β-内酰胺酶抑制剂，对产超广谱β-内酰胺酶（ESBLs）的肠杆菌有很好的抗菌作用。

（3）头孢菌素（第3b代）：增加了假单胞菌的抗菌活性，如头孢他啶（2g/次，静脉滴注，每8小时1次）或头孢吡肟（2g/次，静脉滴注，每8小时1次）。

（4）碳青霉烯类：如亚胺培南、美罗培南、帕尼培南，可用于敏感菌所致的各类感染，亚胺培南的剂量为0.5g/次，静脉滴注，每6小时1次，或1g/次，每8小时1次；美罗培南为0.5~1.0g/次，静脉滴注，每8小时1次。

（5）如果患者病情严重且尿培养提示革兰氏阳性球菌，应经验性选择万古霉素（1g/次，静脉滴注，每12小时1次），但应检测血药浓度，肾功能不全者根据肌酐清除率调整剂量。

3. 外科手术治疗 积极手术治疗引起或加重尿路感染的尿路梗阻性疾病，如结石、肿瘤、狭窄、先天性畸形或神经源性膀胱等。施行手术前要控制好感染，以免手术时继发尿源性脓毒血症。

（四）导管相关性尿路感染的治疗

大多数无症状者不推荐使用抗菌药物。当出现感染症状时，首先应对导管进行相关处理，移除导管作为推荐治疗的一部分；如果导管无法去除，在取尿样培养前和应用抗菌药物治疗前应更换留置时间超过7天的导管。抗菌药物的选择与一般的复杂性尿路感染相同。

七、预防

对老年患者进行健康教育，通过患者自己管理，养成良好的卫生习惯及行为习惯可提高自我保护能力，最终达到预防尿路感染的目的。寻找引起尿路感染的诱因，如糖尿病、泌尿系结石或肿瘤、慢性尿潴留及其他尿路解剖异常，并积极处理。保持或提高老年人的活动能力，可减少因尿路感染的住院治疗。生理性膀胱冲洗对预防尿路感染有重要意义，应鼓励患者多饮水，对于可正常进食者，

建议每天饮水>2 000ml，保持尿量>2 000ml/d。留置尿管是引起老年患者尿路感染的主要原因，因此应严格执行预防与控制尿路感染的标准操作规程、严格控制尿管留置时间、及时更换尿袋、保证引流通畅、做好导尿患者护理等，重要的还是要解决插管或留置尿管的原因，如前列腺肥大或其他梗阻。老年女性患者阴道局部应用雌二醇可改善绝经后泌尿生殖系统功能紊乱等症状，有效阻止反复下尿路感染的发生。

精 粹

1. 老年尿路感染是一种较常见的疾病，在感染性疾病中发病率居次位，其发病有诸多易患因素。尿路感染患病率随增龄而增高，65~75岁老年女性患病率约为20%。

2. 复杂性尿路感染的易感因素主要包括结构性与功能性尿路梗阻、泌尿系介入操作、免疫抑制等；老年无症状性尿路感染多见于有糖尿病、长期留置导尿管患者或尿失禁妇女。

3. 老年尿路感染的主要致病菌株是以大肠埃希菌为主的革兰氏阴性杆菌，占非复杂性尿路感染的75%~90%。

4. 老年尿路感染典型的临床表现为尿路刺激症状（尿频、尿急、尿痛），重者伴有发热、全身不适等。部分患者表现不典型，可能是以神经精神症状如谵妄就诊。老年尿路感染易引起肾损害。

5. 老年尿路感染的临床症状、尿常规检查与尿的细菌学检查结果有时不一致，诊断老年人的尿路感染要更加注意个体化。首先应明确是否有真性细菌尿存在，若有，则进一步定位诊断。

6. 老年尿路感染仍以抗感染治疗为主，先给予经验治疗，待获知病原学检测及药敏结果后进一步调整用药，但最佳疗程目前尚不明确。老年无症状细菌尿可暂时不需要治疗，但要追踪观察。

7. 老年尿路感染的预防需从易患因素入手。

（郑慧敏 蒋龙元）

参考文献

1. 尿路感染诊断与治疗中国专家共识编写组. 尿路感染诊断与治疗中国专家共识(2015 版)[J]. 中华泌尿外科杂志, 2015, 36(4):241-248.
2. 陈晓华, 李武平, 刘冰, 等. 泌尿系统感染现状及防治研究进展[J]. 解放军护理杂志, 2015, 32(16):44-48.
3. 朱宁. 老年人尿路感染的临床特点及诊治要点[J]. 中华老年医学杂志, 2006, 25(12):946-948.
4. 董光富, 叶任高. 尿路感染的流行病学及病理改变[J]. 中国社区医师, 2003, 19(4):8.
5. 葛均波, 徐永健. 内科学[M]. 9 版. 北京:人民卫生出版社, 2018.
6. 陈灏珠, 林果为, 王吉耀. 实用内科学[M]. 15 版. 北京:人民卫生出版社, 2017.
7.《抗菌药物临床应用指导原则》修订组. 抗菌药物临床应用指导原则(2015 年版)[M]. 北京:人民卫生出版社, 2015.
8. NICKEL C, BELLOU A, CONROY S. Geriatric emergency medicine[M]. Switzerland:Springer International Publishing, 2018.
9. 王玲, 袁雷, 黄劲华. 老年患者留置尿管致尿路感染的临床调查与分析[J]. 中华医院感染学杂志, 2012, 22(19):4235-4236.
10. 李博, 孙晓亮. 老年女性尿路感染的特点及处理[J]. 泌尿外科杂志(电子版), 2016, 8(2):12-16.
11. RADMAYR C. European Association of Urology 2019. EAU guidelines on urological infections[C]//Edition presented at the annual EAU Congress, Barcelona, 2019. Arnhem, The Netherlands:EAU Guidelines Office, 2019.

第 4 节　急性尿潴留

一、概述

急性尿潴留(acute urinary retention, AUR)是一种常见的老年人急症,表现为突然无法自动排尿,膀胱胀满,进而出现下腹部疼痛和焦虑。根据 AUR 的发病原因可分为诱发性 AUR 和自发性 AUR,前列腺增生是诱发性 AUR 最常见的病因,临床约 65% 的 AUR 患者是由前列腺增生引起的。AUR 好发于老年男性,有研究报道,约 40% 的 70 岁以上老年男性在 5 年内患有 AUR,而 40~49 岁男性 5 年内患有 AUR 的概率仅约为 1.6%。AUR 需要急诊处理,若处理不及时可能会出现尿路感染、反流性肾病、膀胱破裂、肾衰竭等严重后果。

二、病因与诱发因素

(一)病因

1. 梗阻因素　尿道梗阻会导致尿流阻力增加,甚至完全阻塞。机械性梗阻因素主要包括前列腺增生、膀胱结石、膀胱出血/血凝块阻塞、前列腺癌、尿道异物等;动力性梗阻因素主要包括前列腺炎、膀胱炎、α-肾上腺素能活性增加等。

2. 肌源性因素　如麻醉、饮酒过量等因素导致膀胱过度充盈,膀胱壁缺血,膀胱平滑肌收缩力降低。

3. 神经源性因素　盆腔手术、脊髓损伤、多发性硬化、糖尿病等可引起膀胱感觉、运动神经损伤。

4. 药物因素　肾上腺素能药物、抗胆碱药物、镇痛药物、肌松剂等药物使用不当皆可引起 AUR 的发生。

(二)诱发因素

诱发性 AUR 的诱发因素主要包括全身麻醉或区域麻醉、过量液体摄入、膀胱过度充盈、尿路感染、前列腺炎症、饮酒过量、使用拟交感神经药或抗胆碱能神经药等。

三、病理生理

AUR 的病理生理机制目前尚不明确,目前研究认为,α-肾上腺素能活性增高、前列腺间质/上皮比例下降、神经递质调控和前列腺炎症等均参与了 AUR 的发生和发展。

四、临床表现

患者起病急骤,尿量减少或无尿,膀胱胀满而不能自行排出,多伴有下腹部疼痛。部分患者尿道可溢出少量尿液,但下腹部疼痛症状不能缓解。

五、评估与诊断

(一)初始评估

1. 询问病史　患者出现不能自行排尿症状的时间及持续时间、有无下尿路症状、有无伴随症状;AUR 症状出现前是否有下腹部、盆腔、会阴、直肠、尿道、脊柱等外伤史及手术史。患者有无应用对膀胱功能及尿道存在影响的药物史,常见的药物包括肌松剂(巴氯芬、环苯扎林、地西泮)、镇痛药物(吲哚美辛、曲马多、吗啡)、α-肾上腺素能药物（苯丙胺、麻黄碱、去氧肾上腺素、伪麻黄碱）、β-肾上腺素能药物（异丙肾上腺素、间羟异丙肾上腺素、特布他林）、抗胆碱药物（阿托品、山莨菪碱、溴丙胺太林、东莨菪碱）、抗心律失常药物（丙吡胺、普鲁卡因胺、奎尼丁），此外，抗癫痫药（如卡马西平）、抗抑郁药（如氯氮平）、抗组胺药（如溴苯那敏）、抗高血压药（如硝苯地平）、抗帕金森药（如左旋多巴）、抗精神类药（如氯丙嗪）及激素也可导致 AUR 的发生。

针对不同性别应予以针对性的病史询问：男性患者应注意前列腺增生、急性前列腺炎等病史，女性患者应关注有无盆腔压迫性疾病（子宫肌瘤等）、盆腔脏器脱垂（子宫脱垂等）等病史，并询问阴道分泌物性状。

2. 体格检查

全身检查：观察患者精神状态、步态、体位、发育情况、营养状况，检测患者血压、脉搏等基本生命体征。

局部检查：主要检查患者下腹部及泌尿生殖系统，观察患者膀胱膨隆情况，尤其是会阴包括生殖器及周围有无出血、肿物、瘢痕，女性患者是否存在盆腔脏器脱垂等。AUR 患者下腹部耻骨上区可触及胀大的膀胱，轻压有痛感且尿意增强，部分神经源性 AUR 除外；患者耻骨上区叩诊可为浊音，若有移动性浊音应注意与腹水鉴别。

在对患者尿潴留情况进行处理后，膀胱排空的条件下可进行直肠指诊以了解肛门括约肌、骨盆肌肉收缩情况，以及男性患者是否存在前列腺增生、脓肿等。必要时完善神经系统检查。

3. 其他
超声检查有利于评价泌尿系占位性病变、结石等情况。

（二）综合评估与诊断

初步评估后一般可完成对患者的诊断及治疗方案的制订，部分患者可选择性进行肾功能、血糖、血电解质、前列腺特异性抗原（prostate-specific antigen，PSA）、尿流率、尿动力学、尿道膀胱镜、尿道造影、CT 和 MRI 检查，以进一步了解患者的整体情况。

根据病情评估，可将患者进一步诊断为诱发性 AUR、自发性 AUR。

六、急诊管理

急诊处理老年 AUR 的原则主要是先进行尿液引流、膀胱减压，再针对不同的病因治疗。

（一）紧急膀胱减压

快速、完全的膀胱减压是首要任务。极小部分 AUR 患者在进行快速的膀胱减压后出现阻塞性利尿、低血压、血尿等症状，但目前尚无证据表明慢速减压能够有效避免此类并发症。

导尿的方式首先考虑经尿道导尿，留置 Foley 导尿管，其易于操作且成功率高；当患者情况无法满足经尿道导尿，则考虑放置弯头导尿管（Coude 导尿管）；若前两个导尿方案均不可行或患者存在禁忌证，则考虑进行耻骨上膀胱造瘘（suprapubic cystostomy，SPC）；留置 Foley 导尿管、Coude 导尿管及 SPC 的创伤性依次增大。导尿开始后应关注患者尿量的变化，导尿开始后 10~15 分钟内的尿量有助于急性 AUR 与慢性 AUR 的鉴别。伴有感染的患者宜行 SPC 并及时予以抗生素治疗。

1. 经尿道导尿 适用于膀胱以下尿道梗阻或神经源性膀胱等疾病引起的 AUR 患者，疑似或确诊为尿道损伤、近期接受尿道或膀胱手术的 AUR 患者禁忌使用。尿路感染是最常见的并发症，其他常见并发症有尿道损伤等。

留置和拔除导尿管均应遵守无菌原则，导尿管留置时间过长会增加菌尿症、发热、脓毒症等并发症的风险，一般留置导尿管 1~3 天后即可试行拔除。年龄 ≥65 岁、置管时膀胱引流量较大（≥1L）、排尿期逼尿肌收缩压低（<35cmH_2O）、前列腺凸入膀胱>10mm 是 AUR 患者试行拔除导尿管失败的高危因素，必要时可应用 α 受体阻滞剂增加拔管后成功排尿的机会。

2. SPC 适用于有经尿道导尿禁忌证或经尿道插管失败的 AUR 患者，膀胱空虚、既往有下腹部手术史伴严重瘢痕粘连、既往有盆腔放疗史伴严重瘢痕粘连的 AUR 患者禁忌使用。血尿、输尿管损伤、大血管损伤、造瘘管扭折或被血块堵塞、造瘘管周围漏尿、感染或脓肿形成、手术失败等为常见并发症。

（二）病因治疗

尿道结石是老年 AUR 患者最常见的病因之一，患者可于急诊先行尿道取石或碎石治疗（对于后尿道结石应先于膀胱镜下将结石推回膀胱）。膀胱出血（膀胱内血块）引起的 AUR 可急诊行膀胱镜下血块清除，尿道外伤引起的 AUR 急诊行尿道吻合术或尿道会师术。

前列腺增生诱发的 AUR 常见于老年男性,在膀胱减压基础上,再进行病因治疗。对于 PSA 水平较高、直肠指诊前列腺体积较大、试行拔除导尿管后膀胱残余尿量较多的老年 AUR 患者应及早行经尿道前列腺切除;10%~15% 的患者有手术适应证但却无法接受手术,此类患者宜行前列腺部尿道支架以恢复自主排尿,提高尿流率,减少膀胱残余尿量。

对 AUR 病因不能得到有效治疗的老年患者,如神经源性膀胱、前列腺切除术后逼尿肌无力而发生的尿潴留等,除长期置管外,亦可考虑间歇性自家清洁导尿,其优势在于不用佩戴体外装置且患者可自行排尿。

(三)药物治疗

药物治疗是膀胱减压治疗的辅助手段,也可应用于部分拒绝导尿或不适合导尿的 AUR 患者,如手术后、非梗阻性急性尿潴留、神经源性和非神经源性逼尿肌收缩乏力等引起的老年 AUR 患者。

1. α 受体阻滞剂 主要作用是松弛尿道括约肌、缩短急性尿潴留后导尿管的留置时间、避免急性尿潴留复发,阿夫唑嗪(alfuzosin)缓释片为一线用药,此外还有多沙唑嗪(doxazosin)、坦索罗辛(tamsulosin)等;酚苄明(phenoxybenzamine)主要用于麻醉术后 AUR 患者及前列腺增生和逼尿肌反射低下的 AUR 患者。不良反应包括眩晕、直立性低血压、恶心与呕吐等。

2. 拟副交感神经类药物 主要作用是增强膀胱逼尿肌收缩,代表药物有氯贝胆碱、新斯的明、氯化氨甲酰胆碱等,其中,氯贝胆碱、新斯的明和酚苄明配合使用效果更好。

精 粹

1. 老年 AUR 是临床常见的急症,对于尿道结石、膀胱出血(膀胱内血块)等引起的 AUR 患者可在急诊膀胱减压治疗过程中解除病因。

2. 其他病因的老年 AUR 患者可留置导尿,对于需要长期置管的患者、急性细菌性前列腺炎伴 AUR 者可考虑行 SPC。

3. 尿道感染是 AUR 最常见的并发症,及早试行拔管有利于降低并发症发生率。对于经尿道前列腺切除术感染风险较高的患者可行抗生素治疗。

4. 前列腺增生引发的老年 AUR 在临床最为常见,此类患者应先行膀胱减压,并在应用 α 受体阻滞剂后试行导尿管拔管,并择期手术。对于部分无法进行手术治疗的患者可试用间歇性自家清洁导尿或前列腺尿道支架置入等治疗。

(李培武)

参考文献

1. 石会乔,贾晓鹏. 老年男性急性尿潴留的尿动力检查评估价值研究[J]. 中国地方病防治杂志,2017,32(1):80-81.
2. BILLET M,WINDSOR T A. Urinary retention[J]. Emerg Med Clin North Am,2019,37(4):649-660.
3. MARTIN J,CHANDLER W,SPEAKMAN M. Investigating chronic urinary retention[J]. BMJ,2019,366:l4590.
4. TAN E,AHLUWALIA A,KANKAM H,et al. Urinary catheterization 1:indications[J]. Br J Hosp Med(Lond),2019,80(9):C133-C135.
5. LLOYD G L,MARKS J M,RICKE W A. Benign prostatic hyperplasia and lower urinary tract symptoms:what is the role and significance of inflammation? [J]. Curr Urol Rep,2019,20(9):54.
6. MÜHLSTÄDT S,OELKE M. Akuter Harnverhalt bei Männern:Die Wirksamkeit von Alpha-Blockern beim Katheterauslassversuch nach Harnverhalt[Acute urinary retention in men:efficacy of alpha-blockers in catheter removal after urinary retention][J]. Urologe A,2019,58(6):680-685.
7. SERLIN D C,HEIDELBAUGH J J,STOFFEL J T. Urinary retention in adults:evaluation and initial management[J]. Am Fam Physician,2018,98(8):496-503.

第 16 章　内分泌与代谢急危重症

第 1 节　糖尿病急危重症

一、老年糖尿病概述

（一）定义与流行病学

糖尿病是由于胰岛素分泌绝对或相对不足及胰岛素抵抗所致的以长期高血糖为特征的临床综合征。老年糖尿病一般是指年龄在 60 岁以上的糖尿病患者（欧美国家定义为>65 岁），其中一部分是在进入 60 岁以后发病而诊断的，另一部分是 60 岁以前确诊而后进入老年期的。

2007—2008 年中华医学会糖尿病学分会在全国 14 个省市进行的糖尿病流行病学调查中，60 岁以上的老年人糖尿病患病率在 20% 以上，比 20~30 岁的人患病率高 10 倍，在校正其他因素后，年龄每增加 10 岁，糖尿病的患病率增加 68%。据《中国心血管病报告 2018》，2013 年全国大样本糖尿病流行病学调查显示，中国成人糖尿病标化患病率为 10.9%。2017 年一项中国大陆人群的大型横断面研究结果显示，60~69 岁人群的糖尿病患病率为 28.8%，在≥70 岁的人群中患病率为 31.8%，女性患病率高于男性。2019 年的数据显示，中国≥65 岁的老年糖尿病患者数约 3 550 万，居世界首位，占全球老年糖尿病患者的 1/4，且呈现上升趋势。城市化、老龄化、生活方式改变、肥胖和超重的比例增加、筛查方法的改进、中国人对于糖尿病的易感性高、糖尿病患者的生存期增加等均被认为与我国糖尿病的高发病率有关，其中老龄化是一个重要因素。老年 2 型糖尿病患者合并高血压和/或血脂异常的比例高达 79%。

随着我国人口老龄化的进展加速，糖尿病（特别是 2 型）的患病率将会进一步增加，糖尿病已是老年人的多发病、常见病，可导致多种组织特别是眼、肾脏、神经、血管的长期损伤与功能障碍，已成为继癌症、心血管及脑血管疾病之后的主要死亡原因，但 2013 年的全国流行病学调查结果也显示，糖尿病的知晓率只有 36.5%，治疗率仅为 32.2%。

目前我国糖尿病的临床诊断依据《中国 2 型糖尿病防治指南（2020 年版）》的标准：①糖尿病症状（高血糖所导致的多饮、多食、多尿、体重下降、皮肤瘙痒、视物模糊等急性代谢紊乱表现）加随机静脉血浆葡萄糖≥11.1mmol/L，或②空腹静脉血浆葡萄糖（FPG）≥7.0mmol/L，或③葡萄糖负荷后 2 小时静脉血浆葡萄糖≥11.1mmol/L，或④糖化血红蛋白（glycated hemoglobin A_{1c}，HbA_{1c}）≥6.5%；无糖尿病典型症状者，需改日复查确认。（注：空腹状态指至少 8 小时没有进食热量；随机血糖指不考虑上次用餐时间，一天中任意时间的血糖，不能用来诊断空腹血糖受损或糖耐量异常。）

值得注意的是，临床上没有明确高血糖病史的患者在急性感染、创伤或其他应激情况下也可出现暂时性血糖增高，可能属于应激性高血糖状态，不能以此时的血糖值诊断为糖尿病，须在应激消除后复查并确定糖代谢状态。老年人肾动脉硬化，使肾小球滤过率降低，尿糖的阳性率低，只可作为诊断和评价糖尿病的参考。

在老年糖尿病患者中，2 型糖尿病占绝大多数，即使新发生的也主要是 2 型糖尿病。

（二）临床特点

2 型糖尿病显著的病理生理学特征为胰岛 β 细胞功能缺陷所导致的胰岛素分泌减少（或相对减少）或胰岛素抵抗所导致的胰岛素在机体内调控葡萄糖代谢能力的下降或两者共同存在。2 型糖尿病的主要临床特点是:多在中老年期发病,起病隐匿,"三多一少"(多食、多饮、多尿、体重下降)症状不明显,多为非特异性症状如乏力、视物模糊、外阴瘙痒等,或常以高血压、脑血管病、视网膜病变和肾脏病等并发症为首发表现;易出现低血糖;多有超重或肥胖;很少有自发性酮症,但在有诱因存在的情况下可发生;不依赖胰岛素注射维持生命,但在病程的进展中少数患者逐渐变得需用胰岛素治疗;高血糖高渗状态(昏迷)为严重急性并发症。

1 型糖尿病的显著特征是胰岛 β 细胞数量显著减少和消失,胰岛素分泌显著下降或缺失(这类患者必须补充胰岛素才能控制病情),多于青少年时期发病,易并发酮症酸中毒。

二、糖尿病酮症酸中毒

(一) 概述

糖尿病酮症酸中毒(diabetic ketoacidosis,DKA)是体内胰岛素缺乏或存在胰岛素抵抗、升血糖激素不适当增加,引起糖和脂肪代谢紊乱,进而导致以高血糖、高血酮、水和电解质紊乱、代谢性酸中毒为主要临床特征的综合征,是糖尿病最常见的严重、急性并发症,具有发病急、病情重、变化快的特点。

在英国,1 型糖尿病患者 DKA 每年的发病率为 3.6%,2 型糖尿病患者 DKA 的年发病率也从 1997 年的 0.6/1 000 上升到 2013 年的 1/1 000。

(二) 病因与危险因素

DKA 主要发生于 1 型糖尿病,2 型糖尿病在一些诱因下也可发生,部分糖尿病患者以 DKA 为首发表现。

DKA 发病的常见诱因:①感染,是 DKA 最主要的诱因,其中以呼吸道感染、胃肠道感染、泌尿系感染为常见;②不适当地突然减量或停用胰岛素,或在发生感染、创伤等急性并发症时,没有及时追加胰岛素剂量;③外伤、手术、急性心肌梗死、急性脑卒中或严重精神刺激等应激状态;④暴饮暴食或进食大量高糖及脂肪食物、酗酒;⑤使用影响糖代谢的药物如糖皮质激素、噻嗪类利尿药、多巴酚丁胺;⑥使用钠-葡萄糖协同转运蛋白2(sodium/glucose cotransporter 2,SGLT2)抑制剂等。

(三) 发病机制

DKA 的发病机制可能与"双激素异常"有关,即一方面胰岛素分泌相对或绝对缺乏,另一方面对抗胰岛素的升血糖激素如胰高血糖素(作用最强)、儿茶酚胺、糖皮质激素和生长激素分泌过多,结果造成患者机体组织对糖的利用率降低,糖原合成减少、分解增加,以及糖异生加强,血糖显著增高;同时,胰高血糖素、儿茶酚胺等促进脂肪分解加速,血游离脂肪酸水平增加,在肝脏经 β-氧化生成酮体(包括乙酰乙酸、β-羟丁酸和丙酮 3 种组分,其中乙酰乙酸为强有机酸,能与酮体粉发生显色反应;β-羟丁酸亦为强有机酸,约占酮体总量的 70%;丙酮则为乙酰乙酸脱羧产物,量最少),形成了糖尿病酮症及 DKA。由于高血糖可产生渗透性利尿,加上酸中毒呼吸深快、失水和呕吐引起消化道失水等因素均可导致脱水的发生及多种电解质紊乱尤其是钾的丢失。

(四) 临床表现

DKA 通常在 24 小时内进展迅速,其主要临床表现如下:

1. 糖尿病症状近期加重　如烦渴多饮、尿量增多、疲倦乏力、体重下降等。

2. 胃肠道症状　食欲下降,恶心、呕吐。近半数患者(约 46%)可出现腹痛,少数可有腹肌紧张,有时被误诊为急腹症。

3. 呼吸改变　酸中毒时,呼吸深快呈库斯莫尔(Kussmaul)呼吸,当血 pH<7.0 时,呼吸变得浅而缓慢。部分患者呼出气中有类似烂苹果味的丙酮味。

4. 脱水与休克征象　脱水达体重 5% 者可表现有尿量减少、皮肤干燥、弹性差、眼球下陷等;脱水超过 15% 时,可出现循环衰竭,严重时可危及生命。

5. 神经精神症状　DKA 出现神经精神症状与代谢性酸中毒的程度或者并发高渗有关。代谢性酸中毒越严重、血浆渗透压越高,神经精神症状则越严重。早期有头痛、头晕、烦躁,继而萎靡、嗜睡、昏迷、各种反射迟钝或消失。

6. 诱发疾病表现　各种诱发疾病均有其特殊表现,应予以注意,以免与 DKA 相互掩盖而贻误病情。

(五) 诊断与评估

1. 诊断　凡临床上原有的糖尿病症状加重,并伴有呼吸、意识改变或循环障碍而疑似 DKA

者,可结合以下实验室检查加以判断,若出现血糖升高、尿酮体阳性或血酮升高、阴离子间隙升高型代谢性酸中毒,无论有无糖尿病病史均可诊断 DKA。

（1） 血糖与血酮体:血糖多在 16.7 ~ 33.3mmol/L（300 ~ 600mg/dl）;血酮体（通常为 β-羟丁酸）多>4.8mmol/L（50mg/dl）。

（2） 尿:尿糖多为（++）~（+++）;尿酮体阳性。尿中可出现蛋白及管型。

值得注意的是,部分患者可能会出现一些检验结果与临床表现不相符的情况,如重症 DKA 患者由于组织缺氧明显,乙酰乙酸被还原为 β-羟丁酸,尿酮体可能只呈弱阳性甚至阴性;病情减轻后,β-羟丁酸转为乙酰乙酸,尿酮体反而转为阳性甚至强阳性;老年患者由于肾小球滤过率降低,DKA 时可不出现尿酮体,应以血酮为酮症诊断依据。当患者有显著的高甘油三酯血症时,血糖也可假性正常。

（3） 血气分析:阴离子间隙明显升高,血 pH 及 CO_2 结合力降低,HCO_3^- 降低,剩余碱水平下降。个别可同时伴有呼吸性碱中毒（$PaCO_2$ 降低）。

（4） 血电解质及血尿素氮（BUN）:体内总钾量缺失,但由于酸中毒细胞内 K^+ 进入血液,血钾可能正常,酸中毒纠正后,K^+ 重新进入细胞内,呈现低钾血症;若酸中毒纠正前,血钾低于正常,表明体内已严重缺钾。血钠、氯常低。血容量下降、肾灌注不足、蛋白分解增加致 BUN 升高,BUN 持续不降者,提示预后不良。

（5） 其他:中性粒细胞水平常增高,如白细胞>25×10^9/L,提示感染。胸部影像学有利于发现诱发或继发的肺部感染。心电图可发现心肌梗死,并有助于评价血钾水平。

应注意与其他糖尿病急性并发症包括高血糖高渗状态（HHS）、乳酸酸中毒和低血糖昏迷相鉴别,以及与饥饿性酮症和酒精性酮症酸中毒相鉴别。20% 左右的 DKA 患者血淀粉酶和脂肪酶非特异性升高,若伴有腹痛,注意与急性胰腺炎鉴别。

2. 病情评估　DKA 按其病情严重程度分为轻、中、重度。①轻度:只有酮症而无酸中毒;②中度:轻-中度酸中毒;③重度:重度酸中毒伴有意识障碍（DKA 昏迷）。

除上述病情严重程度判定外,临床评估老年 DKA 患者病情应重点关注:气道、呼吸和循环（airway, breathing, and circulation, ABC）状态,可能的诱发事件（如感染、心肌梗死）,容量状态等。其中容量状态的评估基于包括生命体征在内的临床征象（表 16-1-1）,以及中心静脉压（CVP）、下肢被动抬高试验、容量负荷试验、床旁超声检查等,必要时可行 PiCCO（脉搏指示连续心输出量）等血流动力学监测。

表 16-1-1　低血容量状态的临床特征

临床特征	具体表现
脱水	皮肤干燥、弹性差 口干、口渴 舌面纵向皱褶 眼窝深陷 高钠血症、血红蛋白/血细胞比容增高
循环系统表现	心动过速 低血压 血乳酸升高 肢端湿冷
肾脏灌注下降	浓缩尿（尿钠和尿氯浓度下降、高渗尿）、尿量减少 血清尿素氮与血清肌酐比值升高（正常 10:1,可升至 20:1 或更高） 低钾血症、代谢性碱中毒（呕吐患者最为明显）
其他脏器灌注下降	神志改变（意识模糊、谵妄和昏迷）

（六） 急诊管理

DKA 因大量脱水而出现恶性循环,病情较重,难以自行恢复。一旦明确诊断,应及时救治,其重点在于快速纠正病理生理异常。具体原则为:纠正脱水与电解质紊乱、改善循环血量和组织灌注;控制血糖和血浆渗透压;消除酮体;治疗发病诱因及防治并发症。

1. 一般急诊处理　心电、血压、脉搏血氧饱和度监测;低氧血症时吸氧;开放静脉通路,有条件的可建立中心静脉置管;视病情留置胃管和尿管;定时监测血糖、血酮体、血气分析、血电解质等。

2. 补液　补液对于 DKA 患者的治疗十分重要,不仅利于失水的纠正,而且有助于血糖的下降和酮体的消除。轻度的酮症患者应鼓励主动饮水,中-重度 DKA 必须快速补充足量液体,恢复有效循环血量,原则上先快后慢,一般第 1 小时输入生理盐水,速度为 15~20ml/(kg·h)(一般成人 1 000ml 左右),前 4 小时内的补液量一般<50ml/kg,随后补液速度取决于脱水程度、电解质水平、尿量等。通常第 1 个 24 小时补液 4 000~5 000ml,脱水严重且有排尿者可酌情增加。当血糖降至 11.1mmol/L(250mg/dl)时,改用 5% 葡萄糖液静脉滴注,速度减慢。

3. 胰岛素应用　为治疗 DKA 的关键措施之一,对所有血清钾水平 ≥3.3mmol/L 的中-重度 DKA 患者给予胰岛素,以小剂量、静脉连续滴注为简便、安全、有效,若血糖下降太快、太低,易发生脑水肿。对于初始血清钾低于 3.3mmol/L 的患者应在接受胰岛素治疗前积极补液和补钾,以免诱发恶性心律失常,甚至导致心搏骤停。

开始时先单次快速静脉注射普通胰岛素(0.1U/kg),随后 5 分钟内开始以 0.1U/(kg·h)速度持续静脉输注,床旁监测患者血糖及血酮体,调整胰岛素的剂量。当 DKA 患者血糖达到 11.1mmol/L 时,可减少胰岛素输入量至 0.02~0.05U/(kg·h),此时静脉补液中应加入葡萄糖,其后继续根据病情调整胰岛素给药速度及葡萄糖浓度以维持血糖在 8.3~11.1mmol/L、血酮体<0.3mmoL/L。当 DKA 缓解、患者可进食时,可开始常规皮下注射胰岛素方案。

4. 纠正电解质紊乱与酸中毒　钠和氯的补充可通过输入生理盐水而实现。DKA 患者由于血液浓缩、细胞内转移等因素,早期普遍存在缺钾,且早期的血清钾水平不能反映真实情况。若血清钾低于 4.0mmol/L,就应立即开始补钾,注意严密监测血钾、心电图和尿量,若合并严重肾功能损害或尿量持续<50ml/h,则补钾应谨慎。DKA 时虽常见低血磷症(<0.48mmol/L),但只有在血钙正常时才考虑补磷,一般磷酸钾 4.2~6.4g 加入输液中,治疗过程中须监测血钙。

对于酸中毒的纠正,其一,不宜使用乳酸钠,以免加重可能存在的乳酸酸中毒;其二,应遵循勿急于求成的原则。当血 pH 为 7.0 或伴有高血钾时给予碳酸氢钠,一般以使 CO_2 结合力达到 20mmol/L、pH 达到 7.2 为宜。

5. 诱因与并发症防治　感染是本症的主要诱因,而酸中毒又常易并发感染,若患者存在体温升高、白细胞增多、降钙素原升高等细菌感染征象,可适当予以抗生素治疗。脑水肿为本症严重的并发症之一,可用脱水剂、呋塞米和地塞米松等治疗。

(七) 预后

DKA 病死率一般为 1% 左右,而老年 DKA 患者的病死率可达 5%,应坚持防重于治的原则。应增强糖尿病患者、家属及一般人群对酮症酸中毒的认识,严格控制好糖尿病,及时防治感染等诱因,以防止 DKA 的发生与发展。

三、高血糖高渗状态

(一) 概述

高血糖高渗状态(hyperglycemic hyperosmolar status,HHS)为以严重高血糖而无明显酮症及酸中毒、血浆渗透压明显升高伴严重脱水及不同程度意识障碍为特征的糖尿病的严重急性并发症。

HHS 的发病率在糖尿病患者中为(1~2)/1 000、糖尿病住院患者中约为 1.0%。老年糖尿病患者是 HHS 的最主要人群,60% 的 HHS 患者发病年龄高于 60 岁,多为血糖控制不良或有合并症的 2 型糖尿病患者。

(二) 病因与危险因素

HHS 的病因与糖尿病酮症酸中毒(DKA)基本相同,即在胰岛素绝对或相对不足的基础条件下,受各种诱因的作用,患者体内升血糖激素明显升高,造成更加严重的高血糖及渗透性利尿,致使水及电解质大量丢失;加之老年患者多有口渴中枢敏感性下降、主动饮水减少,造成机体维持水平衡能力的下降和不同程度的肾功能损害,故高血糖、脱水及血浆渗透压升高的程度更为显著。

HHS 常见的诱因与 DKA 相似:①应激,如感染(尤其是呼吸道及泌尿系感染)、外伤、手术、脑血管意外、心肌梗死、急性胰腺炎、胃肠道出血、中暑或低温等;②摄水不足,多见于口渴中枢敏感性下降的老年患者、不能主动进水的卧床患者或昏迷患者;③失水过多,如严重的呕吐、腹泻,以及大面积烧伤患者;④糖摄入过多,见于大量服用含糖饮料、静脉注射高浓度葡萄糖、完全性静脉高营养及含糖溶液的透析等;⑤药物应用不当,如糖皮质激素、利尿剂(噻嗪类及呋塞米)、苯妥英钠、氯丙嗪、普萘洛尔、西咪替丁、硫唑嘌呤等。

（三）发病机制

HHS与DKA的一个显著区别是前者多无显著的酮症酸中毒,可能的解释如下:①胰岛素分泌相对较高,虽可抑制脂肪的分解和酮体的生成,但不足以阻止其他诱因造成的血糖升高;②血浆生长激素和儿茶酚胺等水平相对较低,这些激素的升糖效应明显而促进脂肪分解及生酮作用较弱;③脱水更加严重,不利于酮体的生成;④常有肝脏生酮作用的障碍和肾脏排糖能力的下降;⑤严重的高血糖与酮体生成之间可能存在某种拮抗作用。

（四）临床表现

老年HHS多呈隐袭性、渐进性发病,多尿、烦渴和体重下降的症状常持续数日。随着病情加重,主要表现为明显的脱水甚至循环衰竭和神经系统症状和体征。患者皮肤干燥和弹性减退、眼球凹陷,脉搏快而弱,直立性低血压,严重者周围循环衰竭、休克,少尿甚至无尿。少数病例虽脱水严重,但因血浆的高渗促使细胞内液移出,一定程度上补充了血容量,从而一时保持血压正常或近乎正常,应注意甄别。中枢神经系统的征象有神志模糊、嗜睡甚至昏迷,可引出病理反射;少数患者可出现定向障碍、癫痫样发作,也可有一过性偏瘫。部分老年患者易并发横纹肌溶解而出现肌痛、肌红蛋白尿及血肌酸激酶(CK)升高。

（五）评估与诊断

HHS的诊断并不困难,关键在于提高对本病的认识。对每一个意识障碍或昏迷的患者,尤其是中老年患者,都应考虑本病之可能。如果患者有显著的神志障碍和严重的脱水,而无明显的深大呼吸,更应警惕本病。

血糖与尿糖:血糖显著升高,多超过33.3mmol/L(600mg/dl)。尿糖(+++),尿酮体(±)。

血浆渗透压:显著升高,常>320mmol/L。

血气分析:多数患者无或仅有轻度代谢性酸中毒。

血生化:机体内钾、钠总量均显著丢失,但疾病初期,由于血糖浓度升高,细胞内液外逸,可出现低钠血症。随病情进展,严重脱水可使血钠>155mmol/L。

有肾前性氮质血症或先前有慢性肾衰竭,血尿素氮(BUN)和血肌酐(Cr)明显升高,若患者的BUN与Cr进行性升高多提示预后不佳。

胸部X线片和心电图:有助于发现诱发或继发疾病如肺部感染、心肌梗死等,并有助于评价血钾水平。

HHS的实验室诊断标准如下:①血糖≥33.3mmol/L(600mg/dl);②血浆渗透压≥320mmol/L;③血钠>155mmol/L;④动脉血气pH≥7.30或HCO_3^-≥15mmol/L;⑤尿糖强阳性,尿酮体阴性或弱阳性。

HHS应与脑血管意外相鉴别,因意识障碍就诊被误诊为脑血管意外而延误治疗,甚至因为使用甘露醇、高渗糖、糖皮质激素等而加重高渗状态使病情恶化的并非少见;苯妥英钠不能制止高渗状态所致的抽搐和癫痫发作,而且还抑制胰岛素分泌,使高血糖进一步恶化。HHS要与糖尿病并发昏迷的其他情况相鉴别。还应注意,其一,HHS有并发DKA或乳酸酸中毒的可能,据报道,有超过1/3的患者,DKA与HHS有显著重叠,因此在参考上述实验室诊断时要全面分析,综合判断;其二,个别病例的高渗状态主要是由于高血钠而不是高血糖造成的,因此尿酮体阳性,酸中毒明显或血糖低于33.3mmol/L,不能作为否定HHS诊断的依据;其三,HHS患者无一例外地存在明显的高渗状态,但透析疗法、脱水治疗、大剂量糖皮质激素治疗等也可导致高渗。

与DKA相同,临床评估老年HHS患者病情应重点关注:气道、呼吸和循环状态,神志状态、容量状态,在发病初期可能存在的诱发事件(如感染源、心肌梗死),以及在治疗过程中可能出现的严重并发症(如急性心肌梗死、脑梗死等)。

（六）急诊管理

本症病情凶险,早诊断和早治疗是改善预后的关键之一。具体治疗原则为:迅速纠正脱水与电解质紊乱,改善循环和降低高渗状态;小剂量胰岛素纠正高血糖和代谢紊乱;积极去除诱因及防治并发症。

1. 一般急诊处理　心电、血压、脉搏血氧饱和度监测;吸氧;充分开放静脉通路,有条件的可建立中心静脉置管;视病情留置胃管和尿管;定时监测血糖、血气分析、血电解质等。

2. 补液与纠正电解质紊乱　较之DKA,老年HHS患者可能存在更为明显或严重的低循环容量状态,若纠正迟缓,易于并发由于低容量状态造成的心肌梗死或脑梗死、急性肾损伤(AKI)等;而补液过快或过量,有可能增加原本存在的基础心脏病发生心力衰竭的风险。因此,补液是基本的、关键的治疗措施,临床评估尤其是随治疗过程的动态评估十分重要。

基于临床征象精确估计患者的失水量比较困难,一般来讲,HHS 患者的失水量多在体重的 10%~15%。补液速度先快后慢,具体可参照上文 DKA 所述,密切观察生命体征与尿量等,必要时监测中心静脉压甚至进行血流动力学监测。静脉输液的种类根据血钠和血浆渗透压的水平,选择等渗或低渗氯化钠溶液;如患者收缩压<80mmHg(10.7kPa)或有休克时,在充分等渗液扩容的基础上,若合并显著低蛋白血症,可积极补充白蛋白,使血清白蛋白水平维持在 30g/L 以上,视情况输注红细胞或新鲜冰冻血浆,以纠正贫血或凝血异常。血糖一旦下降至 16.7mmol/L 时,应使用 5% 葡萄糖溶液或 5% 葡萄糖生理盐水,以防血糖及血浆渗透压下降过快。肾功能正常者,一旦尿量恢复,血钾<4.0mmol/L 时,即应静脉补钾。

在静脉输液的同时,应尽可能通过口服或胃管进行胃肠道补水,此法有效而且简单和安全,可减少静脉补液量。

3. 胰岛素治疗　充分补液往往可使血糖降低,胰岛素治疗可能不是必需的。具体应用可参照上文 DKA 所述,但应注意,HHS 患者一般对胰岛素比较敏感,需要量相对较小。剂量过大可使血糖降低速度过快,血浆渗透压急剧下降导致脑水肿。

4. 其他　治疗诱发因素和并发症。为防止血栓形成,尤其是老年血栓高风险患者可应用小剂量低分子量肝素皮下注射。

(七)　预后

HHS 预后不良,病死率比 DKA 更高,在 10.0% 左右,并随年龄增长而增加,>85 岁的老年患者病死率高达 35.0%。致死的主要原因为合并其他重要器官的严重损害及高龄、感染、严重脱水、低血容量性休克或急性心肌梗死、肺栓塞等。

四、低血糖

(一)　概述

糖尿病患者出现低血糖现象非常普遍,即便"控制良好"的 2 型糖尿病患者也是如此。有研究观察 25 例血糖控制良好的 2 型糖尿病患者[HbA1c 为 6.2%±0.8%;指测空腹血糖为(7.7±2.2)mmol/L;三餐后 2 小时血糖为 8~10mmol/L],利用动态血糖监测系统观察 3 天,结果显示,80% 的患者经历了共计 103 次的低血糖事件,其中 14 例为严重低血糖(<2.2mmol/L);低血糖发生率为 0.62 次/d;每次低血糖持续时间平均 78 分钟;21 例患者有 3.3% 的时间处于低血糖,然而日常生活中没有任何低血糖的记录。

(二)　病因与危险因素

低血糖是老年糖尿病患者的常见急性并发症之一。除年龄因素外,老年糖尿病患者面临肌肉减少症、虚弱及认知功能障碍等情况,多重用药与药物依从性降低,增加了因药物因素导致的低血糖风险;糖尿病患者常伴有自主神经功能障碍,影响机体对低血糖的反馈调节能力,增加了严重低血糖发生的风险;反之,低血糖也可能诱发或加重患者自主神经功能障碍,形成"恶性循环"。

与中青年人相比,老年糖尿病患者不仅更易出现低血糖,而且低血糖更严重,原因是老年人胰岛素拮抗激素(即升糖激素)——胰高血糖素、肾上腺皮质激素和肾上腺素的释放减少,其中肾上腺皮质激素受垂体的调控,垂体功能是否健全对于血糖的调控极其重要,而老年人大多存在垂体功能低下,且存在肾上腺储备功能低下,因此在应激或低血糖状态下,不能迅速动用升糖激素升高血糖。

(三)　发病机制

正常情况下,血糖的来源(包括糖的摄入、糖异生和糖原分解)与血糖的去路(包括糖摄取利用、糖原合成、糖生成脂、糖生成蛋白)处于动态平衡,血糖保持在稳定的水平。当血糖的来源少于血糖的去路时,平衡被破坏,将会出现低血糖。

(四)　临床表现

当血糖≤3.0mmol/L 时患者会出现交感神经兴奋症状,而当血糖≤2.5mmol/L 时患者会出现中枢神经系统症状,主要为乏力、心慌、出汗、手抖、头晕、饥饿、烦躁等,当低血糖进一步发展和延续时将会导致患者出现昏迷和死亡。严重长时间的低血糖可造成大脑不可逆转的损害(记忆力减退、精神失常、痴呆)。

老年人低血糖的临床表现往往不典型,缺乏上述自主神经兴奋的症状如心慌、出汗、焦虑、烦躁等,这样就更容易导致患者从低血糖发展到严重低血糖,从而严重影响神经系统,甚至发生低血糖昏迷。此外,老年人生理性衰老和多病存在的特殊状态,使其对低血糖的负面影响承受能力下降。

（五）诊断与评估

低血糖的诊断标准为惠普尔三联症（Whipple trilogy）:①有低血糖症状;②血糖低于3.6mmol/L;③给碳水化合物后症状缓解。

在非糖尿病患者,低血糖症的诊断标准为血糖小于2.8mmol/L。当血糖低于2.8mmol/L同时又伴有饥饿感、出汗、头晕、手抖、恶心、心悸等低血糖的临床症状时称为低血糖症。仅符合低血糖的指标而没有低血糖的症状称为低血糖;仅有低血糖的症状而不符合低血糖的指标则称为低血糖反应。而在接受药物治疗的糖尿病患者,血糖≤3.9mmol/L就属低血糖范畴。

通常情况是血糖越低,症状越明显,但症状的严重程度还取决于血糖降低的速度（速度越快,症状越重）、年龄（年龄越大,反应越差,症状越轻）和既往发作情况（频繁严重低血糖,先丧失交感兴奋性,后逐渐出现神经精神症状消失,最后发展成无知觉低血糖）。无知觉低血糖的易发人群是老年患者、频繁低血糖发作者和伴有糖尿病自主神经病变者。

（六）急诊管理

对于低血糖昏迷的老年患者应当争分夺秒进行抢救,快速补充高浓度葡萄糖,迅速纠正血中的低血糖。一般静脉注射50%或25%葡萄糖液20~40ml,视病情可反复使用。但如果仅仅补充葡萄糖,血糖可能还会下降,造成低血糖反复出现,此时可使用糖皮质激素,为保护神经系统争取时间。

对胰岛素过量所致的低血糖可使用胰高血糖素,但此药对磺脲类及胰岛素瘤所致的低血糖疗效差。而对于因联合阿卡波糖治疗引起的低血糖患者,由于肠道内的α-葡萄糖苷化酶已被阿卡波糖竞争性抑制,必须静脉推注高浓度葡萄糖才有效。

精　粹

1. 我国60岁以上的老年人糖尿病患病率在20%以上,比20~30岁的人患病率高10倍;老年糖尿病患者中,2型糖尿病占绝大多数。

2. 老年2型糖尿病多起病隐匿,"三多一少"症状不明显,常表现为非特异性症状如疲乏、瘙痒等,或以心血管、眼部病变、肾病等并发症为首发。

3. 2型糖尿病在感染、不适当停用/减量降糖药、机体应激等一些诱因下可发生DKA。老年DKA相对较少,以高血糖、高血酮、水和电解质紊乱、阴离子间隙增高型代谢性酸中毒为主要表现。

4. HHS是老年糖尿病主要的严重并发症,多见于血糖控制不良或有合并症的2型糖尿病患者;60%的HHS发病年龄大于60岁。HHS以有严重高血糖而无明显酮症及酸中毒、血浆渗透压明显升高伴严重脱水及不同程度意识障碍为特征。

5. DKA病死率在老年患者中可达5.0%,HHS病死率更高,达10.0%左右,且随年龄增长而增加（>85岁的老年患者病死率高达35.0%）。

6. 临床评估老年DKA与HHS患者病情应重点关注气道、呼吸和循环、神志、容量,以及在发病初期可能存在的诱发事件和在治疗过程中可能出现的严重并发症。

7. 老年DKA与HHS患者可能存在更为明显或严重的低循环容量状态,补液是基本的、关键的治疗措施。若纠正迟缓,易于并发心肌梗死或脑梗死、急性肾损伤等;而补液过快或过量,有可能增加原本存在的基础心脏病发生心力衰竭的风险。

8. 老年糖尿病患者更易出现低血糖,而且低血糖更严重;老年患者还是无知觉低血糖的易发人群,危险增加。

9. 低血糖昏迷的老年患者应当争分夺秒进行抢救,快速静脉补充高浓度（50%或25%）葡萄糖。

（张新超）

参考文献

1. YANG W Y, LU J M, WENG J P, et al. Prevalence of diabetes among men and women in China[J]. N Engl J Med, 2010, 362 (12):1090-1101.

2. 胡盛寿,高润霖,刘力生,等.《中国心血管病报告 2018》概要 [J]. 中国循环杂志,2019,34(3):209-220.

3. LI Y, TENG D, SHI X, et al. Prevalence of diabetes recorded in mainland China using 2018 diagnostic criteria from the American Diabetes Association: national cross sectional study[J]. BMJ, 2020, 369:m997.

4. SINCLAIR A, SAEEDI P, KAUNDAL A, et al. Diabetes and global ageing among 65-99-year-old adults: findings from the International Diabetes Federation Diabetes Atlas, 9th edition[J]. Diabetes Res Clin Pract, 2020, 162:108078.

5. World Health Orgnaization: Definition, diagnosis and classifications of diabetes mellitus and its complications. Report of a WHO consultation, Part 1: diagnosis and classification of diabetes mellitus. Geneva: WHO, 1999.

6. American Diabetes Association. Diagnosis and classification of diabetes mellitus[J]. Diabetes Care, 2010, 33(Suppl 1):S62-S69.

7. World Health Organization. Use of glycated haemoglobin(HbA1c) in the diagnosis of diabetes mellitus: abbreviated report of a WHO consultation[M]. Geneva: World Health Organization, 2011.

8. FOSTER N C, BECK R W, MILLER K M, et al. State of type 1 diabetes management and outcomes from the T1D Exchange in 2016-2018[J]. Diab Technol Ther, 2019, 21(2):66-72.

9. 中华医学会糖尿病学分会. 中国 2 型糖尿病防治指南(2020 年版)[J]. 中华糖尿病杂志,2021,13(4):315-409.

10. ZHONG V W, JUHAERI J, MAYER-DAVIS E J. Trends in hospital admission for diabetic ketoacidosis in adults with type 1 and type 2 diabetes in England 1998-2013: a retrospective cohort study [J]. Diab Care, 2018, 41(9):1870-1877.

11. KITABCHI A E, UMPIERREZ G E, MILES J M, et al. Hyperglycemic crises in adult patients with diabetes[J]. Diabetes Care, 2009, 32(7):1335-1343.

12. FREEMAN J. Management of hypoglycemia in older adults with type 2 diabetes[J]. Postgrad Med, 2019, 131(4):241-250.

第 2 节　甲状腺急危重症

近年来,随着诊断技术的不断完善,各种甲状腺疾病的患病率明显升高,甲状腺疾病也已成为危害我国老年人群健康的重要疾病之一,随年龄增加,其患病率渐升,而且年龄越大,临床表现越不典型,容易误诊漏诊,延误病情。始于老年期或由中青年时期甲状腺功能亢进(减退)症过渡到老年期者均称为老年甲状腺功能亢进(减退)症。

一、甲状腺功能亢进症概述

甲状腺毒症(thyrotoxicosis)是指循环血液中甲状腺激素过多,引起神经、循环、消化等系统的兴奋性增高和代谢亢进为主要表现的一组临床综合征,其中由于甲状腺本身合成和分泌甲状腺激素增加所导致的甲状腺毒症称为甲状腺功能亢进症(hyperthyroidism,简称甲亢);如果不具有特异的甲状腺毒症的临床症状和体征,并且游离 T_4 和游离 T_3(FT_4 和 FT_3)水平正常,仅仅出现促甲状腺素(TSH)降低,称为亚临床甲亢(subclinical hyperthyroidism)。

老年人甲亢患病率在 0.5%～4%,70 岁以上人群中甲亢的患病率为 2%～3%;而老年人亚临床甲亢更常见,患病率达 3%～8%。

老年甲亢的前 4 位病因分别为毒性弥漫性甲状腺肿(即 Graves 病)、毒性多结节性甲状腺肿(toxic multinodular goiter, TMNG)、医源性甲亢和甲状腺自主高功能腺瘤(Plummer 病)。老年亚临床甲亢的最常见原因是不恰当的甲状腺激素治疗,其次是单个或多个功能自主性甲状腺热结节及 Graves 病。

老年甲亢常起病隐匿,多以某一器官或系统症状为首发或主要表现,而典型的高代谢综合征、眼征和甲状腺肿均不明显,有时还表现为"淡漠型甲亢"(apathetic hyperthyroidism)。老年甲亢患者年龄越大,临床表现越不典型。①常以房性心律失常(主要心房颤动伴随心率减慢)为首发症状,且随年龄而增加,在初发老年甲亢患者中,40% 有心房颤动;其次表现为充血性心力衰竭及心绞痛,80% 的患者伴有冠状动脉供血不足。心房颤动患者不仅可发展为心力衰竭,而且也使栓塞性脑卒中的危险性增加。②老年甲亢患者表现为食欲亢进的不足 25%,多数患者食欲下降甚至厌食,有些表现为明显消瘦、腹泻、疲乏无力,或者恶心、呕吐等。③部分表现为神志淡漠、反应迟钝、记忆力减退等神经症状,也有少部分老年甲亢患者表现为抑郁或躁狂、幻想、妄想甚至精神错乱等精神症状。④肌肉软弱无力是老年甲亢的另一特点,常表现为四肢远端肌无力、肌萎缩,行动困难,上下楼或蹲起活动障碍。⑤约70%的老年甲亢患者无甲状腺肿大。

老年人出现以下临床表现时应考虑甲亢的可能:①不明原因的持续性或阵发性心房颤动和/或心室率快;②对洋地黄类和利尿剂效果不显著的心力衰竭;③有胸闷、心绞痛等冠心病症状而血脂正常或偏低者;④不明原因的进行性消瘦、腹泻、焦虑、抑郁和失眠。对于这类患者应及时进行甲状腺功能检查以尽早明确诊断。

二、甲状腺功能亢进危象

甲状腺功能亢进危象(hyperthyroidism crisis)指甲亢患者在一些应激因素的影响下,甲状腺合成并释放大量甲状腺激素,使原有的甲亢病情急剧加重,同时导致机体代谢紊乱及心血管、消化、中枢神经系统等功能障碍的综合征,简称甲亢危象,又称甲状腺风暴(thyroid storm)。

甲亢危象临床上虽不多见,只占甲亢患者的1%~2%,但若未得到及时治疗,其病死率几近100%,即使治疗,病死率仍达30%,属于致命性急症。

(一)病因与发病机制

甲亢危象多见于病程较长且未经治疗或长期不规则治疗的中重度甲亢患者,半数以上的患者有明显的诱发因素,如感染(尤其是肺感染)、手术(尤其是甲状腺手术)、中断抗甲状腺药物治疗、^{131}I治疗、创伤、急性心肌梗死、脑卒中、糖尿病酮症酸中毒、精神刺激等,以严重感染与手术最为常见。

甲亢危象的确切发病机制尚未完全阐明,可能与血中甲状腺激素水平骤然升高、甲状腺激素与血浆蛋白结合受阻,血中游离甲状腺激素过多有关。此外,也可能与靶组织对甲状腺激素过度敏感产生超常反应有关。

(二)临床表现

甲亢危象多表现为原有的甲亢症状突然加重,以及伴有心血管、消化、中枢神经系统的功能异常。

高热:体温急骤升高呈高热,常在39℃以上,伴大汗淋漓,皮肤潮红。

心血管系统:心动过速(心率常在140次/min以上),心率增快与体温升高不成比例。脉压明显增大,易出现各种快速性心律失常,以期前收缩及心房颤动最为多见。心脏扩大、心力衰竭、肺水肿也较常见,甚至休克。

消化系统:食欲极差,恶心、呕吐,腹痛、腹泻,也可见肝大和黄疸。

中枢神经系统:焦虑、烦躁不安、震颤、谵妄、嗜睡,最后陷入昏迷。

部分老年人的甲亢危象可能仅有心脏异常尤以心律失常为突出表现,或以消化道症状或神经精神症状为突出表现;少数淡漠型甲亢的危象患者也缺乏上述典型征象,而表现为低热、淡漠、嗜睡、全身衰竭、休克、昏迷以至死亡,应予警惕。

(三)诊断与评估

甲亢危象的诊断主要基于甲亢病史、诱发因素及下列临床表现中三项及以上者:①发热,体温超过39℃;②心动过速,心率>140次/min,伴心律失常或心力衰竭;③烦躁不安,大汗淋漓,脱水;④意识障碍,谵妄、昏迷;⑤明显的消化道症状如恶心、呕吐、腹泻。甲状腺功能等辅助检查对诊断甲亢、综合评估危象病情有一定意义。

甲状腺功能:对诊断甲亢和判断预后有重要意义。

血常规:无特异性改变,如白细胞总数及中性粒细胞明显升高,提示存在感染。

血生化与电解质:血糖升高;多数患者出现脱水及电解质紊乱,其中低钠血症最常见,也可有低血钾及代谢性酸中毒等。

心电图:可显示各种快速性心律失常,也可检出心肌缺血或心肌梗死。

头颅CT:用以除外颅脑疾病。

本病需与严重脓毒症、急性胃肠炎、肝性脑病等相鉴别。

(四)急诊管理

甲亢危象的救治包括稳定生命体征与保护脏器功能、抑制甲状腺激素合成、减少甲状腺激素释放、阻断外周T_4向T_3转化、积极治疗原发病、去除诱因等。甲亢危象的治疗若及时有效,一般24~48小时内可明显改善。

1. 一般急诊处理与支持治疗

(1)心电、血压与脉搏血氧饱和度监测;开放或保持气道通畅,低氧血症者予以氧疗,必要时机械通气;开放静脉通路液体复苏,保证水、电解质和酸碱平衡,并补充足够的热量和维生素尤其是 B 族维生素。有心力衰竭时需注意控制补液速度及补钠量。

（2）体温控制：患者置于凉爽通风环境并积极物理降温。药物降温可用对乙酰氨基酚而不宜用水杨酸类退热剂，必要时可人工冬眠。

（3）糖皮质激素的应用：危象发生时肾上腺皮质功能相对不足，而且肾上腺皮质激素能抑制周围组织对甲状腺激素的反应及抑制周围组织将 T_4 转化为 T_3。应用糖皮质激素不仅可改善甲亢危象的病情，还具有抗高热、抗毒素反应、抗休克等作用。氢化可的松 $100 \sim 300mg/d$ 或地塞米松 $15 \sim 30mg/d$ 静脉滴注，危象缓解后停用。

2. 抗甲亢药物治疗

（1）抑制甲状腺激素合成：主要包括硫氧嘧啶类和咪唑类，常用的有丙硫氧嘧啶（PTU）、甲巯咪唑（他巴唑），其中，PTU 可抑制外周组织 5'脱碘酶，从而阻断 T_4 向生物活性更强的 T_3 转换，临床上一度作为首选。长期的临床应用提示，甲巯咪唑疗效并不劣于 PTU，且其副作用相对较少，肝损害发生率也较低，目前也渐作为老年甲亢患者的首选。PTU 首剂 600mg 或甲巯咪唑首剂 60mg，口服或由胃灌入；此后 PTU 200mg/次，3 次/d，或甲巯咪唑 20mg/次，3 次/d 口服或由胃灌入，待危象缓解后改为一般治疗剂量。

（2）减少甲状腺激素释放：碘剂可减少甲状腺充血，阻抑碘的有机化和甲状腺激素合成，并减少其释放，口服或静脉滴注后能迅速、有效地控制危象的严重状态。一般从理论上讲，碘剂应在使用 PTU $1 \sim 2$ 小时后即甲状腺激素生物合成完全被阻断的情况下使用，以免碘作为甲状腺激素生成的原料；而实际临床中，在治疗危象时使用碘剂阻断甲状腺激素释放的疗效远比 PTU 抑制激素合成的作用迅速且肯定，故而为争取抢救时机可考虑同时给碘剂和 PTU。碘/碘化钾首剂 $30 \sim 60$ 滴，以后 $5 \sim 10$ 滴，每 8 小时 1 次，口服或由胃管灌入；或碘化钠 $0.5 \sim 1.0g$ 加于 5% 葡萄糖盐水 500ml 中，缓慢静脉滴注 $12 \sim 24$ 小时，病情好转后逐渐减量，危象消除即可停用。

（3）降低周围组织对甲状腺激素的反应：β受体阻滞剂可减轻周围组织对儿茶酚胺的作用，也能部分阻止 T_4 向 T_3 转化。目前可选择的 β 受体阻滞剂较多，但仍以普萘洛尔（propranolol）为常用，其高剂量对降低 T_4 向 T_3 转化的效应肯定，

而且剂量容易调整，一般 $40 \sim 60mg/$次，每 $6 \sim 8$ 小时口服 1 次。病情危重者也可静脉应用艾司洛尔，负荷剂量 $250 \sim 500\mu g/kg$，随后以每分钟 $50 \sim 100\mu g/kg$ 的速度静脉输注，待心率与血压较为平稳时改口服普萘洛尔。充血性心力衰竭、心脏传导阻滞、支气管哮喘等患者慎用或禁用。

3. 清除血中过多的甲状腺激素　经上述处理效果不明显，血中 T_3、T_4 仍显著升高时，可应用血液滤过、腹膜透析等清除血中过量的甲状腺激素。

4. 积极治疗诱发因素和合并症　如抗感染治疗等。

（五）预后

甲亢危象的致死率高，有心脏扩大、心力衰竭，甚至休克、脑水肿者预后更差。治疗若及时有效，一般 $24 \sim 48$ 小时内可明显改善。早发现、早治疗是获得良好预后的关键。

三、甲状腺功能减退症

甲状腺功能减退症（hypothyroidism，简称甲减）系甲状腺激素合成与分泌不足，或甲状腺激素生理效应降低而导致机体代谢减退的一类疾病。60 岁以上老年人群中甲减的患病率明显增加，可达 0.5% ~ 5.0%；不具有甲减特异的临床症状和体征，血清 TSH 升高（伴或不伴 FT_4 下降）者，可诊断为亚临床甲减（subclinical hypothyroidism），亚临床甲减在 60 岁以上老年人群中更普遍，发生率达 15% ~ 20%，并且女性患病率明显高于男性。

引起老年人甲减的原因主要为桥本甲状腺炎、甲状腺（结节、腺瘤、癌）手术及放射性碘治疗后（研究发现甲亢经 ^{131}I 治疗后早期甲减的发生率在 12%，11 年随访甲减发生率达到 76%）。药物（如锂剂、胺碘酮、细胞活素类药物等）也可诱导老年甲减，其他少见的原因为下丘脑及垂体病变。

老年甲减多起病隐匿，临床症状多不典型，常表现为疲倦乏力、皮肤干燥、脱发、便秘、听力丧失等，由于难以与正常老化表现及老化相关性疾病相鉴别，常被忽略。①心血管异常为老年甲减的常见临床表现，主要为心肌肥大、心包积液，也可见心律失常，50% 的患者可有呼吸困难，25% 的患者可伴有胸痛，心肌梗死和心力衰竭是甲减的严重并发症；②部分表现为神经或精神症状如晕厥、

癫痫发作、脑细胞局灶性受损、腕管综合征等，60%的老年患者表现为抑郁；③厌食、腹胀、便秘，严重者出现麻痹性肠梗阻或黏液水肿性巨结肠，少部分的老年甲减患者还可能由于食欲缺乏而体重减轻；④不明原因的血浆胆固醇升高、高血压及巨幼细胞贫血也可能是有提示意义的临床表现。

四、黏液性水肿昏迷

黏液性水肿昏迷（myxedema coma）是甲减未能及时诊治或未有效控制所出现的一种严重临床状态，也称甲减危象（hypothyroidism crisis），其特点除有严重的甲减表现外，突出表现为昏迷及低体温、呼吸衰竭、低血压等。

本症发生率约为 0.5%，病死率较高。以老年患者居多，约半数在 60~70 岁，女性多见（男女比例约为 1:4）。

（一）病因与发病机制

甲减是黏液性水肿昏迷的发病基础。随着甲减病情的进展加之各种诱因的作用，出现功能失代偿或衰竭，进而不能维持应激状态下机体的最低代谢需要和组织与器官功能，即发生黏液性水肿昏迷。绝大多数患者昏迷发生在寒冷季节或环境。感染或心力衰竭为主要诱发因素，出血、缺氧、外伤、麻醉、手术、脑血管意外、低血糖、低血钠、止痛与镇静药等也均可诱发昏迷。

（二）临床表现

1. **昏迷** 昏迷为本症突出表现，多突然发生，也可先表现为嗜睡，以后短时间内逐渐昏迷。约25%患者于昏迷前有癫痫发作。

2. **低体温** 低体温也是黏液性水肿昏迷的标志和特点之一，是基础代谢降低及热能产生不足的结果，发生率在 90% 以上，其中约 15% 的患者体温低至 29℃ 以下。体温正常或升高提示可能存在潜在的感染。

3. **呼吸浅慢、呼吸衰竭** 呼吸肌功能不良可以引起低通气、低氧血症和高碳酸血症，而呼吸中枢对低氧血症、高碳酸血症的刺激失去相应的反应，加速或加重了呼吸衰竭，是本症的主要致死原因。其他可能进一步损害肺功能的因素包括肥胖、充血性心力衰竭、胸腔积液、腹水等。

4. **心动过缓与低血压** 心动过缓极常见，可伴有心律不齐；约半数患者血压低于 100/60mmHg（13.3/8.0kPa）；约 1/3 患者有心脏增大或心包积液。

5. **胃肠道症状** 胃肠道张力降低、蠕动减弱，出现便秘、腹胀，也可发生麻痹性肠梗阻及腹水。

6. **甲减的一般征象** 典型的水肿面容，唇厚、鼻宽、舌大，皮肤粗糙、弹性差，头发稀疏、缺乏光泽，外 1/3 眉毛脱落。病情严重时，呈恶病质表现。

（三）诊断与评估

长期甲减的病史，寒冷季节发病，因感染、手术、创伤等诱因，出现嗜睡、昏迷、低体温，即应想到黏液性水肿昏迷，如患者伴有心动过缓、低血压、呼吸浅慢、通气低下或呼吸衰竭、黏液水肿面容、心脏扩大或心包积液及心电图低电压等，血 T_4、T_3 显著降低，临床诊断不难。

甲状腺功能：血甲状腺激素（T_3、T_4）水平明显减低，与无危象甲减没有严格界限区分，不能以此诊断危象，但对诊断甲减和判断预后有一定意义。原发性黏液水肿患者 TSH 明显升高，而继发性者（垂体性或下丘脑性）TSH 降低或测不出。

动脉血气：低氧血症、高碳酸血症，呼吸性或混合性酸中毒。

心电图：心动过缓，QRS 波低电压，T 波低平或倒置，Q-T 间期延长，有时可见房室传导阻滞。

胸部 X 线：可见心影增大和胸腔积液，并有助于发现与黏液性水肿昏迷相关的肺部感染。

心脏超声：可有心脏扩大、充血性心力衰竭、心包积液等相关改变。

血生化：低钠血症、低血糖、高胆固醇血症、血清肌酐水平增高、肌酸激酶升高等。

脑部 CT：有助于排除引起昏迷的脑部病变如脑出血、脑梗死等。

黏液性水肿昏迷需与脑血管病、肺性脑病等相鉴别。脑血管病常有高血压史、有神经定位体征，CT 和甲状腺功能测定是主要依据，但还应注意除外甲减合并脑血管意外的特殊情况。肺性脑病的鉴别依赖于呼吸道疾病史、体征、胸部 X 线检查及正常的 TSH。此外，一些危重症患者可出现甲状腺功能正常的病态综合征（euthyroid sick syndrome，ESS），易于与继发性甲减引起的黏液性水肿昏迷相混淆，其中前者血 T_3 减低，FT_4 一般正常，TSH 也正常；而黏液性水肿昏迷患者的 FT_4 常降低至正常下限的 50% 或以上，TSH 明显降低或测不出。

（四）急诊管理

原则是迅速提高甲状腺激素水平、控制威胁生命的并发症。

1. 一般处理及支持疗法　监测心电、血压与血氧；保持气道通畅，氧疗，积极改善呼吸状况，必要时辅助呼吸机通气治疗；立即建立静脉通道，有条件的留置中心静脉管路；伴低血糖者立即静脉注射葡萄糖；有低血钠时，限制液体入量，如血钠<110mmol/L，可用小剂量高渗盐水。

2. 甲状腺激素治疗　这是控制病情与改善预后的关键，能从根本上缓解昏迷或嗜睡、改善低体温与低血压，降低病死率。一般首选起效快的左旋三碘甲状腺原氨酸（L-T_3）静脉注射，如无L-T_3，也可用左旋T_4（L-T_4）静脉注射，单次大剂量300~500μg，随后50~100μg/d 静脉维持，直至患者清醒改为口服。老年人 T_4 生理性减少，每公斤体重比中青年人减少 20%~25%，所以老年甲减患者剂量应较中青年人减少 20%~30%；此外，L-T_4 有引起心律失常或心肌缺血等副作用，有心脏病者，起始剂量为一般用量的 1/5~1/4。

3. 糖皮质激素　原发性甲减者，一般肾上腺皮质储备功能差；而继发性甲减多源于垂体功能减退，肾上腺皮质轴也有受累。氢化可的松 100~200mg/d 静脉滴注，意识转清后减量至撤去。

4. 低血压及休克的治疗　若经甲状腺激素与糖皮质激素治疗而血压仍低时，宜适当扩充血容量，必要时输血。使用升压药应谨慎，因其与甲状腺激素有协同作用，易引发心律失常。

5. 去除诱发因素　如控制感染。不少患者对感染反应差，体温常不升高，白细胞升高也不明显，应注意寻找感染灶，包括血、尿培养及胸部 X 线检查等。

6. 其他　低体温患者，仅用甲状腺激素替代治疗，体温可恢复正常。一般保暖只需盖上毛毯或被子即可，不必加温保暖，以免周围血管扩张，增加耗氧，甚至循环衰竭。

（五）预后

本症如能及时治疗，24 小时左右病情可好转，1 周左右可逐渐恢复。随诊治水平的提高，目前病死率已降低到 40% 左右，其中呼吸衰竭是主要死亡原因。低体温明显、昏迷时间延长、低血压、恶病质及未能识别和及时处理等因素均致预后不良。

精　粹

1. 老年甲亢患病率为 0.5%~4%，毒性弥漫性甲状腺肿、毒性多结节性甲状腺肿、医源性甲亢是主要病因。老年甲亢患者常起病隐匿，年龄越大，临床表现越不典型，多以某一器官或系统症状为首发或主要表现，而高代谢综合征、眼征和甲状腺肿均不明显。

2. 甲亢危象又称甲状腺风暴，占甲亢患者的 1%~2%，病死率高。甲亢危象多见于病程较长且未经治疗或长期不规则治疗的患者，半数以上有明显的诱发因素如感染、手术等。

3. 甲亢危象的诊断主要基于甲亢病史、诱发因素及临床表现，甲状腺功能等检查对诊断与评估有重要意义。

4. 甲亢危象的救治包括稳定生命体征与保护脏器功能及应用抗甲亢药物（首选丙硫氧嘧啶，口服或静脉滴注碘剂，β 受体阻滞剂），积极治疗原发病或去除诱因（如抗感染）等。

5. 60 岁以上老年人群中甲减的患病率明显增加，可达 0.5%~5.0%。引起老年甲减的主要原因为桥本甲状腺炎、甲状腺手术及放射性碘治疗后。老年甲减临床症状常不典型。

6. 黏液性水肿昏迷也称甲减危象，是甲减未能及时诊治或未有效控制所出现的一种严重临床状态，突出表现为昏迷及低体温、呼吸衰竭、低血压等。

7. 黏液性水肿昏迷发生率约为 0.5%，以老年患者居多，约半数在 60~70 岁，女性多见。绝大多数患者昏迷发生在寒冷季节或环境，感染或心力衰竭为主要诱发因素。

8. 黏液性水肿昏迷的急诊管理主要在于迅速提高甲状腺激素水平、控制威胁生命的并发症。甲状腺激素治疗是控制病情与改善预后的关键，一般首选起效快的 L-T_3 静脉注射，患者清醒后改为口服。

（张新超　曹钰）

参考文献

1. GAMBERT S R, ESCHER J E. A typical presentation of endocrine disorders in the elderly[J]. Geriatrics, 1988, 43(7): 69-78.

2. HEGEDUS L. Treatment of Graves' hyperthyroidism: evidence-based and emerging modalities[J]. Endocrinol Metab Clin North Am, 2009, 38(2): 355-371.

3. FAUCI A S, BRAUNWALD E, KASPER D L, et al. Harrison's principles of internal medicine[M]. 17th ed. New York: McGraw-Hill Professional, 2008.

4. KARGER S, FÜHRER D. Thyroid storm--thyrotoxic crisis: an update[J]. Dtsch Med Wochenschr, 2008, 133(10): 479-484.

5. 张文武. 急诊内科学[M]. 4 版. 北京: 人民卫生出版社, 2017.

6. NAYAK B, BURMAN K. Thyrotoxicosis and thyroid storm[J]. Endocrinol Metab Clin North Am, 2006, 35(4): 663-686, vii.

7. TINTINALLI J E, RUIZ E, KROMA R L. Emergency medicine[M]. 4th ed. New York: McGraw-Hill Professional, 1998.

8. WALL C R. Myxedema coma: diagnosis and treatment[J]. Am Fam Physician, 2000, 62(11): 2485-2490.

9. WARTOFSKY L. Myxedema coma[J]. Endocrinol Metab Clin North Am, 2006, 35(4): 687-698.

10. KWAKU M P, BURMAN K D. Myxedema coma[J]. J Intensive Care Med, 2007, 22(4): 224-231.

11. BEYNON J, AKHTAR S, KEARNEY T. Predictors of outcome in myxoedema coma[J]. Crit Care, 2008, 12(1): 111.

12. CHEN Y J, HOU S K, HOW C K, et al. Diagnosis of unrecognized primary overt hypothyroidism in the ED[J]. Am J Emerg Med, 2010, 28(8): 866-870.

13. CANNIZZARO M A, BUFFONE A, BIANCO S L, et al. The thyroid disease in the elderly: our experience[J]. Int J Surg, 2016, 33 (Suppl 1): S85-S87.

第 3 节　嗜铬细胞瘤危象

一、概述

由肾上腺髓质和交感神经节嗜铬细胞异常增生产生分泌儿茶酚胺的肿瘤分别被称为嗜铬细胞瘤和副神经节瘤（肾上腺外嗜铬细胞瘤）。因两者有相似的临床表现和治疗方法，许多临床医师使用嗜铬细胞瘤来指代肾上腺嗜铬细胞瘤和副神经节瘤。老年嗜铬细胞瘤患者受到严重感染、药物、手术等因素刺激后，可出现嗜铬细胞瘤危象。

嗜铬细胞瘤（pheochromocytoma）瘤组织可持续或间断产生大量去甲肾上腺素或肾上腺素，作用于肾上腺素受体，引起持续性或阵发性高血压，导致多个器官的功能及代谢紊乱。嗜铬细胞瘤的年发病率低，为（0.4～9.1）/100 万，高峰发病年龄为 30～50 岁，男女无明显差异，老年嗜铬细胞瘤患者少见，约占所有嗜铬细胞瘤患者的 12%。老年嗜铬细胞瘤患者的首发或突出症状为：①以心、脑或外周血管症状为突出表现，包括脑卒中、恶性高血压、癫痫大发作、急性心力衰竭、急性心肌梗死等；②以严重代谢紊乱为突出表现，包括发热、厌食、消瘦、无力、糖尿病等；③以消化道症状为突出表现，包括顽固性便秘、胆石症等。

嗜铬细胞瘤危象（pheochromocytoma crisis, PCC）是嗜铬细胞瘤的一种少见表现，指肿瘤在短期内暴发性分泌较多的肾上腺素和去甲肾上腺素造成的急性高儿茶酚胺血症，导致机体血流动力学不稳定，器官功能严重损害。据国外数据统计，有 7%～18% 的嗜铬细胞瘤患者可出现嗜铬细胞瘤危象，病死率高达 13%。由于其临床谱复杂，老年人对儿茶酚胺敏感性降低，老年嗜铬细胞瘤危象的诊断阳性率低，病死率增加。

嗜铬细胞瘤多系统危象（pheochromocytoma multisystem crisis, PMC）是嗜铬细胞瘤的一种罕见且危及生命的临床表现，其特征是多器官功能衰竭、高度的血压变异性、高热及脑病。有别于嗜铬细胞瘤大量释放儿茶酚胺引起的恶性高血压，患者往往表现出正常血压、低血压或休克，并且其表现存在较大差异性，最常见的症状是腹痛、恶心和呼吸困难，也有表现为贫血、背痛、盗汗和酸中毒。因其临床表现不典型，早期识别、诊断非常困难，由此产生的延迟治疗可导致患者严重的不良预后，甚至死亡。

二、病因与发病机制

嗜铬细胞瘤危象多于严重感染、药物、手术等刺激因素后发生，其中药物诱发为主要因素，常见药物如多巴胺 D_2 受体拮抗剂（如甲氧氯普胺）、三环类抗抑郁药、单胺氧化酶抑制剂、拟交感神经药（如麻黄碱）及类固醇皮质激素等。

生理情况下，交感神经兴奋，激活儿茶酚胺类激素合成酶，促使该类激素的合成增多，储存在嗜铬细胞瘤嗜铬颗粒中。在多种应激（如情绪起伏、剧烈运动、低血糖、缺血缺氧或氰化物中毒等)条件下,大量儿茶酚胺快速地从嗜铬颗粒释放到神经细胞质中通过钙依赖的胞吐作用向胞外分泌,进而与效应器上的特异性肾上腺素受体结合,造成血压骤升。而长期儿茶酚胺水平增高导致小静脉及毛细血管前小动脉强烈收缩后,血管通透性增加,血浆外渗,血容量不足,心输出量减少,血压下降,甚至休克。此过程又反射性地使肾上腺髓质儿茶酚胺的分泌增多,因而血压又急剧上升,反复出现高血压与低血压交替,引起危象。

三、临床表现

嗜铬细胞瘤危象最常见的临床表现是高血压危象或儿茶酚胺心肌病。

1. **高血压危象**　持续或阵发性高血压是常见临床症状,血压突然升高可达 200~300/130~180mmHg,严重者可出现高血压脑病和/或脑血管病综合征。

2. **高血压与低血压交替发作危象**　血压在短时间内有大幅度而频繁的波动,常伴有心动过速、大汗淋漓、面色苍白及四肢厥冷等循环衰竭表现。

3. **发作性低血压或休克**　表现为脉搏细速、脸色苍白、排尿性晕厥等低血压或休克症状,是嗜铬细胞瘤多器官危象的前兆表现。

4. **儿茶酚胺心肌病**　儿茶酚胺大量分泌可导致扩张型心肌病或肥厚型心肌病。当发生心力衰竭时,常表现为严重呼吸困难,呼吸频率明显增快,可达 30~40 次/min。患者强迫坐位,面色灰白、发绀,大汗,烦躁,同时频繁咳嗽,咳粉红色泡沫状痰,重症患者还可以因为脑缺氧,出现神志模糊等症状。此外,还可能表现为心碎综合征。

5. **心绞痛、心肌梗死、心律失常**　表现为胸痛或心电图 ST 段改变、T 波倒置或心律失常等。

6. **胃肠道急症**　儿茶酚胺可松弛胃肠道平滑肌,使胃肠张力减弱,引起便秘甚至结肠扩张等,重症者可发生闭塞性动脉炎而致缺血性肠坏死。

7. **急性呼吸窘迫综合征(ARDS)**　嗜铬细胞瘤组织释放肾上腺髓质激素和炎症因子,损伤肺泡毛细血管内皮细胞,导致非心源性肺水肿,引起呼吸困难等症状。可单独出现或在高血压与低血压交替发作危象之后出现。

8. **全身炎症反应综合征(SIRS)**　嗜铬细胞瘤组织释放 IL-6 增多引起全身炎症反应,导致患者出现反复高热、寒战、头痛,白细胞增多,甚至呼吸困难、非心源性肺水肿等。

四、诊断与评估

嗜铬细胞瘤患者主要表现为阵发或持续性高血压,伴头痛、多汗、心悸三联症,但老年患者多缺乏三联症表现,临床诊断较困难。老年患者出现不明原因的休克或左心衰竭、多器官功能衰竭、高血压危象或不明原因的乳酸酸中毒合并发热,都应考虑嗜铬细胞瘤危象。

血、尿儿茶酚胺及 3-甲氧基肾上腺素测定、药理试验(如胰高血糖素激发试验)及阻滞试验(如酚妥拉明试验)、B 超、CT、MRI、间碘苄胍(MIBG)显像、碘化胆固醇显像、PET 等实验室及影像学检查可协助诊断。

五、急诊管理

嗜铬细胞瘤危象患者的循环功能变化迅速且复杂,可同时伴有高血压危象、低血压休克、心功能不全和严重心律失常等多种致死性危重情况,一经发现疑似危象临床征象,诊断、检查与抢救应同时进行,并启动急诊、内分泌和ICU等多学科协作救治流程。

(一)早期急诊处理

监测心电、血压与脉搏血氧饱和度,警惕发生严重心律失常或急性心肌梗死等;开放或保持气道通畅,低氧血症者予以氧疗,必要时行机械通气;开放静脉通路,必要时行血流动力学监测,尽早明确心血管系统受损情况、容量水平和休克类型等;观察神志情况,警惕高血压脑病、脑血管意外等。

嗜铬细胞瘤危象患者常存在基础代谢率升高、肝糖原分解加速、胰岛素分泌受抑、血脂升高、血钾降低和酸中毒等严重代谢紊乱和酸碱失衡,及时纠正内环境紊乱有助于靶器官功能的恢复和稳定。

(二)稳定血压

1. **药物治疗**　对于高血压者,可采用经典的 α 受体阻滞剂联合 β 受体阻滞剂治疗。嗜铬细胞瘤诊断明确者可首选硝普钠、酚妥拉明等药物,常用酚妥拉明 20mg 静脉推注,部分患者使用酚妥拉明后仍有轻中度发作,可加用酚苄明控制危象的再发,推荐剂量为 20~100mg/d;使用酚妥拉明疗效不佳者,可加用硝普钠持续泵入,仍无效者可尝试加用甲酪氨酸。

2. 液体复苏　对于休克型或高低血压交替型,适当补充液体即可恢复,无效时可给予多巴胺或小剂量酚妥拉明同时输入;顽固性低血压者,可给予去甲肾上腺素,必要时可换用或加用多巴酚丁胺。

3. 循环辅助支持　体外生命支持(extracorporeal life support,ECLS)的静脉-动脉模式可为心源性休克患者提供支持,还能为临床医师争取更多的时间进行诊断和评定治疗计划;持续血液透析滤过(continuous hemodiafiltration,CHDF)技术可在影响血流动力学状态最小程度的情况下直接降低患者血液中儿茶酚胺浓度。

(三) 抑制儿茶酚胺合成

甲酪氨酸可抑制儿茶酚胺合成,主要用于不能耐受或由于心肺原因而不能采取经典的 α 受体阻滞剂联合 β 受体阻滞剂方案治疗的患者,常用剂量为 0.6~1.2g/d。

(四) 诱因与原发疾病治疗

停用或避免使用胰高血糖素、组胺和甲氧氯普胺等可诱发嗜铬细胞瘤发作的药物等。

原发疾病治疗主要包括手术、放化疗、消融治疗和靶向治疗等。嗜铬细胞瘤危象患者是否行急诊手术治疗目前尚存争议,嗜铬细胞瘤多器官功能危象患者行急诊手术治疗常可获得良好的预后。

六、预后

嗜铬细胞瘤危象尤其并发急性心肌梗死、脑出血、顽固性难治性休克者死亡率高,早识别、早诊断、早治疗对于患者的预后至关重要。去除诱发因素与原发病治疗如手术等也很重要,但恶性嗜铬细胞瘤即使手术切除预后也差。

精粹

1. 老年嗜铬细胞瘤患病率较低,但因老年人对儿茶酚胺敏感性降低,其诊断阳性率低。

2. 嗜铬细胞瘤危象病死率高,多见于遭受严重感染、药物、手术等刺激的患者。

3. 嗜铬细胞瘤危象患者多表现为包括高血压危象和儿茶酚胺心肌病在内的危重状态,但老年患者常缺乏典型临床征象,诊断主要基于血、尿儿茶酚胺及其代谢物检测与影像学检查。

4. 急诊管理包括稳定生命体征的全身支持与脏器功能保护,α 受体阻滞剂联合 β 受体阻滞剂,必要时液体复苏,应用甲酪氨酸可抑制儿茶酚胺的合成,积极治疗原发病与去除诱因。

5. 当患者血流动力学不稳定、药物治疗作用不明显、心脏功能障碍加重时,可选用 ECLS 和 CHDF 进行循环辅助支持。

（曹钰　张新超）

参考文献

1. MATTEUCCI M,KOWALEWSKI M,FINA D,et al. Extracorporeal life support for phaeochromocytoma-induced cardiogenic shock:a systematic review[J]. Perfusion,2020,35(1 suppl):20-28.

2. KOIZUMI G,SAIKI R,KUROKAWA I,et al. Continuous hemodiafiltration for pheochromocytoma crisis with a positive outcome:a case report[J]. Intern Med,2019,58(21):3113-3119.

3. FARRUGIA F A,MARTIKOS G,TZANETIS P,et al. Pheochromocytoma,diagnosis and treatment:review of the literature[J]. Endocr Regul,2017,51(3):168-181.

4. OLSEN M H,ANGELL S Y,ASMA S,et al. A call to action and a lifecourse strategy to address the global burden of raised blood pressure on current and future generations:the Lancet Commission on hypertension[J]. Lancet,2016,388(10060):2665-2712.

5. RIESTER A,WEISMANN D,QUINKLER M,et al. Life-threatening events in patients with pheochromocytoma[J]. Eur J Endocrinol,2015,173(6):757-764.

6. KAKOKI K,MIYATA Y,SHIDA Y,et al. Pheochromocytoma multisystem crisis treated with emergency surgery:a case report and literature review[J]. BMC Research Notes,2015,8(1):1-5.

7. WHITELAW B C,PRAGUE J K,MUSTAFA O G,et al. Phaeochromocytoma crisis[J]. Clin Endocrinol,2014,80(1):13-22.

8. TUCCI V,SOKARI T. The clinical manifestations,diagnosis,and

treatment of adrenal emergencies[J]. Emerg Med Clin North Am, 2014,32(2):465-484.

9. LENDERS J W M,DUH Q Y,EISENHOFER G,et al. Pheochromocytoma and paraganglioma:an endocrine society clinical practice guideline[J]. J Clin Endocrinol Metab,2014,99(6):1915-1942.

10. SCHOLTEN A,CISCO R M,VRIENS M R,et al. Pheochromocytoma crisis is not a surgical emergency[J]. J Clin Endocrinol Metab,2013,98(2):581-591.

11. PREJBISZ A,LENDERS J W M,EISENHOFER G,et al. Cardiovascular manifestations of phaeochromocytoma[J]. J Hypertens, 2011,29(11):2049-2060.

12. UCHIDA N,ISHIGURO K,SUDA T,et al. Pheochromocytoma multisystem crisis successfully treated by emergency surgery:report of a case[J]. Surg Today,2010,40(10):990-996.

13. CHEN H,SIPPEL R S,O'DORISIO M S,et al. The North American Neuroendocrine Tumor Society consensus guideline for the diagnosis and management of neuroendocrine tumors:pheochromocytoma,paraganglioma,and medullary thyroid cancer[J]. Pancreas, 2010,39(6):775-783.

14. GUERRERO M A,SCHREINEMAKERS J M J,VRIENS M R,et al. Clinical spectrum of pheochromocytoma[J]. J Am Coll Surg, 2009,209(6):727-732.

15. EISENHOFER G,RIVERS G,ROSAS A L,et al. Adverse drug reactions in patients with phaeochromocytoma[J]. Drug Saf,2007, 30(11):1031-1062.

16. LENDERS J W M,EISENHOFER G,MANNELLI M,et al. Phaeochromocytoma[J]. Lancet,2005,366(9486):665-675.

17. BOS J C,TOORIANS A W,VAN MOURIK J C,et al. Emergency resection of an extra-adrenal phaeochromocytoma:wrong or right? A case report and a review of literature[J]. Neth J Med,2003,61 (8):258-265.

18. O'RIORDAIN D S,YOUNG Jr W F,GRANT C S,et al. Clinical spectrum and outcome of functional extraadrenal paraganglioma [J]. World J Surg,1996,20(7):916-922.

19. MELICOW M M. One hundred cases of pheochromocytoma(107 tumors)at the columbia-presbyterian medical center,1926-1976. A clinicopathological analysis[J]. Cancer,1977,40(5): 1987-2004.

20. 曹小平,曹钰. 急诊医学[M]. 北京:科学出版社,2014.

第 4 节　垂体与肾上腺危象

一、概述

垂体功能减退(hypopituitarism)是由腺垂体(又称垂体前叶)分泌的单种激素缺乏或多种垂体激素同时缺乏引起的甲状腺、肾上腺、性腺等靶腺功能减退和/或鞍区占位性病变。

肾上腺皮质功能减退(adrenal insufficiency,AI)是由于各种原因导致基础或应激状态下肾上腺皮质激素分泌减少所致的疾病。

垂体/肾上腺皮质功能减退合并严重感染、外伤、手术等应激时,机体出现休克、昏迷和代谢紊乱危急征象,称为垂体危象/肾上腺危象。

(一) 腺垂体功能减退症

腺垂体功能减退症在老年人群中的患病数量有增加的趋势,常见病因包括肿瘤、颅脑外伤、垂体缺血坏死、放射治疗、感染、免疫功能异常、垂体柄中断综合征等,发病具有隐匿性,进展相对缓慢,病情较复杂,常易漏诊或者误诊。

腺垂体功能减退症的常见临床表现:①生长激素(growth hormone,GH)不足的表现,如易发低血糖;②促甲状腺激素(thyroid stimulating hormone,TSH)不足的表现,如成人表现为面容衰老、皮肤干燥、表情淡漠、反应迟钝、智力减退、心率缓慢等;③促肾上腺皮质激素(adrenocorticotropic hormone,ACTH)不足的表现,如虚弱、乏力、食欲减退、恶心、呕吐、体重下降、血压降低、不耐饥饿、免疫力低下、电解质紊乱等。

(二) 肾上腺皮质功能减退症

肾上腺皮质功能减退症分为原发性肾上腺皮质功能减退症(primary adrenocortical insufficiency,PAI)和继发性肾上腺皮质功能减退症(secondary adrenocortical insufficiency,SAI)。PAI 主要是由感染(如 HIV 病毒、结核分枝杆菌)、自身免疫及药物等原因导致双侧肾上腺组织大部分被毁,皮质激素分泌减少所引起;SAI 则主要由下丘脑或垂体疾病导致 ACTH 分泌减少、继发皮质激素分泌减少所引起,临床上,大剂量外源性糖皮质激素治疗导致下丘脑-垂体-肾上腺轴抑制是引起 SAI 最常见的原因。

在欧洲,PAI 的患病率及年发病率分别为(100~140)/100 万和 4/100 万,而 SAI 的患病率预计为(150~280)/100 万。该病老年人少见,女性多于男性。

老年人肾上腺皮质功能减退以继发性因素为

主,可因肾上腺肿瘤或淋巴瘤、转移瘤浸润所致,也可见于头颅其他肿瘤放射治疗后、垂体瘤卒中后。临床表现不典型,部分以消化道症状为主,表现为厌食、恶心、呕吐等,部分以神经精神症状为主,表现为头晕、精神异常等。

二、垂体危象

垂体危象是在原有垂体功能减退症的基础上,在遭遇应激后或因严重功能减退而自发地发生休克、昏迷和代谢紊乱的危急状态,又称"垂体前叶功能减退危象"。

(一)病因与发病机制

垂体危象常见于未经系统和正规激素补充治疗或终止治疗的垂体功能减退患者,诱发因素包括各种应激如感染、手术、外伤、急性心肌梗死、脑卒中、麻醉及使用镇静药、催眠药、降血糖药等。

多种机制参与腺垂体功能减退以致引起危象:垂体本身损害导致前叶激素分泌减少;下丘脑病变导致促垂体前叶释放激素分泌障碍;下丘脑-垂体之间的分泌途径故障,继发垂体功能障碍。应激时,肾上腺皮质激素和甲状腺激素等需要量增加,而此时机体对外界环境变化的适应能力及抵抗力明显下降,无法实现自适应调节,最终出现急性应激功能衰竭而导致危象发生。

(二)临床表现

患者发病前长期处于垂体功能减退状态,当机体因应激而发生危象时,出现单纯肾上腺皮质激素缺乏或/和甲状腺激素缺乏症状,其临床表现常分为以下类型:高热型(>40℃);低温型(<30℃);低血糖型;低血压、循环虚脱型;水中毒型;混合型。各种类型可伴有消化、循环和神经系统症状。

1. 神经精神系统 患者可出现精神萎靡、烦躁不安、嗜睡、神志不清或谵妄、昏迷。单纯肾上腺皮质激素缺乏的患者因感染可表现为高热,而合并甲状腺激素缺乏的患者表现为低体温。

2. 循环系统 脉搏细弱、皮肤干冷,心率过快或过缓,血压过低,直立性低血压,虚脱,甚至休克。

3. 呼吸系统 患者常因合并甲状腺激素缺乏,出现黏液性水肿而导致呼吸困难甚至呼吸衰竭。

4. 消化系统 患者可在原有的厌食、腹胀、腹泻的基础上,发展为恶心、呕吐,甚至不能进食。

5. 代谢系统 主要表现为头晕、心悸、乏力、大汗、视物不清或复视、严重低钠血症,甚至低血糖性昏迷。

(三)诊断与评估

由于老年患者的激素水平生理性降低,某些激素(尤其是性激素)病理性下降时难以引起重视,容易造成延诊和误诊。有典型临床表现的患者,结合其激素水平检测不难诊断。

对于既往有垂体功能不全病史(如蝶鞍区肿瘤、手术史)的患者,如果出现休克、昏迷、低血压、低血糖和低钠的表现,可考虑诊断。对于既往病史不清的患者,若出现不明原因的循环衰竭、低血糖、淡漠、昏迷、难以纠正的低钠血症、高热及呼吸衰竭,应当考虑垂体危象。

激素水平检测(如性激素、甲状腺激素、皮质醇等)、血常规、血生化及影像学检查(MRI通常作为首选的影像学检查)可协助诊断。

(四)急诊管理

垂体危象的急诊管理主要包括全身支持与保护脏器功能,快速纠正低血糖,立即启动激素替代治疗,维持水、电解质和酸碱平衡,并积极治疗原发病,去除诱因。

1. 早期急诊处理 改善低氧血症;纠正血容量,保持水、电解质和酸碱平衡,警惕低钠、低血糖、水中毒和心力衰竭;监测体温、意识情况。

2. 激素替代治疗 氢化可的松100mg/6h持续泵入。情况危急者,可用琥珀酰氢化可的松100mg静脉注射,后续根据病情和机体对激素的反应逐步减量。

3. 去除诱因与治疗原发垂体疾病 积极抗感染、纠正休克等。原发垂体疾病、严重颅内高压的患者,可手术治疗。

(五)预后

垂体危象重在预防,早期发现是抢救成功的关键。因起病急,临床表现不典型,在老年人群中尤其易误诊,患者常出现昏迷,致死率高。

三、肾上腺危象

肾上腺危象(adrenal crisis)亦称急性肾上腺皮质功能减退症(acute adrenocortical hypofunction）或艾迪生病危象（Addisonian crisis），是指肾上腺皮质功能急性衰竭所致的危重症候群。

肾上腺危象的发生率随着年龄的增长而增加。我国尚缺乏发病率和患病率的数据。据国外文献报道，在 60~69 岁的肾上腺皮质功能减退患者中，每年因发生肾上腺危象而住院治疗者占 24.3/100 万。虽然肾上腺危象不常见，但其年死亡率高达 0.5/100，甚至有研究报道病死率可高达 25%。

（一）病因与发病机制

原发性肾上腺危象的主要病因：急性免疫性疾病累及肾上腺、急性感染（尤其是脑膜炎球菌感染）合并双侧肾上腺出血、全身或肾上腺局部出血性疾病、累及肾上腺的创伤和手术、原发和继发肾上腺肿瘤、抗凝药导致肾上腺出血、肾上腺供血血管病变等。继发性肾上腺危象的主要病因：①在慢性肾上腺功能减退（艾迪生病、肾上腺次全切除术及肾上腺结核等）的基础上合并感染、劳累、创伤、手术及容量缺乏等应激情况；②长期应用激素治疗突然停药或减药；③垂体功能低下的患者未补充激素时应用一些药物如苯妥英钠、巴比妥类、利福平及甲状腺素或胰岛素等。

肾上腺危象的发病机制源于急性皮质醇的绝对或相对缺乏引起一系列病理生理改变。首先，内源性糖皮质激素对炎症细胞的抑制作用丧失，导致炎症细胞因子水平快速升高，与此同时，免疫细胞数量发生改变（中性粒细胞减少、嗜酸性粒细胞增多和淋巴细胞增多）；其次，皮质醇与儿茶酚胺对血管反应性的协同作用丧失，肝脏糖异生减少，低血糖，循环中的游离脂肪酸和氨基酸减少；在细胞水平上，皮质醇水平降低会抑制激活蛋白 1（AP-1）和核因子 κB（NF-κB）的作用，导致产生炎症因子的基因病理性激活，引发一系列炎症反应，进而导致危象产生。

（二）临床表现

肾上腺危象的临床表现主要有糖皮质激素和盐皮质激素缺乏所引起的相关表现及基础疾病本身的表现，如发热、胃肠症状、神经系统症状及循环衰竭相关症状、体征。

1. **一般情况**　常表现为高热，最高体温可达 40℃ 以上，但少数患者可出现体温不升、严重脱水表现（皮肤干燥、舌干、皮肤弹性差）；皮肤色素沉着。

2. **中枢神经系统**　精神萎靡，易疲劳，烦躁、谵妄，进而出现嗜睡、昏迷、抽搐等症状。

3. **循环系统**　当机体大量失水（3L 以上）后，极易出现循环衰竭，表现为脉搏细速、心率增快（常在 170 次/min 以上），心律失常，四肢厥冷，血压下降，甚至休克。多数患者神志改变与血压下降同时出现，少数患者神志改变在前，随后出现血压下降。脱水征象几乎见于所有患者。

4. **内分泌系统**　常为低血糖表现，如头晕、心悸、乏力、大汗等。

5. **其他**　厌食、恶心、呕吐、腹痛、腹泻等消化道症状。

（三）诊断与评估

肾上腺危象是威胁生命的急症，诊断主要依据病史、症状和体征及相应辅助检查结果。临床表现不典型，尤其是起病急、合并多种基础疾病的患者，易于耽误诊治时机。

血、尿常规与血生化、心电图、激素水平检测、ACTH 兴奋试验及影像学检查可协助诊断。

（四）急诊管理

1. **快速补液**　在第 1 小时内快速输注 1 000ml 等渗盐水或 5% 葡萄糖氯化钠溶液，然后根据患者的血流动力学状态决定是否需要进一步液体复苏（通常 24 小时共需 4~6L，老年和肾损害患者需要警惕液体超负荷）。

2. **应用氢化可的松**　立即 100mg 静脉推注，继而 200mg 连续静脉滴注 24 小时或 50mg/6h 肌内注射，次日减为 100mg/d。

3. **纠正低血糖**　以 2~3ml/min 的速率缓慢静脉注射 25% 葡萄糖溶液（0.5~1g/kg 或 2~4ml/kg），最大单剂量 25g，密切监测血糖情况。

4. **低钠血症的处理**　避免快速纠正低钠血症，前 24 小时内不超过 6~8g，避免渗透性脱髓鞘综合征（皮质醇替代治疗可诱导利尿和抑制抗利尿激素）。

（五）预后

肾上腺危象患者的预后取决于治疗时机，延误治疗通常会导致不良后果。随着影像技术的发展，大多数肾上腺危象患者得以幸存，而精神状态受损和意识丧失的患者病死率增加。患者教育是预防肾上腺危象的最重要组成部分。

精 粹

1. 老年人群中腺垂体功能减退症患者数量有增加趋势,常见病因为肿瘤、垂体缺血坏死、颅脑外伤等。

2. 老年垂体功能减退症患者常起病隐匿,临床表现与发病的年龄、性别、受累激素种类、分泌受损程度及原发病的病理性质有关。

3. 垂体危象多见于未经系统和正规激素补充治疗,或终止治疗的垂体功能减退患者,诱发因素为各种应激如感染、腹泻、失水、中暑、手术、外伤、饥饿、寒冷、急性心肌梗死、脑卒中、麻醉及使用镇静药、催眠药、降血糖药等。

4. 垂体危象和肾上腺危象的诊断主要基于临床表现结合激素水平检测。

5. 垂体危象的急诊管理包括稳定生命体征的全身支持与脏器功能保护、快速纠正低血糖、激素替代治疗、纠正内环境紊乱,以及积极治疗原发病或去除诱因。

6. 肾上腺危象的发生率随着年龄的增长而增加,急性感染、劳累、创伤、手术及容量缺乏、长期应用激素治疗时突然停药或减药是其主要诱发因素。

7. 肾上腺危象是肾上腺皮质功能急性衰竭所致的危重症候群,其特点除皮质功能减退症表现外,突出表现为发热、胃肠症状、神经系统症状及循环衰竭等。

8. 肾上腺危象的急诊管理主要在于迅速补液、提高皮质醇激素水平、控制威胁生命的合并症。皮质醇激素治疗是控制病情与改善预后的关键。

（曹　钰）

参考文献

1. SPITAL A. Adrenal crisis [J]. N Engl J Med, 2019, 381 (22):2181.

2. DINEEN R, THOMPSON C J, SHERLOCK M. Adrenal crisis: prevention and management in adult patients [J]. Ther Adv Endocrinol Metab, 2019, 10:1-12.

3. BETTERLE C, PRESOTTO F, FURMANIAK J. Epidemiology, pathogenesis, and diagnosis of Addison's disease in adults [J]. J Endocrinol Invest, 2019, 42(12):1407-1433.

4. HAHNER S. Acute adrenal crisis and mortality in adrenal insufficiency: still a concern in 2018! [J]. Ann Endocrinol (Paris), 2018, 79(3):164-166.

5. RUSHWORTH R L, TORPY D J, FALHAMMAR H. Adrenal crises: perspectives and research directions [J]. Endocrine, 2017, 55 (2):336-345.

6. PAZDERSKA A, PEARCE S H. Adrenal insufficiency-recognition and management [J]. Clin Med(Lond), 2017, 17(3):258-262.

7. ISHII M. Endocrine emergencies with neurologic manifestations [J]. Continuum(Minneap Minn), 2017, 23(3):778-801.

8. PUAR T H, STIKKELBROEC N M, SMANS L C, et al. Adrenal crisis: still a deadly event in the 21st century [J]. Am J Med, 2016, 129(3):339. e1-339. e9.

9. HIGHAM C E, JOHANNSSON G, SHALET S M. Hypopituitarism [J]. Lancet, 2016, 388(10058):2403-2415.

10. BORNSTEIN S R, ALLOLIO B, ARLT W, et al. Diagnosis and treatment of primary adrenal insufficiency: an endocrine society clinical practice guideline [J]. J Clin Endocrinol Metab, 2016, 101 (2):364-389.

11. GLEZER A, BRONSTEIN M D. Pituitary apoplexy: pathophysiology, diagnosis and management [J]. Arch Endocrinol Metab, 2015, 59(3):259-264.

12. BANCOS I, HAHNER S, TOMLINSON J, et al. Diagnosis and management of adrenal insufficiency [J]. Lancet Diabetes Endocrinol, 2015, 3(3):216-226.

13. RUSHWORTH R L, TORPY D J. A descriptive study of adrenal crises in adults with adrenal insufficiency: increased risk with age and in those with bacterial infections [J]. BMC Endocr Disord, 2014, 14(1):1-8.

14. CHARMANDARI E, NICOLAIDES N C, CHROUSOS G P. Adrenal insufficiency [J]. Lancet, 2014, 383(9935):2152-2167.

15. 曹小平,曹钰. 急诊医学[M]. 北京:科学出版社,2014.

第 17 章　血液急危重症

随着我国老年人口的迅速增加,近年来血液病逐渐成为我国老年人的常见疾病,急诊医师将遇到越来越多的老年血液病患者,对于老年血液急危重症的快速诊断和治疗,也给老年急诊医学提出巨大挑战。老年人造血的红骨髓减少,淋巴细胞减少,全身淋巴滤泡也减少,抗原刺激下免疫球蛋白产生明显减少,导致老年人免疫功能减低,易发生各种感染或肿瘤。老年人血小板黏附性和聚集性增加,可能是其容易发生血栓和栓塞的原因之一。

红细胞疾病有缺铁性贫血、溶血性贫血等;白细胞疾病以中性粒细胞缺乏症常见;出血性疾病中原发免疫性血小板减少症、血栓性血小板减少性紫癜、肝素诱导的血小板减少在老年人中常见,老年人肿瘤晚期、严重感染容易并发弥散性血管内凝血。部分血液肿瘤在老年人中有多发倾向,慢性淋巴细胞白血病多发生在 50 岁以上人群,多发性骨髓瘤发病年龄高峰在 65 ~ 70 岁,淋巴瘤的第 2 个发病年龄高峰在 60 岁以上,骨髓增生异常综合征在 50 岁以上成人中也常见。这些血液病在老年人中多发的原因可能与老年人免疫功能低下及多病性导致的继发性血液系统缺陷有关。

老年人患血液病时,其临床表现、诊断及治疗与中青年患者有不少差别。如老年人贫血,由于其可同时存在心脑血管疾病,常有心慌气短或反应迟钝,往往血红蛋白下降很低才被发现,或因检查其他疾病而发现贫血;又如,老年人较为常见的多发性骨髓瘤常有腰痛,容易被当成一般老年人常有的腰酸腿痛,而延误诊断数月乃至数年。一般情况下,老年血液病患者对治疗反应也不如中青年人敏感,对药物副作用的耐受性差,易发生感染及其他并发症。

本章重点讨论老年血液急危重症,包括中性粒细胞缺乏伴发热、高白细胞血症、溶血性贫血、血小板减少症等疾病。

第 1 节　中性粒细胞缺乏伴发热

一、概述

中性粒细胞缺乏是指外周血中性粒细胞绝对计数(ANC)<0.5×10^9/L,或预计 48 小时后 ANC<0.5×10^9/L;严重中性粒细胞缺乏是指 ANC<0.1×10^9/L。发热是指口腔温度单次测定≥38.3℃(腋温≥38.0℃),或 ≥38.0℃(腋温 ≥37.7℃)持续超过 1 小时。中性粒细胞缺乏期间应避免测定直肠温度和进行直肠检查,以防止定植于肠道的微生物进入周围黏膜和软组织。即使患者不能满足上述定义,也需要仔细判断是否需要应用抗菌药物治疗,尤其是全身状况不良的老年患者,在发生感染时可能无发热甚至体温降低。

二、病因与危险因素

中性粒细胞缺乏分为原因不明的原发性粒细胞缺乏和继发性粒细胞缺乏,以后者多见,常见的病因有:①药物引起的变态反应所致粒细胞的免疫性破坏,如解热镇痛药、抗生素类、磺胺类、镇静药、抗甲状腺药;②药物对骨髓粒细胞增殖的直接抑制作用,如一定剂量的抗肿瘤药物;③电离辐射。

粒细胞缺乏在老年人中较多见,多继发于抗肿瘤药物对骨髓的直接抑制。由于老年人服用多种药物,因而他们更易发生白细胞减少。老年患者任何严重的感染均可能引起粒细胞缺乏。

80% 以上的造血系统恶性肿瘤患者和 10% ~

50%的实体肿瘤患者在≥1个疗程化疗后会发生与中性粒细胞缺乏有关的发热。造血系统恶性肿瘤患者发生中性粒细胞缺乏伴感染时常伴有较高的病死率,13%～60%接受造血干细胞移植的患者发生血流感染,病死率达 12%～42%。在目前国内医疗条件下,当中性粒细胞缺乏持续>21 天时感染的发生率明显增高。

中国血液病患者粒细胞缺乏伴发热的流行病学调查显示:①中心静脉导管(CVC)置管、消化道黏膜炎、既往 90 天内暴露于广谱抗菌药物和中性粒细胞缺乏>7 天是中性粒细胞缺乏伴发热的危险因素;②在我国中性粒细胞缺乏伴发热患者中,能够明确感染部位者占 54.7%,最常见的感染部位是肺,其后依次为上呼吸道、肛周、血流感染等;③能够明确感染微生物的比例为 13.0%,致病菌以革兰氏阴性菌为主,占全部细菌总数的 54.0%;④目前我国中性粒细胞缺乏患者感染的常见革兰氏阴性菌包括大肠埃希菌、肺炎克雷伯菌、铜绿假单胞菌、嗜麦芽窄食单胞菌、鲍曼不动杆菌,常见革兰氏阳性菌包括表皮葡萄球菌、肠球菌[包括耐万古霉素肠球菌(VRE)]、链球菌属、金黄色葡萄球菌[包括耐甲氧西林金黄色葡萄球菌(MRSA)]、凝固酶阴性葡萄球菌;⑤不同感染部位的致病菌谱有明显差异,如血流感染以大肠埃希菌、肺炎克雷伯菌、表皮葡萄球菌、铜绿假单胞菌和白念珠菌为主,肺部感染则以铜绿假单胞菌、嗜麦芽窄食单胞菌、黄曲霉和鲍曼不动杆菌为主。非发酵菌在革兰氏阴性菌中占较大比例,非发酵菌耐药发生率的上升增加了临床抗菌治疗的难度。

三、发病机制

药物所致的变态反应性粒细胞缺乏其发病机制一般包括:①半抗原型,药物本身为半抗原,在敏感患者体内与粒细胞膜蛋白结合成完全抗原,刺激机体产生抗粒细胞抗体,引起粒细胞的破坏与溶解;②"无辜旁观者"型,如甲状腺药物在敏感者体内形成免疫复合物,非特异性地吸附于中性粒细胞膜表面,激活补体,破坏粒细胞;③蛋白载体型,可能在某些药物先与血浆蛋白结合,进而吸附于粒细胞的膜蛋白上,三者构成完全抗原,刺激机体产生抗体,在补体的作用下破坏已致敏的粒细胞;④自身抗体型,药物或其他代谢产物与粒细胞蛋白结合,使膜抗原决定簇发生变异,形成自身抗体破坏已致敏的粒细胞。

四、临床表现

多数起病急骤,可有突发寒战、高热、头痛、咽痛等症状。口腔、咽喉、直肠可发生坏死性溃疡,并可迅速发展成脓毒血症。老年人的临床症状不一定比中青年人重,但更应注意向患者或其家属宣传有关预防感染的知识,同时注意随诊观察,因为白细胞减少可能是某些疾病(包括肿瘤)的早期表现。

五、诊断与评估

(一) 诊断

尽管有相当一部分的中性粒细胞缺乏伴发热患者最终无法明确致病原,但考虑到这类患者病情严重且死亡率较高,同时研究证实,尽早开始抗菌药物治疗可显著改善粒细胞缺乏伴发热患者的预后,所以,对这些患者应尽早经验性应用抗菌药物治疗。

1. **病史和体格检查**　进行详细的病史询问和体格检查,以发现感染的高危部位和隐匿部位,但有部分患者无法明确感染部位。

2. **实验室检查**　至少每 3 天复查 1 次全血细胞计数、肝肾功能和电解质,同时行降钙素原、C 反应蛋白等感染相关指标的检查。

3. **微生物学检查**　至少同时行两套血培养。如果存在 CVC,一套血标本从 CVC 的管腔采集,另一套从外周静脉采集;无 CVC 者应采集不同部位静脉的两套血标本进行培养,采血量为每瓶 10ml。如果经验性抗菌药物治疗后患者仍持续发热,可以每隔 2～3 天进行 1 次重复培养。同时,根据临床表现对可能出现感染的部位进行相应的微生物学检查。

(二) 评估

中性粒细胞缺乏伴发热患者的危险度分层参照美国感染病学会(Infectious Diseases Society of America,IDSA)指南标准,符合以下任何一项即高危:

1. 严重中性粒细胞缺乏($<0.1\times10^9$/L),或预计中性粒细胞缺乏持续>7 天。

2. **有以下任何一种合并症**　①血流动力学不稳定;②口腔或胃肠道黏膜炎(吞咽困难);

③胃肠道症状（腹痛、恶心、呕吐、腹泻）；④新发的神经系统病变或精神症状；⑤血管内导管感染（尤其是导管腔道感染）；⑥新发的肺部浸润，或低氧血症，或有潜在的慢性肺部疾病。

3. 肝功能不全（转氨酶水平 > 5 倍正常上限），或肾功能不全（肌酐清除率 < 30ml/min）。

预计中性粒细胞缺乏在 7 天内消失、无活动性合并症，同时肝肾功能正常或损害较轻且稳定时则符合低危。高危患者应首选住院接受经验性静脉抗菌药物治疗，不符合低危标准的患者在临床上均应参照高危患者指南进行治疗。

六、急诊管理

中性粒细胞缺乏伴发热是一种临床急症，临床表现不典型，感染部位不明显，病原菌培养阳性率低，急诊医师应尽一切努力为老年患者提供无菌、隔离的环境，同时还要注意老年人治疗过程中的心理问题。

高龄患者，由于其多病性，临床反应迟缓，一些器官平时就有慢性感染存在（如呼吸道、牙龈、外阴等部位的慢性感染），在粒细胞缺乏的情况下，极易发生严重感染，因此，此类患者在诊断时，即使未发现明确感染灶，也应予以预防性抗生素治疗。若已有明确感染，即使临床表现不严重，也应予以强有力的抗生素治疗，如抗细菌感染治疗效果不满意，应加用抗真菌药物。此外，老年人常有贫血、白蛋白减低、免疫能力低下，因而在上述治疗的同时，积极的支持治疗也很重要，如纠正贫血、补充白蛋白、静脉输注丙种球蛋白等。

1. 初始经验性抗菌药物治疗　在感染危险度和耐药评估后应当立即经验性使用抗菌药物。初始经验性抗菌药物治疗旨在降低细菌感染所致的严重并发症和病死率，其原则是覆盖可引起严重并发症或威胁生命的最常见和毒力较强的病原菌，直至获得准确的病原学培养结果。

低危患者的初始治疗推荐联合口服环丙沙星、阿莫西林-克拉维酸、左氧氟沙星或莫西沙星。高危患者必须立即住院治疗，根据危险度分层、耐药危险因素、当地病原菌和耐药流行病学数据及疾病的复杂性对患者进行个体化评估。对病情较轻的患者采取升阶梯策略，通过经验性使用头孢菌素类等广谱抗菌药物来降低因抗菌药物过度使用造成的细菌耐药率增加；对病情较为危重的患者采取降阶梯策略，以改善预后。

高危患者静脉应用的抗菌药物必须是能覆盖铜绿假单胞菌和其他严重革兰氏阴性菌的广谱抗菌药物。鉴于耐药菌比例日益增加，在初始选择药物时还应基于体外药敏试验、已知特定病原体的最敏感药物。在权衡风险获益后，也可以经验性选择替加环素、磷霉素等。在既往发生耐药菌定植或感染的患者，选择初始经验性用药应慎重。

在接受经验性抗菌药物治疗后，应根据危险分层、确诊的病原菌和患者对初始治疗的反应等综合判断，决定后续如何调整抗菌治疗。

2. 抗菌药物治疗的疗程　适当的抗菌药物治疗应持续用于整个中性粒细胞缺乏期，直至 ANC ≥ 0.5×10⁹/L。适当的抗菌疗程已结束、感染的所有症状和体征消失但仍然存在中性粒细胞缺乏的患者，可以采用预防性用药方案治疗直至血细胞恢复。

3. 预防性应用抗菌药物的指征　对于高危患者，推荐预防性用药，可选择氟喹诺酮类药物、磺胺甲噁唑-甲氧苄啶，不建议预防性应用第三代头孢菌素。

精　粹

1. 粒细胞缺乏在老年人中比较常见，其最主要原因要考虑到老年患者是否有严重的感染、抗肿瘤药物对骨髓的抑制及老年人自身口服多种药物。

2. 80% 以上的血液恶性肿瘤患者和 10%～50% 的实体肿瘤患者在 ≥1 个疗程化疗后会发生与中性粒细胞缺乏有关的发热。

3. 老年人粒细胞缺乏伴发热的临床症状未必典型，但易快速发展成脓毒血症。病原菌培养阳性率低。粒细胞减少可能还是某些恶性肿瘤的早期表现，应密切随诊观察。

4. 老年人粒细胞缺乏伴发热的急诊管理与中青年人相同，强调危险分层与应用抗生素，同时加强支持治疗，如纠正贫血、补充白蛋白、静脉输注丙种球蛋白等。

（石芳娥　高伟波　朱继红）

参考文献

1. 中华医学会血液学分会,中国医师协会血液科医师分会. 中国中性粒细胞缺乏伴发热患者抗菌药物临床应用指南(2016年版)[J]. 中华血液学杂志,2016,37(5):353-359.
2. 王华光. 中性粒细胞缺乏伴发热,应尽早应用抗菌药物[J]. 中国社区医师,2013,28(1):31-32.
3. NICKEL C,BELLOU A,CONROY S. Geriatric emergency medicine [M]. [S. l.]:Springer International Publishing,2018.
4. TAPLITZ R A,KENNEDY E B,BOW E J,et al. Outpatient management of fever and neutropenia in adults treated for malignancy: American Society of Clinical Oncology and Infectious Diseases Society of America Clinical Practice Guideline Update[J]. J Clin Oncol,2018,36(14):1443-1453.
5. HEINZ W J,BUCHHEIDT D,CHRISTOPEIT M,et al. Diagnosis and empirical treatment of fever of unknown origin(FUO)in adult neutropenic patients:guidelines of the Infectious Diseases Working Party(AGIHO)of the German Society of Hematology and Medical Oncology(DGHO)[J]. Ann Hematol,2017,96(11):1775-1792.

第2节　高白细胞血症

一、概述

高白细胞血症(hyperleukocytic acute leukemia,HAL)是白血病的一种急危重症,急性白血病当外周血白细胞超过 $100\times10^9/L$(正常是 $10\times10^9/L$)时,就称为 HAL。急性髓细胞性白血病(acute myelogenous leukemia,AML)是成人常见的一种白血病,老年 AML 的发病率呈逐年上升趋势,急性早幼粒细胞白血病(acute promyelocytic leukemia,APL)占 AML 的 5%~15%,发病高峰为 40~45 岁,随着人口老龄化,老年 APL 的比例明显升高。慢性髓细胞性白血病(chronic myelogenous leukemia,CML)约占成人白血病的 15%,我国年发病率为(0.36~0.55)/10 万,中位发病年龄为 45~50 岁,较西方国家(美国中位发病年龄为 67 岁)更为年轻化,随着年龄增加,CML 发病率也呈逐步升高的趋势。HAL 病情凶险,常合并髓外浸润,明显增高的白细胞导致血液黏稠、微循环障碍、组织缺血缺氧,患者容易发生脑水肿、颅内高压、弥散性血管内凝血(DIC)、栓塞和急性呼吸窘迫综合征(ARDS)等并发症。

二、病因与危险因素

HAL 发病与特异性遗传学改变有关。危险因素包括年轻、AML、APL 及一些细胞遗传学异常等。

三、病理生理

HAL 的白细胞是正常的十几倍甚至几十倍,而且几乎都不起作用,病变白细胞可塑性小、变性能力差,过多的白细胞在微循环中大量淤滞,耗氧量巨大,导致血流减慢、血黏滞度增高,导致组织缺血缺氧,并引起血管内皮损伤,激活出凝血系统造成凝血功能障碍,从而导致致命的颅内出血、DIC 等,还特别容易引起脑、肺、肾、腹腔的血管堵塞,加重组织缺氧与出血。白血病细胞浸润小血管壁使其损伤易于破裂,造成脏器出血。

四、临床表现

1. **白细胞淤滞综合征**　HAL 突出表现为白细胞淤滞综合征,尤其是导致肺脏和大脑的血管堵塞,患者出现胸闷、气短、烦躁、视物模糊甚至昏迷等症状。

2. **急性肿瘤溶解综合征(acute tumor lysis syndrome,ATLS)**　由于肿瘤细胞大量破坏发生溶解,细胞内物质快速进入血液循环,引起一系列电解质及代谢紊乱,如高钾血症、高磷血症、高尿酸血症和低钙血症,可出现严重的心律失常、急性肾衰竭而危及生命。

3. **颅内出血**　HAL 患者较普通急性白血病患者更容易合并颅内出血,这与白血病细胞浸润血管致其损害、破裂及血小板严重低下有关。

4. **尿酸性肾病**　由于化疗时大量白血病细胞溶解破坏,血清和尿中尿酸浓度增高,积聚于肾小管,引起阻塞而发生尿酸性肾病甚至肾衰竭,患者表现为尿少、无尿、全身水肿。

5. **DIC**　组织缺氧,白血病细胞浸润破坏血管壁致脏器出血、水肿,加之血小板减少和大量白血病细胞崩解释放出促凝血物质,极易形成 DIC。

五、诊断与评估

HAL 起病急,进展快,髓外脏器广泛浸润,易并发多器官功能障碍及多脏器出血。

老年 APL 起病凶险,一般首发表现为出血、贫血、感染等全血细胞减少的临床症状。老年患者在无其他明显病因下出现 DIC 时需首先考虑 APL,APL 已成为预后最好的血液系统恶性肿瘤,但 HAL 患者易复发,若不及时治疗,短期内可发生大量原始白血病细胞在毛细血管内广泛淤滞,从而严重影响肺、脑、肾等重要脏器的功能。

六、急诊管理

HAL 临床上尤以颅内出血最为多见,是急诊抢救范围内的白血病。

本病诱导化疗耐受性差,缓解率低,早期病死率高,临床治疗较困难,急诊管理以尽快降低白细胞总数尤为重要。

1. 白细胞单采术　能迅速有效地减少白细胞,一次有效的治疗性白细胞单采术可在数小时内减少白细胞 20%~60%,而且可以减少肿瘤负荷,防止化疗后大量白细胞破坏所致的代谢紊乱(高尿酸血症、高钾血症)和凝血功能异常,从而降低早期病死率。

2. 细胞毒性药物　最常用的是羟基脲,同时需充分水化、碱化尿液,并及时联用别嘌醇,防治高尿酸血症及尿酸性肾病。并发头痛、神志改变等中枢神经系统表现时,尽早予以甘露醇降颅压。

如血小板<20×10⁹/L,及时输注单采血小板,早期配合化疗药物,抑制白血病细胞增殖。

> **精　粹**
>
> 1. 老年急、慢性白血病发病率逐年升高,HAL 是白血病的一种危急重症,病情凶险,常合并髓外浸润,易发生脑水肿、颅内高压、DIC、栓塞和 ARDS 等并发症。
>
> 2. 老年患者在无其他明显病因出现 DIC 时需首先考虑 APL,APL 已成为预后最好的血液系统恶性肿瘤,但 HAL 患者易复发。
>
> 3. HAL 诱导化疗耐受性差,缓解率低,早期病死率高,急诊管理以尽快降低白细胞总数尤为重要。
>
> 4. 白细胞单采术能迅速减少白血病细胞负荷,并且避免化疗时大量细胞破坏所致的代谢紊乱和凝血功能异常。

(石芳娥　高伟波　朱继红)

参考文献

1. 胡瑜,郑波. 急性高白细胞性白血病的临床研究进展[J]. 国际输血及血液学杂志,2019,42(6):535-542.
2. 姚善谦,朱宏丽,相仕涛. 老年血液病学[M]. 北京:军事医学科学出版社,2006.
3. GIAMMARCO S,CHIUSOLO P,PICCIRILLO N,et al. Hyperleukocytosis and leukostasis:management of a medical emergency[J]. Expert Rev Hematol,2017,10(2):147-154.
4. KORKMAZ S. The management of hyperleukocytosis in 2017:do we still need leukapheresis?[J]. Transfus Apher Sci,2018,57(1):4-7.

第 3 节　溶血性贫血

一、概述

溶血性贫血(hemolytic anemia)是由于红细胞破坏速率增加,超过骨髓代偿能力而发生的贫血。骨髓有 6~8 倍的红系造血代偿能力,如红细胞破坏速率在骨髓代偿范围内,则虽有溶血,但不出现贫血,称为溶血状态。

正常红细胞的寿命约 120 天,只有在红细胞寿命缩短至 15~20 天时才会发生贫血,溶血性贫血占全部贫血的 5% 左右。根据溶血的速度、程度、部位和患者的代偿能力,患者临床表现差距极大(从无明显症状直至危及生命的急危重症)。急性溶血(acute hemolysis,AH)是指在短期内红细胞大量破坏而骨髓造血功能代偿不足时发生的贫血,除了贫血造成的组织器官缺氧外,大量红细胞碎片可导致心、肺及肾等脏器的损害,凝血机制障碍和抗体抗原反应,严重者可危及生命。自身免疫性溶血性贫血(autoimmune hemolytic anemia, AIHA)是由于机体免疫功能紊乱、产生自身抗体,导致红细胞破坏加速(溶血)超过骨髓代偿时发生的贫血。目前资料显示, AIHA的年发病率由过去的1/10万上升到(10~20)/10万。

二、病因与危险因素

造成溶血的原因有200余种之多,可概括分为红细胞本身的内在缺陷(红细胞膜缺陷、红细胞酶缺陷、珠蛋白合成障碍)和红细胞外部因素(免疫性溶血性贫血、微血管性溶血性贫血、血型不合、物理或机械因素、生物或感染因素、化学或药物因素)异常,前者除极个别例外,几乎全部是遗传性疾病,后者引起获得性溶血。

红细胞破坏发生在血液循环中为血管内溶血,临床表现常较为明显,并伴有血红蛋白血症、血红蛋白尿和含铁血黄素尿;红细胞破坏发生于单核巨噬细胞系统为血管外溶血,主要发生于脾脏,临床表现一般比较轻。

三、发病机制

根据常见病因的不同,急性溶血性贫血有不同的发病机制。

1. 血型不合输血后引起的急性溶血   此类急性溶血多系ABO血型不合引起,少数为Rh血型不合引起。

2. 药物引起的溶血性贫血   多种化学药物可以引起溶血性贫血,主要机制包括:①对红细胞直接的毒性作用;②免疫作用。

3. 诱发葡萄糖-6-磷酸脱氢酶(G6PD)缺乏症患者的溶血   老年人较常见的淋巴增生性疾病(如淋巴瘤、多发性骨髓瘤及巨球蛋白血症)、免疫性疾病(类风湿关节炎、干燥综合征),导致机体免疫功能失调,对自身红细胞失去识别能力,从而产生异常的自身抗体(IgG、IgA、IgM或C3)。根据抗体作用于红细胞时所需的温度又可分为温抗体型(以IgG为主)、冷抗体型(主要为IgM)和混合型。

四、临床表现

起病急缓不一,临床表现会被原发病的表现所掩盖;溶血性贫血也可以是最早出现的症状,而原发病在数月甚至数年后才出现。患者除贫血外,大多数有轻度至中度的黄疸及脾大,也可有肝大及淋巴结肿大或皮肤紫癜,如系慢性淋巴细胞白血病或淋巴瘤引起者,脾大常较明显。

全身表现与其他贫血相似,包括苍白、乏力、头晕,可能出现低血压,血红蛋白尿可产生红色或淡棕色尿。严重溶血可以出现黄疸和脾大,伴有寒战、发热,背部和腹部疼痛,甚至休克。

急性溶血起病急骤,严重病例中有如下表现:组织缺氧(尤其是心脏缺血)、热衰竭(类似感染性休克)及血栓栓塞并发症。急性溶血还与深静脉血栓风险增加有关,在某些情况下(如抗磷脂抗体综合征、系统性红斑狼疮、夜间阵发性血红蛋白尿等)甚至更高。

五、诊断与评估

溶血性贫血的典型表现及抗人球蛋白试验阳性为诊断依据。原发病的诊断主要依据病史和有关的检查。

1. 诊断标准   ①血红蛋白水平达贫血标准;②检测到红细胞自身抗体;③至少符合以下一条:网织红细胞百分比>4%或绝对值>$120×10^9$/L,结合珠蛋白<100mg/L,总胆红素≥17.1μmol/L(以非结合胆红素升高为主)。

2. 分型   ①依据病因明确与否,分为继发性和原发性两类。②依据自身抗体与红细胞结合所需的最适温度分为温抗体型、冷抗体型[包括冷凝集素综合征(CAS)及阵发性冷性血红蛋白尿症(PCH)]和混合型。③依据红细胞自身抗体检测结果,分为自身抗体阳性型和自身抗体阴性型;自身抗体阴性型AIHA临床符合溶血性贫血,除外其他溶血性贫血,免疫抑制治疗有效。

3. 特异性检查

(1) 红细胞自身抗体检查:①直接抗球蛋白试验(DAT)检测被覆红细胞膜自身抗体。温抗体自身抗体与红细胞最佳结合温度为37℃,冷抗体自身抗体与红细胞最佳结合温度为0~5℃。②间接抗球蛋白试验(IAT)检测血清中的游离温抗体。③冷凝集素试验检测血清中冷凝集素。冷凝集素是IgM型冷抗体,与红细胞最佳结合温度为 0~5℃。冷凝集素效价>1:32 时即可以诊断 CAS。CAS 的 DAT 为补体 C3 阳性。④冷热溶血试验检测冷热双相溶血素（D-L 抗体）。D-L 抗体是 IgG 型冷热溶血素，在 0~4℃时与红细胞结合，并吸附补体，但并不溶血；在 30~37℃发生溶血。PCH 的冷热溶血试验阳性，DAT 为补体 C3 阳性。

（2）病因学检查：无基础疾病者诊断为原发性 AIHA，有基础疾病者则为继发性 AIHA。继发性 AIHA 常见的病因有：①淋巴细胞增生性疾病，如慢性淋巴细胞白血病、非霍奇金淋巴瘤、霍奇金淋巴瘤等；②自身免疫病，如系统性红斑狼疮、溃疡性结肠炎、桥本甲状腺炎；③感染，如支原体感染、EB 病毒感染、巨细胞病毒感染等；④药物，如嘌呤类药物、头孢菌素、β-内酰胺酶抑制剂等；⑤血型不合；⑥实体瘤。

六、急诊管理

急性溶血性贫血是一种潜在的危及生命的疾病，病因治疗是关键。误输异型血者应立即停止输血，AIHA 可使用糖皮质激素，血管外溶血的疾病可考虑脾切除，药物性溶血则应及时停药。其次，要避免、控制诱发因素，并予以抗休克、纠正肾衰竭等支持与对症治疗。

1. 支持治疗

（1）应尽量避免或减少输血。AIHA 由于存在自身抗体，增加了交叉配血难度，增大了同种抗体致溶血性输血反应的危险。

（2）输血时机应根据贫血程度、有无明显症状、发生快慢而定。对于急性溶血性贫血患者，出现严重症状时能排除同种抗体者须立刻输注红细胞。对于慢性溶血性贫血患者，血红蛋白在 70g/L 以上可不必输血；血红蛋白在 50~70g/L 时如有不能耐受的症状时可适当输血；血红蛋白在 50g/L 以下时应输血。

（3）检测自身抗体抗 ABO、Rh 血型特异性，对供者进行选择及交叉配血试验。交叉配血不完全相合时，选用多份标本交叉配血中反应最弱的输注。缓慢滴注，密切观察有无输血反应。

（4）抢救时不强调应用洗涤红细胞。

（5）常规治疗效果欠佳时可行血浆置换术或者免疫抑制治疗。

（6）输血前加用糖皮质激素可减少和减轻输血反应的发生。

（7）注意碱化利尿，并注意保持电解质平衡。

2. 糖皮质激素 糖皮质激素应在无糖皮质激素使用禁忌情况下应用。按泼尼松计算，剂量为 0.5~1.5mg/（kg·d），可以根据具体情况换算为地塞米松、甲泼尼龙等静脉输注。糖皮质激素用至血细胞比容大于 30% 或者血红蛋白水平稳定于 100g/L 以上才考虑减量。若使用推荐剂量治疗 4 周仍未达到上述疗效，建议考虑二线用药。急性重型 AIHA 可能需要使用 100~200mg/d 甲泼尼龙 10~14 天才能控制病情。有效者泼尼松剂量在 4 周内逐渐减至 20~30mg/d，以后每月递减（减少 2.5~10.0mg），在此过程中严密监测血红蛋白水平和网织红细胞绝对值变化。泼尼松剂量减至 5mg/d 并持续缓解 2~3 个月，考虑停用糖皮质激素。冷抗体型 AIHA 多为继发性，治疗与温抗体型 AIHA 不同，详见继发性 AIHA 治疗。

3. 二线治疗 二线治疗有脾切除，应用利妥昔单抗、环孢素和细胞毒性免疫抑制剂等。以下情况建议二线治疗：①对糖皮质激素耐药或维持剂量超过 15mg/d（按泼尼松计算）；②有其他禁忌或不耐受糖皮质激素治疗；③AIHA 复发；④难治性/重型 AIHA。

4. 继发性 AIHA 治疗 继发性 AIHA 需要积极治疗原发疾病，其余治疗同原发性 AIHA。多数冷抗体型 AIHA 是继发性，治疗 AIHA 的同时保温非常重要。

5. 其他药物和治疗方法 静脉注射免疫球蛋白（IVIG）对部分 AIHA 患者有效。血浆置换对 IgM 型冷抗体效果较好（37℃时 80% 的 IgM 型抗体呈游离状态），但对其他吸附在红细胞上的温抗体效果不佳，且血浆置换会带入大量补体。

七、预后

不同类型的溶血性贫血预后差异很大，部分类型在去除病因后可以治愈，部分类型需要长期输血治疗。急性溶血可能导致肾衰竭、休克等严重并发症，甚至危及生命。部分慢性溶血性贫血会导致血栓栓塞性疾病的风险升高。

精　粹

1. 老年人较常见的淋巴增生性疾病、免疫性疾病，容易引起机体免疫功能失调，对自身红细胞失去识别能力，产生异常的自身抗体，从而出现 AIHA。

2. 急性溶血性贫血起病急骤，是一种潜在的危及生命的疾病，病因治疗是关键，要控制诱因，并予以抗休克、纠正肾衰竭等支持治疗。

3. 对确诊 AIHA 的患者，尽量避免或减少输血，一线治疗药物首选糖皮质激素。

（石芳娥　高伟波　朱继红）

参考文献

1. 中华医学会血液学分会红细胞疾病学组.自身免疫性溶血性贫血诊断与治疗中国专家共识（2017 年版）[J].中华血液学杂志,2017,38(4):265-267.
2. 姚善谦,朱宏丽,相仕涛.老年血液病学[M].北京:军事医学科学出版社,2006.
3. 王化泉,邢莉民,邵宗鸿.自身免疫性溶血性贫血的治疗进展[J].中华医学杂志,2016,96(26):2111-2114.
4. 周晋,刘述川.自身免疫性溶血性贫血的诊断和治疗[J].中国实用内科杂志,2012,32(5):331-334.
5. NICKEL C,BELLOU A,CONROY S. Geriatric emergency medicine[M].[S. l.]:Springer International Publishing,2018.
6. LIEBMAN H A,WEITZ I C. Autoimmune hemolytic anemia[J]. Med Clin North Am,2017,101(2):351-359.
7. QUIST E,KOEPSELL S. Autoimmune hemolytic anemia and red blood cell autoantibodies[J]. Arch Pathol Lab Med,2015,139(11):1455-1458.
8. BARCELLINI W,FATTIZZO B,CORTELEZZI A. Autoimmune hemolytic anemia,autoimmune neutropenia and aplastic anemia in the elderly[J]. Eur J Intern Med,2018,58:77-83.

第 4 节　血小板减少症

血小板在机体正常止血过程中起重要作用，血小板数量减少或者功能异常都可导致机体止血机制异常而发生出血。血小板减少是指循环血小板数<150×10⁹/L 的情况。当血管内皮损伤时，血小板是启动凝血级联反应所必需的因素。血小板减少症的临床意义是巨大的，可以是简单的在常规血液检测中的偶然发现，也可能是危及生命的出血需要输注血小板。

血小板减少症的病因包括：生成减少（维生素缺乏、肿瘤性疾病和败血症）、破坏增加（原发免疫性血小板减少症、血栓性血小板减少性紫癜和弥散性血管内凝血）、药物诱导（肝素诱导血小板减少，质子泵抑制剂和甲氨蝶呤）。

一、原发免疫性血小板减少症

（一）概述

原发免疫性血小板减少症（primary immune thrombocytopenia,ITP）既往也称特发性（或自身免疫性）血小板减少性紫癜，是临床上最常见的出血性疾病，以缺乏明确特异性病因的孤立性血小板减少为特征，年发病率为（5~10）/10 万，男女发病率相近，老年人多见，60 岁以上人群发病率是 60 岁以下人群的 2 倍。

（二）病因与发病机制

病因迄今未明，是一种以体液免疫和细胞免疫介导的血小板过度破坏和巨核细胞成熟障碍为特征的获得性自身免疫性出血性疾病。

（三）临床表现

临床表现以皮肤黏膜出血为主，常见的有全身皮肤瘀点、瘀斑、鼻出血、牙龈出血、口腔黏膜出血、血尿、黑便，严重者可有内脏出血，甚至颅内出血，出血风险随年龄增长而增加。部分患者仅有血小板减少，没有出血症状。

另外，乏力和血栓风险增加是 ITP 患者易被忽略的临床表现。

依据病程，ITP 可分为：新诊断（0~3 个月）、持续性（3~12 个月）、慢性（>12 个月）。按照起病缓急分为急性型和慢性型，急性型多见于儿童，慢性型主要见于成年女性。

（四）诊断与评估

ITP 的诊断仍缺乏实验室诊断"金标准"，目前仍以临床排除性诊断为主。对 IVIG、糖皮质激素等治疗药物的反应有助于确立免疫性血小板减少症的诊断,但不能协助区分疾病的原发性与继发性。

通过病史、体格检查、血细胞计数、外周血涂片镜检等除外继发因素所致血小板减少后方可确立 ITP 的诊断。

1. **基本评估** ①详细询问患者病史,包括手术及创伤后出血史、药物毒物暴露史、疫苗接种史、输血史等。②体格检查除出血表现外多无其他异常表现。③ITP 以孤立性血小板减少为其外周血常规特点,严重或长期出血可合并小细胞低色素性贫血。④血细胞形态检查在 ITP 诊断中有重要意义,可借助涂片镜检除外乙二胺四乙酸(EDTA)依赖性假性血小板减少、血栓性血小板减少性紫癜、溶血性尿毒综合征、弥散性血管内凝血所致血小板减少等。体积显著增大或缩小的血小板在血涂片中明显增多应警惕遗传性血小板减少症的可能。⑤免疫球蛋白(IgG、IgA、IgM)水平明显降低提示普通变异型免疫缺陷病(common variable immunodeficiency disease,CVID)。⑥HIV、HBV、HCV 血清学测定:血小板减少可能是 HIV、HBV 或 HCV 感染出现其他症状之前的唯一表现,控制感染后可使部分患者出现疾病的完全缓解。

2. **对诊治有潜在价值的检查**

(1) 骨髓检查:对于有全身症状或体征的患者,或疑诊其他疾病的患者及拟行脾切除的患者,骨髓检查可提供有价值的信息。骨髓检查应包括骨髓细胞形态学、活检、细胞遗传学和流式细胞术检查。对于高龄或 IVIG、糖皮质激素等治疗反应不良者,应考虑进行下一代测序(next generation sequencing,NGS)以除外克隆性疾病所致血小板减少症。

(2) 幽门螺杆菌检测:并非对所有 ITP 患者常规进行幽门螺杆菌检测,除非来自幽门螺杆菌高发地区或有明显消化道症状的患者。

(3) 抗血小板糖蛋白特异性自身抗体测定:对 ITP 诊断有较高的特异性,可对复杂疑难病例的诊断提供帮助,但其敏感性偏低。

(4) 抗核抗体(ANA)、抗磷脂抗体(APLA)、抗甲状腺抗体检测:大约 33% 的成人 ITP 患者 ANA 为阳性,这部分患者转为慢性 ITP 的比例明显升高。羟氯喹对 ANA 阳性 ITP 患者(尤其女性患者)可能有效。ANA 阳性 ITP 患者在脾切除后血栓风险明显增加,因此拟行脾切除治疗的患者应先行 ANA 测定。APLA 包括抗心磷脂抗体和狼疮抗凝物,25% ~ 30% 的成人 ITP 患者可出现 APLA 阳性,但并不影响治疗效果。甲状腺功能亢进或减退患者可出现轻度的血小板减少,纠正甲状腺功能异常后血小板水平可出现回升,对有甲状腺疾病风险患者,检测甲状腺球蛋白抗体及促甲状腺激素受体抗体有助于明确是否为甲状腺疾病所致继发性血小板减少。

(5) 急性和持续性感染检测:某些急性病毒感染或减毒活疫苗接种可引起一过性血小板减少,而细小病毒、EB 病毒、巨细胞病毒的急性或持续性感染可诱发或加重血小板减少。

(6) 直接抗球蛋白试验(Coombs 试验):若患者有贫血、网织红细胞增高,应进行直接抗球蛋白试验。约 20% 的 ITP 患者可出现直接抗球蛋白试验阳性,这部分患者应进一步检查结合珠蛋白、乳酸脱氢酶、胆红素、网织红细胞水平以评估有无溶血。

3. **未被证实或意义未明的检查** ITP 患者血小板生成素(TPO)水平多正常或轻度升高,但骨髓衰竭性疾病患者明显升高。此外,ITP 患者未成熟血小板分数水平明显高于骨髓衰竭性疾病患者,有助于疾病的鉴别诊断。但由于未经大规模验证或检测方法尚未标准化等原因,未被推荐用于 ITP 患者的诊断。

(五) 急诊管理

ITP 急诊管理的目的是维持患者血小板计数在安全水平,防止发生严重出血。治疗方案的选择应考虑患者年龄、出血程度、合并症、合并用药等因素,遵循个体化原则。

推荐维持患者最低血小板计数 $>20\times10^9/L$。对于无出血表现且不存在增加出血风险、血小板计数 $>20\times10^9/L$ 的患者可予以观察随访,无须治疗。60 岁以上、有其他合并症及接受抗凝治疗的患者,应维持更高的血小板水平。随着血小板生成素受体激动剂(TPO-RA)、利妥昔单抗等治疗药物不断涌现,脾切除通常在上述药物治疗无效后进行。

1. 新诊断 ITP 患者的初始治疗

（1）糖皮质激素：糖皮质激素目前仍是新诊断 ITP 患者的标准初始治疗药物，包括常规剂量泼尼松[1mg/（kg·d），口服，2~3 周后减量]和大剂量地塞米松（40mg/d，口服，连用 4 天，1~3 个周期）两种方案[当病情严重（如出血严重）时，可短时间使用等效剂量的地塞米松、甲泼尼龙静脉滴注，待病情好转时改为口服]。两种治疗方案 6 个月时持续缓解率无明显差异，但大剂量地塞米松起效更快，不良反应发生率显著降低。泼尼松治疗有效者应尽快减量，至 6~8 周后停用；泼尼松治疗 2 周无效者应尽快减停。尽管小剂量泼尼松（≤5mg/d）维持治疗可能对部分患者有效，但其长期应用的不良反应往往超过获益，应视患者个体情况具体判定。大剂量甲泼尼龙冲击，在一线治疗失败患者中可获得约 80% 的有效率，但起效后通常需要口服糖皮质激素维持治疗。

（2）静脉注射免疫球蛋白（IVIG）：有两种给药方案，即 0.4g/（kg·d）连用 5 天和 1.0g/（kg·d）应用 1~2 天。

2. 紧急治疗　用于需要急症手术及有高危出血风险或有神经系统、胃肠道、泌尿生殖系统活动性出血的患者。紧急治疗可选用 IVIG、大剂量甲泼尼龙单药治疗，或联合治疗。也可在上述措施基础上早期加用 TPO-RA 或利妥昔单抗，尤其对无法行脾切除术或对其他治疗方案有禁忌证的患者，有助于降低 2 周后再入院率。

3. 进一步治疗　进一步治疗的目标是达到血小板计数持续性上升，使药物不良反应最小化的同时维持机体止血平衡，以期获得疾病缓解。缓解定义为在不接受 ITP 特异性治疗的情况下维持血小板计数≥30×10⁹/L。

治疗方法分为两类，第 1 类是 1 次（或 1 周期）应用诱导长期反应（如利妥昔单抗、脾切除）的治疗；第 2 类则是需要持续应用方可维持疗效的治疗（如 TPO-RA、免疫抑制剂等）。

（六）预后

急性起病时有严重血小板减少及出血症状，但大部分患者可恢复正常，且不受治疗影响；80% 的患者 12 个月内血小板可恢复正常，少数病例有多次反复发作，常由感染或接种疫苗引起，死亡率

为 1%，主要死因是颅内出血。慢性型一般病程较长，常呈持续或反复发作，缓解时间长短不一，可为数月或数年，少数患者自发性缓解后不再复发。

精　粹

1. ITP 在 60 岁以上人群较为多见，临床表现以皮肤黏膜出血为主，严重者可有颅内出血，出血风险随年龄增长而增加。

2. ITP 目前仍以临床排除性诊断为主，对 IVIG、糖皮质激素等治疗药物的反应有助于确立免疫性血小板减少症的诊断，但不能区分疾病的原发性与继发性。

3. ITP 需要维持患者血小板计数在安全水平，最低血小板计数>20×10⁹/L，防止严重出血发生；60 岁以上、有其他合并症及接受抗凝治疗的老年患者，应维持更高的血小板水平。

二、血栓性血小板减少性紫癜

（一）概述

血栓性血小板减少性紫癜（thrombotic thrombocytopenic purpura，TTP）是一种弥散性血栓性微血管病，最初由 Moschcowitz 在 1924 年描述，于 1947 年被正式命名为 TTP。TTP 相对少见，年发病率为 10/100 万，首次发作多在成年，女性多于男性，死亡率为 10%~20%。

（二）病因与发病机制

病因不清，发病主要与自身免疫有关。TTP 患者体内存有大量的血管性血友病因子（vWF），其血浆 ADAMTS13（血管性血友病因子裂解酶）水平通常很低，血浆置换效果好，已成为 TTP 最主要的治疗措施。

（三）临床表现

临床上常表现为三联征（血小板减少、微血管病溶血性贫血、神经系统症状）或五联征（血小板减少、微血管病溶血性贫血、神经系统症状、肾脏损伤、发热）。

五联征俱存的患者实际不足 10%，最常见表现仍是血小板减少和微血管病溶血性贫血，血涂

片可见破碎红细胞。

与内脏缺血或梗死相关的症状:60%患者有神经系统表现,包括头痛、脑卒中、昏迷和癫痫;25%患者有心脏缺血表现,包括电生理异常和心肌梗死;35%表现为肠系膜缺血,致腹痛、腹泻;肾脏表现为蛋白尿、血尿,急性肾功能不全在 TTP 中并不多见。

(四)诊断与评估

1. **常规检查**　网织红细胞>120×10⁹/L,结合珠蛋白检测不到,乳酸脱氢酶(LDH)增高,红细胞碎片>1%,若非自身免疫病则 Coombs 试验阴性,可有蛋白尿、血尿、肌酐和尿酸增加,60%患者肌钙蛋白>0.1μg/L,但无临床心脏受累表现,10%患者有心电复极异常。

2. **ADAMTS13 检查**　ADAMTS13 活性不足10%,可明确诊断 TTP。不过,ADAMTS13 活性检查耗时长,一般属非急诊查验项目,对于疑似患者应预先留取血液标本以便后期查证。由于ADAMTS13 抗体所致,40%的 TTP 患者会有多次复发,目前 ADAMTS13 也是唯一可预测 TTP 复发的生物学指标。

3. **其他**　高龄患者极高的 LDH(10 倍上限)表明更多器官损害,肌钙蛋白增加(>0.25μg/L)与死亡和难治相关。尽管很多 TTP 患者实验室检查已正常,但仍未完全恢复,生活质量下降,神经认知缺陷、高血压和抑郁发生率更高。

(五)急诊管理

TTP 临床少见,呈现多系统受累,临床表现多样、复杂,缺乏特异性的诊断标准。急诊遇到血小板减少的老年患者,不应盲目补充血小板,应首先除外 TTP,避免输注后病情加重。为预防血栓形成,在血小板升至50×10⁹/L 以上时,可考虑开始抗凝和抗血小板治疗,此外,需要进行针对病因的治疗以进一步改善 TTP 的结局,TTP 需长期密切随访。

1. **血浆置换**　血浆置换是 TTP 治疗的基石。一旦 TTP 确诊就应该开始血浆置换,首次 1.5×血浆容积,其后 1.0×血浆容积,器官受累症状消失、血小板稳定恢复、溶血停止后可停止血浆置换,早期使用可使第一次 TTP 发作患者生存率达到80%~90%。完全反应标准是连续 2 天血小板>150×10⁹/L,LDH 正常,临床症状消失;持续治疗反应定义为停止血浆置换至少持续 30天;加重定义为达到治疗反应标准 30 天内疾病复发;30 天以后的疾病复发定义为复发;难治性定义为 30 天内无治疗反应或 60 天内无持续治疗反应。

2. **糖皮质激素**　由于获得性 TTP 具有自身免疫病特征,可使用糖皮质激素,高剂量甲泼尼龙10mg/(kg·d)静脉滴注,连用 3 天后改为 2.5mg/(kg·d)(待病情缓解后改为口服,并逐渐减量至停用),有效性可能超过标准剂量 1mg/(kg·d)。

3. **利妥昔单抗**　传统治疗无效时在血浆置换的基础上加用利妥昔单抗,375mg/(m²·周),静脉滴注,连用 4 周,缓解率可达89%~98%。

4. **其他免疫调节剂**　利妥昔单抗出现之前,难治性 TTP 治疗主要使用长春新碱,缓解率达73%;环孢素也可用于治疗难治性 TTP,与血浆置换联合作为一线治疗。不过目前利妥昔单抗已优先用于获得性 TTP 治疗。

一些新药也在研发与评估中,如 N-乙酰半胱氨酸能抑制血小板黏附于 vWF 多聚体,硼替佐米能去除浆细胞、抑制 ADAMTS13 重组,vWF 糖蛋白 1b 抑制剂卡普赛珠单抗(caplacizumab)能明显缩短血小板恢复时间。

5. **预防复发**　预防 TTP 复发很重要,利妥昔单抗通过减少 ADAMTS13 抗体产生能明显降低 TTP 复发率;脾切除也能明显减低复发;未来重组 ADAMTS13 可能是遗传性 TTP 的治疗选择。

(六)预后

既往因 TTP 诊断及治疗水平的欠缺,其病死率高达 80%~90%,现在由于诊断水平的提高及血浆置换的临床应用,预后大大改观,病死率降至10%~20%。随着 TTP 患者生存率的提高,随访时间的延长,研究发现,部分患者可以在病情完全缓解后复发,复发多在首次发作完全缓解 4 周以后发生,也可在数月或数年后出现,虽然每次发作经治疗后通常有效,但部分反复发作患者预后更差。TTP 患者 ADAMTS13 活性是一个比较理想的预后指标,ADAMTS13 活性<10%的 TTP 患者其复发率高达 60%。此外,患者的预后通常和其原发病控制与否有关。

精粹

1. TTP较少见,临床上常表现为三联征(血小板减少、微血管病溶血性贫血、神经系统症状);出血是导致死亡的最大隐患。

2. 急诊血小板减少的老年患者,不应盲目补充血小板,应首先除外TTP。

3. 血浆置换是TTP治疗的基石,早期使用可使首次发作患者生存率达到80%~90%。

4. ADAMTS13活性<10%的TTP患者复发率高达60%,利妥昔单抗能明显减少复发。患者的预后通常还与其原发病控制与否有关。

三、肝素诱导的血小板减少症

（一）概述

肝素诱导的血小板减少症(heparin-induced thrombocytopenia,HIT)是一种针对血小板的自身免疫反应,导致有临床表现的血小板减少和血栓表现者为0.2%~3%。肝素在血栓预防、心血管手术、介入治疗、急性冠脉综合征、心房颤动中使用普遍,普通肝素(UFH)诱导的HIT发病率为1%~5%,低分子量肝素(LMWH)诱导的HIT发病率为0.1%~1%。

（二）病因与发病机制

大部分HIT有肝素暴露史,成人易于发生,女性高于男性,静脉高于皮下。预防剂量的低分子量肝素发生HIT的概率明显低于普通肝素,治疗剂量时二者发生HIT概率相似。

抗血小板第4因子(PF4)/肝素抗体在健康个体中比例仅为0.3%~0.5%。HIT是由抗体识别PF4和肝素复合物后引起的,抗体促进凝血酶产生,使患者处于明显高凝状态。①HIT抗原(PF4和肝素复合物):血小板活化后释放PF4与内皮细胞的糖胺聚糖(GAGs)结合,提供促凝微环境。PF4与肝素的亲和力高于GAGs,致PF4进入循环与肝素形成复合物。②HIT抗体:普通肝素治疗时抗体形成发生率为8%~17%,低分子量肝素和磺达肝癸钠为2%~8%。并不是所有针对PF4/肝素的免疫反应都在临床上表现为血小板

减少和血栓。抗体形成的可能机制包括细菌感染、固有免疫调节异常和自身反应性B细胞增殖。③HIT血栓形成机制:HIT的主要靶标为血小板,抗体与血小板结合后促进血小板释放促凝颗粒,HIT血小板活化同时伴有大量凝血酶产生,具体机制尚不清楚。

（三）临床表现

1. **血小板减少**　血小板减少是HIT最主要的表现,发生于95%的患者,既可表现为绝对值减低,也可表现为自基线水平下降30%~50%,血小板计数多为(50~70)×10⁹/L,无明显出血,血小板<20×10⁹/L见于暴发性血栓性疾病和消耗性凝血病。

2. **血栓**　血栓形成是HIT严重的并发症,可致死亡,多数血栓与血小板减少同时发生,以静脉血栓为主,导管损伤血管部位是血栓易发部位。

一些少见情况如肝素引起的皮肤坏死,只有血栓形成而无血小板减少。

（四）诊断与评估

HIT的临床诊断主要依赖于血小板减少和/或血栓形成与肝素应用存在关联,并排除其他原因的血小板减少,如感染、其他药物、手术。

1. **I型HIT**　此型是在肝素治疗的最初几天发生的无症状性轻度血小板减少,在继续用药的情况下,血小板计数可以恢复正常。

2. **II型HIT**　病情危重,一般发生在首次用药后5~14天,血小板进行性减少,一般比基线水平降低30%~50%甚至更少,但很少低于10×10⁹/L。这类患者有时可以被骨科或者心肺手术相关的血小板减少掩盖,患者往往在手术后1~4天出现血小板减少,手术后第6天前血小板升高,然后再次发生血小板减少。HIT在静脉、动脉、微血管均可发生血栓,其主要引起静脉血栓,静、动脉血栓发生比例约为4:1,HIT相关的静脉血栓多见于下肢深静脉血栓形成、中心静脉置管部位的上肢静脉血栓形成、内脏静脉血栓形成(肾上腺静脉血栓、肠系膜静脉血栓)、颅内静脉窦血栓等;深静脉栓塞严重者可引起肢体坏疽和肺栓塞。动脉血栓常累及冠状动脉、颅内动脉、主动脉、肠系膜动脉,表现为心肌梗死、呼吸困难、皮肤坏死、腹痛等;有2%~3%的HIT患者发生单侧肾上腺静脉血栓形成,若发生双侧肾上腺血栓而出血坏死

可引起急、慢性肾上腺衰竭。

（五）急诊管理

HIT 是临床常见的医源性并发症。临床上使用 EDTA 作为检测试剂时，应尽量排除由血小板聚集引起的假性血小板减少症，而用肝素稀释的样本评估血小板计数更准确。

随着血小板数量的减少，出血时间延长成为唯一的异常凝血参数。为血小板减少症老年急诊患者提供治疗，应尽最大努力找出潜在原因，因为这可能预示着更凶险的疾病过程。血小板减少的老年患者属于出血的高危人群，应严格评估患者出血风险。

临床考虑为 HIT 时，需立即停止所有来源的肝素，并给予替代性抗凝，直接凝血酶抑制剂是目前治疗 HIT 的首选药物。

1. 直接凝血酶抑制剂

（1）来匹芦定：是一种重组水蛭素类似物，不可逆地结合凝血酶。经肾脏代谢，肾功能不全患者慎用，而肝功能不全患者无须调整剂量，但需密切监测 APTT，将 APTT 调整在正常值的 1.5~2.5 倍。

（2）阿加曲班：是一种合成复合物，属于选择性凝血酶抑制剂，能够可逆地结合于凝血酶的活性位点，阻止其催化活性；主要通过肝脏清除，用于肝功能不全的患者时需慎重；起效迅速，1~3 小时达到稳定的抗凝效果。阿加曲班半衰期短，一旦停用其抗凝作用迅速消失，易反弹出现高凝状态。

（3）比伐芦定：与水蛭素同源，可与凝血酶的催化位点可逆性结合，半衰期短，通过肾脏及蛋白酶途径代谢，出血风险小，适用于围手术期患者。肝肾功能不全者应酌情减量。

2. Ⅹa 因子抑制剂

（1）达那肝素：是低分子量肝素样物质，具有抑制Ⅹa 因子和轻度抑制凝血酶活性的双重抗凝作用。可经皮下或静脉注射，半衰期较长，可减少高凝状态的风险，主要通过肾脏代谢。达那肝素与 HIT 抗体存在交叉反应，开始使用时要注意监测血小板计数。

（2）磺达肝癸钠：是一种人工合成的戊糖，在临床治疗的经验有限，治疗 HIT 的价值有待进一步评估。

（3）利伐沙班和阿哌沙班：新型口服抗凝药物，能够替代肝素用于外科术后血栓预防、深静脉

血栓和心房颤动抗栓治疗。

据研究，直接凝血酶抑制剂达比加群、Ⅹa 因子抑制剂利伐沙班与 PF4 之间不存在相互作用，有可能成为未来 HIT 患者抗凝替代治疗的理想药物。

3. 维生素 K 拮抗剂（VKA）　HIT 和血栓形成患者接受非肝素抗凝治疗至血小板计数恢复后，给予口服 VKA。VKA 可使天然抗凝蛋白 C 含量降低更为迅速，加重血液高凝状态，从而诱发皮肤坏死、静脉性肢体坏疽等严重并发症，HIT 急性期应避免使用 VKA。

（六）预后

规律复查血小板计数是最重要的预防措施。随着肝素治疗疗程缩短及低分子量肝素的应用，HIT 的发生率可能下降。若血小板计数大于 $50×10^9/L$，停用肝素应慎重，因为部分患者血小板可自行恢复正常，且停用肝素后可使血栓症状加重或复发。若血小板计数小于 $50×10^9/L$，应立即停用肝素，因为这极有可能系肝素诱发弥散性血管内凝血所致。停用肝素后数天之内血小板计数即可恢复正常，且常常在停用肝素几小时后血小板即开始升高。Ⅰ型 HIT 患者无需治疗，Ⅱ型 HIT 病死率达 30%。

精　粹

1. HIT 是一种少见、高危、具有潜在致命风险的免疫介导的药物不良反应。

2. HIT 是常见的医源性并发症，临床诊断主要依赖于血小板减少和/或血栓形成与肝素应用存在关联，并排除其他原因的血小板减少，如感染、其他药物等。

3. 疑似 HIT 时，需立即停止各种来源的肝素，并给予替代性抗凝，其中直接凝血酶抑制剂是目前治疗 HIT 的首选药物。

4. Ⅰ型 HIT 是在肝素治疗的最初几天发生的无症状性轻度血小板减少，在继续用药的情况下，血小板计数可以恢复正常。Ⅱ型 HIT 病情危重，死亡率达 30%。

5. 血小板减少的老年患者属于出血的高危人群，应严格评估其出血风险。

（石芳娥　高伟波）

参考文献

1. 刘新光,侯明. 成人原发免疫性血小板减少症研究与诊治国际共识报告更新(2019版)解读[J]. 中华血液学杂志,2020,41(2):89-92.

2. 中华医学会血液学分会止血与血栓学组. 成人原发免疫性血小板减少症诊断与治疗中国专家共识(2016年版)[J]. 中华血液学杂志,2016,37(2):89-93.

3. 姚善谦,朱宏丽,相仕涛. 老年血液病学[M]. 北京:军事医学科学出版社,2006.

4. NICKEL C,BELLOU A,CONROY S. Geriatric emergency medicine[M]. Switzerland:Springer International Publishing,2018.

5. NEUNERT C E,COOPER N. Evidence-based management of immune thrombocytopenia:ASH guideline update[J]. Hematology Am Soc Hematol Educ Program,2018,2018(1):568-575.

6. UMAKANTHAN J M,DHAKAL P,GUNDABOLU K,et al. Initial management of immune thrombocytopaenia in adults based on risk stratification[J]. Postgrad Med J,2019,95(1128):558-562.

7. 中华医学会血液学分会血栓与止血学组. 血栓性血小板减少性紫癜诊断与治疗中国专家共识(2012年版)[J]. 中华血液学杂志,2012,33(11):983-984.

8. 王凯,高伟波,朱继红. 血栓性血小板减少性紫癜的研究进展[J]. 临床急诊杂志,2018,19(9):593-598.

9. MATSUMOTO M,FUJIMURA Y,WADA H,et al. Diagnostic and treatment guidelines for thrombotic thrombocytopenic purpura(TTP)2017 in Japan[J]. Int J Hematol. 2017,106(1):3-15.

10. WU N,LIU J,YANG S,et al. Diagnostic and prognostic values of ADAMTS13 activity measured during daily plasma exchange therapy in patients with acquired thrombotic thrombocytopenic purpura[J]. Transfusion,2015,55(1):18-24.

11. 任静,翟振国,门剑龙. 肝素诱导的血小板减少症临床诊疗的循证进展[J]. 中华医学杂志,2017,97(18):3670.

12. 唐永靖,陈颖. 肝素诱导的血小板减少症抗栓治疗进展[J]. 中国医药,2016,11(4):622-624.

13. LEE G M,AREPALLY G M. Diagnosis and management of heparin-induced thrombocytopenia[J]. Hematol Oncol Clin North Am,2013,27(3):541-563.

14. AREPALLY G M. Heparin-induced thrombocytopenia[J]. Blood,2017,129(21):2864-2872.

第5节　凝血功能障碍

机体正常的凝血依赖于完整的血管壁结构和功能、有效的血小板数量和质量、正常的血浆凝血因子活性,凝血因子、辅助因子或血小板的功能障碍或计数减少均可导致凝血功能障碍。凝血功能障碍是指凝血因子缺乏或功能异常所致的出血性疾病,大致可分为原发性(或遗传性)和获得性两类。原发性凝血功能障碍如血友病或血管性血友病,老年人很少见。老年人较常见的凝血功能障碍常与药物副作用、血小板抑制或肝功能不全、败血症或维生素K缺乏导致凝血因子不足的潜在疾病相关。服用维生素K拮抗剂如华法林在老年人中是常见的,其他药物如抗生素、质子泵抑制剂、抑制细胞色素P450系统的许多药物之间相互作用皆可导致严重的凝血病。本节侧重讨论弥散性血管内凝血。

任何有凝血功能障碍疾病的老年患者都应认真评估其潜在原因,急诊评估应侧重于药物治疗、肿瘤疾病或败血症的可能性,以及将潜在出血风险增加的患者安置在家中的安全性。由于老年人更容易发生跌倒和其他创伤性损伤,对凝血功能障碍的老年患者应降低住院标准。

弥散性血管内凝血

(一) 概述

弥散性血管内凝血(disseminated intravascular coagulation,DIC)不是一个独立的疾病,而是发生于许多疾病的一种严重并发症或综合征,它以失去控制的凝血系统激活为特征,引起广泛的血管内纤维蛋白凝块形成,造成器官功能衰竭,同时消耗大量血小板和凝血因子,引起临床出血表现,也被形象地称为消耗性血栓-出血性疾病。临床主要表现为严重出血、血栓栓塞、低血压休克及微血管病性溶血性贫血,病势凶险,死亡率高。

DIC的发生率占医院同期住院患者的1/1 000左右。由于老年人是恶性肿瘤的高发人群,又有多病共存、多重用药等特点,易发生各种感染,DIC在老年人群较为常见。

(二) 病因与危险因素

1. 严重感染或脓毒症　是引起DIC最常见的病因,以细菌感染最为常见,30%～50%败血症患者可发生显性DIC,而且是患者死亡的独立危险因素。细菌成分脂多糖、细菌内毒素或外毒素是诱发DIC的启动因素,可引起以细胞因子异常激活为特征的全身炎症反应综合征(SIRS)和以外源性凝血系统激活为特征的 DIC。

2. 严重创伤　也是引起 DIC 的常见原因。严重创伤造成内皮损伤后,组织因子(TF)、脂肪和磷脂释放入血液循环,诱发凝血系统激活,同时也引起细胞因子异常激活和 SIRS。在严重创伤伴 SIRS 患者中,DIC 发生率为 50% ~ 70%。

3. 实体肿瘤或血液肿瘤　都可引起 DIC。转移癌患者 DIC 发生率为 10% 左右,急性白血病患者 DIC 发生率大约为 15%,尤以急性早幼粒细胞白血病(APL)的发生率最高(60% ~ 90%)。肿瘤患者 DIC 的启动与 TF 和癌性促凝物的表达及释放相关。APL 细胞还含有尿激酶型纤溶酶原激活物(u-PA)和组织型纤溶酶原激活物(t-PA),而且纤溶酶活化抑制物(PAI-1)活性下降,使患者纤溶活性增强,因此,APL 患者发生 DIC 的同时常伴有原发性纤溶亢进,引起严重甚至致命性的出血。

4. 巨大血管瘤(卡-梅综合征)或主动脉瘤等血管异常　可引起局部持续性凝血激活,过多生成的凝血酶进入血液循环,造成凝血因子和血小板大量消耗,最终引起 DIC(发生率分别为 25% 和 0.5% ~ 1.0%)。

(三) 发病机制

DIC 的发病机制较为明确,尽管引起 DIC 的基础疾病各异,但启动因素大都与 TF 的表达和释放增加有关。TF 与凝血因子Ⅶ的结合激活外源性凝血途径,造成凝血酶过度生成;DIC 患者的生理性抗凝机制(蛋白 C/蛋白 S、抗凝血酶Ⅲ及 TF 途径抑制物)及纤维蛋白溶解功能受到抑制。在上述过程中,还受到 IL-6、肿瘤坏死因子(TNF-α)等促炎症因子的介导。由于凝血酶过度生成、血管内纤维蛋白广泛沉积,引起组织器官循环障碍,器官功能不全甚至多器官功能障碍,同时由于凝血因子和血小板大量消耗,引起临床出血症状。

(四) 临床表现

DIC 患者因基础疾病不同,其临床表现存在较大差异,最常见表现有出血、血栓栓塞引起的器官功能障碍和休克等。少数情况下,患者可能仅是实验室指标符合 DIC 诊断,而临床症状并不明显;也有患者以 DIC 为突出表现,但原发病比较隐匿。

临床上,DIC 分成急性和慢性,前者多见于感染、血液肿瘤(白血病、淋巴瘤)和严重创伤;后者则常见于实体肿瘤、血管异常等。

1. 出血　是急性 DIC 最突出的临床特征,见于 70% ~ 90% 的患者。出血部位有皮肤黏膜、消化道、泌尿生殖道、肺及穿刺部位,严重者可有脑出血,也可发生肢端坏疽、皮肤出血性坏死或暴发性紫癜。APL、热休克、转移性前列腺癌等患者,易发生纤溶亢进,出血可能更为严重。

2. 血栓栓塞表现　常不易察觉,有报道见于 10% ~ 40% 患者,多见于慢性 DIC。实际上,急性 DIC 患者发生的缺血、休克、器官功能衰竭表现,除基础疾病因素外,往往与血栓栓塞引起的循环和代谢障碍有关。实体肿瘤患者的 DIC 多属慢性,有血栓栓塞表现者称之为 Trousseau 综合征。

(五) 诊断与评估

目前尚缺乏能特异性诊断 DIC 的实验室指标。DIC 相关的实验室检查包括凝血酶和纤溶酶生成相关的指标、凝血功能筛查试验、血小板计数及一些特殊检测。据文献报道,DIC 患者的实验室指标异常,按发生频率依次为血小板减少、纤维蛋白(原)降解产物(FDP)和 D-二聚体升高、凝血酶原时间(PT)延长、凝血因子Ⅴ降低,APTT 延长和纤维蛋白原降低。急性 DIC 患者凝血因子普遍减少,但纤维蛋白原和凝血因子Ⅴ降低最明显。其他检查包括外周血破碎红细胞、纤维蛋白单体、抗凝血酶Ⅲ、蛋白 C 等异常。

诊断 DIC 后还需鉴别是否存在原发性或继发性纤溶亢进。严重的肝病患者常存在凝血功能异常和血小板减少,但同时有肝病相关的临床表现,在不伴有 DIC 时,其凝血异常通常趋于稳定而非进行性加重,凝血因子Ⅷ、蛋白 C 和抗凝血酶Ⅲ水平正常,血涂片中没有破碎的红细胞。DIC 伴原发性或继发性纤溶亢进常难以区分,二者具有相同的实验室指标异常,但伴有原发性纤溶亢进的 DIC 一般见于 APL、前列腺癌转移等疾病。

(六) 急诊管理

原发病的治疗是管理 DIC 的一项根本措施,如积极控制感染、抗肿瘤治疗等,原发疾病不能控制往往是治疗失败的主要原因。此外,DIC 同时存在的缺氧、血容量不足、低血压、电解质与酸碱平衡失调、休克等应当尽力加以纠正,替代治疗也十分重要。

1. 替代治疗　DIC 患者在血小板显著下降、PT 和 APTT 明显延长,尤其存在活动性出血时,输注血小板和新鲜冰冻血浆(FFP)十分必要。

替代治疗的指征:①血小板输注。当血小板 $<20\times10^9/L$,或 $<50\times10^9/L$ 伴出血时进行血小板输注。②FFP 输注。PT 或 APTT 延长 1.5 倍以上,或纤维蛋白原 $<1.5g/L$ 时,FFP 的输注剂量为 $10\sim15ml/kg$。③纤维蛋白原输注。输注 FFP 后,血浆纤维蛋白原仍 $<1.0g/L$,对严重出血、经积极替代治疗后疗效不佳的患者,也可给予重组人活化因子Ⅶ(rFⅦa)或浓缩凝血酶原复合物(PCC)。

2. 抗凝治疗　目前对肝素抗凝治疗 DIC 仍有争议,还缺乏严格的临床对照研究证实其有效性和安全性。目前认为,肝素抗凝的指征有如下几点:①DIC 早期(高凝期);②有血栓栓塞表现,如动脉或静脉血栓形成、暴发性紫癜引起的肢端缺血;③慢性 DIC 伴血栓反复发作(如实体肿瘤、大血管畸形等)。抗凝治疗前应有充分的替代治疗,通常给予相对较低的剂量,如持续静脉输注普通肝素 $300\sim500U/h$ 或皮下注射首次 5 000U,随后每 8 小时注射 2 500U。也可用低分子量肝素(LMWH)替代。

3. 生理性抗凝物治疗　由于 DIC 患者生理性抗凝物水平降低,给予生理性抗凝物治疗有可能改善患者预后。但无论是重组人活化蛋白 C(rhAPC)、抗凝血酶(AT)或重组人血栓调节蛋白(rhTM)等,不同的临床试验结果存在较大差异,其中 rhAPC 上市后不久即退市。目前,生理性抗凝物在治疗 DIC 中的作用尚不确定。

4. 抗纤溶药物　抗纤溶药物(如氨甲环酸、6-氨基己酸)可能会阻断 DIC 的代偿机制,妨碍组织灌注,加重患者病情,一般禁用于 DIC 患者。但对于伴有原发性或继发性纤溶亢进(如 APL、转移性前列腺癌)患者,抗纤溶治疗可能有助于改善纤溶和止血。

(七)预后

DIC 使患者器官衰竭和死亡的危险性明显增加,有文献报道 DIC 患者的病死率为 31%~86%。DIC 患者的预后主要取决于 4 个方面的因素:年龄、基础疾病、器官功能受损程度、凝血异常的程度。DIC 患者年龄越大,病死率越高;严重感染患者发生 DIC 时,可能出血表现较轻,但易出现器官功能衰竭及休克,病死率明显高于其他病因所致 DIC;老年晚期恶性肿瘤患者伴发的 DIC,因肿瘤进展且难治而预后很差。

精　粹

1. DIC 在老年人群较为常见,因为老年人是恶性肿瘤的高发人群,又有多病共存、多重用药等特点,易发生各种感染(感染和肿瘤是最常见的 DIC 原因)。

2. DIC 患者因基础疾病不同,临床表现差异较大,最常见症状是出血、血栓栓塞引起的器官功能障碍和休克。少数患者可能仅是实验室指标符合 DIC 诊断,而临床症状不明显;也有患者以 DIC 为突出表现,但原发病比较隐匿。

3. 原发病的治疗是管理 DIC 的根本措施,如积极控制感染、抗肿瘤治疗等;纠正内环境紊乱及替代治疗(输注血小板和新鲜冰冻血浆)也相当重要。

4. DIC 患者的预后主要取决于 4 个方面的因素,即年龄、基础疾病、器官功能受损程度、凝血异常的程度。年龄越大,病死率越高。

(石芳娥　高伟波　朱继红)

参考文献

1. 中华医学会血液学分会血栓与止血学组. 弥散性血管内凝血诊断中国专家共识(2017 年版)[J]. 中华血液学杂志,2017,38(5):361-363.

2. 王书杰. 弥散性血管内凝血诊治进展[J]. 中国实用内科杂志,2017,37(2):91-95.

3. 姚善谦,朱宏丽,相仕涛. 老年血液病学[M]. 北京:军事医学科学出版社,2006.

4. NICKEL C,BELLOU A,CONROY S. Geriatric emergency medicine[M].[S. l.]:Springer International Publishing,2018.

5. THACHIL J. The elusive diagnosis of disseminated intravascular coagulation:does a diagnosis of DIC exist anymore?[J]. Semin Thromb Hemost,2019,45(1):100-107.

6. LEVI M,SIVAPALARATNAM S. Disseminated intravascular coagulation:an update on pathogenesis and diagnosis[J]. Expert Rev Hematol,2018,11(8):663-672.

第 6 节　淋巴瘤相关急症

一、概述

淋巴瘤是我国较为常见的恶性肿瘤之一,是血液系统发病率第一位的恶性肿瘤,发病率为4.75/10 万,死亡率为 2.64/10 万。不同种类的淋巴瘤其发病中位年龄差别较大,其中最常见的弥漫大 B 细胞淋巴瘤中位年龄为 50~60 岁。淋巴瘤的临床表现极为多样化,部分情况下诊断十分困难。临床上,有以下情况时需要警惕淋巴瘤。

1. 不明原因的发热、盗汗、体重下降。

2. 查体发现淋巴结肿大、脾大;影像学检查提示多发淋巴结肿大、淋巴结结构不清、直径大于 2cm。

3. 实验室检查提示外周血淋巴细胞比例升高、血沉异常增快、乳酸脱氢酶异常升高、免疫球蛋白显示免疫麻痹(至少一种免疫球蛋白水平低于正常值)、血尿免疫固定电泳阳性、EB 病毒核酸或者 IgM 抗体阳性、直接抗球蛋白试验(Coombs试验)阳性、冷球蛋白阳性、冷凝素高滴度、人类免疫缺陷病毒(HIV)感染、人类疱疹病毒 8(HHV8)感染时。

4. 患者出现噬血细胞综合征时。

5. 出现冷球蛋白血症相关的表现(雷诺现象、皮肤网状青斑、出血性皮疹、关节痛、血尿、蛋白尿、急慢性肾炎、周围神经病变等),冷球蛋白相关临床表现的病理机制为免疫复合物在血管壁沉积并激活补体所致的小血管炎。淋巴瘤合并冷球蛋白血症需要提高认识,部分 B 细胞淋巴瘤,尤其是惰性小 B 细胞淋巴瘤可以产生冷球蛋白。淋巴瘤相关的冷球蛋白多为 I 型和 II 型,血尿免疫固定电泳常可检出 IgM 型 M 蛋白。

6. 出现冷凝集素综合征时。冷凝集素(cold agglutinin)是低温下与红细胞反应的抗红细胞抗体,多为 IgM 型抗体,这种抗体可以继发于感染(例如支原体感染),也可以继发于 B 细胞淋巴瘤。冷凝集素综合征是一种与温度相关的自身免疫性溶血性贫血,遇冷出现红细胞聚集、血管堵塞相关的症状(包括网状青斑、雷诺现象、指/趾端缺血等)。

7. 诊断结缔组织病并不能轻易除外淋巴瘤,反而有很多免疫性疾病(如干燥综合征等)容易合并淋巴瘤;反之,部分淋巴瘤具有免疫样的临床表现。

8. 反复不愈的皮疹需要警惕淋巴瘤可能。

9. 当患者出现难以纠正的分布性休克、多浆膜腔积液时,需要查血管内皮生长因子(VEGF)和白细胞介素-6(IL-6)水平,升高者需要考虑卡斯尔曼病(Castleman disease,CD)的各种亚型(包括 TAFRO 综合征、特发性多中心型 CD 等)。

10. 一系或者多系血细胞异常,常规筛查未明确后需要进行大颗粒淋巴细胞白血病(惰性淋巴细胞增殖性疾病的一种)的相关检查。

PET-CT 对于诊断侵袭性淋巴瘤有很好的敏感性,对于惰性淋巴瘤有一定程度的敏感性。

骨髓穿刺对于淋巴瘤诊断的意义:骨髓病理是一种临床容易获得的组织标本,对于合并脾大、临床不能除外淋巴瘤者骨髓活检的意义很大,在已有的一些类型的淋巴瘤研究中显示很高的敏感性,如脾脏边缘带淋巴瘤和骨髓检查的一致性可高达 75% 以上。因此,在无法获得其他脏器活检时先选用骨髓活检替代,相对创伤小、容易操作。骨髓免疫分型是一种更敏感的检测手段,尤其对于 B 细胞非霍奇金淋巴瘤,此外,免疫球蛋白重链重排、T 细胞受体重排都是建议完善的项目。对于骨髓活检,良好的取材才能提供足够的标本来判断是否为肿瘤及肿瘤细胞生长的方式,而肿瘤细胞的生长方式对于淋巴瘤亚型的判断至关重要。

造血干细胞移植及实体器官移植后的占位病变均应怀疑有无移植后淋巴增殖性疾病的可能。

二、淋巴瘤相关的急症

淋巴瘤在诊断前及治疗后可能存在一些急危重症,在急诊处理过程中需要警惕。

1. 肿瘤溶解综合征　很多淋巴瘤对于化疗很敏感,肿瘤溶解综合征是一种淋巴瘤常见的合并症,尤其在最初接受化疗时,严重者接受单纯糖皮质激素治疗后也可以发生。一般认为肿瘤负荷高、对放化疗敏感、化疗前尿酸水平高、乳酸脱氢酶高、存在脱水和酸性尿为肿瘤溶解的高危因素，临床表现为高钾血症、高尿酸、高磷血症、低钙血症、肾功能不全等。治疗措施包括水化、碱化、降低尿酸、纠正电解质紊乱，严重者需要做血液透析。

2. 自身免疫性溶血性贫血　约 7.9% 的淋巴瘤患者继发免疫性溶血性贫血，以温抗体型最为多见。患者首发症状可为乏力、黄疸等。一线治疗药物为泼尼松 1mg/kg 或者等效剂量甲泼尼龙，可以联合 IVIG。不管是淋巴瘤合并温抗体性自身免疫性溶血性贫血还是冷凝集素相关的溶血，急诊最大的问题是配血困难导致无法及时输血。对于急性溶血性贫血患者出现严重症状时能排除同种抗体者须立刻输注红细胞，对于自身抗体导致的配血失败不是输血的禁忌。冷凝集素综合征相关的配血失败还要在 37℃ 下进行温育配血，并且要将患者尽可能置于接近体温的环境中，输血输液器恒温处理、缓慢输注。急性溶血、患者临床症状极其危重时只有提高血红蛋白的水平才有机会进行后续的治疗。

3. 上腔静脉阻塞综合征　这是一组由于右侧纵隔的肿瘤压迫导致上腔静脉及其分支回流到右心部分或者完全阻塞导致的一系列症状。除了尽快根据病理类型选择联合化疗外，糖皮质激素可以起到缩减肿瘤、减轻水肿的目的，可给予地塞米松 20~40mg 每天 1 次，或等效剂量甲泼尼龙，静脉滴注，疗程一般 3~7 天。

4. 出凝血异常　淋巴瘤合并凝血异常主要包括淋巴瘤本身相关的抗体效应、深静脉血栓和药物相关的凝血紊乱。淋巴瘤可以继发抗磷脂抗体综合征，引起凝血因子抑制物增多等，治疗上需要评估患者的出血及血栓情况，原发病控制后抗磷脂抗体综合征及凝血因子抑制物也会消失。药物相关的凝血紊乱以门冬酰胺酶最为多见，门冬酰胺酶影响机体凝血功能障碍可能与其干扰蛋白质合成、降低凝血因子生成、最终导致凝血功能障碍密切相关，凝血指标包括低纤维蛋白原、PT 和 APTT 延长等；在应用门冬酰胺酶治疗淋巴瘤过程中应密切关注其凝血指标变化情况，出现异常需积极对症补充血制品。

5. 噬血细胞综合征（hemophagocytic syndrome）　又称噬血细胞淋巴组织细胞增生症（hemophagocytic lymphohistiocytosis，HLH），被认为是一种单核巨噬细胞系统反应性增生的组织细胞病，主要是由于细胞毒杀伤细胞及 NK 细胞功能缺陷导致抗原清除障碍，单核巨噬细胞系统接受持续抗原刺激而过度活化增殖，产生大量炎症细胞因子而导致的一组临床综合征。噬血细胞综合征主要表现为发热、脾大、全血细胞减少、高甘油三酯、低纤维蛋白原、高血清铁蛋白，并可在骨髓、脾脏或淋巴结活检中发现噬血现象。噬血细胞综合征的出现一定要进行淋巴瘤的筛查。一旦明确诊断为 HLH，即可进行治疗，包括应用糖皮质激素；若临床高度考虑淋巴瘤相关的 HLH，可以同时应用糖皮质激素联合依托泊苷等。噬血细胞综合征必须治疗，因为只有噬血控制了才有机会治疗原发病。

6. 消化道穿孔、出血　累及胃肠道的淋巴瘤在首次化疗前后可能会出现胃肠道的穿孔，临床处理极其棘手，需要多学科会诊商讨个体化的治疗方案。临床评估穿孔风险高时，要先进行手术再进行化疗，否则，这种化疗后再出现的急性穿孔事件尤其下消化道穿孔、出血死亡率极高。

总之，淋巴瘤是一种临床表现多种多样的起源于造血淋巴系统的肿瘤，不仅可以累及结内，还可以结外受累出现多种临床情况，需要高度警惕，力争早期诊断，同时了解这类疾病与其他实体肿瘤不同的急诊危重症特点，以达到早期诊断、优化治疗的目的。

（刘扬　高伟波　朱继红）

参考文献

1. KAYA A，ERGUL N，KAYA S Y，et al. The management and the diagnosis of fever of unknown origin［J］. Expert Rev Anti Infect Ther，2013，11（8）：805-815.

2. BERENTSEN S，ULVESTAD E，LANGHOLM R，et al. Primary chronic cold agglutinin disease：a population based clinical study of 86 patients［J］. Haematologica，2006，91（4）：460-466.

3. SZALAT R，MUNSHI N C. Diagnosis of castleman disease［J］. Hematol Oncol Clin North Am，2018，32（1）：53-64.

4. PONZONI M，CAMPO E，NAKAMURA S. Intravascular large B-cell lymphoma：a chameleon with multiple faces and many masks［J］. Blood，2018，132（15）：1561-1567.

5. BELAY Y, YIRDAW K, ENAWGAW B. Tumor lysis syndrome in patients with hematological malignancies [J]. J Oncol, 2017, 2017:9684909.

6. ZHANG Y, WANG L, SUN J, et al. Serum interleukin-10 as a valuable biomarker for early diagnosis and therapeutic monitoring in intravascular large B-cell lymphoma [J]. Clin Transl Med, 2020, 10 (3):e131.

7. CAMPO M, BERLINER N. Hemophagocytic lymphohistiocytosis in adults [J]. Hematol Oncol Clin North Am, 2015, 29 (5): 915-925.

第 18 章 神经与精神急危重症

第 1 节 缺血性脑卒中

一、概述

缺血性脑卒中又称脑梗死,指各种原因导致的脑部血液循环障碍,引起脑动脉供血区域的脑组织缺血缺氧后出现坏死或软化和/或脑神经功能障碍。

在我国,缺血性脑卒中是最常见的脑卒中类型,占所有脑卒中的 70%,发病率为(91.3～263.1)/10 万,复发率为 8.47%。中老年人多见,致死、致残率高,发病后 1 个月内病死率为 2.3%～3.2%,3 个月病死率为 9%～9.6%,致死/致残率为 34.5%～37.1%;1 年病死率为 14.4%～15.4%,致死/残疾率为 33.4%～33.8%。而且不同地区死亡率有明显差异,农村地区是重灾区,北方地区明显高于南方地区。

缺血性脑卒中最常见的病因是由高血压、糖尿病和血脂异常等引起的脑动脉粥样硬化。目前,根据国际广泛使用的急性脑卒中治疗试验(Trial of Org 10172 in Acute Stroke Treatment, TOAST)分型,将缺血性脑卒中按病因分为五大类:大动脉粥样硬化型、脑栓塞(即栓塞型脑梗死)、小动脉闭塞型、其他明确病因型和不明原因型。此种分型有助于指导治疗、判断预后和选择二级预防措施,其中大动脉粥样硬化型是最常见类型,其次是脑栓塞。

二、大动脉粥样硬化型脑梗死

(一) 病因与危险因素

动脉粥样硬化是最常见的病因,高血压、糖尿病和血脂异常等次之。危险因素分为可控和不可控因素,前者包括吸烟、嗜酒、肥胖、高钠饮食、高血压、高血脂、糖尿病、心脏病、无症状性颈动脉狭窄、缺乏体育锻炼、吸毒等;后者包括年龄、性别、种族、家族史。

(二) 发病机制

脑动脉血栓形成是其最常见机制,血栓多出现于斑块破裂及血管分支处。由于斑块破裂后内皮细胞损伤、胶原暴露,随后血小板活化、黏附,与被激活纤维蛋白酶原及其他血液成分如红细胞等交联在一起形成血栓;血管分叉处易形成湍流,也易引起血小板聚集而形成血栓。脑动脉粥样硬化性闭塞也是常见机制,在动脉粥样硬化性狭窄的基础上,由于斑块内新生血管破裂形成血肿引起血管闭塞,或斑块表面的纤维帽破裂后粥样物质流入血流,形成胆固醇栓子而引起动脉闭塞。

血管闭塞后引起相关供血区域血液供应急性中断,如血流中断超过 5 分钟,神经元细胞即可发生不可逆损害,出现脑梗死。梗死灶由缺血中心区及其周围的缺血半暗带组成,缺血半暗带处尚残留血流和/或侧支循环,以及大量存活的神经元细胞,在再灌注时间窗内恢复血供则可以挽救这部分细胞,从而恢复其功能,脑梗死的治疗重点即在于此。

(三) 临床表现

大动脉粥样硬化型脑梗死多见于中老年人,常于安静或睡眠状态下发病,可伴头晕、头痛等症状,起病可急可慢,可数分钟达高峰,也可 2～3 天内逐渐进展到高峰,部分患者在发病前可有短暂性脑缺血发作(transient ischemic attack, TIA)表现。不同血管,不同大小、部位的梗死灶引起的临床症状各不相同,多为局灶性神经功能缺损,重者可出现意识障碍,甚至形成脑疝危及生命。

1. 颈内动脉系统(前循环)脑梗死 颈内动

脉进入颅内后分为大脑前动脉及大脑中动脉,通过 Willis 环与大脑后动脉形成良好侧支循环进行代偿,因此不同节段的闭塞引起的症状各不相同,严重程度取决于侧支循环状况。

患者多有对侧偏瘫、偏深感觉障碍或同向性偏盲等(大脑中动脉缺血),对侧中枢性面瘫、舌瘫;双侧大脑前动脉闭塞时双下肢瘫痪,尿潴留或尿失禁,有精神症状如淡漠、欣快等,可出现原始反射如强握反射与吸吮反射等。此外,还有失语、一过性单眼黑矇或永久性失明等表现。应注意,大脑中动脉主干闭塞时可引起大面积脑梗死,表现为严重的意识障碍及痉挛发作,甚至出现脑疝。

2. 椎基底动脉系统(后循环)脑梗死　由于 Willis 环与大脑前、中动脉相互代偿,不同部位阻塞引起的症状与体征也并不相同,可表现为眩晕、耳鸣、恶心、呕吐及眼球震颤、复视、构音障碍、吞咽困难及共济失调等,病情进展迅速而出现延髓麻痹、四肢瘫、昏迷、中枢性高热、应激性溃疡,常导致死亡。体征可有眼球运动异常、交叉性偏瘫、交叉性感觉障碍、四肢运动障碍及小脑共济失调等,还可伴有失读、皮质盲(双眼视觉丧失,而瞳孔对光反射、眼底均正常)和记忆障碍等。

三、脑栓塞

脑栓塞指各种原因(如心脏内的附壁血栓、动脉粥样硬化斑块、脂肪、肿瘤细胞或空气进入血管)在血液中形成的栓子通过血液循环进入脑动脉系统,造成血流突然中止且侧支循环不能代偿时引起的相应供血区域脑组织急性梗死,临床表现为局灶性神经功能缺损。脑栓塞占脑卒中的15%～20%。

(一) 病因与危险因素

根据栓子的不同来源分为三类:心源性脑栓塞、非心源性脑栓塞及来源不明脑栓塞。其危险因素多与高血压、高血脂、动脉粥样硬化、高纤维蛋白原及是否遵医嘱等相关。

1. 心源性脑栓塞　此为脑栓塞最常见原因,约有 3/4 的心源性栓子可脱落进入脑循环,其中又以瓣膜性心脏病中的二尖瓣狭窄合并心房颤动引起的脑栓塞最常见。其他病因如感染性心内膜炎等也可引起附壁血栓。

2. 非心源性脑栓塞　主动脉弓和颅外动脉(包括颈动脉和椎动脉)粥样硬化性病变破裂,以及感染、恶性肿瘤、骨折与挤压伤、气胸等各种原因形成的各类栓子引起脑栓塞。

3. 来源不明脑栓塞　极少数病例虽经反复、全面检查仍难以明确栓塞原因的脑栓塞。

(二) 发病机制

栓子进入脑动脉系统后造成脑栓塞、缺血性坏死;而当栓子溶解或侧支循环恢复导致再灌注,引起大量红细胞渗出血管,则表现为出血性梗死。

(三) 临床表现

多无明确的诱因,突然起病,数秒至数分钟即达高峰,是起病速度最快的脑卒中。栓塞可发生于任何血管部位,由于左侧颈总动脉直接起源于主动脉弓,故栓塞多发生于左侧大脑中动脉,占比达 80%,患者可出现意识模糊、嗜睡或浅昏迷,常伴发癫痫。栓塞发生在椎基底动脉系统时,患者易因短时间内严重脑水肿而昏迷。

局灶定位体征与动脉粥样硬化性脑梗死基本相同,约 30% 患者为出血性梗死,常表现为意识障碍突然加重或肢体瘫痪加重。

除上述外,还具有相关基础病的临床表现。

四、诊断与评估

若患者突然出现以下任一症状时应考虑脑卒中的可能:①一侧肢体(伴或不伴面部)无力或麻木;②一侧面部麻木或口角歪斜;③口齿不清或交流困难;④双眼向一侧凝视;⑤单眼或双眼视力丧失或视物模糊;⑥眩晕伴呕吐;⑦既往少见的严重头痛、呕吐;⑧意识障碍或抽搐。

(一) 病史与体征

如患者有意识障碍,应优先评估气道、呼吸及循环功能。病史中以确认发病时间最为重要,这与治疗方式的选择直接相关;应充分了解是否存在相关的基础疾病、危险因素、起病时患者的症状及疾病进展情况等。应仔细查体进行初步临床定位。

(二) 影像学评估与实验室检查

1. 头颅 CT　此检查最常用,对超早期(发病6 小时内)缺血性病变、皮质或皮质下小梗死灶不敏感,在发病24小时内多为阴性,24~48小时后病灶部位多呈现低密度病灶(图18-1-1)。如果在早期即有大脑中动脉高密度征、皮质边缘(尤其是岛叶)及豆状核区灰白质分界不清楚、脑沟消失等征象时,往往提示梗死灶较大,预后较差,选择溶栓治疗应慎重。发病后2周病灶可与周围正常脑组织等密度,CT难以分辨。

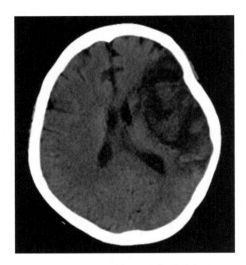

图 18-1-1 左侧额颞顶岛叶脑梗死

2. **头颅 MRI** MRI 检查在发现早期病灶及脑干、小脑及小病灶梗死方面有优势。发病数小时内检查即可有阳性结果,可见病灶部位异常信号影:T_1WI 呈低信号,T_2WI 呈高信号。早期梗死的诊断敏感度达 88% ~ 100%,特异度达 95% ~ 100%。使用功能性的 MRI 如弥散加权成像(DWI)和灌注加权成像(PWI),在发病后的数分钟内即可发现缺血病灶,如果 DWI 与 PWI 显示的病变范围相同,则提示大脑损伤部位为不可逆性损伤;如果 DWI 与 PWI 显示的区域不一致,则考虑大脑存在缺血性半暗带区。由于其快速、敏感、特异的特点,有助于为超早期溶栓治疗提供依据。

3. **超声检查** 超声易于探查颅外颈部血管病变,特别是对发现血管狭窄和动脉斑块很有帮助;经颅多普勒超声(TCD)可检查颅内血流、微栓子及监视治疗效果,但其受骨窗影响较大。

4. **脑血管造影** 包括数字减影血管造影(DSA)、CT 血管造影(CTA)、磁共振脑血管造影(MRA)和高分辨率磁共振成像(HRMRI)等,DSA 是血管病变检查的金标准,准确性最高,可以清楚显示脑部动脉的狭窄、闭塞和其他血管病变,如血管炎、纤维肌性发育不良、颈动脉或椎动脉壁分离及烟雾病(moyamoya 病)等;MRA 和 CTA 作为无创性检查在临床上应用广泛,但对血管远端或血管微小分支显示有一定局限,尚不能替代 DSA;HRMRI 血管壁成像一定程度上可显示大脑中动脉、颈动脉等动脉管壁特征,可为脑卒中病因分型和明确发病机制提供信息。

5. **实验室检查及其他** 应完善血常规、肝肾功能、血糖、血脂、电解质、心肌损伤与心脏功能标志物、凝血指标及血氧饱和度等检查,以便对患者整体状况做出全面评价,酌情行动脉血气分析、毒理学筛查、血液酒精水平检测等。当与蛛网膜下腔出血、颅内感染等难以鉴别时,可慎重选择腰椎穿刺留取脑脊液行常规及生化检查。

由于此类患者发病多与心脏有直接(如心源性栓子)或间接(脑-心综合征等)的关联,宜行心电图检查(或心电监测)、心脏超声筛查,必要时可行经食管超声检查。

(三) 诊断与鉴别诊断

急性起病,存在局灶性神经功能缺损,少数存在全面的神经功能缺损,影像学检查显示有责任病灶或症状体征持续24小时或以上,并排除非血管性因素、排除脑出血者可诊断为缺血性脑卒中。

应与常见的其他类型脑卒中相鉴别,见表18-1-1。

表 18-1-1 不同类型脑卒中鉴别

鉴别点	缺血性脑卒中		出血性脑卒中	
	脑血栓形成	脑栓塞	脑出血	蛛网膜下腔出血
发病年龄	老年人多见	青壮年多见	中老年多见	青壮年多见
常见病因	动脉粥样硬化	各种心脏病等	高血压及动脉硬化	动脉瘤、血管畸形
TIA 史	较多见	少见	少见	无
起病状态	多在静态时	多由静态到动态时	多在激动、活动时	多在激动、活动时

续表

鉴别点	缺血性脑卒中		出血性脑卒中	
	脑血栓形成	脑栓塞	脑出血	蛛网膜下腔出血
起病缓急	较缓(以时、日计)	最急(以秒、分计)	急(以分、时计)	急骤(以秒计)
意识障碍	无或轻度	少见、短暂	多见、持续	少见、短暂
头痛	多无	少有	多有	剧烈
呕吐	少见	少见	多见	最多见
血压	正常或增高	多正常	明显增高	正常或增高
瞳孔	多正常	多正常	患侧有时大	多正常
眼底	动脉硬化	可见动脉栓塞	动脉硬化,可见视网膜出血	可见玻璃体膜下出血
偏瘫	多见	多见	多见	无
脑膜刺激征	无	无	可有	明显
脑脊液	多正常	多正常	可含血,压力高	压力高,血性
CT 表现	脑内低密度灶	脑内低密度灶	脑内高密度灶	蛛网膜下腔高密度影

五、急诊管理

(一)院前管理

院前急救要求迅速识别疑似脑卒中患者,现场评估气道是否安全,呼吸及循环是否需要基本的支持;现场及途中应尽量避免输注含糖液体(低血糖除外),避免大量输液及过度降低血压。急救人员应迅速获得病史、既往用药史等重要资料。

缺血性脑卒中患者存在明确溶栓时间窗或血管内介入治疗时间窗时,应尽快、就近送到有溶栓能力或取栓能力的医院,以便对患者尽快行溶栓或血管内取栓治疗。

(二)急诊处理

因脑卒中治疗时间窗较窄,对于急性脑卒中的患者要开放"绿色通道",尽可能在转送医院急诊后 60 分钟内完成常规血液检查、心电图及脑 CT 等基本评估,并请多学科会诊协助诊断、治疗,对有适应证的患者应尽量缩短进院至溶栓治疗时间(door-to-needle time,DNT)。

1. 一般治疗

(1)卧床休息,心电监护,氧饱和度<94% 应予以吸氧;有意识障碍、气道梗阻时应给予相应的气道保护与呼吸支持,如气管插管、呼吸机辅助通气等。

(2)患者长期卧床可出现误吸、呼吸道感染、尿路感染等,需加强护理;出现感染后,应及时应用抗生素。应协助患者尽早主动或被动活动、腿抬高,避免下肢静脉输液,特别是瘫痪侧肢体;预防静脉血栓形成,根据血栓及出血风险按需行机械和/或药物抗凝。

(3)预防应激性溃疡,避免消化道出血。

(4)患者体温调节中枢下丘脑损伤时,应注意控制体温,解热镇痛剂无效时,可予以物理降温;持续高热不降时可考虑血管内降温,如输入低温液体,甚至可使用冬眠合剂或进行连续性肾脏替代治疗(CRRT)。

(5)高血糖对脑卒中患者的预后不利,在保证充足营养摄入的同时将血糖稳定在 7.8 ~ 10mmol/L,同时注意避免低血糖;维持内环境稳定及水电解质平衡。

(6)血压管控非常重要。由于高血压病史、疼痛、恶心呕吐、烦躁等原因,70% 患者在急性期可出现血压升高;去除上述因素后,多数患者可在 24 小时内自行降低。若患者血压持续升高(收缩压≥200mmHg 或舒张压≥110mmHg),或伴有严重心功能不全、主动脉夹层、高血压脑病等,可予降压治疗。降压目标为:准备溶栓及桥接血管内取栓的患者,在术前、手术过程中和术后 24 小时内应控制收缩压<180mmHg、舒张压<105mmHg;脑卒中后病情稳定者血压维持在 140/90mmHg 以下。对于低血压应积极寻找病因,必要时可扩容、升压治疗。

2. 改善脑循环治疗

（1）静脉溶栓：是目前恢复血流的最主要措施，目的是挽救半暗带组织，可选用药物包括重组组织型纤溶酶原激活剂（rt-PA）、尿激酶和替奈普酶，其中rt-PA是我国目前最常用药物。

适应证：有缺血性脑卒中导致的神经功能缺损症状；症状出现时间<6小时；年龄18~80岁；意识清楚或嗜睡；脑CT无明显早期脑梗死低密度改变；患者或家属签署知情同意书。

禁忌证：颅内出血；既往颅内出血史；近3个月有严重头颅外伤或脑卒中史；颅内肿瘤；巨大颅内动脉瘤；近3个月内有颅内或椎管内手术；近2周内有大型外科手术；近3周内有胃肠或泌尿系统出血；活动性内脏出血；主动脉夹层；近1周内有不易压迫止血部位的动脉穿刺；收缩压≥180mmHg或舒张压≥100mmHg；存在急性出血倾向，包括血小板计数低于100×10⁹/L或其他情况；24小时内接受过低分子量肝素治疗；口服抗凝剂且INR>1.7或PT>15秒；48小时内使用凝血酶抑制剂或Ⅹa因子抑制剂，或各种凝血相关检查异常（如APTT、INR、血小板计数等）；血糖<2.8mmol/L或>22.22mmol/L；头颅CT或MRI示大面积梗死（梗死面积>1/3大脑中动脉供血区）。

（2）血管内介入治疗：血管内机械取栓是近年来缺血性脑卒中领域最重要的治疗进展，可显著改善急性大动脉闭塞患者的预后。

适应证：年龄在18岁以上；发病6小时内前循环闭塞；前循环闭塞发病在6~24小时，经严格临床及影像学评估后，符合DAWN或DEFUSE3研究入组标准；后循环大血管闭塞发病在24小时以内。

禁忌证：活动性出血或有明显的出血倾向；严重心、肝、肾功能不全；血糖<2.7mmol/L或>22.2mmol/L；药物无法控制的严重高血压。

发病6小时内由大脑中动脉闭塞导致的严重脑卒中且不适合静脉溶栓或未能接受血管内机械取栓者或取栓未成功者可在严格选择后，在有条件的医院进行动脉内溶栓，禁忌证可参考上述静脉溶栓。

（3）抗血小板：不符合静脉溶栓或血管内取栓适应证且无禁忌证的患者应尽早给予口服阿司匹林150~300mg/d治疗，急性期后可改为50~

300mg/d的预防剂量；溶栓治疗者，阿司匹林等抗血小板药物应在溶栓24小时后开始使用。不能耐受阿司匹林者可使用氯吡格雷替代。

对于未接受静脉溶栓治疗的轻型脑卒中患者（NIHSS评分≤3分），在发病24小时内应尽早启动阿司匹林联合氯吡格雷的双重抗血小板治疗并维持21天，注意密切观察出血风险。

（4）抗凝：不建议常规应用，少数特殊患者（如植入心脏机械瓣膜）应综合评估出血风险，如出血风险低，致残性脑栓塞风险高，可谨慎选择；特殊情况下溶栓后还需抗凝治疗者，应在溶栓24小时后使用抗凝剂。如使用华法林抗凝，需监测凝血功能，维持PT为正常值的1.5倍或INR 2.0~3.0。

（5）降低纤维蛋白原：降纤制剂可显著降低纤维蛋白原，并有轻度溶栓和抑制血栓形成作用，对不适合溶栓并经过严格筛选的脑梗死患者，特别是高纤维蛋白原血症者可选用。

（6）其他可改善循环的药物：丁基苯酞促进缺血区血管新生，增加缺血区脑血流。临床研究显示人尿激肽原酶也可改善预后，可个体化选用。

3. 神经保护治疗

神经保护药物可能改善缺血性脑卒中患者预后，但目前仍缺乏大样本的临床观察资料，疗效需进一步证实。各种抗氧化剂和自由基清除剂如依达拉奉、细胞膜稳定剂胞磷胆碱等，可个体化选用。

4. 康复治疗

康复治疗是脑卒中整体治疗中不可或缺的关键环节，可预防并发症，最大限度地减轻功能残疾，改善预后。在病情稳定的情况下，应尽早开始患者的康复治疗，对轻到中度神经功能障碍的患者可于发病24小时后进行床边康复、早期离床的康复训练，包括坐、站、走等活动。

（三）并发症处理

1. 脑水肿与颅高压 脑水肿与颅高压是常见并发症，也是死亡的重要原因。床头抬高30°；减少刺激，通便，处理发热等可引起颅内压增高的情况；避免使用低渗液体；使用高渗性脱水剂如甘露醇、高渗盐水可快速减轻脑水肿、降低颅内压，降低发生脑疝的风险，其他如甘油果糖、利尿剂、白蛋白也常用于协助降低颅内压。甘露醇初次使用可快速给予0.5~1g/kg，严重者如明显占位效应或脑疝形成者采用 1g/kg,随后根据需要以 0.25~0.5g/kg 每 4~8 小时间断应用 5~7 天,其间应密切监测肾功能,有条件的可以监测血浆渗透压,避免急性肾衰竭;目前多个指南均认为高渗盐水疗效不亚于甘露醇,多种浓度的高渗盐水均可使用;甘油果糖 250~500ml/次,1~2 次/d,作用温和且无反跳现象,可用于肾功能不全患者。对于脑水肿压迫脑干的大面积小脑梗死者可请脑外科会诊协助处理。

2. 梗死后出血转化　心源性脑栓塞、大面积脑梗死、CT 提示早期低密度征或占位效应明显、年龄大于 70 岁、应用抗栓药物(尤其是抗凝药)或溶栓药的患者易出现出血转化,总体出血转化发生率为 8.5%~30%,其中有症状的为 1.5%~5%。出现出血转化时应立即停用抗栓药(尤其是抗凝药)或溶栓药。对仍需要抗栓治疗的患者,可于症状性出血转化病情稳定后 10 天至数周后开始抗栓治疗。

3. 癫痫　不推荐预防性及长期应用抗癫痫药物,但脑卒中后 2~3 个月再发癫痫的患者,建议按常规进行长期抗癫痫药物治疗。

4. 深静脉血栓形成(deep vein thrombosis, DVT)及肺栓塞　脑卒中患者易有静脉血流淤滞、静脉系统内皮损伤和血液高凝状态等血栓形成的危险因素,易并发肺栓塞,但因为抗凝治疗不能显著改善预后,且增加出血风险,不推荐在卧床患者中常规预防性抗凝,可常规给予机械预防。对于血栓已形成且有肺栓塞高风险者可予低分子量肝素或普通肝素治疗;有抗凝禁忌者可用阿司匹林替代;症状无缓解的近端 DVT 或肺栓塞患者可给予溶栓治疗。

5. 感染与压疮　脑卒中患者易发生尿失禁或潴留,需要长期留置导尿管,易并发尿路感染;由于长期卧床、易误吸、排痰困难,可并发压疮及肺部感染,这是脑卒中患者死亡的重要原因。除加强护理及早期康复训练外,出现感染时应根据病情选用抗生素治疗。

六、预后和预防

随着医疗技术的进步,本病病死率逐步降低。影响患者预后最重要的因素是神经功能缺损的严重程度,轻者预后较好,重者预后较差,其他因素还包括患者的年龄及脑卒中的病因等。

脑卒中发生后,做好二级预防非常重要,对可干预的脑卒中危险因素应积极处理,如积极治疗高血压、心房颤动、高脂血症等,应用抗血小板聚集药物;早期康复治疗;对脑卒中后患者认知障碍、情绪障碍予以积极干预,可降低脑卒中复发的风险,提高患者的生活自理能力,改善患者的生活质量。

精　粹

1. 缺血性脑卒中占全部脑卒中的 70%,是老年患者常见急危重症,发病率、复发率、致残率、致死率均高;患者多合并高血压、糖尿病、高脂血症、心脏疾病及特殊用药的病史,常在无诱因的情况下发病。

2. 患者症状与颅内缺血灶大小、部位相关,轻者可无症状,重者可出现昏迷,甚至危及生命。

3. 脑卒中患者再灌注治疗时间窗窄(4.5~6 小时),缩短进院至溶栓治疗时间可较好改善患者预后,应迅速识别此类患者并转运至有条件的医院。院内急诊应在 60 分钟内完善相关检查,同时启动多学科会诊,对有溶栓、血管内介入治疗指征的患者能迅速开通血管。

4. 转入专科或重症监护病房(ICU)后,有选择性地给予患者改善脑循环、减轻脑水肿、神经保护、营养支持、预防及治疗并发症等措施。

5. 对患者应及早康复治疗,做好二级预防,提高患者生活自理能力,改善生活质量,避免脑卒中复发。

(黄林强　曾红科)

参考文献

1. 饶明俐. 神经病学[M]. 3 版. 北京:人民卫生出版社,2015.

2. 中华医学会神经病学分会与中华医学会神经病学分会脑血管病学组. 中国重症脑血管病管理共识 2015[J]. 中华神经科杂志,2016,49(3):192-202.

3. 刘大为. 实用重症医学[M]. 2 版. 北京:人民卫生出版

社,2017.

4. 林果为,王吉耀,葛均波.实用内科学[M].15 版.北京:人民卫生出版社,2017.

5. 中华医学会神经病学分会与中华医学会神经病学分会脑血管病学组.中国急性缺血性脑卒中诊治指南 2018[J].中华神经科杂志,2018,51(9):666-682.

6. 张澍.中国心房颤动患者卒中预防规范(2017)[J].中华心律失常学杂志,2018,22(1):17-30.

7. 中华医学会神经病学分会,中华医学会神经病学分会脑血管病

学组与中华医学会神经病学分会神经血管介入协作组.中国急性缺血性脑卒中早期血管内介入诊疗指南 2018[J].中华神经科杂志,2018,51(9):683-689.

8. POWERS W J,RABINSTEIN A A,ACKERSON T,et al. Guidelines for the early management of patients with acute ischemic stroke:2019 update to the 2018 guidelines for the early management of acute ischemic stroke:a guideline for healthcare professionals from the American heart association/American stroke association[J].Stroke,2019,50(12):e344-e418.

第 2 节　出血性脑卒中

出血性脑卒中是一种严重的脑血管疾病,包括脑出血及蛛网膜下腔出血,发病率高,病情危险,死亡率、致残率极高。

一、脑出血

(一)概述

脑出血(intracerebral hemorrhage,ICH)是指非外伤性脑内血管破裂,导致血液在脑实质内聚集,也称自发性脑出血,是脑卒中的第二常见原因。发病率存在种族、地区及年龄差异,亚洲人的发病率最高,白种人最低;低收入地区发病率明显高于高收入地区;在 35 岁后,发病率每 10 年可翻一番。我国脑出血患者占脑卒中的比例较西方国家高,达 18.8% ~ 47.6%,年发病率为(12 ~ 15)/10 万;脑出血是死亡率最高的急性脑血管病,其 30 天死亡率达 35% ~ 52%;致残率高,仅约 1/5 患者能在 6 个月左右恢复生活自理能力。

(二)病因与危险因素

病因分类尚无定论,SMASH-U 分类因与脑出血后短期、长期生存率和致死率相关性高,实用性强,目前接受度较好,可分为:血管结构性损伤(structural vascular lesions)、药物(medication)、脑淀粉样血管病(amyloid angiopathy)、系统性疾病(systemic disease)、高血压(hypertension)和未知原因(undetermined)。

此外,也可分为原发性和继发性脑出血,原发性脑出血占比达 70% ~ 80%,其中高血压是最常见的病因;继发性脑出血则常见于以下疾病,如脑动静脉畸形、动脉瘤、血液病(白血病、血小板减少性紫癜等)、梗死后出血转化、烟雾病、脑动脉炎、抗凝或溶栓治疗、瘤卒中等。随着年龄增

长,脑淀粉样血管病所致脑叶内出血占比越来越高。

危险因素包括可控和不可控因素,其中年龄、种族(黑种人高于白种人)、性别(男多于女)及遗传因素是不可控的,而高血压、酗酒、吸烟、低胆固醇血症、抗血小板和抗凝药物的使用是可控的危险因素。随着年龄增长,脑出血的发病率和死亡率明显升高。

(三)发病机制

首先,脑内动脉无外弹力层,中层肌细胞和外膜结缔组织较少;其次,长期高血压使脑细、小动脉发生玻璃样变及纤维素样坏死,管壁弹性减弱。因此,各种诱因导致血压骤升时血管易破裂出血。另外,在动脉血流的长期冲击下,有病变的血管壁形成微小动脉瘤,血压剧烈波动时可破裂形成脑出血。

高血压性脑出血常出现在脑内动脉发出的穿通支动脉分布区域,这些穿通支动脉常与其发出动脉呈 90°左右,在原有血管病变的基础上容易受血压波动的影响而破裂出血,如基底节区、丘脑、脑桥、中脑等,其中以基底节区的壳核出血最为常见,随后依次为丘脑、脑叶、脑桥、小脑及脑室等。

(四)临床表现

多以突发头痛、恶心、喷射性呕吐起病,随后迅速出现神经系统功能缺失,并进行性加重,数分钟至数小时内达到高峰。可有情绪激动、体力劳动、酒后、用力排便及气候变化等引起血压波动的诱因,安静时发病少见。病情轻重与症状体征取决于出血量与出血部位。

1. 基底节区出血　壳核最常见,可出现对侧偏瘫、偏身感觉障碍和同向性偏盲(三偏),优势半球侧受累可有失语。出血量小时,表现为纯运

动或纯感觉障碍;出血量大时,患者很快出现昏迷,病情在数小时内迅速恶化。如血肿扩大波及下丘脑或破入第三脑室时,患者可出现意识障碍加深、瞳孔缩小、中枢性高热及去大脑强直等症状,甚至形成脑疝危及生命。

2. 脑叶出血　多见于脑淀粉样血管病(cerebral amyloid angiopathy,CAA)、脑动静脉畸形等,其中 CAA 更常见于老年人。顶叶出血以偏身感觉障碍显著而偏瘫轻;颞叶出血为以对侧中枢性面舌瘫及上肢为主的瘫痪,可有癫痫、幻嗅、幻视等;枕叶出血为对侧同向性偏盲,并有黄斑回避现象;额叶出血可有精神障碍、尿便障碍,并出现摸索和强握反射等。如优势半球出血者还可有失语、失读、记忆力减退及肢体失认等表现。

3. 脑干出血　约占脑出血的 10%,为死亡率最高的脑出血,常因基底动脉供应脑桥的穿通动脉破裂所致,多为脑桥出血。脑桥出血多以单侧起病,随后波及对侧,先出现同侧面瘫及交叉肢体瘫,头和双眼转向非出血侧;波及对侧时则进展为双侧面瘫及四肢瘫(多为弛缓性),甚至去大脑强直,并出现眼球自主活动消失、针尖样瞳孔、对光反应迟钝或消失等特征性表现,同时有呼吸障碍、中枢性高热、应激性溃疡等,常在 48 小时内死亡。中脑出血少见,轻症患者可表现为突发复视、眼睑下垂、瞳孔扩大、眼球震颤,重者很快出现意识障碍、去大脑强直。

4. 小脑出血　小脑上动脉的分支出血常见,以枕后部头痛、眩晕、呕吐、共济失调为主要特征。出血量小时,以眼球震颤、病变侧共济失调、站立和行走不稳、颈强直、构音障碍为主,无偏瘫、失语;出血量多时,可压迫脑桥,出现周围性面瘫、吞咽困难、肢体瘫痪和/或锥体束征等,甚至急性脑积水;大量出血尤其是蚓部出血时,可出现枕骨大孔疝压迫脑干的呼吸心跳中枢而导致死亡。

5. 脑室出血　可分为原发性和继发性出血,前者是指脉络丛血管出血或室管膜下 1.5cm 内出血破入脑室,后者是指脑实质出血破入脑室。轻症少,重症多。出血量较少时,症状轻且无局限性神经体征,易误诊为蛛网膜下腔出血;出血量大时,可在 1~2 小时迅速进入昏迷,呈针尖样瞳孔,四肢肌张力增高,病理反射阳性,早期出现去大脑

强直发作,脑膜刺激征阳性,常出现下丘脑受损的症状及体征,如上消化道出血、中枢性高热、大汗、应激性溃疡、急性肺水肿、血糖增高及尿崩症等,多迅速死亡。

(五) 诊断与评估

脑出血的评估与诊断应包括病史与体征、实验室检查与影像学检查、疾病诊断及病因分型。

1. 病史与体征

(1) 病史:发病的时间、症状、活动情况,是否有高血压、糖尿病、脑卒中、冠心病及引起凝血障碍疾病(如肝病)等病史,有无饮酒、吸烟、特殊用药史(抗栓、抗凝、抗血小板或影响凝血功能的药物)等。

(2) 体格检查:务必在初步评估生命体征、气道安全、呼吸及循环功能,确保生命安全后进行一般体格检查及神经系统检查,可借助相关量表评估病情严重程度、治疗及预后,常用的有格拉斯哥昏迷量表(GCS)、美国国立卫生研究院脑卒中量表(NIHSS)及脑出血评分量表。

2. 影像学检查及实验室检查

(1) 影像学检查

1) 头颅 CT:凡疑似脑卒中的患者,只要条件允许应立即行头颅 CT 检查,可迅速、准确地显示出血部位、出血量、占位效应、脑水肿情况、是否破入脑室或蛛网膜下腔,以及周围脑组织受损情况等,是诊断早期脑出血的"金标准"(图 18-2-1)。除非患者有严重贫血,超急性期出血均表现为边界清楚的圆形或椭圆形高密度影,数周后出血会变为等密度并可能有环形增强。

2) 头颅 MRI:对幕上出血的诊断价值不如 CT,对幕下出血的检出率优于 CT,此外,MRI 比 CT 更易发现脑血管畸形、肿瘤及血管瘤等病变。MRI 的表现主要取决于血肿中血红蛋白的氧合状态及血红蛋白的分解代谢程度等,详见表 18-2-1。

3) 脑血管造影及增强 CT:可显示脑动静脉的位置、形态及分布等,易于发现与血管相关的脑出血病因,如脑动脉瘤、脑血管畸形及烟雾病和脑静脉窦血栓等,其中增强 CT 和 CTA 检查在发现"点征"及对比剂渗漏时有助于早期评价血肿扩大风险。需注意,阴性结果不能完全排除病变的存在。

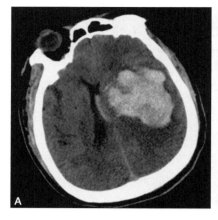
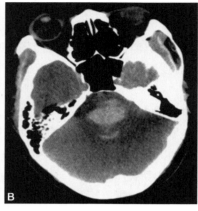
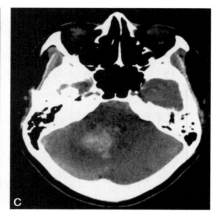

图 18-2-1 脑出血
A. 左侧基底节区-丘脑-额叶出血并破入脑室,中线右偏;B. 脑干出血;C. 小脑出血。

表 18-2-1 各分期脑出血时间与血肿主要成分及 MRI 信号

分期	出血时间	血肿成分	T_1W_1	T_2W_2	DWI	FLAIR
超急性期	<6 小时	氧合血红蛋白	等或低	高	高	高
急性期	6 小时≤·≤3 天	去氧血红蛋白	等或低	低	低	低
亚急性早期	3 天<·≤7 天	高铁血红蛋白	高	低	低	低
亚急性晚期	7 天<·≤14 天	高铁血红蛋白(细胞外)	高	高	高	高
慢性期	>14 天	含铁血黄素(细胞外)	等或低	低	低	低

（2）实验室检查:基本同本章第 1 节"缺血性脑卒中"。脑叶出血疑有 CAA 者可做 *APOE* 基因检测。疑有滥用药物者可行毒物检测。

3. 诊断与鉴别诊断 对急性起病、数分钟至数小时内病情进展迅速的中老年患者,有头痛、恶心、呕吐等颅高压表现,体格检查血压异常升高、存在局灶性神经功能障碍和脑膜刺激征,伴意识障碍甚至昏迷者,均应首先考虑此病,头部 CT 检查有助于明确诊断。

对年龄<65 岁、女性、非吸烟者、脑叶出血、破入脑室及无高血压史或凝血功能障碍的脑出血患者应考虑脑血管异常的可能;合并蛛网膜下腔出血、血肿边缘的血管扩张或钙化、静脉引流部位的硬脑膜静脉窦或皮质静脉内高密度影、非常见形态或常见部位的血肿、水肿范围与脑出血时间不成比例、脑内有其他结构异常(如占位病变)等影像学表现时,均提示可能为血管病变或肿瘤所继发的脑出血。

需与缺血性脑卒中、蛛网膜下腔出血相鉴别(详见表 18-1-1),还需与外伤性颅内血肿特别是硬膜下血肿鉴别,此病多有头部外伤史,头颅 CT

检查有助于确诊。另外,对不明原因昏迷、局灶体征不明显者,应与急性中毒(如一氧化碳中毒、酒精中毒)、某些系统性疾病(如低血糖昏迷、肝性脑病、肺性脑病、尿毒症等)相鉴别。

（六）急诊管理

院前管理的关键在于快速识别脑卒中,在尽可能保持气道通畅、维持呼吸和循环稳定的前提下,迅速将患者转移至最近的具有急性脑卒中救治能力的医疗中心或综合医院。

应有重点地采集病史(同缺血性脑卒中),尽量在 60 分钟内完善必要的血液检测(特别是血常规和凝血相关指标)、心电图及头颅 CT 检查,利用评分量表进行疾病严重程度评分,以评估病情;迅速启动多学科协助诊疗,分流至相关科室如神经内科、神经外科或管理重症脑血管病的 ICU 做进一步的监护及治疗。

急诊管理多以内科治疗为主,包括:一般治疗;控制颅高压,减轻脑水肿,防止脑疝形成;纠正凝血功能异常,终止药物或疾病相关凝血因子功能障碍致出血过程;控制血压至目标范围,防止血肿扩大,保护血肿周围脑组织,促进神经功能恢复;防治并发症。

1. 一般治疗　卧床休息,严密监测生命体征及意识、瞳孔等改变;保持呼吸道通畅,确保氧供,必要时建立人工气道;避免血压、颅内压波动,可按需镇静;保证营养摄入,维持内环境及电解质平衡;血糖与预后相关,建议维持血糖在 11.1mmol/L 以下,避免低血糖;出现中枢性高热时应及时控制体温;监测消化道功能,预防应激性溃疡及消化道出血。

血压过高或颅内压升高会导致血肿扩大,与不良预后密切相关。降压时机及目标尚有争议,多建议收缩压在 150~220mmHg 的患者可数小时内降至 130~140mmHg;而对于收缩压>220mmHg 的患者,应在密切监测血压的情况下,持续静脉输注降压药物,将收缩压降至目标值 160mmHg 左右。低血压患者应给予恰当的容量管理与升压治疗,维持收缩压在 140~160mmHg,以避免大脑低灌注。

2. 颅内压管理　颅内压升高是脑出血患者死亡的主要原因,由于血肿及周围脑组织的水肿导致的占位效应,发病后迅速出现脑水肿、颅内压升高,水肿高峰多在发病后 3~5 天,会导致脑损伤和神经功能恶化。降低颅内压是治疗脑出血的重要任务,具体措施见本章第 1 节“缺血性脑卒中”。

对出现脑积水或孤立性脑室的患者,尤其伴有意识水平降低时,可行脑脊液引流改善症状;另外,上述治疗无效时可考虑应用亚低温、去骨瓣、药物诱导昏迷、过度通气等措施,对症治疗。

3. 纠正凝血异常　对于凝血异常所致的出血,可根据病因补充凝血因子和血小板;华法林所致出血应立即停用华法林,给予维生素 K_1、补充新鲜冰冻血浆或凝血酶原复合物治疗;应用肝素引起的脑出血,立即停用肝素并给予鱼精蛋白中和治疗。

4. 防治并发症　防止误吸、勤吸痰、保持气道通畅和勤翻身可预防肺部感染、压疮;维持导尿通畅、间断膀胱冲洗对预防尿路感染有较好作用;静脉血栓风险高者,酌情予以机械和/或药物预防,规律监测凝血指标及规律予血管超声评估深静脉血栓的发生、发展;出现应激性溃疡或合并消化道出血时宜使用抑酸剂。

脑叶出血患者易出现癫痫,可应用卡马西平、丙戊酸钠治疗,效果不佳可加用苯二氮䓬类药物治疗;出现与脑损伤程度不符的意识障碍加重者应持续脑电监测。

其他并发症如肺水肿、冠状动脉性疾病、心肌梗死、痫性发作等,要注意识别,并给予相应的治疗。

5. 外科治疗　主要目的是快速清除血肿,降低颅内高压,缓解机械性压迫,以减少血肿对周围脑组织的损伤,降低致死率与致残率,同时应去除病因。外科手术应根据患者出血的原因、部位、出血量、意识情况等综合判定。

对于以下患者可考虑手术治疗:脑叶出血超过 30ml 且距皮质表面 1cm 内者;发病 72 小时内、血肿体积为 20~40ml、GCS≥9 分的幕上高血压脑出血患者;出血量在 40ml 以上重症脑出血患者,由于血肿占位效应导致意识障碍恶化。因小脑出血极易压迫脑干,引起枕骨大孔疝而危及生命,凡出现神经功能恶化或脑干受压的小脑出血,无论是否出现脑室梗阻致脑积水的表现,都应尽快手术清除血肿。

有手术指征者,目前不建议无选择地常规采用开颅手术,有条件的医院可在完善血管相关检查后,根据情况选用微创手术,患者亦可获益。

对于脑室内出血,单纯脑室引流是无效的,推荐联合 rt-PA 治疗,有助于降低重症患者的病死率;必要时,可联合腰椎穿刺引流,有助于加速清除脑室出血、降低行脑室腹腔分流的风险。

6. 康复治疗　一半以上脑出血患者的日常生活需要他人帮助,故所有患者均应接受康复治疗。如病情允许应及早进行肢体功能、言语及心理的康复治疗,有计划、无缝连接地实施医院、社区及家庭三级康复措施,力求最大程度改善患者生活自理能力、提高生活质量。

(七) 预后

脑出血患者 30 天死亡率为 35%~52%,其中 50% 发生在起病的最初 2 天,1 年和 5 年的汇总生存率分别为 46% 和 29%;脑干出血死亡率最高,预后最差,血管畸形引起的出血死亡率相对较低。1 年后,患者康复达到功能独立的人数占所有脑出血病例的 17%~25%(占生存者的 54%~57%)。原发性脑出血者的预期寿命短于与之年龄和性别匹配的对照人群。

部分患者可复发,复发的危险因素很多,包括高龄、高血压、首发出血位于脑叶、抗凝治疗等,仅血压及抗凝是可控因素。因此,改变患者生活方式如限酒、戒烟等显得尤为重要。

精粹

1. 脑出血患者病情凶险,死亡率及致残率在所有脑卒中患者中最高,多合并动脉瘤、动静脉畸形、血管淀粉样变及凝血障碍。

2. 起病多存在诱因。突然起病,迅速进展,易出现意识障碍并危及生命,需要在发病现场对气道、呼吸和循环做好评估与支持,并保证转运途中的安全。

3. 头颅 CT 可迅速、准确地显示颅内出血部位、出血量、有无占位效应、脑水肿情况、是否破入脑室或蛛网膜下腔,以及周围脑组织受损情况等,是诊断早期脑出血的"金标准"。

4. 急诊管理包括快速、全面评价患者整体情况,启动多学科诊疗模式,做好气道保护、控制血压、快速降颅压、纠正凝血异常等。

5. 外科干预很重要,应快速清除血肿、降低颅高压、缓解机械性压迫以减少血肿对周围脑组织的损伤,并可直接行动脉瘤夹闭、动静脉畸形切除等病因治疗。

6. 急性期特别是出血后 2~5 天脑水肿高峰期的治疗是改善患者预后的关键,应把握好治疗时机与治疗方式的选择。对血糖、血压、体温等进行精细化管理,防治并发症。早期康复等措施也有助于改善预后。

二、蛛网膜下腔出血

(一)概述

蛛网膜下腔出血(subarachnoid hemorrhage,SAH)是指脑底部或脑表面血管破裂后,血液流入蛛网膜下腔引起相应临床症状的一种脑卒中,占所有脑卒中的 5%~10%,分为创伤性和非创伤性。非创伤性病因中,颅内动脉瘤出血约占

85%,发病率与性别(女多于男)、种族(黑种人和西班牙裔较高)、年龄(40~60 岁高发)相关;另外,SAH 患者一级亲属发生 SAH 的风险是一般人群的 2~5 倍。我国 SAH 发病率较低,约为每年 2.0/10 万。得益于神经科学技术的进步,SAH 病死率逐步下降,但仍可高达 20%;病死率与患者早期出血的严重程度、年龄、性别、就诊时间及是否有合并症有关,也与动脉瘤大小、形态和位置相关,医疗机构本身的收治水平也与病死率相关。SAH 患者多合并复杂、严重的并发症,即便存活,仍易残留严重的神经功能缺损,影响日常生活质量。本节主要讨论非创伤性 SAH。

(二)病因与危险因素

SAH 病因中颅内动脉瘤占绝大多数,其他如非动脉瘤性中脑周围出血、脑动静脉畸形、颅底异常血管网病、硬脑膜动静脉瘘、夹层动脉瘤、血管炎、颅内静脉系统血栓形成、结缔组织病、颅内肿瘤、血液病、凝血障碍性疾病及抗凝治疗并发症也可导致 SAH,还有小部分患者原因不明。

危险因素分为 SAH 独立危险因素和动脉瘤危险因素。SAH 的独立危险因素主要有动脉瘤、吸烟、过量饮酒和高血压,其中吸烟最为重要,高血压次之。动脉瘤危险因素又分为动脉瘤发生的危险因素、动脉瘤增大及形态改变的危险因素、动脉瘤破裂的危险因素,这些危险因素有的可干预,有的不可干预,其中,可干预的因素包括吸烟、酗酒、高血压、低脂血症、治疗时不全栓塞及女性的激素替代治疗;不可干预因素包括性别、年龄、动脉瘤或 SAH 家族史、多发动脉瘤、颅内动静脉畸形。此外,吸烟也是影响动脉瘤形成和增大的独立危险因素,戒烟可降低动脉瘤性 SAH 发生的风险,并且戒烟时间与动脉瘤性 SAH 风险呈负相关。

(三)发病机制

动脉瘤性 SAH 的原因多是囊性动脉瘤破裂。囊性动脉瘤是获得性的,其形成机制是多因素的,如血流应力引起弹力层过度磨损、撕裂甚至缺失,导致弹性逐渐减弱,也可能由于血液湍流与血管壁发生共振导致结构疲劳,最终导致薄弱的管壁在血流冲击等因素影响下向外突出形成囊状动脉瘤,其好发于脑底 Willis 环的分支部位。另外,还有因脑动脉硬化形成的梭形动脉瘤,常见于颅底

较大动脉的主干。

动脉瘤越小，破裂发生率越低，颈动脉海绵窦段动脉瘤破裂率最低，前循环破裂率居中，后循环破裂率最大。当然，大多数动脉瘤形成后并不会破裂，发生率仅约 5%，多由情绪激动、体力活动等诱发血压急性升高而触发。

在动脉压的作用下，动脉破裂后使血液直接释放入脑脊液并快速波散，血细胞刺激脑膜，患者随即出现头痛、脑膜刺激征，继而引起颅内压增高甚至脑疝。沉积的血液成分可导致脑脊液吸收和回流受阻，引起梗阻性脑积水或引起蛛网膜粘连。血凝块在溶解过程中可释放致痉物质引起血管痉挛，造成区域性灌注不足及脑组织缺血性梗死。

（四）临床表现

突发的剧烈头部胀痛或爆炸样头痛是绝大部分患者的主要症状，多为单侧性，常称之为"一生最严重的头痛"，多由情绪波动、高强度运动诱发，可伴有恶心、呕吐、烦躁与意识水平改变，但很少发生昏迷，有不少患者（10% ~ 15%）表现为猝死或在送达医院时就死亡。脑膜刺激征在数小时后出现，有的可表现为局灶性神经功能缺失如轻偏瘫、失语（额顶叶病变）、动眼神经麻痹（后交通病变）等。

此外，需要警惕有些老年 SAH 患者头痛、脑膜刺激征不典型，而主要表现为精神异常。20% 的患者眼底检查可见玻璃体膜下出血、视乳头水肿或视网膜出血，这是颅内压增高、脑脊液回流受阻所致。在 SAH 伴有玻璃体积血时，称为 Terson 综合征，系颅内压突然增高所致，提示预后不佳，死亡率高。

在病情发生发展过程中，还应关注新出现的临床症状和体征，提示可能出现新发脑血管痉挛和迟发型脑缺血、再出血及脑积水等并发症的情况。

1. 脑血管痉挛和迟发型脑缺血　通常表现为在没有颅内再出血的情况下，患者病情突然恶化，出现发热、头痛、意识障碍或局灶性体征，脑血管造影是诊断脑血管痉挛的"金标准"。此并发症是 SAH 患者死亡的重要原因，发生机制是由于严重出血及出血部位在大血管附近，血凝块在溶解过程中释放出的致痉物质引起血管突发痉挛所

致。多在发病后 3 天开始，1 周左右达高峰，2 ~ 3 周后逐渐缓解。血管痉挛会导致 20% ~ 30% 的患者出现迟发型脑缺血。

2. 再出血　24 小时内出现再出血的风险最高，特别是初始出血 6 小时内，常表现为稳定或好转的情况下突发头痛、恶心、呕吐、意识障碍或原有症状进行性加重，脑膜刺激征加重，头颅 CT 示有新发出血。再出血后病死率会明显上升至 50% ~ 70%。高龄、入院时昏迷、初始血压高、发病至入院时间长、动脉瘤大是再出血的预测因素。

3. 脑积水　脑积水是 SAH 常见的严重并发症，约有 15% 存在脑积水，其中 40% 的患者有症状，约 50% 的患者在 24 小时内脑积水可自行缓解。临床表现为嗜睡、精神运动迟缓和近记忆损害，重者可出现头痛、呕吐、意识障碍等，CT 检查提示脑室系统扩张。脑室内出血、后循环动脉瘤、GCS 评分低者，脑积水风险增加。根据发病情况分为急性脑积水（3 天）、亚急性脑积水（4 ~ 14 天）及慢性脑积水（2 周后）。

此外，还有其他并发症，如 6% ~ 18% 的患者可出现癫痫发作；由于抗利尿激素分泌增加，引起水钠潴留导致的低钠血症；下丘脑后部灌注不足导致中枢儿茶酚胺释放及交感神经紊乱，进而引起心功能异常及神经源性肺水肿等。

（五）诊断与评估

1. 病史与体征　突发起病，多在体力活动、情绪波动时发作，以头痛为主，伴有恶心、呕吐、意识障碍、局灶性神经功能缺损、癫痫发作和脑膜刺激征。

2. 影像学检查

（1）头颅 CT：为首选检查，发病后 6 小时内敏感度最高，接近 100%，24 小时降至 93%，随后逐渐下降，因此，患者条件允许时应尽早完善头颅 CT，如 CT 为阳性，没必要进一步行腰椎穿刺检查。CT 平扫最常表现为基底池弥散性高密度影像。

（2）CTA：能显示动脉瘤形态、载瘤动脉与骨性结构的关系，以指导治疗方式的选择及手术夹闭方案的制订，但其敏感性相对较低，当动脉瘤直径≤3mm 时，CTA 的诊断结果并不可靠，敏感度仅为 40% ~ 90%。

（3）头颅 MRI 及 MRA：发病后数天特别是发病后1~2周，头颅 CT 敏感性下降时，头颅 MRI 可作为诊断 SAH 和发现破裂动脉瘤部位的一种重要方法。

（4）DSA：是动脉瘤和脑动静脉畸形诊断的金标准（图18-2-2）。在血管内治疗术前评估、复杂动脉瘤及 CTA 不能明确病因的 SAH 患者（典型的中脑周围性动脉瘤性 SAH 除外）均需进行全脑 DSA 检查。此技术的动脉瘤阳性率高，有利于构建动脉瘤形态、显示瘤颈与邻近血管关系及指导治疗方式的选择，同时，它还是诊断脑动静脉畸形最可靠、最重要的方法。DSA 在显示微小的畸形血管团方面较 CTA 或 MRA 更有优势，对明确血管结构特征和血流动力学信息有很好的帮助。

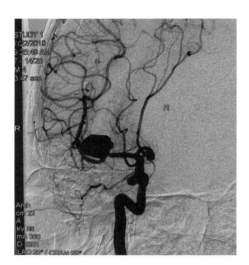

图 18-2-2　脑动脉瘤

3. 实验室检查

（1）腰椎穿刺：如高度可疑 SAH，即使 CT 阴性也建议穿刺。多于发病12小时后穿刺，以助于鉴别是否为损伤血管所致。穿刺引出均一血性脑脊液，离心后上清为黄色则为 SAH，黄色是红细胞裂解生成的氧合血红蛋白及胆红素所致，称为脑脊液黄变；如上清为无色透明则为误伤血管。

（2）血常规、血糖、凝血功能、脑利尿钠肽、肌钙蛋白及血气分析等检查有助于综合评价患者整体状况。肌钙蛋白升高、脑利尿钠肽升高均与 SAH 后迟发性脑缺血、预后不良及死亡相关。

（3）心电图：有助于检出 SAH 患者可能合并的心肌损伤，其异常改变在一定程度上可预测 SAH 患者24小时内神经源性肺水肿的进展。

4. 诊断与鉴别诊断　以突发剧烈头痛、恶心、呕吐、脑膜刺激征阳性为临床特点，结合头颅 CT 改变可诊断为 SAH，如无法行 CT 检查或 CT 呈阴性可借助脑脊液检查诊断。确诊后还应根据临床需要进一步完善 DSA、MRI 及 MRA 以明确病因、指导诊疗。

SAH 与其他脑卒中的鉴别详见本章第1节"缺血性脑卒中"，还需与脑膜炎等相鉴别。

5. 临床和影像分级　完善病史采集及相关检查后可进行患者的临床和影像分级，以判断病情严重程度、选择手术时机和评估预后等，最常用的临床量表（表18-2-2 ~ 表18-2-5）是 Hunt-Hess 量表、格拉斯哥预后量表（Glasgow Outcome Scale，GOS）、蛛网膜下腔出血入院患者预后（Prognosis on Admission of Aneurysmal Subarachnoid Hemorrhage，PAASH）量表及世界神经外科联盟（World Federation of Neurological Surgeons，WFNS）量表；关于放射量表，改良 Fisher 量表应用最广。

表 18-2-2　Hunt-Hess 量表

分数/分	临床表现
1	无症状，或轻度头痛，轻度颈项强直
2	中等至重度头痛，颈项强直或脑神经麻痹
3	嗜睡或混乱，轻度局灶性神经功能损害
4	昏迷，中度至重度偏瘫
5	深昏迷，去大脑强直，濒死状态

注：对于严重的全身性疾病（例如高血压肾病、糖尿病、严重动脉硬化、慢性阻塞性肺疾病）或血管造影发现严重血管痉挛者，评分加1分。评分越高意味着动脉瘤分级越高，手术风险越大，保守治疗的倾向性越强，但保守治疗或延期手术未必可改善预后，故目前主张尽量不延迟手术。

表 18-2-3　格拉斯哥预后量表（GOS）

分数/分	标准
1	死亡
2	植物生存（仅有最小反应，如随着睡眠/清醒周期，眼睛能睁开）
3	重度残疾（清醒、残疾，日常生活需要照料）
4	轻度残疾（残疾但可独立生活，能在保护下工作）
5	恢复良好（恢复正常生活，尽管有轻度缺陷）

注：预后不良的定义为 GOS 评分 1~3 分。

表 18-2-4　WFNS 及 PAASH 量表

量表	分级	标准	预后不良所占比例/%	预后不良比值比(OR)
WFNS	I	GCS 15 分	14.8	—
	II	GCS 13~14 分 无局灶性神经功能缺损症状及体征	29.4	2.3
	III	GCS 13~14 分 伴局灶性神经功能缺损症状及体征	52.6	6.1
	IV	GCS 7~12 分	58.3	7.7
	V	GCS 3~6 分	92.7	69.0
PAASH	I	GCS 15 分	14.8	—
	II	GCS 11~14 分	41.3	3.9
	III	GCS 8~10 分	74.4	16.0
	IV	GCS 4~7 分	84.7	30.0
	V	GCS 3 分	93.9	84.0

表 18-2-5　改良 Fisher 量表

分数/分	CT 表现	血管痉挛风险/%
0	未见出血或仅见脑室内出血或实质内出血	3
1	仅见基底池出血	14
2	仅见周边脑池或侧裂池出血	38
3	广泛蛛网膜下腔出血伴脑实质出血	57
4	基底池和周边脑池、侧裂池较厚积血	57

（六）急诊管理

尽早完善相关检查,进行病情严重程度及预后的评估,在有条件的情况下尽早收入神经专科或 ICU,必要时快速转诊至有条件的上级医院进一步治疗;转送风险高,需提前与家属充分沟通转送途中风险。

急诊治疗原则为控制出血、防治再出血、预防和解除脑血管痉挛、去除病因、防治并发症,其中,病因治疗是最重要的降低死亡率的方法。

1. 一般治疗　一般急诊治疗同前述"脑出血"。此外,SAH 患者因脑损伤后交感神经系统激活,易出现神经源性心肌损伤,与病死率密切相关,应行密切的心电监护,监测心肌损伤标志物和心功能指标变化。SAH 患者易因尿排钠增多而引起低钠血症,应注意监测与补充。发热是预后不良的相关因素,出现发热时应及时对症处理,其中亚低温治疗仍存在争议,酌情使用。

2. 防治再出血

（1）基础护理同前述"脑出血"。

（2）血压管理:动脉瘤再出血与高血压密切相关,再出血后病死率和致残率较初次出血明显升高,应及时静脉应用降压药物快速降低血压,使收缩压<160mmHg、平均动脉压<90mmHg。

（3）抗纤溶药物:如无禁忌,短期可选用抗纤溶药物如氨基己酸或氨甲苯酸等治疗,但注意避免该药物引起脑缺血的可能性,可与尼莫地平联用。

（4）介入或外科手术:病因治疗是防治再出血的关键。病情允许时,应尽量创造条件完善血管检查,以明确是否存在动脉瘤或血管畸形等,并请神经介入科或神经外科会诊,评估是否有介入或外科手术指征,有指征者应尽量在 5~10 天内完成治疗。

3. 并发症治疗

（1）脑血管痉挛及迟发型脑缺血:维持足够的有效循环血量,预防迟发型脑缺血;使用钙通道阻滞剂如尼莫地平可改善预后。

（2）脑积水:1/3 脑积水患者无明显症状,大约1/2患者在24小时可自行缓解；如患者症状无进展性加重、无脑疝等表现时，可先使用渗透性脱水剂、利尿剂减少脑容量，也可使用乙酰唑胺减少脑脊液分泌；如仍不缓解或持续进展时，可行脑室引流，以缓解颅内高压、改善脑脊液循环。

（3）癫痫：SAH患者可发作无阵挛性癫痫，持续时间长，因此，如有明确的癫痫发作，必须用药治疗；对既往有癫痫、脑卒中史的患者需要考虑长期应用抗癫痫药物。

（七）预后

SAH患者总体病死率高，随着医疗技术的进步，病死率较前有所下降。发病后24小时、48小时、7天和28天的病死率分别为37%、60%、75%和41.7%。患者的神经功能状态、意识水平及出血量是决定预后的重要因素，此外，年龄、脑水肿、是否合并其他并发症及其严重程度也影响预后。一般来说，高龄较低龄预后差，非动脉瘤性SAH的死亡率低于动脉瘤性SAH。

精粹

1. SAH发病率相对较低，但死亡率高，有10%患者在转运途中死亡。多见于中老年人，吸烟、高血压是重要危险因素。

2. SAH病因中动脉瘤破裂出血占绝大多数，其次是动静脉畸形，多由情绪波动、高强度运动等诱发；突发剧烈头部疼痛是最突出特点，常伴有恶心、呕吐，昏迷少见。

3. 老年患者有时头痛、脑膜刺激征不典型，而主要表现为突发的精神行为异常，应特别注意。

4. 头颅CT可见蛛网膜下腔高密度影。

5. 急诊管理以防治再出血最为重要，应严格控制血压（快速降低收缩压至160mmHg以下）；有指征者尽量在5~10天内完成介入或神经外科手术治疗，去除病因。

6. 并发症的防治也明显影响预后，应予重视，如脑血管痉挛者可使用钙通道阻滞剂等缓解；急性症状性脑积水应积极降颅压和/或行脑脊液分流术；有癫痫、脑卒中病史患者出现癫痫发作后应长期用药治疗。

（黄林强　曾红科）

参考文献

1. 饶明俐. 神经病学［M］. 3版. 北京：人民卫生出版社，2015.
2. 中华医学会神经病学分会与中华医学会神经病学分会脑血管病学组. 中国重症脑血管病管理共识2015［J］. 中华神经科杂志，2016，49（3）：192-202.
3. 刘大为. 实用重症医学［M］. 2版. 北京：人民卫生出版社，2017.
4. 林果为，王吉耀，葛均波. 实用内科学［M］. 15版. 北京：人民卫生出版社，2017.
5. 中华医学会神经病学分会与中华医学会神经病学分会脑血管病学组. 中国急性脑梗死后出血转化诊治共识2019［J］. 中华神经科杂志，2019，52（4）：252-265.
6. 中华医学会神经病学分会与中华医学会神经病学分会脑血管病学组. 中国脑出血诊治指南2019［J］. 中华神经科杂志，2019，52（12）：994-1005.
7. 中华医学会神经病学分会，中华医学会神经病学分会脑血管病学组中华医学会与神经病学分会神经血管介入协作组. 中国蛛网膜下腔出血诊治指南2019［J］. 中华神经科杂志，2019，52（12）：1006-1021.

第3节　谵　妄

一、概述

谵妄（delirium）是以全面的意识损害为特征，进一步导致个体对环境的警觉、注意和知觉等能力下降。患者通常表现为意识障碍和注意力损害，有知觉、思维、记忆、精神运动、情绪及睡眠-觉醒周期功能紊乱，通常急性起病（数小时或数天），波动性病程（一天之中病情可有变化），通常在夜间恶化。谵妄常见于脑卒中、脑炎和创伤性脑损伤，也可见于系统性疾病导致急性脑功能紊乱，由于其非特异性病因，也曾称为急性脑病综合征。

谵妄的流行病学研究因不同人群、不同疾病

和疾病不同阶段,以及诊断评估方法不同,结果差异很大,发病率从3%到42%不等,患病率从5%到44%不等。谵妄可发生于任何年龄,尤其多见于老年人群和伴有严重躯体疾病的患者,在ICU中大于65岁伴内科疾病或手术后的患者谵妄发病率高达70%~87%。"脑储备"减低的人也较容易出现,尤其是既往已有痴呆的患者。多数谵妄的临床转归与病因相关,老年、有痴呆或躯体疾病的患者预后较差。

二、病因与危险因素

谵妄的"应激-易感模型"病因假说认为,在一种或多种易感因素存在的情况下,大脑功能储备下降,当有促发因素影响大脑内环境,导致脑内神经递质、神经内分泌和神经免疫损害的急性变化,多因素综合作用,构成谵妄的病因学基础,引发谵妄。谵妄的易感因素包括高龄、认知功能损害、严重躯体疾病或脏器功能失代偿、视听障碍、营养不良、水电解质失衡、药物/酒依赖等。谵妄的促发因素包括手术、外伤、严重生活事件、疲劳、睡眠不足、外界刺激过少或过多、环境恐怖、陌生单调、酒药戒断等。特别需要注意,某些治疗药物可成为谵妄发生的重要影响因素。

三、临床表现

谵妄的临床特点是起病急,核心症状是注意障碍和意识障碍,表现为广泛的认知过程受损,并可伴有复杂多变的精神行为异常。

1. **注意和意识障碍**　患者对环境的感知清晰度下降,可以从轻度混浊到浅昏迷状态转变,注意的指向、集中、维持、转换困难,检查时可发现患者存在注意涣散或注意唤起困难。

2. **记忆损害**　累及短时和长期记忆,可因谵妄程度不同而有差异,一般说来,即刻和短时记忆与注意损害关系更为密切。

3. **定向障碍**　患者不能辨识周围环境、人物

甚至自我。轻度谵妄时,时间、地点定向损害较人物和自我定向损害更突出。

4. **语言障碍**　包括命名性失语、言语错乱、理解力受损、书写和找词困难等,极端病例中出现言语不连贯。

5. **思维过程异常**　从接触性离题、病理性赘述到思维破裂不等。

6. **睡眠-觉醒周期紊乱**　非常常见,可以从白天打盹和夜间紊乱到24小时睡眠-觉醒周期的瓦解。

7. **运动异常**　可以表现为活动减少或明显的紊乱性兴奋,异常行为可以与幻觉妄想有关。也有表现为行为抑制、茫然淡漠、主动活动减少。

8. **感知觉障碍**　兴奋型谵妄患者可有大量的、生动逼真的、鲜明的、形象性的错觉及幻觉,以视觉障碍为主。抑制型患者表现为觉醒程度降低、反应迟钝,错觉及幻觉不突出。

9. **妄想**　被害妄想是谵妄中最常见的妄想类型,呈片段性多变,不系统,可与幻觉等相关联。

10. **情感改变**　情绪稳定性差,可有焦虑、淡漠、愤怒、恐惧等多种情绪反应,情绪转换没有明显关联性,不能自控。

四、评估与诊断

(一)临床评估

如怀疑患者出现谵妄,建议进行以下评估:完整的体格检查包括神经系统检查、精神状况检查;实验室检查用于排查可能的谵妄诱因;脑电图检查并不特异但可辅助诊断,表现为优势节律变慢或缺失等;头颅影像检查用于明确脑部结构和病理损害基础。谵妄评估工具筛查可用于辅助诊断,常用评估工具为意识模糊评估方法(Confusion Assessment Method,CAM),目前经信效度检验的中文改良版的3分钟谵妄诊断量表(3-minute Diagnostic interview for CAM,3D-CAM)已用于临床,见表18-3-1。

表18-3-1　临床常用的谵妄评估量表

名称	中文名称	敏感度	特异度	特点及适用人群
CAM	意识模糊评估方法	76.0%	100.0%	基于DSM-Ⅲ R制定;已在中国人群进行验证;适用于住院老年患者
CAM-ICU	意识模糊评估方法-ICU	81.8%~93.4%	87.7%~90.8%	基于DSM-Ⅳ制定;已在中国人群进行验证;适用于气管插管、ICU和急诊患者

续表

名称	中文名称	敏感度	特异度	特点及适用人群
3D-CAM	3 分钟谵妄诊断量表	95.0%	94.0%	基于 CAM 设计并提供了标准化的评估方法;尚未在中国人群进行验证;适用于老年和合并痴呆患者
DRS-98	谵妄等级评估表-98	—	—	基于 DSM-Ⅲ R 设计;尚未在中国人群进行验证;可用于谵妄严重程度分级
Nu-DESC	护理谵妄筛选表格	80.0%	92.0%	已在中国人群验证;适用于谵妄筛查

注:DSM,美国精神疾病诊断与统计手册。

（二）诊断要点

谵妄在 ICD-10 诊断中分属于器质性精神障碍,而 DSM-Ⅴ将其归于神经认知障碍范畴,诊断可以参照相应诊断标准。

1. ICD-10 诊断标准要点

（1）意识模糊,即对环境的感知清晰度下降,伴集中、保持或转移注意的能力减退。

（2）认知紊乱,表现为以下两项:①即刻回忆和近期记忆损害,远期记忆相对完整;②时间、地点或人物定向障碍。

（3）至少存在下列精神运动性障碍中的一项:①迅速,不可预知地从活动减少转变到活动过多;②反应时间延长;③语流增加或减少;④惊跳反应增强。

（4）睡眠或睡眠-觉醒周期障碍,至少表现出下列中的一条:①失眠（严重时睡眠可完全缺失,白天可出现也可不出现瞌睡）,或睡眠-觉醒周期颠倒;②症状在夜间加重;③令人苦恼的梦和梦魇,可延续为觉醒后的幻觉和错觉。

（5）症状发生急,并有昼夜波动。

（6）病史、躯体和神经系统检查或实验室化验的客观依据,说明存在大脑或全身性疾病（与精神活性物质无关）,并推断它与上述（1）～（4）各项的临床表现有关。

2. DSM-Ⅴ诊断标准要点（美国精神病学会,2013）

（1）注意（即指向、聚焦、维持和转移注意的能力）减弱和意识障碍（对环境的定向减弱）。

（2）该障碍在较短的时间内发生（通常为数小时至数天）,表现为与基线注意力和意识水平相比的变化,以及在一天的病程中严重程度的波动。

（3）额外的认知障碍（如记忆力缺损、定向不良、语言、视空间能力或知觉障碍）。

（4）诊断标准 A 和 C（见本章第 4 节中"DSM-Ⅴ惊恐障碍诊断标准"）中的障碍不能用其他先前存在的、已经确立的或正在进行的神经认知障碍更好地解释,也不出现在觉醒水平严重减低的背景下,如昏迷。

（5）病史、躯体检查或实验室检查发现的证据表明,该障碍是其他躯体疾病、物质中毒或戒断（即由于滥用毒品或药物）、接触毒素或多种病因的直接的生理性结果。

（三）鉴别诊断

谵妄伴有明显幻觉妄想、言语行为紊乱及情感紊乱,需要与精神分裂症和伴有精神病性症状的情感障碍相鉴别;谵妄表现为明显的认知功能损害,需要与阿尔茨海默病和其他类型的痴呆相鉴别;谵妄起病急,并有恐惧、紧张等情绪反应及意识状态改变,需要与急性应激反应相鉴别。

五、急诊管理

谵妄的治疗管理基础是支持治疗,根本是针对病因的处理,还包括精神症状治疗及危险因素控制等多个侧面,治疗措施包括非药物干预和药物干预。

1. 病因治疗　病因治疗是谵妄的根本性治疗措施。积极找寻诱发因素,针对这些因素采取处理措施非常重要,如电解质紊乱的纠正、感染性疾病的感染控制、药源性谵妄的药物减停等。同时还要积极加强支持治疗,并防止新的诱发因素出现。如果谵妄状态与社会心理因素有关,应去除心理及环境等因素的影响,加强心理干预。

2. 对症治疗　对行为紊乱突出的活动增多型谵妄患者,可以尝试使用抗精神病药物改善谵妄症状。氟哌啶醇是治疗谵妄最常用的药物,它的多巴胺阻滞作用有助于控制精神症状,用量从 1.5mg 到 10mg 不等。非典型抗精神病药也可用于谵妄的治疗,但氯氮平因其较强的抗胆碱能作用不推荐使用。癫痫发作相关的谵妄,尽量避免使用抗精神病药物,以避免增加癫痫发作的风险。苯二氮䓬类药物一般只用于酒精和镇静催眠药戒断所致的谵妄。活动减低型谵妄的治疗以病因和支持治疗为主。

3. 照护　尽量保持周围环境安全,环境刺激最优化,以及减少感觉障碍的不良影响;运用定向技术、给予情感支持、减少和防范伤害行为等都有助于谵妄的恢复。在治疗谵妄状态的同时,要向家属解释病情及性质、危险等,使家属能保持镇静情绪,更好地照顾患者,特别是保证患者的安全,防止意外发生,鼓励患者在短暂的神志清醒期间进行适当的交流等。

4. 预防　采取定向指导、治疗认知损害、减少精神药物使用、增加活动、促进睡眠、保持营养及水电解质平衡、提供视觉和听觉辅助等措施,控制谵妄危险因素。建立老年健康咨询服务,有针对性的健康教育也会减少伴有躯体疾病老年患者谵妄的发生及改善谵妄造成的功能损害。

六、预后

多数谵妄患者康复较快。老年、有痴呆或躯体疾病的患者预后较差,谵妄 3 个月后死亡率约为 25%,有荟萃分析显示,老年人一次谵妄,两年后死亡率增加两倍。"活动低下"型患者预后比"活动过度"型患者预后差。痴呆是谵妄的主要危险因素,有研究显示在谵妄发生两年内痴呆的发病率增加了 5 倍,谵妄与痴呆的病理协同作用,可加速认知衰退。

精　粹

1. 老年患者谵妄较为常见,是需要重点关注的精神急症。

2. 谵妄的易患因素包括高龄、认知功能损害、严重躯体疾病或脏器功能失代偿、视听障碍、营养不良、水电解质失衡、药物/酒依赖等。

3. 识别要点为注意和意识障碍为特征,急性起病、波动性病程,伴有精神活动异常表现。

4. 处理重点在于病因识别和处理,并应积极采取预防措施。氟哌啶醇是治疗谵妄最常用的药物。

(孙新宇)

参考文献

1. 陆林. 沈渔邨精神病学[M]. 6 版. 北京:人民卫生出版社,2018.
2. American Psychiatric Association. Diagnostic and Statistical Manual of Mental Disorders(DSM-5TM)[M]. 5th ed. Washington,DC:American Psychiatric Publishing,2013.
3. OH E S,FONG T G,HSHIEH T T,et al. Delirium in older persons:advances in diagnosis and treatment[J]. JAMA,2017,318(12):1161-1174.

第 4 节　惊恐障碍

一、概述

惊恐障碍是一种以反复出现显著的心悸、胸闷、出汗、震颤等自主神经症状,伴以强烈的濒死感或失控感,并在 10 分钟内达到高峰,害怕产生不幸后果的惊恐发作为临床特征的急性焦虑障碍。在惊恐发作后至少 1 个月内患者会对再次发作持续地担忧和关注,常伴随与发作相关的行为变化,如回避某些场所或处境,以减少惊恐的发生。有时恐惧性回避很严重,以至于完全不能出现在可能导致惊恐发作的场所。

惊恐障碍发病高峰为 15~40 岁,60 岁后起病者相对较少。老年人惊恐障碍的患病率和发病率较年轻人低,大多数流行病学研究报道 65 岁及以上人群患病率为 0.1%~1%,欧洲老年人群中惊恐障碍的患病率较高,为 4.5%。老年伴有惊恐障碍的患者通常是慢性病程,起病于早年并持续存在。

因惊恐障碍的发作性和发作性躯体症状的非特异性,老年患者多不主动叙述情感症状,使患者常反复就诊于综合医院各科室。由于老年人躯体疾病多,患有惊恐障碍的老年人可能面临的诊断难度更高。另外,惊恐障碍与药物或精神活性物质使用引起的相关类似症状以及其他精神疾病(如抑郁障碍)的共病率较高,可达 35% ~ 62% ,给临床诊治带来一定的困难,且更不利于预后。

二、病因与危险因素

惊恐障碍的确切病因尚未阐明,目前认为生物学因素和心理社会因素共同起着重要的作用。但老年惊恐障碍的遗传因素及生物学病因并不明确,更多地与躯体因素或心理因素有关。另外焦虑素质、神经质等人格特征与惊恐障碍密切相关。研究发现与惊恐障碍相关的危险因素包括:焦虑障碍家族史;应激性生活事件或创伤事件;女性、丧偶、单身、离异、低教育、低经济状态、失业;本人患有其他精神疾病。

三、临床表现

惊恐障碍的症状特点是突然发作的、不可预测的、反复出现的、强烈的惊恐体验,伴有濒死感或失控感的急性焦虑发作。临床表现包括三部分症状。

1. 惊恐发作　突如其来的强烈的惊恐体验,伴濒死感或失控感,伴严重的自主神经功能失调,最常见的有三个方面:①心血管症状,如心悸、心跳加快、胸闷、胸痛;②呼吸症状,如呼吸困难、喉头堵塞、气短,即将窒息;③神经症状,如头晕、头痛、晕厥、手足麻木和感觉异常。也可以出现恶心、腹痛、肉跳、全身发抖或全身无力等。发作期间意识清晰,高度警觉。这种发作历时 5 ~ 20 分钟,很少超过 1 个小时,可自行缓解。

2. 预期焦虑　惊恐发作后的间歇期患者会持续担心再次发作,因而惴惴不安。

3. 求助和回避　惊恐发作时,由于强烈的恐惧体验,患者常就诊于综合医院的急诊科,经常要求进行专科会诊和专科检查。发作间歇期,患者担心发病时得不到帮助,主动回避某些活动,不愿单独出门,不敢与人多热闹的场所,或出门时需要有人陪伴。这种对特定场所的回避行为称为广场恐怖症。

老年人惊恐障碍的症状表现与中青年人类似,但有些患者的表现可能并不典型,惊恐障碍的症状数量和严重程度有下降趋势。部分患者可能会特别关注具体的躯体症状,焦虑可能加重先前的躯体症状(如哮喘),并可能对症状作出合理性的解释。当发现患者主诉与检查结果不符合时,应想到有非器质性疾病的可能。惊恐障碍常伴有抑郁症状,需警惕患者自杀的可能性。

四、评估与诊断

(一) 临床评估

1. 老年惊恐障碍的临床评估　主要包括病史、精神检查、体格检查及必要的实验室检查。

2. 筛查惊恐障碍的问诊　①您是否有突然出现的躯体不适症状,如心慌、头晕感;②当时是否有害怕或恐惧感;③症状发生是否有诱因或其他原因;④您是否因害怕或担心躯体症状而回避一些特定场所,如拥挤、封闭的场所、开车、独自在家或其他情况。

3. 量表评估　量表评估在复查或评估老年惊恐障碍的严重程度上也起着非常重要的作用。目前国内外应用较多的量表主要有惊恐相关症状量表、惊恐障碍严重度量表、Zung 焦虑自评量表、汉密尔顿焦虑量表等。

(二) 诊断

1. DSM- V 惊恐障碍诊断标准

A. 反复出现不可预期的惊恐发作。一次惊恐发作是突然发生的强烈的害怕或强烈的不适感,并在几分钟内达到高峰,发作期出现下列 4 项及以上症状(这种突然发生的惊恐可以出现在平静状态或焦虑状态中):①心悸、心慌或心跳加速;②出汗;③震颤或发抖;④气短或窒息感;⑤哽噎感;⑥胸痛或胸部不适;⑦恶心或腹部不适;⑧感到头昏、脚步不稳、头重脚轻或昏厥;⑨发冷或发热感;⑩感觉异常(麻木或针刺感);⑪现实解体(感觉不真实)或人格解体(感觉脱离了自己);⑫害怕失去控制或"发疯";⑬濒死感。

注意:可能观察到与特定文化有关的症状(例如:耳鸣、颈部酸痛、头疼、无法控制的尖叫或哭喊),此类症状不可作为诊断所需的四个症状之一。

B. 至少在 1 次发作之后,出现下列症状中的 1~2 种,且持续 1 个月(或更长)时间:①持续地担忧或担心再次的惊恐发作或其结果(例如:失去控制、心肌梗死、"发疯");②在与惊恐发作相关的行为方面出现显著的不良变化(例如:设计某些行为以回避惊恐发作,如回避锻炼或回避不熟悉的情况)。

C. 这种障碍不能归因于某种物质(例如:滥用毒品、药物)的生理效应或其他躯体疾病(例如:甲状腺功能亢进、心肺疾病)。

D. 这种障碍不能用其他精神障碍来更好地解释(例如:未特定的焦虑障碍中,惊恐发作不仅仅出现于对害怕的社交情况的反应;特定恐怖症中,惊恐发作不仅仅出现于对有限的恐惧对象或情况的反应;强迫症中,惊恐发作不仅仅出现于对强迫思维的反应;创伤后应激障碍中,惊恐发作不仅仅出现于对创伤事件的提示物的反应;分离焦虑障碍中,惊恐发作不仅仅出现于对与依恋对象分离的反应)。

2. ICD-10 惊恐障碍诊断标准

惊恐障碍(间歇发作性焦虑):基本特征是严重焦虑(惊恐)的反复发作,焦虑不局限于任何特定的情境或某一类环境,因而具有不可预测性。如同其他焦虑障碍,占优势的症状因人而异,但突然发生的心悸、胸痛、哽噎感、头昏、非真实感(人格多媒体或现实解体)是常见的。同时,几乎不可避免地继发害怕会死,失去控制或发疯。一次发作一般仅持续数分钟,但有时更长,发作频率和病程都有相当大的变异性。处于惊恐发作中的患者常体验到害怕和自主神经症状的不断加重,致使患者十分急切地离开他/她所在的场所。如果这种情况发生在特定情境,如在公共汽车上或置身人群中,患者以后可能会回避这些情况。同样,频繁的、不可预测的惊恐发作可导致患者害怕独处或害怕进入公共场所。一次惊恐发作常继之以持续性地害怕其再次发作。

诊断要点:在本分类系统中,发生在确定情境的惊恐发作被视为恐怖的重度表现,因此优先考虑恐怖的诊断。仅当不存在"恐怖性焦虑障碍"列出的任何恐怖时,才把惊恐障碍作为主要诊断。

要确诊应明确在大约 1 个月之内,患者存在几次严重的躯体性焦虑:①发作出现在没有客观危险的环境;②不局限于已知的或可预测的情境;③发作间期基本没有焦虑症状(尽管预期性焦虑

常见),包含惊恐发作、惊恐状态。

(三)鉴别诊断

惊恐发作的症状并非仅见于惊恐障碍患者,同样见于其他精神疾病及一些躯体疾病患者,因此诊断惊恐障碍之前必须排除相关疾病。

1. 躯体疾病伴发的焦虑　临床上多种躯体疾病有类似惊恐障碍的症状,如阵发性室上性心动过速、二尖瓣脱垂、甲状腺功能亢进、低血糖症、嗜铬细胞瘤、哮喘、短暂性脑缺血发作、真性眩晕、癫痫等,详细的病史、精神检查、体格检查及实验室检查有助于确诊。

2. 药物使用或精神活性物质滥用　长期使用某些药物或精神活性物质在中毒、戒断或突然减量过程中可出现焦虑症状,如镇静催眠药、抗精神病药物、酒精等,特别是使用成瘾物质后或戒断时均可造成典型的惊恐发作。医师应详细询问药物使用史及心理与躯体依赖的症状,必要时进行尿液或血清药物检查予以鉴别。

3. 其他精神障碍　多种精神障碍都伴有惊恐发作,如广泛性焦虑障碍、社交焦虑障碍、创伤后应激障碍、抑郁障碍、精神分裂症等。鉴别时要注意患者的发病是否具有不可预测性的特征,只有不可预测的惊恐发作才可作为惊恐障碍的诊断根据。病史及精神检查可发现原发疾病的特征性临床表现,惊恐发作只是疾病的一个症状。

4. 神经认知障碍　老年谵妄患者会表现有极度恐惧的体验,痴呆患者可表现出恐惧的情绪,针对这类患者进行详细的意识和智能等检查很重要。

五、急诊管理

(一)药物治疗

1. 苯二氮䓬类药物(BZDs)　最常用的有阿普唑仑、劳拉西泮、奥沙西泮、地西泮、氯硝西泮,这类药物在惊恐障碍的治疗上具有疗效好、显效快、无抗胆碱不良反应、易被患者接受的特点,常常被广泛用于迅速控制惊恐发作。苯二氮䓬类药物通常在初期使用,在急性起病时或等待选择性 5-羟色胺再摄取抑制剂或其他抗抑郁药物起效时应用,建议短期使用(小于 8 周)。此类药物的不良反应表现为镇静过度、头晕、记忆障碍、共济失调、呼吸抑制、耐药、成瘾等。

2. 选择性5-羟色胺再摄取抑制剂（SSRIs）
具有疗效好、副作用较少及无心脏毒性等特点，SSRIs类药物包括西酞普兰、艾司西酞普兰、舍曲林、帕罗西汀、氟西汀和氟伏沙明，已经成为治疗惊恐障碍的一线用药。这些药物在治疗初期，有些患者可能会出现焦虑症状加重，因此，推荐从小剂量起始，帕罗西汀10mg/d，西酞普兰10mg/d，艾司西酞普兰5mg/d，舍曲林25mg/d，氟西汀10mg/d，氟伏沙明50mg/d，1周后剂量可以增加到常用的治疗水平。药物起效须在应用药物2~3周后。SSRIs常见的副作用包括头痛、恶心、腹泻、食欲下降、性功能障碍、体重增加，有些是短暂的，而其他的可能持续于整个治疗过程中。

3. 5-羟色胺-去甲肾上腺素再摄取抑制剂（SNRIs）　文拉法辛治疗惊恐障碍的疗效肯定。开始剂量建议为75mg/d，部分首发患者可选择起始剂量37.5mg/d 4~7天，剂量在75~225mg/d有效。文拉法辛有与SSRIs类药物类似的副作用，具有较好的耐受性，但部分患者可能会引起与剂量有关的血压升高，治疗前及治疗期间应注意血压评估。

4. 去甲肾上腺素能和特异的5-羟色胺能药物（NaSSAs）　米氮平也可能对惊恐障碍有效，可用于对其他药物疗效不佳的患者，其药物相互作用少，抗胆碱能及心血管系统的不良反应小，不会导致性功能障碍，且起效比SSRIs快，可根据患者情况选用。不良反应主要为嗜睡、体重增加。

5. 三环类抗抑郁药（TCA）　代表药物有丙米嗪、氯米帕明（氯丙米嗪）和阿米替林，是第一代抗惊恐障碍药物，其疗效早被肯定，但此类药物起效缓慢（通常4~6周），且不良反应较严重，所以对老年患者，这类药物不作首选。

6. 单胺氧化酶抑制剂（MAOI）　MAOI类药物可能是治疗惊恐障碍、惊恐发作、缓解抑郁的有效药物，但因不良反应较多，如直立性低血压、体重增加、性功能障碍、失眠等，一般不用作一线药物。此外，使用MAOI还须警惕致命的药物相互作用和与高血压相关的饮食禁忌。因此，MAOI通常只适用于对其他抗抑郁药物不能耐受的患者。

由于本病具有慢性化或反复发作的特点，应进行全病程治疗。急性期治疗12周；如果有效，继续巩固和维持治疗6~12个月；有的病例需长期维持治疗，以减少复发。

（二）心理治疗

1. 支持性心理治疗　在与患者的交谈和接触中建立良好的医患关系，取得患者的信任，倾听患者的恐惧及对于疾病和治疗的错误认知，给患者提供适当的信息，宣教有关焦虑的躯体反应和惊恐发作的知识，向患者提供安慰保证，使患者能尽量了解本病的知识，可以降低患者对健康的焦虑，增进患者在治疗中的配合。

2. 认知行为疗法　这是由临床心理医师或精神科医师进行的专业治疗。通过认知重构、暴露和症状控制等技术，来应对恐惧和发作间歇的回避过程。认知行为治疗的疗效与药物相当，但治疗方法较复杂且费时间，需由经过专门训练的医师实施，这就限制了认知行为疗法在临床上的运用。

六、预后

惊恐障碍如果能得到早期诊断和及时治疗，长期预后较好，急性期治疗后50%~70%的患者可获症状缓解。若得不到及时有效的治疗，病程超过6个月有可能转入慢性波动病程，甚至永久性丧失劳动力。合并惊恐障碍共病患者与单一障碍患者相比，症状重、病程长、社会功能损害重、自杀风险高、预后差。

精　粹

1. 老年且有惊恐障碍的患者通常是慢性病程，起病于早年并持续存在。

2. 老年惊恐障碍躯体不适主诉多，惊恐发作症状不典型，常反复就诊于综合医院。

3. 惊恐发作并非仅见于惊恐障碍，同样见于其他精神疾病及一些躯体疾病患者，应注意鉴别。

4. 处理上宜进行积极的药物治疗及心理干预，改善症状。

（尚兰　冀成君）

参考文献

1. FLINT A J，GAGNON N. Diagnosis and management of panic disorder in older patients[J]. Drugs Aging，2003，20（12）：881-891.

2. ANDREAS S，SCHULZ H，VOLKERT J，et al. Prevalence of mental

disorders in elderly people：the European Ment Dis_ICF65⁺ study [J]. Br J Psychiatry,2017,210(2)：125-131.

3. 陆林. 沈渔邨精神病学[M]. 6 版. 北京：人民卫生出版社,2018.

4. American Psychiatric Association. Diagnostic and Statistical Manual of Mental Disorders（DSM-5TM）[M]. 5th ed. Washington, DC：American Psychiatric Publishing,2013.

5. 吴文源. 焦虑障碍防治指南[M]. 北京：人民卫生出版社,2010.

6. CRASKE M G, STEIN M B. Anxiety [J]. Lancet, 2016, 388（10063）：3048-3059.

7. STROHLE A,GENSICHEN J,DOMSCHKE K. The diagnosis and treatment of anxiety disorders [J]. Dtsch Arztebl Int, 2018, 115（37）：611-620.

第 5 节　自　　杀

一、概述

2004 年世界卫生组织定义自杀是自发完成的故意的行为后果,行为者本人完全了解或期望这一行动的致死性后果。《中国精神疾病分类方案与诊断标准》（第 3 版）提出,自杀是有充分证据可以判定系故意自我致死的行动。

学界比较公认的自杀分为 3 类：自杀死亡,指自杀为故意结束自己生命的行为；自杀意念,是指个体欲故意结束自己生命的想法；自杀未遂（又称自杀企图）,是指一种没有致命结果的自我伤害性行为,但个体有不同程度的自杀念头。

自杀的动机包括悲观、绝望、委屈、抗议、畏惧、罪责、迷信驱使和精神障碍等。自杀首先是一个医学问题,更是一个不容忽视的社会问题。自杀不仅给个人和家庭带来伤害,也对社会造成了严重的影响。自杀是一种十分复杂的生理、心理、社会现象。

全世界每年约 80 万人死于自杀,是第 4 位死因,占所有死亡的 1.5%。在中国,自杀问题成为继慢性阻塞性肺疾病、重度抑郁症、脑血管疾病的第 4 位重要的卫生问题,给国家造成了巨大的社会、经济损失。自杀是中国乃至全球重要的公共卫生问题,也是各个国家精神卫生服务面临的主要挑战。

自杀事件不仅影响自杀行为者个人,对参与事件的人均产生严重而深远的影响。自杀死亡并不代表自杀事件的结束,每一起自杀事件平均有 6 人受到严重的心理创伤,包括自杀者的父母、伴侣、子女、兄弟姐妹、亲戚朋友和同事。经历自杀事件的医务人员也会产生一定的心理阴影,如耻辱感、羞耻感、自责、震惊、自我怀疑、内疚,可能导致这类人群在一段时间内无法恢复正常工作。

老年人比任何其他年龄段的人都有更高的自杀风险,因此,老年自杀再怎么强调也不过分,全世界人口的老龄化意味着老年自杀绝对数量可能会增加。

二、流行病学

世界卫生组织估计,2016 年自杀率为 10.6/10 万,其中 80% 的自杀发生在中低收入国家。世界范围内,自杀率随年龄、性别而变化,老年人自杀率最高,其中老年男性自杀率为 15.6/10 万,女性为 7/10 万。每 8～10 个企图自杀的人中就有 1 个自杀致死,很多自杀者就诊于急诊科。2000 年美国大约有 5 300 例自杀发生于 65 岁以上老年人,自杀率为 15.3/10 万。老年人在人口的比重为 12.5%,却占自杀总数的 18.1%。

费立鹏调查结果表明,中国农村的自杀率是城市的 3～5 倍,即中国 90% 的自杀事件发生在农村,女性自杀率比男性高 25% 左右,这与西方国家自杀情况有所不同,中国是世界上唯一的妇女自杀率超过男性自杀率的国家。中国自杀有两个高峰年龄段,其一是 15～24 岁（女性更明显）,其二是 60 岁以上。我国大多数自杀都采取服毒方式,在城市安眠药居多,农村则是农药。

2016 年全国死因、伤害监测数据显示,全国人群的自杀死亡率为 7.05/10 万,男性自杀死亡率为 9.09/10 万,女性为 5.96/10 万,城市自杀死亡率为 4.91/10 万,农村为 8.12/10 万。自杀死亡率总体上随年龄增加而增加,85 岁及以上人群自杀死亡率高达 49.49/10 万,为人群的 7.02 倍。

老年人的自杀率在世界大多数国家呈现随年龄增长而增长的趋势,并位居各年龄段之首。因为老年人躯体功能下降,社会隔离度较高,死亡意志更坚定,实施计划更周密,故老年人自杀行为往往更为致命。与中青年人自杀未遂相比,老年人自杀未遂预示将来的自杀风险更大。

自杀的方法众多,如自缢、跳楼、溺水、自焚、刀刺伤、服药、枪击和其他交通事故等,并因国家、民族、年龄、性别、文化及年代的差异而变化,如美国以枪击为主,新加坡60%的自杀死亡是跳楼。在澳大利亚的农村老年人流行使用轻武器自杀,而女性服毒更常见。自杀死亡者以男性采用暴力性手段较多,而自杀未遂者女性较多。

三、病因与危险因素

(一) 病因

1. 社会因素　19世纪末,法国社会学家Durkheim是研究社会文化因素对自杀影响的主要贡献者,Durkheim把自杀分为3类:利己性(egoistic)自杀、利他性自杀、无目的自杀。①利己性自杀,社会整合程度较低,个人取向强,多在情感淡漠的社会中出现,典型的例子是为了使自己从痛苦中解脱出来而自杀;②利他性自杀,多出现在社会整合度高、集体取向强的社会,如为宗教利益、国家利益、集体利益、家庭利益而牺牲自我;③无目的自杀,见于高度动荡的社会中,旧的社会规范被打破,新的还没有建立起来的情况下,个人由于突然失去社会规范的引领和控制而自杀。

近年研究反复证明,高失业率、贫困、离婚、社会隔离与自杀率高有关。2008年西方经济危机,英国、希腊的男性失业率高与自杀相关。

2. 心理因素　弗洛伊德提出,自杀代表着对投射的、矛盾性关注的、爱的对象的攻击。他认为如果没有早期被压制的杀人愿望,自杀就不会出现。Meninger在《人对抗自己》一书中提出自杀是一种逆转的谋杀,是患者对别人愤怒的结果。自杀者可有3种愿望,即杀人的愿望、被杀的愿望和死亡的愿望。

人本主义心理学认为良好的生活应该是有意义的,个体能够发挥自己的潜能,然而一旦自杀者不能实现自己的潜能,其生活就变得没有意义。

3. 生物性因素　中枢神经系统5-羟色胺功能下降在自杀行为中起着重要作用。瑞典的一项研究表明,脑脊液5-羟基吲哚乙酸(5HIAA)浓度与自杀行为有关。此后的研究也重复了这个发现。5HIAA浓度低下预示着有自杀的行为。近年

有研究显示,自杀死亡者中去甲肾上腺素能也发生改变,下丘脑-垂体-肾上腺(HPA)轴兴奋与自杀有关。

4. 基因因素　自杀行为和精神疾病倾向于家族聚集性,对双生子(包括同卵和异卵双生子)和寄养子的研究表明,自杀行为具有一定的遗传性,自杀风险有1/3到1/2是由基因介导的。

(二) 危险因素

1. 社会学因素　与自杀风险增加有关的社会因素包括单身、独居、丧夫或丧亲、离异、家庭纠纷、经济困难、社会孤独、财务或法律事件造成情绪困扰,严重影响着老年人的身心健康,是老年人自杀的危险因素。

2. 人格特征　内向、自我封闭、敌意、缺乏有效应付方式、神经质和冲动性的人格特征容易发生自杀行为。

3. 躯体疾病　据报道,增加老年人自杀风险的躯体疾病包括慢性阻塞性肺疾病、哮喘、心血管疾病、癌症、神经系统疾病等,患多种躯体疾病的老年人更有可能自杀,患有躯体疾病的自杀老年人占自杀老年人总数的34%~94%。躯体疾病导致的生理功能或社会活动受损如疼痛、经济压力、心理压力等因素,容易产生负面的认知,引发自杀行为。

4. 精神疾病　有研究报道,71%~95%的老年自杀致死者患有一种精神疾病,主要为抑郁障碍、酒精滥用、物质使用障碍、精神分裂症、双相障碍、人格障碍等,其中最常见的是抑郁障碍。抑郁障碍的自杀致死性老年人比年轻人更常见,占老年人自杀致死的83%。

5. 其他　既往自杀未遂是自杀死亡和再次出现自杀行为非常重要的一个独立危险因素。自杀死亡者中约1/3过去有自杀未遂史,自杀未遂后头1年自杀风险性最高。另外,自杀工具的易获得性也与自杀行为的发生有关。如中国农村的自杀率是城市的3倍,与容易获得高致死性的农药有关,这是引起中国农村冲动性自杀率高的原因。欧洲65岁以上的老年人最常用的自杀方式是自缢。

(三) 保护因素

能减少自杀的保护因素包括完善的社会支持网络、家族责任感、对孩子的牵挂、外向和乐观的

性格特征、宗教信仰、有效应对或解决问题的能力、获得高水平的医疗救治的方便性等,以上可以降低个体自杀的危险性。

四、评估

对自杀风险的判断是医师最困难而且责任重大的任务。每位医师都应该能评估自杀风险,针对患者的自杀意图直接询问(并不会增加自杀的可能性),尽早评估出患者自杀的风险、及早发现问题,才能及时进行干预,防范危机事件的发生。

评估的主要内容包括:①自杀的相关危险因素,如负性生活事件、严重的抑郁情绪、持续难忍的躯体痛苦、对生活绝望的程度、有自杀未遂史等。②自杀的想法、计划和行为。了解患者是否觉得活着没意思,是否有轻生或自杀的想法,是否已考虑具体措施,是否采取过行动。如果存在自杀意念或自杀计划,则应进一步询问起因、出现的时间与频率、目前对自杀的态度、自杀的方法及方法的可获得性等。③自杀企图或行为的严重程度。对患者是否存在自杀的行为线索进行评估,如有无透露对人生的悲观情绪或表露过自杀的意愿,留下遗书、不愿与别人讨论自杀问题、搜集有关自杀的资料或准备自杀用品等。

目前尚无简单、信度和效度良好的量表可以预测未来自杀的可能性。自杀风险根据患者身心状态、所处环境而改变,因此,当患者病情改变或环境变化时需要动态评估,寻找显性或隐性的证据,为临床提供制订自杀预防计划的依据。

五、急诊管理

对于自杀者,应及时处理自杀未遂引起的躯体损害,并及时进行进一步的自杀风险性评估,为患者提供一个安全的环境,决定合适的治疗场所,提出包括适当的躯体和心理治疗干预的治疗计划,防止再度自杀。

有严重自杀企图的患者应急诊收住院,积极处置,严密观察,移除危险物品,保障环境安全,将患者置于医护人员的视线范围内,或专人护理,必要时给予约束。根据诊断给予相应的药物治疗。

(一)药物治疗

自杀与精神疾病的关系非常密切,精神疾病是自杀的一个重要风险因素,抗精神病药物治疗对预防自杀起着重要的作用。抗精神病药适用于对原发病的治疗和对症治疗。

1. 抗抑郁药 有研究证实 SSRIs 如艾司西酞普兰、西酞普兰、舍曲林能有效缓解抑郁和焦虑情绪,可降低老年抑郁症患者的自杀风险。文拉法辛、米氮平等新型抗抑郁药均可作为推荐用药。

2. 氯胺酮 早期证据提示它可有效预防自杀,具有独特的抗抑郁疗效,起效快(数小时),通过作用于 N-甲基-D-天冬氨酸受体(NMDA),数小时内减少患者自杀想法,几乎不是通过减少抑郁症状而起到抗自杀疗效。单剂量给予氯胺酮产生抗自杀效应可维持数天。

3. 抗精神病药 氯氮平是一种非典型抗精神病药,能降低精神分裂症和分裂情感障碍的自杀未遂危险率及自杀死亡率。美国食品药品管理局(FDA)已批准氯氮平用于治疗精神分裂症和分裂情感障碍的自杀行为,但氯氮平不作治疗精神分裂症的一级推荐,选用时需综合考虑其不良反应,如粒细胞减少、心电图异常等。可选用第二代抗精神病药,如奥氮平、喹硫平、利培酮、阿立哌唑、齐拉西酮等。

4. 锂盐 锂盐具有抗自杀的良好证据,能显著降低双相障碍患者的自杀风险,服用锂盐的双相障碍患者比未服锂盐的患者自杀未遂危险率降低 8 倍。但因锂盐过量具有致死的潜在危险性,临床医师为有自杀风险的患者开具处方时剂量不宜偏大。

(二)改良电休克治疗

改良电休克治疗(modified electro-convulsive therapy,MECT),又称无抽搐电休克治疗,可降低短期自杀想法,迅速控制自杀行为,对自杀风险很高的患者可采用 MECT,尤其是即刻自杀风险性高,若延迟治疗将危及生命的情况下,或在其他疗法不适合或无效的情况下,MECT 是最好的选择。

(三)心理治疗

心理社会因素在自杀意念和自杀行为的发生中起着重要的作用,对陷入危机状态的患者应给予心理干预。和患者建立良好的沟通关系,与患者交谈,让患者诉说自己的痛苦,疏泄被压抑的心境,对患者表现出关心、接纳、理解、尊重、共情、耐心倾听,给予患者治疗的信心,帮助患者渡过危机状态。研究表明,心理治疗可减轻患者的自杀企图和降低自杀死亡率,是治疗和管理自杀患者的重要临床措施。

六、预防

目前,自杀行为的预防策略为公共卫生领域常用的三级预防模式。一级预防(primary prevention)即提高全体人群的心理健康水平,降低自杀发生率;二级预防也称为早期干预(early intervention),针对自杀的高危群体(如老年人、精神障碍患者等)通过适当的干预手段降低自杀风险;三级预防(tertiary prevention)主要是通过针对有高自杀风险的个体(如自杀未遂者)实施自杀的干预,如提供支持性的心理治疗、帮助其重新树立生活的信心、避免再次发生自杀行为。近几年在自杀及一些精神障碍疾病的预防干预领域中,越来越多的研究者采用美国医学科学院(Institute of Medicine,IOM)提出的新的疾病预防分类,即全民预防、选择性和针对性预防。对比传统的三级预防模式,IOM 提出的新的疾病预防分类有两个突出的特点,其一是明确地将所有个体包括在内,其二是根据风险水平的不同,针对群体和个人层面组织预防策略和措施。这一新的预防分类已在国际自杀预防研究领域被广泛接受。

对获得自杀方法加以预防,包括限制获得自杀工具,如杀虫剂、鼠药等,限制获得自杀的手段(如处方药),限制巴比妥类药物的处方和销售,减少咖啡因片的含量等,可减少自杀事件,皆有助于降低老年人自杀致死风险。

大多数自杀是可以预防的,但自杀预防是一项艰苦而复杂的工作,需要多方面的支持,包括国家策略。通过国家政策关注并帮助那些独居、有严重精神疾病、躯体疾病、经济困难及重大负性生活事件发生较多的老年群体;加强社会支持,改善老年人的精神生活和物质条件;提高农村医疗报销比例;在社区老年人群中积极开展精神疾病、自杀个体筛查;对高危人群采取有针对性的精神卫生服务;加强自杀的健康教育;以上措施都将有利于老年人群的自杀预防。

精　粹

1. 老年人自杀是严重的全球性公共卫生问题。老年人的自杀率居各年龄段之首。

2. 自杀分为自杀死亡、自杀意念、自杀未遂。自杀方法多样,因时、因地而变化,如服毒(农药)、服药、自缢、跳楼等。

3. 自杀风险因素包括社会、心理、生理因素如经济危机、单身、孤独、离异等,以及躯体疾病(癌症、卒中等)、精神疾病(特别是抑郁症、精神分裂症、物质滥用等)。自杀通常是多种风险因素、保护因素动态作用的结果。

4. 应尽早对患者进行自杀风险评估,便于早期识别自杀高危患者。既往的自杀未遂史是将来自杀的重要预测指标。

5. 使用抗抑郁药物治疗可降低抑郁症患者的自杀率,锂盐可降低双相障碍患者的自杀率,抗精神病药氯氮平可降低精神分裂症患者的自杀率。心理治疗是治疗和管理自杀患者的重要临床措施。

6. 自杀的预防包括限制自杀工具的可及性,对高危人群进行积极干预,预防自杀行为的发生。

(孙仕友)

参考文献

1. 于恩彦.实用老年精神医学[M].杭州:浙江大学出版社,2013.
2. 杨德森.湘雅精神医学[M].北京:科学出版社,2015.
3. HALES R E.精神病学教科书[M].5 版.张明园译.北京:人民卫生出版社,2010.
4. 费立鹏.中国的自杀现状及未来的工作方向[J].中华流行病学杂志,2004,25(4):277-279.
5. 王胜男,张光成,刘晓芹,等.老年人自杀死亡事件特征[J].中国老年医学杂志,2018,38(14):3525-3527.
6. CONNELL H O,CHIN A V,CUNNINGHAM C,et al. Recent developments:suicide in older people[J]. BMJ,2004,329(7471):895-899.
7. BOLTON J M,GUNNEL D,TURECKI G. Suicide risk assessment and intervention in people with mental illness[J]. BMJ,2015,351:

h4978.

8. ZALSMAN G, HAWTON K, WASSERMAN D, et al. Suicide prevention strategies revisited：10-year systematic review［J］. Lancet-Psychiatry,2016,3(7):646-659.

9. TURECKI G, BRENT D A. Suicide and suicidal behaviour［J］.

Lancet,2016,387(10024):1227-1239.

10. FAZEL S, RUNESON B. Suicide［J］. N Engl J Med,2020,382(3):266-274.

11. TURECKI G, BRENT D A, GUNNELL D, et al. Suicide risk［J］. Nat Rev Dis Primers,2019,5(1):74.

第 19 章　急 性 中 毒

一、概述

急性中毒(acute poisoning)是指机体一次大剂量暴露或24小时内多次暴露于某种或某些有毒物质引起急性病理改变而出现的临床表现,其发病急,病情重,变化快,如不积极治疗,常危及生命。

据世界卫生组织估计,全球每年至少有300万严重的农药中毒事件发生,而仅亚洲农村每年就有30万人死于严重农药中毒。我国卫生部(现为国家卫生健康委员会)2008年发布的数据显示,中毒引发的死亡占总死亡的10.7%。急性中毒仍然是当前突出的社会问题。

近年来,我国社会老龄化日趋加重,老年人(≥60岁)的健康问题越来越受到社会关注,急性中毒也是一类危及老年人生命的急危重症。国外有资料显示,急性中毒患者中老年人占2.3%~5.3%,其中药物过量(无论是有意还是无意的)是老年人急性中毒的重要原因。而国内文献报道,老年人急性中毒占中毒总数的20%以上,明显高于国外。据温州医科大学附属第一医院同期数据,老年急性中毒患者占所有中毒患者的26.8%。老年人急性中毒的问题更为突出。

二、病因与危险因素

根据目前的资料,有意服毒即自杀,是老年人中毒的主要原因。老年人自杀有多种诱发因素,主要包括慢性疾病、经济上的不安全感、社会问题、被忽视和抑郁症。根据既往的研究,大约90%的自杀死亡案例都有潜在的精神障碍。Hawton等报道老年人自杀企图的常见诱因中,约46.1%是合并潜在躯体疾病,如肺癌、胃肠道癌症、类风湿关节炎、慢性阻塞性肺疾病、冠心病和肝病等,都明显增加了老年人群自杀的风险。

老年人中毒的毒物类型,在不同国家、地区存在明显差异。在欧美一些发达国家,引起老年人中毒的首位原因是药物过量,其中最常见的药物包括苯二氮䓬类药物、口服降糖药、抗血小板药物等;超过一半的老年患者有共病,如2型糖尿病、高血压和慢性肾病等,致使老年患者有更多的机会暴露于这些药物。在一些发展中国家如印度,家用产品是老年人中毒的最常见原因,而在斯里兰卡和泰国,农药杀虫剂更为常见。在我国,老年人中毒也以农药最常见,这与我国农药使用广泛且容易获得有关。温州医科大学附属第一医院的资料表明,老年急性中毒患者中农药中毒占比达67.7%,其中有机磷杀虫剂和百草枯占比超过3/4;其次是镇静安眠药、杀鼠药、酒精、有毒气体等。因此,老年人中毒的毒物类型、地域差异性很大,有必要开展流行病学研究,为本地域老年人急性中毒的防治提供参考资料。

三、发病机制

目前,毒物种类繁多,各类毒物的毒理机制研究明显滞后,这是急性中毒救治面临的突出问题。比较经典的毒理机制包括抑制酶活性(如有机磷农药可抑制胆碱酯酶活性),机体缺氧(一氧化碳、氰化物、硫化氢等窒息性毒物阻碍机体对氧的利用),损伤细胞膜、线粒体及内质网功能等(如四氯化碳),麻醉作用(如有机溶剂和吸入性麻醉药)等。

近年来,随着分子生物学进展,人们对急性中毒毒理机制研究进一步深入,过氧化损伤、炎症反应、细胞凋亡及细胞外基质代谢失衡可能作为基本致病机制参与了急性中毒过程。线粒体在急性中毒中的作用受到关注,研究发现,有机磷农药中毒除抑制胆碱酯酶活性外,还在亚细胞水平干扰线粒体动态平衡及代谢过程,包括抑制线粒体氧化磷酸化障碍、促进线粒体活性氧（ROS）的生成及启动线粒体途径细胞凋亡等；同时，线粒体也被认为是百草枯中毒首先损伤的靶点。事实上，多项证据表明其他药物、环境毒物等也能引起线粒体功能损害，而损伤线粒体可释放多肽和线粒体DNA，并激活中性粒细胞等炎症细胞，导致全身炎症反应。因此，急性中毒时，线粒体既是受累细胞器，同时也是加重损伤的因素。

随着基因组、代谢组等方法学的推广应用，我们对急性中毒的机制认知也正在不断深入，从整体水平、器官、细胞深入到亚细胞、分子水平，从关注单纯的靶器官损伤扩展到系统及系统间的相互影响，甚至拓展到神经内分泌、心理等各个层面。急性中毒是全身性疾病，不同毒物有自身的特点，在机制研究方面有众多新的领域等待我们进一步探索。

四、毒物代谢及老年的潜在影响

毒物代谢动力学指用药物动力学原理及方法研究毒物在体内吸收、分布、生物转化、排泄等过程随时间变化的动态规律，常应用多种房室模型系数、数学运算模式等计算获得毒物代谢动力学参数，以了解毒物到达机体、滞留时间、浓度及其可能的作用部位与机制。通过毒物代谢动力学研究，可为中毒急救和治疗提供科学依据，如毒物在体内吸收信息可为临床确定早期净化治疗的时间窗提供依据。

这里需要强调的是，由于老年患者同时存在合并症，共病尤其是肝肾功能不全者可直接或间接影响患者毒物代谢动力学，造成毒物在体内蓄积、排泄时间延长，进而加剧毒性作用和器官损害，如慢性肾功能不全患者，常规剂量的秋水仙碱也易造成药物蓄积，引起急性中毒，危及生命，因此，老年患者中毒需要更多的关注。

五、临床表现

急性中毒临床表现复杂，不仅与摄入毒物种类及其累及的靶器官明显有关，也和一次性摄入毒物的剂量及患者基础器官功能密切相关。

1. 起病迅速 急性中毒多起病急骤，症状达峰时间快，尤其是化学品中毒，多在数分钟内出现症状，临床上通过病史询问，往往就能明确可疑毒物，这种急性起病、有因果联系的发病特征是急性中毒诊断的重要线索。当然，一些毒物可以迟发性发病，比如含鹅膏毒素类蘑菇中毒、凝血类灭鼠药、铊中毒及因慢性蓄积造成的中毒等情况，则需要详细的病史询问和缜密的诊疗思维，否则往往会出现误诊漏诊。因此，针对诊断不明的急诊患者应常规将中毒作为鉴别诊断。

2. 毒物器官靶向性特点 急性中毒患者临床表现是由毒物作用机制及其靶器官毒性决定的。例如有机磷杀虫剂靶向于神经系统，造成毒蕈碱样中毒症状（M样症状）、烟碱样中毒症状（N样症状）、昏迷等表现；刺激性气体吸入中毒可以引起急性肺损伤，表现为咳嗽、咳痰、呼吸费力等呼吸道症状；一氧化碳中毒主要造成脑、心血管系统缺氧，表现为意识障碍、心悸等症状。需要指出的是，急性中毒是全身性疾病，但以某一系统为主要表现时，往往也有其他系统受累的表现，在临床实践中应注意甄别。

3. 毒物剂量依赖特点 急性中毒的临床表现与一次性摄取毒物剂量密切相关。以百草枯中毒为例，剂量不同，临床过程不同。少量摄入（<20mg/kg），基本不致死，除了局部症状外，可不造成重要器官功能损害或是仅造成器官功能一过性损伤；中等量摄入（20~40mg/kg），可致死，患者早期可无明显不适感，2~3天后可出现肾功能损害，继而出现肝功能损害，5~7天后逐渐出现肺部渗出，随后主要以进展性急性肺损伤及肺纤维化为主要临床表现，通常2~3周达到肺损伤的高峰，很多患者在这个阶段死于呼吸衰竭，也有一部分患者能挺过这一时间段存活下来，遗留肺纤维化；当大量（>40mg/kg）摄入百草枯后，患者很快出现代谢性酸中毒、呼吸循环衰竭，往往在24~48小时内迅速死亡。毒物剂量是中毒患者临床表现的重要影响因素。

4. 存在聚集性发病现象 同食、同住人群短时间内迅速出现症状类似的聚集性发病现象时，应第一时间考虑急性中毒的可能性。相比传染病，急性中毒起病更为急骤。

5. 受患者个体差异影响 老年患者由于器官功能衰退及共病的存在，相较于中青年人，相同种类、相同剂量的毒物中毒，临床并发症更多，结局更差。有美国研究报道，老年人急性中毒最常见的并发症有肾衰竭、肺炎、急性呼吸窘迫综合征、休克、急性肝损伤等，常需要更长时间的 ICU 住院时间，死亡率高达 20% 左右；最常见的死亡原因是吸入性肺炎、休克和急性肾损伤。笔者对 229 例老年急性中毒患者临床资料进行回顾性分析，77 例患者出现并发症，占比 33.6%，其中休克、呼吸衰竭、急性肾衰竭最为常见；这组资料总体死亡率在 17%，远高于急性中毒平均死亡率 2.3%。这提示我们在老年人急性中毒救治时应更严密地关注患者器官功能变化。

六、评估与诊断

（一）急性中毒患者的评估

1. 急性中毒患者 ABC 的评估　对于急诊入院患者评估的第一步，就是气道（A）、呼吸（B）、循环（C）及意识等情况的评估。对于心搏骤停的患者，应立即开展心肺复苏术，而且不轻言放弃。有机磷杀虫剂、一氧化碳、河鲀毒素、镇静安眠药、醇类等毒物急性中毒患者常伴有意识改变，对这些患者应特别注意气道评估，对存在窒息、误吸风险的患者，应尽早开放气道，做好保护性气管插管。对一些循环不稳定、存在休克的患者应尽快开放静脉通路，给予液体复苏，必要时应用血管活性药物维持循环。对于 ABC 不稳定的患者在进行积极对症处理的同时，更应积极针对病因治疗。

2. 非特异性评估　对于中毒患者的非特异性评估包括血常规、血生化、肝肾功能、心肌酶谱、出凝血、血气分析等检查，这些检查虽然对诊断缺乏特异性参考价值，但是可以协助医师了解器官功能情况、毒物可能的靶器官等，对于疾病轻重的评估具有较好的价值。例如百草枯急性中毒患者入院，在血药浓度检测结果出来之前，我们可以通过一般检测来初步评估疾病的严重程度，若患者存在白细胞明显升高、低钾血症、肾功能不全、代谢性酸中毒等情况，提示患者病情危重，预后不佳。也有专家认为急性转氨酶、淀粉酶水平也提示病情危重。

3. 中毒生物标志物及毒物检测

（1）中毒生物标志物：急性中毒后在临床推广应用的生物标志物并不太多。如胆碱酯酶活性可作为临床诊断有机磷杀虫药中毒的重要标志。

胆碱酯酶有真性和假性之分，临床能检测的常是假性胆碱酯酶活性。假性胆碱酯酶是反映有机磷杀虫剂暴露的敏感指标。有研究表明，只要血液残存微量的有机磷杀虫剂，假性胆碱酯酶活性就难以回升。这里需要强调的是，假性胆碱酯酶活性受抑制程度与病情严重程度并不完全一致。但该酶活性的动态持续回升则可以反映病情好转。此外，碳氧血红蛋白可作为急性一氧化碳中毒的标志，其含量的高低可以反映中毒的严重程度。

（2）毒物检测：可帮助临床确立急性中毒的诊断。目前在药物、毒物血液浓度的检测方法上有放射免疫法、高效液相色谱法、高效毛细管电泳法及气相色谱-质谱法（气质联用）等。液相色谱-质谱法（液质联用）相比气质联用更灵敏、快捷，近年在临床应用的报道呈上升趋势，但液质联用仪器购置成本高，技术要求高，其临床应用受到限制。毒物检测不仅能帮助临床确立诊断，同时还比较准确地反映病情的严重程度。比如血尿的百草枯浓度与患者病情严重程度呈正相关。此外，毒物检测还能帮助临床医师了解毒物代谢规律，指导临床血液净化治疗方案的确定。此外毒物检测还能鉴别混合农药中毒。因此，毒物检测技术的开展，能为临床诊断及精准治疗提供非常有价值的信息。

（二）急性中毒患者的诊断

1. 急性中毒的诊断　急性中毒的临床诊断主要依靠毒物接触史、典型的中毒表现，结合中毒生物标志物的检测或毒物检测，可确定诊断。当患者缺乏明确病史、临床症状不典型时，或者毒物效应发作缓慢时，由于临床上毒物检测的不足，常容易误诊漏诊而导致不良后果。因此，大力发展毒物检测技术是快速确立诊断、有效评估病情的重要手段，对提高急性中毒的诊治水平意义重大。

2. 中毒严重程度的诊断　急性中毒诊断的确立，还应包括中毒严重程度的判断。除了有机磷杀虫剂、一氧化碳中毒，以及一些职业中毒拥有明确的中毒严重程度的判断标准外，绝大部分的毒物中毒程度均无明确的判断标准。目前常用的程度判断方法包括：①经验法，如急性中毒合并器官功能损害即可判断为重度；②评分法，相对客观一些，包括中毒严重程度评分（PSS）、序贯器官功能衰竭评分（SOFA）、国家早期预警评分（NEWS）、急性生理学和慢性健康状况评价Ⅱ（APACHE Ⅱ）等，均有不同程度的应用。2016 年由中国医师协会急诊医师分会、中国毒理学会中毒与救治专业委员会等众多专家编写的《急性中毒诊断与治疗中国专家共识》中推荐以 PSS 快速评估急性中毒的严重程度。笔者以为，在不同的阶段，急性中毒严重程度的判断可采用与之适应的方法，将会更科学，例如院前或急门诊阶段，可以采用一些建立在病史、症状、体征等基础信息上的评分，如 PSS、NEWS 等；而当患者已经收治入院，具有相应的辅助检查条件时，建议采用更为精准的评分，如 SOFA、APACHE Ⅱ 等。

（三）老年急性中毒评估诊断的特殊性

既往众多研究表明，超过 1/3 的老年急性中毒患者存在多种共病，器官的基础功能不佳。另外，由于老年人对外界刺激的敏感性减退，对急性中毒的反应程度不如中青年人，很多时候仅表现为疲软、意识改变等，不能仅凭临床表现判断患者的严重程度。因此，老年急性中毒患者更应该进行全面的评估，应常规评估肝肾功能、呼吸功能、循环与灌注情况，常规进行心电图、胸部影像学的检查，避免合并症的漏诊。

另外，器官功能全面评估也是我们治疗药物应用的基础。比如肾功能不全时，我们应避免肾毒性药物；肝功能不全时，我们尽早进行保肝治疗；心功能不全时，我们应注意避免使用大量补液利尿、促进毒物排泄的方法。总之，对于老年急性中毒患者更应关注器官功能的评估与动态监测。

七、急诊管理

对于急性中毒患者的急诊管理，不管是否为老年患者，我们均应遵循急性中毒救治的原则开展治疗。

（一）阻止毒物吸收

主要包括尽快脱离中毒环境，清除皮肤、结膜、衣物、毛发沾染毒物，对经消化道急性中毒患者应用催吐、洗胃、吸附、导泻等措施。这些措施应用得当，可以起到事半功倍的效果。尽管关于洗胃的时机和疗效国内外尚有争议，国内专家普遍认为早期、彻底的洗胃是抢救成功的关键。洗胃时限为毒物摄入 6 小时内，而对摄入毒物较多或胃排空时间延长者，洗胃时间可放宽到 6 小时后甚至更长。洗胃时应监护生命体征，对于昏迷、抽搐、烦躁等患者，应及时建立人工气道后再洗胃，可防止缺氧进一步加重及吸入性肺炎等的发生。对于老年急性中毒患者，还应考虑洗胃对胃肠道和心血管功能的影响。

（二）促进毒物排泄

经典方法包括大量补液联合利尿、血液净化等方法，促进毒物排泄。对于老年人，心肺功能未经良好评估的情况下，采用开放补液、利尿促进毒物排泄的方法是不被推荐的，因此，对于重度中毒患者，应倾向于血液净化治疗来协助清除毒物。

血液净化是指利用一定的仪器和设备，将患者血液引出体外，通过弥散、对流、吸附等方法清除体内某些代谢废物或有毒物质，再将血液引回体内的过程，常用的方式有血液灌流、血液透析、血液滤过、血浆置换（表 19-0-1）。主要治疗作用有两方面，一是促进体内毒物的排出，二是纠正中毒引起的内环境紊乱，弱化过度炎症反应等。

表 19-0-1　临床常见毒物血液净化方式的选择

血液净化方式	分子量大小或类型	中毒药物
血液透析	小分子量	阿司匹林、酒精、甲醇、2,4-二氯苯氧乙酸、普鲁卡因胺、硼酸和硼酸盐、溴化物等
血液滤过	中分子量	水杨酸、苯妥英钠、鹅膏菌素和铁中毒等
血液灌流	大分子量	镇静安眠药、抗精神失常药、解热镇痛药、心血管药、除草剂、有机磷农药、灭鼠药、茶碱、毒品等
血浆置换	生物毒素	毒蕈、蜂毒、鱼胆、蛇毒等

（三）解毒药物的应用

到目前为止，绝大部分中毒缺乏特效的解毒药物。但老年人最常见的有机磷农药与镇静安眠药中毒有相应的解毒药物，应用时宜考虑患者肝肾功能及血液净化治疗的影响。临床常见急性中毒解毒药物见表 19-0-2。

表 19-0-2　临床常见急性中毒解毒药物

中毒类型	解毒药物
有机磷杀虫剂	阿托品、戊乙奎醚(长托宁)、碘解磷定、氯解磷定
阿片类	纳洛酮
亚硝酸盐、苯胺	亚甲蓝(美蓝)
华法林	维生素 K_1
甲醇、乙二醇	乙醇、叶酸
氰化物	亚硝酸盐、硫代硫酸钠
苯二氮䓬类药物	氟马西尼
氟乙酰胺	乙酰胺
铅、锰	依地酸钙钠
汞、砷、锑	二巯丙醇、二巯丙磺钠

(四)并发症的防治与器官功能的支持

老年患者由于衰老的自然生理变化,各种毒物的药效学和药代动力学改变,与中青年患者相比,老年患者更易出现并发症。研究表明,老年急性中毒患者最常见的并发症主要包括急性肾功能不全、肺炎、急性呼吸窘迫综合征、休克、急性肝损伤等。因此,尽量避免肝、肾毒性药物的应用,动态监测并预见性采取保护性措施,可减少并发症的发生,改善患者预后。

老年急性中毒患者出现器官功能不全时,应尽早进行器官支持,如肾功能不全可积极进行透析或连续性肾脏替代治疗(CRRT);呼吸功能恶化时,给予无创或有创的机械通气;肝功能不全患者应给予早期血浆置换或人工肝治疗。由于老年人器官功能储备差,一旦出现器官功能衰竭,很难代偿,需要有力的支持,且恢复时间长,在此过程中,器官间的交互作用会显得更明显、更复杂。此外,老年急性中毒患者免疫功能低下,同期患者更易出现院内感染,尤其是肺部感染,此时预见性病原学监测、抗菌药物的合理应用及营养支持会起到意想不到的效果。

八、预后

国内外研究表明,老年急性中毒患者病死率明显高于中青年患者,总体病死率为 7%~31%,各地差异较大。国内病死率要明显高于欧美发达国家,这可能与我国老年急性中毒以农药中毒最为多见有关。温州医科大学附属第一医院的资料表明,60~69 岁组病死率 11.8%,70~79 岁组病死率 21.1%,80~89 岁组病死率 26.5%,提示急性中毒病死率与年龄水平呈正相关。因此,要关注老年人,特别是强调全科医师、社区医务人员在预防中毒和生活方式管理方面应发挥重要作用,以期降低老年群体急性中毒的发病率和死亡率。

精　粹

1. 我国老年人群数量大,各种原因导致急性中毒问题比较突出,经口途径自服中毒最为常见;诱发有意性服毒的因素诸多,主要包括慢性疾病如肿瘤、经济上的不安全感、社会问题、被忽视和抑郁症等。

2. 我国老年急性中毒以农药中毒最常见,其中有机磷杀虫剂和百草枯占比超过 3/4;其次是镇静安眠药等。

3. 老年急性中毒的早期诊断很重要,部分患者临床表现可不典型,呕吐物、血液与尿液等样本的毒物学检测意义不能替代。

4. 老年患者常存在高血压、糖尿病、慢性阻塞性肺疾病等基础疾病,可直接或间接影响患者机体毒物代谢动力学,造成毒物在体内蓄积时间延长,进而加剧毒性作用和器官损害,应特别关注器官功能的动态评估、监测与支持。

5. 老年急性中毒患者最常见的器官损伤主要有中枢神经系统、呼吸系统及肝肾功能损伤、休克、感染等,死亡率高达 20% 左右,并与增龄存在正相关。

6. 对于老年急性中毒患者,在心肺功能未经良好评估的情况下,采用开放补液、利尿促进毒物排泄的方法可能是有风险的;对于重度中毒患者,应倾向于血液净化方式来协助清除毒物。

7. 虽大多数中毒缺乏特效解毒药物,但老年最常见的有机磷农药与镇静安眠药中毒有相应的解毒药物,应用时宜考虑患者肝肾功能及血液净化治疗的影响。

(王涛　卢中秋)

参考文献

1. 吴一旭,王蕾,吴章,等.老年急性中毒患者临床特点和死亡危险因素分析[J].中华劳动卫生职业病杂志,2017,35(5):353-355.
2. 蒋敏,王军,顾双双,等.老年与中青年急性重症中毒患者的临床特征及预后分析[J].中华危重病急救医学,2018,30(8):790-794.
3. KAELEY N,BHUSHAN B,SUBRAMANYAM V,et al. Clinical and demographic characteristics of geriatric patients with acute poisoning in the State of Uttarakhand[J]. J Family Med Prim Care,2019,8(2):443-448.
4. HAOKA T,SAKATA N,OKAMOTO H,et al. Intentional or unintentional drug poisoning in elderly people:retrospective observational study in a tertiary care hospital in Japan[J]. Acute Med Surg,2019,6(3):252-258.
5. 中国医师协会急诊医师分会,中国毒理学会中毒与救治专业委员会.急性中毒诊断与治疗中国专家共识[J].中华急诊医学杂志,2016,25(11):1361-1375.

第 20 章　急性传染病

一、概述

传染病（communicable diseases）是指由各种病原体导致的具有传染性（infectivity）的感染性疾病，可引起流行。

传染病流行的 3 个基本条件是传染源、传播途径和易感人群。①传染源（source of infection）：指病原体已在体内生长繁殖并能排出体外的人和动物，包括患者、隐性感染者、病原携带者、受感染的动物；②传播途径（route of transmission）：病原体从传染源体内排出后，经过一定的方式或途径如呼吸道传播（空气、飞沫、尘埃）、消化道传播（食物、水）、虫媒传播（昆虫介导）、血液或体液或血制品传播（输血、注射）、接触传播（如性接触）等，到达易感者的体内；③易感人群（susceptible population）：人群中的免疫水平决定传染病的流行程度。接种疫苗是我们控制传染病的主要措施。

据统计，各地传染病院收治的全部患者中，≥60 岁的老年患者所占比例有逐年增高的趋势（0.5%～8%），这和人口中老年人比重增加有直接关系。老年传染病患者的病死率 8%～15%，为<60 岁青壮年患者病死率（3%～5%）的 3 倍左右，其中男性病死率比女性病死率约高 1 倍。如果老年传染病患者得不到及时的适当处理，或基础疾病及并发症严重，病死率可能会更高。

二、传染病的基本特征

1. 有病原体（pathogen）　如细菌、真菌、病毒、寄生虫等。

2. 有传染性（infectivity）　是传染病与感染性疾病的最主要区别。有传染性的时期为传染期，是隔离患者的依据之一。

3. 流行病学特征（epidemiologic feature）　流行性［散发（sporadic）、暴发（outbreak）、流行（epi-demic）、大流行（pandemic）］、季节性（seasonal）、地方性（endemicity）。

4. 感染后免疫（post-infection immunity）　产生特异性抗体，有或无保护性。

三、传染病的诊断与评估

1. 临床资料　包括详尽的病史和全面的体格检查，注意有意义的临床表现和阳性体征。

2. 流行病学资料　如发病年龄、职业、季节、居住和工作环境、生活习惯、近期旅游史、接触史、预防接种史。

3. 实验室检查

（1）一般检查：血、尿、粪便检查和生化检查。

（2）病原学检查：是确诊的主要依据。①直接检出病原体：肉眼或显微镜直接观察病原体如寄生虫或虫卵；②培养：检出细菌、螺旋体、真菌；③免疫学：利用抗原抗体反应检测血清中的特异性抗原或抗体；④分子生物学技术：检测病原体的基因。

（3）其他检查：影像学检查、内镜检查、活体组织检查（简称活检）。

4. 老年传染病特点　老年人由于生理功能的减退，机体的抗病能力和对疾病的反应性也会出现不同程度的降低，因此老年人的疾病谱与中青年人不同，即使患同一种疾病，老年人和中青年人的临床表现也不尽相同。老年人临床症状及体征不典型，且病情变化快，病情重，易误诊而延误治疗。如新型冠状病毒感染者，其重症中绝大部分都是 60 岁以上的老年患者。

基于典型或不典型表现的老年传染病的诊断，流行病学资料至关重要，病原体检查是主要依据。对于一时难以诊断的疑似传染病患者，在保证生命体征相对稳定的条件下，应尽早隔离，并按照相应规则做好医患防护。不管是何种病因引起的急性传染病，预防最重要。

四、呼吸道传染病

呼吸道传染病是指由病毒、细菌、支原体等病原体通过呼吸道传播、感染的疾病。

（一）常见疾病

老年常见的呼吸道传染病有流行性感冒、流行性脑脊髓膜炎（简称流脑）等，肺结核近年来似有抬头之势，老年人更是发病率较高，且临床表现不典型。严重急性呼吸综合征（SARS）、人感染高致病性禽流感、寨卡病毒感染和新型冠状病毒感染（COVID-19）是 21 世纪主要新发呼吸道传染病。

呼吸道传染病的病原体主要是通过空气（飞沫、尘埃）传播；少数（如带状疱疹等）亦可通过直接接触而感染。传染源主要是患者和病原携带者，在呼吸、咳嗽、喷嚏时将带有细菌或病毒的呼吸道分泌物散布到空气中，易感的人随呼吸吸入或接触等方式感染后，经过一定时间的潜伏期就会发病。几种常见呼吸道传染病的特点见表 20-0-1。

（二）老年呼吸道传染病鉴别诊断要点

老年患者常合并呼吸道基础疾病如慢性支气管炎等，与非出疹性呼吸道传染病临床表现相似，特别是禽流感、SARS、COVID-19 等传染病，发病急，病程进展迅速，鉴别较困难。发热伴呼吸道症状的疾病鉴别诊断要点见表 20-0-2，其中流行病学史及病原学检查甚为关键。

表 20-0-1 常见呼吸道传染病的特点

特点	流脑	肺结核	SARS	禽流感	COVID-19
病原体	脑膜炎双球菌	结核分枝杆菌	冠状病毒	禽流感病毒各亚型	新型冠状病毒
潜伏期	2~3 天		2~14 天	1~7 天	3~21 天
流行季节	冬春	任何季节	冬春	冬春	冬春
传播途径	呼吸道接触	飞沫	飞沫、密切接触	飞沫、密切接触	飞沫、密切接触
临床特点	高热、头痛、瘀点	咳嗽、咳痰、咯血、午后低热、乏力、盗汗	发热、呼吸道症状、ARDS	发热、呼吸道症状	发热、呼吸道症状、ARDS
特征诊断	鲎试验	胸部影像、痰涂片及培养	流行病学、胸部影像	流感病毒核酸检测	新型冠状病毒核酸检测
治疗	抗生素	早期、规律、全程、联合抗结核治疗	对症支持、激素	奥司他韦、帕拉米韦	对症支持

注：SARS，严重急性呼吸综合征；COVID-19，新型冠状病毒感染；ARDS，急性呼吸窘迫综合征。

表 20-0-2 发热伴呼吸道症状的疾病鉴别诊断要点

疾病	临床表现	鉴别要点
慢性支气管炎	伴或不伴发热、咳嗽、咳痰、喘息	病史：有明确至少连续 2 年秋冬季节发病，每年发病持续 3 个月的病史 诱因：多与受凉、劳累、天气变化等相关 血常规：多有白细胞升高；胸部影像可出现肺纹理增粗、紊乱，并呈条索状、网状或斑点影 关键诊断依据：痰培养可发现常见致病菌
肺结核	午后低热、乏力、盗汗、咳嗽、咳痰，甚至咯血、消瘦	病史：有结核患者接触史，有糖尿病、免疫低下（如艾滋病等）、营养状况差、应用免疫抑制治疗等病史 诱因：卫生条件差、营养差、滥用药物及酒精等 胸部 CT：可见斑片、索条、结节、空洞、胸腔积液等相关表现 关键诊断依据：痰培养可发现结核分枝杆菌；或 PPD 试验、血结核分枝杆菌抗体、γ 干扰素释放试验阳性等，常规抗感染治疗无效

续表

疾病	临床表现	鉴别要点
禽流感	起病急、高热、咳嗽、咳痰、鼻塞、流涕、头痛、肌肉酸痛等全身不适症状	病史:流行病学史,发病季节,有禽类密切接触史,去过疫情区,食用过未煮熟禽类等 疾病特点:除流感样症状外,半数可伴发胸腔积液,可伴有消化道症状如恶心、腹泻等 辅助检查:血常规示白细胞不高,淋巴细胞比例降低;胸部 CT 示轻症无特异性表现,重症可有肺炎表现 关键诊断依据:血清抗体、病毒核酸检测
COVID-19	发热、乏力、咽痛、干咳,逐渐出现呼吸困难	病史:流行病学史非常关键,有疫情地区旅居史,有相关确诊或疑似患者接触史,聚集性发病 疾病特点:重型、危重型可为低热甚至无发热;轻型患者仅表现为低热、乏力,无肺炎表现,易被忽视。患者病情进展快 辅助检查:血常规示白细胞正常或降低,淋巴细胞比例降低;胸部 CT 示轻症无特异性表现,重症可有病毒性肺炎表现 关键诊断依据:病毒核酸检测,病毒抗体 IgM、IgG。明确流行病学史+胸部 CT。病毒性肺炎患者需反复查核酸以完全除外 注意事项:应特别注意老年患者,有自身免疫疾病或应用免疫抑制剂患者,可能会出现抗体假阳性,需密切结合流行病学史及影像学表现

五、消化道传染病

消化道传染病是指微生物通过消化道侵入而引起的传染性疾病。其主要特点是病原体在消化道增殖,经粪便排出,通过粪-口途径传播,引起肠道及肠道外感染。

(一) 常见疾病

老年常见的消化道传染病有病毒引起的甲型肝炎、细菌引起的痢疾、伤寒与副伤寒、细菌性食物中毒,还有阿米巴原虫引起的阿米巴痢疾等。

消化道传染病的传染源主要是患者与病原携带者,主要通过粪-口途径传播。所有肠道传染病患者的粪便内都含有大量病原体,如果患者的粪便未经消毒处理,可以污染周围环境,通过水、食物、手、苍蝇、蟑螂等媒介经口感染,污染范围大了还可以引起大的传播流行。细菌性痢疾、伤寒等也可经粪便污染生活用品或手,或通过苍蝇污染食品而传播。人群普遍易感。

研究表明,近些年气候变化对人类移徙和人类健康包括传染病流行产生了重要影响,特别是人口从农村向城市移动,对消化道传染病种类的改变有较大影响。几种常见消化道传染病的特点见表 20-0-3。

表 20-0-3　常见消化道传染病的特点

特点	病毒性腹泻	细菌性腹泻	伤寒	阿米巴痢疾	甲型肝炎	戊型肝炎
病原体	轮状病毒、诺如病毒、肠腺病毒	志贺菌、肠致病性大肠埃希菌、空肠弯曲菌及沙门菌	伤寒沙门菌	溶组织阿米巴滋养体、包囊等	甲型肝炎病毒	戊型肝炎病毒
流行季节	夏秋季	夏秋季	任何季节,夏秋季多	秋季多,夏季次之	冬春季	冬春季
传播途径	粪-口途径	粪-口途径	粪-口途径	粪-口途径	粪-口途径、血液制品、母婴	粪-口途径、血液制品、母婴

续表

特点	病毒性腹泻	细菌性腹泻	伤寒	阿米巴痢疾	甲型肝炎	戊型肝炎
临床特点	发热、呕吐、腹泻、水样便	腹痛、腹泻、里急后重、黏液脓血便	持续高热、腹痛、玫瑰疹、肝脾大	腹痛、暗红色果酱样便、腥臭味	乏力、食欲减退、肝损害、黄疸型肝炎、肝衰竭	乏力、食欲减退、肝损害、黄疸型肝炎、肝衰竭
特征诊断	粪便或血清特异性抗体	粪便镜检红白细胞,粪便培养病原菌	肥达试验、伤寒沙门菌培养	粪便病原体检查,肠镜检查	肝功能、甲型肝炎抗体	肝功能、戊型肝炎抗体
治疗	对症补液止泻支持治疗	对症支持治疗,抗生素	喹诺酮,支持治疗	甲硝唑、依米丁、卤化喹啉类	对症休息保肝支持治疗	有自愈性,利巴韦林抗病毒,保肝降黄疸对症治疗

（二）老年消化道传染病特点与鉴别

老年患者消化系统功能退化,常有食欲减退、排便习惯改变、大便性状改变等表现,对消化系统疾病的诊断与鉴别诊断,需要详细的病史询问及体格检查,以及必要的辅助检查如粪便常规培养、腹部CT、胃肠镜等。

需特别注意,老年患者出现腹痛、大便次数增多、大便带血和黏液、腹泻或便秘等症状时,除对消化道相关传染病进行鉴别诊断外,还需注意肠道肿瘤的可能性,谨防漏诊。

六、虫媒传染病

（一）常见疾病

老年常见的虫媒传染病有流行性乙型脑炎（简称乙脑）、疟疾、登革热、流行性出血热等。

虫媒传染病与鼠传疾病构成了媒介生物性疾病（习惯上均称虫媒传染病）,这类传染病在我国每年传染病总发病病例中占5%~10%,但病死人数则占传染病总死亡人数的30%~40%。常见的病媒昆虫有蚊子、苍蝇、蟑螂、臭虫、虱子、跳蚤等,此外还有蠓、蚋、虻、白蛉等。虫媒传染病传染特性单一,主要是动物（或人）—昆虫—人。由于昆虫活动范围较大且叮咬人数较多,可致多人发病。由于传播媒介的生活特性,该类疾病往往有严格的季节性。几种常见虫媒传染病的特点见表20-0-4。

（二）老年虫媒传染病特点与鉴别

虫媒传染病人群普遍易感,对老年患者而言,虫媒传染病无其他特异性表现,鉴别诊断需详细的病史询问及相关特异性检查。

表 20-0-4　常见虫媒传染病的特点

特点	乙脑	疟疾	登革热	流行性斑疹伤寒	流行性出血热
传染源	感染的家畜、家禽、鸟类	患者及带虫者	患者和隐性感染者	患者	鼠类
病原体	乙型脑炎病毒	疟原虫	登革病毒	普氏立克次体	汉坦病毒
传播媒介	库蚊	雌性按蚊	伊蚊	体虱	鼠类、虫媒
传播途径	蚊虫叮咬	蚊虫叮咬、血液、母婴	蚊虫叮咬	虱叮咬	呼吸道、消化道、接触、虫媒
流行季节	夏秋季	夏秋季	夏秋季	冬春季	冬春季
临床特点	发热、剧烈头痛、恶心、呕吐、颈项强直	反复发作间歇寒战、高热和大量出汗	发热、充血性或出血性皮疹、出血、头痛等	发热、充血性斑丘疹、中枢神经系统症状、肝脾大、心血管系统症状	发热、出血、肾功能损害

续表

特点	乙脑	疟疾	登革热	流行性斑疹伤寒	流行性出血热
特征诊断	流行病学史,症状,血清学及脑脊液	血涂片见疟原虫,肝功能及血红蛋白	流行病学史,特异性抗体或核酸阳性	外斐反应、补体结合试验、立克次体凝集试验、间接血凝试验	临床症状、血清抗体
治疗	对症治疗	青蒿素、氯喹、伯氨喹	对症治疗	氯霉素、四环素	对症支持治疗

七、血液及性传播疾病

(一)常见疾病

老年常见的血液及性传播疾病有乙型病毒性肝炎、丙型病毒性肝炎等,主要是致病微生物通过输血、性行为传播感染所致。几种常见血液及性传播疾病的特点见表 20-0-5。

(二)老年血液及性传播疾病需注意的要点

近年来,老年人感染血液及性传播疾病(如艾滋病等)有上升态势。老年人身体功能减退,常合并一些基础疾病,如心血管病、糖尿病及肿瘤等,这些疾病可能使机体释放产生各种抗体的交叉抗原,另外,老年患者免疫调节功能下降,常伴有类风湿关节炎、慢性肾炎等,更容易产生一些自身抗体、嗜异性抗体及类风湿因子、异常蛋白质等交叉反应物质,易干扰检测结果而出现假阳性。因此,通常在初筛抗体阳性后需注意加做病毒定量进一步了解情况。

表 20-0-5　常见血液及性传播疾病的特点

特点	乙型病毒性肝炎	丙型病毒性肝炎	梅毒	艾滋病
传染源	患者和病毒携带者	患者和病毒携带者	显性和隐性梅毒患者	患者
病原体	乙型肝炎病毒	丙型肝炎病毒	梅毒螺旋体	人类免疫缺陷病毒(HIV)
传播途径	输血和血液制品、破损的皮肤黏膜、性接触、母婴	输血和血液制品、破损的皮肤黏膜、性接触、母婴	性接触、母婴	血和血液制品、破损的皮肤黏膜、性接触、母婴
临床表现	乏力、易疲劳、恶心、厌油腻、黄疸、肝区不适	乏力、易疲劳、恶心、厌油腻、黄疸、肝区不适	一期:硬下疳、淋巴结肿大;二期:皮疹、黏膜损害、骨关节损害、脱发、眼梅毒等;三期:皮肤黏膜损害、心血管梅毒、神经梅毒、近关节结节	持续发热、虚弱、盗汗,持续广泛性全身淋巴结肿大,长期咳嗽、胸痛、呼吸困难、神经系统症状、皮肤黏膜损害、多种恶性肿瘤
诊断要点	HBsAg 阳性是乙肝病毒感染的主要标志,血清 HBeAg 阳性,提示有乙肝病毒复制,急性肝炎和慢性肝炎急性发作时均可出现 HBcAb IgM 抗体,血清 HBV DNA 是乙肝病毒复制和传染的直接标记	丙肝病毒抗体、丙肝病毒 RNA	抗原检测:RPR 试验、TRUST;抗体检测:TPPA、TP-ELISA	CD4$^+$T 淋巴细胞,HIV 抗体检测
治疗	抗病毒、保肝治疗	抗病毒、保肝治疗	早诊断早治疗,长效青霉素	抗病毒,增强免疫力

注:RPR,快速血浆反应素;TRUST,甲苯胺红不加热血清试验;TPPA,梅毒螺旋体颗粒凝集试验;TP-ELISA,梅毒螺旋体酶联免疫吸附试验。

精 粹

1. 传染病院收治的全部患者中，≥60岁的老年患者所占比例有逐年增高的趋势。老年传染病患者的病死率高，为<60岁青壮年患者病死率（3%~5%）的3倍左右。

2. 基于典型或不典型表现的老年传染病的诊断，流行病学资料至关重要，病原体检查是主要依据。对于一时难以诊断的疑似传染病患者，在保证生命体征相对稳定的条件下，尽早隔离，并按照相应规则做好医患防护。

3. 不管是何种病因引起的急性传染病，预防最重要。

（王卉　马㑇芳）

参考文献

1. 李兰娟，任红.传染病学[M].8版.北京:人民卫生出版社,2013.

2. 张孝秩.老年人传染病的临床特点[J].临床内科杂志,1992,9(6):8-9.

3. 查亦薇,周晚玲,林云.嘉兴市2004—2013年60岁及以上老年人法定传染病流行特征分析[J].中国预防医学杂志,2015,16(7):546-551.

4. 朱峥,陈刚.新型冠状病毒肺炎临床研究前后对比及特殊人群临床特点[J].福建医药杂志,2020,42(2):7-11.

5. WAGNER A, WEINBERGER B. Vaccines to prevent infectious diseases in the older population: immunological challenges and future perspectives[J]. Front Immunol,2020,11:717.

6. 马玙,黄学锐.老年人肺结核的临床特点及诊治对策[J].中华老年医学杂志,2005,24(6):406-409.

7. 李芹.急性呼吸道传染病的特点以及防治要点分析[J].中国卫生产业,2013,10(10):192-193.

8. GINSBERG A M. Designing tuberculosis vaccine efficacy trials-lessons from recent studies. Expert Rev Revaccination[J]. N Engl J Med,2018,379(17):1621-1634.

9. MCMICHAEL C. Climate change-related migration and infectious disease[J]. Virulence,2015,6(6):548-553.

10. 徐哲,赵敏,秦恩强,等.传染病临床医生在消化道传染病疫情处置中的作用[J].解放军预防医学杂志,2013,31(4):376-379.

11. 方美玉.虫媒传染病[M].北京:军事医学科学出版社,2005.

12. YANG F, WANG Q, BIAN Z, et al. Autoimmune hepatitis: east meets west[J]. J Gastroenterol Hepatol,2015,30(8):1230-1236.

13. 张学军,郑捷.皮肤性病学[M].9版.北京:人民卫生出版社,2018.

14. The World Health Organization. WHO guidelines for the treatment of Treponema pallidum(syphilis)[J]. Geneva:World Health Organization,2016:1-49.

15. 徐传和,李琳,郑连荣,等.老年人梅毒抗体检测假阳性率偏高的临床分析[J].中国老年学杂志,2012,32(7):1495-1497.

第21章　创　　伤

创伤是指机械性致伤因素作用于人体所造成的组织结构完整性的破坏和功能障碍，根据致伤因素、受伤部位、皮肤完整性及伤情严重程度来确定创伤类型。严重创伤除局部表现为疼痛、肿胀、压痛外，还可引起全身反应；骨折脱位时有畸形及功能障碍，还可能导致危及生命的大出血、休克、窒息及意识障碍。

随着年龄的增长，老年人创伤有所增加，65岁以上的老年人几乎占所有创伤患者的1/4，急诊处理的老年人外伤中，跌倒的比率有所上升，而在跌倒的严重后果中，以骨折和颅脑损伤出血最为常见。此外，因老年人本身的生理变化特点，以及伴发基础疾病、机体储备降低等因素，老年创伤的病死率相对青壮年更高，已是老年人群第七大致死原因。

一、老年创伤的特点

从整体上讲老年创伤有如下特点：其一，老年人组织器官老化，行动迟缓，反应迟钝，躲避创伤的能力有所下降，受到意外伤害的机会增多，跌倒、跌落伤和交通事故已成为老年创伤的主要原因；其二，老年创伤患者常合并多种慢性疾病，如高血压、冠心病、外周血管疾病、慢性阻塞性肺疾病及糖尿病等，创伤发生后病理生理变化复杂，使用药物多，药物间相互作用复杂，禁忌证增多，同时因社会家庭环境所致心理变化，老年患者受伤后伤情评估的准确性不易把握；其三，老年创伤虽以轻伤、单发伤居多，多发伤较少，但仍具有病情严重、并发症多及病死率高的特点。

此外，老年人失血后易造成血容量急剧下降，加之机体代偿功能差，休克发生率高，易导致重要脏器缺血。老年人骨量逐渐丢失、松质骨骨小梁数目减少、骨皮质日渐变薄，导致骨骼机械强度随年龄增长而降低，轻的外力即可造成四肢、骨盆或脊柱严重骨折。还有，老年人脑外伤后脑组织易损伤出血，但因其脑组织一定程度萎缩常使脑出血症状不典型，不如中青年人明显，临床上容易被忽视，而待神经系统症状明显时，则出血量可能已经较大甚至已经造成脑疝，病情可能急剧恶化，增加病死率。还需要强调的是，老年人应激激素分泌减少，维持内环境稳定的能力减退，也可导致创伤后并发症发生率升高。

1. **心血管系统**　随着年龄增长，心脏组织纤维化增多，可导致心电传导异常；老年人心脏对内源性儿茶酚胺反应差，同时常服用多种心血管疾病药物，如β受体阻滞剂、钙通道阻滞剂和洋地黄类制剂等，均可抑制反射或抑制儿茶酚胺诱导的心动过速，故老年创伤患者发生创伤休克时，并非都表现出反射性心动过速。

2. **呼吸系统**　老年人胸壁顺应性下降，肺组织弹性降低，支气管腺体增加，肺泡上皮增生，肺毛细血管增生，肺间质纤维化，致肺通气和换气功能减弱，肺功能明显降低，氧利用能力不及中青年人50%，创伤后极易引起缺氧。

3. **泌尿系统**　随着年龄增长，肾组织发生结构改变，肾皮质减少20%~25%、肾脏血管管壁透明样变性及肾小球数量减少；同时肾小球滤过率及肾小管重吸收和分泌能力下降，机体的代谢产物清除、酸碱平衡和液体出入量平衡均受到影响；此外，肾组织对肾素-血管紧张素-醛固酮系统及抗利尿激素的反应也减弱。以上生理特点容易导致老年患者急性肾损伤的发生。

4. **神经系统**　人体在50岁以后大脑皮质萎缩明显加快，80岁以后大脑出现明显病理学改变，如淀粉样蛋白沉积、脑血管硬化，大脑血流和氧消耗明显减少，故老年人会发生很多神经系统改变,如感觉能力(视觉、听觉和触觉)障碍、认知能力改变、痛觉迟钝;老年人创伤后易出现焦虑、兴奋、谵妄等精神症状且很难治疗。当老年人发生创伤后,利用格拉斯哥昏迷量表(GCS)评估患者意识时,容易干扰临床判断。

5. 营养代谢 严重创伤会引起分解代谢增强致营养不良,已成为影响感染、创口能否愈合的独立危险因素。营养状况不佳可导致患者在ICU时间延长并增加机械通气老年患者的病死率。

二、创伤的早期评估与紧急救治

老年创伤的早期评估与所有创伤患者相同,第一时间的评估与急救措施要相结合。老年创伤患者第一个死亡高峰为伤后 1 小时,在最短时间内进行伤情评估和危险因素紧急处理(如大出血、气道管理、损伤控制及复苏)是减少死亡的最关键措施。

对伤情的评估常采用 CABCDE 法:C—识别致命性大出血(catastrophic haemorrhage)、A—气道与脊柱固定(airway with in line spinal immobilisation)、B—呼吸(breathing)、C—循环(circulation)、D—残疾(神经学方面)[disability(neurological)]、E—暴露与环境(exposure and environment)。创伤现场的评估与立即处理危及生命的伤情同步进行,遵循"CABCDE"稳定患者生命体征,如有呼吸心搏骤停,立即实施心肺复苏术。

C—识别致命性大出血:暴露所有伤口,检查是否存在严重出血;未处置的四肢严重出血使用止血带止血(距伤口近心端 5~8cm);躯干部位出血采用止血敷料填塞加压包扎止血;交界部位出血使用交界止血工具,如无,使用止血敷料并按压;若转运时间预计超过 2 小时,而且伤员无休克、非断肢出血及有密切监测,可将止血带止血更换为止血敷料加压包扎止血;完成加压包扎止血后再放松止血带,一旦发现加压包扎止血无效,则立即扎紧止血带止血。

A—气道与脊柱固定:有气道危险者(颌面颈部、气道烧伤、颅脑外伤、意识障碍等)应快速建立人工气道,并及时转运。创伤救护阶段气道开放要分三种情况处置:①无意识、无气道梗阻的伤员,提颏或抬下颌→插鼻咽管→声门外装置→置伤员于复苏体位;②对于已发生或即将发生气道梗阻的伤员,若无意识则如上述步骤操作,若其仍有意识,则保持呼吸道通畅的体位,如端坐前倾位;③如上述措施不能缓解气道梗阻,则采用环甲膜切开术。

不稳定颈椎轴向制动(manual in line spinal immobilization):对钝器伤推荐脊椎固定预防措施。

B—呼吸:可能存在气道压迫、胸部创伤、脑伤和低血容量等的创伤患者均应给予辅助供氧,并监测脉搏血氧饱和度;发现进行性呼吸困难加重,伴有胸腹躯干创伤时,应首先考虑张力性气胸,立即行套管针胸腔穿刺减压;出现胸壁全层毁损伤时,可能存在开放性气胸。由于大气压与胸膜腔内压平衡,阻碍肺膨胀,肺泡通气量下降,导致缺氧和高碳酸血症,紧急时可用敷料形成单向活瓣覆盖伤口(胶带粘紧三边),吸气时可有效通气,又可避免发生张力性气胸;当 3 根以上相邻肋骨至少 2 处骨折时,可形成连枷胸,导致胸壁浮动部分反常运动,此类患者常合并严重肺挫伤,若出现肺通气不足和低氧血症,则需要气管内插管辅助通气。

C—循环:通过意识水平、皮肤颜色、脉搏和外出血情况等快速评估患者的血流动力学情况与心血管功能状态。一般情况下,触及颈动脉搏动提示收缩压≥60mmHg,触及股动脉搏动提示收缩压≥70mmHg,触及桡动脉提示收缩压≥80mmHg。创伤患者发生低血压时(收缩压<90mmHg)首先考虑出血,成人应用 16G 以上导管针建立 2 条外周静脉通道用于液体复苏,如外周静脉不适合建立大口径静脉通道,应行中心静脉穿刺置管。通常股静脉途径用于胸部伤患者,颈静脉或锁骨下静脉途径用于腹部伤患者。

迅速控制外出血,尽可能减少失血量。开放性损伤伴进行性出血通常用棉垫压迫止血;颈、腹股沟等处穿透伤出血严重时,应避免盲目夹闭损伤的血管、神经等,可戴手套后直接探入伤口,内压迫止血,并尽快送医院行手术治疗。止血带是暂时性控制四肢出血的简便方法,应避免完全性血管阻断导致的永久性神经肌肉损伤。对于持续低血压患者,应考虑为失血性休克,再次重点评估胸部、腹部、骨盆、四肢损伤情况。应注意,头皮撕裂伤常导致大量外出血;骨折可导致不同程度的失血,每根肋骨骨折有 100~200ml 失血,胫骨骨折 300~500ml,股骨骨折 800~1 000ml,骨盆骨折出血>1 000ml;其他可能的休克类型包括心源性、神经源性、感染性等。

D—残疾(神经学方面):对于颅脑创伤患者重点评价意识水平(GCS 评分)、瞳孔对光放射、下脑干反射。检查头部,轻柔探查每一处裂伤,明确是否有颅骨骨折和异物。评价所有颅骨骨折的体征,包括鼓膜出血、脑脊液耳漏、乳突后瘀斑(Battle 征)或眶周瘀斑(熊猫眼)及颈抵抗。检查与评估过程中应保护好颈、胸椎,并尽量在 5~10 分钟以内完成。GCS 是广泛应用于颅脑创伤后评估意识水平的工具,客观,具有可重复性及操作简单。

颅脑损伤后瞳孔扩大伴昏迷常提示脑疝,应采取经验性的处理以降低颅内高压:①抬高伤者头部 30°;②控制气道防止低氧血症,可采用控制性通气;③适度的过度通气,尽可能地给予患者最高氧浓度;④镇静;⑤焦虑、烦躁和异常体位的患者给予神经肌肉阻断药;⑥可给予 250ml 3% 或 5% 高渗盐水;⑦可给予患者甘露醇,但此不适用于低血压患者;⑧预防性使用苯妥英;⑨适当容量复苏。

E—暴露与环境:GCS 低评分、低血压、酸中毒、心动过速和低血细胞比容这 5 个因素与患者的低体温具有显著相关性。体温低于 32℃,病死率可达 21%,若加上失血,病死率可达 100%。若严重创伤后没有保温,伤情会因热量丢失明显而加重。采取适当的保温措施并固定脊柱是必要的,可给予患者主动保温复温的装置如预防低温管理工具包(hypothermia prevention and management kit,HPMK)或即用即热加温包;被动预防低体温的装置有热水袋、毛毯、太空毯、裹尸袋等。

除上述外,也可应用修正创伤评分(revised trauma score,RTS)对患者进行快速伤情分类,其中≥11 分的患者属于轻伤,<11 分为重症伤(表 21-0-1),参数简单,特别适用于院前评价。

表 21-0-1　修正创伤评分(RTS)

呼吸频率/ (次·min^{-1})	收缩压/ mmHg	GCS 评分/分	分值/分
10~29	>89	13~15	4
>29	76~89	9~12	3
6~9	50~75	6~8	2
1~5	1~49	4~5	1
0	0	3	0

三、伤情的二次评估

创伤患者经过早期评估与紧急救治后,常规要对患者进行二次评估。

首先,病史询问,一般按 AMPLE 进行询问:A—过敏史(allergies):有无对药物或食物过敏;M—长期使用或目前使用的药物(medications);P—过去病史(past illness);L—上一餐何时进食和食物内容(last meal);E—之前发生何事或处于何环境(events/environments)及受伤机制。

医师在接诊老年创伤特别是严重创伤患者时,一定要注重老年人病史,因老年患者本身存在的基础疾病极有可能会使创伤评估和处置更为棘手,例如心脑血管疾病经常使用华法林、抗血小板药物(氯吡格雷、阿司匹林)、抗凝血酶制剂(达比加群酯)及抗 X 因子制剂(利伐沙班)等,即使是轻伤,也很容易发生出血事件。使用 β 受体阻滞剂,有可能会使心率在创伤后已经发生循环功能障碍时并不能相应增快。有冠心病史老年患者因多发伤的出血导致贫血,从而加剧了已经存在的心肌缺血,极易并发急性冠脉综合征。阿尔茨海默病和谵妄同样可以造成意识障碍,从而使识别休克和创伤性颅脑损伤的时间延迟。

其次,一定要注重患者查体,因创伤机制常常较为复杂,容易发生多发伤。按照"CRASH PLAN"检诊程序,即从心脏(cardiac)、呼吸(respiration)、腹部(abdomen)、脊柱(spinal)、头(head)、骨盆(pelvis)、四肢(limb)、动脉(arteries)和神经(nerve)等 9 个方面进行全身体格检查,通常可避免遗漏重大损伤。

再次,在老年创伤患者的评估过程中,影像学检查是评估伤情的重要手段。老年创伤患者初始影像学检查应该放宽 CT 使用标准,但一定要秉承"救命先于救伤"的原则,多发伤患者待生命体征稳定后,应尽快行多层螺旋CT扫描,而创伤后存在血流动力学不稳定(对容量复苏无反应)者,应尽量限制实施诊断性的影像学检查。创伤超声重点评估(focused assessment with sonography for trauma,FAST)是一种重要的检查方法,但其阴性结果并不能完全排除腹腔内和腹膜后出血。对怀疑存在出血的患者,如果血流动力学稳定或对容量复苏有反应,应考虑进行CT扫描;严重创伤的患者,不能根据FAST评估结果来决定是否需要进行CT扫描;对交通伤、高空坠落伤、受力部位不清楚、严重钝性创伤或多发伤的患者,应进行全身CT扫描(部分患者还需要动态复查)。

最后,实验室检查对老年创伤患者的伤情评估也十分必要。①动态观察血常规尤其是红细胞计数、血细胞比容、血小板计数等,对判断失血程度、凝血情况非常重要。②动脉血气分析可反映机体通气、氧合及酸碱平衡状态,有助于评价呼吸和循环功能;创伤失血性休克患者常见代谢性酸中毒及低氧血症,碱剩余水平是评估组织灌注不足引起酸中毒的严重程度及持续时间的间接敏感指标,治疗过程中对其变化进行监测可以指导临床治疗。③动脉血乳酸是组织低氧的确切指标,在临床上也被作为反映组织灌注不足的敏感替代指标。血乳酸>2mmol/L的创伤失血性休克患者病死率显著升高,住院时间明显延长;血乳酸2~4mmol/L及>4mmol/L的患者28天死亡风险分别是<2mmol/L患者的3.27倍和4.87倍,持续动态监测血乳酸水平对休克的早期诊断、指导治疗及预后评估有重要意义;每隔2~4小时动态监测血乳酸水平不仅可排除一过性血乳酸增高,还可判定液体复苏疗效及组织缺氧改善情况。④对重症创伤患者还应进行凝血功能监测,有条件者检查血栓弹力图可进行更有效的监测。⑤监测电解质和肝肾功能对了解病情变化和指导治疗亦十分重要。

四、急诊管理

(一) 救治原则

对创伤患者,应首先解除危及生命的情况,使伤情得到初步控制,然后进行后续处理,遵循"抢救生命第一,保护功能第二,先重后轻,先急后缓"

的原则。基本治疗措施包括控制出血、保持呼吸道通畅、液体复苏、止痛及其他对症治疗;同时应重视救治过程中的损伤控制复苏策略,如损伤控制外科、限制性液体复苏可允许性低血压,输血策略,预防创伤凝血病等。

(二) 液体复苏

出血已控制者,在心肺功能耐受的情况下,进行确定性复苏,以恢复机体有效循环血容量,稳定血流动力学;有活动性出血的休克患者,在手术彻底控制活动性出血之前(包括现场、后送途中、急诊室或手术过程中),采取限制性容量复苏策略,待手术彻底止血后行确定性复苏。在院前环境下,通过滴定方式进行容量复苏以使大动脉搏动维持在可明显感知状态,一般以维持收缩压80mmHg或者可触及桡动脉搏动为目标;如果达不到,可降至触及颈动脉搏动或者维持伤者基础意识。在院内环境下,应快速控制出血,在此前提下进行滴定式容量复苏以维持中心循环,直至出血得到控制。

针对失血性休克和创伤性脑损伤并存患者,如失血性休克为主要问题,应持续进行限制性容量复苏;如创伤性脑损伤为主要问题,则进行相对宽松的限制性容量复苏以维持脑血流灌注,应维持平均动脉压在80mmHg以上。合并高血压和动脉硬化的老年创伤患者,允许低血压复苏目标应适当提高,建议收缩压控制在100~110mmHg;有胸部爆震伤或肺挫裂伤时,适当减慢输液速度和液体总量,低压复苏时间不宜过长,最好不超过120分钟,若允许性低血压复苏时间过长,可利用短时间低温(局部)辅助措施,以降低机体代谢,保护重要器官功能。

针对存在活动性出血的患者,应首选固定比例的成分输血,并应尽快过渡到以实验室检查结果为指导的输血预案上。进行输血治疗时,血浆与红细胞的比例为1:1。院前环境下无法获得成分血,对活动性出血的患者可应用等渗晶体液进行扩容治疗。在院内,对活动性出血的患者不建议使用晶体液补液,建议按照1:1使用血浆和红细胞。输入晶体液会导致稀释性凝血病发生,提升血压使已形成的血凝块脱落进一步加重出血,血液黏稠度低不易形成新的血凝块,同时还会增加发生急性呼吸窘迫综合征(ARDS)和多器官功能障碍综合征(MODS)等并发症风险。考虑对机体止血的不良影响,胶体也限制使用。

(三) 止血

及时有效的止血、预防休克和紧急处置是提高老年重症创伤患者救治成功率的关键。应采取有效的止血措施如使用止血绷带或止血敷料加压包扎等方式,积极控制四肢、交界部位和躯干体表的活动性出血;当骨盆受到高能量钝性损伤后怀疑存在活动性出血时,应使用特制的骨盆外固定带。

当创伤失血性休克患者存在或怀疑存在活动性出血时,应尽快静脉使用氨甲环酸等止血剂,防治创伤性凝血病。首剂 1g(≥10 分钟),后续 1g 输注至少持续 8 小时;如果创伤失血性休克患者受伤超过 3 小时,避免静脉应用氨甲环酸,除非有证据证明患者存在纤溶亢进。对于发生凝血病并发大出血者亦可在充分的凝血底物替代输注治疗后使用重组凝血因子Ⅶ。

(四) 手术和/或介入治疗

对于血流动力学稳定、全身情况良好的患者,早期实施确定性手术;如果体内还有大的出血未能控制,积极抗休克的同时也建议早期积极手术止血;对于合并重度失血性休克、有持续出血和凝血病征象的严重创伤患者,实施损伤控制性手术。

老年创伤患者机体器官功能减退,代偿能力不足,长时间大手术的耐受性差,在发生严重创伤尤其是出现"致死三联征"(低体温、酸中毒和凝血功能障碍)时,采用快捷、简单的操作及时控制伤情的进一步恶化,能使患者获得复苏时间,有机会再进行完整、合理的再次或分期手术。老年创伤患者尽可能采用微创手术和/或介入治疗策略,对全身功能影响小,有利于快速康复。

五、常见创伤救治

(一) 颅脑损伤

交通事故、跌倒、跌落伤可导致老年颅脑损伤(craniocerebral injury),包括头皮损伤、颅骨骨折、脑损伤及颅内血肿,其中最严重者为脑损伤。

脑损伤分为原发性损伤和继发性损伤两大类,前者是撞击发生时由机械性破坏作用导致不可逆的脑细胞损害;后者常由低血压、缺氧、颅内压升高和癫痫等引发。

老年人颅底骨质很薄,受外力极易骨折;老年患者大多数都有较明显的脑萎缩,蛛网膜下腔间隙增宽,颅内代偿空间相对较大,受到外力撞击时,脑在颅内的移动度也明显加大,极易产生严重的脑挫裂,同时也较易导致桥静脉或脑表面血管破裂;老年患者脑血管硬化,弹性差,加上可能合并心脑血管疾病使用抗血小板或抗凝药,出血后难以停止,极易发生急性硬膜下血肿、急性硬膜外血肿。老年人脑挫裂伤多合并急性硬膜下血肿、急性硬膜外血肿或颅骨骨折等两种或多种伤情,此时发生迟发性血肿的时间往往更短,不及时处理常常发生小脑幕切迹下疝或大脑镰下疝。神经系统检查通常难以反映颅内病理变化,颅脑 CT 扫描是颅脑创伤患者精确评估的首选方法。

颅脑创伤急救目的是为原发性损伤提供恢复的条件,避免或减轻继发性损害,有利于脑损伤后功能恢复。主要包括:保持呼吸道通畅,避免昏迷伤员窒息;及早控制大出血,避免或缩短脑缺血时间;及早、准确地判断颅脑创伤类型、部位、程度,尽快清除颅内占位性病变和控制颅内压;防治脑水肿、颅内压增高和颅内感染;注意保护并加速脑功能恢复。

手术治疗适用于所有颅内血肿继续扩大的患者。有明显的占位效应和颅内压升高证据的急性硬脑膜外、硬脑膜下和颅内血肿都需要及时清除。手术原则是救治患者生命,纠正或保存神经系统重要功能,降低死亡率和伤残率。

(二) 胸部损伤

胸部损伤(chest trauma,thoracic trauma)根据损伤外力的性质可以分为钝性伤和穿透伤,根据损伤是否造成胸膜腔与外界沟通,可分为开放伤和闭合伤。老年人易发生多根多处肋骨骨折、双侧肋骨骨折、气胸及血气胸。老年人可因交通伤、跌落、跌倒伤造成钝性胸部损伤,多有肋骨或胸骨骨折,且合并其他部位损伤;穿透性损伤机制较清楚,损伤范围直接与伤道有关,早期诊断较容易。进行性出血是导致患者死亡的主要原因,大部分穿透性胸部损伤患者需要手术治疗。

老年人肺功能储备差,往往还合并冠心病等基础疾病,在胸外伤的情况下容易并发肺不张、肺感染、心律失常、心力衰竭等心肺功能不全的问题。由于老年患者可能伤前使用抗血小板、抗凝及抗 X 因子等药物,应特别注意老年患者是否存在进行性血胸。

针对老年胸部创伤患者,病史重点询问致伤因素、受伤时间、伤后临床表现及处置情况;体格检查注意患者生命体征,呼吸道通畅情况,胸部伤口位置及外出血量,胸廓是否对称及胸廓运动情况,胸部听诊呼吸音及心音,是否存在皮下气肿、气管移位及颈静脉怒张等情况。结合患者病史及查体情况,评估患者损伤部位和伤情进展情况,应特别注意以下可迅速致死的几种情况:气道阻塞、张力性气胸、开放性气胸、心脏压塞、进行性血胸及严重的连枷胸;还应高度警惕 6 种隐匿性致命性损伤,即创伤性主动脉破裂、钝性心脏损伤、气管支气管损伤、严重肺挫伤、膈肌损伤及食管损伤。

对于怀疑有出血或气胸的患者,胸腔闭式引流是院内急诊处理较为重要的措施。仅有少部分的胸腔损伤患者需要行急诊开胸治疗(emergency department thoracotomy,EDT):①胸腔引流>1 500ml 或每小时引流>200ml;②胸腔内大量血凝块;③心脏压塞;④胸内大血管损伤;⑤严重肺裂伤或气管支气管损伤;⑥食管破裂;⑦胸壁大块缺损;⑧胸内存留较大异物;⑨膈疝。

(三)腹部损伤

老年患者痛觉减弱及腹壁肌肉松弛使得腹部损伤后的临床症状和体征与伤情和病情发展不平行,腹部体格检查的可靠性较低,因此,应更加注重患者病情的动态观察,积极行 B 超和 CT 检查。老年人病情进展较快,早期易出现休克,应积极采取措施避免相关并发症的发生。

老年人跌倒后隐匿性腹部损伤尽管不多见,但后果较为严重,应引起临床重视。对腹腔实质脏器损伤后血流动力学稳定的情况,在正确的临床评估和严密的观察下,可以考虑非手术治疗方式,但须做好急诊手术的准备。微创手术或介入治疗是老年腹部脏器损伤后实施干预时尽可能选择的方式。

(四)股骨颈骨折

老年人最常见的四肢损伤是股骨颈骨折(femoral neck fracture),与骨质疏松导致的骨量下降有关,遭受轻微扭转暴力则可发生骨折。多数情况下是在走路跌倒时,身体发生扭转倒地,间接暴力传导致股骨颈发生骨折。临床表现为:①髋部疼痛、髋关节活动受限;②多数患者不能站立、行走,除外少数外展嵌顿型骨折患者;③患侧髋部轻度屈曲、内收位,患侧下肢外旋、短缩;④髋部前方压痛,大转子上移并有叩痛,下肢传导叩痛。按骨折线部位分类,分为股骨头下骨折、经股骨颈骨折、股骨颈基底骨折;按移位程度分类,Garden 分型是常用的分型之一,其根据骨折近端正位 X 线片上骨折移位程度分为四型:Ⅰ 型,不完全骨折,骨的完整性部分中断;Ⅱ 型,完全骨折但不移位或嵌插移位;Ⅲ 型,完全骨折,部分移位且股骨头与股骨颈有接触;Ⅳ 型,完全移位的骨折。

对于老年股骨颈骨折患者,应完善 X 线检查,明确骨折的部位、类型、移位情况。髋部正位片不能发现骨折的前后移位,需加拍侧位片,以准确判断移位情况。CT 扫描有助于全面了解骨折的形态。

若患者年龄过大,全身情况差,合并严重心、肺、肾、肝等功能障碍不能耐受手术者,应尽早预防和治疗全身并发症,全身情况允许后尽早尽快手术治疗。在等待手术期间,24 小时内能完成手术的患者可以穿防旋鞋,24 小时内不能完成手术的患者要给予皮牵引或胫骨结节牵引。嘱其进行股四头肌等长收缩训练和踝、足趾的屈伸活动,避免静脉回流障碍或静脉血栓形成。手术方法有闭合复位内固定、切开复位内固定、人工关节置换术。

精 粹

1. 老年创伤病死率较高,目前已是老年人群第七大致死原因。老年患者本身具有不同于中青年人的生理状态,常伴发基础疾病,机体储备普遍降低,医护人员应加强对老年创伤人群特点的了解与认识。

2. 老年人群随着年龄增大,受到意外伤害的机会增多,跌倒、跌落伤和交通事故已成为老年创伤的主要原因;高血压、冠心病、外周血管疾病、慢性阻塞性肺疾病及糖尿病等是老年创伤患者伤前常伴发的躯体脏器慢性疾病,同时多种用药及药物间相互作用复杂等,使老年创伤患者的病情难以精确评估;即使老年创伤以轻伤、单发伤居多,但仍具有病情严重、并发症多的特点。

3. 老年创伤后早期评估与紧急处理特别重要,遵循"CABCDE"原则或流程,短时间内迅速评估伤者重点伤情,及时处理可能危及生命的紧急状态,如控制体表大出血、建立人工气道、实施心肺复苏术等。

4. 老年创伤患者经过早期评估与紧急救治后,要进行全面的二次评估。按"AMPLE"进行病史询问,其中尤其重视老年人基础疾病病史及正在使用的药物等;查体按照"CRASH PLAN"检诊程序,避免遗漏重大损伤。老年创伤患者初始影像学检查应放宽CT使用标准,但要秉承"救命先于救伤"的原则;血流动力学不稳定者,FAST是可供选择的重要检查方法。实验室检查也是动态评估老年创伤患者各主要脏器功能的重要手段。

5. 对老年创伤患者,基本治疗措施包括控制出血、保持呼吸道通畅、液体复苏、止痛及其他对症治疗,同时应重视救治过程中的损伤控制复苏策略,如损伤控制外科、限制性液体复苏可允许性低血压、输血策略、预防创伤凝血病等,遵循"抢救生命第一,保护功能第二,先重后轻,先急后缓"原则。老年人颅脑损伤、胸部损伤、腹部创伤,常常具有隐匿性,应更加注重动态观察和及时处理;对不能耐受手术者,应尽早预防和治疗全身并发症,全身情况允许后尽快实施手术治疗。

（曾峰　李力卓　刘明华）

参考文献

1. BONNE S, SCHUERER D J. Trauma in the older adult: epidemiology and evolving geriatric trauma principles[J]. Clin Geriatr Med, 2013, 29(1): 137-150.

2. CARTAGENA L J, KANG A, MUNNANGI S, et al. Risk factors associated with in-hospital mortality in elderly patients admitted to a regional trauma center after sustaining a fall[J]. Aging Clin Exp Res, 2016, 29(3): 427-433.

3. SOUTHERLAND L T, STEPHENS J A, ROBINSON S, et al. Head trauma from falling increases subsequent emergency department visits more than other fall-related injuries in older adults[J]. J Am Geriatr Soc, 2016, 64(4): 870-874.

4. National Clinical Guideline Centre(UK). Major trauma: assessment and initial management[R]. London: National Institute for Health and Care Excellence(NICE), 2016.

5. CARRICK M M, MORRISON C A, TAPIA N M, et al. Intraoperative hypotensive resuscitation for patients undergoing laparotomy or thoracotomy for trauma: early termination of a randomized prospective clinical trial[J]. J Trauma Acute Care Surg, 2016, 80(6): 886-896.

6. NICKEL C, BELLOU A, CONROY S. Geriatric emergency medicine[M]. [S.l.]: Springer International Publishing, 2018.

7. ALBREIKI M, VOEGELI D. Permissive hypotensive resuscitation in adult patients with traumatic haemorrhagic shock: a systematic review[J]. Eur J Trauma Emerg Surg, 2018, 44(2): 191-202.

8. SPAHN D R, BOUILLON B, CERNY V, et al. The European guideline on management of major bleeding and coagulopathy following trauma: fifth edition[J]. Crit Care, 2019, 23(1): 98.

9. LIMA G L, BYK J. Trauma and early blood transfusion: the challenging hemorrhage management in Jehovah's Witnesses[J]. Rev Col Bras Cir, 2018, 45(6): e1974.

10. ETXANIZ A, PITE E. Management of bleeding and coagulopathy following major trauma[J]. Rev Esp Anestesiol Reanim, 2016, 63(5): 289-296.

11. FEIN D M, FAGAN M J. Overall approach to trauma in the emergency department[J]. Pediatr Rev, 2018, 39(10): 479-489.

12. PAPE H C, HALVACHIZADEH S, LEENEN L, et al. Timing of major care fracture in polytrauma patients-An update on principles, parameters and strategies for 2020[J]. Injury, 2019, 50(10): 1656-1670.

13. GATHER A, GRÜTZNER P A, MÜNZBERG M. Polytrauma in old age-knowledge from the trauma register DGU[J]. Chirurg, 2019, 90(10): 791-794.

14. 于学忠,黄子通. 急诊医学[M]. 北京:人民卫生出版社,2014.

15. 张新超. 急危重症容量管理[M]. 北京:人民卫生出版社,2018.

16. 中国医师协会急诊医师分会. 创伤失血性休克诊治中国急诊专家共识[J]. 中华急诊医学杂志,2017,26(12):1358-1363.

17. 张宪,赵晓东. 精准评估老年创伤,减少临床漏诊误诊[J]. 临床误诊误治杂志,2017,30(5):106-109.

18. 化伟,白秋铁. 老年急救创伤患者的临床特征及干预分析[J]. 老年医学与保健,2018,24(6):684-686.

第3篇　老年综合征

老年综合征是一组特有临床症候群的统称,是指在衰老的过程中,由于多种慢性疾病的影响,机体功能逐渐下降,直接影响老年人的生活质量及其后的疾病过程。常见的老年综合征有跌倒、衰弱、肌少症、阿尔茨海默病、尿失禁、谵妄、失眠、抑郁、帕金森病、慢性疼痛等,其发病率和患病率随年龄增长而升高。老年综合征并非独立疾病,易被忽视,不仅影响生活质量,还是老年人开始失能的信号。本篇主要叙述衰弱、跌倒及营养不良方面内容。

第 22 章 衰 弱

一、概述

衰弱（frailty）是指一种与年龄相关的脏器生理储备功能减退，应激适应能力及维持自身稳态的能力下降，机体易损性增加，外界较小刺激即可引起负性临床事件发生的一种非特异性状态。由于其表现多样，也被定义为衰弱综合征，核心特点是涉及多系统（如骨骼、神经、内分泌、免疫系统等）病理生理变化，导致一系列临床负性事件（跌倒、谵妄、感染、失能或死亡、急性疾病、恢复缓慢、住院及住院时间延长、手术或侵入性治疗后并发症风险增加等）。

衰弱的临床诊断标准尚未统一，对于衰弱的发病率报道差异较大，总的趋势是医院人群衰弱患病率高于社区人群，农村地区患病率高于城镇，年龄越大患病率越高，女性患病率高于男性。2019 年一项纳入全球 46 个研究的系统评价，发现社区老年人衰弱的年发病率为 4.3%。国内研究发现中国老年人衰弱发病率更高，其中社区人群衰弱患病率为 12.8%，医院人群衰弱患病率为 22.6%，养老机构人群衰弱患病率为 44.3%；按年龄分层，65 ~ 74 岁老年人衰弱患病率为 12.2%，75 ~ 84 岁患病率为 33.2%，85 岁及以上患病率为 46.8%；经济欠发达地区较发达地区高。

二、危险因素

衰弱的危险因素包括遗传、增龄、女性、罹患各种慢性病（如心脑血管疾病、髋部骨折、慢性阻塞性肺疾病、糖尿病、关节炎、恶性肿瘤、肾衰竭、HIV 感染）及手术、老年综合征（抑郁、肌少症、营养不良等）、多重用药（包括一些特定药物如抗胆碱药物、抗精神病药物，过度使用质子泵抑制剂等）、不良生活方式、精神心理因素、独居、低收入、低教育水平及社会支持较差等，肌少症是衰弱发生的核心因素。

三、衰弱与疾病的关系

衰弱老年人的致残、致死率均显著高于非衰弱老年人，平均死亡风险增加 15% ~ 50%。老年衰弱患者一旦遇到急性应激事件或发生急危重症，易导致各种合并症出现，住院时间长，恢复慢；需手术干预者，术后并发症发生率高，死亡率高；易导致生活不能自理，需要长期照护。部分衰弱老年人经及时识别、评估、干预，可使老年人死亡率降低 3% ~ 5%。衰弱对各系统疾病发病、治疗效果、预后等均有影响。

（一）衰弱与神经系统疾病

1. **谵妄** 衰弱和谵妄在老年住院患者中很常见。Eeles 等进行了一项前瞻性队列研究，入选 273 例年龄≥75 岁的老年住院患者，其中 102 例患者发生谵妄，谵妄患者的平均衰弱指数（FI 0.33）高于无谵妄的患者（FI 0.18），衰弱比无衰弱患者平均生存期明显缩短（衰弱 88 天，无衰弱 359 天）。另一项前瞻性观察研究纳入了 133 例择期心脏手术的患者，发现术前衰弱的患者，术后谵妄发生的风险增加 3~8 倍。

2. **认知障碍** Moreira 等进行了一项横断面研究，入选了 754 例年龄≥65 岁无痴呆的社区老年人，发现认知功能下降与衰弱明显相关，衰弱者比无衰弱者简易精神状态检查量表（MMSE）评分低。另一项衰弱与轻度认知功能下降长期前瞻性队列研究，纳入了 761 例基线无认知障碍的社区老年人，平均年龄 81 岁，随访长达 12 年，每年评估认知功能，有 40% 的患者出现轻度认知损害（MCI），衰弱者比无衰弱者发生轻度认知损害的风险增高 1.63 倍。

（二）衰弱与内分泌系统疾病

1. **糖尿病** 一项前瞻性队列研究入选了 346

例糖尿病患者和 140 例非糖尿病患者,年龄≥60 岁,平均随访 3.5 年,有 115 例患者发生衰弱,其中糖尿病患者发生衰弱的风险增加 2.18 倍。Veronese 等入选了 1 754 例无糖尿病的社区老年人,平均随访 4.4 年,265 例患者发展为糖尿病,衰弱者较无衰弱者发生糖尿病的风险增加 87%。

2. 亚临床甲状腺功能异常　亚临床甲状腺功能异常是老年人常见的甲状腺疾病,Virgini 等入选了 1 455 例年龄≥65 岁的老年人,分为亚临床甲亢组(26 例)、亚临床甲减组(102 例)、甲状腺功能正常组(1 327 例),发现亚临床甲亢与社区老年男性衰弱风险增加相关。

(三) 衰弱与心血管系统疾病

1. 冠状动脉粥样硬化性心脏病　White 等进行了一项临床研究,比较普拉格雷和氯吡格雷对于急性冠脉综合征(ACS)患者临床治疗效果,4 996 例年龄>65 岁的患者用 Fried 评分进行了衰弱评估,其中 72.3% 的患者属于非衰弱(0 分),23.0% 的患者属于衰弱前状态(1~2 分),4.7% 的患者属于衰弱(≥3 分),随访 30 个月,衰弱与主要终点(复合终点:心血管死亡、心肌梗死或脑卒中)独立相关(衰弱前状态 vs. 非衰弱状态:HR 1.33,95% CI 1.15~1.54,$P<0.001$;衰弱 vs. 非衰弱:HR 1.52,95% CI 1.18~1.98,$P=0.002$),说明衰弱与不良结局相关。Murali-Krishnan 等进行了一项关于衰弱对于经皮冠脉介入(PCI)预后影响的前瞻性队列研究,纳入了 745 例因心绞痛或急性心肌梗死(AMI)行 PCI 的患者,平均年龄(62±12)岁,其中 81 例患者(11%)严重衰弱,结果发现严重衰弱者住院时间延长,校正年龄、性别及合并症后,衰弱可以独立预测 PCI 术后 30 天(HR 4.8,95% CI 1.4~16.3,$P=0.013$)和 1 年死亡率(HR 5.9,95% CI 2.5~13.8,$P<0.001$),提示衰弱患者 PCI 术后早期及远期死亡率均增加。

2. 心力衰竭　McNallan 等对明尼苏达州的 448 例社区老年心力衰竭患者进行衰弱评估,平均年龄(73±13)岁,74% 的患者有不同程度的衰弱,平均随访(2.0±1.1)年,共有 20 164 例次门诊就诊,1 440 例次急诊,1 057 例次住院,在校正了混杂因素后,衰弱使社区老年心力衰竭患者的急诊风险增加 92%,住院风险增加 65%。Gastelurrutia 等评估了 1 314 例门诊心力衰竭患者,衰弱患者占 44.2%,平均随访 3.6 年,626 例患者死亡,

COX 回归分析发现,校正了年龄和射血分数后,衰弱与心力衰竭患者生存率降低独立相关。

(四) 衰弱与骨骼系统疾病

1. 骨关节炎　一项多中心研究纳入了欧洲 6 个国家 2 455 例年龄 65~85 岁的老年人,随访 12~18 个月,发现无论骨关节炎的部位或受累关节的个数,骨关节炎均增加衰弱的发生风险。也有研究表明,衰弱增加骨关节炎患者的死亡风险。Cacciatore 等入选了 1 288 例年龄≥65 岁的老年人,随访 12 年,发现对于没有骨关节炎的患者,衰弱使死亡风险增加 32%,而对于骨关节炎患者,衰弱使死亡风险增加 98%。

2. 骨质疏松　一项前瞻性队列研究入选了 235 例社区老年女性,在基线和 1 年后分别进行衰弱评估和骨密度检测,发现基线衰弱的患者和无衰弱的患者相比,1 年后髋关节和脊柱的骨量减少,提示衰弱增加老年女性骨质疏松的风险。

衰弱与呼吸系统疾病(如慢性阻塞性肺疾病)、肾衰竭、恶性肿瘤、感染等均相互影响,这些疾病加速老年人衰弱的发生率,同时衰弱也会增加这些疾病的严重性,给治疗带来困难,且预后差,死亡率高。

衰弱对临床不良结局具有预测价值,临床抉择中是高龄老年人进行危险分层的实用工具。

四、评估

由于衰弱缺乏公认的概念,目前也无统一的评估方法。衰弱评估工具测量的维度,根据不同的理论、概念而不同,一般应包括生理、心理、社会 3 个维度,每个维度又有多个分类项目。根据筛查评估方式不同分为自评量表和他评量表,这包括 Tilburg 衰弱评估量表(Tilburg Frailty Indicator,TFI)、Fried 衰弱评估标准、爱特蒙特衰弱量表(Edmonton Frail Scale,EFS)、FRAIL 量表、临床衰弱量表(Clinical Frailty Scale,CFS)、衰弱指数(frailty index,FI)等。目前的研究表明,衰弱风险评估工具不能准确预测老年急诊患者不良结局的风险。

(一) Tilburg 衰弱评估量表

Tilburg 衰弱评估量表是荷兰 Tilburg 大学护理学家 Gobbens 于 2010 年在整合衰弱模式的概念框架基础上开发的自评量表,共三个维度,分别为:躯体衰弱(身体健康、体重、行走、平衡、听力、视力、握力、疲劳等 8 个条目)、心理衰弱(记忆

力、焦虑、抑郁、应对能力等 4 个条目)、社会衰弱(独居、社会关系、社会支持等 3 个条目),每个条目为 1 分或 0 分,总分范围 0~15 分,5 分及以上为衰弱,得分越高,衰弱程度越重。该量表中文版于 2013 年在 138 例老年慢性病住院患者中进行了文化适应性和信效度研究,结果显示有良好的信效度,但需要大样本不同人群进一步验证其信效度。

(二) Fried 衰弱评估标准

Fried 衰弱评估标准成形较早,是由 Fried 于 2001 年基于"衰弱循环"模型理论基础开发的表型评估工具,由基于衰弱症状的 5 条标准组成:不明原因的体重下降;疲劳感;无力;行走速度下降;躯体活动降低(表 22-0-1)。如果同时存在上述指标中≥3 个阳性指标则认为衰弱,1~2 个阳性指标则认为衰弱前期,不符合上述任一阳性指标则为非衰弱。该标准已被证实与许多长期的不良预后有关,但是该标准在研究设计时排除了帕金森病、脑卒中、认知障碍、抑郁症,也未考虑到与功能衰退和失能相关的临床重要因素,因此,应用于老年临床实践有其局限性。

表 22-0-1　Fried 衰弱评估标准

序号	检测项目	男性	女性
1	体重下降	过去 1 年中,意外出现体重下降>10 磅(4.5kg)或>5.0%体重	
2	行走时间(4.57m)/s	身高≤173cm:≥7 身高>173cm:≥6	身高≤159cm:≥7 身高>159cm:≥6
3	握力/kg	BMI≤24.0kg/m²:≤29 BMI 24.1~26.0kg/m²:≤30 BMI 26.1~28.0kg/m²:≤30 BMI>28kg/m²:≤32	BMI≤23.0kg/m²:≤17 BMI 23.1~26.0kg/m²:≤17.3 BMI 26.1~29.0kg/m²:≤18 BMI>29.0kg/m²:≤21
4	体力活动(MLTA)	<383kcal/周(约散步 2.5 小时)	<270kcal/周(约散步 2 小时)
5	疲乏	CESD 的任一问题得分 2~3 分 您过去的 1 周内以下现象发生了几天? (1)我感觉我做每一件事都需要经过努力 (2)我不能向前行走 0 分:<1 天;1 分:1~2 天;2 分:3~4 天;3 分:>4 天	

注:BMI,体重指数;MLTA,明达休闲时间活动问卷;CESD,流行病学调查用抑郁自评量表。散步 60 分钟约消耗 150kcal。具备表中 5 条中 3 条及以上被诊断为衰弱,不足 3 条为衰弱前期,0 条为无衰弱健康老年人。

(三) 爱特蒙特衰弱量表

爱特蒙特衰弱量表(EFS)是 Rolfson 等人于 2006 年在加拿大爱特蒙特调查了老年人群后开发的简易筛查量表,该量表内容包含:认知、总体健康状况、功能依赖、社会支持、药物使用、营养、情绪、失禁和功能表现(定时起床和运动)。该量表中文版于 2016 年完成信效度检测,信效度良好,不需要经过专门的老年医学培训即可完成。

(四) FRAIL 量表

FRAIL 量表(表 22-0-2)是 2012 年国际老年营养学会提出的,它包括疲乏、耐力减退、自由活动能力下降、疾病状况、体重下降等。

表 22-0-2　FRAIL 量表

序号	条目	询问方式
1	疲乏	过去 4 周内大部分时间或者所有时间感到疲乏
2	阻力增加/耐力减退	在不用任何辅助工具及不用他人帮助的情况下,中途不休息爬 1 层楼梯有困难
3	自由活动能力下降	在不用任何辅助工具及不用他人帮助的情况下,走完整个街区(100m)较困难
4	疾病情况	医师曾经告诉你存在 5 种以上如下疾病:高血压、糖尿病、急性心脏疾病发作、脑卒中、恶性肿瘤(微小皮肤癌除外)、充血性心力衰竭、哮喘、关节炎、慢性肺疾病、肾脏疾病、心绞痛等
5	体重下降	1 年或更短时间内出现体重下降≥5%

注:具备以上 5 条中 3 条及以上被诊断为衰弱,不足 3 条为衰弱前期,0 条为无衰弱健康老年人。

（五）临床衰弱量表

临床衰弱量表（CFS）（表 22-0-3）是最早是由加拿大健康与衰老研究课题设计的、多用于住院老年人衰弱状况评估的量表。量表有 4 个维度，即移动能力、精力、体力活动和功能，其内容不仅包括描述，还结合图形。早期的衰弱程度分为 7 个等级：非常健康、健康、维持健康、脆弱易损伤、轻度衰弱、中度衰弱、严重衰弱。后续修订版（CFS-09）在原版基础上增加了 2 条，即 8 级（非常严重的衰弱）和 9 级（终末期）。该量表简洁、综合、灵活，在评估有急症的老年患者时有优势，但是不同医师可能会有不同的侧重点。

表 22-0-3　临床衰弱量表

	衰弱分级	定义
等级 1	非常健康	身体强壮、积极活跃、精力充沛、充满活力，定期进行体育锻炼，处于所在年龄段最健康的状态
等级 2	健康	无明显的疾病症状，但不如等级 1 健康，经常进行体育锻炼，偶尔（如季节性地）非常活跃
等级 3	维持健康	存在的健康缺陷能被控制，除常规行走外，无定期体育锻炼
等级 4	脆弱易损伤	日常生活不需他人帮助，但身体的某些症状会限制日常活动，常见的主诉为白天"行动缓慢"和"感到疲乏"
等级 5	轻度衰弱	明显的动作缓慢，工具性日常生活活动需要帮助（如去银行、乘公交车、干重的家务活、用药），轻度衰弱会进一步削弱患者独自在外购物、行走、备餐及干家务活的能力
等级 6	中度衰弱	所有的室外活动均需要帮助，在室内上下楼梯、洗澡需要帮助，可能穿衣服也会需要（一定限度的）辅助
等级 7	严重衰弱	个人生活完全不能自理，但身体状态较稳定，一段时间内（<6 个月）不会有死亡的危险
等级 8	非常严重的衰弱	生活完全不能自理，接近生命终点，已不能从任何疾病中恢复
等级 9	终末期	接近生命终点，生存期<6 个月的垂危患者，除此之外无明显衰弱迹象

（六）衰弱指数

衰弱指数（FI）是加拿大学者 Rockwood 于 2002 年在健康累积缺陷概念上开发的衰弱测量工具，它是基于不健康指标占测量指标比例的衰弱评定量表，最初指标项目覆盖症状、体征、功能损害、实验室检查等 92 项，后续减至 30 项仍具有预测价值。衰弱指数选取的变量包括躯体、心理、社会等多维度健康变量，且变量需为后天获得、与年龄相关、具有生物学合理性、给健康带来不良后果、不会过早饱和。变量的数量没有统一标准，一般为 30~70 个，在评价时计算不健康指标所占比例，即为 FI，FI ≥ 0.25 提示该老年人衰弱，FI < 0.12 为无衰弱老年人，FI 0.12 ~ 0.25 为衰弱前期。相对衰弱表型，FI 作为连续性变量，敏感度更高，能精确鉴别衰弱程度，且对衰弱状态的评估更为宽泛，将多种复杂的健康信息变量集中构成单一指标，可以更好地评估老年人整体健康状态。但测量指标数目繁多，评价时间较长。

五、处理

衰弱的预防和治疗尚处于初步探索阶段，特异性干预衰弱的临床试验较少，但早期干预十分重要，可有效逆转衰弱，延缓老年人功能减退和慢性病进展。目前国内外共识推荐的治疗原则包括运动锻炼、营养干预、共病和多重用药管理、多学科团队合作的医护模式、减少医疗伤害、药物治疗等。

（一）筛查危险因素

筛查其潜在的、未治愈的、可以引起代谢状态改变和体重丧失或营养摄入减少的疾病和因素，早期干预其中可逆性因素，避免体力活动减少、营养不足，慎用促分解代谢的药物，以预防肌肉丧失，改善力量和能量。在诸多危险因素中，多病共存和多重用药对衰弱的发生发展起重要作用，应积极管控现患共病，并根据 Beers、STOPP/START 标准核查用药情况，及时纠正不合理用药。

（二）预防不良事件

衰弱的处理重点应为预防不良事件的发生，如跌倒、谵妄等，多学科团队是其干预的主要模式，它通常包含老年医学专家、急诊专家、专科医师、护理人员、临床药师、营养师、康复医师、社会工作者等。干预措施以改善功能为目标，尊重患者意愿，针对不同的群体（社区老年人、入住护理机构和医院等）采取长期、个体化、连续性的医疗护理模式，尽量减少对中、重度衰弱老年人的侵入性检查和治疗，避免医源性伤害，延缓衰弱老年人功能减退，改善不良临床结局。

（三）衰弱的防治

日本的一项研究表明，通过体力活动、营养支持、参与社交活动、认知功能训练等方法可以预防和延缓衰弱的发生。研究表明，即使最衰弱的老年人都可从任何可耐受的运动中获益。营养对于衰弱老年人也很重要，但目前研究提示需在训练基础上增加营养支持才能改善肌肉质量、力量及功能。

综上所述，衰弱老年人发生多种不良健康事件的风险高。衰弱可能表现的症状不明显，需积极主动地识别筛查诊断，对衰弱老年人合并各种疾病的治疗选择、预后结局要全面评估，针对衰弱老年人的特定医疗照料服务和管理系统亟需实施。

（武文斌　施红）

参考文献

1. 郝秋奎,董碧蓉.老年人衰弱综合征的国际研究现状[J].中华老年医学杂志,2013,32(6):685-688.

2. APÓSTOLO J,COOKE R,BOBROWICZ-CAMPOS E,et al. Effectiveness of interventions to prevent pre-frailty and frailty progression in older adults:a systematic review[J]. JBI Database System Rev Implement Rep,2018,16(1):140-232.

3. 田鹏,杨宁,郝秋奎,彭朝明.中国老年衰弱患病率的系统评价[J].中国循证医学杂志,2019,19(6):656-664.

4. EELES E M,WHITE S V,O'MAHONY S M,et al. The impact of frailty and delirium on mortality in older inpatients[J]. Age Ageing,2012,41(3):412-416.

5. JUNG P,PEREIRA M A,HIEBERT B,et al. The impact of frailty on postoperative delirium in cardiac surgery patients[J]. J Thorac Cardiovasc Surg,2015.149(3):869-875. e1-e2.

6. MOREIRA V G,LOURENO R A. Prevalence and factors associated with frailty in an older population from the city of Rio de Janeiro,Brazil:the FIBRA-RJ Study[J]. Clinics (Sao Paulo),2013,68(7):979-985.

7. BOYLE P A,BUCHMAN A S,WILSON R S,et al. Physical frailty is associated with incident mild cognitive impairment in community-based older persons[J]. J Am Geriatr Soc,2010,58(2):248-255.

8. VERONESE N,STUBBS B,FONTANA L,et al. Frailty is associated with an increased risk of incident type 2 diabetes in the elderly[J]. J Am Med Dir Assoc,2016,17(10):902-907.

9. VIRGINI V S,RODONDI N,CAWTHON P M,et al. Subclinical thyroid dysfunction and frailty among older men[J]. J Clin Endocrinol Metab,2015,100(12):4524-4532.

10. WHITE H D,WESTERHOUT C M,ALEXANDER K P,et al. Frailty is associated with worse outcomes in non-ST-segment elevation acute coronary syndromes:insights from the targeted platelet inhibition to clarify the optimal strategy to medically manage acute coronary syndromes(TRILOGY ACS)trial[J]. Eur Heart J Acute Cardiovasc Care,2016,5(3):231-242.

11. MURALI-KRISHNAN R,IQBAL J,ROWE R,et al. Impact of frailty on outcomes after percutaneous coronary intervention:a prospective cohort study[J]. Open Heart,2015,2(1):e000294.

12. MCNALLAN S M,SINGH M,CHAMBERLAIN A M,et al. Frailty and healthcare utilization among patients with heart failure in the community[J]. JACC Heart Fail,2013,1(2):135-141.

13. GASTELURRUTIA P,LUPÓN J,ALTIMIR S,et al. Fragility is a key determinant of survival in heart failure patients[J]. Int J Cardiol,2014,175(1):62-66.

14. CASTELL M V,VAN DER PAS S,OTERO A,et al. Osteoarthritis and frailty in elderly individuals across six European countries:results from the European project on osteoarthritis(EPOSA)[J]. BMC Musculoskelet Disord,2015,16:359.

15. CACCIATORE F,DELLA-MORTE D,BASILE C,et al. Long-term mortality in frail elderly subjects with osteoarthritis[J]. Rheumatology(Oxford),2014,53(2):293-299.

16. STERNBERG S A,LEVIN R,DKAIDEK S,et al. Frailty and osteoporosis in older women--a prospective study[J]. Osteoporos Int,2014,25(2):763-768.

17. CARPENTER C R,SHELTON E,FOWLER S,et al. Risk factors and screening instruments to predict adverse outcomes for undifferentiated older emergency department patients:a systematic review and meta-analysis[J]. Acad Emerg Med,2015,22(1):1-21.

18. 奚兴,郭桂芳,孙静.中文版 Tilburg 衰弱评估量表的信效度研究[J].护理学报,2013,20(8B):1-4.

19. SHINKAI S,YOSHIDA H,TANIGUCHI Y,et al. Public health approach to preventing frailty in the community and its effect on healthy aging in Japan[J]. Geriatr Gerontol Int,2016,16(Suppl 1):87-97.

第23章　跌　倒

一、概述

跌倒(fall)是突发的、不自主的、非故意的体位改变,倒在地上或更低的平面上。跌倒包括以下两类:①从一个平面至另一个平面的跌落;②同一平面的跌倒。老年人跌倒的发生率高,后果严重。跌倒可以使老年人失去行动和独立照顾自己的能力,有些可能需要长久的照护,严重影响老年人的健康和生活质量;跌倒还可以导致各种并发症,严重者甚至死亡。老年人跌倒是内在因素和外在因素共同作用的结果,包含了生物学、心理学、社会学及环境条件等多方面的因素。

跌倒是老年人常见的问题,发生率随年龄增长而增加。据报道,美国65岁及以上老年人每年约30%会发生跌倒,85岁及以上者每年有40%~50%会发生跌倒。入住养老机构或住院的老年人跌倒发生率更高,是社区老年人的3倍甚至以上。一年前曾经发生过跌倒的老年人,再次跌倒的发生率高达60%。在长期护理机构中,每年约半数的人发生跌倒,疗养院中跌倒发生率估计为每年平均1.5次/每张疗养院病床,在急诊机构中,脑卒中患者的跌倒发生率是每年3.4次/病床。住院患者中某些群体尤其容易跌倒,例如,近期缺血性脑卒中患者有5%会跌倒,老年精神科病房患者近10%会跌倒,住院癌症患者跌倒风险也特别高。相对于男性,女性更容易发生跌倒,有统计显示,65~69岁女性跌倒发生率为30%,80岁及以上女性则高达50%。2006年北京东城区抽样调查显示,60岁及以上的老年人1年内跌倒发生率为18%,其中女性为20.1%,男性为14.9%;8.7%的老年人因跌倒致伤(5.5%软组织损伤,1.3%骨折),35.7%因跌倒致日常活动减少。

二、危险因素

老年人跌倒通常是多个因素的综合作用而非单一因素所造成,在因跌倒而住院的老年人中,内在原因占45%,外在原因占39%,原因不明者占16%。

内在危险因素如衰老、疾病、药物及心理状态等对老年人肌肉、神经、感知、认知等造成影响,包括高龄、步态和平衡障碍、感觉功能降低(视力、听力、前庭功能及本体感觉障碍)、骨骼系统功能降低、中枢神经退变及认知功能下降、神经系统疾病、内科疾病、精神心理疾病、服用精神类或睡眠类药物等。

外在危险因素包括环境与社会因素,前者包括室内外设计不够安全,如室内灯光昏暗、地面湿滑或不平坦、步行途中障碍物、不合适的家具高度和摆放位置、楼梯台阶、卫生间无扶栏或把手、不合适的鞋子及行走辅助工具等;后者包括受教育情况、收入水平、卫生保健水平、享受社会服务和卫生服务的途径、老年人是否独居、与社会的交往和联系程度等都会影响跌倒的发生。

三、跌倒与急危重症

老年人一旦跌倒常常导致损伤,轻者软组织损伤,重者发生骨折、脑外伤,甚至导致死亡。超过65岁的老年人1年之中大约有5%的机会因为跌倒造成相关损伤而需要到急诊就诊,其中近乎半数的患者需要住院治疗。约30%的跌倒直接造成脑外伤,严重者昏迷,甚至死亡。

据统计,因跌倒相关损伤导致住院的老年患者数量是其他原因入院人数的5倍,反复跌倒和骨折是老年人入院的常见原因。87%的骨折患者直接为跌倒所致,跌倒后骨折多发生的部位为髋部、骨盆、股骨、椎骨、肱骨、手部、前臂、腿和踝等,其中髋部骨折的患者几乎超过95%为跌倒引起。髋部骨折往往预后不良,愈合困难,约50%的老年人髋部骨折后丧失自理能力。老年人一旦发生骨折常造成情绪低落、急躁、执拗、冷漠、忧虑、失去信心等抑郁状态,严重者出现抑郁症,原有认知功能障碍者症状可能加重。一般性骨折本身虽不致命,但骨折后卧床致老年人肺炎、下肢深静脉血栓等风险明显增加,加之老年人合并多种基础疾病,易造成原有疾病的恶化,老年人肺炎后易出现呼吸、心脏、肾脏等多脏器功能衰竭;凡此种种都是老年人跌倒损伤与急危重症间的内在必然联系,是造成老年患者高病死率的主要原因。

老年人跌倒后即便是度过急性期,骨折后的康复过程仍是缓慢的,如髋部骨折后往往不能彻底恢复到骨折前功能水平,跌倒后经历的"长期卧床"状态会伴有功能状态的持续下降,导致残障,大多数患者会因此长期入住护理机构。

四、评估

跌倒风险与危险因素的多少呈正相关,随危险因素的数目增多跌倒的风险增加。一项针对老年社区的队列研究显示,无跌倒危险因素的老年人发生跌倒的风险为8%,而跌倒危险因素≥4项的老年人其跌倒风险达78%。由美国老年病学学会、英国老年病协会及美国骨科医师协会共同发布的跌倒预防指南,推荐从事老年医学的医护人员应该询问患者过去一年里是否发生过跌倒。对于因跌倒急诊或有反复跌倒发作及存在步态平衡异常的老年人,应进行全面的跌倒评估。

(一)病史评估

1. 既往跌倒病史是评估老年人跌倒风险的重要因素,既往跌倒病史增加再次跌倒的风险。

2. 本次跌倒的详细情况,包括跌倒时活动情况、跌倒前机体状况、跌倒时有无抽搐或提示癫痫发作、是否服用某种可能与跌倒有关的药物(服用抗精神病药物、镇静催眠药物、抗抑郁药和抗高血压药物均有跌倒风险)、是否有饮酒、跌倒时的环境因素等。

3. 跌倒后患者情况如功能受损程度、疼痛缓解状况等。

(二)体格检查

1. **直立性低血压检测**　直立性低血压是老年人跌倒常见的重要原因。应在一天的不同时间、不同体位检测血压。评价直立性低血压的方法是平卧5分钟后测量血压,站立后立刻和2分钟后再测量,站立后收缩压下降>20mmHg 和/或舒张压下降 10mmHg 时考虑此症。

2. **视力检测**　视力下降是居住在社区的老年人跌倒的常见原因,往往可以通过佩戴矫正眼镜予以纠正。

3. **听力检测**　可筛查有无听力下降,可通过佩戴助听器等纠正。

4. **认知功能障碍检测**　建议入院时即筛查是否存在痴呆,长期住院或外科手术后7天内患者应提高对发生谵妄的认识,此类患者容易发生跌倒。

5. **足部检测**　检查是否存在足部或关节畸形,存在感觉神经病变也会增加跌倒的风险。

6. **其他**　注意是否存在心律失常、颈动脉杂音等。

(三)专科检查

1. **老年人跌倒风险评估**(表 23-0-1)　1~2分为低危,3~9分为中危,10分及以上为高危。

表 23-0-1　老年人跌倒风险评估

运动	权重	得分	睡眠状况	权重	得分
步态异常/假肢	3		多醒	1	
行走需要辅助设施	3		失眠	1	
行走需要旁人帮助	3		夜游症	1	
跌倒史			用药史		
有跌倒史	2		新药	1	
因跌倒住院	3		心血管药物	1	
精神状态不稳定			降压药	1	
谵妄	3		镇静催眠药	1	
痴呆	3		戒断治疗	1	
兴奋/行为异常	2		糖尿病用药	1	
意识恍惚	3		抗癫痫药	1	

续表

运动	权重	得分	睡眠状况	权重	得分
自控能力			麻醉药	1	
大便/小便失禁	1		其他	1	
频率增加	1		相关病史		
保留导尿	1		神经科疾病	1	
感觉障碍			骨质疏松症	1	
视觉受损	1		骨折史	1	
听觉受损	1		低血压	1	
感觉性失语	1		药物/酒精戒断	1	
其他情况	1		缺氧症	1	
			年龄 80 岁及以上	1	

2. **起立行走试验**　观察患者从 46cm 高的无扶手椅子上(即不依靠手臂力量)由坐位站起时身体是否晃动,向前步行 3m(可借助工具),然后让患者转身往回走,再坐回原位,整个测试时间应该<10 秒。完成困难的患者提示跌倒风险增加,需进一步综合评估。

3. **五次坐立试验**　受试者坐在无扶手的椅子上,双脚着地,背部不贴靠椅背,双手交叉于胸前,在听到测试开始命令后,以最快的速度完成 5 次起立和坐下动作,整个测试时间>12 秒提示跌倒风险增加。

4. **平衡能力测试**　包括静态平衡能力、姿势控制能力、动态平衡能力。

(四)居住地点对跌倒风险评估和处理的影响

居住地点对跌倒风险评估和处理的影响见表 23-0-2。

表 23-0-2　居住地点对跌倒风险评估和处理的影响

项目	家里	医院	老年人护理院
跌倒时应引起临床关注	患者或家属报告或临床工作者询问患者	护士、其他工作人员目睹患者发生跌倒或发现患者跌倒在地上	护士、其他工作人员目睹患者发生跌倒或发现患者跌倒在地上
跌倒风险的评估	年龄 既往跌倒史 认知功能障碍 女性 下肢无力 步态问题,足部疾病 平衡问题 维生素 D 低下 使用了具有精神作用的药物 关节炎 帕金森病	年龄 既往跌倒史 智力损害 特别的如厕需求 活动能力损害 视觉功能损害	年龄 既往跌倒史 男性 步态不稳 走失 使用行走辅助装置 日常生活活动(ADL)能力恶化 是否能够独立移动 不依赖轮椅活动
处理	由医师处方个体化的肌肉力量或平衡训练 对有跌倒史的患者进行家庭危险因素评估 多学科参与,针对健康和环境的多种因素进行危险因素筛查或干预方案	尚无'有证据证实有效'的干预措施的报道 许多风险评估都有一定的敏感性和特异性,如果某种证明有效的干预措施,对高风险患者将会很有价值	尚无'有证据证实有效'的干预措施的报道 由于护理院居住的老年人是发生跌倒的高危人群,因此采取全面的预防措施比个体化评估更有效

五、处理

（一）老年人跌倒后如何自己起身

1. 如果是背部先着地，应弯曲双腿，挪动臀部放到有毯子或垫子的椅子或床铺旁，然后使自己较舒服地平躺，盖好毯子，保持体温，如可能，要向他人寻求帮助。

2. 休息片刻，等体力准备充分后，尽力使自己向椅子的方向翻转身体，使自己变成俯卧位。

3. 双手支撑地面，抬起臀部，弯曲膝关节，然后尽力使自己面向椅子跪立，双手扶住椅面。

4. 以椅子为支撑，尽力站起来。

5. 休息片刻，部分恢复体力后，打电话寻求帮助，最重要的就是报告自己跌倒了。

（二）跌倒的现场处理

发现老年人跌倒，不要急于扶起，要分情况处理。

1. **如果老年人意识不清**　立即拨打急救电话。有外伤、出血时，立即包扎止血；有呕吐时，将患者头偏向一侧，并清理口鼻腔呕吐物，保证呼吸道通畅；有抽搐时，将患者移至平整软地面或身体下垫软物，防止碰、擦伤，不要硬掰抽搐肢体，防止肌肉、骨骼损伤；如呼吸、心跳停止，应立即进行胸外按压、人工呼吸等急救措施。

2. **如果老年人意识清楚**　询问老年人跌倒情况及对跌倒过程是否有记忆，遇到以下情况应立即拨打急救电话和/或护送老年人到医院诊治。如不能记起跌倒过程，可能为晕厥或脑血管意外情况；有剧烈头痛或口角歪斜、言语不利、手脚无力等提示脑卒中；查看有无肢体疼痛、畸形、关节异常、肢体位置异常等，异常者提示骨折；查询有无腰、背部疼痛，双腿活动或感觉异常及大小便失禁等提示腰椎损害。有外伤、出血时，立即包扎止血，并护送老年人到医院进一步处理。

3. **如果老年人试图自行站起**　老年人跌倒易发生骨折，某些骨折如股骨颈镶嵌性骨折、脊椎骨折等除疼痛外其余骨折表现不明显，如果勉强扶持站立，搬动时姿势不当，可使病情加重。所以无论搀扶、搬动均需评价干预过程是否会增加伤害程度。若排除相关不适宜情形，可协助老年人缓慢起立，坐、卧位休息并观察。如需搬动，应保证平稳，尽量平卧休息。发生跌倒的老年人均应在家人陪同下到医院诊治，查找跌倒危险因素，评估跌倒风险，制订防治措施及方案。

（三）处理跌倒后造成的一般损伤

1. **外伤的处理**　表皮外伤清创消毒；皮肤出血贴创可贴，静脉出血用消毒纱布包扎，可服用抗生素；血液呈喷射状喷出为动脉出血，必须加压包扎后紧急送医院治疗。

2. **扭伤及肌肉拉伤**　使受伤处制动，可以冷敷减轻痛苦，在承托受伤部位的同时用绷带结扎紧。

3. **骨折**　骨折部位一般有疼痛、肿胀、畸形、功能障碍等表现，骨折端刺破大血管时还可能出现大出血；骨折或疑为骨折时，要避免移动伤者或伤肢，对伤肢加以固定与承托（有出血者要先止血后固定），使伤员在转运过程中不因搬运、颠簸而使断骨刺伤血管、神经，避免额外损伤加重病情。此种情况尽快送医。

六、预后

跌倒是我国伤害性死亡的第4位原因，而在老年人中则居于首位。在65岁及以上的老年人群中，跌倒引起的并发症是引起死亡的首要原因，因跌倒造成的死亡随着年龄的增长而增加。

跌倒是老年人致残的重要原因，可使健康预期寿命减少5~10年，是入住养老院的独立危险因素，严重威胁着老年人的身心健康。

跌倒也是造成老年人非致死性损伤的主要原因。老年人中，20%活动受限的事件是跌倒受伤所造成，比其他任何健康问题导致的都多。除了导致即时的活动受限外，老年人跌倒后活动受限的时间可能长达数月甚至更久，因为身体功能的不协调和担心再次跌倒而增加卧床时间。50%以上跌倒的老年人由于担心再次跌倒，可以导致活动减少10%~25%，降低了生活质量。

七、预防

1. **个人干预措施**　①增强防跌倒意识，加强防跌倒知识和技能学习；②坚持参加规律体育锻炼，以增强肌肉力量、柔韧性、协调性、平衡能力、步态稳定性和灵活性，从而减少跌倒的发生；③选择适当的辅助工具；④熟悉生活环境；⑤衣服要舒适，尽量穿合身宽松的衣服，鞋子要合适，尽量避免穿高跟鞋、拖鞋、鞋底过于柔软及易于滑倒的鞋;⑥调整生活方式,避免走过陡的楼梯或台阶,尽可能使用扶手;⑦有视觉、听觉及其他感知障碍的老年人应配戴视力补偿眼镜、助听器等;⑧将经常使用的东西放在不需要梯凳就能够容易伸手拿到的位置;⑨防治骨质疏松;⑩合理用药。

2. 家庭干预措施　家庭环境适老化改造:①地面平整,地板的光滑度和软硬度合适,地板垫子不易滑动;②入口及通道要通畅,台阶、门槛、地毯边缘要安全;③厕所及洗浴处有扶手等借力措施;④卧室有夜间照明设施,有紧急呼叫措施;⑤厨房、餐厅及起居室有安全措施;⑥居室灯光要合适,消除安全隐患。家庭成员多关心及照顾好老年人。

3. 多因素综合干预措施　①对老年人健康管理时给予老年人综合评估,及早发现衰弱、肌少症、营养不良、感官异常、认知障碍、多重用药等老年相关问题,及时给予运动、平衡、认知训练及营养支持;②医师及药师定期回顾和调整老年人用药,避免多重用药带来跌倒风险;③评估和治疗可能容易导致跌倒的各科疾病;④老年人需要辅助设施时,专业人员给予合理使用辅助设施的建议;⑤一旦跌倒发生损伤,积极去综合医院救治,降低死亡率及残障率。

(袁莹　施红)

参考文献

1. BERGEN G, STEVENS M R, BURNS E R. Falls and fall injuries among adults aged ≥ 65 years-United States, 2014 [J]. MMWR Morb Mortal Wkly Rep, 2016, 65(37):993-998.

2. THAPA P B, BROCKMAN K G, GIDEON P, et al. Injurious falls in nonambulatory nursing home residents: a comparative study of circumstances, incidence, and risk factors [J]. J Am Geriatr Soc, 1996, 44(3):273-278.

3. DOUGLAS P K. Falls in older persons: risk factors and patient evaluation. UpToDate [EB/OL]. (2021-07-12) [2021-08-20]. https://www.uptodate.com/contents/falls-in-older-persons-risk-factors-and-patient-evaluation?search=fall&source=search_result&selectedTitle=1~150&usage_type=default&display_rank=1.

4. 于普林,覃朝晖,吴迪,等. 北京城市社区老年人跌倒发生率的调查[J]. 中华老年医学杂志,2006,25(4):305-308.

5. 李小鹰,王建业,于普林. 老年医学[M]. 北京:人民卫生出版社,2015.

6. BUENO-CAVANILLAS A, PADILLA-RUIZ F, JIMÉNEZ-MOLEÓN J J, et al. Risk factors in falls among the elderly according to extrinsic and intrinsic precipitating causes [J]. Eur J Epidemiol, 2000, 16(9):849.

7. American Geriatrics Society, British Geriatrics Society, American Academy of Orthopaedic Surgeons Panel on Falls Prevention. Guideline for prevention of falls in older persons [J]. J Am Geriatr Soc, 2001, 49(5):664-672.

8. 史晓红,杨泽,宋岳涛,等. 中国老年人跌倒风险评估专家共识(草案)[M]. 中国老年保健学,2019,17(4):47-50.

第24章 营 养 不 良

一、概述

营养不良（malnutrition）是指体内营养素失衡引起的疾病，包括营养不足（undernutrition）和营养过剩（overnutrition）。营养不足可由能量和各种营养物质不足引起，在临床上通称为营养缺乏（nutritional deficiency），主要有蛋白质、能量营养不良和维生素、矿物质、微量元素等缺乏病。营养不足可分为以能量不足为主的消瘦型营养不良、以蛋白质缺乏为主的水肿型营养不良、能量和蛋白质均缺乏的混合型，也包括微量元素、维生素和矿物质的不足。营养过剩主要是指脂肪积累过多引起肥胖症和营养素过多引起的中毒。

老年营养不良主要是混合型营养不良，是老年常见的综合征。2016 年美国对 ≥65 岁老年人营养状态的 54 份研究总结，83% 的社区老年人有患营养不良风险。2012 年中华医学会肠外肠内营养学分会老年营养支持学组对全国老年住院患者营养调查结果显示，营养不良发生率约为 15%，营养不良风险为 50%，约 2/3 的老年住院患者有营养不良问题。中国营养学会老年营养分会通过微型营养评定简表对中国五大城市（上海、北京、广州、成都、重庆）5 875 名老年人的营养状况和日常生活活动能力进行评估，结果显示营养不良和营养风险发生率分别为 16% 和 37%，低血红蛋白发生率为 52.5%，低白蛋白发生率为 25.1%。2009 年一项调查报告显示，老年肿瘤患者营养不良率为 78.3%，慢性阻塞性肺疾病（COPD）患者 30%~65% 合并营养不良，门诊患者营养不良率约为 25%，住院患者高达 50% 以上，急性呼吸衰竭患者的营养不良率则超过 60%。营养不良严重影响老年人尤其是老年危重症患者在疾病急性发作时的承受能力，延长疾病康复的时间和影响预后。

二、病因与影响因素

导致老年营养不良的病因很多，主要包括衰老、疾病、药物、心理与社会因素等。

（一）衰老

随着年龄的增长，老年人咀嚼及吞咽功能下降，胃肠蠕动减慢，摄入食物减少，消化道结构和功能退化（如胃黏膜屏障易受损害、菌群失调、营养物质吸收和利用减退、肝脏细胞相对减少、各种消化酶分泌减少），组织器官衰老，嗅觉和味觉减退，以及食欲减退、厌食，均可引起老年营养不良。食欲减退、摄入量减少是老年营养不良和体重减轻的重要危险因素。

老年人肌肉和机体细胞总数都会减少，导致基础代谢率下降；能量代谢方面，碳水化合物与葡萄糖氧化能力下降，肝糖原分解增强，外周组织对胰岛素的敏感性下降，胰岛素释放减少和释放高峰后移，胰岛素受体数目和活性降低；蛋白质代谢方面，蛋白质吸收率和利用率均明显低于中青年人，血中的氨基酸模式发生变化，必需氨基酸的含量下降，聚合胶原上升，但老年人对蛋白质及维生素的需求没有下降，如创伤后老年患者蛋白质分解代谢增强而蛋白质的合成减弱，容易发生负氮平衡；脂肪代谢方面，体内脂蛋白酶和蛋白脂肪酶的水平及活性下降，使脂肪分解代谢和脂肪的廓清能力下降，过量的脂肪供给可使体内低密度脂蛋白和胆固醇水平升高，多余的脂肪在组织和血管中沉积，导致高脂血症和血管粥样硬化。由于胃肠、肝、肾功能减退，进食量减少、饮食结构的改变均可以造成维生素、矿物质及微量元素摄入量和利用不足，如出现维生素 A、维生素 D、维生素 B_6、维生素 B_{12} 等的缺乏，主要表现为厌食、疲劳及皮肤、口腔、头发变化等，与老年人中常见的一些生理和病理变化很难区别。维生素 D 缺乏在老年患者中比较常见,表现为骨痛、骨质疏松,成为目前老年人骨科就诊的主要原因之一。

(二) 疾病因素

老年人大多有慢性疾病的存在。如 COPD 者,因缺氧导致厌食、消化不良、消瘦;心力衰竭者,因胃肠、肝脏淤血,消化功能减退;脑卒中者可引发吞咽功能障碍,帕金森病者的高代谢水平可导致体重减轻等,这些都严重影响老年人营养的摄入。

(三) 药物因素

一些药物(如吲哚美辛、保泰松、布洛芬等解热镇痛药等)的长期使用可刺激胃肠壁上皮细胞,导致胃肠黏膜充血、水肿、糜烂、溃疡及出血,出现缺铁性贫血及维生素 C、叶酸吸收障碍。长期使用泼尼松等肾上腺皮质激素、利血平、氯化钾等可促使胃酸及胃蛋白酶分泌,引起胃肠道出血或使原有溃疡疾病加重或出血。有些药物如洋地黄等,可损害肝细胞,阻碍肝脏代谢、合成、转化等功能,影响营养物质在体内的代谢和利用,产生代谢性营养不良。长期服用激素类药物如泼尼松等,会使血钾下降,并有抗维生素 D 作用,增加钙、磷的排泄,可引起蛋白质合成下降,促使蛋白质分解,减少组织对葡萄糖的利用和肾小管对葡萄糖的重吸收。抗酸药、含鞣酸的药物能使铁盐沉淀,阻碍铁的吸收,导致体内微量元素铁的流失,引起缺铁性贫血。酚酞、石蜡油等缓泻剂可使肠蠕动增强,肠内食物排空加快,不利于营养物质的消化吸收,尤其是对脂溶性物质如脂肪和维生素 A、维生素 D、维生素 E、维生素 K 等的吸收。苯妥英钠、苯巴比妥等药物可破坏维生素 D 的生存代谢,加速维生素 D 的分解,干扰钙的吸收利用而引起佝偻病或骨软化症。抗感冒药及止痛剂会降低血液中维生素 A 的含量。抗肿瘤药氮芥类、亚硝脲类可引起患者严重的恶心、呕吐、厌食等不良反应。长期使用利尿剂和泻药,会导致体内钙、钾、维生素流失。

(四) 心理与社会因素

有研究显示,约 1/3 体重减轻的老年人患有抑郁症,住院、丧偶、孤独、社交活动减少与社会隔离等均可以导致老年抑郁症的产生,后者是引起体重减轻的主要心理因素。

(五) 其他因素

大多老年人有慢性疾病,长期药物治疗所致的副作用可引起食欲变化,影响食物的选择,造成营养失衡。老年人常见的一些不良习惯及疾病,如酗酒、药物成瘾、运动量减少、情绪低落、意识障碍、精神不佳、牙齿不好、视力减退等导致食物选择受到一定限制,影响饮食平衡,导致营养不良。老年人受到自身经济水平、教育水平、长期与社会脱节等因素干扰,影响日常生活质量和生活水平,间接影响老年人身体营养和健康状况。

三、病理生理

随着年龄增长,机体对所摄入的营养吸收效率降低,组织细胞对营养物质的利用能力也逐渐下降,体内的脂肪和蛋白质比例发生变化,最终表现为营养不良,而一旦发生疾病,更易加重营养不良。

临床上,营养不良常见两种类型:①饥饿相关性营养不良,属于一种没有炎症反应的慢性饥饿如神经性厌食,营养不良的病理生理特征是合成代谢及分解代谢均下降,以脂肪丢失为主,增加营养摄入即可完全逆转脂肪、蛋白质、肌肉组织的减少,改善不良临床结局;②急性疾病或创伤相关性营养不良,伴有严重的急性炎症反应,如严重感染、烧伤、创伤及闭合性颅脑损伤,此类营养不良的病理生理特征为静息能量消耗(resting energy expenditure,REE)升高、分解代谢加速、瘦体组织丢失增加。老年人通常有慢性基础疾病,营养不良的病理生理特征多介于上述两种类型之间。老年人本身组织细胞对周围营养的利用和交换就存在迟钝和低效,营养不足加重了细胞和组织代谢的障碍,导致疾病过程延长,明显加速疾病的恶化和死亡。

(一) 急危重症的应激反应与组织代谢

急危重症的应激反应打乱了生理状态下的分解代谢和合成代谢之间的动态平衡,分解代谢明显高于合成代谢,由此导致能量与蛋白质的消耗与需求增加。衰老影响正常的代谢,老年人静息基础代谢率低,体重指数下降,胰岛素敏感性下降,应激反应加重胰岛素抵抗的高血糖,胰岛素介导的糖的摄取降低,而非胰岛素介导的糖的摄取增加,细胞对葡萄糖的摄取和糖的氧化均增强,因而老年急危重症血糖水平升高很常见。不论是饥饿代谢还是危重症应激代谢,脂肪动员与分解加速以提供机体所需要的能量,脂肪分解加速主要源于儿茶酚胺介导的 β 受体,激活细胞因子,调节 TNF-α、IL-1,通过抑制脂蛋白酯酶活性使甘油三酯水平升高;应激后胰岛素水平降低,可刺激游离脂肪酸释放。一旦葡萄糖耗竭,则需要利用游离脂肪酸和蛋白质作为能源。老年人蛋白质储备降低,更加剧了营养失衡和功能失调,从而引起重要器官功能障碍。

急危重症能量消耗增加,且能量消耗受体温和疾病的严重程度影响,体温每增加 1℃,能量消耗增加 7%~10%,择期大手术能量消耗增加 20%~40%,创伤能量消耗增加 20%~60%,脓毒症伴有器官功能障碍能量消耗增加 ≥60%,但是当体内能量和营养物质被严重消耗时,其代谢率反而会下降。营养支持本身,不论是肠内还是肠外营养,以及儿茶酚胺类药物的应用,均可不同程度地增加能量消耗,而机械通气、肌松剂、镇静剂应用可使能量消耗降低。

应激状态下的人体代谢明显增加,可达静息状态的两倍,分解代谢骤然加快,脂肪和蛋白质消耗增强,由于氨基酸缺乏,减少了急性相反应蛋白的合成,如免疫球蛋白和干扰素等。急危重症患者分解代谢较正常水平增加 40%~50%,尤其是肌肉组织分解,可增加 70%~110%。骨骼肌、血浆蛋白、皮肤、骨骼等组织是氨基酸的主要储存场所,上述组织的消耗增加,导致肌酐、尿素氮的生成增加。同时,应激状态时肌肉组织中蛋白的合成速率降低,血清中白蛋白、转铁蛋白、前白蛋白等含量也相应降低。此外,应激状态时各种细胞因子产生,抑制肝脏白蛋白的合成。上述因素使得老年急重症患者呼吸肌、心肌、胃肠黏膜等蛋白质丢失严重,营养状态迅速下降,严重时甚至引起呼吸衰竭和心力衰竭。同时,白蛋白对循环血液容量起稳定调节作用,是激素、酶、药物等物质的运输体,严重的低蛋白血症会引起血管内胶体渗透压的降低,也影响抗生素发挥药效。

创伤和脓毒症患者的血浆及细胞内氨基酸变化较为突出的是谷氨酰胺和支链氨基酸水平下降。谷氨酰胺是体内含量最丰富的非必需氨基酸,循环中占游离氨基酸总量的 20% 以上,在骨骼肌细胞中占游离氨基酸的 60%,具有重要的生理功能,它是快速生长细胞如免疫细胞、小肠和肺泡上皮细胞的重要能源。严重创伤和感染应激时,肌肉和血浆中的谷氨酰胺水平均明显下降,其减少程度和持续时间与应激严重程度密切相关。

(二) 急危重症患者与微量元素、维生素

急危重症患者体内微量元素释放与重新分配,加上摄入减少与排泄异常,使其血浆浓度发生变化,应激后随着尿素氮排出的增加,钾、铁、镁、锌、硫及磷排出均增加。

慢性消耗性疾病、营养不良、长期负氮平衡、胃肠液丢失等常出现钾的缺乏,由于肌肉中钾和氮的比例是 3mmol∶1g,营养供给时,既需要充分的蛋白质,又需要足够的钾,氮才能发挥肌肉蛋白质合成底物的作用。研究表明,细胞因子参与感染、创伤及 MODS 时体内微量元素调节,可引起微量元素结合蛋白由细胞内向细胞外释放,使血清铁、硒、锌含量降低。这些微量元素的变化不仅影响机体的免疫功能,还可引起脂肪、蛋白质代谢及肠道形态学改变。①感染时血清铁水平降低,储存于肝脏。通过铁剂补充的双盲实验观察到,铁剂治疗组的患者感染发生率明显高于安慰组,因此严重感染时,限制铁的摄入量反而对机体是有益的。②硒参与辅酶 A、Q 及其他代谢酶的组成,影响其生物活性,如维生素 A、维生素 D、维生素 K、维生素 E 吸收和消耗等;硒还促进生长,维护心血管和心肌收缩能力及免疫功能维护作用。硒缺乏可使巨噬细胞、中性粒细胞杀菌能力下降,B细胞产生抗体减少,影响机体的免疫能力。③感染、创伤、烧伤早期血清锌浓度即出现降低,锌在皮肤、骨骼、肠道的储存量很少,肝脏是锌缺乏较为敏感的器官之一。60% 的锌与白蛋白疏松结合,急危重症时白蛋白大量分解而合成受到抑制,锌排出增加致使锌水平下降,锌水平降低使糖、脂肪、蛋白质代谢酶的活性受到影响,干扰伤口修复,尤其是辅助 T 细胞的数量和功能下降,还可导致巨噬细胞吞噬和杀菌能力下降,中性粒细胞游走功能降低。有研究表明,持续补锌将使老年重症患者感染相关疾病治疗的时间缩短。

磷酸盐是一种细胞阴离子,慢性营养不良的患者体内的磷含量常常减低,开始营养支持后,ATP 合成增加,可导致血磷浓度迅速降低,接受肠外营养支持的患者,发生低磷血症的概率为 35%~45%,低于 1.0mg/dl 为紧急低磷血症,应该给予处理,严重低磷血症可导致心搏骤停甚至

猝死。当磷补充不足时容易出现"再喂养综合征"。再喂养综合征易发生于营养不良患者,尤其是长期饥饿或禁食(绝食)、长期嗜酒、神经性厌食、吸收不良综合征、体重明显下降的病态肥胖者、消耗性疾病如癌症和艾滋病、部分术后患者等,当这些营养不良患者重新开始摄食或营养治疗2~4天后,特别是补充大量含糖制剂后,血糖升高,胰岛素分泌恢复甚至分泌增加,使钾、磷、镁转移入细胞内,形成低磷血症、低钾血症、低镁血症、维生素 B_1 缺乏等,导致心脏、大脑、肝脏、肺等细胞功能损伤,引起死亡。对糖尿病、维生素 D 缺乏、酗酒和慢性肾衰竭等慢性病患者,有些药物如 β 受体激动剂、利尿剂、茶碱、激素可增加磷的排泄,造成血磷降低,应引起注意。

严重创伤、感染、大出血及低灌注休克等可导致组织器官缺血与再灌注损伤,使体内抗氧化剂消耗增多。血浆中谷胱甘肽、叶酸、维生素 E、维生素 C、维生素 A 水平明显降低,补充多种维生素和微量元素有助于改善淋巴细胞,提高自然杀伤细胞。

四、评估

营养评估是指解释和扩展在营养筛查过程中得到的资料,分析、评价临床信息,综合判断医疗和营养摄入史、消化吸收能力、体格检查、人体测量和成分分析、生化指标、临床表现等营养相关问题,从而得出疾病相关的营养诊断。根据评估与诊断结果,确定液体和营养素需求、营养支持途径及营养监测指标,最终改善老年患者的临床预后。

由于营养不良的老年人发生率较高,中华医学会老年医学分会 2015 年发布了《老年医学(病)科临床营养管理指导意见》,指出当非自主性体重下降与平日体重相比,6 个月内体重下降 ≥10% 或 3 个月内体重下降 ≥5%,与日常进食相比,经口摄入减少时,就需要进行评估。目前常用评估工具有《临床诊疗指南:肠外肠内营养学分册(2008 版)》中推荐的营养风险筛查 2002(Nutritional Risk Screening 2002,NRS 2002)、微型营养评定简表(Mini-Nutritional Assessment Short-Form,MNA-SF)、主观全面评定(Subjective Global Assessment,SGA)、老年营养风险指数(Geriatric Nutritional Risk Index,GNRI)等。

1. NRS 2002 可以作为老年住院患者营养风险筛查的工具,包括三个部分的总和,即疾病严重程度+营养状况指标+年龄(若 70 岁及以上加 1 分)(表 24-0-1)。评分结果与营养风险的关系:①总评分≥3 分(或胸腔积液、腹水、水肿且血清蛋白<35g/L 者),表明患者有营养不良或有营养风险,即应该使用营养支持。②总评分<3 分,每周复查营养评定,以后复查的结果如果≥3 分,即进入营养支持程序。③如患者计划进行腹部大手术,就在首次评定时按照新的分值(2 分)评分,并最终按新总评分决定是否需要营养支持(≥3 分)。

表 24-0-1 住院患者营养风险筛查 2002(NRS 2002)评估表

疾病严重程度	分数
• 骨盆骨折或者慢性病患者合并以下疾病:肝硬化、慢性阻塞性肺疾病、长期血液透析、糖尿病、肿瘤	1
• 腹部重大手术、脑卒中、重症肺炎、血液系统肿瘤	2
• 颅脑损伤、骨髓抑制、加护病房患者(APACHE>10 分)	3
合计	

营养状况指标(单选)	分数
• 正常营养状态	0
• 3 个月内体重减轻>5% 或最近 1 周进食量(与需要量相比)减少 20%~50%	1
• 2 个月内体重减轻>5% 或 BMI 18.5~20.5kg/m² 或最近 1 周进食量(与需要量相比)减少 50%~75%	2
• 1 个月内体重减轻>5%(或 3 个月内减轻>15%) 或 BMI<18.5kg/m²(或血清白蛋白<35g/L) 或最近 1 周进食量(与需要量相比)减少 70%~100%	3
合计	

注:年龄≥70 岁,加 1 分。APACHE,急性生理学和慢性健康状况评价;BMI,体重指数。

2. 微型营养评定简表 是社区老年营养不良筛查常用的评估方法,如果评估≤7分,可进行营养干预(表24-0-2)。

3. 主观全面评定(SGA) 是根据病史和体格检查进行的一种主观评估方法,特点是以详细的病史与临床检查为基础,省略人体测量和生化检查(表24-0-3),其理论基础是身体组成改变与进食改变、消化改变、消化吸收功能改变、肌肉消耗、身体功能及活动能力改变等相关联。SGA在ICU中的危重患者营养不良预测价值较前述评估方法可能更有优势,即使在老年人群中,对住院死亡率、住院时间和并发症仍有一定预测作用。SGA包括对肌肉质量和皮下脂肪丢失严重程度的专业判断,当调整所有可能的混杂因素后,肌肉质量损失(通过替代指标测量,如拇收肌厚度、生物

阻抗分析、血清肌酐水平和上臂中部肌围)显示与较差的临床结果呈正相关。此外,最近进行的一项大型研究表明,SGA评估的皮下脂肪损失与住院死亡率独立相关。

4. 老年营养风险指数(GNRI) 是一种用于评估老年人营养状况的指标,其计算公式为:GNRI=[1.489×血清白蛋白(g/L)]+[41.7×体重(kg)/理想体重(kg)]。其中,理想体重的计算在男性中为22×身高(m)×身高(m)、女性中为21×身高(m)×身高(m)。血清白蛋白是衡量营养状况的重要指标之一,体重和理想体重的比值则是反映老年人体型偏胖或偏瘦的情况。GNRI值越高,提示老年人的营养状况越好,反之则表示营养状况较差。营养不良的老年人GNRI值通常低于90。

表 24-0-2 微型营养评定简表(MNA-SF)

1. 过去3个月内,是否因为食欲减退、消化问题、咀嚼或吞咽困难而减少食量?
分值:0=食量严重减少(>75%);1=食量中度减少;2=食量没有改变(<±10%)
2. 过去3个月内体重下降情况
分值:0=体重下降>3kg;1=不知道;2=体重下降1~3kg;3=体重没有下降
3. 活动能力
分值:0=需要长期卧床或坐轮椅;1=可以下床或离开轮椅,但不能外出;2=可以外出
4. 过去3个月内,患者是否受到心理创伤或患上急性疾病?
分值:0=是;2=否
5. 是否有精神心理问题?
分值:0=严重痴呆或抑郁;1=轻度痴呆;2=无精神心理问题
6. 体重指数(BMI)_____ kg/m²
分值:0=BMI<19;1=19≤BMI<21;2=21≤BMI<23;3=BMI≥23
7. 若无BMI,测健侧小腿围(CC)(cm)
分值:0=CC<31;3=CC≥31
MNA-SF总评分:_____分

注:结果评定,正常营养状态(12~14分);营养不良风险(8~11分);营养不良(0~7分)。

表 24-0-3 主观全面评定(SGA)营养评估

指标	A级(营养良好)	B级(轻中度营养不良)	C级(严重营养不良)
近期体重改变	无/升高	减少了5%以下	减少了5%以上
饮食改变	无	减少	不进食/低能量流食
胃肠道症状	无/食欲减退	轻微恶心、呕吐	严重恶心、呕吐
活动能力改变	无/减退	能下床走动	卧床
应激反应	无/低度	中度	高度
肌肉消耗	无	轻度	重度
三头肌皮褶厚度	正常(>8mm)	轻度减少(6.5~8mm)	重度减少(<6.5mm)
踝部水肿	无	轻度	重度

注:①体重变化,考虑过去6个月或近2周的变化,若过去5个月变化显著,但近1个月无丢失或增加,或近2周经治疗后体重稳定,则体重丢失一项不予考虑;②胃肠道症状至少持续2周,偶尔一两次不予考虑;③应激参照,大面积烧伤、高热或大量出血属高应激,长期发热、慢性腹泻属中应激,长期低热或恶性肿瘤属低应激;④评价结果中,有5项以上属于C级或B级,可定为重度或中度营养不良。

五、急诊管理

（一）老年急危重症患者营养支持的目的

许多老年人入院前就存在营养不良，入住 ICU 后，由于机体瘦体组织和营养储备减少，营养状态更易恶化，不能足量进食（小于预计需要量的 50%）的老年急危重症患者，应在起病的 2~3 天内进行营养支持，以免营养状态恶化引起发病率、死亡率增加及住院时间延长。急性应激与饥饿迅速导致营养不良，几乎是老年急危重症患者面临的严峻问题。摄入不足、低蛋白质、肌肉萎缩的严重程度与急危重症患者的预后密切相关，因此营养支持成为老年急危重症救治的重要措施之一。

老年急危重症患者营养支持的目的在于：供给细胞代谢所需要的能量与营养底物，维持组织器官结构与功能；通过营养素的药理作用调理代谢紊乱，调节免疫功能，增强机体抗病能力，从而影响疾病的发展与转归。

（二）老年急危重症患者营养不足时给予营养的时机选择和基本原则

1. 急危重症患者营养支持时机选择的原则 是在经过早期有效复苏，血流动力学基本稳定，水、电解质平衡与酸碱平衡严重失调得到初步纠正，高血糖、高血脂和高氮质血症基本控制，无严重出血倾向时，于 24~48 小时内尽早考虑启动肠内营养或营养干预。反之，在急危重症应激初期过早给予营养支持，不论什么形式均难以奏效，甚至适得其反，增加死亡风险，例如危及生命的低氧血症、高碳酸血症及酸中毒、活动性上消化道出血、肠道缺血、肠瘘、腹腔间室综合征、胃内抽液量大于 500ml/6h 等情况，建议推迟肠内营养。但对于下述患者可以考虑早期实施肠内营养，预后可能优于延迟肠内营养，如接受体外膜氧合治疗的患者、创伤性脑损伤的患者、脑缺血或出血性患者、脊髓损伤患者、重症急性胰腺炎患者、胃肠道术后患者、主动脉术后患者、无胃肠道损伤的腹部创伤患者、接受神经肌肉阻滞剂治疗的患者、俯卧位患者、腹腔开放的患者（应排除肠道缺血或梗阻）。

ICU 住院超过 48 小时的患者均可认为存在营养不良风险，尤其老年人，可以考虑启动营养支持。危重患者经口进食优于肠内与肠外营养，早期肠内营养优于延迟肠内营养，早期肠内营养优

于早期肠外营养，全营养目标在 3~7 天达到即可。对于入住 ICU 第 1 周内、不能耐受足量肠内营养的患者，需要根据具体病情及个体评估，启动肠外营养的风险和获益。如有肠内营养禁忌证，需要在 3~7 天内启动肠外营养。

2. 急危重症患者急性应激期营养支持 应按照"允许性低热量"原则（能量摄入低于所需能量的 70%），在应激与代谢状态稳定后，能量供给量需要适当增加，避免再喂养综合征。一般在入院 3~4 天后，热量摄入可逐步增加至所测能量消耗的 80%~100%，对于接受机械通气的急危重症患者，建议采用间接测热法测定能量消耗，即通过使用代谢监测系统测定二氧化碳的产生量、氧气的消耗量来计算三大营养物质在能量消耗中的构成，并得出三大营养素在人体的代谢情况与平衡状况，从而为患者提供科学有效、配比适当的营养支持。老年人的基础代谢率减低 10%~20%，65 岁以上的老年人每天总热量可控制在 1 800~2 400kcal［目标热量 20~30kcal/（kg·d）］，随年龄增加所需的热量逐渐下降；脂肪不超过 35%，碳水化合物为 50%~65%，蛋白质目标量供给为 1.0~1.5g/kg 优质蛋白（乳清蛋白、酪蛋白及大豆蛋白），蛋白质应均匀分配到每餐中，低蛋白血症老年人应适当调高，配以钙、镁、铁、锌等微量元素和维生素。采用先少后多、先慢后快、逐步过渡的原则。

总之，老年急危重症患者营养管理要兼顾多方面因素：①尽早纠正低血容量，以及酸中毒、低钠、低钾等水、电解质及酸碱平衡紊乱；②根据年龄、体重指数（BMI）、是否禁食、原发病及疾病的不同阶段、引流量和伴随疾病等，选择合适的营养物质和支持途径，制订个体化营养支持方案；③只要患者胃肠道功能尚存，在安全的前提下，首选肠内营养；④纠正老年人的营养不良应逐步进行，可先给所需营养量的 1/4~1/2，再逐渐增加至全量，需急诊手术的患者，术前不应实施营养支持；⑤老年危重患者超过 48 小时，应该启动营养干预，并应考虑维生素、微量元素、矿物质的补充。老年急危重症患者营养管理更应遵循个体化原则。

（三）能量需求

老年人能量需求下降是由于瘦体组织及身体活动减少，估测的能量需求应确保营养支持适宜，避免营养过剩或不良引起的并发症。间接测量法

是评估静息能量消耗的金标准,但其技术要求高、费时,也不适于评估老年急危重症患者,临床上常采用 Harris-Benedict 公式,它以年龄为变量估测能量需求,虽有可能低估应激状态患者的能量需求,但若计入危重状态需要的额外能量,应用 $1.0 \sim 1.55$ 的修正参数计算实际能量需求,基本可避免由于喂养引起的并发症。

Harris-Benedict 公式:

男性 BEE(kcal/d) = 66.7 + [13.8×体重(kg)]
　　　　　　　　　+ [5×身高(cm)
　　　　　　　　　- [6.8×年龄(y)];
女性 BEE(kcal/d) = 66.5 + [9.6×体重(kg)]
　　　　　　　　　+ [1.8×身高(cm)
　　　　　　　　　- [4.7×年龄(y)]。

另一种方法是按照 $20 \sim 30$ kcal/(kg·d)估测能量需求,肥胖病人应用时修正体重计算即可。

1. 能量　创伤及急危重症早期,老年患者所需能量更低,可按 $15 \sim 25$ kcal/(kg·d)提供,恢复期所需能量可升高 $1.3 \sim 1.5$ 倍。营养底物比例为糖类占 $55\% \sim 60\%$,脂肪占 $20\% \sim 30\%$,蛋白质占 $15\% \sim 20\%$ 。低热量营养支持方案对老年手术患者是有益的。

2. 氨基酸　在正常情况下,氨基酸的需要量为 $0.8 \sim 1.2$ g/(kg·d),提供总热量的 $12\% \sim 20\%$,处于高分解代谢状态的严重营养不良的老年患者,在肝、肾功能许可的情况下,供给可提高到 1.5 g/(kg·d)。

3. 脂肪乳剂　脂肪乳剂是比较理想的能量能源,血清甘油三酯水平高于 3 mmol/L 时应慎用,休克未获纠正情况下不宜应用。中链脂肪酸不需要白蛋白转运,直接经门静脉吸收,对老年患者十分有益。脂肪乳剂的需要量 <1 g/(kg·d),提供所需热量的 $20\% \sim 30\%$,持续 $18 \sim 20$ 小时输注。ω-3 脂肪酸基础推荐量为 0.15 g/(kg·d)。

4. 糖类　葡萄糖的基础供给量为 $2 \sim 4$ g/(kg·d),提供所需热量的 $50\% \sim 60\%$ 。

(四)"药理学营养"的意义探讨

早期的临床营养支持多侧重于对热量和多种基本营养素的补充,随着对机体代谢过程认识的加深及对各种营养底物代谢途径的了解,人们发现各种营养底物在疾病的不同阶段通过不同的代谢途径与给予方式,对疾病的预后有着显著不同的影响。例如不同蛋白质(氨基酸)对于细胞生长与修复、多种酶系统活性、核酸代谢、细胞因子产生、免疫系统功能的影响各异;而不同脂质的代谢则对于细胞膜的功能和稳定、各种甾体激素与性激素水平,以及众多炎症介质和凝血过程有着不同的作用;一些维生素与微量元素除了起到多种辅酶的作用外,还具有清除氧自由基的功能。因此,现代临床营养支持已经超越了以往提供热量、恢复"正氮平衡"的范畴,而通过调节代谢和免疫功能,从结构支持向功能支持发展,发挥着"药理学营养"的重要作用。

近期资料显示,急性呼吸窘迫综合征的患者补充 ω-3 脂肪酸及维生素 E 的药理剂量可提高体内抗氧化水平,防止脂质过氧化损伤,减少支气管肺泡灌洗液中中性粒细胞的数量,降低肺血管阻力与肺泡通透性,从而改善气体交换和肺功能。精氨酸是一种非必需氨基酸,在氮的转运、储存、分泌和尿素氮循环中起着重要作用,还具有上调免疫功能的作用,目前研究集中在精氨酸对人体淋巴细胞反应、胶原合成的作用及免疫调节效应方面。一些结果提示,药理剂量的精氨酸能刺激胰岛素、胰高血糖素的分泌,刺激垂体释放生长激素和泌乳素,并促进肝脏释放胰岛素样生长因子,通过这些激素作用影响应激后蛋白质合成,改善氮平衡,增加胶原蛋白合成来促进伤口愈合。谷氨酰胺是条件必需氨基酸,是肠黏膜、肾脏及免疫细胞的重要能源物质,具有促进蛋白质合成、保护肠黏膜屏障的防御功能及改善细胞免疫功能的正向作用,对于烧伤面积 >20% 体表面积或复杂伤口愈合期间的患者,建议早期经肠道补充谷氨酰胺 [$0.3 \sim 0.5$ g/(kg·d)],连续使用 $10 \sim 15$ 天;但对于病情复杂且不稳定的急危重症患者,特别是出现肝衰竭和肾衰竭时,严禁静脉应用谷氨酰胺双肽。锌元素的补充可提高免疫能力,促进老年人伤口的愈合。

(五)营养方式

营养物的给予途径分为胃肠内营养(即完全肠内营养或肠内营养)和胃肠外营养(即完全肠外营养或肠外营养)。

1. 肠内营养(enteral nutrition,EN)　肠内营养分为口服和管饲,肠内营养的管饲途径根据患者的情况可采用鼻胃管、鼻空肠、经皮内镜下胃造口术(percutaneous endoscopic gastrostomy,PEG)、经皮内镜下空肠造口术(percutaneous endoscopic jejunostomy,PEJ)、术中胃/空肠造口或经肠瘘口等途径进行肠内营养。鼻胃管应作为初始肠内营养支持治疗的标准途径。对于不能耐受经鼻胃管喂养或有误吸风险的患者,建议行幽门后喂养。

PEG 是指在纤维胃镜引导下行经皮胃造口,将营养管置入胃腔,优点是去除了鼻管,减少了鼻咽与上呼吸道的感染并发症,可长期留置营养管,适用于昏迷、食管梗阻等长时间不能进食,但胃排空良好的重症患者。PEJ 是在内镜引导下,将营养管置入空肠上段,可以在空肠营养的同时行胃肠减压,可长期留置,其优点除减少了鼻咽与上呼吸道的感染并发症外,还减少了反流与误吸风险,并在喂养的同时可行胃十二指肠减压,尤其适用于有误吸风险、胃动力障碍、十二指肠淤滞等需要胃十二指肠减压的重症患者。对于不能耐受鼻胃管的成人急危重症患者,应用红霉素或甲氧氯普胺静脉注射可作为促胃肠动力治疗的首选方案。

对于老年急危重症住院患者,管饲是重要的肠内营养方法。研究结果显示,每天能量供给的30%~60%由肠内营养提供者,即可满足对维护肠黏膜屏障功能的需求。30%的肠道营养维持机体功能的最低喂养量,其目的是保护小肠上皮细胞、刺激十二指肠纹状缘分泌酶类、增强免疫功能、保护上皮细胞间的紧密连接及防止菌群移位。肠内营养是有胃肠道功能老年患者首选的营养支持手段,也是多数老年患者容易接受的营养支持方式。肠内营养对比全肠外营养,可改善临床预后(减少感染并发症和缩短住院时间等)和节省医疗费用。

肠内营养管饲开始后,应密切观察导管位置,如果高度怀疑导管移位,应行影像学检查以确诊。堵管是常见情况,原因包括高能量配方、含纤维配方、管道过细、不合适的导管给药、胃液反流导致整蛋白制剂变性凝固等,使用生理盐水 30ml 冲管可有效防止堵管发生。管饲时保持患者半坐位或床头抬高 30°~45°,可减少吸入性肺炎的发生。经胃管进食的患者应严密检查胃腔残留量,避免误吸的危险,通常需要每 6 小时后抽吸一次胃腔残留量,如果潴留量≤200ml,可维持原速度,如果潴留量≤100ml 增加输注速度 20ml/h,如果残留量≥200ml,应暂时停止输注或降低输注速度。

在营养支持过程中,应随时监测、评价营养支持效果和重要脏器的功能状态,及时调整营养支持方案。由于各种原因导致的肠内营养不能满足其营养需求时,联合肠外营养;若肠道不能耐受,可选用肠外营养。当重症患者出现肠梗阻、肠道缺血时,肠内营养往往造成肠管过度扩张,肠道血运恶化,甚至肠坏死、肠穿孔;严重腹胀或腹腔间室综合征时,肠内营养增加腹腔内压力,高腹压将增加反流及吸入性肺炎的发生率,并使呼吸、循环等功能进一步恶化,这些情况下避免使用肠内营养。对于严重腹胀、腹泻,经一般处理无改善的患者,建议暂时停用肠内营养。尽管肠内营养对于多数患者有效且安全,但是仍然可能出现并发症,包括机械性、胃肠道、代谢性、感染性和精神心理等并发症。

肠内营养目前制剂较多,按氮源分为三类,即氨基酸型、短肽型、整蛋白型,尚有模块型制剂,如氨基酸、短肽、整蛋白模块、糖类制剂模块、长链和/或中链脂肪制剂模块、维生素制剂模块等。不同配方肠内营养制剂的特点及其适用患者见表 24-0-4。

表 24-0-4　不同配方肠内营养制剂的特点及其适用患者

配方	主要营养物组成			特点	适用患者
	碳水化合物	氮源	脂肪		
整蛋白配方	双糖	完整蛋白	长链或中链脂肪酸	营养完全,可口,价廉	胃肠道消化功能正常者
预消化配方	糊精	短肽或短肽+氨基酸	植物油	易消化、吸收,少渣	胃肠道有部分消化功能者
单体配方	葡萄糖	结晶氨基酸	植物油	易消化、吸收	消化功能障碍者
免疫营养配方	双糖	完整蛋白	植物油	添加谷氨酰胺、鱼油等	创伤患者、大手术后患者

续表

配方	主要营养物组成			特点	适用患者
	碳水化合物	氮源	脂肪		
匀浆膳	蔗糖	牛奶、鸡蛋	植物油	营养成分全面,接近正常饮食	肠道的消化吸收功能要求较高,基本上接近于正常功能
组件膳				单一的营养成分	适合补充某一营养成分
低糖高脂配方	双糖	完整蛋白	植物油	脂肪提供50%以上热量	适合糖尿病、通气功能受限的重症患者
高能配方	双糖	完整蛋白	植物油	热量密度高	适合限制液体摄入的患者
膳食纤维配方	双糖	完整蛋白	植物油	添加膳食纤维	适合便秘或腹泻的重症患者

2. **肠外营养**(parenteral nutrition,PN) 合并肠功能障碍的老年急危重症患者,能够实现早期肠内营养的患者数量不足50%,可耐受肠内营养的患者数量不足20%,肠外营养是目前老年危重病常用的治疗手段。无论是高营养风险还是低营养风险患者,如果7~10天后通过肠内途径无法满足患者60%以上的能量和蛋白质需求,则需要补充肠外营养。肠外营养输注可经外周中心静脉导管(peripherally inserted central venous catheter,PICC)进行,随着导管材料和置管技术的不断改进及静脉输注泵的应用,选择周围静脉方式输注肠外营养的比例逐年递增,当肠外营养时间不足10~14天时,可选择周围静脉。应注意营养液的渗透压不宜超过850mOsm/L,且输注时间在10~14h/d,否则会出现血栓性静脉炎和有血栓并发症风险。股静脉和颈静脉不宜选择,容易出现血肿、动脉损伤、高感染等并发症。目前也有很多肠外营养配方,应根据具体病情具体分析、评估、处置。

白蛋白和血浆也是老年危重患者常用的治疗手段。人血白蛋白占血浆蛋白总量的一半以上,大约占肝脏合成蛋白质总量的10%。将20%人血白蛋白输入人体所产生的血液渗透压大约相当于输入血浆所产生的血液渗透压的4倍。输入人体后,在最初的2小时内离开血管内间隙的白蛋白少于10%。输入后的1~3小时内,出现循环容量的增加,输入的白蛋白在血管内间隙与组织间隙的稳定分布需要48小时方能达到。对于心力衰竭的患者,应用白蛋白及血浆时要谨慎,注意适应证的选择,以及输入速度、用量及血压的变化。接受肠外营养支持治疗的患者,可在肠外营养液中添加富含二十碳五烯酸(EPA)和二十二碳六烯酸(DHA)的脂肪乳制剂[相当于鱼油脂肪乳0.1~0.2g/(kg·d)]及微量元素和维生素。

老年患者肠外营养并发症发生率相对较高,主要包括置管并发症、输注路径并发症、营养代谢并发症等,常见有血糖和电解质紊乱、相关性肝病、肠功能障碍、代谢性骨病、过度喂养等。一旦患者胃肠道可以安全使用时,则应逐渐向肠内营养或口服饮食过渡。

对肠外营养治疗者进行全面的监测至关重要,主要内容包括全身状况与导管情况,前者注意观察意识、水钠潴留和脱水、低钾、低钙、发热等现象,后者注意导管皮肤出口是否有红肿渗出、导管接头有无破损及是否扭曲、脱出。输液速度均匀可减少并发症,最好以输液泵控制输入速度,记录24小时出入水量。肠外营养治疗开始后的3天内应每天监测血糖、血胆红素、转氨酶、尿素氮、肌酐等生化指标,以及钾、钠、氯、钙、镁、磷等血电解质,每天测尿糖3次;血气分析开始时每天测1次,稳定后每周测1次氮平衡,计算方法:

入氮量(g)= 24小时输入氨基酸量(g)×0.16;
出氮量(g)= 24小时尿中尿素氮(g)+3;
氮平衡=入氮量-出氮量。

营养状况评价包括测量体重及其他人体指标,如上臂周径、三头肌皮褶厚度、肌酐升高指数等,以及血浆白蛋白、转铁蛋白和前白蛋白浓度等测定。

六、特殊老年急危重症患者的营养支持

(一) 肌少症

肌肉萎缩是ICU患者的常见问题,危重患者

的骨骼肌萎缩常常被液体潴留或低蛋白血症引起的水肿所掩盖。营养干预结合运动是防治老年肌少症的重要措施。每餐摄入 25～30g 蛋白质可最大程度刺激老年人肌肉蛋白合成，每餐蛋白质少于 20g 时，老年人肌肉蛋白合成变缓，因此，推荐蛋白质摄入量为 1.0～1.5g/(kg·d)。有研究提示，乳清蛋白比酪蛋白和酪蛋白水解产物能更有效刺激老年人餐后肌蛋白增加，维生素 D 补充剂量达到 700～1 000IU/d 可促进肌肉的合成并使老年人跌倒风险降低 19%。平衡蛋白质和补充能量作为综合治疗的一部分，可能对于预防和逆转肌少症有效。日常胃肠鼻饲进食可以选择整蛋白配方，经口可以适当提高鸡蛋、鸡肉、牛奶等优质蛋白比例。

（二）合并糖尿病或其他原因导致血糖升高的患者

目标血糖控制水平对重症患者预后的影响很大，综合多项临床研究结果，目标血糖控制在 ≤110mg/dl(6.1mmol/L) 范围，可获得较好的改善急危重症预后的效果，可以促进创伤患者伤口的愈合速度，同时可降低低血糖的发生率。在胰岛素治疗中应当注意：①由于应激性高血糖主要表现为以外周胰岛素抵抗为特征的血糖升高，并且血糖增高的程度与应激程度成正比，与此同时，常常伴随着病情变化而不稳定，使血糖控制难度增大，应密切监测血糖，及时调整胰岛素用量，避免高血糖与低血糖的发生。②重症患者的营养支持中，葡萄糖常作为非蛋白质热量的主要组成部分，葡萄糖摄入的量与速度直接影响血糖水平。一般情况下，葡萄糖的输入量应控制在 ≤200g/d。③鼻饲营养液的输入或肠外营养滴入的速度要与静脉泵入胰岛素配比相适合，应当注意持续、匀速输注，避免血糖波动。多数糖尿病危重患者都有低蛋白血症，鼻饲可以选择低糖高脂配方，经口进食可以提高蛋白质、脂肪与糖分的摄入配比。

（三）心功能不全

心功能不全患者的营养支持应兼顾心脏负荷能力和营养状态两者间的平衡。提供的非蛋白热量一般取决于患者的静息能量消耗及其活动情况，可采用高热量密度(1.0～1.5kcal/ml)的营养配方，一般提供 20～30kcal/(kg·d)。过高的葡萄糖/胰岛素摄入通常认为能增加心脏葡萄糖供应，糖脂比例通常选择 7:3 或 6:4，氮为 0.16g/(kg·d)，热氮比一般为 (100～150):1。通常认

为，中长链(MCT/LCT)混合脂肪乳剂、充足的维生素和微量元素更有益于心功能不全患者，避免因限制水、钠摄入和过度利尿引起的低钠、低镁、低钾血症等电解质紊乱。由于心功能不全时发生肝脏淤血易致肝功能损害，应密切监测肝功能指标，避免因营养底物过多造成肝功能进一步损害，尤其在实施完全肠外营养(total parenteral nutrition,TPN)时更应重视。可以选择高能配方，注意限制液体的输入量。

（四）肾衰竭

急性肾衰竭患者由于内分泌异常，肾脏排泄功能急剧恶化，出现多种代谢改变，从而影响机体水、电解质、酸碱平衡及蛋白质和能量代谢，表现为代谢率增高，伴有胰岛素抵抗的高血糖，肌肉和内脏蛋白质分解增强，蛋白质代谢产物排出增加和蛋白质合成受到抑制，急性肾衰竭引起体内氨基酸谱发生变化。没有接受肾脏替代治疗的肾衰竭患者，血清必需氨基酸/非必需氨基酸比例失调。此外由于肾脏排泄功能障碍又影响营养的补充，而肾脏替代治疗又会引起许多营养素(糖、氮、微量元素)透过半透膜丢失，研究显示连续性肾脏替代治疗(continuous renal replacement therapy,CRRT)期间氨基酸丢失量可达 10～15g/d，高流量血液滤过和透析及高通量滤膜均使氨基酸丢失增加，这些导致营养不良迅速发生，并成为急性肾衰竭患者高死亡率的一个重要诱发因素。

肾衰竭营养支持原则是提供需要的能量和营养素，以最大限度减少蛋白质分解，缓解血肌酐、尿素氮水平升高，促进肾损伤细胞修复和再生。急性肾衰竭的患者蛋白质供给量应该考虑分解程度和是否接受肾脏替代治疗，监测氮排出量以指导每天氮的补充，未接受替代治疗的患者应降低蛋白质摄入总量，肠内营养应选择优质蛋白。接受 CRRT 的患者，蛋白质摄入量增加，可达到 1.5～2.0g/(kg·d)。蛋白质补充量小于 1g/(kg·d) 时，可造成透析或 CRRT 患者负氮平衡和蛋白质缺乏。此外透析液和置换液中葡萄糖浓度也影响血清葡萄糖水平，并随着血流速度和置换液糖浓度的上升而成比例增高，而葡萄糖丢失量取决于透析液和超滤液量及血流速度。肾衰竭时，脂蛋白酯酶活性下降使脂肪降解过程及脂肪颗粒清除受抑制，脂肪乳剂不能通过滤膜，没有明显丢失，因此接受 CRRT 的患者不需要额外补充脂肪。电解质紊乱是肾衰竭常见的临床并发症之一，主要

包括钾、磷酸盐、钙、镁浓度的改变,既往慢性肾衰竭患者伴有营养不良,在 CRRT 治疗过程中,也可以诱发低磷血症,多种原因引起血钙、镁的波动,水溶性维生素通过透析/置换液丢失,所以在 CRRT 治疗过程中应适当补充。接受肠内营养的患者可选择含优质蛋白的肠内营养制剂。如果存在水电解质明显异常,可选择肾衰竭特殊配方肠内营养剂,合理的营养支持有助于避免和减轻肾衰竭患者营养不良的发生,减轻尿毒症对机体造成的损害。营养支持被认为是急、慢性肾衰竭治疗中的重要部分。

(五) 压疮

营养不良是压疮发生的危险因素,但是并不能推论出营养不良和压疮之间的因果关系,仅仅提示加强患者的营养状态对于预防和治愈压疮可能是有益的。研究发现,入院时营养不良患者发生压疮的风险是正常营养状态患者的两倍。膳食中蛋白质的含量变化与压疮的发生关系密切,一项肠内营养研究结果显示,接受含量为 1.8g/kg 蛋白质喂养组的患者压疮面积比 1.2g/kg 组缩小速度加快。谷氨酰胺和精氨酸的喂养对于伤口愈合有益,膳食补充维生素 C 并不能加速创面的愈合,适当增加肠内营养制剂配方中蛋白质的含量对压疮伤口愈合有利。支链氨基酸有促进蛋白质合成、抑制蛋白质分解的作用,肌肉中合成谷氨酰胺和丙氨酸的氮源主要由支链氨基酸提供,因此,补充支链氨基酸有重要意义。锌元素的补充可以促进老年危重症患者压疮的愈合。改善老年患者的重度营养不良能帮助促进压疮愈合。

(六) 围手术期

围手术期营养支持可分为 3 类:①术前需要营养支持,并延续至手术后;②术前营养状况良好,术后发生并发症或是手术创伤大、术后不能经口进食的时间较长;③术后摄入的营养素不足而需要营养支持。

与肠外营养相比,肠内营养更符合生理特性,有利于维护肠屏障功能和减少肝脏损害,围手术期营养支持首选肠内营养。无营养风险的老年患者,围手术期接受单纯糖、电解质输液已经足够。择期手术患者术前禁水只需 2 小时,手术前夜与术前 2 小时给予进行大手术的老年患者一定量的碳水化合物饮料,可减轻术后胰岛素抵抗,减少骨骼肌分解。外科手术后 6~8 小时,小肠即恢复肠蠕动吸收功能,因此,胃肠道切除术后 12 小时多

可耐受肠内营养。老年患者术后营养支持的最佳方式是肠内营养为主、肠外营养作为补充。老年消化道肿瘤患者可考虑术中放置空肠造口管或鼻空肠管作为术后肠内营养的通路,开腹或腔镜下行空肠穿刺造口术均较安全。对于有营养支持指征的老年围手术期患者,经由肠内途径无法满足能量需要(<60% 的热量需要)时,可考虑补充肠外营养。给予营养时,应遵循循序渐进的原则,最初给予总需要量的 25%,3~5 天后达到目标量,同时密切监测水、电解质变化。

中重度营养不良的老年患者,大手术前应给予 7~10 天的营养支持。无特殊误吸风险和胃排空障碍的老年患者,建议仅需麻醉前 2 小时禁水。老年患者管饲肠内营养推荐使用输注泵,以较低的滴速(10~20ml/h)开始,可能需要 5~7 天才能达到目标喂养量。警惕再喂养综合征的发生,此类患者由于长期营养不良,缺乏钾、磷、镁、维生素 B_1 等,同时合并水钠潴留,给予肠内营养前需要纠正。

(邓　颖)

参考文献

1. 肖春红,张再重,宋京翔,等.营养支持在慢性危重症的治疗中作用[J].中华胃肠外科杂志,2019,22(11):1016-1020.
2. MANGELS A R.CE:malnutrition in older adults[J].Am J Nurs,2018,118(3):34-41.
3. VOLKERT D,BECK A,CEDERHOLM T,et al. ESPEN guideline on clinical nutrition and hydration in geriatrics[J]. Clin Nutr,2018,38(1):10-47.
4. 林果为,王吉耀,葛均波.实用内科学[M].15 版.北京:人民卫生出版社,2017.
5. MCCLAVE S A,TAYLOR B E,MARTINDALE R G,et al. Guidelines for the provision and assessment of nutrition support therapy in the adult critically ill patient:Society of Critical Care Medicine(SCCM)and American Society for Parenteral and Enteral Nutrition(A.S.P.E.N.)[J].J Parenter Enteral Nutr,2016,40(2):159-211.
6. 刘晓红,陈彪.老年医学[M].3 版.北京:人民卫生出版社,2020.
7. 中华医学会肠外肠内营养学分会老年营养支持学组.老年患者肠外肠内营养支持中国专家共识[J].中华老年医学杂志,2013,32(9):913-929.
8. 姚咏明.急重症病理生理学[M].北京:科学出版社,2013.
9. 李宁.临床肠外营养支持治疗[M].北京:人民军医出版社,2012.
10. 薛秀清,黄光荣.浅谈药物引起的营养不良[J].海峡医药,2008,20(1):102-103.
11. 蒋朱明.危重症患者营养支持[M].北京:人民卫生出版社,2008.

第 4 篇　老年急诊安全用药与中医药治疗

第 25 章　老年急诊安全用药

人口老龄化是当今全球面临的问题,老年人的安全用药也引起了关注。随着年龄的增长,老年人机体各器官结构和功能退化,如心肌收缩力减弱,肝、肾功能减退,血浆蛋白结合率改变等导致药代动力学变化;而老年人组织器官的反应性降低,受体的数量与功能、酶活性等因素的改变,使老年人对药物的敏感性和耐受性也发生了变化。急诊老年危重症患者的安全用药要充分考虑老年人的特点,制订最适宜的治疗方案。

一、老年人药代动力学特点

药代动力学(pharmacokinetics),简称药动学,是一门研究机体对药物及外源性异物的处置作用的学科,具体来讲,就是应用动力学原理和数学方法定量描述药物在生物体内的吸收、分布、代谢和排泄等过程的动态变化规律,并且用数学模型加以阐述,即研究药物在体内的数量(或浓度)与时间之间关系的学科。药动学基本参数有达峰时间(T_{max})、峰浓度(C_{max})、生物半衰期($t_{1/2}$)、血药浓度-时间曲线下面积(AUC)、表观分布容积(V_d)、生物利用度(F)、清除率(CL)等。本节介绍老年人药动学的变化特点。

(一)药物吸收

老年人口服药物吸收与中青年人相似,但其胃肠道活动减弱,吸收能力降低,可影响药物的吸收,主要表现在以下几个方面:

1. 胃黏膜萎缩、绒毛变短及胃壁细胞功能下降,胃肠蠕动减弱。胃壁细胞功能下降导致胃酸分泌减少,对弱酸性药物如巴比妥类的吸收可能减少;胃肠蠕动减弱,影响崩解速度和溶解速度,会使某些药物的达峰时间延长,血药峰浓度降低,如四环素;在胃的酸性环境中水解而生效的前体药物,当老年人缺乏胃酸时,其生物利用度大大降低,特别是不易溶解的药物和固体剂型药物。随

着年龄增长,消化道黏膜吸收面积可减少 30% 左右,肠内液体量也相应减少,将使一些不易溶解的药物如氨苄西林、地高辛、甲苯磺丁脲等吸收减慢。

2. 老年人肠蠕动减弱,可使一些药物长时间停留在肠道内,其中大部分药物可能吸收增加,也易导致不良反应。

3. 老年人肠壁血流量和肝血流量减少,可影响地高辛、氢氯噻嗪等药物吸收,也影响乙醇、甘油等物质的吸收。一些主要经肝消除的药物如普萘洛尔等首过效应降低,相应升高血药浓度,须适当调整给药剂量。

4. 循环功能下降影响局部血流量,使吸收减慢。对急诊老年危重症患者,宜静脉给药,但应警惕安全范围小的药物如地高辛。

(二)药物分布

老年人药物吸收后在体内的组织分布状况与中青年人不同,受很多因素影响。

1. **机体组成变化**　首先是血流的变化,心输出量随着年龄增长而减少,导致肝、肾血流减少;其次是机体内环境的变化,老年人由于细胞功能减退,体液总量减少,细胞内液减少,体内脂肪比例逐渐增加,而无脂肪组织的比例则由 82% 降低到 64%。随着体内组分构成的改变,药物的分布亦随之改变,水溶性药物的分布容积减少,而脂溶性药物的分布容积增多,药物易蓄积于中央室。如地西泮、苯巴比妥类等脂溶性药物,暂时蓄积于脂肪组织,在老年人组织内的分布较高,体内维持时间长,作用持久;而水溶性大的药物,如阿司匹林、苯妥英钠、地高辛等在脂肪组织中分布较少,血中浓度高,呈零级动力学消除,即使用平均剂量也易产生蓄积中毒。

2. **血浆蛋白结合率降低**　老年人血浆蛋白的减少及老年人服用其他药物的竞争作用,使得

某些与蛋白高亲和力的药物不易吸收。与药物结合的蛋白主要是清蛋白，老年人肝脏合成清蛋白的能力降低，血中清蛋白含量减少，因此与药物的结合减少，尤其是营养差或病情严重、极度虚弱的老年人下降更为明显，而游离药物浓度升高。老年人血浆蛋白结合率一般比中青年人减少 20%，与血浆蛋白结合率高的药物如磺胺类、保泰松、华法林、苯妥英钠等在老年人血浆中游离型药物增加，分布容积也相应增加，药效增强。此外，老年人体液总量减少，药物分布容积也比中青年人相应减少，因而肾清除率下降，血浆药物浓度随之升高。合并用药时，特别是应用血浆蛋白结合率都很高的药物时，可产生药物间的竞争现象，例如老年人血浆中未结合的水杨酸在一般情况下占 30%，当用两种以上的药物时，这个比例可以增加到 50%，原因是其他药物与血浆蛋白结合导致水杨酸与血浆蛋白结合率降低，既可以增强药效，又可能增加毒性。

3. 红细胞与药物结合　随着增龄，老年人红细胞与药物结合减少，如喷他佐辛、地西泮、哌替啶等，由于与红细胞结合减少而血药浓度增高，在老年患者血中的游离药物浓度升高，也可引起药物不良反应。

除了与清蛋白、红细胞结合外，含有盐基的利多卡因、普萘洛尔、奎尼丁等药物还可与 α1-酸性糖蛋白（AGP）结合，老年人这一结合能力下降，使用这些药物时可能增加发生严重后果的风险。这些药物有心脏毒性，老年人使用时应调整剂量。

急诊老年危重症患者用药一定要根据其自身特点，不能简单在用量上加、减来确定给药剂量。

（三）药物代谢

肝脏的生物转化功能随年龄增长而相应降低，主要是肝重量、有功能的肝细胞数量减少，肝血流量下降及肝微粒体酶活性降低等因素所致，尤其以后两项因素更为重要，由此，老年机体的药物代谢能力下降，可导致一些药物代谢和清除减慢、半衰期延长。

药酶活性随年龄增长而降低，经药酶灭活的药物半衰期往往延长，血药浓度升高，如苯巴比妥、对乙酰氨基酚、保泰松、吲哚美辛、氨茶碱、三环类抗抑郁药等，血药浓度约增高一倍，作用时间延长。老年人药酶活性减弱存在明显个体差异，

况且酶活性还受营养与维生素是否缺乏等多种因素影响。不同药酶在老年人体内活性降低也不一致，如乙醇脱氢酶、异烟肼、肼屈嗪的乙酰化酶及苯二氮䓬类的葡萄糖醛酸转移酶等，以致影响到这些药物的生物转化不一。

药物口服吸收后，首先经过肝脏适当减活后进入血液，称为"首过效应"。老年人的肝脏血流量比中青年人低，肠道的血流量也减少，老年人在使用首过效应比较明显的药物时，半衰期明显延长，作用和毒性大大增加。70 岁老年人稳态血药浓度可为 40 岁者的 4 倍。如果老年人使用有首过效应的药物如非洛地平、普萘洛尔时，应适当调整用量及延长给药间隔。

（四）药物排泄

肾脏是药物排泄、维持机体内水与电解质平衡及酸碱平衡的主要器官，多数药物以原型及代谢物的形式由肾脏排出体外。老年人随着肾实质重量的减少，表面积与容积也减少，肾血流量与肾小球滤过率降低，这些因素导致肾脏对药物的排泄明显低于中青年人，血药浓度增高或机体对药物的消除延缓，致使大多数经肾排泄药物的消除半衰期延长，如地高辛、苯巴比妥、β-内酰胺类、氨基糖苷类抗生素等。

老年人使用主要经肾脏排泄的药物要特别注意调整给药剂量，以免产生药物不良反应，尤其是那些本身具有肾毒性的药物。随着年龄增长，肾脏的重量减轻、肾单位减少，在评价老年人肾功能时，不宜单纯以血肌酐作为指标，因为老年人和中青年人的血肌酐差别不大，但肾小球滤过率相差较大，所以老年人比中青年人更易发生药物不良反应，甚至发生蓄积性中毒，导致或加剧肾损伤与肾衰竭。一般情况下，60~80 岁老年人用成人量的 3/4~4/5，80 岁以上只用 1/2 即可。对老年人可以内生肌酐清除率作为评价肾功能的指标，并据此调整给药剂量和给药间隔时间。此外，老年人在应用主要通过肾脏排泄或对肾脏有损害的药物（如地高辛、庆大霉素、乙胺丁醇等）时，尽量减少合并用药，特别是竞争同一排泄途径的药物要注意监测肾功能。

二、老年人药效学特点

药物效应动力学（pharmacodynamics），简称药

效学,是研究药物对机体的作用及规律、阐明药物防治疾病机制的学科。老年药效学改变是指机体效应器官对药物的反应随年龄增长而发生的改变。老年人的药效作用会受到药物因素如药物制剂类型、不同给药途径、药效学相互作用等的影响,以及机体因素如老年人代谢和排泄功能不全、药物作用靶点敏感性改变、心血管反应弱、性别、遗传因素、肝肾疾病、用药时间长、种类多、心理因素等的影响。

老年人由于患有多种疾病、合并应用多种药物、体内重要器官和各系统功能随增龄降低、受体数目及亲和力等发生改变,从而使药物反应性调节能力和敏感性改变。老年人药效学的总体特征是:①对大多数药物的敏感性增加、作用增强;②对少数药物的敏感性降低、反应减弱;③对药物耐受性下降,不良反应发生率增加;④用药依从性较差、影响药效。

（一）对大多数药物的敏感性增加、作用增强

老年人对大多数药物敏感性增加、作用增强,不良反应发生率也增高。

1. 对中枢抑制药敏感性增加　老年人高级神经系统功能减退,脑细胞数、脑血流量和脑代谢均降低,对中枢抑制药很敏感。例如有镇静作用或镇静不良反应的药物均可引起中枢的过度抑制;对吗啡的镇痛作用、对吸入麻醉剂(氟烷)和硬膜外麻醉药(利多卡因)、对苯二氮䓬类(地西泮、硝西泮)等敏感性增加。地西泮在老年人产生醒后困倦的不良反应发生率是中青年人的2倍,硝西泮引起尿失禁、活动减少等不良反应仅见于老年人,因此,用药剂量应相应减少。巴比妥类在老年人可引起精神症状,从轻度的烦躁不安到明显的精神障碍,老年患者不宜使用巴比妥类。

老年人对乙醇的敏感性也增加,在同样乙醇浓度下,老年人的反应时间、记忆和听力集中的改变程度比中青年人更明显。老年人使用吗啡易引起敌对情绪,对吗啡引起的呼吸抑制更为敏感,同样剂量吗啡的镇痛作用也明显强于中青年人。据报道,老年人大脑对麻醉性镇痛药高度敏感,使用常用剂量时,可产生过度镇静,出现呼吸抑制和意识模糊,而较小剂量则可缓解疼痛。具有中枢作

用的降压药如利血平、氯丙嗪,老年人服用时可引起精神抑郁和有自杀倾向。老年人对中枢有抗胆碱作用类的药物敏感性增加,如应用中枢抗胆碱药治疗帕金森综合征时,常引起痴呆、近期记忆力和智力受损害;使用抗精神病药时,可引起行为异常。

2. 使影响内环境稳定的药物作用增强　老年人调节内环境稳定的能力降低,使影响内环境稳定的药物作用增强。①血压调节功能不全,易引起直立性低血压。老年人压力感受器反应降低,心脏本身和自主神经系统反应障碍,血压调节功能不全,致使抗高血压药的作用变得复杂化,很多药物可引起直立性低血压,其发生率和程度比中青年人高,特别是当给予吩噻嗪类(如氯丙嗪)、α受体阻滞剂(如哌唑嗪)、肾上腺素能神经元阻断剂(如利血平)、硝酸盐类血管扩张剂、三环类抗抑郁药和利尿药等时最为明显。②体温调节能力降低。应用氯丙嗪、巴比妥、地西泮、三环类抗抑郁药、强镇痛药等时,易引起体温下降。③使用胰岛素时,易引起低血糖反应。

3. 对肝素及口服抗凝药非常敏感　鉴于老年人肝脏合成凝血因子的能力减退,并且通过饮食摄入维生素 K 减少或维生素 K 在胃肠道吸收减少,致使维生素 K 缺乏,以及老年人血管变性、止血反应减弱,对口服抗凝药华法林和肝素的作用比中青年人敏感,易产生出血并发症。

4. 对肾上腺素敏感　小剂量肾上腺素对青年人并不能引起肾血管明显收缩,而同样剂量的肾上腺素却可使老年人肾血流量降低 50%~60%、肾血管阻力增加 2 倍以上。

5. 对耳毒性药物很敏感　老年人对耳毒性药物如氨基糖苷类抗生素、利尿剂等很敏感,易引起听力损害。

6. 药物变态反应发生率增加　老年人免疫功能异常,可使药物变态反应发生率增高。

（二）对少数药物的敏感性降低、反应减弱

由于多种内分泌系统的受体数目可随增龄而减少,相关药物效应降低,如对类固醇、胰岛素及β受体激动剂敏感性下降,这也可能是受体对药物的亲和力减弱的结果。

老年人心脏β受体数目减少和亲和力下降,老年人对β肾上腺素受体激动剂及阻断剂的反

应均减弱,如使用同等剂量的 β 受体激动剂异丙肾上腺素,其加速心率的反应比青年人弱;β 受体阻滞剂普萘洛尔的减慢心率作用(阻断运动性心率增加的作用)也减弱。老年人对阿托品的增加心率作用减弱,青年人用阿托品后,心率可增加 20~25 次/min,而老年人仅增加 4~5 次/min,其原因可能与老年人迷走神经对心脏控制减弱有关。

(三) 对药物耐受性下降,不良反应发生率增加

老年人对药物耐受性降低,尤其是女性。

1. 多药合用耐受性明显下降。老年人单一或少数药物合用的耐受性较多药合用为好,所以合并用药时,要注意调整剂量,尽量减少用药品种。

2. 对胰岛素和葡萄糖耐受力降低。老年人大脑耐受低血糖的能力较差,易发生低血糖昏迷。

3. 对易引起缺氧的药物耐受性差。老年人呼吸、循环功能降低,应尽量避免使用这类药物。

4. 老年人肝功能下降,对利血平及异烟肼等损害肝脏的药物耐受力下降。

5. 对排泄慢或易引起电解质失调的药物耐受性下降。

老年人由于肾调节功能和酸碱代偿能力较差,输液时应随时注意调整,对于排泄慢或易引起电解质失调药物的耐受性下降,使用剂量宜小,间隔时间宜长,如有条件应经常检查排出量。通常 50 岁以上的成人,每增加 1 岁,可减少普通用量的 1%。

(四) 用药依从性较差、影响药效

用药依从性是指患者遵照医嘱服药的程度,是治疗获得成功的关键之一。老年人用药依从性降低,据报道,约有 60% 的老年患者不遵医嘱服药,常见情况包括不与医师合作、饮食控制不良、服药间隔不固定、随意停(减)药和加服其他药物等。

老年人用药依从性降低是一个重要问题,会因此导致不良反应、治疗失败等。一项对 315 例急诊住院的老年患者研究发现,11.4% 的患者因用药依从性差再次住院治疗,32.7% 的患者既往用药依从性差;另一项对 578 例老年患者的调查中,7.6% 的患者是由于依从性差发生不良反应而急诊住院。老年人用药依从性差的原因可能与记忆力减退、反应迟钝、对药物不了解或一知半解、忽视按规定服药的重要性、漏服、忘服或错服、多服药物有关。因此,对老年患者用药宜少,尽量避免合并用药,疗程要简化,给药方法要详细嘱咐。医务人员提供可分次服用的切开后的药物、使用小药盒等也有助于改善用药依从性。

三、老年人药物不良反应与不合理用药

老年人往往存在多病共存和多重用药的情况。多重用药目前尚无公认的定义,一般认为口服药用药种类≥5 种即为多重用药。据文献报道,美国老年人平均用药 10 种,65 岁以上女性患者中有 28% 用药超过 5 种,12% 超过 10 种;欧洲 50% 的 80 岁老年人用药超过 6 种;韩国服用 6 种及以上药物的老年人占 86.4%;我国的老年患者 50% 同时服用 3 种药物,25% 服用 4~6 种药物,若包括与其他药物相互作用风险未知的中成药,则多者达 30 种左右。

多药合用增加了药物间相互作用和药物不良反应的发生率。药物-药物相互作用(drug-drug interaction,DDI)是指 2 种及以上药物同时应用(包括不同途径)所产生的效应,包括药效增强或不良反应减轻,抑或药效减弱或出现不良反应,甚至中毒,作用增加的称为药效的协同或相加,作用减弱的称为药效的拮抗;药物不良反应(adverse drug reaction,ADR)是指正常剂量的药物用于预防、诊断、治疗疾病或调节生理功能时出现的有害或与用药目的无关的反应。

DDI 可分为药动学 DDI 和药效学 DDI。药动学 DDI 发生在药物进入体内后吸收、分布、代谢和排泄各环节,最终影响血药浓度,改变其药理作用和毒性强度;药效学 DDI 包括疗效的相加、协同或拮抗作用,或者存在不良反应的相加作用。多药合用还显著增加了潜在不适当用药(potentially in-appropriate medication,PIM)的发生率,所谓 PIM,最简单的定义就是患者所用药物中至少有一种药物的潜在危害远远超过其受益。不适当用药的严重危害是造成老年人住院甚至死亡的重要因素之一,老年人 PIM 的比率在许多国家均很高,2005 年 10—11 月瑞典处方药物登记中 630 743 例年龄

≥75 岁患者的数据分析显示,随着处方药物数量的增加,PIM 增加,潜在的有临床意义的不良 DDI 发生率也随之增加。

如上所述,老年人群的药动学和药效学特点有异于其他年龄段人群,对药物反应的适应性和应变能力减弱,对多重用药导致的 ADR、DDI 和药物-疾病相互作用更为敏感且耐受性较差。合并用药的种数与 ADR 呈明显的正相关,2002 年的报告显示,合用 5 种药物可使不良 DDI 风险增加 50%,合用 8 种药物增加 100%。我国目前的现状是 40% 的卧床老年人处于潜在不良 DDI 危险之中,其中 27% 的老年人处于严重危险状态。

老年患者多重用药存在 PIM 的风险,可能导致老年人药源性疾病、营养不良、骨折、老年综合征等不良后果,还增加了“处方瀑布”的可能性。处方瀑布是指 ADR 被误认为是新出现的医学状况,进而开具新的药物,用于治疗 ADR,以致药物越用越多,如同瀑布一样。有关处方瀑布的典型例子是,使用抗精神病药物治疗患者的精神疾病时,可能会产生锥体外系的不良反应,此时再加用抗帕金森病药物治疗锥体外系反应,抗帕金森病药物又可能导致高血压等不良反应,如此呈瀑布式效应。

值得提出的是,老年人常见 ADR 中,有近 30% 是可以预防的。

四、老年人合理用药和评估工具

(一)老年人合理用药六大原则

1. 受益原则　受益原则就是要求用药要有明确指征,用药的受益/风险比值>1,同时选择疗效确切而毒副作用小的药物。

2. 五种药物原则　联合用药品种愈多,ADR 发生的可能性愈高。用药品种要少,最好在五种以下,治疗时分轻重缓急。执行五种药物原则时应注意,了解药物的局限性,抓主要矛盾,选主要药物治疗,选用具有兼顾治疗作用的药物,重视非药物治疗,减少和控制服用补药。

3. 小剂量原则　老年人用药量在《中国药典》规定为成人量的 3/4,一般开始用成人量的 1/4~1/3,然后根据临床反应调整,直至疗效满意而无 ADR 为止。老年人用药遵循从小剂量开始逐渐达到适宜于个体的最佳剂量的原则;只有把药量掌握在最低有效量,才是老年人的最佳用药剂量。

4. 择时原则　即选择最佳时间服药。择时用药可提高疗效,减少毒副作用,根据疾病的发作、药动学和药效学的昼夜节律变化来确定最佳用药时间。

5. 暂停用药原则　老年人用药应密切观察,一旦出现新的症状,应考虑为 ADR 或病情加重,前者应停药,后者可能要加药;停药受益多于加药受益,暂停用药是现代老年病学中最简单有效的干预措施。

6. 及时停药原则　老年人用药要采取及时停药原则,用药时间的长短应视病种和病情而定。①立即停药:感染性疾病经抗生素治疗后,病情好转、体温正常 3~5 天即停药;一些镇痛等对症治疗的药物,也可在症状消失后停药。②疗程结束时停药:如抑郁症、甲状腺功能亢进症等疾病在相应的药物治疗后症状消失,尚需要继续巩固一段时间的疗效,待疗程结束时停药。③长期用药:高血压、慢性心力衰竭、糖尿病等疾病在药物治疗后,病情得到控制,仍需要长期用药,甚至终身用药,但可减为最低有效剂量。

除上述外,老年人安全用药还应注意:①用药前应充分了解患者过去用药史(包括家族用药不良反应史);②严格明确诊断、用药适应证和可能发生的不良反应;③有完整而精练的治疗方案,随时根据病情及药物疗效加以调整;④细致观察用药反应,注意鉴别与疾病本身相混淆的药物所致副作用症状群;⑤用药目的、用药规律宜对老年患者(或其家属)交代清楚,争取患者的合作和良好依从性;⑥了解用药的费用,尽可能符合患者经济承受能力。

(二)老年人合理用药评估工具

临床上,老年患者规范用药常常依据相应的评估工具,其中以美国的 Beers 标准和欧洲的 STOPP 标准为代表,我国也在 2017 年发布了“中国老年人潜在不适当用药判断标准”。

1. Beers 标准　1991 年,美国老年医学会(American Geriatrics Society, AGS)、临床药理学、精神药理学及药物流行病学等领域专家在回顾相关文献后达成共识,建立了判断老年患者潜在不适当用药 Beers(比尔斯)标准,在识别老年患者潜在不适当用药、降低不合理用药和治疗费用等方面发挥了积极作用。为预防老年人用药的副作用和其他药物相关问题,2015年新增修订版明确了对于65岁及以上的老年人风险可能大于益处的药物。

虽然Beers标准为老年人用药提供了很好的参考工具,但是仍有一些缺陷,如:①标准中的很多药物在中国、欧洲国家没有上市或已经被淘汰;②标准中的一些药物是否为老年人绝对避免使用尚有待商榷,如胺碘酮、阿米替林、多沙唑嗪等;③未涉及药物相互作用。因此,医疗提供者在决定是否给老年人处方药及处方何种药物时可参考Beers标准,但不能仅依靠此标准作出决定。

2. 加拿大不适当用药标准 1997年由加拿大临床药理学专家、老年病学专家、家庭医师和药师等32位顶级专家组成的专家小组在Beers标准的基础上,选择71种老年人不宜使用的药物进行通信调查,采用1(无临床意义)~4(很有临床意义)个等级评价每种药物潜在ADR的临床意义,最后将临床意义≥3.0分的38种(类)药物作为加拿大不适当用药标准进行公布(至今未见更新);其中老年人禁忌药物18种、药物-疾病相互作用药物16种、药物-药物相互作用4种;分老年心血管药物、老年精神病药物、老年镇痛药物和老年其他药物列出。该标准以常用药为主,按临床药物分类,并根据老年人不适当处方行为提出了同等有效或更有效而不良反应少的替代方案,颇有临床参考价值。

3. STOPP标准 Beers标准中大约有一半的药物是欧洲国家的处方集中没有的,因此限制了Beers标准在欧洲的应用,STOPP标准正好弥补了这一不足。STOPP标准自2008年建立以来,在欧洲国家得到广泛应用,一定程度上被认为是欧洲的Beers标准。STOPP标准包含65条不适当用药,按系统分为十大类,包括心血管、中枢神经和精神、消化、呼吸、肌肉骨骼、泌尿生殖、内分泌、增加跌倒风险的药物、治疗性重复用药和镇痛药,每一条都注明了在特定疾病状态下使用某类药物是不适当的,如青光眼患者使用三环类抗抑郁药、心力衰竭患者使用解热镇痛抗炎药等,也包括了药物相互作用,如β受体阻滞剂与维拉帕米联用、解热镇痛抗炎药和华法林联用等。不足的是,虽然STOPP标准涵盖了多系统的用药,但很多条目都只提及药物类别,并未注明具体的药物名称,容易造成使用上的困难和歧义。

4. 中国老年人潜在不适当用药判断标准 2017年,由中国老年保健医学研究会老年合理用药分会、中华医学会老年医学分会等5个学会组织编写的《中国老年人潜在不适当用药判断标准》发布,其对我国的22家医院60岁以上老年患者的用药数据,采用三轮德尔菲(Delphin)专家咨询法进行遴选,将遴选出的药物按照专家评分的高低分为高风险和低风险药物,并按照用药频度的高低分为A级警示和B级警示药物(表25-0-1)。该标准分为两部分,第一部分为老年人PIM判断标准,包含13大类72种/类药物,其中24种/类为高风险药物,48种/类为低风险药物;第二部分为老年人疾病状态下PIM标准,包含27种疾病状态下44种/类药物(表25-0-2)。

表25-0-1 中国老年人潜在不适当用药警示分级

A级药物(优先警示,24种/类)

胰岛素、氯吡格雷、艾司唑仑、尼麦角林、布洛芬、华法林、螺内酯(>25mg/d)、利血平(>0.1mg/d)、二氢麦角碱、萘丁美酮、地高辛(≥0.125mg/d)、双氯芬酸钠、多沙唑嗪、茶碱、苯海索、利培酮、氟西汀、奥氮平、唑吡坦、胺碘酮、劳拉西泮、喹硫平、氯苯那敏、阿普唑仑

B级药物(常规警示,48种/类)

氯硝西泮、异丙嗪、阿立哌唑、地西泮、氯氮平、氨基糖苷类抗生素、硝苯地平(常释剂型)、苯巴比妥、氯丙嗪、托特罗定、硝西泮、曲马多、西咪替丁、莨菪碱类、吲哚美辛、氯唑沙宗、苯妥英、舒必利、奋乃静、巴氯芬、氟伏沙明、甲地孕酮、氟哌啶醇、多赛平、克林霉素、苯海拉明、生长激素、阿米替林、依托考昔、万古霉素、马普替林、颠茄生物碱、格列本脲、噻氯匹定、萘普生、加替沙星、吡罗昔康、可乐定、酮洛芬、己酮可可碱、普鲁卡因胺、保泰松、氟奋乃静、≥2种非甾体抗炎药合用、氯氮草、哌替啶、吗啡/吗啡缓释片、巴比妥类(除外苯巴比妥类)

表 25-0-2　中国老年人疾病状态下初级判断标准

A 级判断标准（35 种/类药物）			
序号	疾病或症状	不适当药物	理由	使用建议
1	心力衰竭	非甾体抗炎药、地尔硫草、维拉帕米、吡格列酮、罗格列酮、西洛他唑	液体潴留、加重心力衰竭	避免使用
2	晕厥	氯丙嗪、奥氮平、多沙唑嗪、特拉唑嗪、胆碱酯酶抑制剂	直立性低血压或心动过缓的风险	避免使用
3	慢性癫痫或癫痫发作	抗精神病药	降低癫痫发作阈值	—
4	谵妄	苯二氮草类、氯丙嗪、三环类抗抑郁药、糖皮质激素、抗胆碱药	诱发或加重谵妄	避免用于有谵妄高风险者,停药需缓慢
5	痴呆或认知功能障碍	苯二氮草类、抗精神病药	中枢神经系统不良影响;增加痴呆患者脑血管意外(卒中)及死亡风险	避免使用抗精神病药治疗痴呆所致行为异常,除非药物治疗失败或患者对自己及他人造成威胁时
6	跌倒或骨折史	苯二氮草类、扎来普隆、抗精神病药、三环类抗抑郁药	共济失调、精神运动功能受损、晕厥及跌倒	避免使用,除非其他可选药物不可用
7	失眠	去氧肾上腺素、匹莫林	中枢神经系统兴奋作用	避免使用
8	帕金森病	抗精神病药、甲氧氯普胺、异丙嗪、氟哌啶醇	加重帕金森病症状;氟哌啶醇引起锥体外系反应	避免使用
9	消化性溃疡	糖皮质激素、非甾体抗炎药	加剧原发溃疡,导致新溃疡	避免长期使用,仅在其他药物疗效不佳且同时服用胃黏膜保护剂时才可使用
10	肾功能不全、慢性肾病 Ⅳ/Ⅴ期	非甾体抗炎药、氨苯蝶啶	增加肾损伤风险	避免使用
11	尿失禁	雌激素(除外阴道用药)、多沙唑嗪、哌唑嗪、特拉唑嗪	加重尿失禁	避免用于女性
12	下尿路症状、前列腺增生	抗胆碱药	尿流变细、尿潴留	避免用于男性
13	慢性便秘	抗精神病药、三环类抗抑郁药、溴丙胺太林、氨苯那敏、氯马斯汀、苯海拉明、托特罗定、抗胆碱药	加重便秘	避免使用,除非无其他选择
14	慢性阻塞性肺疾病	苯二氮草类、非选择性β受体阻滞剂	呼吸抑制	—
15	直立性低血压	氯丙嗪、三环类抗抑郁药	加重直立性低血压	密切监测血压

续表

序号	疾病或症状	不适当药物	理由	使用建议
		A级判断标准（35种/类药物）		
16	青光眼	三环类抗抑郁药、抗胆碱药	加重青光眼	—
17	高血压	非甾体抗炎药	钠潴留，导致高血压	换用对乙酰氨基酚，与胃黏膜保护剂联合使用
18	凝血障碍或接受抗凝治疗	噻氯匹定、氯吡格雷、非甾体抗炎药	增加出血风险	—
19	骨质疏松	糖皮质激素	加速骨流失	—
20	疼痛	哌替啶（长期使用）	跌倒、骨折、药物依赖	采用非药物治疗，若必须行药物治疗，则换用对乙酰氨基酚或可待因、吗啡、羟考酮
21	痛风	噻嗪类利尿药	加重或导致痛风	换用其他降压药
22	认知功能受损	抗胆碱药	中枢神经系统不良反应，增加痴呆患者的卒中及死亡风险	避免使用
23	睡眠呼吸暂停综合征	苯二氮䓬类	呼吸抑制	—
24	糖尿病	糖皮质激素	加重糖尿病	采用吸入型糖皮质激素或支气管扩张剂，密切监测血糖
		B级判断标准（9种/类药物）		
1	失眠	三唑仑	认知障碍和行为异常	采用非药物治疗，若必须行药物治疗，可选用半衰期短的苯二氮䓬类药物
2	跌倒或骨折史	右佐匹克隆	共济失调、损伤精神运动功能、晕厥及跌倒	避免使用，除非无其他的安全替代药物
3	癫痫或癫痫发作	硫利达嗪、安非他酮、马普替林	降低癫痫发作阈值	避免使用
4	晕厥	硫利达嗪	直立性低血压或心动过缓	—
5	谵妄	硫利达嗪	诱发或加重谵妄	避免用于有谵妄高风险者，停药须缓慢
6	抑郁	利血平	加重抑郁	—
7	高血压	利血平	高剂量可能导致抑郁症和锥体外系反应	换用其他降压药
8	预防脑卒中	双嘧达莫	无效	换用阿司匹林或噻氯匹定
9	慢性便秘	赛庚啶	加重便秘	短期使用
10	慢性便秘	奥昔布宁（口服）	加重便秘	避免使用，除非无其他选择

注："—"表示5个国家或地区判断标准中无相关风险建议。

"中国老年人疾病状态下潜在不适当用药初级判断标准"中指出可根据药物应用频率,将临床上广泛应用的35种/类药物纳入A级判断标准,推荐临床医师和临床药师优先警示,同时,根据疾病状态将药物进行分类,与Beers标准一致,便于比较和检索;标注理由和使用建议,使本标准更具有临床指导性。

用药安全问题不仅是医药学科的问题,在很大程度上也是一个社会问题。老年人作为用药最频繁、最复杂的一个群体,其用药安全问题理应受到医药界乃至全社会的高度关注和重视。

五、老年急诊安全用药

(一) 抗菌药物的应用

1. 老年人急性感染的临床特点

(1) 对感染的敏感性增加:随着年龄增长,老年患者抵抗力、机械屏障功能下降,免疫功能降低,常患有各种慢性疾病,易于并发各种感染。老年住院患者因尿潴留而插导尿管、长期卧床等,使医院感染率增加。

(2) 致病菌复杂:老年患者感染的致病菌复杂多变,常见革兰氏阴性杆菌,其次为金黄色葡萄球菌、肺炎链球菌、肠球菌属、真菌及厌氧菌等。

(3) 老年患者机体反应性差,感染症状不典型。

(4) 病情变化快、并发症多:老年患者组织器官功能低下,一旦感染发生,病情可迅速恶化,易并发多器官功能障碍或衰竭。

(5) 病程长、疗效差、死亡率高。

(6) 药物不良反应发生率高:≥60岁老年患者抗菌药物不良反应的发生率高达15.8%。长期使用抗菌药物使病原菌耐药性增加,并易出现二重感染,降低疗效,增加死亡率。

2. 老年患者应用抗菌药物需要注意的问题

(1) 药物种类选择:老年患者感染致病菌多为革兰氏阴性杆菌,其次为革兰氏阳性球菌,尚有厌氧菌、真菌,且多为混合感染,尽早控制感染十分重要。在应用抗菌药物前争取留取标本做培养及药敏试验。

(2) 药物剂量选择:由于致病微生物不受人体衰老的影响,因此抗菌药物的剂量一般不必调整,但需注意,由于老年人体内水分少、肾功能差

等生理特点,在与中青年人的相同剂量下也易造成高血药浓度与毒性反应。对肾与中枢神经系统有毒性的抗菌药物,如链霉素、庆大霉素,应尽量不用,更不可联合应用。

(3) 给药间期选择:根据药物药动学/药效学特点及血浆清除半衰期确定给药间期。氨基糖苷类为浓度依赖性抗菌药物,杀菌效果和峰浓度与最低抑菌浓度(MIC)的比值呈正相关,应全天单次给药以提高峰浓度,达到最好的临床治疗效果;喹诺酮类因存在中枢神经不良反应,现多数药物每天2次给药。β-内酰胺类为时间依赖性抗菌药物,即血药浓度高于MIC的持续时间越长,杀菌活性越好,全天用量应分为多次给药,最好间隔6~8小时。

(4) 疗程选择:老年患者抗感染治疗足够的疗程是必要的,但无原则延长疗程及频繁更换药物会增加二重感染的机会及使细菌耐药率上升。静脉抗菌药物疗程和口服制剂转换时间的确定应根据感染部位的不同、患病严重程度、是否存在并发症、临床缓解等各方面综合考虑。

(5) 加强不良反应监测:抗菌药物较多见的不良反应是胃肠道反应和不同形式的变态反应,还包括肝肾损害、造血系统损害、中枢神经系统症状、二重感染等。在用药过程中,如出现与原发病关系不大的新症状,皆应首先视为药物不良反应。

(二) 糖皮质激素

糖皮质激素是急危重症常用药物,主要用于抗炎、抗毒、抗休克等,正确、合理应用是提高其疗效、减少不良反应的关键。糖皮质激素的正确、合理应用主要取决于以下两方面:一是治疗适应证掌握是否准确;二是品种及给药方案选用是否恰当。

糖皮质激素可以对多个器官系统造成不良反应。不良反应不一定严重,但给患者带来不适;而严重时则可危及生命,如严重感染;有些不良反应如骨密度下降加快或早发白内障,在早期可能基本上无症状,只有在较晚期才出现临床表现,甚至有需要就医的表现(如急性椎体压缩、股骨头坏死、需要手术摘除的白内障等)。此外,所有的糖皮质激素毒性在停药后可逐渐减轻,至少部分逆转。

应用糖皮质激素的注意事项:①使用达到治

疗目标所需的最小剂量且最短持续时间；②治疗可能会增加糖皮质激素相关不良反应风险的共存疾病；③治疗中密切观察患者是否出现不良反应，若出现则及时给予相应处理。

1. 评估并发症的危险因素　在开始糖皮质激素治疗前，需要评估和治疗已有疾病，包括糖尿病、控制不佳的高血压、心力衰竭和外周性水肿、白内障或青光眼、消化性溃疡、感染、骨密度低或骨质疏松。

2. 免疫接种需求　需要长期使用糖皮质激素的患者应在开始治疗前评价免疫接种需求。

3. 机会性感染的预防　糖皮质激素会增加感染风险，需根据糖皮质激素治疗的剂量、持续时间及所治疗的基础疾病来确定是否采取预防措施防止耶氏肺孢子菌肺炎（pneumocystis jirovecii pneumonia，PCP）等机会性感染的发生。

4. 骨质疏松　根据糖皮质激素治疗的疗程，可能需要在开始治疗时进行骨质疏松预防，应鼓励患者摄入充足的钙和维生素 D。

5. 监测不良反应　应常规询问患者有无糖皮质激素治疗相关的不良反应并严密监测，应特别关注下列情况：骨质疏松、感染、糖尿病或葡萄糖耐受不良、白内障或青光眼等。

对于糖皮质激素诱导的有症状糖尿病或糖尿病前期，其药物治疗同一般糖尿病治疗。糖皮质激素诱导的高血糖可随着糖皮质激素减量而改善，在激素停药后通常可以逆转，但有一些患者会发生持续性糖尿病。

（三）心血管疾病的治疗药物

1. 高血压　老年高血压多以高外周血管阻力、低血浆肾素浓度和低心输出量为特征，但目前没有单一的药物能改善老年人的这些病理生理状态。利尿药和 β 受体阻滞剂能有效减少老年人高血压并发症，但是许多患者因为药物不良反应或自身病理状态（如气道高反应），不能服用 β 受体阻滞剂。利尿药不可利尿过度，否则会引起有效循环血量不足和电解质紊乱。噻嗪类利尿剂不宜用于糖尿病和痛风患者。

老年人在降压过程中容易发生直立性低血压，应注意观察血压变化，不能降得太低或过快。

2. 急性冠脉综合征（ACS）

（1）抗血小板治疗：阿司匹林是 ACS 等患者长期抗血小板治疗的基石，包括一、二级预防，但研究表明，阿司匹林可使消化道黏膜损伤的风险增加 2~4 倍，当阿司匹林与氯吡格雷合用即"双抗"治疗时，消化道出血发生率明显高于单药治疗。阿司匹林导致消化道损伤的风险随患者年龄和剂量的增加而明显增加，服药后 1~12 个月为消化道损伤的高发阶段，合并幽门螺杆菌感染和双抗联合者更危险。为减少抗血小板药所致的消化道黏膜损伤，应注意识别高危人群（如高龄，有溃疡、出血病史，幽门螺杆菌感染，联合应用抗血小板药、抗凝血药、非甾体抗炎药、糖皮质激素治疗），长期应用抗血小板药阿司匹林、氯吡格雷时，应将剂量调至最低（阿司匹林 75~100mg/d，氯吡格雷 75mg/d）；应用华法林需监测国际标准化比值（INR）目标值为 2.0 左右；或同时合用胃黏膜保护剂硫糖铝、米索前列醇、雷尼替丁，可有效预防胃肠损伤和出血。

阿司匹林不同剂型发生消化性溃疡及消化道出血的风险几无差异，但与剂量密切相关，75mg/d、150mg/d、325mg/d 和 500mg/d 所致溃疡与出血的相对危险度（RR）分别为 1.9、2.2、5.8 和 7.0。阿司匹林普通制剂于晨起 6—8 时服用，药效高，体内排泄和消除慢；而服用肠溶制剂后需 3~4 小时才达血浆药物峰值，如上午服用则不能起到最佳抗血小板作用，且 18—24 时是人体新血小板生成的主要时段，晚餐后 30~60 分钟是服用最佳时间。

长期应用抗血小板药者应注意出血风险，观察治疗期间有无黑便，定期行粪便潜血、血常规检查。①阿司匹林慎用于上述高危人群；②阿司匹林所致的溃疡、出血患者，建议联合质子泵抑制剂治疗；③阿司匹林与任何抗血小板药物、溶栓剂及导致低凝血酶原血症或血小板减少的药物合用均可加重出血的危险；④肾功能异常者应定期检查肾功能，并在用药期间监测异常出血情况；⑤用药期间应定期监测血象，最初 3 个月内每 2 周 1 次，一旦出现白细胞或血小板计数下降应立即停药，并继续监测至恢复正常；⑥服药期间若患者受伤且有致继发性出血的风险时，应暂停药。

长期服用抗血小板药对择期手术者应注意出血和凝血的利弊权衡。①抗血小板药的药效与血药浓度无关，其作用时间与血小板存活半衰期（7

日）有关，因此，对择期手术者，且非必需抗血小板治疗者，于术前1周停用；②由创伤、手术和其他病理情况而致出血风险增加者禁用抗血小板药；③严重的肝功能损害者，出血风险增加，不宜使用。

（2）抗凝治疗：华法林是临床常用的口服抗凝药物，应用过量易致出血，监测 INR 高于4时出血风险性增加，INR 高于5时风险性急剧增加。如出现抗凝过度、INR 超范围、高危出血倾向，应将华法林减量或停服，监测 INR 降至目标范围再从小剂量开始应用。许多药可与华法林发生相互作用，产生拮抗而影响华法林的疗效和缩短作用时间，在治疗期间应予规避，酌增剂量。华法林作为维生素 K 拮抗剂，在治疗期间进食富含维生素 K 的果蔬应尽量稳定。某些基因的遗传变异可能是造成个体间华法林维持剂量差异的主要原因，如 *CYP2C9*、*CYP2C19* 和 *VKORC1* 基因变异导致35%~50%的患者对华法林反应存在个体差异，服用过量可面临致命性出血的风险，但剂量过低则有血栓风险，因此选择适宜的起始剂量（一般从低剂量起始）十分重要。严重肝肾功能不全、未控制的高血压、凝血功能障碍、最近颅内出血、活动性溃疡、感染性心内膜炎、心包炎或心包积液、过敏和外伤者禁用华法林；于近日择期手术和术后3日及行脑、脊柱和眼科手术者禁用。

新型口服抗凝药包括达比加群酯、阿哌沙班、艾多沙班和利伐沙班，半衰期较短，颅内出血风险较低，但胃肠道出血风险未见明显降低，怀疑过量或出血事件时，停药为快速且有效的重要处理方法。目前，达比加群酯的特异性逆转剂依达赛珠单抗（idarucizumab）、利伐沙班的特异性逆转剂Andexanet alfa 皆已上市。

3. 心力衰竭 老年人心力衰竭的治疗与中青年人相同，但需注意，地高辛能改善心房颤动的老年心力衰竭患者的症状，应减少其维持剂量；呋塞米的最大作用随年龄增加而降低；大多数血管紧张素转换酶抑制剂经肾排泄，老年患者应从小剂量开始，维持剂量应减少。

4. 心律失常 老年人室上性心律失常治疗与中青年人相似，可用地高辛、维拉帕米、地尔硫䓬、β 受体阻滞剂或腺苷来控制。老年甲状腺功能亢进患者引起的心房颤动常见，但这个病因常

被忽视。

（四）阻塞性气道疾病的治疗药物

1. 哮喘 哮喘在65岁以上人群中常见，在65岁及以上老年人中，哮喘的患病率估计为4%~8%。老年患者迟发型哮喘与过敏反应关系很小，而常常服用的阿司匹林或其他非甾体抗炎药及用于治疗心脏病的 β 受体阻滞剂可加重支气管痉挛。老年哮喘患者的治疗与其他年龄组同病种患者相似，采用支气管舒张剂和肾上腺皮质激素，但老年患者常合并心脏病，使其治疗变得复杂，如拟交感神经药和茶碱等支气管舒张剂能增加心肌耗氧量及诱发心律失常。老年患者应采用吸入给药方式，避免口服和非肠道途径应用拟交感神经药。

与所有年龄段哮喘患者一样，老年哮喘患者的成功管理也基于以下4个主要方面：病情监测、患者教育、环境因素控制、药物治疗。患者教育最重要的3个部分是：告知患者哮喘的特征与机制；哮喘药物治疗作用；症状治疗和预防措施。

（1）短效 β_2 受体激动剂：所有哮喘患者都可使用"快速缓解药物"——短效 β_2 受体激动剂。此外，对于有持续性或重度哮喘特征的患者，还需使用"控制药物"——吸入型糖皮质激素。

（2）长效 β 受体激动剂：对于单用吸入型糖皮质激素无法良好控制的哮喘患者，需要加用长效 β 受体激动剂如沙美特罗或福莫特罗。由于担心长效 β 受体激动剂单药治疗可能在极少数情况下引起哮喘重度发作，并有可能增加小部分患者的心源性死亡率，应与其他控制药物如吸入型糖皮质激素联合应用。

（3）抗白三烯类药物：已使用中等剂量吸入型糖皮质激素的老年哮喘患者，一种合理的方法是加用一种抗白三烯类药物，而不是将糖皮质激素的日剂量增至较高水平。一项为期4周的大型开放性试验发现，经白三烯受体拮抗剂治疗后，分别有54%的轻度、63%的中度和70%的重度老年哮喘患者的哮喘症状得以改善。

（4）抗胆碱药：已经证实吸入抗胆碱药异丙托溴铵作为哮喘控制药物是有效的。对于联合使用吸入型糖皮质激素和一种长效 β 受体激动剂仍控制不佳的患者，加用抗胆碱药异丙托溴铵可获益。

（5）茶碱：不建议茶碱用于老年哮喘患者的

常规治疗,因其可能导致重大药物不良事件,但临床上茶碱的应用依然普遍。

(6) 吸入型糖皮质激素:对于持续或重度哮喘(如症状出现频率>2d/周,夜间症状出现频率为 3~4 次/月)的老年患者,吸入型糖皮质激素是首选的初始控制药物,这类药物能降低老年哮喘患者的死亡率和住院率。除了对骨密度的影响外,吸入型糖皮质激素也是老年哮喘患者口腔假丝酵母菌病和声音嘶哑的一种常见原因,仔细清洗口腔可减少真菌感染的风险,使用颗粒较小的制剂可减少发声障碍。

(7) 全身用糖皮质激素:在哮喘的管理中,口服泼尼松通常仅用作短期冲击治疗,以缓解哮喘发作。常用给药指征是使用 1 剂或 2 剂吸入性短效 β_2 受体激动剂后,仍存在中度[呼气流量峰值(PEF)<70% 基线值]或重度(PEF<40% 基线值)哮喘发作。长期泼尼松治疗只应作为哮喘的最后治疗,需谨慎评估后再定。

2. 慢性阻塞性肺疾病急性发作(AECOPD) 老年人慢性阻塞性肺疾病与哮喘经常并存,特别是吸烟者,故戒烟非常必要。AECOPD 药物治疗通常采用吸入性支气管舒张剂异丙托溴铵与大剂量 β_2 受体激动剂联合使用,兼具异丙托溴铵的快速作用和 β_2 受体激动剂的长效作用,使疗效增加,不良反应降低。

(五) 消化系统疾病的治疗药物

1. 消化道出血　各种危重症人群的消化道出血风险显著升高,长期使用阿司匹林等非甾体抗炎药(NSAID)和糖皮质激素的人群消化道出血风险增加。上消化道出血常用药物主要为 H_2 受体拮抗剂(H₂ receptor antagonist,H₂RA)和质子泵抑制剂(proton pump inhibitor,PPI),PPI 疗效优于 H_2RA。

(1) 消化性溃疡是上消化道出血的较为常见原因,根除幽门螺杆菌是幽门螺杆菌阳性消化性溃疡患者的基础治疗,是促进溃疡愈合、预防复发和溃疡出血的有效措施。幽门螺杆菌复查应在根除治疗 4 周且 PPI 至少停药 2 周后进行,可减少假阴性结果。若复查结果为阴性且患者不需要应用 NSAID,可停用抑酸治疗;如经 2 次标准方案治疗后幽门螺杆菌根除失败,应评估根除治疗风险和获益,选择 H₂RA 或 PPI 长期抑酸治疗。对

于有高风险近期出血征象的患者,如果没有再出血的证据,则可在内镜检查后 72 小时将一日 2 次 PPI 静脉给药改为标准剂量的口服 PPI。

(2) 长期服用低剂量阿司匹林可致消化道损伤,继发黏膜糜烂、溃疡和出血等并发症。应用 H₂RA 或 PPI 可有效预防阿司匹林和氯吡格雷双联抗血小板治疗所致消化道损伤,PPI 可使双联抗血小板治疗患者的上消化道出血风险减少 87%。PPI 作为预防抗血小板药物相关消化道损伤的首选药物,优于米索前列醇等黏膜保护剂和 H₂RA。

(3) 除阿司匹林外,NSAID 还包括对乙酰氨基酚、吲哚美辛、萘普生、萘丁美酮、双氯芬酸、布洛芬、塞来昔布、尼美舒利和罗非昔布等。对于需长期应用 NASID 的患者,应联合应用 H₂RA 或 PPI。

(4) 长期服用阿司匹林等 NSAID 的幽门螺杆菌阳性患者,单纯幽门螺杆菌根除治疗而不予 PPI 不足以有效预防溃疡出血,单纯幽门螺杆菌根除也不能促进溃疡愈合。

长期应用 PPI 与一些安全问题相关,尤其在老年人中高发。即使没有使用抗生素,使用 PPI 也与艰难梭菌(Clostridium difficile)感染风险增加相关;PPI 可导致肠道镁吸收减少,引起低镁血症,文献报道低镁血症的风险似乎主要发生于长期使用 PPI(常超过 1 年)的患者中;PPI 诱导性胃酸过少可增加破骨细胞活性,从而降低骨密度,可能使髋部、腕部和脊柱的骨折风险增加;长期使用 PPI 可引起维生素 B_{12} 吸收不良;长期使用 PPI 的患者有发生慢性萎缩性胃炎的倾向;PPI 可引起急性间质性肾炎(acute interstitial nephritis,AIN),与其他药物诱导的 AIN 相似,PPI 引起的 AIN 无剂量依赖性,第 2 次暴露于相同或相关药物时即会出现病情复发或加重。

2. 便秘　年老体弱患者粪便干结和排便次数少,通常需要常规使用缓泻剂。不适用液体泻药的患者,可使用植物纤维类膨胀泻药,必要时可用渗透性泻药山梨醇或乳糖。一些顽固性肠蠕动减少的老年患者,可口服成人半量番泻叶制剂或比沙可啶(bisacodyl),直到症状改善。老年患者在缓泻药开始使用时剂量应较低,反复尝试减少或停止使用缓泻药。

3. **大便失禁**　功能性大便失禁为虚弱或腹泻患者不能及时上厕所所致,这些患者肠道和括约肌无异常,只需针对虚弱和腹泻治疗。括约肌或肠功能紊乱引起的大便失禁,可用止泻药如地芬诺酯(diphenoxylate)、阿托品、洛哌丁胺(loperamide)等,以最小剂量控制排便次数,然后用刺激性泻药(番泻叶、比沙可啶)促进排便。

(六)内分泌和代谢疾病的治疗药物

1. **甲状腺功能亢进**　老年患者常常不能长时间耐受甲状腺功能亢进,50%以上患者会发生充血性心力衰竭。放射性碘疗效确切,放射治疗后可用抗甲状腺药丙硫氧嘧啶、卡比马唑(carbimzaole)或甲巯咪唑能迅速恢复甲状腺功能。非选择性β受体阻滞剂普萘洛尔能减轻各种甲状腺功能亢进的症状,如心动过速、心房颤动和焦虑。

2. **甲状腺功能减退**　老年患者应使用较低剂量的甲状腺素替代治疗,以防止心肌缺血和心律失常加重。

3. **非胰岛素依赖的糖尿病**　非胰岛素依赖糖尿病(2型糖尿病)是老年人的常见疾病之一,发病率随年龄而增加,在英美国家50%的患者年龄在65岁以上。口服降血糖药能有效控制2型糖尿病的代谢失常,通常在患者饮食控制无效时使用。老年患者从小剂量开始,然后逐渐递增。

(七)疼痛治疗药物

关节变性疾病、肿瘤和神经系统疾病是老年人的常见病,这些疾病引起的慢性疼痛是老年人较为常见的症状。老年人应用非甾体抗炎药及吗啡类镇痛药起始剂量应尽量小,根据疼痛程度或耐受性适当增加剂量。神经系统疾病引起的严重疼痛,抗惊厥药苯妥英钠和卡马西平,以及抗抑郁药地昔帕明(desipramine)是非常有用的辅助药,它们既能控制疼痛症状又有解除抑郁症的作用。

(八)高警示药品

中国药学会医院药学专业委员会用药安全专家组发布的《中国高警示药品推荐目录(2019版)》(表25-0-3),和2015版目录相比,本次更新删除了腹膜和血液透析液、心脏停搏液和依前列醇,加注了硫酸阿托品注射液的规格,并将加压素骨内注射的给药途径规范为骨髓腔内注射。

表 25-0-3　中国高警示药品

编号	名称
	药品种类
1	100ml或更大体积的灭菌注射用水(供注射、吸入或冲洗用)
2	茶碱类药物,静脉途径
3	肠外营养制剂
4	非肠道和口服化疗药
5	高渗葡萄糖注射液(20%或以上)
6	抗心律失常药,静脉注射(如胺碘酮、利多卡因)
7	抗血栓药(包括抗凝药物、Ⅹa因子拮抗剂、直接凝血酶抑制剂和糖蛋白Ⅱb/Ⅲa抑制剂)
8	口服降糖药
9	氯化钠注射液(高渗,浓度>0.9%)
10	麻醉药,普通、吸入或静脉用(如丙泊酚)
11	强心药,静脉注射(如米力农)
12	神经肌肉阻断剂(如琥珀酰胆碱、罗库溴铵、维库溴铵)
13	肾上腺素受体激动药,静脉注射(如肾上腺素)
14	肾上腺素受体拮抗药,静脉注射(如普萘洛尔)
15	小儿用的口服中度镇静药(如水合氯醛)
16	胰岛素,皮下或静脉注射

编号	名称
	药品种类
17	硬膜外或鞘内注射药
18	对育龄人群有生殖毒性的药品,如阿维A胶囊、异维A酸片等
19	造影剂,静脉注射
20	镇痛药/阿片类药物,静脉注射,经皮及口服(包括液体浓缩物,速释和缓释制剂)
21	脂质体的药物(如两性霉素B脂质体)和传统的同类药物(例如两性霉素B去氧胆酸盐)
22	中度镇静药,静脉注射(如咪达唑仑)
	药品品种
1	阿片酊
2	阿托品注射液(规格:≥5mg/支)
3	高锰酸钾外用制剂
4	加压素,静脉注射或骨髓腔内注射
5	甲氨蝶呤(口服,非肿瘤用途)
6	硫酸镁注射液
7	浓氯化钾注射液
8	凝血酶冻干粉
9	肾上腺素,皮下注射
10	缩宫素,静脉注射
11	硝普钠注射液
12	异丙嗪,静脉注射
13	注射用三氧化二砷

对于高危药品的使用,应当注意:①定期检查,严格把好质量关;②专人管理,每月清点一次;③分类存放,并有醒目标识;④定期检查药品的效期;⑤使用时严密观察药物疗效及不良反应。

(孙雪林　朱愿超　胡欣)

参考文献

1. 编审专家组. 糖皮质激素类药物临床应用指导原则[J]. 中华内分泌代谢杂志,2012,28(2):171-202.

2. 世界华人检验与病理医师协会,中国医师协会检验医师分会心血管检验医学专业委员会. 血小板功能检测在急性冠脉综合征患者抗血小板治疗中的应用专家共识[J]. 中华医学杂志,2018,98(22):1743-1751.

3. 《中华消化外科杂志》编辑委员会,《中华消化杂志》编辑委员会. 急性非静脉曲张性上消化道出血多学科防治专家共识(2019版)[J]. 中华消化外科杂志,2019,18(12):1094-1100.

4. 应晓庆,周海月,闵学,等. 急诊科高危药品安全的临床分级管理措施[J]. 中医药管理杂志,2019,27(21):154-155.

5. 韩雅玲,高炜,李毅. 急性冠状动脉综合征非血运重建患者抗血小板治疗中国专家共识(2018)[J]. 中华心血管病杂志,2019,47(6):430-442.

6. 韩雅玲,傅向华. 经皮冠状动脉介入治疗围术期非口服抗凝药物临床应用中国专家共识[J]. 中华心血管病杂志,2018,46(6):428-437.

7. CHAMIE J. UN(2004)world population to 2300[R]. United Nations:Department of Economic and Social Affairs,Population Division,2004:1-2.

8. 国家统计局. 中华人民共和国2017年国民经济和社会发展统计公报[EB/OL].(2018-02-28)[2021-08-20]. http://www.stats. gov. cn/tjsj/zxfb/201802/t20180228_1585631. html.

9. FREED T R,NIEHOFF K,TJIA J,et al. A Delphi process to address medication appropriateness for older persons with multiple chronic conditions[J]. BMC Geriatr,2016,16:67.

10. KANTOR E D,REHM C D,HAAS J S,et al. Trends in prescription drug use among adults in the United States from 1999-2012[J]. JAMA,2015,314(17):1818-1830.

11. KAUFMAN D W,KELLY J P,ROSENBERG L,et al. Recent pat-

terns of medication use in the ambulatory adult population of the United States: the slone survey [J]. JAMA, 2002, 287 (3): 337-344.

12. FIALOVD D, TOPINKOVA E, GAMBASSI G, et al. Potentially inappropriate medication use among elderly home care patients in Europe[J]. JAMA, 2005, 293(11): 1348-1358.

13. 殷立新, 张立辉. 特殊人群用药指导丛书: 老年人用药指导 [M]. 北京: 人民卫生出版社, 2012.

14. HOLT S, SCHMIEDL S, THURMANN P A. Potentially inappropriate medications in the elderly: the PRISCUS list[J]. Dtsch Arztebl Int, 2010, 107(31/32): 543-551.

15. STEINMAN M A, LANDEFELD C S, ROSENTHAL G E, et al. Polypharmacy and prescribing quality in older people[J]. J Am Geriatr Soc, 2006, 54(10): 1516-1523.

16. JOHNELL K, KLARIN L. The relationship between number of drugs and potential drug-drug interactions in the elderly: a study of over 600 000 elderly patients from the Swedish Prescribed Drug Register[J]. Drug Saf, 2007, 30(10): 911-918.

17. 刘治军, 韩红蕾. 药物相互作用基础与临床[M]. 2版. 北京: 人民卫生出版社, 2015.

18. MAHER R L, HANLON J, HAJJAR E R. Clinical consequences of polypharmacy in elderly[J]. Expert Opinion Drug Safety, 2013, 13(1): 57-65.

19. FRIED T R, O'LEARY J, TOWLE V, et al. Health outcomes associated with polypharmacy in community-dwelling older adults: a systematic review[J]. J Am Geriatr Soc, 2014, 62(12): 2261-2272.

20. BRATH H, MEHTA N, SAVAGE R D, et al. What is known about preventing, detecting, and reversing prescribing cascades: a scoping review[J]. J Am Geriatr Soc, 2018, 66(11): 2079-2085.

21. HANLON J T, SCHMADER K E, SAMSA G P, et al. A method for assessing drug therapy appropriateness [J]. J Clin Epidemiol, 1992, 45(10): 1045-1051.

22. BLE A, MASOLI J A, BARRY H E, et al. Any versus long-term prescribing of high risk medications in older people using 2012 Beers criteria: results from three cross-sectional samples of primary care records for 2003/4, 2007/8 and 2011/12[J]. BMC Geriatr, 2015, 15: 146.

23. American Geriatrics Society 2015 Beers Criteria Update Expert Panel. American geriatrics society 2015 updated Beers criteria for potentially inappropriate medication use in older adults[J]. J Am Geriatr Soc, 2015, 63(11): 2227-2246.

24. O'MAHONY D, O'SULLIVAN D, BYRNE S, et al. STOPP/START criteria for potentially inappropriate prescribing in older people: version 2[J]. Age Ageing, 2015, 44(2): 213-218.

25. 中国老年保健医学研究会老年内分泌与代谢病分会, 中国毒理学会临床毒理专业委员会. 老年人多重用药安全管理专家共识[J]. 中国全科医学, 2018, 21(29): 3533-3544.

26. 胡欣, 王建业. 临床药物治疗学: 老年疾病[M]. 北京: 人民卫生出版社, 2019.

27. 孙雪林, 胡欣. 老年人临床用药现状与合理用药[J]. 中国临床保健杂志, 2018, 21(1): 123-126.

28. 孙雪林, 穆林, 陈頔, 等. 门诊老年患者用药情况分析[J]. 中华老年医学杂志, 2018, 37(5): 561-564.

第 26 章　老年急诊中医药治疗

一、概述

《灵枢·卫气失常》云："人年五十已上为老，二十已上为壮。"中医认为，女子步入老年之时，"任脉虚，太冲脉衰少，天癸竭，地道不通，故形坏而无子也"；男子步入老年之时，"阳气衰竭于上，面焦，发鬓颁白"，进而"肝气衰，筋不能动，天癸竭，精少，肾藏衰，形体皆极"（《素问·上古天真论》）。可见，年老之人脏腑、气血、阴阳俱不足，随着年岁的增加上述不足愈发明显。成书于宋代的《养老奉亲书》是我国现存最早的一部老年医学专著，著者陈直认为年老者"危若风烛，百疾易攻"。所以年老者易患病，病后又易发展成为危重症。老年急危重症常见病因如下：

（一）六淫

由于老年人正气亏虚，易被六淫之邪所伤变生他疾或诱发加重原有疾病，其中老年人最易感受风邪，如老年人多发的痹病、中风等均与风有关。老年人阳气不足，也较容易感受寒邪，如猝然遇冷易诱发哮病、喘证、真心痛等。老年哮病多是在痰伏于肺的基础上，外邪侵袭引动而触发。主要病机为痰壅气道，肺失宣降，哮病发作时，喉中哮鸣、气促喘息不能平卧。老年人正气亏虚，发作频繁，不易根除，且一旦发作较难控制，甚至出现喘急鼻煽、张口抬肩、汗出肢冷、烦躁昏昧等喘脱危候。

（二）七情内伤

《素问·阴阳应象大论》云："怒伤肝，喜伤心，思伤脾，忧伤肺，恐伤肾。"人至老年，脏腑功能虚衰，阴阳失调，疾病的发生与情志变化的关系更为密切。《千金翼方》云："人年五十以上，阳气日衰，损与日至，心力渐退，忘前失后，兴居急惰，计授皆不称心。视听不稳，多退少进，日月不等，万事零落，心无聊赖，健忘嗔怒，性情变异。"老年人

身体稍感不适，便容易产生疑惑、焦虑、恐惧等不良情绪，突然强烈或长期持久的情志刺激均不利于老年人的健康，甚至可能诱发、加重原有疾病，导致许多急危重症的发生。如大怒伤肝，肝阳暴亢而中风厥仆；喜忧过度，神无所归而癫狂昏厥等，老年厥证与情志变化密切相关。老年人素有元气虚衰，若遇情志刺激，易发为气厥；老年人素有津液代谢功能减退，体内多有痰饮积聚，适逢情志刺激，易发为痰厥等，其主要病机是气机突然逆乱，升降乖戾，气血阴阳不相顺接，主要表现为突然昏倒、不省人事、四肢逆冷等。老年人正气亏虚，每易致重症、危候，气复返而生，气不复返而死。

（三）饮食失宜

饮食不节如过嗜酒类、辛辣、寒凉或肥甘厚味等是多种老年疾病的主要病因之一，如嗜食酒类，酒湿过盛，湿热酿痰，可发生鼓胀、咳喘、胸痹等。鼓胀主要由于酒食不节、情志刺激等，表现为腹大胀满、绷急如鼓、脉络显露等，其主要病机为肝脾肾受损，气滞血结，水停腹中。年老者正气亏虚，病情易恶化进展，变生癫狂、痉厥、神昏谵语，或变生各类出血如吐血、便血，如果失血过多可迅速出现脱证危候等。

（四）虚劳损伤

《素问·评热病论》云："邪之所凑，其气必虚。"老年人脏腑、气血、阴阳不足，易罹患各类复杂疾病如中风、消渴、胸痹等。老年中风多是在内伤积损的基础上，复因劳逸失度、情志不遂、外邪侵袭等触发，主要病机为阴阳失调，气血逆乱，病位在心脑，与肝肾密切相关。中风表现为猝然昏仆，不省人事，半身不遂，口眼㖞斜，语言不利等。老年人真元虚衰，若风阳痰火炽盛，进一步耗灼阴精，易出现阴虚及阳、阴竭阳亡，表现为手撒肢冷、气息微弱等虚脱危候。

（五）痰饮

老年人脏腑功能衰退，水液代谢障碍，容易成痰成饮。痰饮阻碍气机则见胸闷、喘促，脘腹胀满；痰饮阻滞经络则出现肢体麻木、半身不遂等；痰扰神明，可出现神志失常，发生痫病、癫狂等。老年痫病的发生，大多因于七情失调、脑部外伤、饮食不节、劳累过度等，主要病机为脏腑失调，痰浊阻滞，气机逆乱，风阳内动，而尤以痰邪作祟最为重要。痫之为症，病理因素总以痰为主，每由风、火触动，痰瘀内阻，蒙蔽清窍而发病。痫病（亦称癫痫）主要表现为突然意识丧失、强直抽搐、口吐涎沫、两目上视等，若风阳痰火逆而不降，则可见痫证大发作。老年人，五脏俱虚，若出现痫证大发作则病情危重，易出现变证、脱证。

（六）瘀血

《灵枢·营卫生会》云："老者之气血衰，其肌肉枯，气道涩。"老年人津液枯涸，脉失濡养，心气亏虚、运血无力或寒凝瘀阻等均可致瘀血形成。老年人常见疾病如胸痹、真心痛等均与血运不畅密切相关；老年真心痛与阳气不足、七情内伤、饮食不节、痰浊化生、寒邪侵袭等所致血脉凝滞有关。真心痛，是胸痹进一步发展的严重病证，在胸痹基础上心脉闭塞，主要表现为猝然剧烈而持久的胸骨后疼痛。老年真心痛易出现亡阳厥脱、亡阴厥脱，或阴阳俱脱等危候。

（七）其他

疫毒致病具有传染性，属瘟疫类疾病。老年人体质虚弱，抵抗力降低，易被疫毒所侵，一旦发病，则病情危重。如新型冠状病毒感染即属于疫毒之邪，老年人感染后易发展为重症，病死率高。

总之，老年急危重症在上述病因影响下，其病机特点为：易伤七情而多郁；多痰、多瘀、多风；阴阳并虚，虚实夹杂；一脏受病，多脏受损；易感、易传、易变等。所以，临床上老年急危重症的病情进展迅速、情势危急，常需要快速处理。中成药注射剂的临床应用较为简便，在中医药救治老年急危重症方面发挥着重要作用。如生脉注射液，功能有益气养阴、复脉固脱，被广泛应用于各类休克、心搏骤停等辨证属亡阴证者；参附注射液，功能有回阳救逆、益气固脱，被广泛应用于各类休克、心搏骤停等辨证属亡阳证者；清开灵注射液、醒脑静注射液等，功能有清热解毒、醒神开窍，被广泛应用于各类意识障碍辨证属实热者；喜炎平注射液、血必净注射液等，功能有清热解毒、活血化瘀，被广泛应用于各类重症感染如脓毒症、感染性休克等辨证属瘀热者。目前，中成药注射剂在临床老年急危重症的救治方面应用越来越广泛，但必须注意，中成药注射剂仍需在中医药理论指导下辨证应用，如果只注重现代药理机制而忽略中医药的辨证施治，则很难取得理想的临床疗效，甚至发生不良反应而加速病情恶化。

二、急危重症中医药治疗

（一）高热

1. 概述　高热是指机体在内外病因作用下，脏腑气机紊乱，阳气亢盛而引发的以体温升高为主症的常见急症，其病因为外感六淫、疫毒之邪或因情志、劳倦所伤等，尤以外感热病最为多见，其包括各种传染病、时行病等。

中医对外感发热积累了丰富的治疗经验，从汉代《伤寒论》到清代叶天士、吴鞠通等的温病学专著均详尽论述了发热性疾病的病机和辨证治疗原则。外感发热多是受六淫、疫疬之邪侵袭，风、暑、燥、火等阳邪易从火化而致热，寒、湿等阴邪易郁阻阳气而致热。现代医学的脓毒症、感染性休克等疾病在发生发展过程中均可表现为高热。临床上以高热、体温超过39℃、脉数为诊断要点。老年人体虚多病，高热发生时每易导致各类变证出现。中医中药对老年高热性疾病的治疗有着几千年的经验积累，疗效确切、副作用少，能够降低各类变证的发生。

2. 辨证论治　辨证以卫、气、营、血为纲。卫分证，属表，病位浅，主要表现为发热、微恶风寒，或伴有头痛、身痛、咽痛、咳嗽、苔白脉浮等。气分证，是温热病邪由表入里，阳热亢盛的里热证；气分证主要表现为壮热，不恶寒反恶热，汗出热不解，舌红苔黄，脉数等。营分证，是温热病邪内陷营阴的深重阶段，病位多在心与心包，症见身热夜甚，口干而不甚渴饮，心烦不寐，甚则神昏谵语，或见斑疹隐隐，舌红绛，脉细数。血分证，是邪热深入血分引起耗血动血的一系列证候表现，是温热病最为深重的阶段，主要表现为身热，躁扰不安，或神昏谵狂，吐血、尿血、便血，斑疹密布，舌深绛，脉细数。

（1）卫气同病

主症：壮热、口渴、心烦、汗出，伴有恶寒、身痛，舌苔薄白微黄或黄白相兼。

治法：卫气同治。

常用方剂：银翘散合白虎汤。

常用药：连翘、金银花、桔梗、薄荷、竹叶、甘草、荆芥穗、淡豆豉、牛蒡子、鲜苇根、知母、石膏、粳米。

加减：头胀痛，加桑叶、菊花；咳嗽痰多，加杏仁、前胡、贝母；咽喉红肿疼痛，加玄参、射干。

（2）气分热盛

主症：高热不恶寒，口渴，汗出。腹胀满，腹痛拒按，大便秘结或腹泻黄臭稀水，面赤，心烦，谵语，抽搐等。舌红苔黄燥或灰黑起刺，脉沉数有力。

治法：清热生津。

常用方剂：麻杏甘石汤合大柴胡汤。

常用药：麻黄、杏仁、生石膏、甘草、柴胡、黄芩、芍药、法半夏、生姜、枳实、大枣。

加减：咳嗽痰多，加川贝母、瓜蒌；热盛阴伤，加沙参、麦冬、玄参；热盛气伤，加人参。

（3）气分湿热

主症：身热不扬，身重胸闷。腹部胀痛，渴不欲饮，小便不畅，大便不爽，或伴腹泻。舌苔黄白而厚腻，脉濡缓。

治法：清热化湿。

常用方剂：甘露消毒丹或三石汤。

常用药：滑石、黄芩、茵陈蒿、藿香、连翘、石菖蒲、白蔻仁、薄荷、木通、射干、川贝母。

加减：暑热偏盛，可加黄连、生石膏、鲜芦根；腹泻稀水或稀便，属里湿偏重，加苍术、厚朴、陈皮；便赤白脓血，加赤芍、白头翁、黄连；小便不利，加车前子、赤茯苓；肝胆湿热，可选龙胆泻肝汤加减。

（4）气营两燔

主症：壮热、烦渴、神志昏迷，斑疹隐约可见，舌绛苔黄燥等。如斑疹较多，或有吐血、衄血、便血，抽搐。

治法：清气凉血。

常用方剂：清营汤或清瘟败毒饮。

常用药：生石膏、生地黄、水牛角、生栀子、桔梗、黄芩、知母、赤芍、玄参、连翘、竹叶、甘草、牡丹皮。

加减：热极动风而抽搐，加羚羊角粉、钩藤、菊花；腑实便秘，加生大黄、芒硝；疹透不畅，加蝉蜕；吐衄血明显，加白及、侧柏叶、茜草；尿血，加白茅根。

3. 常用中成药

（1）清开灵口服液：每次 20～30ml，每日 2 次，适用于卫气同病、气分实热证。

（2）新雪颗粒：每次 1 袋（1.7g），每日 2 次，适用于卫气同病、气分实热证。

（3）清开灵注射液：40ml 加 250ml 液体静脉点滴，每日 2 次，适用于气分实热证。

（4）痰热清注射液：20ml 加 250ml 液体或 30ml 加 500ml 液体静脉点滴，每日 1 次，适用于气分实热证。

（5）安宫牛黄丸：每次 1 丸（3g），每日 1 次，适用于气营两燔证。

（6）紫雪丹（散）：每次 1.5～3g，每日 2 次，适用于气营两燔证。

（7）醒脑静注射液：20ml 加 250ml 液体静脉点滴，每日 2 次，适用于气营两燔证。

（8）血必净注射液：50ml 加 100ml 液体静脉点滴，每 12 小时 1 次，适用于气营两燔证。

（二）呼吸衰竭

1. 概述 中医认为呼吸衰竭多由感受邪毒、创伤瘀毒、疔疮痈疽，或内伤久病、肺气虚衰所致，其基本病机为肺失主持诸气功能，热毒炽盛，或瘀血败血，阻遏肺气，宣发肃降功能失调。一则不能上助心脉以行血气，致心脉阻滞；二则脏腑气逆，升降失常，升多降少，致肺气壅塞，肺叶焦满，肺失治节，金气不平，不能制肝，肝气塞闭；三则浊气塞肺，呼吸错乱，清浊相混，营气不清，上犯于脑，致脑窍闭塞，水津不布，结而不散，波及于血，伤及肺之脏真而致病。多属虚实夹杂，以邪实为主，表现为热毒、瘀血壅滞于肺；正虚为肺肾亏虚，或失血气脱致气阴耗竭，阴阳欲脱。

病机关键是肺不主气，正气不足，外邪直入，肺气虚弱。"损其肺者，益其气"，扶正固本，可使"急性虚证"逆转，达到益气补阳、益气固脱、养阴生津的作用。攻补兼施，补益肺气基础上，兼用平喘、豁痰、解毒、化瘀法，使患者转危为安。

2. 辨证论治

（1）实证

主症：气息喘促，张口抬肩，昏厥痰壅，口唇青紫，高热，烦躁不安，口渴便秘，甚则神昏谵语，舌质或红或紫黯，苔黄白厚腻，脉滑。

治法：泻肺平喘，化痰降逆。

常用方剂：葶苈大枣泻肺汤合麻杏石甘汤加减。

常用药：葶苈子、大枣、麻黄、杏仁、石膏、甘草等。

（2）虚证

主症：呼吸急促，神志淡漠，声低息微，汗漏不止，四肢微冷，舌淡，苔白润，脉微弱；或突然大汗不止，或汗出如油，神情恍惚，四肢逆冷，二便失禁，舌卷而颤，脉微欲绝。

治法：扶正固脱。

常用方剂：生脉散合参附汤加减。

常用药：人参、麦冬、五味子、制附子等。

3. 常用中成药

（1）安宫牛黄丸：一次1丸（3g），每日1次，适用于气营两燔证。

（2）血必净注射液：50ml血必净注射液加100ml液体静脉滴注，每12小时1次，适用于气营两燔证。

（3）热毒宁注射液：成人一次20ml，以5%葡萄糖注射液或0.9%氯化钠注射液250ml稀释后使用，滴速为每分钟30~60滴，每日1次。

（4）参附注射液：静脉滴注一次20~100ml（用5%~10%葡萄糖注射液250~500ml稀释后使用）；静脉推注一次5~20ml（用5%~10%葡萄糖注射液20ml稀释后使用）或遵医嘱。

（5）参麦注射液：静脉滴注一次20~100ml（用5%葡萄糖注射液250~500ml稀释后应用）或遵医嘱。

（三）心力衰竭

1. 概述　急性心力衰竭是心体受损，脏真受伤，心脉"气力衰竭"，无力运行气血所致，是以乏力、心悸、气喘、水肿为临床特征的常见危重急症。本病多发生在心痛、心悸等疾病后。《金匮要略·水气病脉证并治》云："心水者，其身重而少气，不得卧，烦而躁，其人阴肿。"《医参》则云："心主脉，爪甲不华，则心衰矣。"病位在心，病性以虚中夹实为主。虚为气血阴阳亏虚，以心气不足为主，重者阳气亏耗，乃至阳虚欲脱。实为血瘀、水饮、痰浊，侵及五脏，常为阴虚致实、心主营运无力而致血瘀；心肺脾肾亏虚，则水饮内停。正虚邪实互为因果，促使疾病进一步发展，病情危重阶段常见大实大虚症候，如喘、肿、厥脱等。主病脏器在心，与他脏因果相关，尤以心肺、心肾为主，主要表现为心失所养，心悸不宁；肺虚失肃，咳逆喘息；脾虚不运，身肿、食少、便溏；肾阳亏虚，气喘、尿少、水肿；肝血瘀阻，胁下癥块等证；常见多脏同病。严重者见脾肾阳衰，心阳欲脱之危候。

急性心力衰竭多见于老年人，常见诱因为劳累过度、抑郁恼怒、饮酒饱食、感受寒冷等，主要表现为膻中或心前区憋闷疼痛，甚则痛引左肩背、咽喉、胃脘部、左上臂内侧等部位，呈反复发作性或持续不解。胸闷胸痛一般几秒到几十分钟即可缓解，严重者可见疼痛剧烈，持续不解，汗出肢冷，面色苍白，唇甲青紫，心跳加快，或心律失常等危候，可发生猝死。

2. 辨证论治　辨证要点：①治本重在温阳益气，佐以滋阴养血。心力衰竭的病理性质总属本虚标实，虚实夹杂，其一系列病理变化始于气血阴阳的亏虚，其根源在于心之气阳虚衰，心气是维持正常心脏功能的动力，气为阳化，"阳气者，若天与日，失其所，则折寿而不彰"（《素问·生气通天论》），由于心阳（气）失用，气血运行障碍，心脉瘀阻不畅，成为发病的关键，故治病求本的重点在于益气补阳。但在补益阳气的同时，亦不能忽视益阴，因心的阴血亏虚，会导致心气心阳的虚弱，而阳虚阴损，体用皆伤，由气阴两虚，进而阴阳并损，是其病理演变的必然过程。为此治疗当在温阳益气的基础上，予以益气养血，"阳得阴助而生化无穷"（《景岳全书·新方八略》），在临床上，若仅用人参、附子，虽能"瞬息化气于乌有之乡，顷刻生阳于命门之内"（《删补名医方论》），但病情较易反复，若配以救阴之品，则疗效较为稳定。②治标重在活血化瘀，配合利水化饮。瘀血和水饮是心力衰竭的重要病理环节，它们是心力衰竭病理过程中的重要病理产物和爆发性致病因素，在病理上有互为因果的关系，在治疗上要相互兼顾。但主要矛盾在瘀血方，心力衰竭之瘀主要从心之气阳虚衰而来，而心脉瘀滞又加重心之气阳亏虚，如此循环衰竭日益迁延加重。瘀血形成后,进而发展为瘀阻气滞,水饮内停,或上凌心肺,或泛溢肌肤,或侵犯其他脏腑,同时又与瘀血因果循环,加重病情。因此,临床心力衰竭时,当以活血通脉、改善心脏血流状态为主,恢复其营运功能,气血流通,便无瘀阻水(饮)停之患。此即"治血即以治水"(《血证论·汗血》)之理,由此可知,治疗应以活血化瘀为主,同时佐以利水祛饮。

（1）实证

1）痰瘀内阻

主症:心悸气短,动则尤甚,肢体水肿,按之没指,双下肢为甚,面色晦暗,口唇、爪甲青紫,胁下瘕块,咳嗽痰多,甚则咯血,颈静脉怒张,舌紫黯,体大有齿痕,苔腻,脉沉涩或结代。

治法:化瘀利水法。

常用方剂:血府逐瘀汤合苓桂术甘汤加减。

常用药:当归、生地黄、桃仁、红花、炙甘草、枳壳、川芎、赤芍、柴胡、牛膝、桂枝、泽泻、茯苓、桔梗、白术。

加减:气滞明显,加青皮、乌药;水湿壅盛,加泽泻、通草。

2）痰水凌心

主症:心悸气短,咳吐痰涎,胸脘痞满,口干渴,不欲饮,尿少水肿,颜面虚浮,舌质黯淡,体大,有齿痕,苔白滑或厚,脉滑数。

治法:豁痰利水。

常用方剂:葶苈大枣泻肺汤合皂荚丸。

常用药:葶苈子、大枣、皂角。

加减:心烦痰黄,加黄连、瓜蒌以泻热除烦;心悸气短,水肿尿少,加五加皮、六神丸以强心利水;阳虚明显,可合用真武汤;伴瘀血兼证,加用丹参、川芎、复方丹参注射液。

（2）虚证

主症:心悸喘促,不能平卧,全身水肿,尿少,脘腹胀满,肢冷畏寒,腰膝酸软,双下肢水肿,食少恶心,舌淡体大,有齿痕,苔白润,脉沉无力或数、结、促。

治法:温阳利水。

常用方剂:真武汤加减。

常用药:附子、茯苓、白术、白芍、生姜、葶苈子、黄芪等。

加减:水肿重者,加泽泻、桂枝等;兼瘀血证,加苏木、川芎、丹参。

3. **常用中成药**

（1）人参粉(人参)3~5g,温开水送服,每日3次,血压高者慎用。

（2）生脉饮(人参、麦冬、五味子)每次1支(10ml),口服,每日3次,以含人参者较佳。

（3）黄芪生脉饮(黄芪、人参、麦冬、五味子)一次10ml,口服,每日3次。

（4）北五加皮粗苷(北五加皮)20mg/次,每日3次。

（5）人参注射液(人参)2~4ml,肌内注射或静脉推注或加入5%葡萄糖盐水500ml中静脉滴注,每日1~2次。静脉给药者速度不宜较快(下同)。

（6）参附注射液(人参、附片)用法同上,用量不宜过大,以免附子中毒。

（7）参麦注射液(人参、麦冬、五味子)20~40ml,加入50%葡萄糖液40~60ml中静脉推注或加入5%葡萄糖盐水250~500ml中静脉滴注,每日1~2次。也可以2~4ml肌内注射,每2~4小时1次。

（四）肾衰竭

1. **概述**　肾衰竭主要表现为氮质废物血肌酐和尿素氮升高,水、电解质和酸碱平衡紊乱及全身各系统并发症。常伴有少尿(<400ml/d),但也可以无少尿表现。本病属中医学"关格""癃闭""水肿"范畴,现亦称急性肾衰竭。中医认为主要为病毒犯肾、毒物伤肾、亡血失津等,而致毒瘀互结、三焦气化失宣,致瘀血阻络,瘀血内阻又反过来阻遏水湿,毒壅血凝,肾络瘀阻,肾脏气化不利,功能失调,则少尿、尿闭,久则肺肾俱损,气化失职无度而成尿闭,最终出现脏器衰竭。

2. **辨证论治**

（1）脾肾阳虚,浊邪内蕴

主症:呕吐纳呆,水肿尿少,神疲肢乏,畏寒怕冷,腰酸腿软,大便溏薄,面色晦暗;舌淡胖,苔浊腻,脉沉细。

治法:温肾解毒,泄浊化湿。

常用方剂:温脾汤。

常用药:生大黄、熟附子、干姜、党参、竹茹、半夏、炒麦谷芽、炙甘草。

（2）湿邪壅盛,胃失和降

主症:恶心呕吐,口有尿气,纳呆,尿少;舌淡红,苔白腻,脉细或弦。

治法:化湿泄浊,和胃降逆。

常用方剂:黄连温胆汤。

常用药:黄连、半夏、生姜、枳实、茯苓、陈皮、竹茹、大黄、大枣、炙甘草。

（3）肾衰浊滞,闭窍动风

主症:少尿无尿,口有异常臭味,胸闷气急,神昏抽搐,形寒肢冷;舌质淡,苔黑或白腻,脉沉细或弦细。

治法:温肾泄浊,开窍熄风。

常用方剂:右归饮合菖蒲郁金汤。

常用药:熟地黄、山药、山茱萸、大黄、栀子、菟丝子、熟附子、桂枝、石菖蒲、郁金、丹皮、连翘。

（五）脑功能障碍

1. 概述　中医认为脑功能障碍的患者,多表现为神昏、昏迷等情况,其病证多各种原因引起心脑受邪,窍络不通,神明被蒙,对环境刺激缺乏反应,是以不省人事、神志不清为特征的急危重症。时行温病或中风、厥脱、痫病、痰证、消渴和喘逆等发展到严重阶段皆可出现神昏。神昏病名首载于宋代《许叔微医案》:"神昏,如睡,多困,谵语,不得眠。"中医文献中论述的"昏愦""昏蒙""昏冒""昏迷"等均属神昏范畴,核心病机为清窍失养或蒙蔽。机体内外的各种病理产物,主要是痰、热、瘀、虚扰及神明,蒙蔽清窍,窍络不通,神失所司,严重者导致心神耗散,其病位之本为心脑,病位之标在五脏,病性虚实夹杂,以实为主。外感温热邪毒,热毒火盛,燔灼营血,内陷心包,扰乱神明;或郁阻气分不解,水津不行,酿成痰浊,蒙蔽心窍;或素体脾虚湿盛,邪热蒸灼,痰热互结,上蒙清窍,神失所用,皆可发为神昏。情志过极,肝失疏泄,木失条达之性,郁而化火,风阳攻冲,上犯清窍而成神昏;或风火相煽,伤及脑络,络破血溢,闭阻窍络而成神昏。失血过多,气随血脱;或脾气衰败,泻下频作;或高热大汗,津液内竭;或邪热久困,耗液伤津;或阴竭阳亡,心神失养,脑髓失荣,神无所依,皆可致神昏。

患者常有外感热病、内伤杂病,以及外伤病史(如高热、急黄、中暑、中风、肺衰、消渴、臌胀、痛证、中毒、头部外伤等);发病特点多出现在多种疾病的危重阶段,突发或在疾病发展过程中逐渐出现;症状特点为神志不清,不省人事;轻者嗜睡昏蒙,重者昏不识人,甚者对外界刺激毫无反应。

2. 辨证论治　辨原发病与主症、兼症的标本关系。一般而言,引起昏迷的原发病证为本,昏迷为标;昏迷主症为本,继发之兼症为标。明确这两重标本关系,有利于正确辨证与求因,分清主症与兼症的主次关系,指导治疗。

（1）热入心包(营)证

主症:神昏,烦躁,谵语,或昏迷,不省人事,高热,面赤,气粗,或作痉厥,或斑疹隐隐。舌质红绛而干,苔黄或焦黄,脉数大或细数。

治法:清心凉营解毒。

常用方剂:清营汤。

常用药:水牛角、生地黄、玄参、麦冬、黄连、银花、连翘、丹参、竹叶心。

加减:热毒盛者,加紫草、大黄、大青叶、山栀、丹皮等清营解毒;痰热蒙蔽心包,神志昏昧,喉中痰鸣,加天竺黄、胆南星、川贝母、竹沥等化痰开窍;热动肝风,抽搐,项强,角弓反张,可酌加石决明、钩藤、地龙、全蝎等镇肝熄风止痉。

（2）风痰内闭证

主症:卒然昏倒,痰涎壅盛,烦躁,面赤,口噤,二目上视,口眼㖞斜,肢强,抽搐,半身不遂。舌苔黄腻,脉弦滑。

治法:凉肝熄风豁痰。

常用方剂:羚角钩藤汤。

常用药:羚羊角、桑叶、川贝母、鲜地黄、钩藤、滁菊、白芍、生甘草、竹茹、茯神。

加减:痰火内盛,烦躁,面赤,脉弦滑数,加黄芩、知母、竹沥清化痰热;风邪入络,肢体抽搐,半身不遂,口眼㖞斜,酌配全蝎、僵蚕、蜈蚣、地龙祛风止痉;阴虚风动,肢强,手足蠕动,脉弦细,舌绛,加牡蛎、龟甲、鳖甲滋液熄风。

（3）腑热上冲证

主症:神昏谵语,躁扰不宁,高热或日晡潮热,气粗,腹部胀满,按之坚硬,便秘,或泻利不爽,有热腐臭,肢厥,舌短、舌硬。舌苔黄燥或焦黄起刺,质红而干,脉滑数或沉实有力。

治法:通腑泄热。

常用方剂:大承气汤。

常用药:大黄、芒硝、枳实、瓜蒌仁、杏仁。

加减:腹部胀满加厚朴、大腹皮行气除满;津伤热结,酌加元参、生地黄、麦冬增液通腑;神昏谵妄,加水牛角片、黄连、郁金清心凉营。

（4）浊阴上逆证

主症:神情由躁烦、嗜睡,渐至昏迷,恶心,呕吐,脘腹胀满,大便少行,或溏而不爽,尿少,水肿,面色苍白晦滞,畏寒肢冷。舌质淡胖,苔白腻,脉沉缓。

治法:温通泄浊。

常用方剂:温脾汤。

常用药:人参、附子、干姜、甘草、当归、大黄、芒硝。

加减:吐甚,加黄连、紫苏叶、吴茱萸苦辛通降,或伍半夏、生姜温中降逆;水肿尿少,加桂枝、茯苓、猪苓、泽泻通阳利水;神志昏沉,加郁金、石菖蒲化浊开窍。

（5）瘀热阻窍证

主症:神昏谵语如狂,身热暮甚,口干漱水不欲饮,或小腹硬满急痛,便秘,或便色如漆而易,尿少或小便自利,或见吐衄、尿血,斑疹紫黑。苔黄焦黑,舌质深绛或紫黯,脉沉实或沉涩。

治法:清热化痰通络。

常用方剂:犀地清络饮。

常用药:水牛角、生地黄、赤芍、丹皮、连翘心、桃仁、竹沥、姜汁、茅根、灯心草煎汤代水,鲜菖蒲汁冲入。

加减:营络热盛,昏谵,身热,发斑,加紫草、升麻凉血解毒;蓄血,加桃仁、红花、大黄、芒硝泻下瘀热。

（6）湿热（浊）蒙心证

主症:神志呆滞,昏蒙嗜睡,时明时昧,昼轻夜重,或昏沉不清,身热不扬,脘痞呕恶,腹部胀满,或身发黄疸,小溲短赤,渴不多饮。舌苔厚浊腻、色白或黄、边尖红而不绛,脉濡数或濡滑。

治法:清热化湿泄浊。

常用方剂:菖蒲泻心汤。

常用药:鲜菖蒲、黄芩、半夏、黄连、紫苏叶、川朴、鲜竹茹、竹沥、姜汁,先取枇杷叶、鲜芦根煎汤代水。

加减:身热缠绵,加青蒿、黄芩清热透泄;身黄尿黄,加茵陈、车前草利湿退黄;气滞腹胀,加大腹皮、陈皮利气消胀;便秘,少腹硬满,苔垢,加蚕沙、槟榔、莱菔子宣清导浊。如属秽浊郁闭者,可用芳

香逐秽汤合玉枢丹或苏合香丸,药如藿香、佩兰、蔻仁、白芥子、郁金、厚朴、菖蒲;气郁重者加青皮、沉香;夹瘀加丹参、红花。

（7）寒痰内闭证

主症:卒然昏不知人,或由模糊、昏睡而至昏聩不省人事,静而不烦,身无热候,痰涎壅盛,牙关紧闭,面青或垢晦。舌苔白滑或灰腻,脉沉缓或沉滑。

治法:辛温宣郁涤痰。

常用方剂:导痰汤。

常用药:半夏、陈皮、茯苓、甘草、南星、枳实。

加减:痰壅气逆,加白芥子、细辛祛痰利气;呼吸加深,时有憋气,加沉香宣通气机。

（8）内闭外脱证

主症:神志昏聩,汗多,呼吸浅促微弱。或见"亡阳",大汗淋漓,四肢厥冷,面色灰黯,口唇青紫,舌苔淡白,脉沉微不清;或见"亡阴",汗黏肢温,烦躁,手抖,颧红,唇舌干红,脉细促或虚大。

治法:开闭固脱。

常用方剂:亡阳用四逆加人参汤（《伤寒论》——干姜、附子、炙甘草、人参）温中回阳,益气救逆,适用于四肢厥冷,神情淡漠,脉微;参附龙牡汤（《验方》——人参、附子、龙骨、牡蛎）回阳益气固脱,适用于肢冷、汗多、气促、神昧;调服苏合香丸辛香开窍。亡阴用生脉散（《千金方》——人参、麦冬、五味子）益气养阴固脱,适用于气短、神萎、汗黏、口渴;调服至宝丹清心开窍。

加减:阴虚热郁,气滞血瘀,加青皮、赤芍、丹皮、丹参凉血化瘀;阳虚寒,气滞血瘀,加青皮、桃仁、红花、泽兰温通血脉。

3. 常用中成药

（1）银杏叶片:活血化瘀通络,用于瘀血阻络引起的胸痹心痛、中风、半身不遂、舌强语謇,以及冠心病稳定型心绞痛、脑梗死见上述证候者。用法:口服,一次 2 片（40mg/片）,一日 3 次;或遵医嘱。

（2）通心络胶囊:益气活血,通络止痛,用于冠心病心绞痛属心气虚乏、血瘀络阻证;亦用于气虚血瘀络阻型中风。用法:口服,一次 2～4 粒（0.26g/粒）,一日 3 次。

（3）舒血宁注射液:扩张血管,改善微循环,用于缺血性心脑血管疾病。用法:静脉滴注,每日

20ml,用5%葡萄糖注射液250ml或500ml稀释后使用,或遵医嘱。

（4）灯盏花素:活血化瘀,通脉止痛,用于中风后遗症、冠心病、心绞痛。用法:肌内注射,一次5mg,一日2次;静脉滴注,一次10～20mg,用5%～10%的葡萄糖注射液500ml稀释后静脉滴注,一日1次。

（5）丹红注射液:活血化瘀,通脉舒络,用于瘀血闭阻所致的胸痹及中风。用法:静脉注射,一次4ml,加入50%葡萄糖注射液20ml稀释后缓慢注射,一日1～2次;静脉滴注,一次20～40ml,加入5%葡萄糖注射液100～500ml稀释后缓慢滴注,一日1～2次;伴有糖尿病等特殊情况时,改用0.9%生理盐水稀释后使用;或遵医嘱。

（6）血栓通:活血祛瘀,扩张血管,改善血液循环。用于视网膜中央静脉阻塞、脑血管病后遗症、内眼病、眼前房出血等。用法:静脉注射,一次2～5ml,以氯化钠注射液20～40ml稀释后使用,一日1～2次;静脉滴注,一次2～5ml,用10%葡萄糖注射液250～500ml稀释后使用,一日1～2次。

（六）肝脏功能障碍

1. 概述　老年患者肝损伤的病因多为感受湿热疫毒,或正值药食不当,或侵入毒射线,适逢劳倦内伤,正气虚弱,体质不支,致而为病。本病的基本病机是湿热内蕴,肝胆失疏,脾胃不健,气滞血瘀,脉络失和。湿热疫毒,从口鼻而入,毒入于里,郁而不达,深入膜原,内阻中焦,脾胃运化失司,湿热交阻于肝胆,不能泄越,肝失疏泄,胆失通降,胆汁内瘀,渗入营血,弥漫三焦,充斥表里而成本病。药食不当,平素饮食不节,嗜酒无度,或滥用药物,服药过量,损伤脾胃运化功能,或体虚劳倦,水谷不化精微,反生痰湿,阻于中焦。湿浊化热,熏蒸肝胆,致肝失疏泄,而成本病。

本病多为湿热邪毒蕴结肝脾所致,故阳黄与急黄多见,阴黄少见。阳黄起病急,病程短,黄色鲜明如橘色,伴有湿热证候;阴黄起病缓,病程长,黄色晦黯如烟熏,伴有寒湿诸候;急黄为湿热夹时邪疫毒,热入营血,内陷心包所致。在证候上,急黄与一般阳黄不同,急黄起病急骤,黄疸迅速加深,其色如金,并现壮热神昏、吐血、衄血等危重证候,预后较差。

本病病位在肝胆,与心、脾、三焦密切相关。

本病早期多表现为邪毒炽盛之实证,晚期则呈虚实错杂或虚中夹实之证。

2. 辨证论治　治疗本病时当以解毒退黄、疏肝健脾为基本治法,把握病机发展方向,辨病轻重、病邪在气在血,或阳黄或阴黄或急黄。病情轻者,多有乏力、厌食、右胁肋部胀闷不适等肝郁气滞证之表现,仅配疏肝解郁即可;病情较重者,多迅速出现黄疸、呕恶、腹胀等湿热内蕴之证,宜配清利湿热;如病情快速加重,身黄如金,高热烦闷,甚则谵语昏迷等热毒内陷之证时,热入营血之趋势加用足量凉营止血之品;神志昏蒙者,加凉营开窍之品;尿少尿闭者加滋肾利水之品。兼夹气滞,以胀痛为主,且游走不定,时轻时重,症状的轻重每与情绪变化有关,治疗偏重疏肝理气、健脾和胃,兼夹血瘀,以刺痛为主,且痛处固定不移,疼痛持续不已,局部拒按,入夜尤甚,或胁下有积块,治疗当在基本治法基础上加用活血化瘀药物。总之,在病情处于湿热内盛期间,加用少量凉营醒神之品,以控制病情向危重方向发展,体现控引病机、逆流挽舟的治疗原则。

（1）肝郁气滞

主症:右胁肋部胀满不适,恶心呕吐,厌食,乏力,舌质淡红,苔薄白,脉弦。

治法:疏肝解郁,行气止痛。

常用方剂:柴胡疏肝散。

常用药:陈皮、柴胡、川芎、枳壳、芍药、甘草、香附。

中成药:小柴胡冲剂,消炎利胆片。

（2）湿热壅盛

主症:身目黄染,逐渐加深,高热烦渴,呕吐频作,腹胀胁痛,烦躁不安,大便秘结或胶结不爽,小便深黄,舌质红,苔黄腻,脉弦数。

治法:清热解毒,利湿退黄。

常用方剂:茵陈蒿汤合黄连解毒汤。

常用药:茵陈蒿、栀子、大黄、黄连、黄柏、黄芩。

中成药:茵栀黄注射液,双黄连口服液,清开灵注射液,热毒宁注射液。

（3）热毒内陷

主症:身黄如金,高热烦躁,甚则谵语昏迷,尿少尿闭,皮肤发斑,便血,舌质红绛,舌苔秽浊,脉弦数。

治法:清热解毒,凉血开窍。

常用方剂:千金犀角散。

常用药:水牛角、黄连、栀子、土茯苓、金银花、连翘。

中成药:安宫牛黄丸,紫雪丹,醒脑静注射液,茵栀黄注射液。

(陈杨　刘昕)

参考文献

1. 周仲英. 中医内科学 [M]. 3 版. 北京:中国中医药出版社,2018.

2. 姜良铎. 中医急诊学 [M]. 2 版. 北京:中国中医药出版社,2010.

3. 孙广仁. 中医基础理论 [M]. 2 版. 北京:中国中医药出版社,2019.

4. 高学敏. 中药学 [M]. 2 版. 北京:中国中医药出版社,2018.

5. 邓中甲. 方剂学 [M]. 2 版. 北京:中国中医药出版社,2017.

6. 李春深(注). 黄帝内经 [M]. 天津:天津科学技术出版社,2017.

7. 郑张欢. 黄帝内经解读 [M]. 杭州:浙江工商大学出版社,2017.

8. 南京中医学院(注). 伤寒论 [M]. 上海:上海科学技术出版社,2018.

9. 吕桂敏,周鸿飞,点校. 金匮要略方论 金匮要略心典 [M]. 郑州:河南科学技术出版社,2017.

10. 吴焕林,黄燕. 中西医结合内科学 [M]. 北京:科学出版社,2018.

11. 李小鹰,郑秋甫. 老年医学与保健:内科卷 [M]. 北京:人民军医出版社,2013.

12. 刘梅林. 老年医学高级教程 [M]. 北京:人民军医出版社,2012.

13. 王敬东,李长江. 急危重症医学诊疗 [M]. 上海:同济大学出版社,2014.

14. 王辰,迟春花. 呼吸与危重症医学 [M]. 北京:科学技术文献出版社,2017.

15. 高路,陈明骏,仝战旗. 老年人新型冠状病毒肺炎的中医药预防策略 [J]. 中华老年多器官疾病杂志,2020,19(3):203-207.

16. 任亢宗,沈琳,刘明,等. 老年多器官功能不全综合征急性肾损伤的中医辨治理论探究 [J]. 中国中医急症,2019,28(1):102-105.

17. 赵晓霞,阴永辉. 尤可教授治疗老年肺炎经验浅探 [J]. 中国中医急症,2017,26(2):239-240.

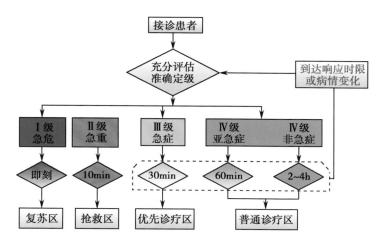

图 3-0-1　急诊预检四级分诊流程